Kopf- und Hals-Chirurgie
Band 2

Kopf- und Hals-Chirurgie

in 3 Bänden · 2., völlig neubearbeitete Auflage

Zentralherausgeber: H. H. Naumann
Herausgegeben von J. Helms, C. Herberhold, R. A. Jahrsdoerfer,
E. R. Kastenbauer, W. R. Panje, M. E. Tardy, Jr.

Band 1: Gesicht, Nase und Gesichtsschädel
Herausgegeben von E. R. Kastenbauer, M. E. Tardy, Jr.

Band 3: Hals
Herausgegeben von C. Herberhold, W. R. Panje

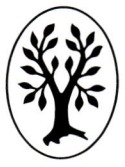

Georg Thieme Verlag Stuttgart · New York

Band 2:

Ohr

Herausgegeben von J. Helms, R. A. Jahrsdoerfer

Mit Beiträgen von

E. A. Aguilar, III
D. E. Brackmann
W. Draf
K. Fleischer
B. J. Gantz
G. Geyer
B. Y. Ghorayeb
J. Helms

R. A. Jahrsdoerfer
F. Marguth
H. H. Naumann
V. Olteanu-Nerbe
M. Samii
A. Valavanis
E. Wilmes

772 Abbildungen

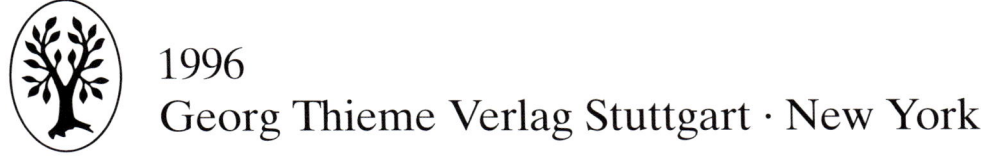

1996
Georg Thieme Verlag Stuttgart · New York

Die Deutsche Bibliothek – CIP-Einheitsaufnahme

Kopf- und Hals-Chirurgie : in 3 Bänden / Zentralhrsg.: H. H. Naumann. Hrsg. von J. Helm ... – Stuttgart ; New York : Thieme.
NE: Naumann, Hans Heinz [Hrsg.]

Bd. 2 Ohr / hrsg. von J. Helms ; R. A. Jahrsdoerfer. Mit Beitr. von E. A. Aguilar, III ... [Med. Zeichn.: Rudolf Brammer ... Übers.: P. M. Stell ; Terry C. Telger]. – 2., völlig neu bearb. Aufl. – 1996
NE: Helms, Jan [Hrsg.]; Aguilar, Eugenio A.

Wichtiger Hinweis: Wie jede Wissenschaft ist die Medizin ständigen Entwicklungen unterworfen. Forschung und klinische Erfahrung erweitern unsere Erkenntnisse, insbesondere was Behandlung und medikamentöse Therapie anbelangt. Soweit in diesem Werk eine Dosierung oder eine Applikation erwähnt wird, darf der Leser zwar darauf vertrauen, daß Autoren, Herausgeber und Verlag große Sorgfalt darauf verwandt haben, daß diese Angabe **dem Wissensstand bei Fertigstellung des Werkes** entspricht.

Für Angaben über Dosierungsanweisungen und Applikationsformen kann vom Verlag jedoch keine Gewähr übernommen werden. **Jeder Benutzer ist angehalten**, durch sorgfältige Prüfung der Beipackzettel der verwendeten Präparate und gegebenenfalls nach Konsultation eines Spezialisten festzustellen, ob die dort gegebene Empfehlung für Dosierungen oder die Beachtung von Kontraindikationen gegenüber der Angabe in diesem Buch abweicht. Eine solche Prüfung ist besonders wichtig bei selten verwendeten Präparaten oder solchen, die neu auf den Markt gebracht worden sind. **Jede Dosierung oder Applikation erfolgt auf eigene Gefahr des Benutzers.** Autoren und Verlag appellieren an jeden Benutzer, ihm etwa auffallende Ungenauigkeiten dem Verlag mitzuteilen.

Geschützte Warennamen (Warenzeichen) werden *nicht* besonders kenntlich gemacht. Aus dem Fehlen eines solchen Hinweises kann also nicht geschlossen werden, daß es sich um einen freien Warennamen handele.

Das Werk, einschließlich aller seiner Teile, ist urheberrechtlich geschützt. Jede Verwertung außerhalb der engen Grenzen des Urheberrechtsgesetzes ist ohne Zustimmung des Verlages unzulässig und strafbar. Das gilt insbesondere für Vervielfältigungen, Übersetzungen, Mikroverfilmungen und die Einspeicherung und Verarbeitung in elektronischen Systemen.

Medizinische Zeichner:
Rudolf Brammer, Denzlingen
Robert J. Brown, Chicago, Ill, USA
Peter Cox, Herefordshire, England
Wolfgang Hanns, Denzlingen
Nancy Cliff Neumüller, Langenpreising
Taylor B. Randolph, New Orleans, LA, USA
Katharina Schumacher, München
Kirsten H. Siedel, Bernried

Übersetzer:
Prof. Dr. P. M. Stell, Liverpool, England
Terry C. Telger, Fort Worth, USA

Umschlagbild: Renate Stockinger
© 1974, 1996 Georg Thieme Verlag, Rüdigerstraße 14,
D-70469 Stuttgart
Printed in Germany
Satz: primustype Hurler GmbH, 73274 Notzingen
Druck: Neue Stalling, 26123 Oldenburg
ISBN 3-13-485502-X   1 2 3 4 5 6

Vorwort zur 2. Auflage

Seit dem Erscheinen der 1. Auflage dieses Manuals vor rund zwanzig Jahren haben sich die operativen Möglichkeiten und Strategien im Bereich von Kopf und Hals zum Teil erheblich weiter differenziert, zum Teil sogar grundlegend geändert. Zugleich hat seit Erscheinen der 1. Auflage eine neue Generation von Ärzten die Arbeit an den Operationstischen übernommen. Internationale Kontakte sind im medizinischen Bereich sehr viel enger und damit selbstverständlicher geworden. Dies trifft auch auf den Austausch und Vergleich operativer Methoden zu. Aus dieser Situation heraus entstand für Herausgeber und Verlag der Wunsch, vermehrt Autoren der jüngeren Generation im internationalen Rahmen zur Mitarbeit aufzufordern. Damit ergab sich dann die weitere Konsequenz, simultan eine englischsprachige und eine deutsche Version herauszugeben.

Dieses Konzept machte gegenüber der 1. Auflage eine Umorientierung von Organisation und Koordination erforderlich: Zusätzlich zu dem bisherigen Zentral-Herausgeber wurde für jeden der drei vorgesehenen Bände je ein amerikanischer und ein deutscher Band-Herausgeber – gemeinsam verantwortlich – eingesetzt. –

Unverändert geblieben ist der *Grundgedanke*: Eine Hilfe für Ärzte anzubieten, die bereits Kenntnisse in der allgemeinen Chirurgie sowie in der Klinik der Kopf- und Hals-Erkrankungen besitzen und sich im Detail über den aktuellen Stand der speziellen operativen Techniken in diesem Bereich informieren wollen.

In keinem anderen Körperabschnitt arbeiten derart viele chirurgische Spezialfächer zusammen wie im Bereich von Kopf und Hals. Die enge Nachbarschaft bringt fachliche Überschneidungen mit sich, andererseits führt aber eine immer weiter getriebene Spezialisierung auch zu fachlichen Scheuklappen. Für den involvierten Kranken kann das schlimme Folgen haben. Aufgabe auch dieser neuen Auflage ist es deshalb, derartige interdisziplinäre Sichtblenden abzubauen und einen aktuellen Überblick zu geben über in der Praxis erprobte und bewährte Operationsmethoden für den Kopf- und Hals-Bereich.

Die Herausgeber hoffen, durch die Auswahl von auf ihrem Gebiet anerkannten, erfahrenen Autoren diesem Ziel nahe gekommen zu sein. Stellenweise kam es bei der multidisziplinären Zusammensetzung der Autorenschaft zu Textüberschneidungen und gelegentlich auch zu Meinungsdifferenzen. Dies wurde in Kauf genommen und nicht als Nachteil angesehen, denn es gibt keine allein seligmachende medizinische Doktrin, und es führen in aller Regel verschiedene Wege nach Rom. Dem auf sich selbst gestellten Chirurgen ist die Kenntnis unterschiedlicher, gleichwohl aber zum Ziel führender Wege immer willkommen.

Um es dem Nutzer zu ermöglichen, sich rasch in den Kapiteln zurechtzufinden und auf eine gezielte Frage schnell eine Antwort zu finden, ist – soweit dies sinnvoll schien – jedes Kapitel nach der gleichen Stichwortskala eingeteilt. Die Besprechung der eigentlichen Operationstechniken ist in den Überschriften jeweils zusätzlich durch Unterstreichung hervorgehoben. Im übrigen wurde Wert darauf gelegt, bei mehreren zur Auswahl stehenden Methoden zunächst die vom Autor bevorzugte Methode im Detail zu beschreiben und erst dann auf evtl. erwähnenswerte Alternativen und/oder Modifikationen einzugehen. Damit soll eine möglichst alle Eventualitäten abdeckende Auswahl erprobter und zuverlässiger Verfahren angeboten und dem weniger erfahrenen Leser die Unsicherheit bei der Festlegung seines Vorgehens erspart werden. –

Dem Konzept des Manuals als Hilfsmittel für die praktische Arbeit am Operationstisch entsprechend wurde auf ausführliche Literaturangaben kein Wert gelegt. Die beigegebenen, überwiegend kurzen Literaturverzeichnisse dienen mehr dem Zweck, weitere Details zum jeweiligen Thema nachzuweisen. –

Der Dank der Herausgeber geht in erster Linie an die Autoren der einzelnen Kapitel, die – aus verschiedenen Fachgebieten kommend – mit ihrer Sachkenntnis und Kooperationsbereitschaft, aber auch mit ihrem verständnisvollen Eingehen auf formale und zeitliche Sachzwänge die Entstehung dieses Manuals erst ermöglicht haben. Er gilt weiter der großen Gruppe der beteiligten Zeichner, durch deren künstlerisches Können und Einfühlungsvermögen die Gedanken der Autoren in Bildern ausgedrückt werden konnten. – Dem Thieme Verlag gebühren besondere Anerkennung und Dank, dieses schwierige Doppelkonzept beherzt in Angriff genommen und organisatorisch erfolgreich umgesetzt zu haben. In diesem Zusammenhang ist – zusammen mit Herrn Dr. Günther Hauff – den mit der Entstehung des Manuals besonders verbundenen Herren Achim Menge, Gert Krüger, Rainer Zepf, Gerd Schlesak, Dr. Harlich Kübler und Dr. Richard Dunmur zu danken. – Simultane Editionen in 2 Sprachen können ohne den tatkräftigen und sachkundigen Einsatz und die sorgfältige Kontrolle von Fach-Übersetzern nicht erfolgversprechend entstehen. Zu danken ist somit auch den Herren Prof. P. M. Stell, M. D. (Liverpool/York) und T. C. Telger, Ft. Worth (Texas) für ihre einfühlsame und fachgerechte Übersetzungsarbeit.

H. H. Naumann

Vorwort zu Band 2

Zum Zeitpunkt des Erscheinens der 1. Auflage dieses Manuals (1972) hat die Ohrchirurgie vor allem durch die vorausgegangene Einführung der Mikrochirurgie gewaltige neue Impulse erfahren. Seither wurden die neuen technischen Möglichkeiten der *mikrochirurgischen Hörverbesserung (Stapedektomie, Tympanoplastik)* weiter ausgebaut und weitgehend standardisiert. Eines der Ziele dieser 2. Auflage ist es, den aktuellen Stand der sanierenden und funktionellen Mikrochirurgie am Ohr darzustellen.

Darüber hinaus hat die Ohrchirurgie in den letzten Jahren in verschiedener Richtung Neuland gewonnen:
Die Chirurgie der seitlichen Schädelbasis im Rahmen der *Traumatologie*, aber auch im Zusammenhang mit der Behandlung der *Tumoren des Felsenbeins und seiner Nachbarschaft* konnte erheblich verbessert werden. Durch Systematisierung der pathologischen Befunde in Felsenbein und/oder seitlicher Schädelbasis (durch U. Fisch u. a.) schälten sich für verschiedene Operationsprinzipien feste Indikationen heraus, die ihrerseits halfen, Sicherheit und Ergebnisse dieser operativen Interventionen zu verbessern und zu stabilisieren. Diese Neuorientierung auf dem Grenzgebiet zur Neurochirurgie hat ihre Bewährungsprobe bestanden, ihre Konsequenzen sind – bei korrekter Indikation – von beiden Nachbardisziplinen anerkannt und haben schließlich auch dazu beigetragen, daß Oto- und Neuro-Chirurgen in diesem Bereich zunehmend gemeinsam Indikationen stellen und ihre operativen Möglichkeiten kombinieren und damit die Chancen für den betroffenen Kranken optimieren.

Diese Fortschritte wären nicht realisierbar gewesen, hätten nicht gleichzeitig auch die *diagnostischen Möglichkeiten* erheblich an Präzision und Differenzierungsmöglichkeit gewonnen und damit auch an Wert für Indikations- und Prognosestellung. Erinnert sei an die aktuellen Möglichkeiten der Computer- und der Kernspintomographie sowie der interventionellen Radiodiagnostik, aber auch der Audiologie und der Neuro-Otologie.

Aus diesen bedeutsamen jüngsten diagnostischen Fortschritten haben auch andere Teilbereiche der klassischen Otochirurgie Nutzen ziehen können. Man denke an die Indikation und Technik der *Eingriffe zur Mißbildungs-Chirurgie*, speziell im Mittelohrbereich und die *Chirurgie des Gesichtsnerven* in seinem intratemporalen Verlauf.

Eng mit diesen letztgenannten Themen verbunden war in dem vorliegenden Band der aktuelle Stand der *plastischen und wiederherstellenden Chirurgie* im Bereich des äußeren Ohres darzustellen, zumal sich das Prinzip der regional verankerten plastischen Chirurgie in den letzten Jahren auch für die Ohrregion bewährt und weiter durchgesetzt hat.

Völlig neu hat sich etwa seit den siebziger Jahren die Möglichkeit eröffnet, durch *Implantation von Elektroden ins Innenohr („Cochlear Implants")*, bei beidseits ertaubten Personen nicht nur Höreindrücke, sondern oft ein befriedigendes Sprachverständnis zu vermitteln. Die bisher erzielten Ergebnisse sind zum Teil so ermutigend, daß die Beschreibung des „state of the art" und der operativen und apparativen Möglichkeiten in diesem Buche nicht fehlen darf.

Zwar haben seit Einführung der Antibiotika die *entzündlichen otogenen endokraniellen Komplikationen* ihre vordem alarmierende Bedrohung verloren und sind zu Raritäten geworden. Umso wichtiger ist es aber gerade deshalb, die dafür entwickelten lebensrettenden operativen Techniken nicht ganz aus dem Operationsarsenal zu streichen und sie zu vergessen. Indikationen für diese Art der Eingriffe kommen immer wieder einmal vor. Auch der Ohroperateur unserer Tage muß sie kennen und nach wie vor souverän einsetzen können, zumal keine Garantien bestehen, daß der Schutz der Antibiotika uns in der bisher gewohnten Weise auf unabsehbare Zeit erhalten bleibt. Deshalb wurden in diesem Band auch die für diese Indikationsgruppe zur Verfügung stehenden klassischen operativen Strategien kurz dargestellt.

Die Herausgeber danken dem Verlag für die großzügige Möglichkeit, neue Zeichnungen erstellen zu lassen, um die moderne Chirurgie des Ohres und seitlichen Schädelbasis zu illustrieren. Den Zeichnern sei ausdrücklich gedankt für die große Mühe, die sie auf die Fertigung didaktisch sinnvoller Bilder verwendet haben. Allen Mitarbeitern danken die Herausgeber und die Autoren für den unermüdlichen Einsatz in der Korrektur der Manuskripte und Druckvorlagen.

Würzburg und Charlottesville,
im Sommer 1996

Jan Helms
Robert A. Jahrsdoerfer

Anschriften

Eugenio A. Aguilar, III, M. D.
Clinical Associate Professor
Department of Otolaryngology –
Head and Neck Surgery
University of Texas Medical School
Head and Neck Surgery
Houston, Texas 77030
USA

Derald E. Brackmann, M. D.
House Ear Clinic, Inc.
Otologic Medical Group, Inc.
2122 West Third St., 1st floor
Los Angeles, CA 90057
USA

Professor Dr. Wolfgang Draf
Direktor der Klinik für
HNO-Krankheiten, Kopf-, Hals-
und plastische Gesichtschirurgie,
Kommunikationsstörungen
Städtisches Klinikum
Pacelliallee 4
D 36043 Fulda

Professor Dr. med. Konrad Fleischer
ehem. Direktor der HNO-Klinik
Justus-Liebig-Universität, Gießen
Wartweg 24
D 35392 Gießen

Bruce J. Gantz, M. D.
Professor and Chairman
Department of Otolaryngology –
Head and Neck Surgery
University of Iowa Hospitals and Clinics
Iowa City, Iowa 52242
USA

Privatdozent Dr. med. Götz Geyer
Chefarzt der HNO-Abteilung des
Städt. Krankenhaus Solingen
Gotenstraße 1
D 42653 Solingen

Bechara Y. Ghorayeb, M. D.
Clinical Associate Professor
Department of Otolaryngology –
Head and Neck Surgery
University of Texas Medical School
Houston, Texas 77030
USA

Professor Dr. med. Jan Helms
Direktor der Klinik und Poliklinik für
HNO-Kranke
Julius-Maximilians-Universität
Josef-Schneider-Str. 11
D 97080 Würzburg

Robert A. Jahrsdoerfer, M. D.
Professor
Department of Otolaryngology –
Head and Neck Surgery
University of Virginia Medical Center
Charlottesville, Virginia 22908
USA

Professor Dr. med. Frank Marguth †
ehem. Direktor der Neurochirurgischen Klinik
Ludwig-Maximilians-University, München
Klinikum Großhadern
Marchioninistraße 15
D 81377 München

Professor Dr. Hans Heinz Naumann
ehem. Direktor der Klinik und Poliklinik
für HNO-Kranke
Ludwig-Maximilians-Universität, München
Klinikum Großhadern
Marchioninistraße 15
D 81377 München

Privatdozent Dr. Vladimir Olteanu-Nerbe
Oberarzt der Neurochirurgischen Klinik
Ludwig-Maximilians-Universität, München
Klinikum Großhadern
Marchioninistraße 15
D 81377 München

Professor Dr. med. Madjid Samii
Chefarzt der Klinik für Neurochirurgie
Krankenhaus Nordstadt
Medizinische Hochschule Hannover
Haltenhoffstr. 41
D 30167 Hannover

Professor Dr. med. Anton Valavanis
Direktor des Instituts für Neuroradiologie
Universitätsspital Zürich
Frauenklinikstr. 10
8091 Zürich
Schweiz

Professor Dr. med. Eberhard Wilmes
Chefarzt der HNO-Abteilung
Städtisches Krankenhaus Schwabing
Kölner Platz 1
D 80804 München

Inhaltsverzeichnis

1 Lokalanästhesie des Ohres

Jan Helms

Lokalanästhesie des Ohres 1
Literatur 3

2 Plastische und rekonstruktive Chirurgie der Ohrmuschel

Eugenio A. Aguilar III und Robert A. Jahrsdoerfer

Korrektur des abstehenden Ohres 5

Korrektur des Hängeohres („lop ear") 14

Rekonstruktion der Helix 18

Rekonstruktion der Ohrmuschel bei kongenitaler Mikrotie 22

Rekonstruktion eines Ohrläppchens 30
Literatur 33

3 Chirurgie der kongenitalen Ohrmißbildung

Robert A. Jahrsdoerfer und Eugenio A. Aguilar III

Kleine kongenitale Ohrmißbildungen 35
    Mittelohr 38
    Retroaurikulärer Zugang 42
    Gehörknöchelchenkette 44
    Labyrinthfenster 44
    Ossikelersatz 44
    Stapedektomie/Stapedotomie 46
    Hammerkopffixation 46
    Amboßfixation 46
    Vestibulotomie 47
    Frühkomplikationen 48
    Spätkomplikationen 49

Große angeborene Ohrfehlbildungen 50
    Hauptindikationen 52
    Nebenindikationen 52
    Literatur 66

4 Sanierende und rekonstruktive Operationen an Gehörgang, Mittelohr und Felsenbein

Jan Helms
Sanierende Operationen 67

    Eingriffe am äußeren Gehörgang 67
        Entfernung von Fremdkörpern 70
        Behandlung reaktiver und entzündlicher Prozesse 70
        Entfernung von Exostosen 70
        Partielle Resektion des äußeren Gehörgangs (bei aseptischer Knochennekrose oder bei Otitis externa maligna) 73

    Sanierende Eingriffe am Trommelfell 75
        Parazentese 75
        Einlage eines Paukenröhrchens 77

    Sanierende Eingriffe an Pauke und Mastoid 80
        Antrumdrainage, Antrotomie und Mastoidektomie 80
        Sogenannte „Radikal"-Mastoidhöhle 85
        Operation zur Sanierung einer Tympanosklerose 102
        Operation zur Sanierung einer Paukenfibrose .. 105
        Operation zur Sanierung eines Paukencholesteatoms 106
        Operation zur Sanierung einer Tubenstenose ... 108
        Operation zur Sanierung einer Mittelohratelektase bzw. einer epidermisierten Pauke 108
    Literatur 109

Götz Geyer und Jan Helms
Rekonstruktive Eingriffe 110

    Paukenabdeckung, Trommelfell-Ersatz 110

    Rekonstruktion der Gehörknöchelchenkette 119
        Häufige anatomische Situationen 119
        Hammergriff 120
        Amboß 120
        Amboß und Stapessuprastruktur 124
        Isolierter Stapesbogendefekt 124
        Tympanosklerose 125
        Leere Pauke und unzureichende Mittelohrfunktion (Typ IV) 126
        Unzugängliche ovale Nische (Promontorialfensterung) 126

    Ersatzmaterialien für die Rekonstruktion einer Gehörknöchelchen-Kette 128
    Literatur 129

5 Verletzungen des Felsenbeins

Robert A. Jahrsdoerfer und Bechara Y. Ghorayeb

Verletzungen des äußeren Gehörgangs 131
    Inzidenz 131
    Ursachen 131

Verletzungen des Trommelfells 136
    Inzdenz 136
    Ursachen 136
    Sofort-Versorgung 136
    Spät-Versorgung 137

Schädigung der Gehörknöchelchen-Kette 139
    Ursachen 139
    Inzidenz 139
    Entfernung eines dislozierten Amboß 141
    Dislozierter Amboß und intakter Steigbügel ... 142
    Fraktur des Steigbügels bei intaktem Amboß ... 142
    Fraktur und Dislokation von Amboß und Steigbügel 142
    Verschluß einer Perilymphfistel 143

Chirurgisches Vorgehen bei Verletzungen des N. facialis 144
    Inzidenz 144
    Ätiologie und Klinik 144
    Klassifikation der Fazialisparese 146
    Klinische Beurteilung der Nervus-facialis-Funktion 146
    Bildgebende Verfahren 146
    Topodiagnostik 147
    Elektrodiagnostik 147
    Transmastoidal-extralabyrinthärer Zugang 149
    Zugang über die mittlere Schädelgrube 151
    Rerouting und Anastomosierung 151

Vorgehen bei Mastoidverletzungen 154
    Ursachen 154
    Klinischer Befund 154
    Bildgebende Verfahren 154
    Literatur 157

6 Eingriffe bei Tumoren des Mittelohrs und der seitlichen Schädelbasis

Jan Helms

Operationen bei Tumoren im Gehörgang 159
    Eingriffe bei gutartigen Tumoren 159
    Eingriffe bei bösartigen Tumoren 159
        Eingriffe bei bösartigen Tumoren außerhalb des
        Trommelfells 159
        Eingriffe bei bösartigen Tumoren des
        äußeren Gehörgangs mit Beteiligung des
        Trommelfells 162

**Operationen bei Tumoren des Mittelohres und
seiner Umgebung** 166
    Felsenbein-Teilresektion mit Erhalt des Labyrinths 166
    Supralabyrinthäre Felsenbein-Teilresektion ohne
    oder mit Entnahme des Labyrinths 171
    Subtotale oder totale Felsenbeinresektion 178
    Eingriff bei bösartigen Mittelohrtumoren 196
Literatur 205

7 Eingriffe am intrakraniellen N. facialis bis zum Foramen stylomastoideum

Wolfgang Draf

    Klinische Untersuchungsbefunde 207
    Topodiagnostik 208
    Elektrodiagnostik des N. facialis 208
    Radiologische Diagnostik 208

**Operative Möglichkeiten im intrakraniellen und
intratemporalen Verlauf des N. facialis** 211

Operationstechniken 212

Grundsätzliche Möglichkeiten 212
    Verlaufsabschnitte des N. facialis nach
    chirurgischen Gesichtspunkten 212
    Gewinnung von Transplantaten zur Nerven-
    rekonstruktion 212
    Technik der Nervenanastomosierung 214

Spezielle operative Techniken 215
    Einfache Nervenrevision 215
    Dekompression und Neurolyse des N. facialis .. 216
    Die klassische transmastoidale Fazialis-
    Dekompression 216
    Dekompression des Ganglion geniculi durch
    den äußeren Gehörgang 218
    Die vollständige meato-labyrintho-
    tympano-mastoidale Fazialisfreilegung 220
    Die vaskuläre Dekompression des N. facialis im
    Kleinhirnbrückenwinkel 220

**Rekonstruktive Maßnahmen am N. facialis
zwischen Kleinhirnbrückenwinkel bis zum
Foramen stylomastoideum** 221
    End-zu-End-Anastomose im Kleinhirnbrücken-
    winkel 221
    Intrakranielle-intratemporale Anastomose 221
    Nervenrekonstruktion im inneren Gehörgang .. 222
    Tympanomastoidale Rekonstruktion 225
    Intratemporale-extratemporale
    Rekonstruktion 226
Schlußbemerkung 227
Literatur 228

8 Operationen bei Stapesankylose

Hans Heinz Naumann, Eberhard Wilmes

Stapedektomie 230
    Partielle Stapedektomie 238
    Komplette Stapedektomie 240
    Abschluß der partiellen und/oder kompletten
    Stapedektomie 244
    Vorgehen bei extrem dicker Fußplatte bzw. bei
    obliterierten ovaler Nische 245
    Vorgehen bei enger ovaler Nische 246
    Otosklerose im Bereich der runden Nische 246
    Fixierung der Kette an mehreren Stellen 247
    Verknöcherte Sehne des M. stapedius 248
    Mißbildungen im Bereich der Gehör-
    knöchelchenkette 248
    Intraoperative Komplikationen 248
    Die Revisionsoperation 248

Fensterungsoperation 254
    Einzeitiges enaurales Vorgehen 254
Literatur 262

9 Chirurgische Behandlung otogener endokranieller Komplikationen

Konrad Fleischer

Otogener Extraduralabszeß und otogene Meningitis 263
    Ursachen – Überleitungswege 263
    Extraduralabszeß 266
    Meningitis 266

Otogener Hirnabszeß 267
    Entstehung und Typen 267

Otogene Sinusthrombose 271
    Literatur 276

10 Chirurgie an Labyrinth und innerem Gehörgang bei Gleichgewichtsstörungen

Jan Helms

Sakkotomie 277

Labyrinthektomie 283

Transtemporale Neurektomie 285

Translabyrinthäre Neurektomie 293
    Literatur 300

11 Die Exstirpation von Akustikusneurinomen über den retrosigmoidalen (lateral-subokzipitalen) Zugang

Madjid Samii

Indikationen 301
    Operationsprinzip 301

    operative Technik 303
    Literatur 311

12 Operation der Akustikustumoren: Zugang über die mittlere Schädelgrube und über das Labyrinth

Derald E. Brackmann

Zugang über die mittlere Schädelgrube 313

Zugang über das Labyrinth 328

    Blutstillung und Wundverschluß 338
    Literatur 339

13 Grundzüge neurochirurgischer Eingriffe im Kopfbereich

Frank Marguth und Vladimir Olteanu-Nerbe

Basis-Eingriffe 341
    Kraniotomie 342
    Bohrlochtrepanation 352

Spezielle Operationen 358
    Schädel-Hirn-Verletzungen 358
        Das epidurale Hämatom 358
        Das subdurale Hämatom 358

    Liquorfisteln 359
        Transkranielles intradurales Vorgehen ... 360
    Kranielle Infektionen 360
        Schädeldach-Osteomyelitis 360
        Epiduraler Abszeß 360
        Subduraler Abszeß 362
        Hirnabszeß 363

Wiederherstellung von Nerven 365
    Technik der Nervennaht 365
    Die interfaszikuläre (perineurale) Naht 365
    Die (epineurale) Direktnaht 366
    Autologer Nerven-Bypass nach Dott 366
    Hirnnervenpfropfungen 367
    Fazio-faziale Anastomose 368

Tumoren der Schädelbasis 368

Endovaskuläre Verfahren 368
    Devaskularisierung gefäßreicher Tumoren 368
    Traumatische Carotis-Sinus-cavernosus Fisteln . 369
Literatur 370

14 Cochlear Implant

Bruce J. Gantz

Diagnostik und präoperative Auswahl 371
Indikationen 372
Operationstechnik 375
Postoperative Nachsorge 384
Literatur 386

15 Neuroradiologische Verfahren bei der Behandlung von Tumoren des Schläfenbeins

Anton Valavanis

Grundsätzliches zur Embolisations-Technik 387
    Ballonokklusion der Arteria carotis interna 389
    Literatur 393

Sachverzeichnis 395

1 Lokalanästhesie des Ohres

Jan Helms

Für eine allgemeine Einführung in die Anästhesie in der HNO-Chirurgie siehe Bd. I, Kap. 1.

Präoperative Diagnostik und Aufklärung

Vor der Entscheidung, einen chirurgischen Eingriff am Ohr in Lokalanästhesie durchzuführen, müssen Situationen geklärt werden, die eine solche Lokalanästhesie ausschließen oder einschränken können. Es wird entsprechend nach Allergien gefragt, die gegen ein Lokalanästhetikum bestehen könnten, und nach eventuellen Zwischenfällen bei früheren Eingriffen, die in örtlicher Betäubung vorgenommen wurden. Die Aufklärung besteht in einer kurzen Skizzierung des Ablaufs in der Lokalanästhesie, im Hinweis auf seltene, aber nicht zuverlässig ausschließbare Überempfindlichkeitsreaktionen und in der Erläuterung, daß während des Eingriffs in Lokalanästhesie das Bewußtsein gedämpft wird, die Ansprechbarkeit aber erhalten bleibt und nur Schmerzen vollständig eliminiert werden.

Indikationen

Eingriffe an Mittelohr und Mastoid sollten beim Erwachsenen überwiegend in Lokalanästhesie durchgeführt werden. Lediglich bei Kindern, psychisch nach dem klinischen Eindruck sehr labilen Erwachsenen und bei starken Vernarbungen im Operationsgebiet oder vermutlich sehr ausgedehnten, floriden Entzündungen ist von vornherein ein Vorgehen in Allgemeinnarkose empfehlenswert.

Prinzip

Es sollte gewährleistet werden, daß der Patient in der Nacht vor dem Eingriff ausreichend schläft. Ggf. ist ein Schlafmittel zu verordnen.

Um die psychologischen Belastungen in der Vorbereitungsphase der Operation zu mildern, wird etwa eine Stunde vor Beginn des Eingriffs eine sedierende Medikamentenkombination gegeben.

Nach der Lagerung auf dem Operationstisch wird ein venöser Zugang, meistens am Arm, mit einer Dauertropfinfusion versehen. Dies gewährleistet für den Notfall die notwendige Sicherheit der Medikamentenzufuhr und ist damit zwingend erforderlich.

Über diesen Zugang werden unmittelbar vor Setzen der Lokalanästhesie analgesierende Medikamente zugeführt. Diese mildern den erträglichen Spannungsschmerz, der entsteht, wenn das Operationsfeld mit dem Lokalanästhetikum infiltriert wird.

Diese Infiltration wird mit etwa 4–8 ml eines Lokalanästhetikums vorgenommen, das Adrenalin enthält, um eine Vasokonstriktion zu bewirken. Die intraoperative Blutung wird damit minimiert.

Da das Lokalanästhetikum ausreichend Zeit braucht, um in das vorgesehene Operationsgebiet hineinzudiffundieren, erfolgt die Infiltration vor der Desinfektion und dem Abdecken. Der Eingriff selbst beginnt frühestens 10 Min. nach Applikation der Lokalanästhesie.

Als Lokalanästhetikum wird von uns 1%iges Ultracain mit Suprarenin 1:200000 verwendet, das in 5-ml-Ampullen abgepackt wird. Das selbständige Zufügen von Suprarenin in ein Lokalanästhetikum ist selbstverständlich auch möglich, birgt jedoch Verwechslungsgefahren in sich.

Vorbereitung

Zur Vorbereitung eines Eingriffs in Lokalanästhesie wird dem Patienten empfohlen, eine Nahrungskarenz, ähnlich wie vor einer Narkose einzuhalten, damit ggf., wenn die Lokalanästhesie sich als unzureichend erweisen sollte, auf eine Narkose umgestellt werden kann.

Prämedikation

Bei Erwachsenen wird die Prämedikation intramuskulär verabreicht. Bewährt hat sich die Gabe von 50 mg Dolantin, 50 mg Atosil, 0,5 mg Atropin für einen ca. 70 kg schweren, mitteleuropäischen Erwachsenen, der normale Ernährungsgewohnheiten hat. Die Prämedikation wird eine Stunde vor Beginn des Eingriffs gegeben. Etwa 5 Min. vor der Infiltration des Operationsfeldes wird über den intravenösen Zugang ein Analgetikum, z. B. 30 mg Fortral, zugeführt. Ist der Patient noch relativ wach, so erfolgt zusätzlich die Gabe von 5–10 mg Valium i. v.

Technik der Infiltration

Entsprechend dem Versorgungsgebiet der die Ohrmuschel und das Mittelohr versorgenden sensiblen Nerven, die durch die Lokalanästhesie vollständig erfaßt werden müssen, werden das äußere Ohr und seine Umgebung infiltriert.

In der retroaurikulären Umschlagsfalte wird nach Vorziehen der Ohrmuschel auf der Höhe des Gehörgangseingangs mit 1 ml ein subkutanes Depot gesetzt. Die Nadel wird unter Infiltration über den Ohrmuschelknorpel nach vorn geschoben, so daß sichtbar Weichteilgewebe in der Incisura intertragica aufquillt und sich zum Gehörgangseingang hin vorwölbt. Für die Infiltration dieses oberen Anteils des Operationsfeldes werden etwa 1,5–2 ml verwendet.

In gleicher Weise wird die Nadel vom primären Einstich aus auch unter den Eingang des äußeren Gehörgangs geführt, und hier wird unter Vorschieben der Nadel ebenfalls mit 1,5–2 ml infiltriert. Zusätzlich sollte bei geplanter retroaurikulärer Eröffnung noch je ½ ml direkt subkutan in die vorgesehene Inzisionslinie appliziert werden (Abb. 1.**1**).

Die Infiltration des äußeren Gehörgangs selbst wird von vier Punkten aus vorgenommen, nämlich am Dach, am Boden, an der Vorderwand und an der Hinterwand. Da die Haut hier normalerweise zart ist und auf nur wenig subkutanem Gewebe liegt, ist darauf zu achten, daß der Anschliff der Nadel parallel zur knöchernen Unterlage direkt auf den Knochen geschoben wird (Abb. 1.**2**).

Die Einstiche erfolgen etwa 1 cm innerhalb des Niveaus der Spina supra meatum, der Knochenkontakt ist zu tasten, und an jedem der vier Infiltrationspunkte sind etwa 0,5 ml zu applizieren. Günstig ist die Infiltration unter relativ hohem Druck, so daß das Lokalanästhetikum zwischen Knochen und Periost gepreßt wird. Aus diesem Grunde sollte für die Lokalanästhesie eine 2-ml-Spritze verwendet werden. Mit größeren Spritzen läßt sich der notwendige Druck nicht aufbauen.

An der Gehörgangsvorderwand wird das Os tympanicum nicht immer mit der Spritze erreicht, sondern diese liegt dem Tragusknorpel auf oder durchdringt ihn, und die

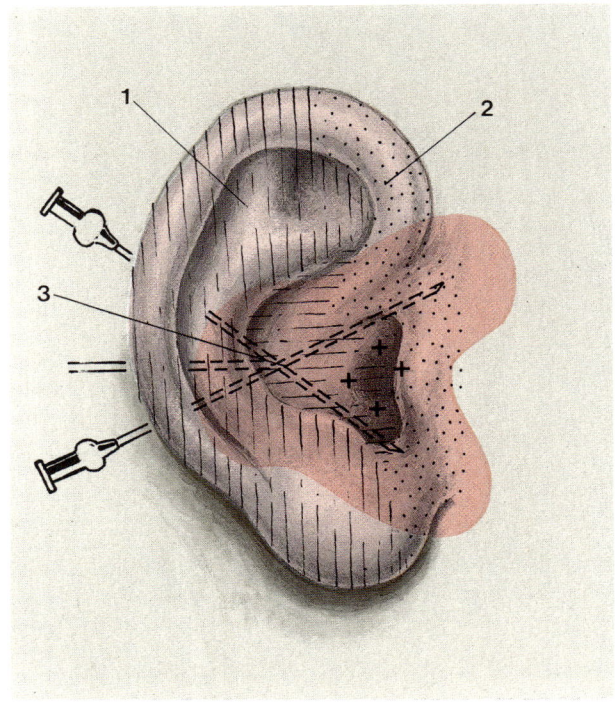

Abb. 1.**1** Schema über das zu anästhesierende Areal. Eingezeichnet werden die zugehörigen Versorgungsgebiete sensibler Nerven und Nadelführung von retroaurikulär mit Aufblähung der Weichteile in der Incisura intertragica.
1 ||| $C_2\ C_3$ (N. auricularis magn.)
2 ∴ N. V (N. auriculotemporalis)
3 ≡ N. VII, IX, X (R. auricularis N. X)

Infiltration erreicht größere Weichteilareale vor dem Ohr. Dies ist für die Analgesie kein Nachteil, führt jedoch gelegentlich zur Ausbildung einer für etwa vier Stunden anhaltenden Fazialisparese. Es ist bei dem Einstich an der Gehörgangsvorderwand wünschenswert, etwas oberhalb der Mitte und etwas medialer als bei den anderen drei Infiltrationspunkten zu infiltrieren. Auf diese Weise wird auch der vordere tympanomeatale Winkel mit Lokalanästhetikum erreicht.

Modifikationen

Modifikationen der beschriebenen Technik liegen darin, daß wesentlich größere Mengen Lokalanästhetikum in größerer Umgebung um das Ohr eingebracht werden. Die Wirksamkeit ist dann reduziert. Auch das Legen der Lokalanästhesie am bereits abgedeckten Patienten im sterilen Operationsfeld ist ungünstig, da die notwendige Zeit, die zur Diffusion in die Umgebung notwendig ist, oftmals nicht abgewartet wird.

Bezugs- und Gefahrenpunkte

Bezugspunkte sind die retroaurikuläre Umschlagfalte, die Incisura intertragica und die Spina supra meatum. Ein

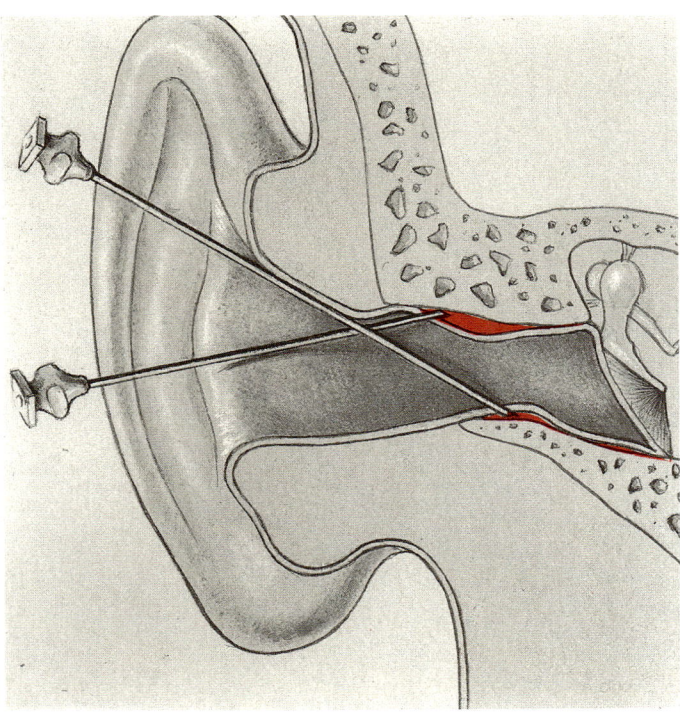

Abb. 1.2 Nadelführung enaural, der Nadelschliff zeigt zum Knochen.

Durchstoßen des Tragusknorpels bei der Infiltration der vorderen Gehörgangswand sollte möglichst vermieden werden, um die vorübergehende Fazialisparese zu vermeiden. Da in dem Knorpel aber Dehiszenzen bestehen und das Lokalanästhetikum auch durch die bindegewebige Grenze zwischen Gehörgangsvorderwand und Os tympanicum nach vorn diffundieren kann, kommt es, trotz regelrechter Applikation des Lokalanästhetikums, selten zu einer vorübergehenden Beeinträchtigung der Fazialisfunktion.

Regeln, Tricks und typische Fehler

Verwendet werden sollte ein Lokalanästhetikum, dem Suprarenin beigefügt ist. Bewährt hat sich Ultracain 1%ig mit Suprarenin 1:200 000. Nach 10–15 Min. ist das Lokalanästhetikum ausreichend in das gesamte Operationsfeld diffundiert, wenn es nach den oben angegebenen Vorschlägen appliziert wurde. Wichtig ist die Infiltration unmittelbar zwischen Knochen und Periost im äußeren Gehörgang unter einem gewissen Druck. Dieser wird am besten mit kleinen Spritzen aufgebaut, also keine 5- oder 10-ml-Spritze verwenden, sondern eine solche mit nur 2 ml Inhalt. Wegen der dünnen Gehörgangshaut werden vorzugsweise dünne Kanülen, z. B. Nr. 14, benutzt. Eine ungenügende Infiltration in der Tiefe des äußeren Gehörgangs ergibt sich, wenn der Knochen an den Infiltrationspunkten nicht erreicht wurde.

Nachsorge

Die Prämedikation und die unmittelbar vor Setzen der Lokalanästhesie gegebene Analgosedierung bewirken, daß der Patient nach dem Eingriff für Stunden schläft. Er sollte den Operationsbereich erst verlassen, wenn eine zuverlässige Funktion der Schutzreflexe und eine sichere Ansprechbarkeit gegeben sind.

Postoperative Komplikationen

Als sehr seltene postoperative Komplikationen können sich allergische Reaktionen ausbilden, die dann entsprechend zu behandeln sind. Ebenfalls selten kommt es zu einer für 3–4 Std. anhaltenden Fazialisparese durch die lokale präaurikuläre Infiltration dieses Nervs und seiner Umgebung. Wird eine solche Fazialisparese beim Patienten bemerkt, so ist der Operateur zu benachrichtigen, um die Frage einer operationsbedingten eventuellen Lähmung zu klären. Eine Parese, die durch die Wirkung des Lokalanästhetikums hervorgerufen wurde, bedarf keiner weiteren Behandlung.

Funktionelle Folgezustände

Folgezustände, die durch die Lokalanästhesie hervorgerufen werden und den Patienten belasten können, sind lediglich allergische Phänomene. Sollte ein solches beobachtet werden, so ist der Patient ausführlich zu informieren, damit bei zukünftigen Eingriffen keine Schwierigkeiten entstehen.

Alternative Methoden

Die alternative Methode zur Lokalanästhesie ist die Allgemeinnarkose.

Literatur

Auberger, H. G., H. C. Niesel: Praktische Lokalanästhesie, regionale Schmerztherapie, 5. Aufl., Thieme, Stuttgart 1990

Plester D., H. Hildmann, E. Steinbach: „Atlas der Ohrchirurgie", Kohlhammer, Stuttgart, 1989 (S. 12–13)

2 Plastische und rekonstruktive Chirurgie der Ohrmuschel

Eugenio A. Aguilar III, Robert A. Jahrsdoerfer

Korrektur des abstehenden Ohres

Präoperative Diagnostik

Die sachgerechte Korrektur abstehender Ohren kann für den Patienten und seine Familie ein großes Glück bedeuten. Diese Operation erfordert vom plastisch tätigen Chirurgen ein gewisses Maß an Kunstfertigkeit. Sie kann einer der befriedigensten, aber auch einer der unerfreulichsten Eingriffe der plastischen Chirurgie sein. Während die Diagnose problemlos zu stellen ist (Abb. 2.**1**), erfordert die Analyse des zugrundeliegenden Problems genaue Kenntnisse der Anatomie des äußeren Ohres. Das noch zu erwartende Wachstum der Ohrmuschel kann gewöhnlich anhand des Alters des Patienten abgeschätzt werden. Der Winkel zwischen Ohrmuschel und Schädel sollte 15–30° betragen (Abb. 2.**2**). Ein größerer Winkel (> 30°) bedingt das Abstehen des Ohres. Diese Fehlstellung führt zum Wunsch nach einer operativen Korrektur (Abb. 2.**3**).

Die präoperative Diagnostik sollte die Photodokumentation in frontaler, schräger, seitlicher und dorsaler Ansicht enthalten. Neben der Dokumentation dient dies der Klassifizierung der Fehlbildung und liefert eine Vergleichsmöglichkeit mit dem postoperativen Resultat. Vor dem Eingriff sollten der Patient und seine Familie über die möglichen Komplikationen aufgeklärt werden.

Indikationen

Die Indikation zur Otoplastik ist leicht zu stellen. Ein Winkel, der mehr als 30° beträgt, sollte korrigiert werden. Abstehende Ohren können zu schwerwiegenden psychischen Problemen führen. Man operiert zwischen dem 5. und 6. Lebensjahr, da das Kind in der Regel dann noch nicht dem Spott der Umgebung für diese häufige Fehlbildung ausgesetzt war. Außerdem werden in diesem Alter die postoperativen Nachsorgemaßnahmen bereits ausreichend toleriert.

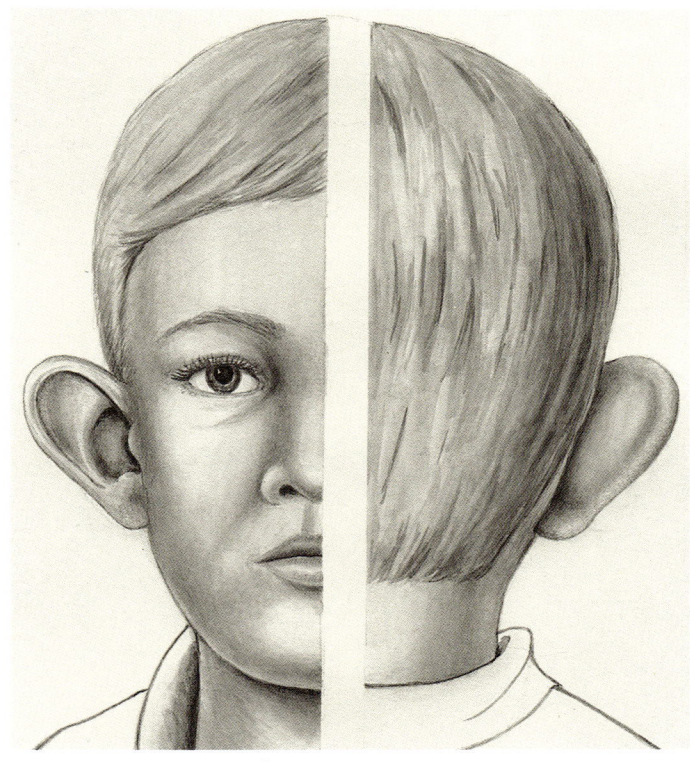

Abb. 2.**1** Abstehende Ohren.

Operationsziel

Das Ziel des Eingriffs ist die Verkleinerung des Winkels zwischen Ohrmuschel und Schädel auf etwa 15° unter Beibehaltung der normalen Form. Eine deutliche Anthelixfalte und eine glatt gerundete Helixform ohne Konturunterbrechung sollten dabei entstehen.

6 Plastische und rekonstruktive Chirurgie der Ohrmuschel

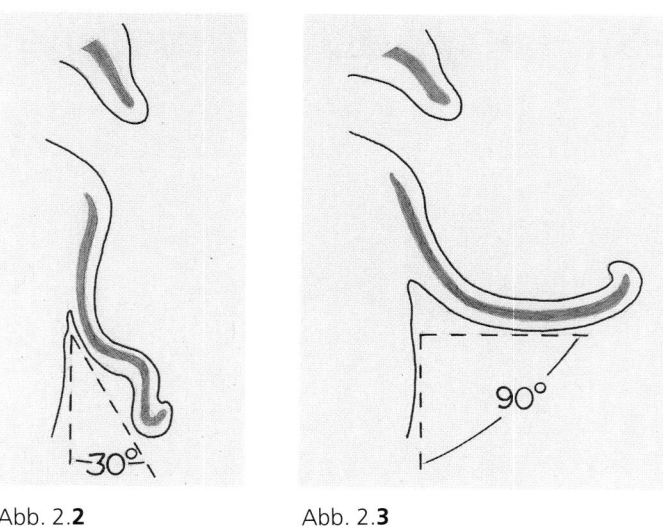

Abb. 2.**2**   Abb. 2.**3**

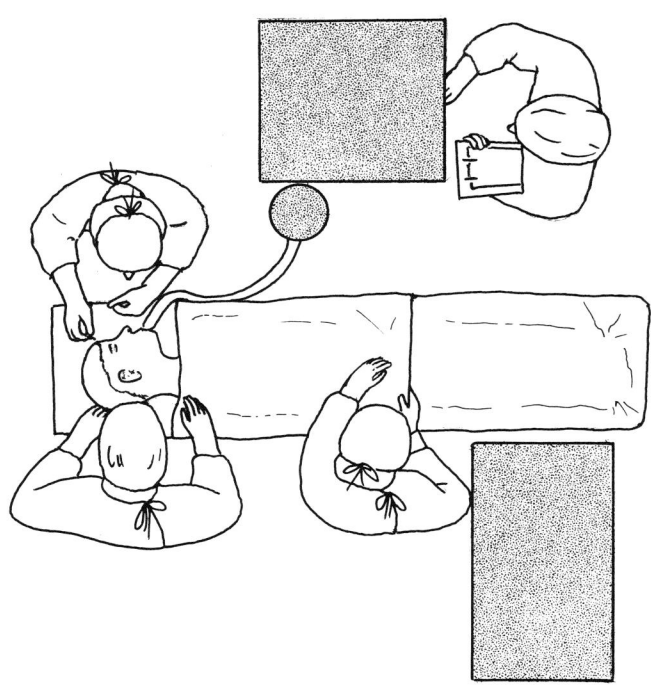

Abb. 2.**2** Der Winkel zwischen Ohrmuschel und seitlichem Schädel sollte normal 15–30° betragen.

Abb. 2.**3** Typischer fehlerhafter Winkel (80–90° präoperativ).

Abb. 2.**4** Anordnung des Operationsteams.

Operationsvorbereitung

Die Positionierung des Operationsteams ist in Abb. 2.**4** dargestellt, die erforderlichen Instrumente in Abb. 2.**5**. Der Patient wird steril abgedeckt und in Neutralposition gelagert. Auf diese Weise können Manipulationen am Kopf sowohl bei der Lokalanästhesie als auch während des Eingriffs vorgenommen werden.

Anästhesie

Im Kindesalter sollte der Eingriff in Allgemeinnarkose ausgeführt werden. Zusätzlich wird ein Lokalanästhetikum, kombiniert mit einem Vasokonstringens, appliziert. Die Infiltration erfolgt sowohl an der Hinter- als auch an der Vorderfläche der Ohrmuschel (Abb. 2.**6**). Bei älteren Kindern und Erwachsenen gelingt die Operation in Lokalanästhesie und Sedierung.

Korrektur des abstehenden Ohres 7

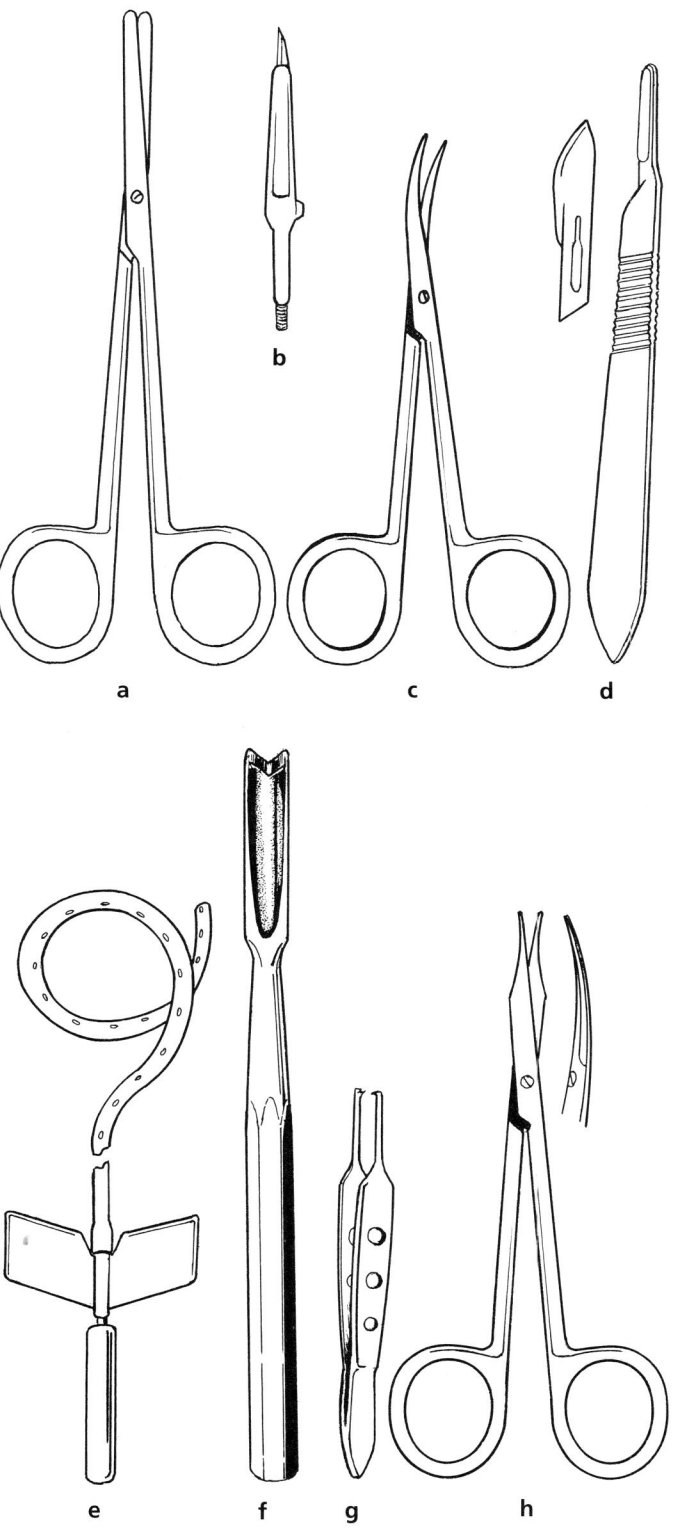

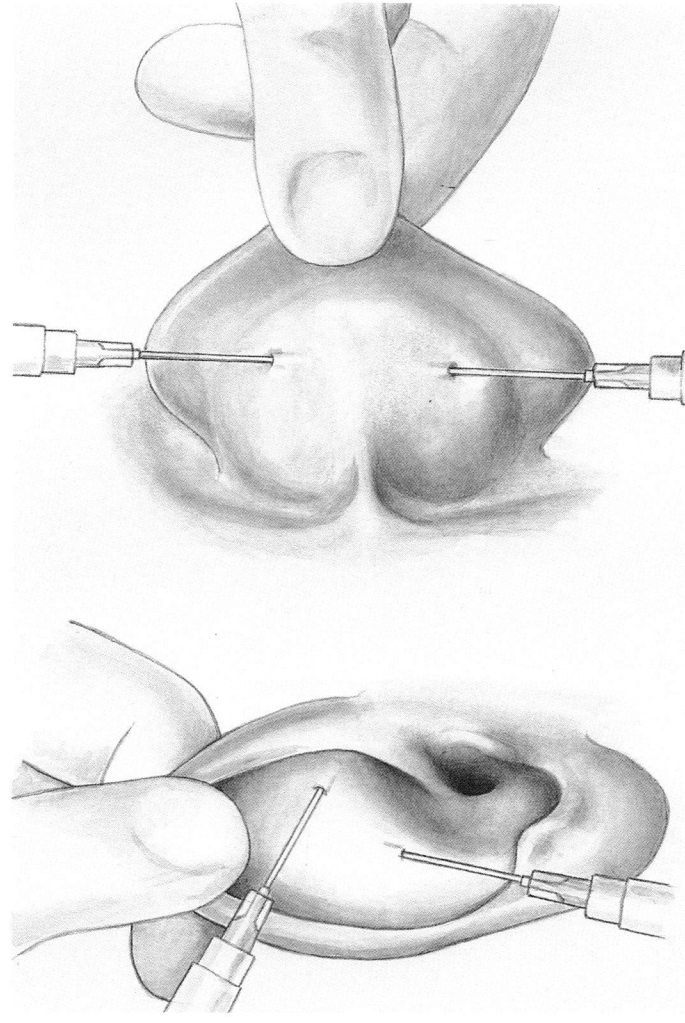

Abb. 2.6 Prä- und retroaurikuläre Lokalanästhesie.

Abb. 2.5 Spezielle benötigte Instrumente.
a Schere nach Metzenbaum
b Beaver-Skalpell
c Gebogene Iris-Schere
d Skalpell Nr. 10
e Drainage
f Meißel
g Pinzette nach Bishop
h feine Schere (f. Tenotomie)

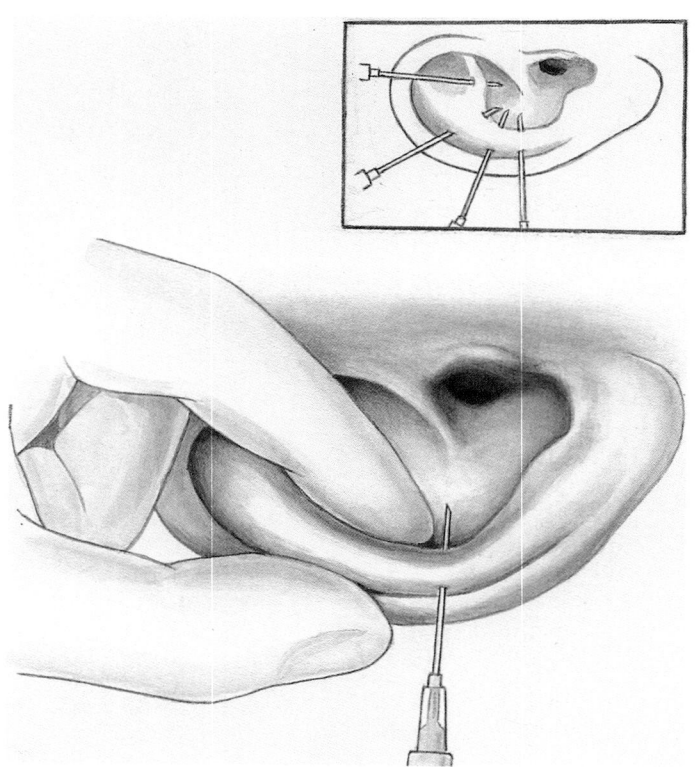#

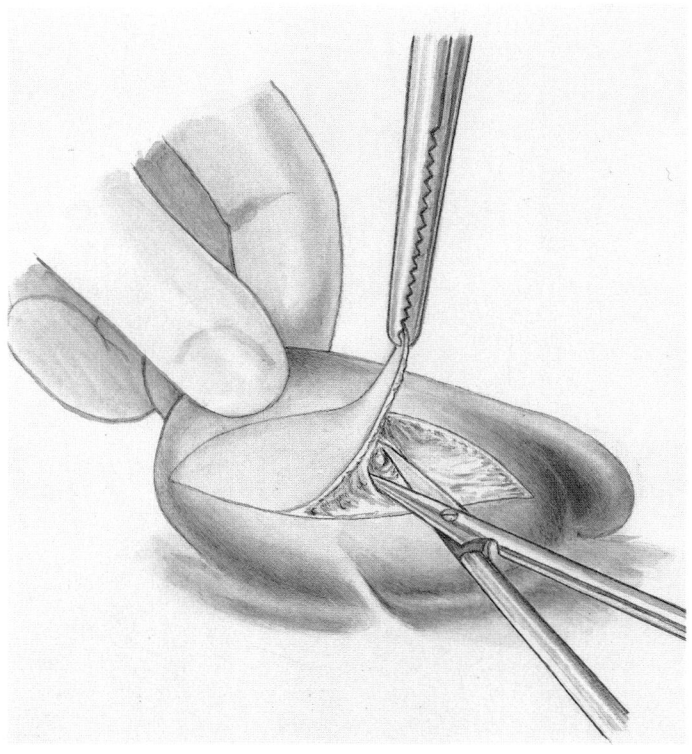

Abb. 2.**7** Markierung der vorderen Konturen der Ohrmuschel mit Nadeln und Methylenblau.

Abb. 2.**8** Entfernung der retroaurikulären Haut.

Operationstechnik

Das operative Vorgehen wird durch die sorgfältige präoperative Diagnostik bestimmt.

Es ist ein Verfahren zu wählen, das zu einer möglichst normalen Form und Position des Ohres unter zurückhaltender Exzision von Knorpel und überschüssigem Gewebe führt. Zur Bestimmung der erforderlichen Flexion der Anthelixfalte wird der Helixrand nach dorsal gebogen und markiert (Abb. 2.**7**). Nachdem die Markierungen gesetzt sind, wird die retroaurikuläre Haut in einem vorher angezeichneten Areal entfernt (Abb. 2.**8**). Der zu Anfang markierte Knorpel ist nun dargestellt (Abb. 2.**9**).

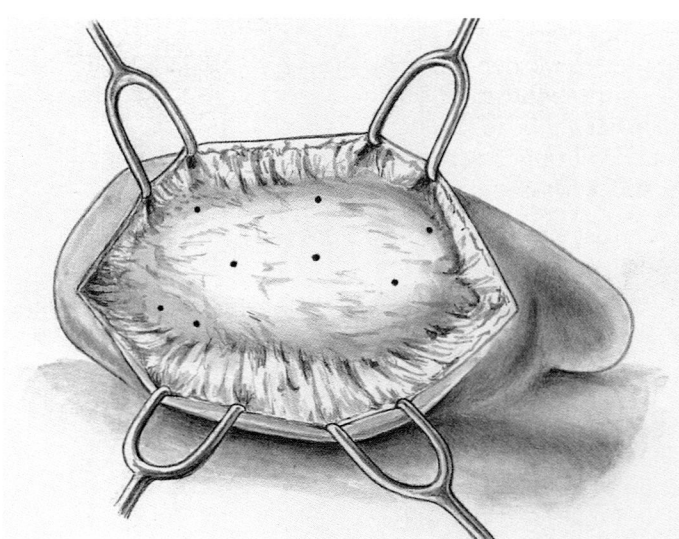

Abb. 2.**9** Entfernung des retroaurikulären Weichteilgewebes und Darstellung des Knorpels.

Korrektur des abstehenden Ohres

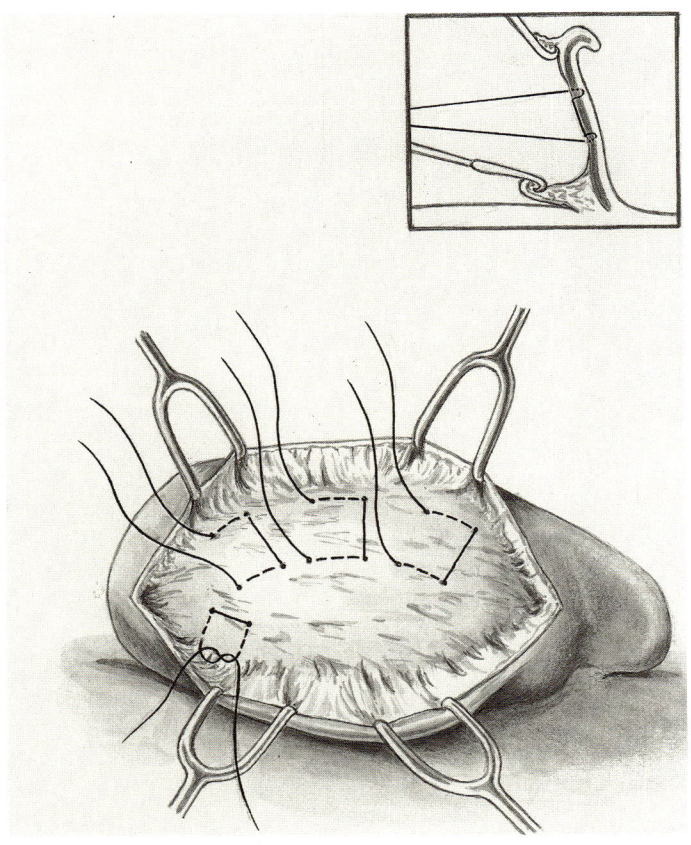

Abb. 2.**10** Identifizierung der Methylenblaumarkierungen und Anlegen der Mustardé-Nähte.

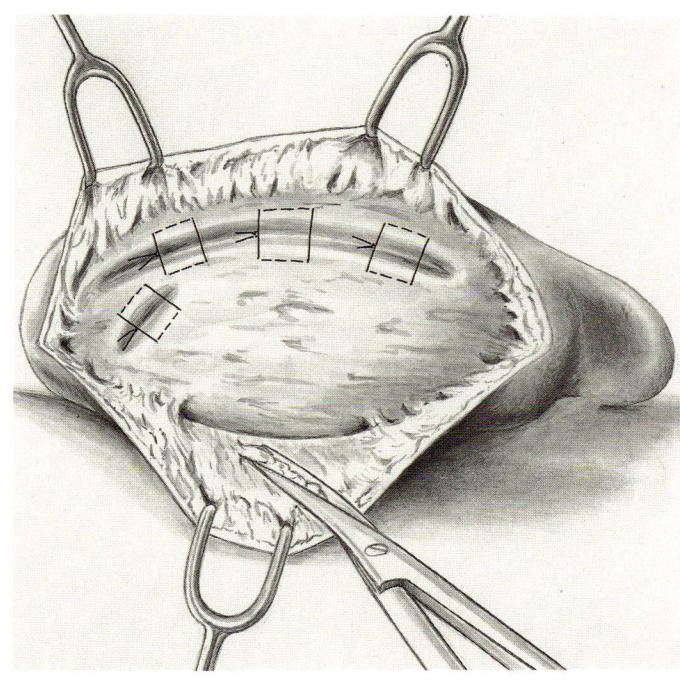

Abb. 2.**11** Entfernung der Haut bis zum Periost des Mastoids.

Unter Vermeidung einer Verletzung der Haut an der Vorderfläche der Ohrmuschel werden intrakartilaginäre Matratzennähte nach Mustardé mit atraumatischem Nahtmaterial (z. B. PDS oder Ethibon) angelegt (Abb. 2.**10**). Nach Anbringen der Nähte wird das Gewebe über dem Periost des Mastoids retroaurikulär entfernt (Abb. 2.**11**).

Ggf. ist eine Exzision von Knorpel aus der Koncha erforderlich (Abb. 2.**12**).

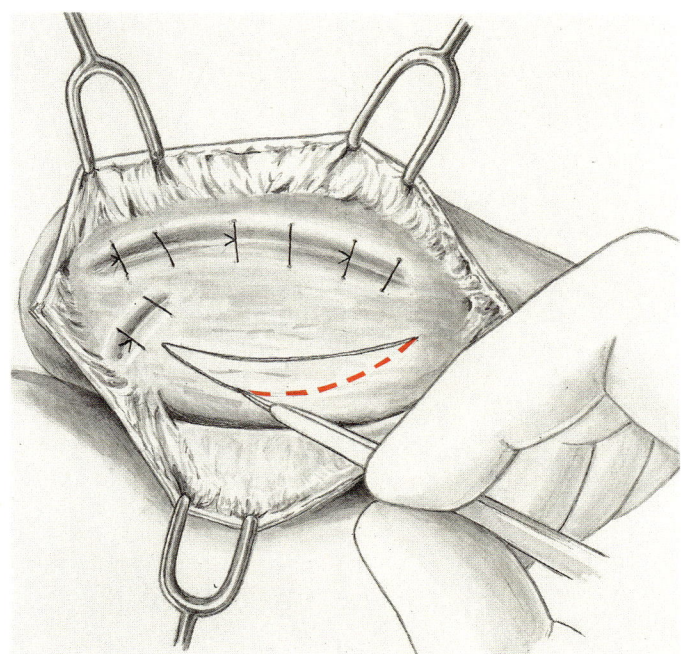

Abb. 2.**12** Exzision aus der Koncha.

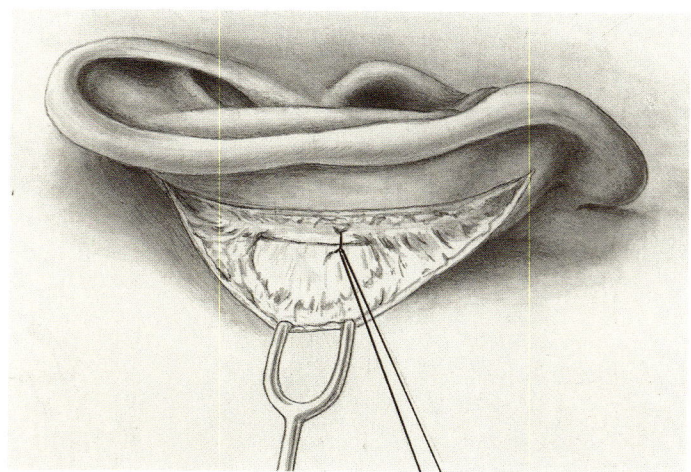

Abb. 2.**13** Anlegen der Koncha-Mastoid-Nähte.

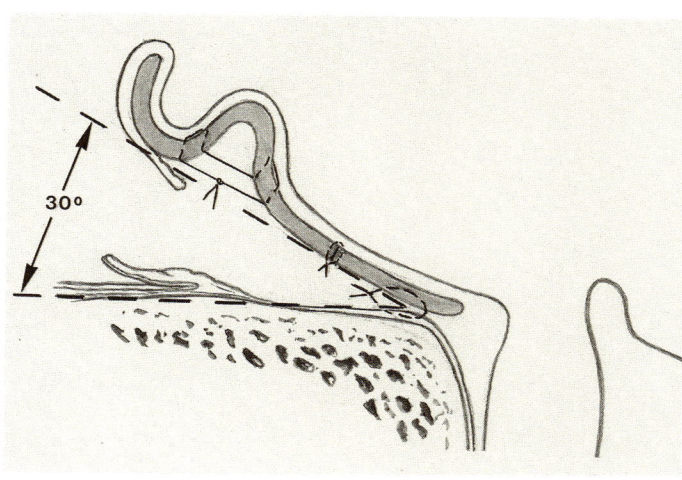

Abb. 2.**14** Auswirkung des Zuges der Koncha-Mastoid-Nähte auf Ohrmuschelstellung und äußeren Gehörgang.

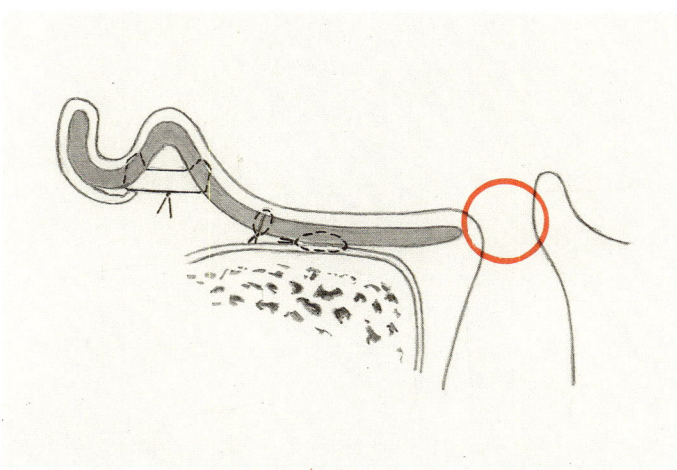

Abb. 2.**15** Auswirkung des anterior-posterioren Zuges der Koncha-Mastoid-Nähte auf den äußeren Gehörgang. Zusätzliche Verschiebung des Ohrmuschelknorpels durch weitere Koncha-Periost-Nähte nach vorn.

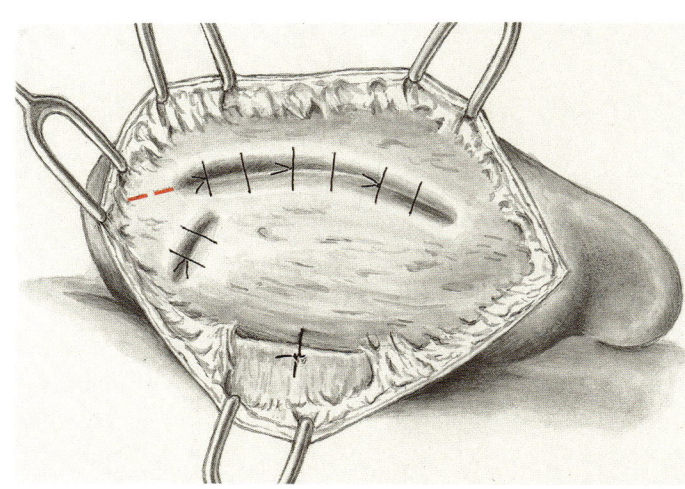

Abb. 2.**16** Bildung der Fossa triangularis.

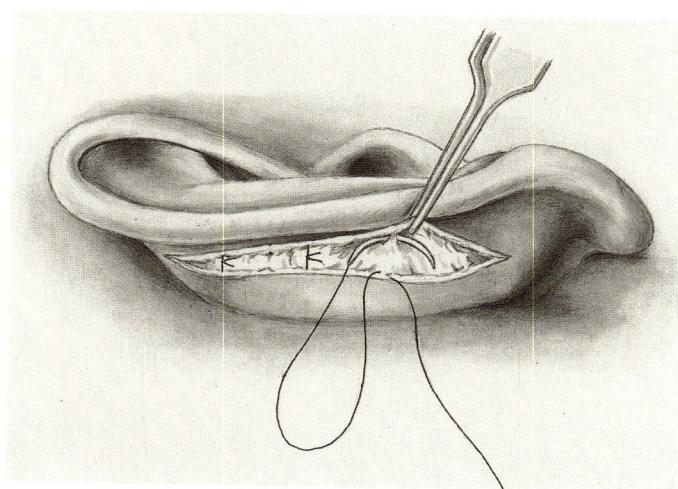

Abb. 2.**17** Mehrschichtiger Wundverschluß.

Mit einer Naht zwischen Koncha und Mastoid kann die Koncha in einen Winkel unter 30° zum seitlichen Schädel gebracht werden (Abb. 2.**13**). Der Effekt dieser Rotation auf den Winkel der darüberliegenden Helix und den knorpeligen Gehörgang ist in Abb. 2.**14** und 2.**15** dargestellt. Gelegentlich muß die Inzision der Anthelix bis zur Fossa triangularis ausgeführt werden, um das Crus inferior und superior bilden zu können (Abb. 2.**16**). Der Wundverschluß sollte sorgfältig in mehreren Schichten erfolgen (Abb. 2.**17**). Bei guter Blutstillung ist eine Drainage nicht erforderlich. Die Abb. 2.**18** zeigt das postoperative Ergebnis.

Die Technik nach Pitanguy ist in Abb. 2.**19** bis 2.**21** dargestellt.

Korrektur des abstehenden Ohres   11

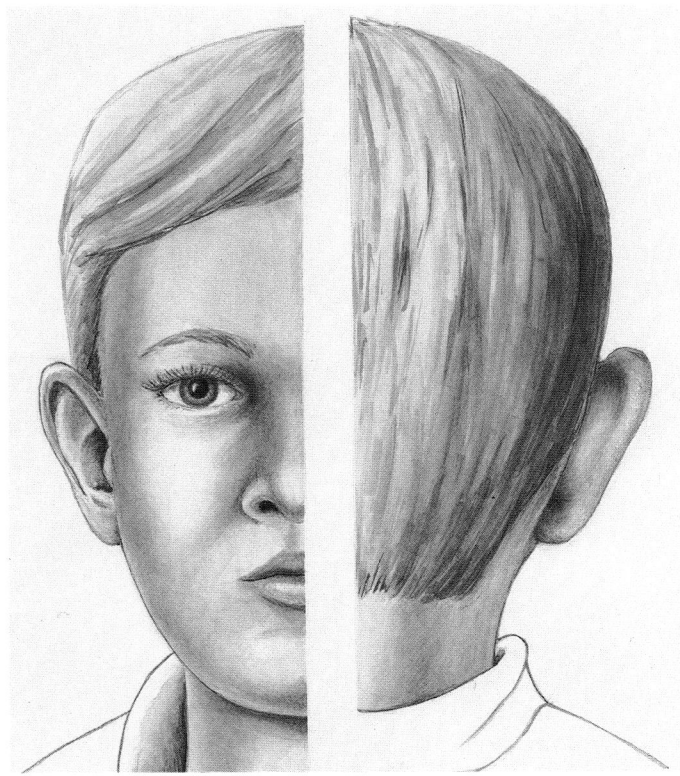

Abb. 2.**18** Postoperatives Ergebnis.

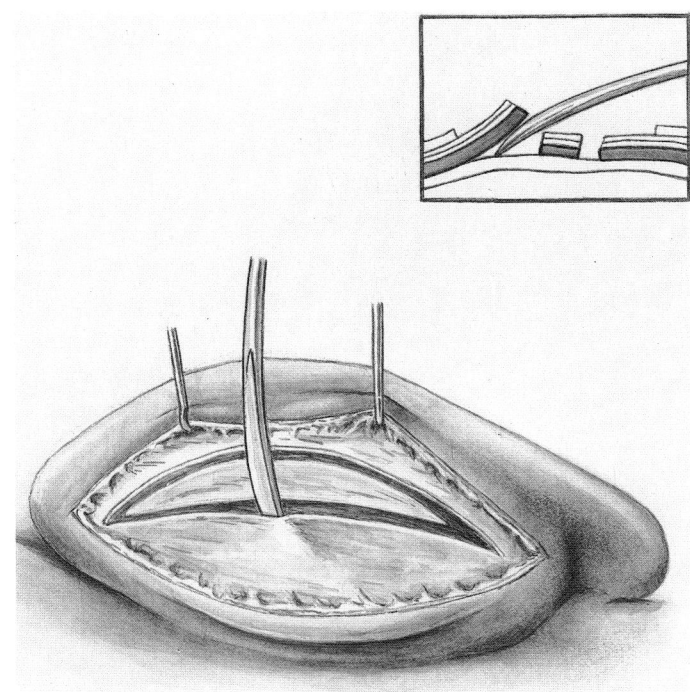

Abb. 2.**19** Technik nach Pitanguy (1).

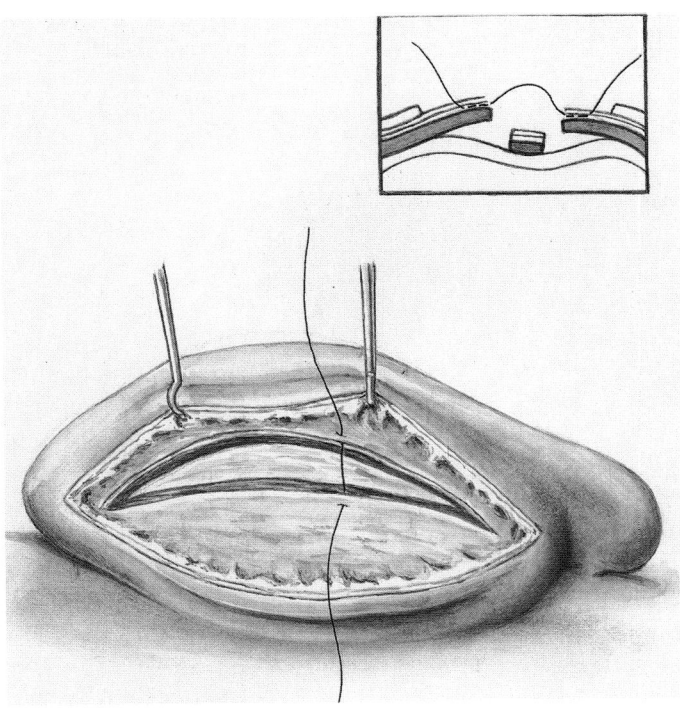

Abb. 2.**20** Technik nach Pitanguy (2).

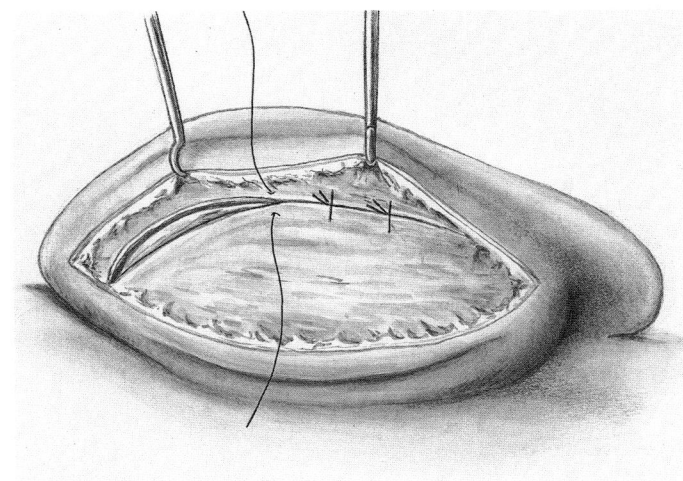

Abb. 2.**21** Technik nach Pitanguy (3).

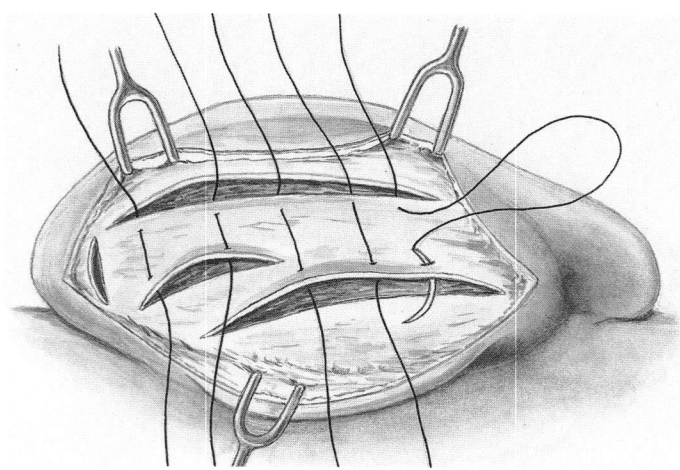

Abb. 2.**22** Technik nach Converse (1).

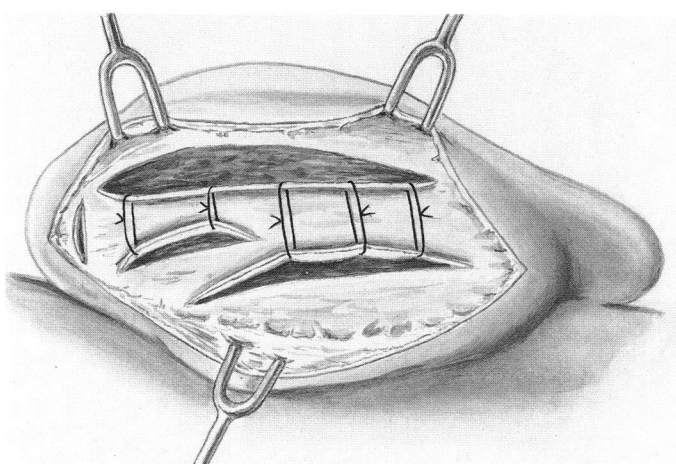

Abb. 2.**23** Technik nach Converse (2).

Die Abb. 2.**22** und 2.**23** zeigen die Technik nach Converse. Hierbei werden mehrere Knorpelinzisionen vorgenommen, um eine möglichst natürliche Biegung des Knorpels zu erreichen und scharfe Kanten an der Vorderfläche des Ohres zu vermeiden.

Der Verband besteht aus einer leichten prä- und retroaurikulären Auflage, die mit einer elastischen Binde fixiert wird. Zur Vermeidung von Druck wird zusätzlich mit Watte abgepolstert.

Bezugs- und Gefahrenpunkte

Die wichtigsten Landmarken sind der Winkel zwischen Ohrmuschel und Schädel, der weniger als 30° betragen sollte, die Fossa triangularis und die Wölbung der Koncha. Die Tiefe der Konchawölbung sollte besonders berücksichtigt werden. Die Entscheidung, ob eine Verkleinerung der Wölbung erforderlich ist oder die Naht zwischen Mastoid und Koncha ausreicht, wird präoperativ getroffen.

Bei Fehlen der Fossa triangularis sollte diese operativ angelegt werden.

Regeln, Tips und typische Fehler

Der schwerwiegendste Fehler bei dieser Operation ist das „Einknicken" des Ohres, wobei die Anthelix zu eng angelegt wird und dadurch die natürliche Rundung der Helix verunstaltet wird (Abb. 2.**24**). Werden die Nähte zu nah an die Hautoberfläche gelegt, kann eine Hautnekrose auftreten (Abb. 2.**25**). Sorgfältige Blutstillung ist notwendig, um eine Hämatombildung zu vermeiden. Übertriebene Retraktion des mittleren Anteils der Ohrmuschel kann eine „telefonhörerartige" Verformung zur Folge haben (Abb. 2.**26**). Wird die Koncha-Mastoid-Naht zu weit vorn bzw. zu nah am knorpeligen Gehörgang angelegt, kann eine Gehörgangsstenose auftreten (Furnas 1968).

Postoperative Nachsorge

Bei ausreichender Blutstillung ist eine Drainage nicht erforderlich. Die Einlage einer Drainage sollte nicht leichtfertig erfolgen, da sie eine Eintrittspforte für Keime darstellt. Der Verband sollte nur leicht tamponieren, ohne zu starken Druck auszuüben.

Postoperative Komplikationen

Postoperative Komplikationen können sowohl geringfügig als auch schwerwiegend sein. Sie können durch den vernünftigen perioperativen Einsatz von Antibiotika, schonende Präparation und genaues chirurgisches Vorgehen vermieden werden. Empfehlenswert ist die bipolare Blutstillung. Selbstverständlich ist die Gewährleistung der Sterilität. Das Weichteilgewebe muß behutsam behandelt werden. Antibiotika sind, wenn erforderlich, für mindestens eine Woche zu geben.

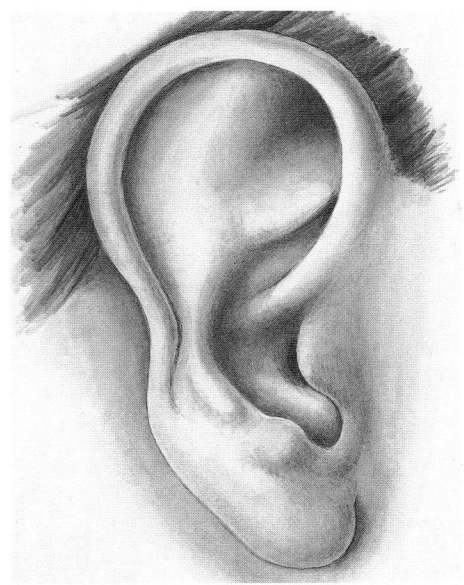
Abb. 2.**24** Eingeknickte Ohrmuschel.

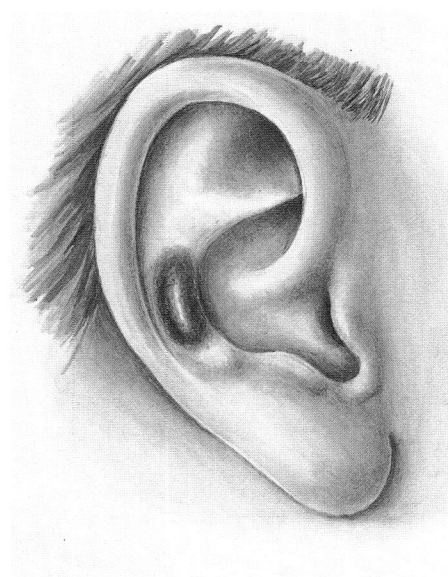
Abb. 2.**25** Hautnekrose.

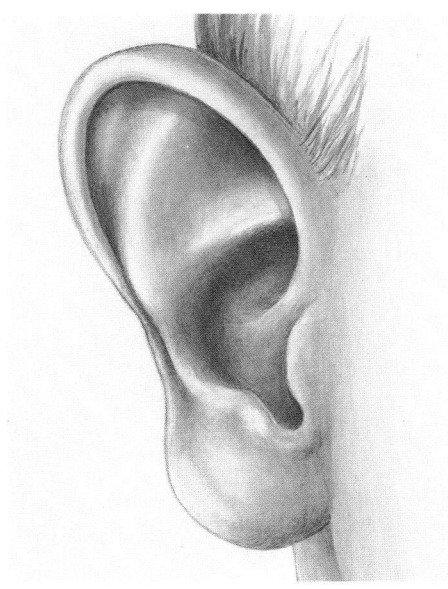
Abb. 2.**26** „Telefon"-Ohr.

Die Komplikationen können in Früh- und Spätformen eingeteilt werden. Eine *Frühkomplikation* ist die Hämatombildung, die meist retroaurikulär auftritt. Die Wundinspektion sollte am ersten postoperativen Tag erfolgen, da die meisten Hämatome zu diesem Zeitpunkt folgenlos drainiert werden können. Bleibt ein Hämatom mehr als eine Woche unbehandelt, können Infektionen und Knorpelnekrosen auftreten. Bei Auftreten von Schmerzen im Wundgebiet, die das normale Maß überschreiten, besteht der Verdacht auf Entwicklung eines Hämatoms.

Eine *Spätkomplikation* ist die ausgedehnte Einziehung des Knorpels mit Verformung der Ohrmuschel. Eine andere, weit schwerer wiegende Komplikation stellt die Hautnekrose dar (Abb. 2.**25**), die durch Traumatisierung des Weichteilgewebes, übertriebene Zugkräfte auf die Ohrmuschel oder durch einen zu engen Verband verursacht wird. Das geschädigte Hautareal wird mit antibiotikahaltigen Salben behandelt und sollte beobachtet werden. Meist überlebt der darunterliegende Knorpel unter täglicher Salbenpflege. Die nekrotische Haut regeneriert sich langsam. Wie bereits erwähnt, kann sich auch eine „telefonhörerartige" Verformung einstellen (Abb. 2.**26**). Sie entsteht, wenn die Zugkräfte auf den mittleren Anteil der Ohrmuschel sehr hoch, auf den oberen bzw. unteren Pol jedoch zu gering sind.

Spätkomplikationen

Die gefürchtetste Spätkomplikation ist die Chondritis mit Knorpelnekrose. Sie kann bis zu drei Monate postoperativ auftreten und wird durch perioperative Antibiotikagabe vermieden.

Außerdem können Nahtabszesse vorkommen. Regelmäßige Kontrollen in den ersten 2–3 Monaten vermindern das Risiko okkulter Komplikationen.

Korrektur des Hängeohres („lop ear")

Präoperative Diagnostik

Es gibt verschiedene Klassifikationen der Ohrmuschelfehlbildungen. Die folgende Einteilung wurde von Tanzer vorgeschlagen:

1. Anotie.
2. Komplette Hypoplasie (Mikrotie):
    a) mit Gehörgangsatresie, b) ohne Gehörgangsatresie.
3. Hypoplasie des mittleren Drittels der Ohrmuschel.
4. Hypoplasie des oberen Drittels der Ohrmuschel:
    a) Schneckenohr oder Hängeohr,
    b) Kryptotie,
    c) Hypoplasie des gesamten oberen Drittels.
5. Abstehendes Ohr.

Andere Klassifikationen gehen weiter ins Detail (Rogers 1968; Aguilar 1988, 1992). Bei weiterführender Beschäftigung mit den Fehlbildungen der Ohrmuschel ist die Kenntnis dieser Einteilungen empfehlenswert.

Definitionsgemäß entsteht das Hängeohr durch eine Mißbildung des oberen Drittels von Skapha und Helix. Das Tassenohr kommt in verschiedenen Varianten vor, die mißgebildete Helix stellt jedoch immer das Hauptproblem dar (Abb. 2.**27** und 2.**28**).

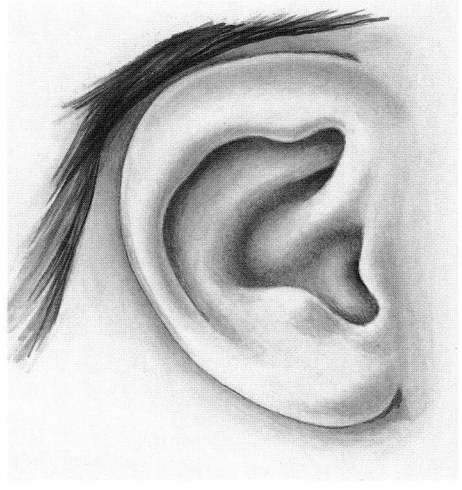

Abb. 2.**27** Hängeohr.

Indikation

Je stärker die Ausprägung des Hängeohres, desto schwieriger ist die Operation. Der günstigste Operationszeitpunkt liegt zwischen dem 5. und 6. Lebensjahr, besonders wenn zusätzlich Rippenknorpel benötigt wird.

Operationsziel

Operationsziel ist, das Hängeohr in ein normal erscheinendes Ohr umzuformen. Die Vergrößerung des Ohres ist nicht unbedingt das Hauptziel des Eingriffs, wichtiger ist der Aufbau einer möglichst natürlich aussehenden Ohrmuschel. Langfristig soll ein stabiles Operationsergebnis erreicht werden.

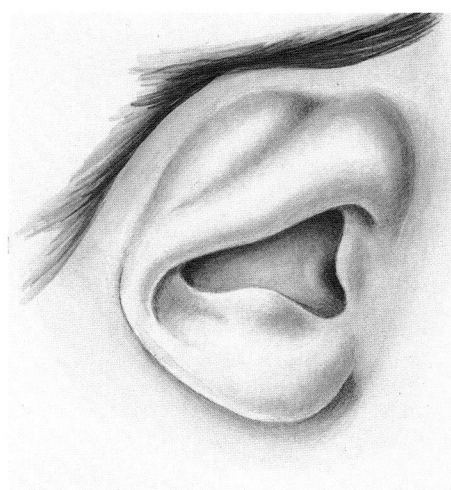

Abb. 2.**28** Stärkere ausgeprägte Form eines Hängeohres.

Präoperative Diagnostik

Zur Dokumentation werden frontale, seitliche, schräge und dorsale Photos angefertigt. Bei der präoperativen Planung sollte geklärt werden, ob Rippenknorpel benötigt wird.

Anästhesie

Eingriffe an der Ohrmuschel werden im Kindesalter in der Regel in Allgemeinnarkose durchgeführt. Lokalanästhesie erfordert große Kooperationsbereitschaft des Kindes. Zusätzlich ist die Dauer des Eingriffs zu bedenken. Zur Unterstützung der Blutstillung sollte die Lokalanästhesie in Kombination mit einem Vasokonstringens auch bei Narkoseeingriffen angewendet werden. In Fällen, in denen größere Lappenplastiken erforderlich sind, muß der Gebrauch eines Vasokonstringens kritisch abgewogen werden, da die Blutversorgung des distalen Lappenanteils beeinträchtigt werden kann.

Korrektur des Hängeohres („lop ear") 15

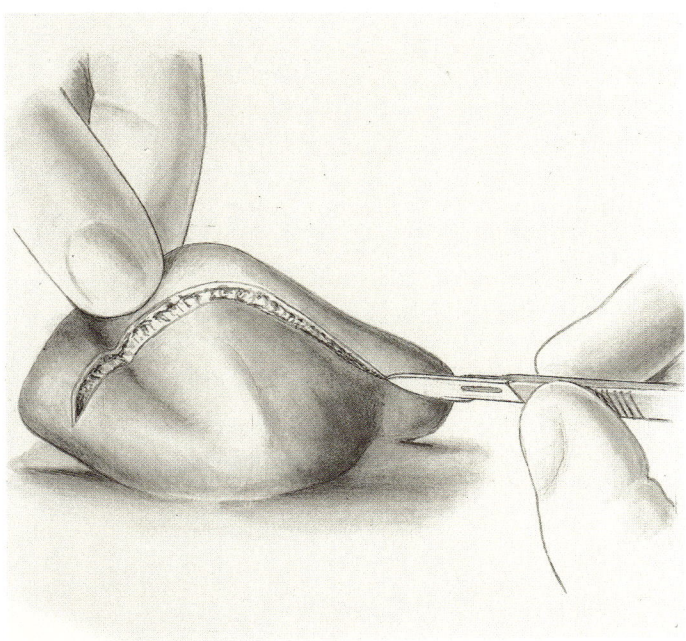

Abb. 2.**29** Technik nach Cosman – Schnittführung.

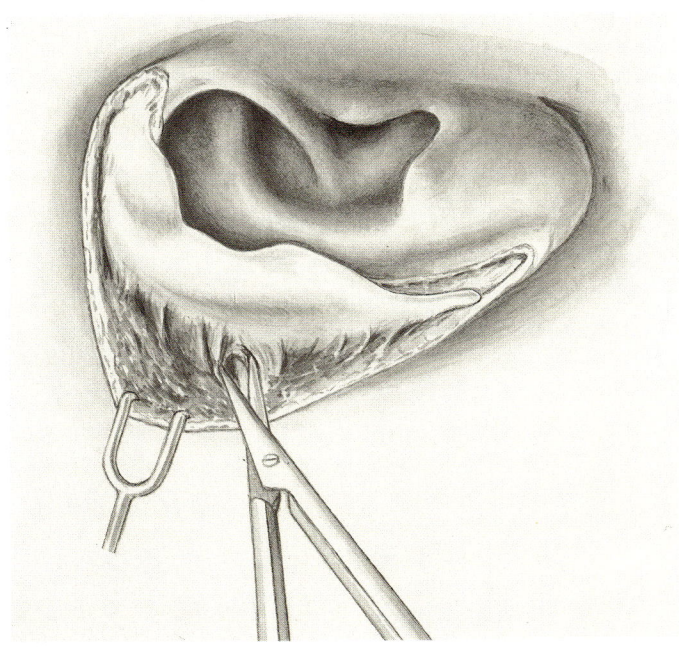

Abb. 2.**30** Technik nach Cosman – Unterminieren der Haut.

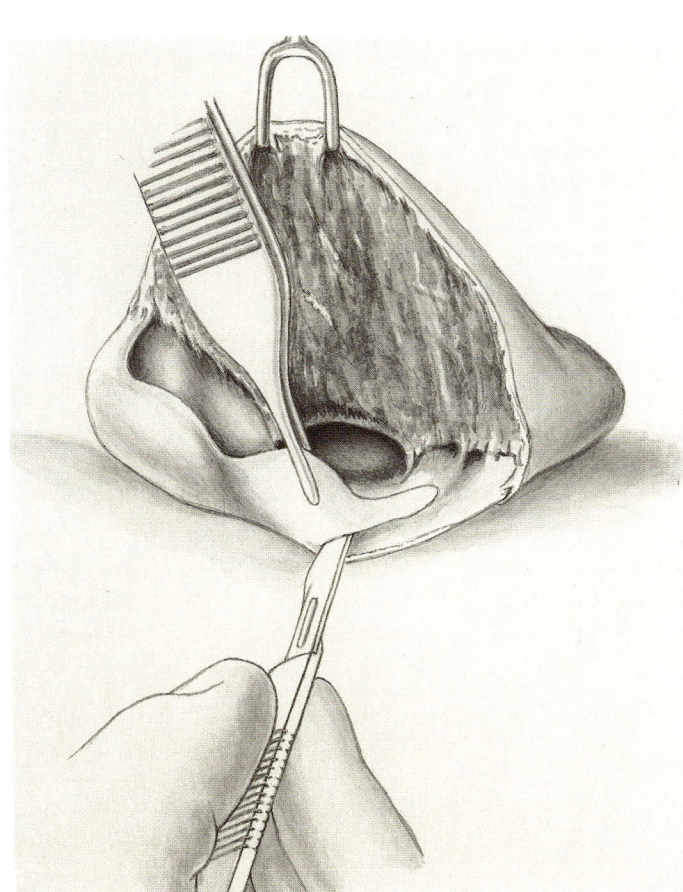

Abb. 2.**31** Technik nach Cosman – Identifizierung des Helixrandes.

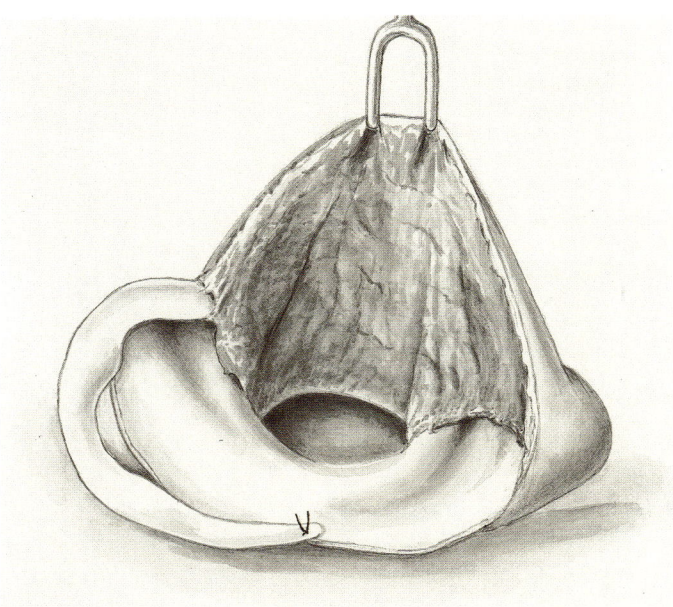

Abb. 2.**32** Technik nach Cosman – Rotation des Helixrandes.

Operationstechnik

Eine günstige Methode zur Rekonstruktion des Hängeohres wurde von Cosman angegeben. Nach retroaurikulärer Inzision wird der gesamte Knorpel unterminiert und freigelegt (Abb. 2.**29** und 2.**30**). Der eingeschlagene Helixrand wird identifiziert und mit Ausnahme der anterosuperioren Bindegewebszüge freipräpariert. Zur Niveauerhöhung wird der Helixrand nach oben rotiert (Abb. 2.**31** und 2.**32**).

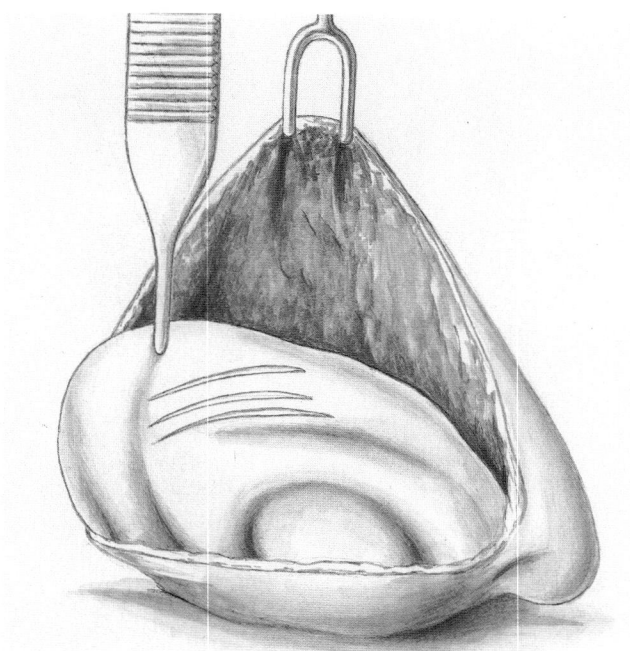

Abb. 2.33 Einkerbung der Skapha.

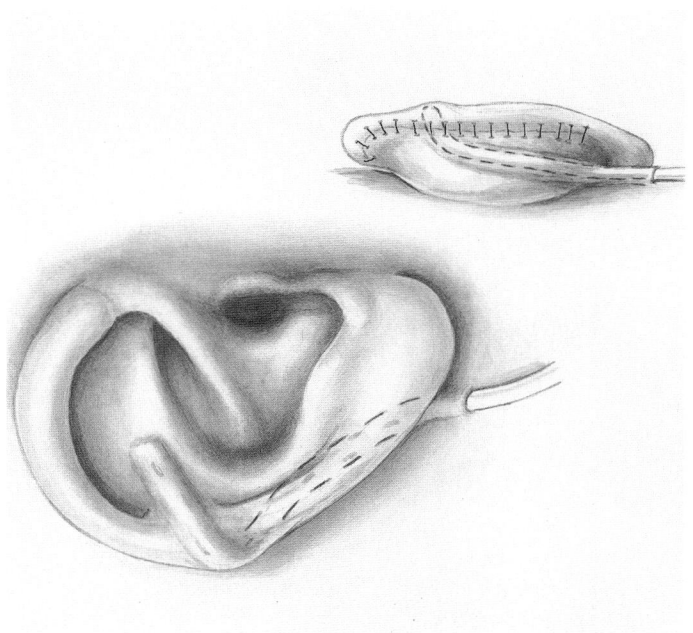

Abb. 2.34 Anlegen einer Saugdrainage.

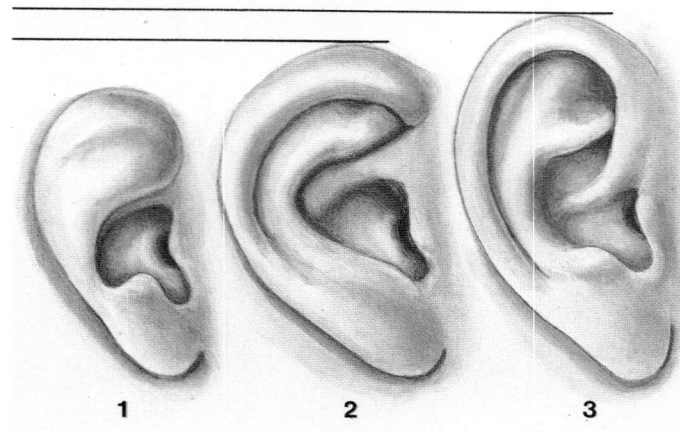

Abb. 2.35 Position der Helixbasis:
1 präoperativ
2 postoperativ
3 normales Ohr.

Die Anthelixfalte wird durch Ritzung des Skaphaknorpels oder Matratzennähte angelegt (Abb. 2.33). Nach Verlagerung des Helixrandes wird die verfügbare Haut abgeschätzt. Wenn sie nicht ausreicht, kann ein Spalthauttransplantat für die Rückseite der Ohrmuschel erforderlich werden. Eine Saugdrainage adaptiert die Haut an den knorpeligen Rahmen (Abb. 2.34). Zur Modellierung der Anthelixfalte sind normalerweise Matratzennähte nötig (Mustardé 1963). Die Position der Helixbasis sollte unverändert bleiben, die Helix selbst jedoch höher gestellt werden. Mit dieser Technik ist es allerdings schwierig, die Niveauhöhe der Gegenseite zu erzielen. Man kann jedoch eine Verbesserung um etwa 50% erreichen (Abb. 2.35).

Weerda wendet eine ähnliche Methode an, rotiert aber den gesamten Helixrand um 180° und fixiert ihn mit Nähten in dieser Stellung (Abb. 2.36 und 2.37).

Bezugs- und Gefahrenpunkte

Die Helixbasis ist von größter Bedeutung. Eine Veränderung ihrer normalen Position sollte vermieden werden. Die Skapha ist gewöhnlich ebenso wie die Anthelixfalte wenig ausgebildet.

Korrektur des Hängeohres („lop ear") 17

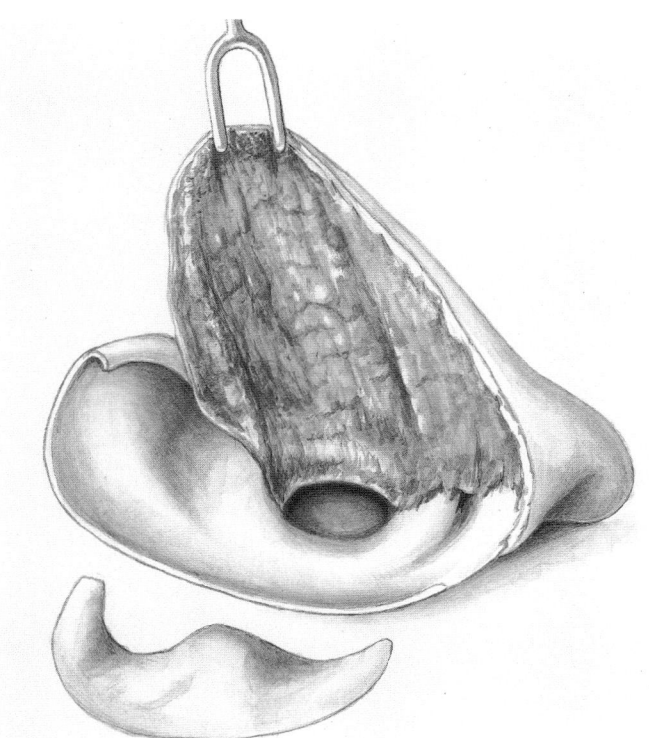

Abb. 2.**36** Technik nach Weerda (1).

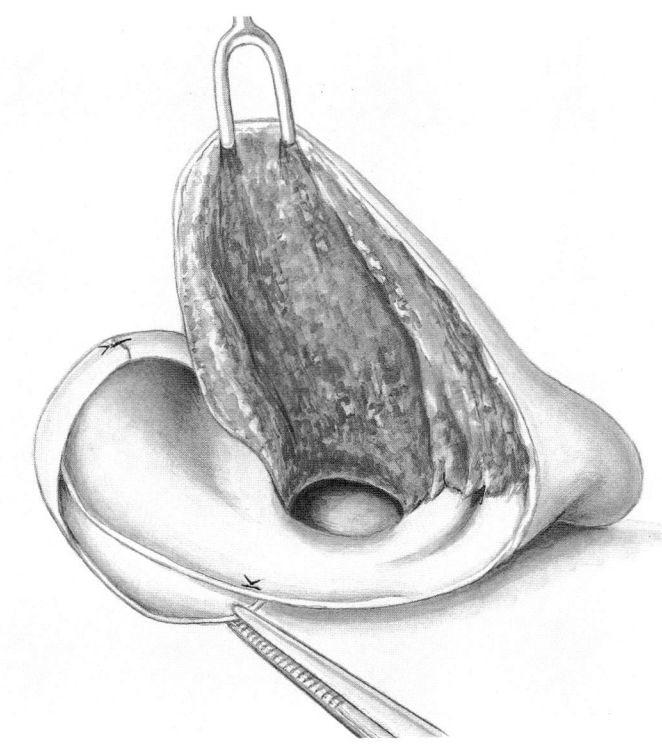

Abb. 2.**37** Technik nach Weerda (2).

Regeln, Tips und typische Fehler

Die Helixfalte sollte ausreichend groß angelegt werden. Sofern es die Stärke des Knorpels zuläßt, kann der Helixrand selbst umgebogen werden.

Wichtig ist die Verwendung einer Saugdrainage. Beim Anlegen der Hautnähte sollte wegen des Infektionsrisikos vermieden werden, die Nähte durch den Knorpel zu führen.

Postoperative Nachsorge

Die Saugdrainage darf erst nach Sistieren der Sekretion entfernt werden. Der Verband sollte locker angelegt werden. Die postoperative Antibiotikagabe muß für mindestens eine Woche erfolgen.

Postoperative Komplikationen

Die Infektion und die Hämatombildung stellen mögliche Komplikationen dar, die bei Auftreten sofort behandelt werden müssen. Das Infektionsrisiko kann durch perioperative Antibiotika-Anwendung vermindert werden.

Rekonstruktion der Helix

Präoperative Diagnostik

Die Rekonstruktion der Helix ist nach traumatischem Substanzverlust oder nach Tumorresektion erforderlich. Die Aufgabe des Operateurs ist es, das Ausmaß des Defekts zu erkennen und die Korrektur den Bedürfnissen des Patienten anzupassen.

Bei alleinigem Fehlen der Helix kann ein Knorpelstück an die Skapha angeheftet und mit einem lokalen Hautlappen gedeckt werden.

Indikation

Die Helixdefekte können in zwei Gruppen eingeteilt und entsprechend operiert werden:

1. Substanzverlust weniger als ein Drittel des Helixrandes,
2. Substanzverlust mehr als ein Drittel des Helixrandes.

Operationsziel

Das Ziel der Operation ist es, bezüglich Größe und Form eine möglichst gute Symmetrie zwischen beiden Ohren herzustellen.

Operationsvorbereitung

Wie bei den vorhergehend beschriebenen Eingriffen sollte präoperativ eine Photodokumentation erfolgen. Anhand dieser Photos und durch Anzeichnen auf der Haut kann man dem Patienten Umfang und Art der operativen Maßnahmen verständlich machen.

Zur Rekonstruktion wird ggf. Spenderknorpel vom kontralateralen Ohr gewonnen. Eine sehr gute Alternative stellt die Verwendung von Rippenknorpel dar.

Anästhesie

Meistens wird die Rekonstruktion der Helix in Lokalanästhesie durchgeführt. Wir verwenden Xylocain mit Zusatz von Epinephrin (1:100000) oder Ultracain 1% mit Zusatz von Suprarenin (1:200000). Es läßt sich so eine ausreichende Anästhesie insbesondere bei kleinen Defekten erreichen. Sofern Rippenknorpel oder größere Ohrknorpelsegmente benötigt werden, ist eine Allgemeinnarkose erforderlich.

Operationstechnik

Der Eingriff wird unter sterilen Bedingungen und größtmöglicher Schonung des Weichteilgewebes durchgeführt. Abb. 2.**38** und 2.**39** zeigen Beispiele für den Verlust des oberen bzw. mittleren Helixdrittels. Bei der Operationsplanung sollte einer möglichst einfachen Methode gegenüber komplizierten Verfahren der Vorzug gegeben werden.

Wie in Abb. 2.**39a** und 2.**40** gezeigt, wird ein Defekt im mittleren Anteil, z. B. nach Trauma oder Tumorresektion, durch primäre Adaptation verschlossen. Obwohl das Ohr dadurch verkleinert wird, ist das kosmetische Ergebnis besser als nach aufwendigen Lappenplastiken.

Defekte im unteren Drittel sind schwieriger zu rekonstruieren (Abb. 2.**41**). Ein Composite-graft-Knorpeltransplantat wird verwendet, um die Helix aufzubauen. Für den erfahrenen Operateur ist es einfacher, Rippenknorpel zu entnehmen, diesen entsprechend zurechtzuschnitzen und dann zunächst in eine unmittelbar dem Ohrmuscheldefekt benachbarte retroaurikulär gelegene Hauttasche zu implantieren. In einer zweiten Sitzung wird das Knorpel-Implantat samt bedeckender Haut entnommen und in den Helixdefekt eingepaßt. Der retroaurikuläre Entnahmebezirk wird mit einem Spalthaut-Transplantat gedeckt (Abb. 2.**42**).

Rekonstruktion der Helix 19

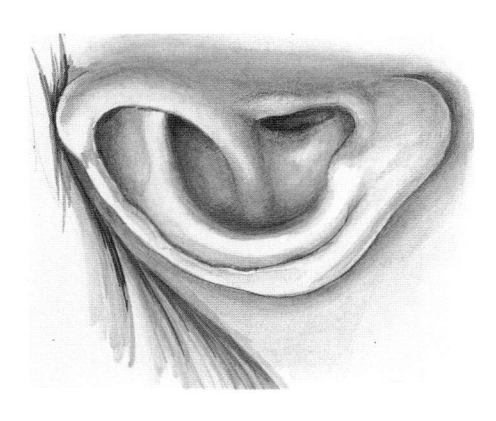

Abb. 2.**38** Fehlen des oberen Helixdrittels.

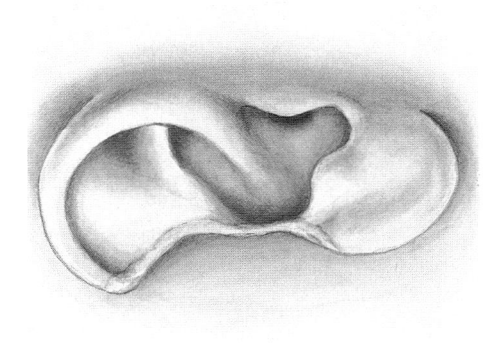

Abb. 2.**39a** Fehlen des mittleren Helixdrittels.

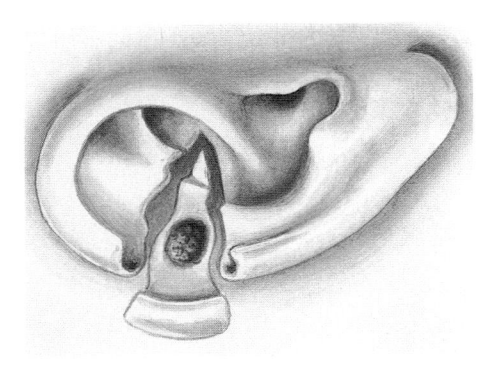

Abb. 2.**39b** Keilförmiger Defekt im mittleren Helixdrittel.

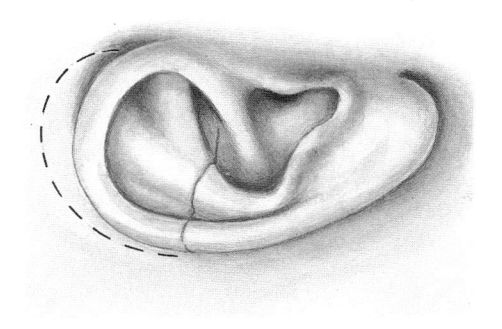

Abb. 2.**40** Versorgung durch Rotation des oberen Ohrmuschelanteils.

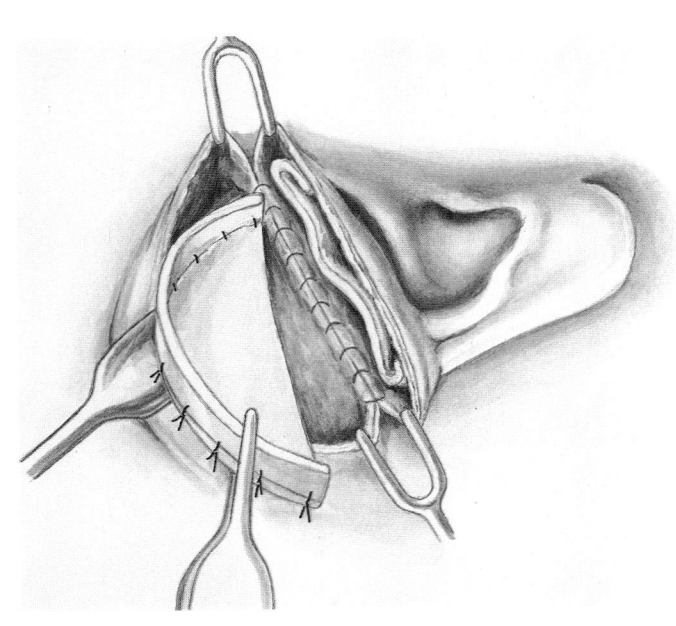

Abb. 2.**41** Implantation von Rippenknorpel.

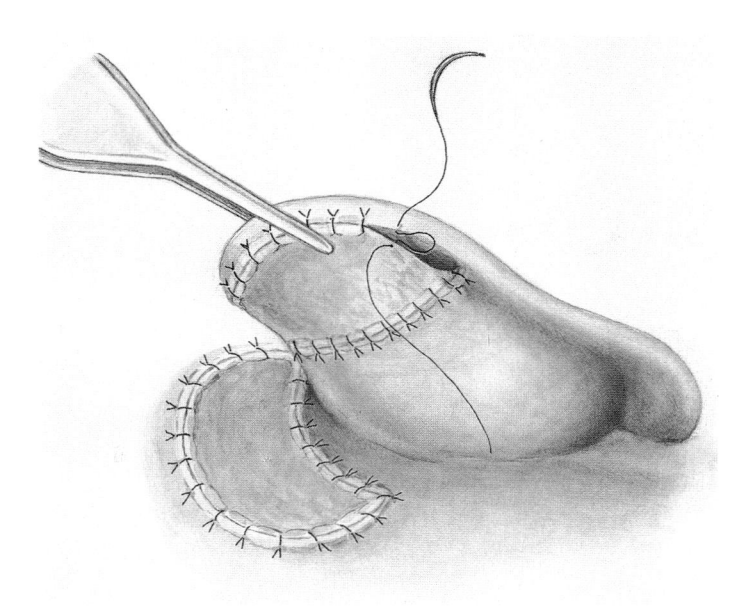

Abb. 2.**42** Ergänzung des Knorpelgerüstes und Abdecken der Entnahmestelle mit Spalthaut.

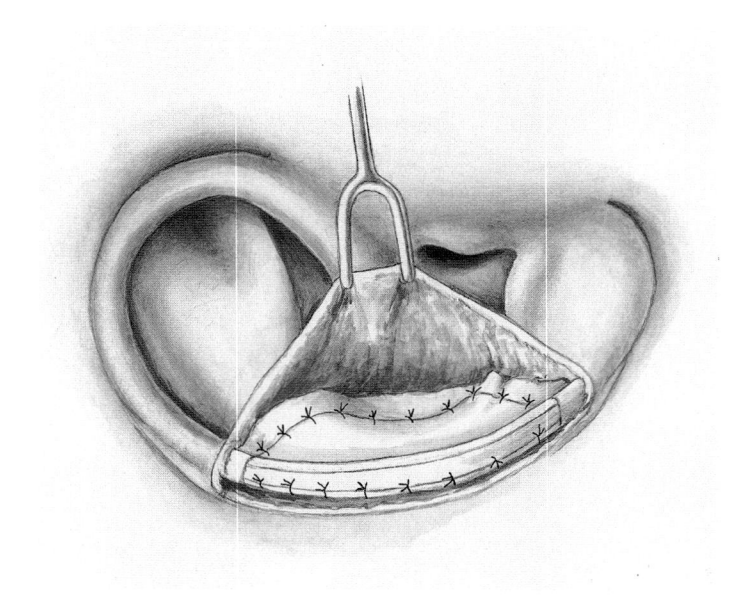

Abb. 2.**43** Implantation des Knorpels im mittleren Drittel.

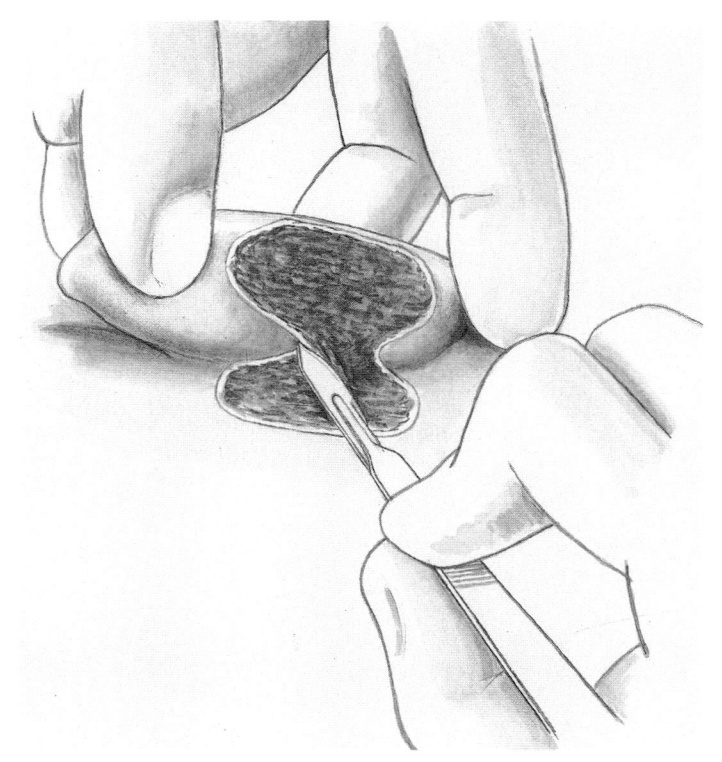

Abb. 2.**44** Ablösen und Anheben des mittleren Drittels.

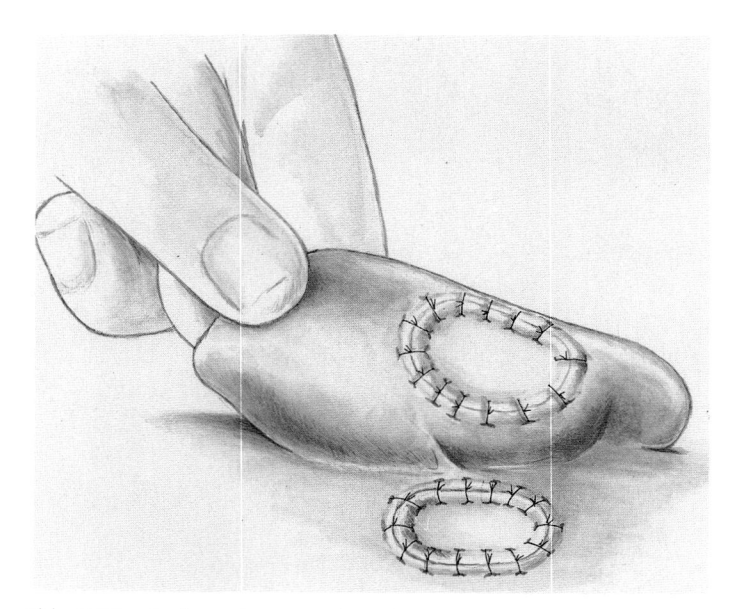

Abb. 2.**45** Auflage des posterioren Hauttransplantats.

Die Abb. 2.**43** zeigt die Implantation von Knorpel im mittleren Drittel der Ohrmuschel. In einem zweiten Schritt folgt die Ablösung der Ohrmuschel von der Unterlage und die Deckung der freien Flächen mit Hauttransplantaten (Abb. 2.**44** und 2.**45**).

Bezugs- und Gefahrenpunkte

Die Abb. 2.**46** zeigt Beispiele lokaler Rundstiel- und Lappenkonstruktionen. Dieses Vorgehen sollte vermieden werden, da es zu starker Vernarbung führt und angrenzende Hautareale gefährdet, die später für die Rekonstruktion benötigt werden. Zur Adaptation der Haut an den Knorpelrahmen werden Saugdrainagen eingelegt (Abb. 2.**47**). Wegen des Chondritisrisikos sind Nähte durch Haut und Knorpel zu vermeiden.

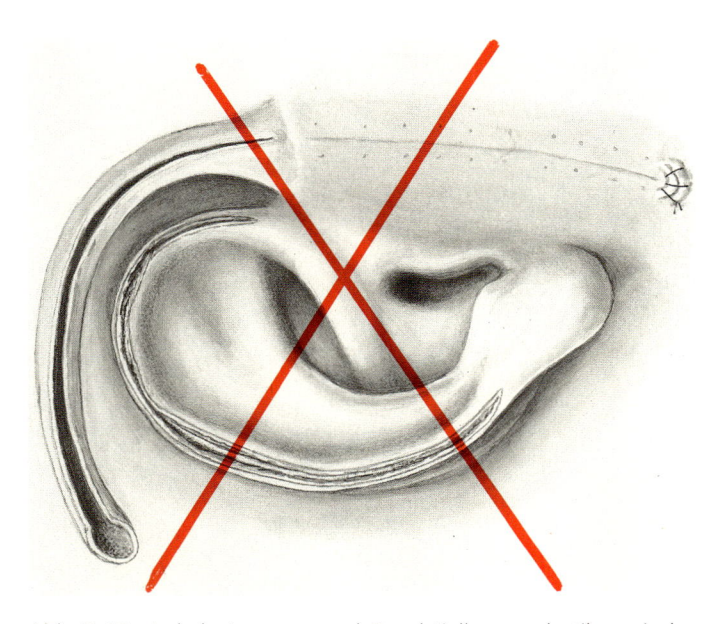

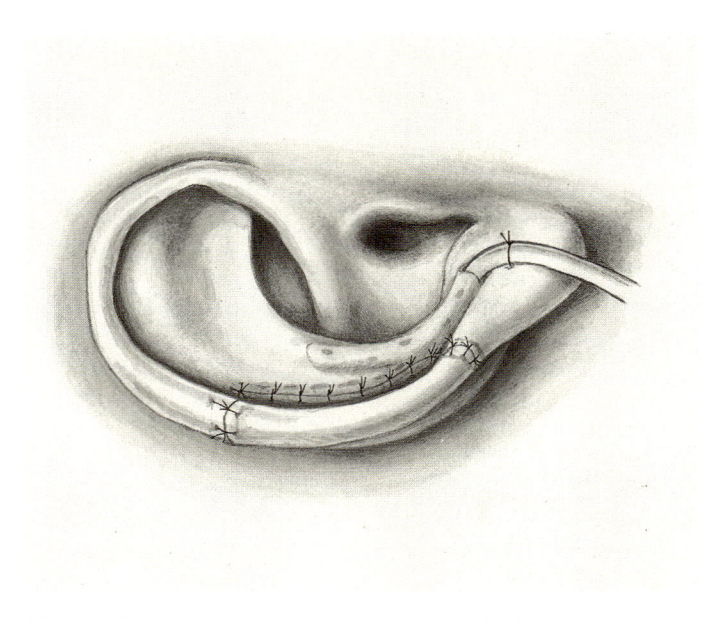

Abb. 2.**46** Lokale Lappen- und Rundstiellappenplastiken sind zu vermeiden.

Abb. 2.**47** Die Anlage einer Saugdrainage ist wichtig.

Postoperative Nachsorge

Der Verband sollte locker angelegt werden, um druckbedingte Hautschäden zu vermeiden.

Postoperative Komplikationen

Postoperative Komplikationen sind selten. Es können Blutungen, Hämatome und Haut- bzw. Knorpelnekrosen auftreten. Da Matratzennähte zu Haut- und Knorpelnekrosen führen können, sollten sie nicht verwendet werden.

Rekonstruktion der Ohrmuschel bei kongenitaler Mikrotie

Präoperative Diagnostik

Die kongenitale Mikrotie ist eine auffällige Mißbildung. Die gängige Klassifikation sieht drei Schweregrade vor (Abb. 2.**48**).

Die Beurteilung des Hörvermögens ist von Bedeutung, bevor ein rekonstruktiver Eingriff an der Ohrmuschel geplant wird. Bei älteren Kindern wird eine Kinderaudiometrie durchgeführt, bei Säuglingen und Kleinkindern ist eine Hirnstammaudiometrie erforderlich. Im Falle einer beidseitigen Atresie sollte zunächst ein Knochenleitungshörgerät angepaßt werden. Im Alter von etwa 5 Jahren ist dann ein hochauflösendes Computertomogramm der Felsenbeine durchzuführen. Eine umfassende Aufklärung der Eltern ist vor der Therapieeinleitung erforderlich, um unrealistischen Erwartungen bezüglich des kosmetischen Ergebnisses vorzubeugen.

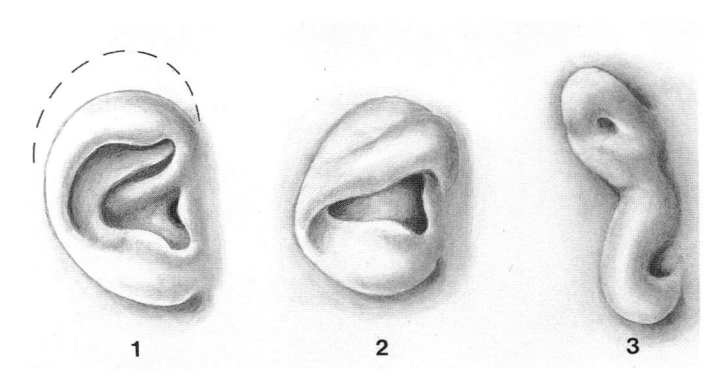

Abb. 2.**48** Die drei Grade der Mikrotie:
1 Grad I,
2 Grad II,
3 Grad III.

Indikation

Eine operative Behandlung kann ab dem 6. Lebensjahr erfolgen. Im Falle einer bilateralen Mikrotie sollte die Behandlung ab dem 5. Lebensjahr eingeleitet werden, um dann auch eine Gehörgangs- und/oder Mittelohr-Atresie früher korrigieren zu können. Entwicklungsbedingt kann ab dem 6. Lebensjahr ausreichend Rippenknorpel für die Rekonstruktion des äußeren Ohres gewonnen werden. In diesem Alter wird die postoperative Nachsorge bereits toleriert, und auch die psychologische Bereitschaft zur Duldung eines plastischen Eingriffs ist in der Regel vorhanden. Es kommt hinzu, daß ein Kind in diesem Alter noch nicht dem Spott der Umgebung wegen seiner Ohrmißbildung ausgesetzt wurde.

Operationsziel

Das kurzfristige Ziel ist die Planung und Einleitung eines schrittweisen, operativen Aufbaus des äußeren Ohres. Das langfristige Ziel der Ersatz des Aurikularrudiments durch eine neu geformte Ohrmuschel. Obwohl die Korrektur einer Atresie schon nach Stufe II erfolgen kann, ist das Endresultat besser, wenn zunächst der Aufbau der Ohrmuschel in allen Einzelschritten durchgeführt wurde.

Präoperative Diagnostik

Die präoperative Photodokumentation ist ebenso wichtig wie die Herstellung einer Schablone. Abb. 2.**49** zeigt den Umriß einer solchen Schablone am kontralateralen Ohr zur Festlegung der Größe des knorpeligen Skeletts.

Abb. 2.**50** zeigt die Saugdrainage und spezielle Instrumente, die zum Aufbau des Knorpelimplantates benutzt werden.

Die Operation wird in folgenden Stufen durchgeführt (Aguilar 1989; 1991):

I. Entnahme von Rippenknorpel, Modellierung und Implantation des Knorpelskeletts für die neu zu bildende Ohrmuschel,
II. Transposition des Lobulus nach Exzision aller Ohrmuschelrudimente,
III. Rekonstruktion des Tragus,
IV. Abheben der Ohrmuschel.

Die einzelnen Schritte sollten in mindestens dreimonatigen Abständen erfolgen. Die Korrektur einer Gehörgangs- und/oder Mittelohr-Atresie kann nach dem vierten Schritt erfolgen, wenn die Rekonstruktion des äußeren Ohres abgeschlossen ist.

Obwohl die Korrektur einer solchen Atresie schon nach Stufe II erfolgen kann, ist das Endresultat besser, wenn zunächst der Aufbau der Ohrmuschel in allen Einzelschritten durchgeführt wurde.

Anästhesie

Jeder Einzelschritt der Ohrmuschelrekonstruktion sollte in Allgemeinnarkose erfolgen, da u. U. eine längere Operationszeit benötigt wird.

Operationstechnik

A. Stufe I

Die nachfolgende Technik wurde von Brent angegeben, der als die derzeit größte Autorität auf dem Gebiet der Ohrmuschelrekonstruktion gilt. Mit diesem Eingriff kann der erfahrene Chirurg sehr gute und kalkulierbare Resultate erzielen. Ein Operateur sollte diesen Eingriff regelmäßig durchführen, da die chirurgische Fertigkeit mit der Erfahrung wächst.

Der Brustkorb des Patienten ist in Abb. 2.51 dargestellt. Die darübergelegte Schablone umgrenzt den Bereich der Knorpelentnahme. In der Regel wird die sechste bis achte Rippe der kontralateralen Seite verwendet.

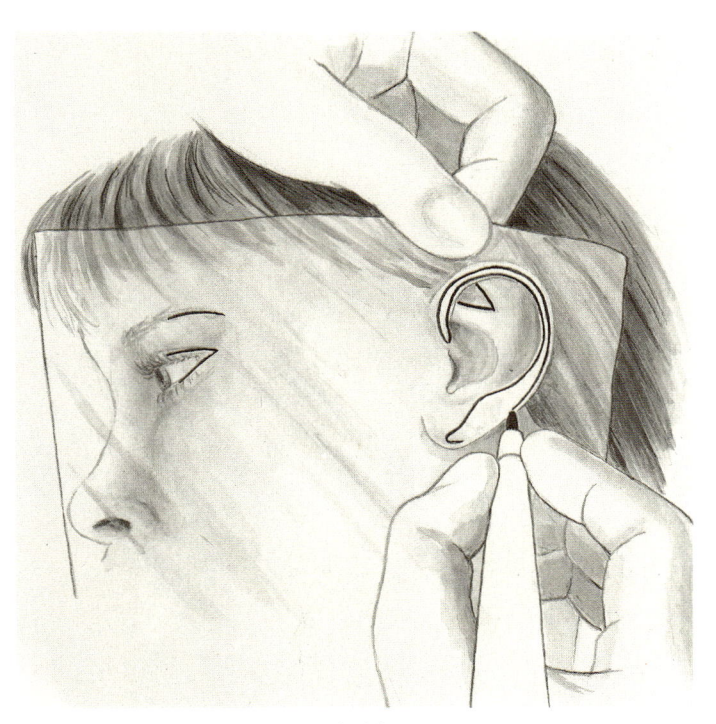

Abb. 2.49 Anfertigen einer Schablone.

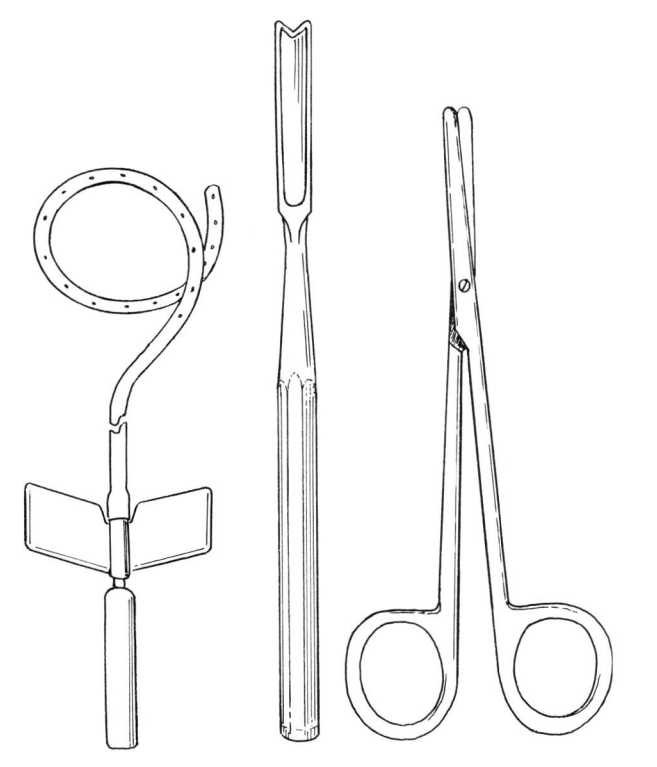

Abb. 2.50 Drainage und spezielle chirurgische Instrumente zur Herstellung eines Knorpel-Implantates.

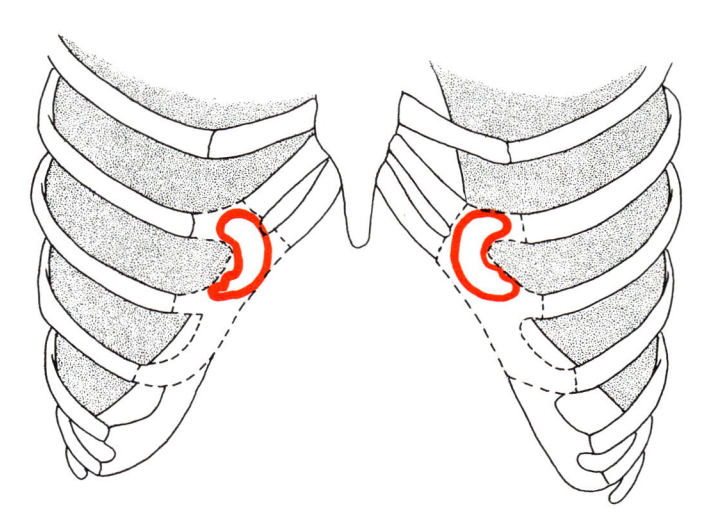

Abb. 2.51 Anatomie der Rippen mit aufgelegter Schablone.

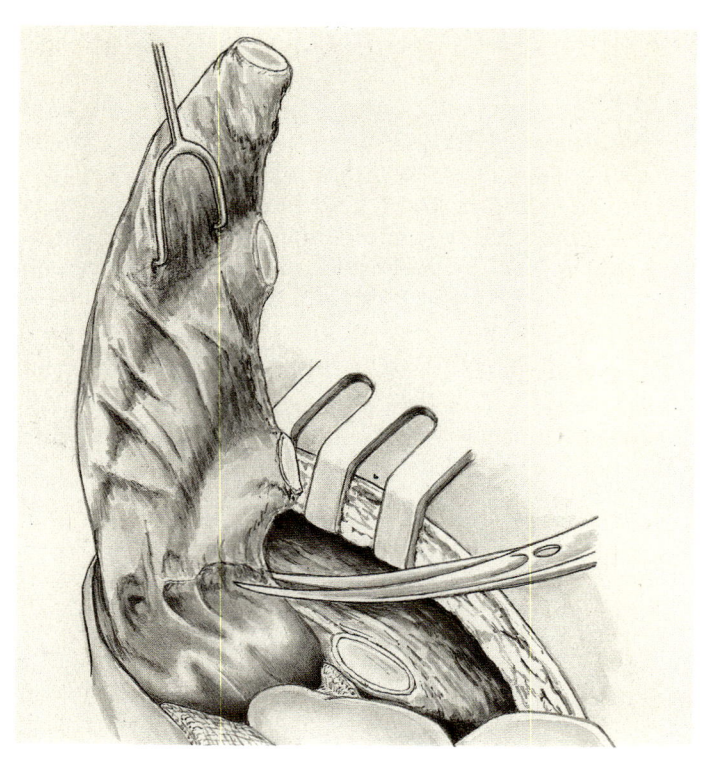

Abb. 2.52 Entnahme der Rippenstücke unter Darstellung der Pleura.

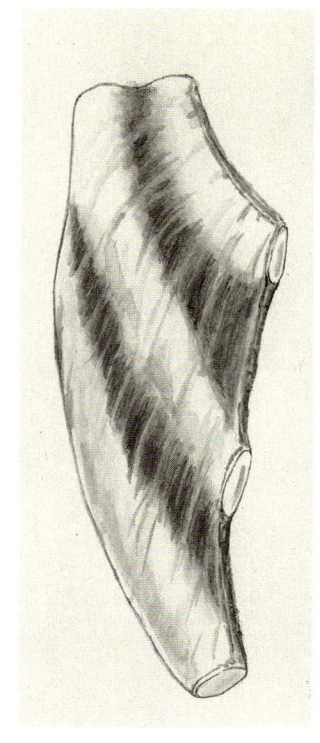

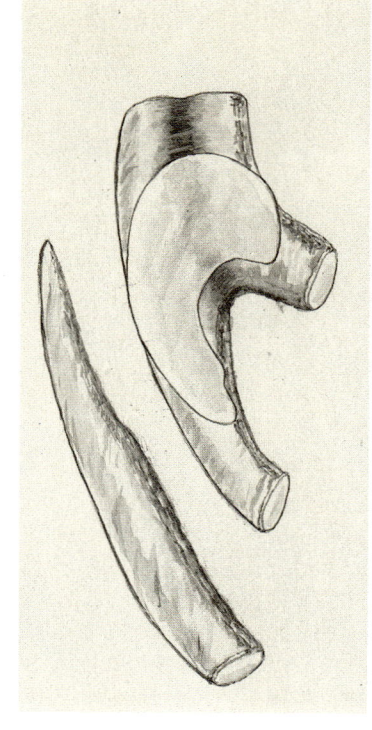

Abb. 2.53

Abb. 2.54

Abb. 2.53 Das entnommene 3-Rippen-Segment.

Abb. 2.54 Trennen der Rippen in Einzelteile und Modellieren der Skapha.

Bei der Darstellung und Entnahme der Rippensegmente ist auf die Schonung der darunterliegenden Pleura und des Perichondriums zu achten (Abb. 2.52). Nach Entnahme des über drei Rippen reichenden Segmentes werden die Rippen getrennt (Abb. 2.53). Die achte Rippe wird abgesetzt, um daraus später den Helixrand zu formen, die sechste und siebte Rippe werden nicht getrennt. Aus ihnen wird dann die Skapha gebildet (Abb. 2.54 und 2.55). In der Regel wird zunächst der Knorpel der achten Rippe bearbeitet, um ihn biegsam zu machen. Er wird dann am oberen Rand des neuen Skaphakörpers mit Nähten fixiert (Abb. 2.56). Diesen Skaphakörper selbst formt man im notwendigen Umfang entsprechend der Schablone. Dieser Teil der Operation ist zeitaufwendig und erfordert große Kunstfertigkeit des Operateurs. Man sollte darauf größte Sorgfalt verwenden. Ein langes Training ist erforderlich, um lebendes Knorpelgewebe erfolgreich bearbeiten zu können.

In Abb. 2.56 ist die Vereinigung der sechsten und siebten mit der achten Rippe durch Drahtligaturen dargestellt.

Nun kann der Komplex weiter bearbeitet werden, um die Details der nachzuformenden Ohrmuschel herauszubilden. Abb. 2.57 zeigt die Modellierung des Sulcus anthelicis und der Fossa triangularis.

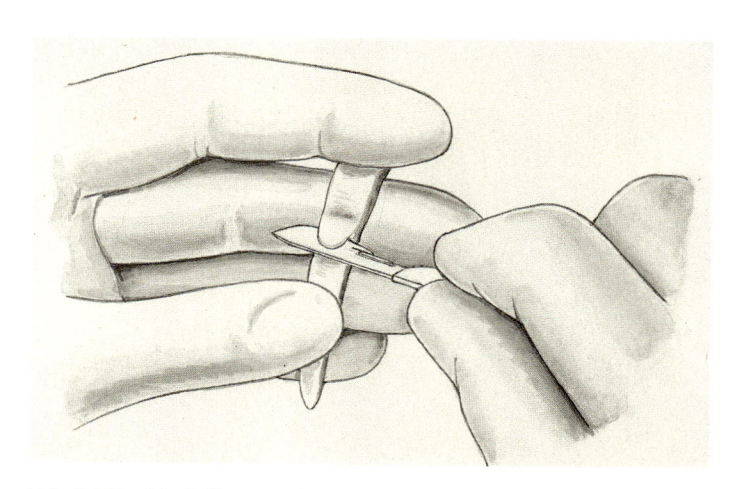

Abb. 2.55 Modellierung der Helix.

Wenn das Transplantat fertig modelliert ist, wird der Aufbau des mikrotischen Ohres begonnen. Nach Entfernung rudimentärer Knorpelreste und ausgedehnter Unterminierung der Haut wird das Knorpelimplantat eingebracht. Eine Saugdrainage sorgt für die Adaptation der Haut an den darunterliegenden Knorpel (Abb. 2.58 bis 2.60). Der Verband wird 4–5 Tage belassen. Abhängig von der Sekretion wird die Drainage nach 3–4 Tagen entfernt.

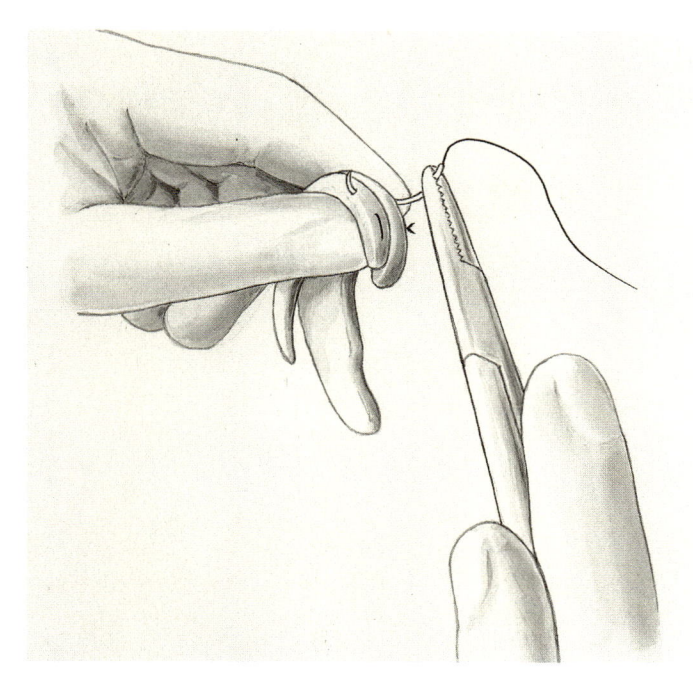

Rekonstruktion der Ohrmuschel bei kongenitaler Mikrotie

Abb. 2.**56** Naht des knorpeligen Skeletts.

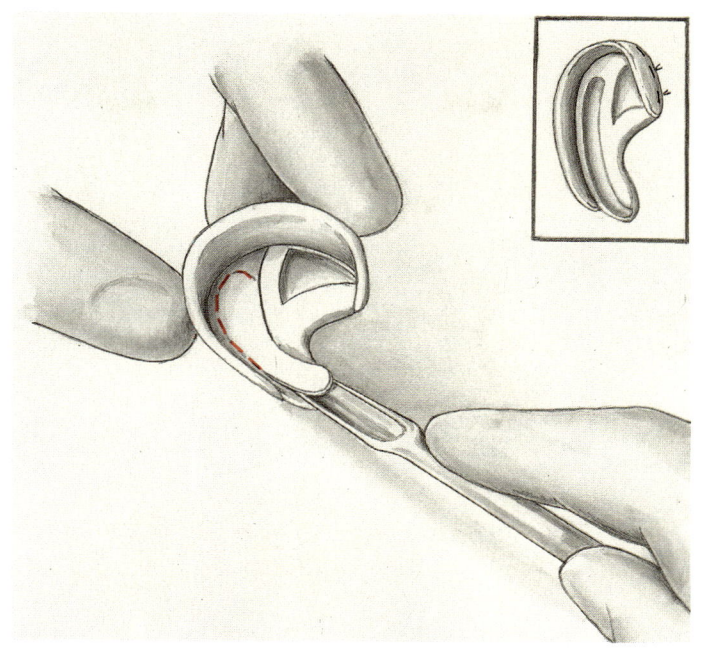

Abb. 2.**57** Modellierung der Fossa triangularis.

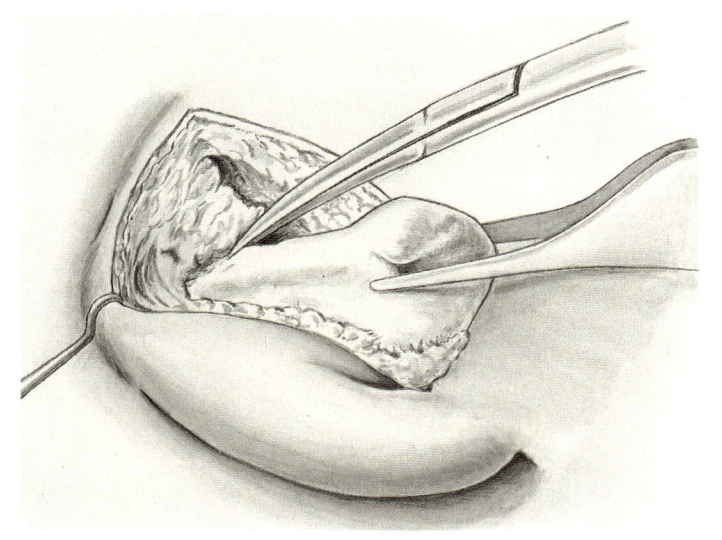

Abb. 2.**58**

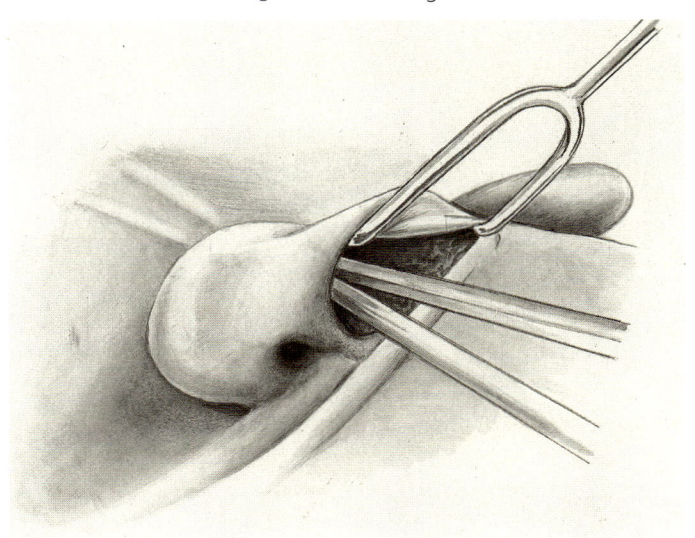

Abb. 2.**59**

Abb. 2.**58** Präparation des mikrotischen Ohres mit Entfernung von Knorpelrudimenten.

Abb. 2.**59** Ausgedehnte Mobilisierung der Haut.

Abb. 2.**60** Plazierung des Implantats und des Drains.

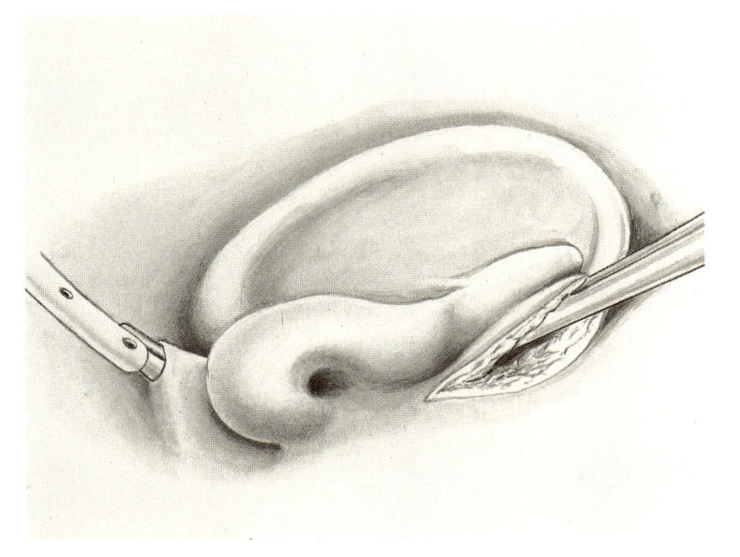

Abb. 2.**60**

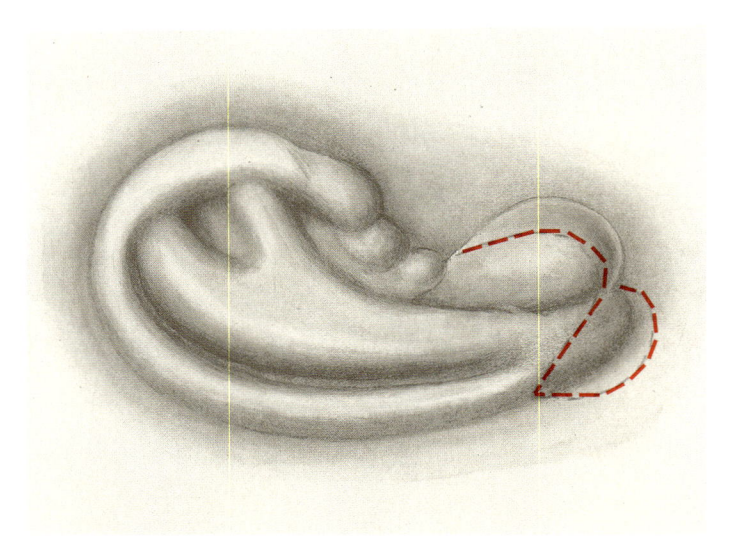

Abb. 2.**61** Planung der Verlagerung des Ohrläppchens.

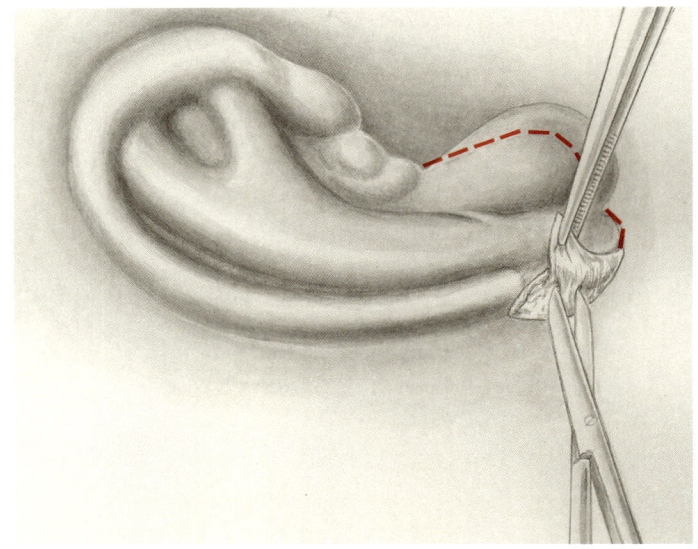

Abb. 2.**62** Verlagerung des Ohrläppchens – Präparation der Spenderregion.

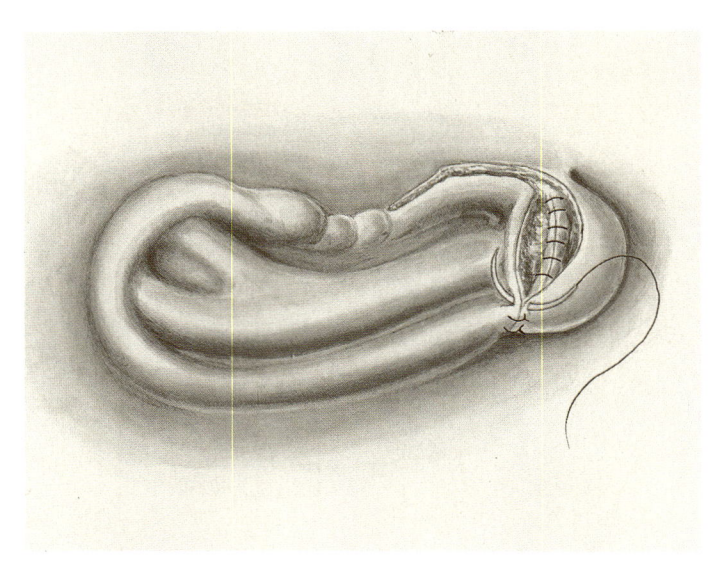

Abb. 2.**63** Verlagerung der Haut und Ausformen des neuen Ohrläppchens.

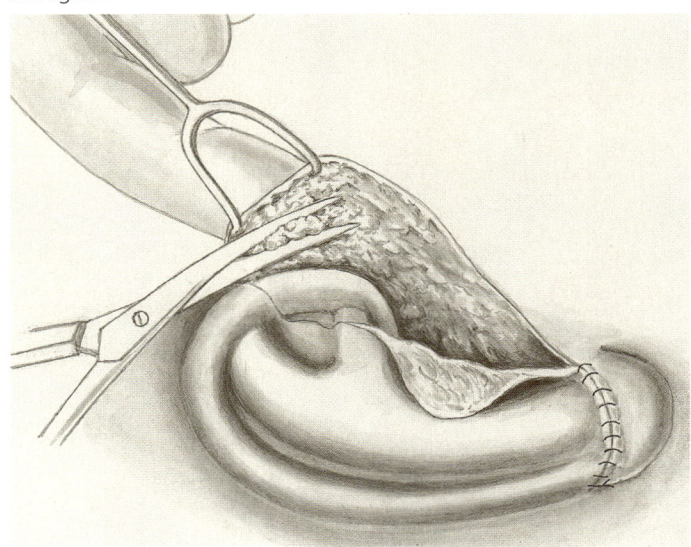

Abb. 2.**64** Entfernung überschüssiger Hautanteile.

B. Stufe II

Einige Wochen nach Ausheilung der ersten Operationsstufe wird das mikrotische Segment verlagert, um ein neues Ohrläppchen zu bilden. Gleichzeitig werden evtl. notwendige Korrekturen am oberen Pol der neuen Ohrmuschel vorgenommen (Abb. 2.**61**). Das untere Segment wird kaudal gestielt verlagert. Es resultiert ein neues Ohrläppchen. Die verlagerte Haut bedeckt die kaudalen Areale des Knorpelgerüstes (Abb. 2.**62**–2.**64**). Die Positionierung der Haut für das neue Ohrläppchen ist auch ästhetisch anspruchsvoll. Dieser Teil des Eingriffs kann schwierig sein und erfordert Erfahrung.

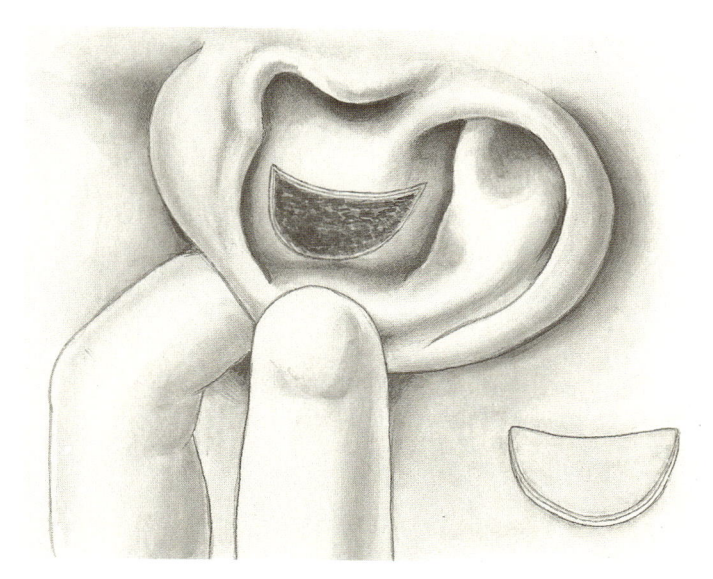

Abb. 2.**65** Entnahme des Composite graft.

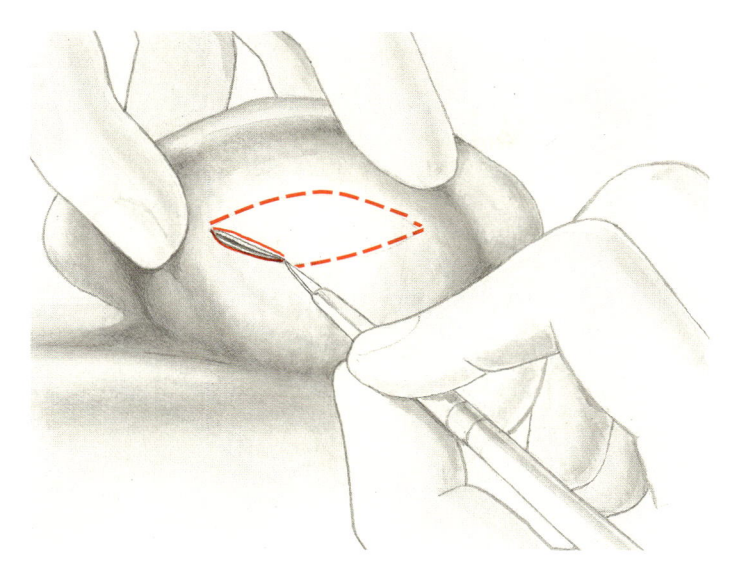

Abb. 2.**66** Gewinnung eines Hauttransplantats.

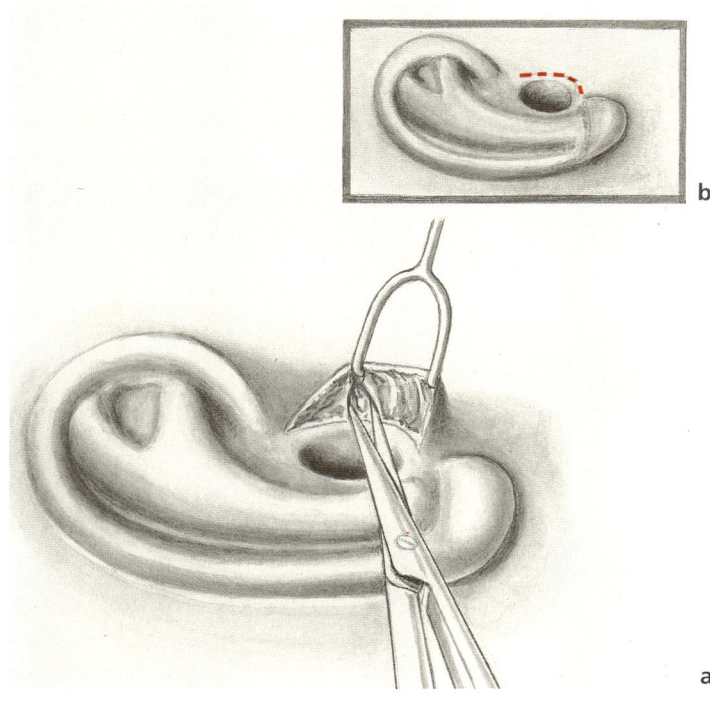

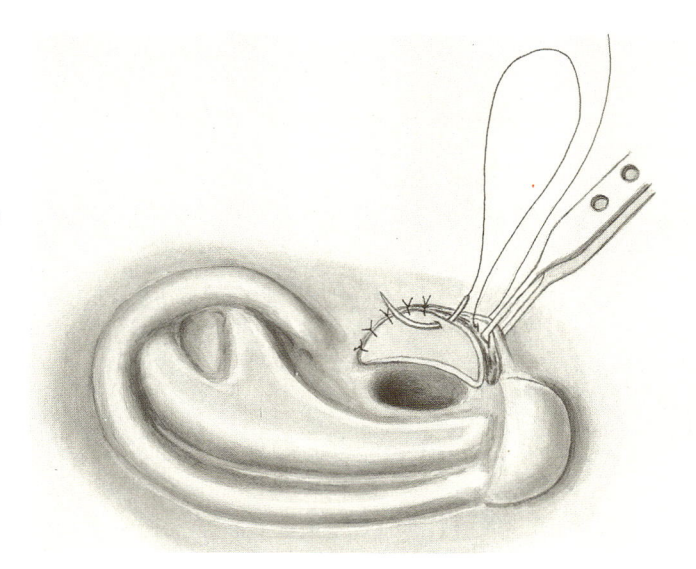

Abb. 2.**68** Einpflanzen des Composite graft.

Abb. 2.**67**
a Eröffnungsschnitt.
b Präparation einer präaurikulären Hauttasche für die Bildung eines Tragus.

C. Stufe III

Für die dritte Stufe der Operationsfolge wird ein Knorpel-Haut-Transplantat zur Bildung des Tragus benötigt. Abb. 2.**65** zeigt das entnommene Composite graft und die Entnahmestelle, Abb. 2.**66** stellt die Gewinnung eines retroaurikulären Hauttransplantats für den Verschluß der Entnahmestelle dar. Abb. 2.**67 a** und **b** zeigen die Schnittführung für eine Tragusrekonstruktion. Das Composite graft wird bündig in den vorderen Teil der Inzision eingebracht und mit Prolene-Nähten 6–0 fixiert (Abb. 2.**68**, 2.**69**). Das Hauttransplantat wird mit resorbierbaren Fäden befestigt (Abb. 2.**70**), während das Composite graft mit einer Haltenaht nach vorne gezogen und das Hauttransplantat in den hinteren Rand der Inzision eingearbeitet wird (Abb. 2.**71**).

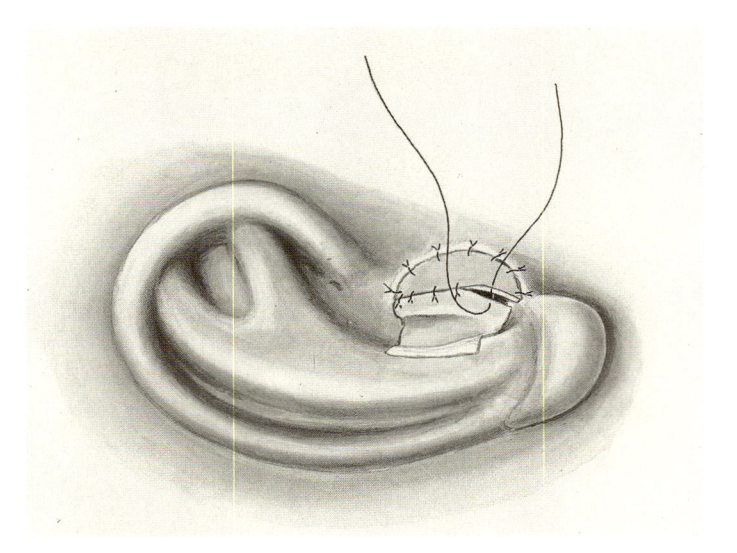

Abb. 2.**69** Fixierung des Composite graft durch Nähte.

D. Stufe IV

Dies ist der wichtigste Operationsschritt. Er dient der Ablösung und Aufrichtung der Ohrmuschel und der Deckung ihrer Hinterfläche mit einem Hauttransplantat. Abb. 2.**72** zeigt die Schnittführung zur Aufrichtung der Ohrmuschel. Die Aufrichtung wird, wie in Abb. 2.**73** bis 2.**76** dargestellt, ausgeführt. Die Ohrmuschel kann dabei so weit wie nötig abgehoben werden. Zur Mobilisierung retroaurikulärer Haut muß ausgedehnt unterminiert werden. Das für die Deckung der Ohrmuschel-Hinterfläche benötigte Hauttransplantat wird vom Gesäß entnommen und in die Hinterfläche der Ohrmuschel eingearbeitet. Eine modellierende Abdeckung aus Interface und Xeroformstreifen wird auf das Hauttransplantat gelegt und mit Polstern fixiert. Diese Auflage wird 5 Tage belassen.

Bezugs- und Gefahrenpunkte

Die chirurgischen Orientierungspunkte sind bei diesem Eingriff wichtig. Die Gewinnung von Rippenknorpel unter Schonung der Pleura erfordert großes chirurgisches Geschick.

Bei Kindern mit kongenitaler Mikrotie kann ein Fehlverlauf des N. facialis vorliegen. Während des Eingriffs sollte deshalb auf Gesichtsbewegungen als Hinweis auf eine Fazialisreizung geachtet werden.

Regeln, Tips und typische Fehler

Wegen der Gefahr der Pleuraverletzung sollte der Operateur auf eine evtl. Behandlung dieser Komplikation in der postoperativen Phase vorbereitet sein.

- Die in Stufe I benötigten retroaurikulären Hautlappen sollten dünn abgehoben werden, wobei auf die Schonung der Fascia temporalis superficialis zu achten ist.

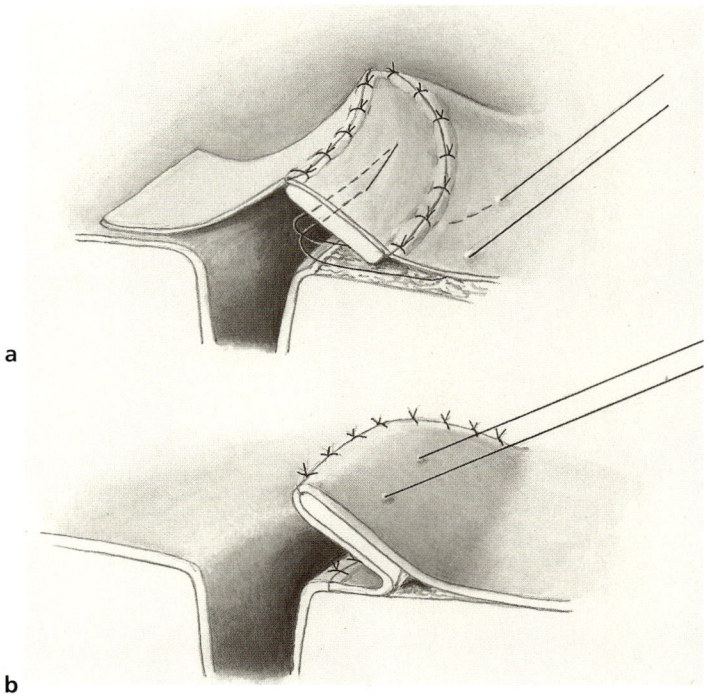

Abb. 2.**70a** und **b** Vervollständigung der Traguskontur. **a** Auflage des Hauttransplantats. **b** Verschluß- und Stabilisierungsnähte

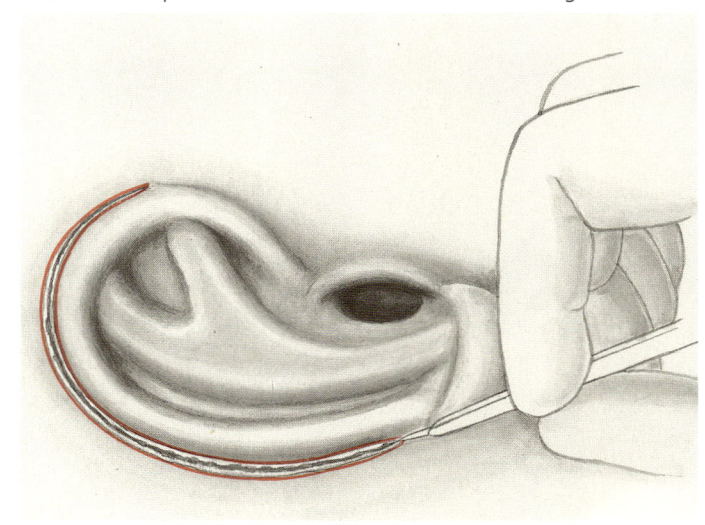

Abb. 2.**71** Schnittführung zu Beginn der Ablösung der Ohrmuschel.

- Bei der Verlagerung des Ohrläppchens sollte die Gesamtstruktur des Ohrmuschelskeletts beachtet werden.
- Wird zuviel Haut auf die Hinterfläche des Ohres übertragen, führt dies zu einem unerwünschten Abstehen des Lobulus.
- Bei der Bildung des Tragus sollte ausreichend Knorpel zur Niveauerhöhung gewonnen werden.
- Der Hautüberschuß des Composite graft sollte ausreichend groß sein, um die Transplantatkanten zu bedecken.

Rekonstruktion der Ohrmuschel bei kongenitaler Mikrotie

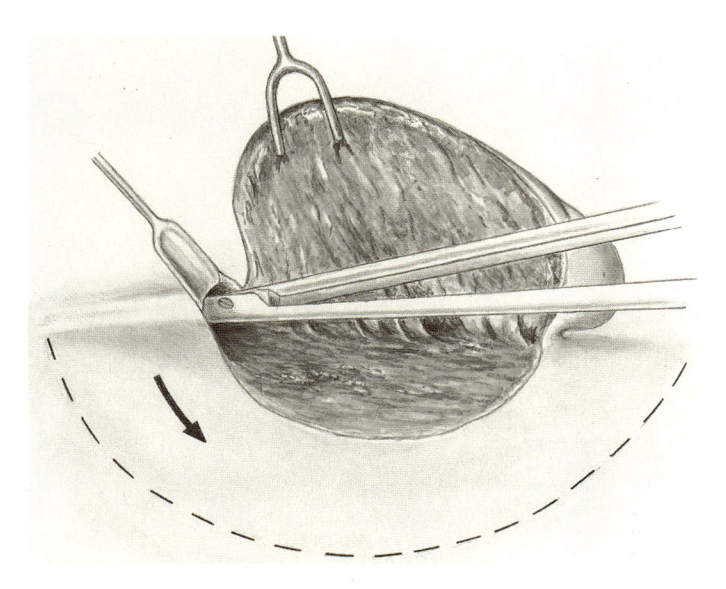

Abb. 2.**72** Mobilisierung der Skalplappen.

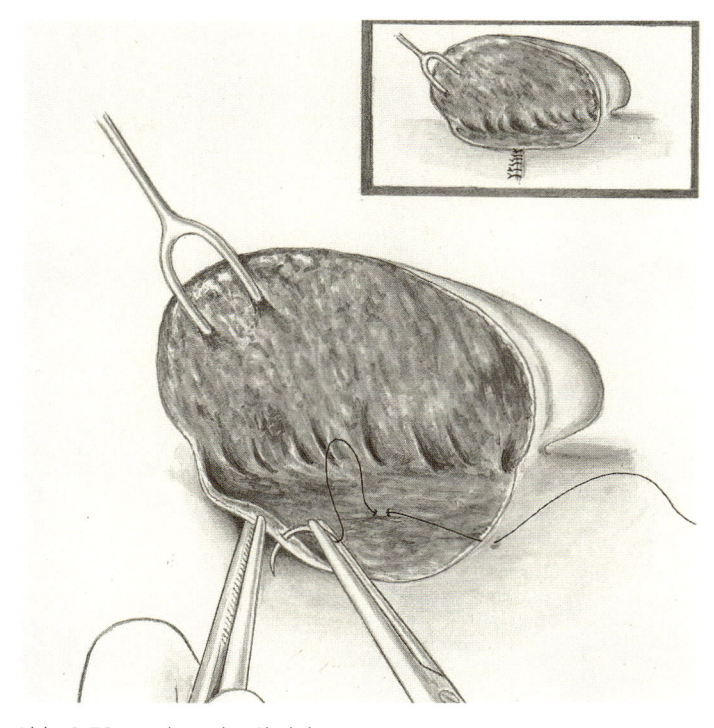

Abb. 2.**73** Heben der Skalplappen.

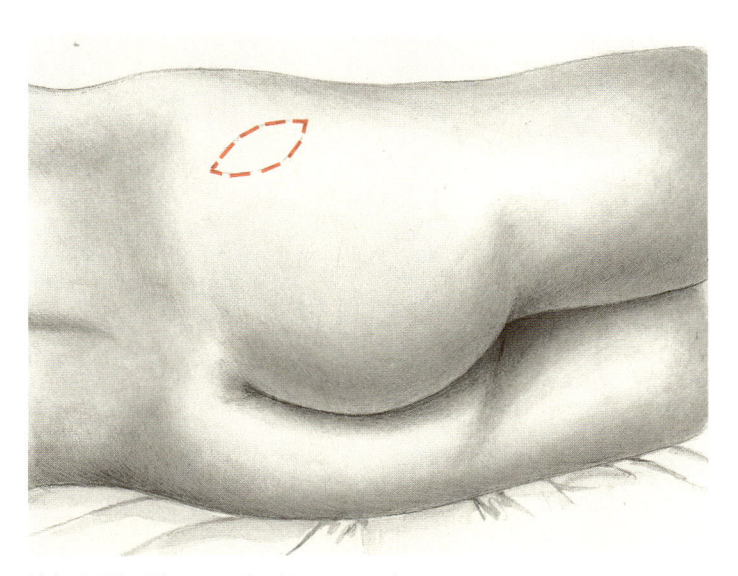

Abb. 2.**74** Planung des Hauttransplantats.

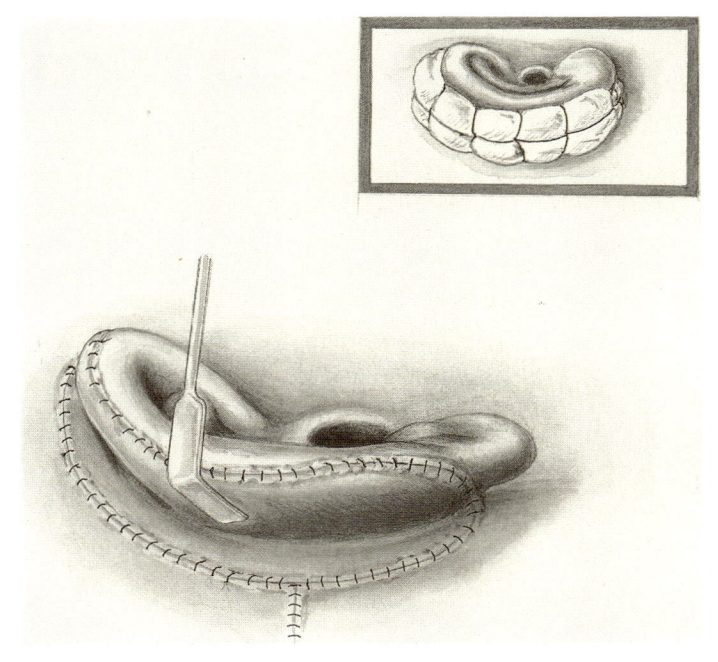

Abb. 2.**75** Auflage des Hauttransplantats und Polsterung.

- Beim Anheben der Ohrmuschel ist darauf zu achten, daß die Kopfhaut unmittelbar hinter dem Ohr intakt bleibt. Dadurch kann das Hauttransplantat direkt auf die Hinterfläche des rekonstruierten Ohres aufgebracht werden. Die neu geschaffene Umschlagfalte besteht so zur Hälfte aus Hauttransplantat und zur Hälfte aus retroaurikulärer Kopfhaut. Obwohl dieses Vorgehen nicht in jedem Fall möglich ist, sollte man es versuchen. Das Knorpelskelett bleibt bei jedem Operationsschritt bedeckt. Unbeabsichtigte Knorpelexpositionen in diesem Bereich sind zu vermeiden.

Postoperative Nachsorge

Die Hautnähte werden zwischen dem 4. und 5. postoperativen Tag entfernt. Eine Saugdrainage wird nur bei der ersten Stufe benötigt und gewöhnlich am 4. postoperativen Tag gezogen. Nach jedem Einzelschritt sollte eine postoperative Antibiotikagabe erfolgen.

Postoperative Komplikationen

Die postoperativen Komplikationen können schwerwiegend sein.

Bei Stufe I können u. a. Pneumothorax, Pneumomediastinum, Brustwanddeformierungen und hypertrophe Narbenbildung vorkommen. Im Implantationsgebiet des Knorpels können Hautnekrosen mit Freilegung des Rippenknorpels sowie eine Chondritis mit Untergang des Knorpelskeletts auftreten. Da diese Komplikationen für den Patienten und seine Familie verheerend sein können, sollten sie durch sorgfältige Einarbeitung des Ohrmuschelskeletts vermieden werden.

Bei Stufe II kann sich eine Nekrose der Lobulusplastik einstellen. Da es sich um einen kaudal gestielten Lappen handelt, kann die Blutversorgung durch Abknickung oder Verdrehung behindert werden. Dies wird durch vorsichtigen Umgang mit dem Lappen vermieden.

Die Nähte sollten am 3. und 4. postoperativen Tag entfernt werden.

Die Komplikationen bei Stufe III und IV bestehen u. a. in Hautnekrose, Hämatombildung und Infektion.

Rekonstruktion eines Ohrläppchens

Präoperative Diagnostik

Das Fehlen des Ohrläppchens ist eine auffällige Fehlbildung. Die beiden Hauptursachen sind 1. die kongenitale Mikrotie und 2. die traumatische Amputation (Abb. 2.**76**). Auch ein übergroßes Ohrläppchen kann eine Indikation zur operativen Verkleinerung darstellen (Abb. 2.**77**).

Operationsziel

Operationsziel ist die Schaffung eines möglichst natürlichen Ohrläppchens, das in Form und Stellung dem kontralateralen Ohr gleicht.

Präoperative Diagnostik

Eine präoperative Photodokumentation ist bei der Planung unerläßlich. Genaues Skizzieren der einzelnen Operationsschritte in diesen Photos hilft den Beteiligten, das operative Vorgehen zu verstehen.

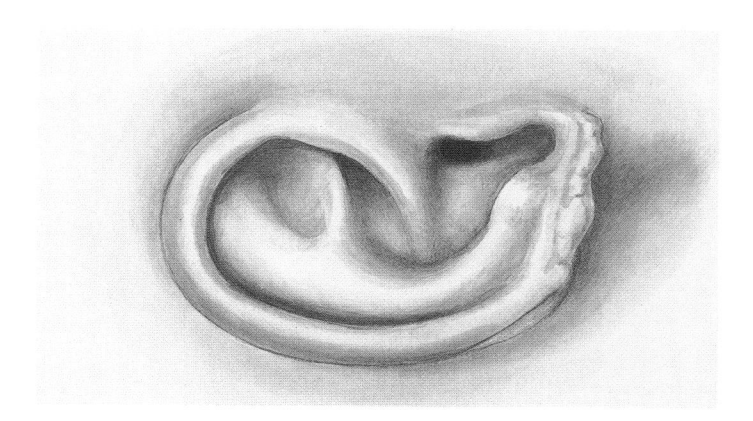

Abb. 2.**76** Verlust des Ohrläppchens.

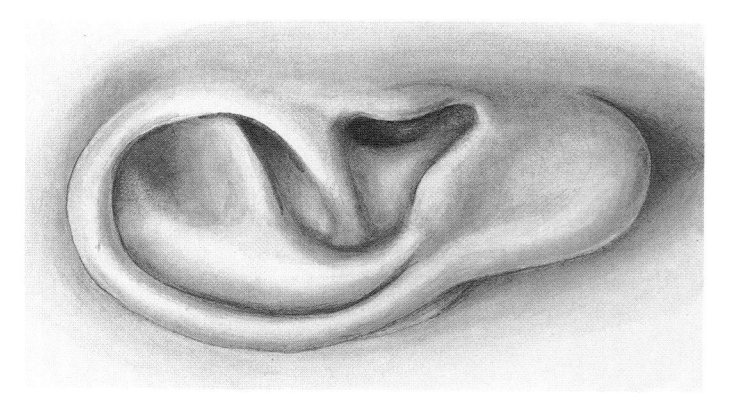

Abb. 2.**77** Vergrößertes Ohrläppchen.

Anästhesie

Eine Operation kann in Lokalanästhesie ausgeführt werden. Die Wahl der Anästhesieform hängt von Alter, Größe und Temperament des Patienten ab. Gelegentlich kann eine Allgemeinnarkose erforderlich sein.

Operationstechnik

Die Methode zur Rekonstruktion des Ohrläppchens wurde bereits im Rahmen der operativen Therapie der Mikrotie dargestellt.

Brent bevorzugt eine Technik, bei der ein Knorpeltransplantat aus dem Cavum conchae des kontralateralen Ohres gewonnen wird. Dieses Transplantat wird in einer möglichst naturgetreuen Position unter die Haut implantiert (Abb. 2.**78** bis 2.**80**).

Nach der Implantation und Einheilung erfolgt die Lösung und Anhebung des gesamten neuen Lobulus. Nach Ablösung des neuen Lobulus von seiner Unterlage wird seine Rückfläche ebenso wie die sonstige zurückbleibende Wundfläche mit 1–2 freien Hauttransplantaten gedeckt.

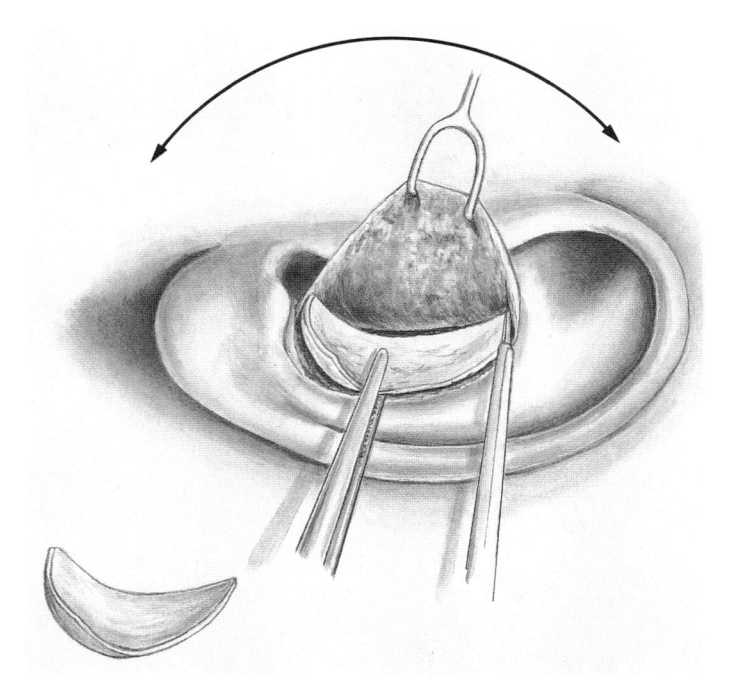

Abb. 2.**78** Rekonstruktion des Ohrläppchens nach Brent (1).

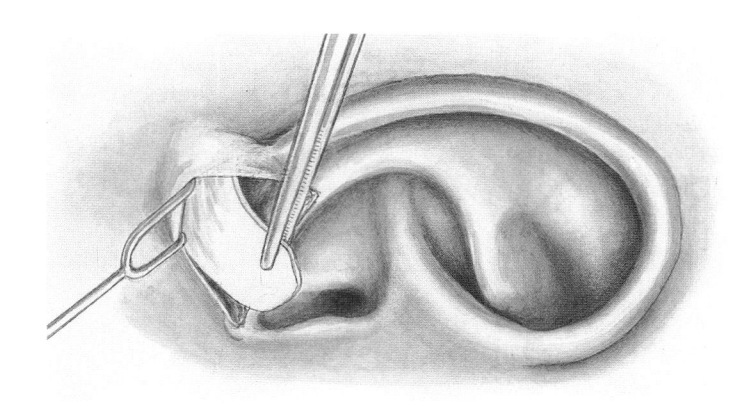

Abb. 2.**79** Rekonstruktion des Ohrläppchens nach Brent (2).

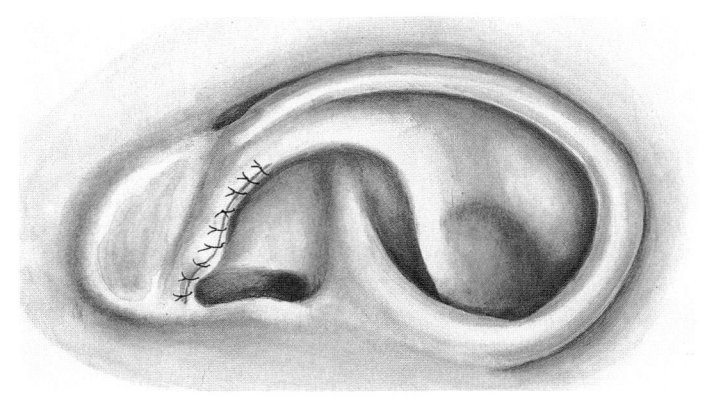

Abb. 2.**80** Rekonstruktion des Ohrläppchens nach Brent (3).

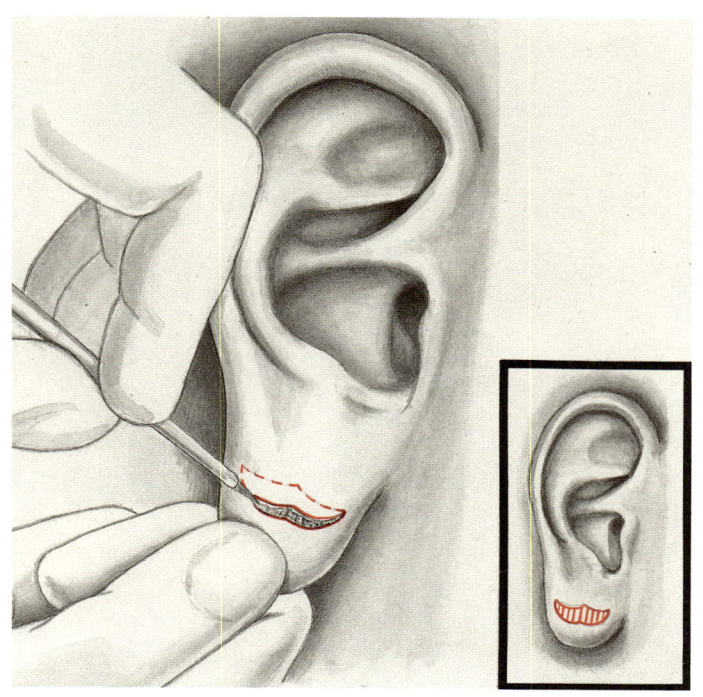

32 Plastische und rekonstruktive Chirurgie der Ohrmuschel

Abb. 2.81 a und **b** Verkleinerung des Ohrläppchens, Inzision und Hautresektion.

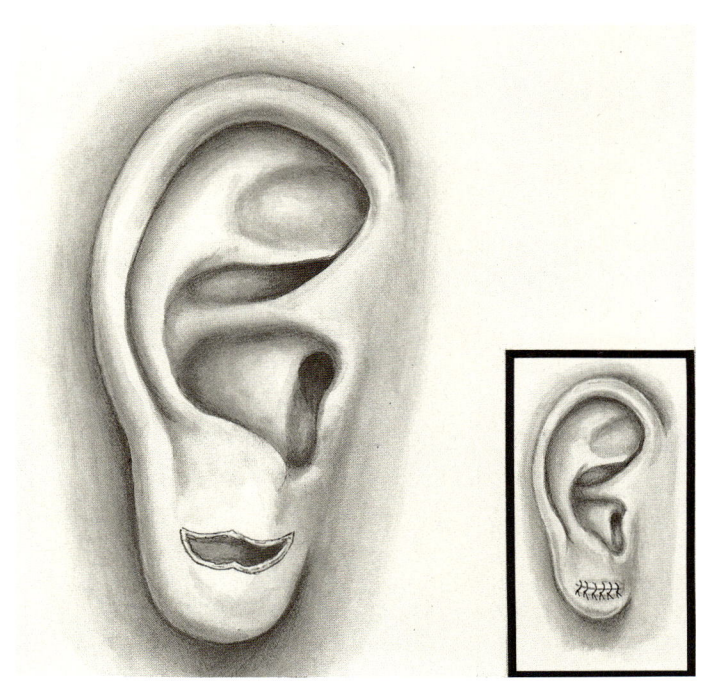

Abb. 2.82 a und **b** Wundverschluß.

Die Operationstechniken für die Ohrläppchenverkleinerung sind in Abb. 2.**81** und 2.**82** dargestellt. Durch die Schnittführung wird eine Narbenbildung erreicht, welche die natürliche Hautfalte des Ohrläppchens imitiert und so nicht störend wirkt.

Modifikationen

Eine alternative Technik zeigen die Abb. 2.**83** und 2.**84**. Es handelt sich um die Methode nach Gavallo (Gersuny 1962), die als Standardverfahren gilt und zu zuverlässig kalkulierbaren Resultaten führt.

Bezugs- und Gefahrenpunkte

Bei der Unterminierung der Haut muß bei Kindern mit einer kongenitalen Fehlbildung besonders vorsichtig vorgegangen werden, da der N. facialis aberrierend oberflächennah verlaufen kann. Die Parotiskapsel sollte geschont werden.

Regeln, Tips und typische Fehler

Im allgemeinen wird bei der Ohrläppchenrekonstruktion ein leichter Verband mit minimalem Druck angelegt. Auch Steristrips können verwendet werden. Eine Saugdrainage ist kaum erforderlich.

Postoperative Komplikationen

Die beiden häufigsten Komplikationen sind 1. Infektion und 2. Nekrose der gestielten Lappen. Der Hautlappen sollte mit Sorgfalt behandelt werden, eine perioperative Antibiotikagabe ist empfehlenswert.

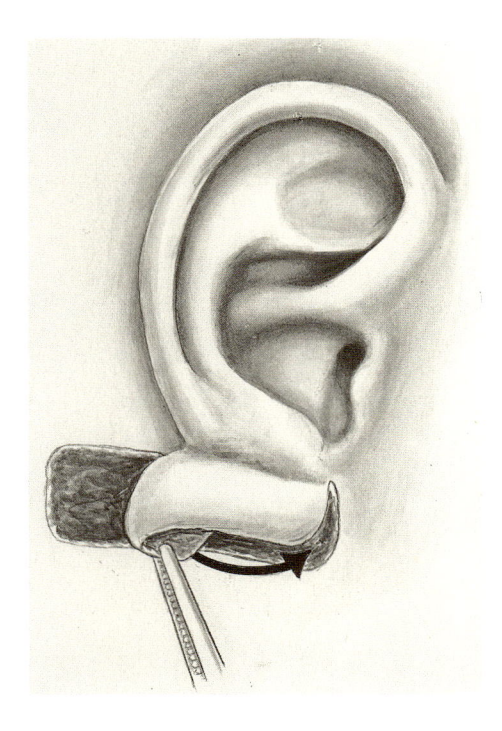

Abb. 2.**83** Ohrmuschelverkleinerung nach Gavallo (1).

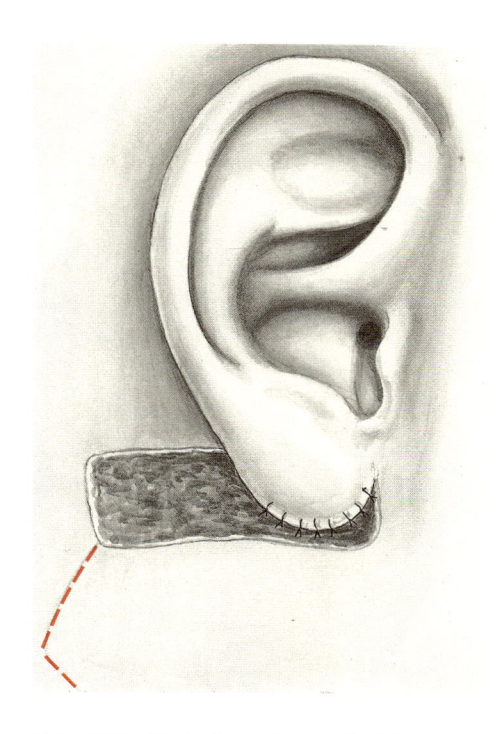

Abb. 2.**84** Technik nach Gavallo (2).

Literatur

Aguilar, III E., R. Jahrsdoerfer: The surgical repair of congenital microtia and atresia. Otolaryngol. Head Neck Surg. 98 (1988) 600

Aguilar, III E.: Auricular reconstruction. Arch. Otolaryngol. Head Neck Surg. 115 (1989) 1417

Aguilar, III E., R. Jahrsdoerfer: The role of the plastic surgeon in microtia repair. In: Plastic and Reconstructive Surgery of the Head and Neck. Stucker F., ed. Philadelphia: BC Decker Inc; Vol. 126, 1991 (p. 621)

Aguilar, III E.: Classification of auricular congenital deformities. In: Papel I, N. Nachlas: Facial Plastic and Reconstructive Surgery. Mosby Year Book, St. Louis 1992 (p. 532)

Brent, B.: The correction of microtia with autogenous cartilage grafts: II. atypical and complex deformities. Plast. reconstr. Surg. 66 (1980) 13

Brent, B.: Reconstruction of the ear. In Grabb W., J. Smith: Plastic Surgery: A Concise Guide to Clinical Practice, 3rd ed. Little Brown, Boston 1980 (p. 299)

Brent, B.: Total auricular construction with sculpted costal cartilages. In Brent, B.: The Artistry of Reconstructive Surgery. Mosby, St. Louis 1987 (p. 113)

Brent, B.: Reconstruction of the auricle. In: Plastic Surgery, McCarthy, J., Saunders, Philadelphia; Vol. 3, 1990 (p. 2094)

Converse, J.: Reconstruction of the auricle in 2 parts. Plast. reconstr. Surg. 21 (1958) 150

Converse, J.: Reconstruction of the auricle in 2 parts. Plast. reconstr. Surg. 22 (1958) 230

Cosman, B.: Repair of the constricted ear. In Brent, B.: The Artistry of Reconstructive Surgery. Mosby, St. Louis 1987; 99

Furnas, D.: Correction of prominent ears by concha-mastoid sutures. Plast. reconstr. Surg. 42 (1968) 189

Gersuny, G. In Šercer, A., K. Mündnich: Plastische Operationen an der Nase und an der Ohrmuschel. Thieme, Stuttgart 1962 (p. 364)

Mustardé, J.: The correction of prominent ears using simple mattress sutures. Brit. J. plast. Surg. 16 (1963) 170

Pitanguy, I., I. Flemming. Plastic operations on the auricle. In Naumann, H.: Head and Neck Surgery. Saunders, Philadelphia 1982

Rogers, B.: Microtic, lop, cup, and protruding ears: four directly inheritable deformities? Plast. reconstr. Surg. 41 (1968) 208

Rogers, B.: Anatomy, embryology and classification of auricular deformities. In: Tanzer, R., M. Edgerton: Symposium on Reconstruction of the Auricle. Mosby, St. Louis 1974 (p. 3)

Tanzer, R.: An analysis of ear reconstruction. Plast. reconstr. Surg. 31 (1963) 16

Tanzer, R.: Congenital doformities. In Converse, J.: Reconstructive Plastic Surgery. Saunders, Philadelphia 1977 (p. 1671)

Weerda, H. Reconstructive surgery of auricle. Facial plast. Surg. (International quarterly monographs) (1988) 399

3 Chirurgie der kongenitalen Ohrmißbildungen

Robert A. Jahrsdoerfer, Eugenio A. Aguilar III

Einleitung

Kongenitale Fehlbildungen des Ohres lassen sich in große und kleine Mißbildungen einteilen. Große Mißbildungen bestehen aus einer Stenose oder Atresie des äußeren Gehörgangs und einer Mikrotie unterschiedlichen Schweregrades sowie einer Mittelohrbeteiligung. Kleine Mißbildungen sind auf das Mittelohr beschränkt. Der äußere Gehörgang ist angelegt, und das Trommelfell ist nachweisbar, beide können aber in Größe, Form und Position verändert sein.

Kleine kongenitale Ohrmißbildung

Kleine Ohrmißbildungen betreffen häufig den Stapes und den N. facialis. Als Folge eines Entwicklungsstillstandes in dieser Region können ein freiliegender und verlagerter N. facialis und Anomalien von Stapes und ovalem Fenster auftreten. Letztere reichen von einer geringfügigen Fixierung der Stapesfußplatte bis zum vollständigen Fehlen von Stapes und ovalem Fenster. Da man im Prinzip bei jeder Schalleitungsschwerhörigkeit auf eine Kettenmißbildung stoßen kann, sollte der Chirurg immer damit rechnen.

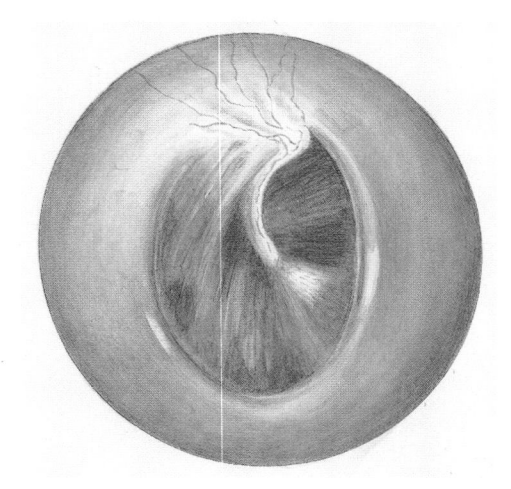

Abb. 3.**1** Stark eingezogenes Trommelfell mit einwärts gebogenem Hammergriff.

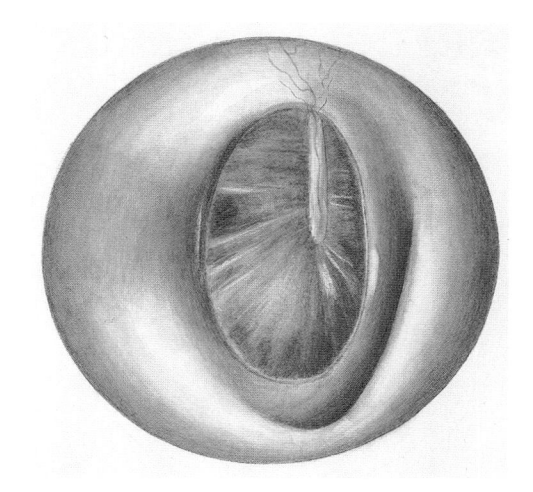

Abb. 3.**2** Dicht an die vordere Gehörgangswand herangerückter Hammergriff.

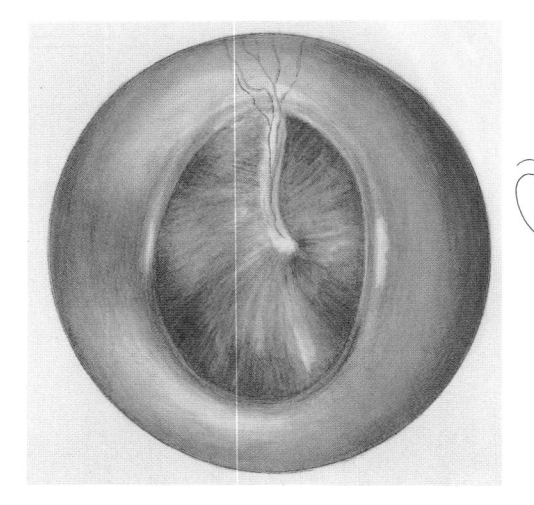

Abb. 3.**3** Vorspringendes Hammergriffende

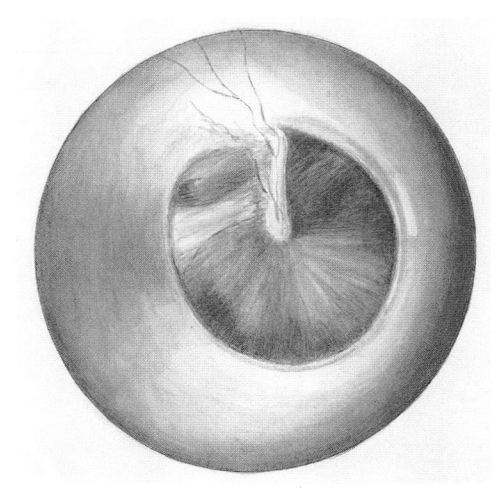

Abb. 3.**4** Knochenbrücke zum Hammergriff (Nomura's „malleus bar").

Präoperative Diagnostik

Inspektion des Trommelfells

Die Inspektion des Trommelfells wird mit dem Operationsmikroskop vorgenommen, um Größe und Form zu beurteilen. Ein kleines Trommelfell ist ein erstes Zeichen für das Vorliegen einer Mißbildung. Pathologische knöcherne Strukturen sind als Hinweise ebenfalls zu beachten.

- Ist eine Verbiegung des Hammergriffs zu sehen (Abb. 3.**1**)?
- Liegt der Hammergriff zu dicht an der vorderen Gehörgangswand (Abb. 3.**2**)?
- Drückt der Hammergriff das Trommelfell am Umbo nach außen (Abb. 3.**3**)?
- Lassen sich ungewöhnliche knöcherne Brücken erkennen, wie ein abnormer Knochenpfeiler vom Hammerhals zum knöchernen Anulus (Abb. 3.**4**)?

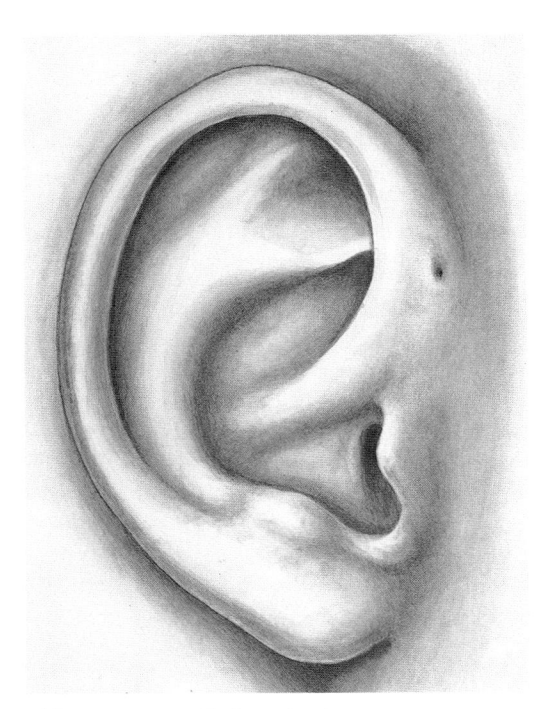

Abb. 3.**5**   Präaurikuläre Fistel.

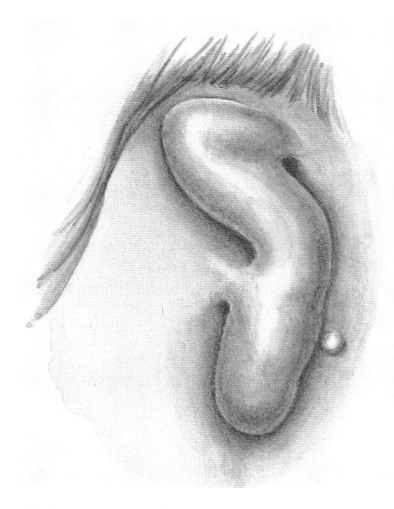

Abb. 3.**6**   Mißbildung des äußeren Ohres.

Inspektion des Patienten

Dabei muß der Untersucher u. U. nach sehr subtilen Zeichen suchen, die eine kongenitale Ohrmißbildung verraten.

- Läßt sich eine präaurikuläre Fistelöffnung erkennen (Abb. 3.**5**)?
- Ist der äußere Gehörgang ungewöhnlich geformt (Abb. 3.**6**)?
- Weist der äußere Gehörgang schräg nach oben?
- Gibt es andere Fehlbildungen im Gesicht oder am Kopf?
- Findet sich eine Fazialisschwäche oder Paralyse (Abb. 3.**7**)?
- Ist das Hören beeinträchtigt?

All dieses sind erste Hinweise auf eine kongenitale Mittelohrstörung.

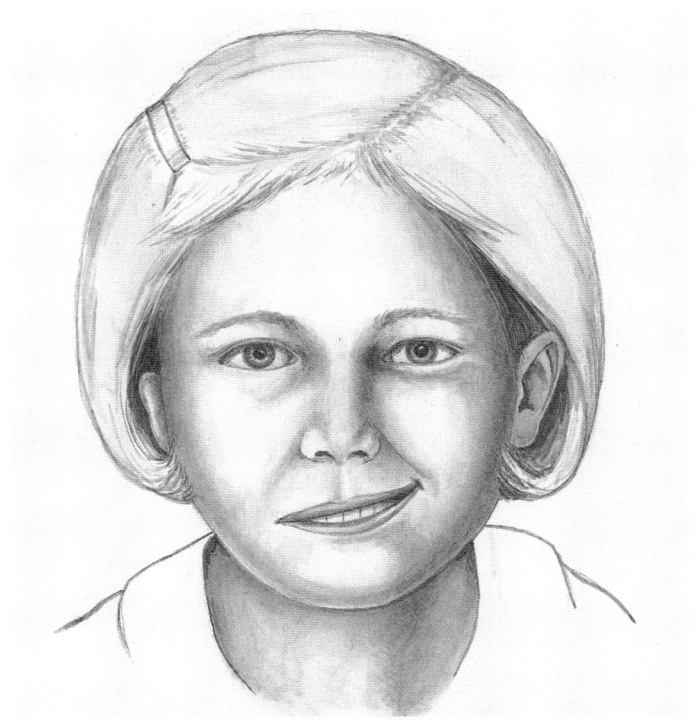

Abb. 3.**7**   Patient mit einer präoperativen Fazialisparese.

Audiologische Untersuchung

Es werden Ton- und Sprachaudiogramm aufgenommen und eine Tympanometrie durchgeführt. Der Stapediusreflex wird getestet, da eine Stapesfixation oder andere Stapesanomalien häufig bei kleinen Fehlbildungen vorliegen. Akustisch evozierte Potentiale sollten bei den Kindern abgeleitet werden, bei denen andere Tests (z. B. Spielaudiometrie) zu ungenau sind.

Bevor nicht für beide Ohren eine funktionierende Kochlea nachgewiesen ist, sollte kein Patient operiert werden. Solange Chirurg oder Audiologe nicht vollständig überzeugt sind, sollte die Operation verschoben werden. Der Patient kann sein Hörgerät weiter tragen und wird zu einem späteren Zeitpunkt erneut getestet.

Computertomographie der Felsenbeine

Die Computertomographie ist die wichtigste diagnostische Maßnahme für den Kliniker. Diese Untersuchung ist bei den großen Fehlbildungen mit Gehörgangsatresie unverzichtbar und wird bei geringfügigen Fehlbildungen auch notwendig, wenn das Trommelfell fehlgebildet oder trüb erscheint und dadurch die Belüftung des Mittelohres nicht beurteilt werden kann.

Hochauflösende CT-Bilder geben auch über die Situation des Stapes, der Labyrinthfenster, den Hammer-Amboß-Komplex und den Verlauf und die Form des N. facialis Aufschluß. Noch wichtiger ist die Tatsache, daß man durch Aufdeckung einer Innenohrfehlbildung vor einem möglichen Gusher-Phänomen gewarnt wird. Gusher von Perilymphe oder Liquor sind häufiger bei Patienten mit kleinen Fehlbildungen als bei Patienten mit Atresie des äußeren Ohres. Im CT zeigt sich eine Dilatation der Innenohrstrukturen, insbesondere des inneren Gehörgangs, des Vestibulums oder der Bogengänge. Diese Befunde können auch bei normaler Kochleafunktion erhoben werden.

Jede Innenohrfehlbildung einschließlich einer isolierten Erweiterung des knöchernen lateralen Bogengangs ist eine Kontraindikation gegen eine Operation.

Beurteilung des Mittelohres

Bulbus jugularis, Arteria carotis, kongenitales Cholesteatom

Eine präoperative Inspektion mit dem Operationsmikroskop gibt erste Hinweise auf eine Fehlbildung im Mittelohr.

Vaskuläre Fehlbildungen im Mittelohr sind in der Hauptsache eine persistierende A. stapedia, ein Fehlverlauf der A. carotis interna oder ein hochstehender Bulbus jugularis mit dehiszenter Knochenschale.

Eine persistierende A. stapedia ist üblicherweise erst bei Öffnen der Pauke auszumachen. Ein Fehlverlauf der A. carotis interna ist meist schon durch das Trommelfell sichtbar. Man erkennt dann eine lila bis lilarote Gewebemasse, die sich von innen gegen das Trommelfell vorwölbt (Abb. 3.**8**). Gelegentlich sind Gefäßpulsationen zu sehen mit einem Abblassen der Arterie bei jeder Pulsation. Bei Auskultation über dem Ohr läßt sich objektiver Tinnitus nachweisen, der bei Kompression der A. carotis am Hals verschwindet.

Ein hochstehender Bulbus jugularis ohne knöcherne Deckung zeigt sich üblicherweise als bläulich durchscheinender rundlicher Tumor im unteren Drittel des Tympanons (Abb. 3.**9**) oft mit Kontakt zum Trommelfell. Seltener ragt der Bulbus jugularis so weit in das Mittelohr, daß durch Kettenberührung eine Schalleitungsschwerhörigkeit entsteht (Steffen 1968). Die meisten iatrogenen Eröffnungen eines hochstehenden Bulbus jugularis kommen bei einer Myringotomie oder dem Anheben des tympanomeatalen Lappens vor, wenn der Bulbus jugularis durch ein verdicktes Trommelfell nicht erkennbar ist oder der Operateur mit dem Vorhandensein nicht rechnet.

Als *Differentialdiagnose* einer vaskulären Mittelohrläsion kommt ein Tumor des Glomus tympanicum oder jugulare in Frage (Abb. 3.**10**). An ein kongenitales Cholesteatom und eingedicktes Sekret muß ebenfalls gedacht werden.

Kleines Trommelfell

Ein kleines Trommelfell weist besonders dann auf eine Mittelohrfehlbildung hin, wenn der Hammergriff dicht an die Vorderwand des knöchernen Gehörgangs gerückt ist. Gewöhnlich sind kleine Trommelfelle mit einer Gehörgangsstenose verbunden, man sieht sie aber auch bei normalem knöchernem Kanal. Der Anulus ist dabei oft inkomplett, was erst beim Versuch, den tympanomeatalen Lappen anzuheben, auffällt.

Eine lange Chorda tympani mit atypischem Verlauf kommt ebenfalls vor.

Pathologische knöcherne Strukturen

Am gesunden, regelrechten Ohr findet sich die trichterförmige Eindellung des Trommelfells durch den Hammergriff, und durch das transparente Trommelfell ist ein Teil des langen Amboßfortsatzes zu erkennen. Nur selten ist auch der Stapes zu sehen. Am *fehlgebildeten Mittelohr* ist die Kette verändert. Der Hammergriff kann verkürzt, abgestumpft, nach anterior verbogen sein oder Trommelfell und Umbo nach lateral verlagern. An Hammerhals und Hammergriff können pathologische Knochenbrücken sichtbar werden, gelegentlich findet sich eine Teilatresieplatte medial des Trommelfells (Abb. 3.**11**). Anulusfehlbildungen sind bei intaktem Trommelfell schwer zu erkennen. Ein erfahrener Chirurg weiß, wie weit der lange Amboßfortsatz ins Mittelohr hineinragt. Wenn keine Anteile des langen Amboßfortsatzes erkennbar sind, ist mit einer Verkürzung oder vollständigem Fehlen zu rechnen. Allerdings sind isolierte Fehlbildungen des Ambosses selten.

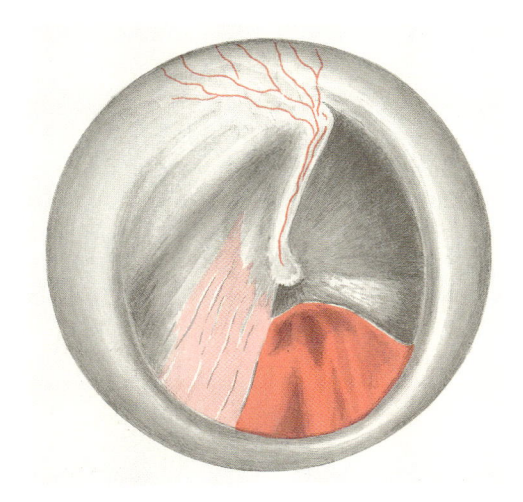

Abb. 3.**8** Aberrierender Gefäßverlauf der A. carotis interna, die der Innenseite des Trommelfells anliegt.

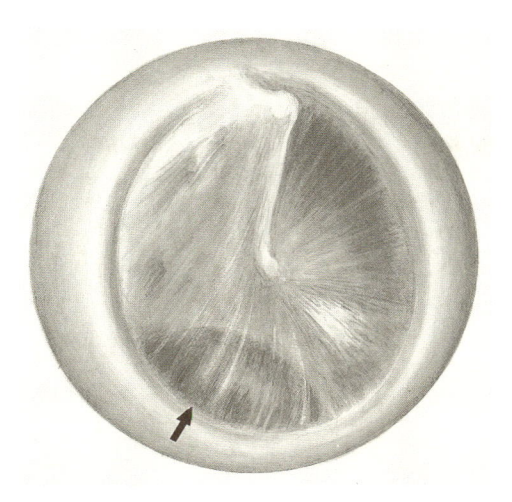

Abb. 3.**9** Hochstehender, freiliegender Bulbus venae jugularis, der durch das Trommelfell durchscheint.

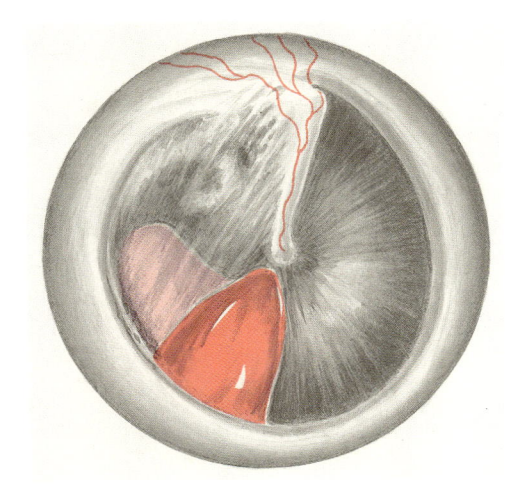

Abb. 3.**10** Glomustumor, der sich an der Innenfläche des Trommelfells abzeichnet.

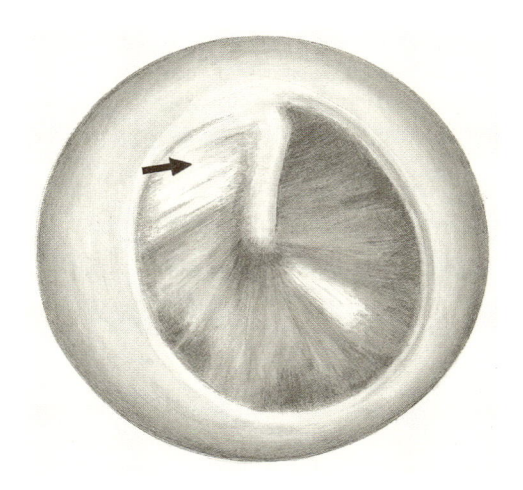

Abb. 3.**11** Trommelfell mit durchscheinender Atresieplatte.

Indikationen

Es gibt zwei Voraussetzungen für die Operation einer kongenitalen Ohrmißbildung. Zum einen muß der audiologische Beweis für eine gute Kochleafunktion vorliegen, zum anderen dürfen keine Innenohrfehlbildungen im hochauflösenden CT des Felsenbeins erkennbar sein. Manche Chirurgen operieren trotz eines fehlgebildeten inneren Gehörgangs im Röntgenbild (Rizer u. Mitarb. 1969). Ist dies bei einem Patienten mit bilateraler Mißbildung die einzige Veränderung im CT, kann man sich trotzdem für eine Operation entscheiden. Es sollte allerdings nicht vergessen werden, daß bei einer Aufweitung des inneren Gehörgangs im CT mit einer anormalen Verbindung des Innenohrs zum Subarachnoidalraum gerechnet werden muß. Wenn dann am Stapes manipuliert wird, kann ein Gusher-Phänomen die Folge sein.

Operationsziel

Die operative Behandlung eines Patienten mit kongenitaler Ohrfehlbildung birgt die Chance der Herstellung eines normalen oder nahezu normalen Hörvermögens in sich besonders dann, wenn die Fehlbildung unkompliziert ist, wie z. B. eine kongenitale Stapesankylose.

Je komplexer die Mittelohrprobleme sind, desto geringer wird die Chance, ein normales Hörvermögen zu erreichen. War die Operation erfolgreich, kann oft auf das Tragen von Hörgeräten verzichtet werden.

Operationsvorbereitung

Am Aufnahmetag, einen Tag vor der Operation, wird die Anamnese erhoben, die körperliche Untersuchung durchgeführt, Blut für das Routinelabor abgenommen und zum letzten Mal das Ohr inspiziert. Wenn die Operation in Narkose geplant ist, hat der Patient ab Mitternacht Nahrungskarenz einzuhalten. Wenn die Operation unter Lokalanästhesie und Sedierung stattfinden soll, ist die Aufnahme von Flüssigkeit bis zum Morgen des Operationstages gestattet. Es sollte ein Kinderanästhesiologe verfügbar sein.

Kongenitale Ohrmißbildungen sind häufig mit Syndromen verbunden, z. B. Treacher-Collins-Syndrom (Abb. 3.**12**). Microsomia hemifacialis (Abb. 3.**13**) oder Pierre-Robin-Syndrom, die zu einer hypoplastischen Mandibula und einer kleinen Mundhöhle führen. Dazu kann der Hals kurz und dick sein wie beim Klippel-Feil- oder Down-Syndrom (Abb. 3.**14**).

Es ist deshalb vorteilhaft, wenn ein Kinderanästhesiologe, der mit Fehlbildungen der oberen Luftwege Erfahrung hat, bei der Operation anwesend ist. Wenn bei der Intubation der Larynx nicht einstellbar ist, muß blind oder unter endoskopischer Kontrolle intubiert werden. In solchen Fällen ist während der Operation besonders auf eine ungewollte Extubation, z. B. durch Drehung des Kopfes, zu achten. Die Notwendigkeit einer Notfalltracheotomie ist selten, trotzdem sollte immer mit der Möglichkeit gerechnet werden.

Instrumente

Neben den üblichen Ohrinstrumenten ist ein elektrischer Bohrer wichtig, weil immer 3–4 mm der hinteren oberen knöchernen Gehörgangswand reseziert werden müssen, um einen Überblick über die ovale Nische zu erhalten. Zudem sollte ein feiner Bohrer für Arbeiten an der Fußplatte, z. B. bei einer Vestibulotomie, zur Verfügung stehen. Da der N. facialis bei kongenitalen Ohrmißbildungen häufig atypisch verläuft, ist das probatorische Anlegen von Elektroden für ein Fazialismonitoring zu empfehlen.

Anästhesie

Intubationsnarkose. Die Allgemeinnarkose mit endotrachealer Intubation ist das übliche Narkoseverfahren, da die meisten Patienten, die sich einer Mittelohrmißbildungs-Operation unterziehen, Kinder sind. Auch bei Erwachsenen ist eine Allgemeinnarkose vorzuziehen, wenn die Dauer der Operation vorher nicht sicher abschätzbar ist.

Kein Blasenkatheter: Selbst wenn die Operation 5 Stunden dauert, verzichten wir auf das Legen eines Blasenkatheters. Die Eltern haben uns überzeugt, daß ihre Kinder bei Verwendung eines Blasenkatheters postoperativ sehr häufig ausschließlich über Brennen beim Wasserlassen klagten. Dies führt nicht selten zu einer Harnretention, die eine zweite Katheterisierung notwendig macht. Durch Überwachung der intravenösen Flüssigkeitszufuhr kann eine Blasenüberdehnung vermieden werden.

Lokalanästhesie. Beim Jugendlichen oder Erwachsenen ist die Operation gelegentlich unter Lokalanästhesie möglich. Sie sollte auf solche Fälle beschränkt bleiben, bei denen die Dauer der Operation 2 Std. nicht überschreitet. Es ist zu empfehlen, sich trotzdem eines Anästhesisten zu vergewissern, um evtl. auf eine Intubationsnarkose umsteigen zu können.

Lachgas. In Fällen, in denen nur eine Paukeneröffnung stattfindet, kann eine Lachgasnarkose verwendet werden. Falls das Trommelfell durch ein Transplantat rekonstruiert werden muß, ist es besser, auf Lachgas ganz zu verzichten oder es 45 Min. vor der Rekonstruktion abzudrehen, um eine Anhebung des Transplantats zu vermeiden.

Kleine kongenitale Ohrmißbildung

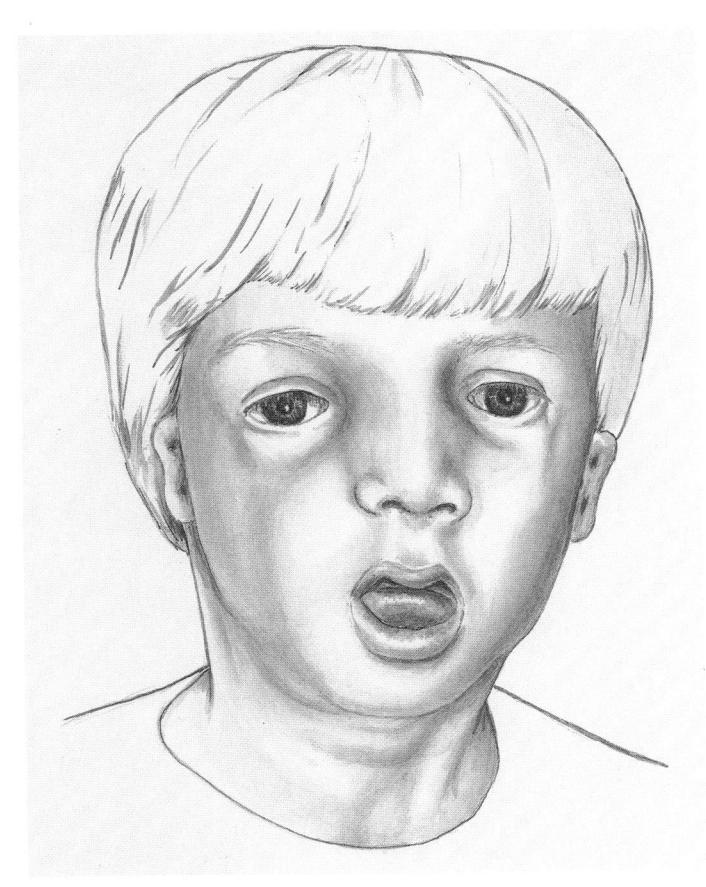

Abb. 3.**12** Patient mit Treacher-Collins-Syndrom.

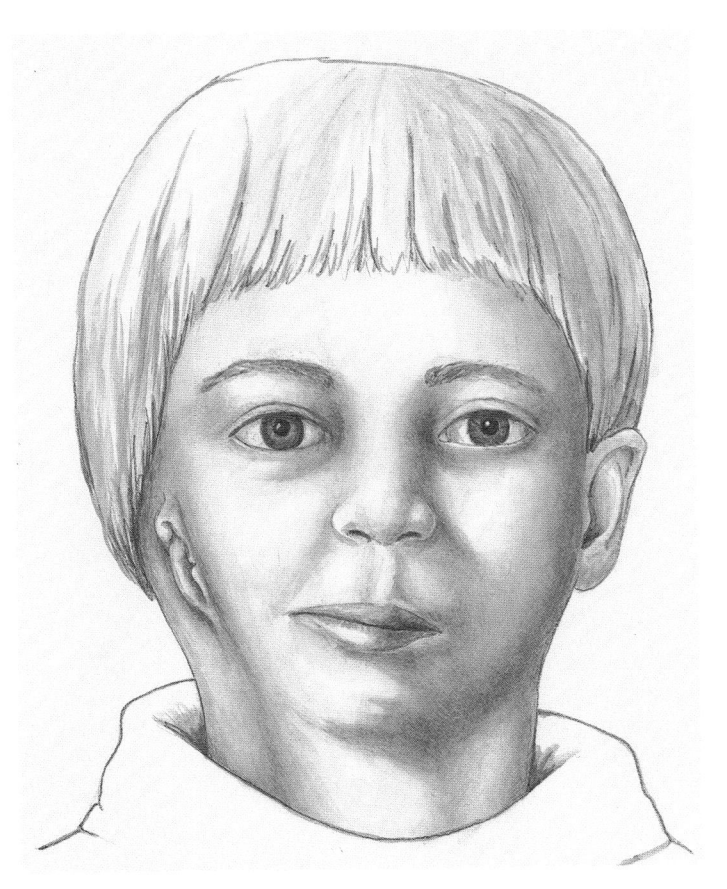

Abb. 3.**13** Patient mit hemifazialer Mikrosomie.

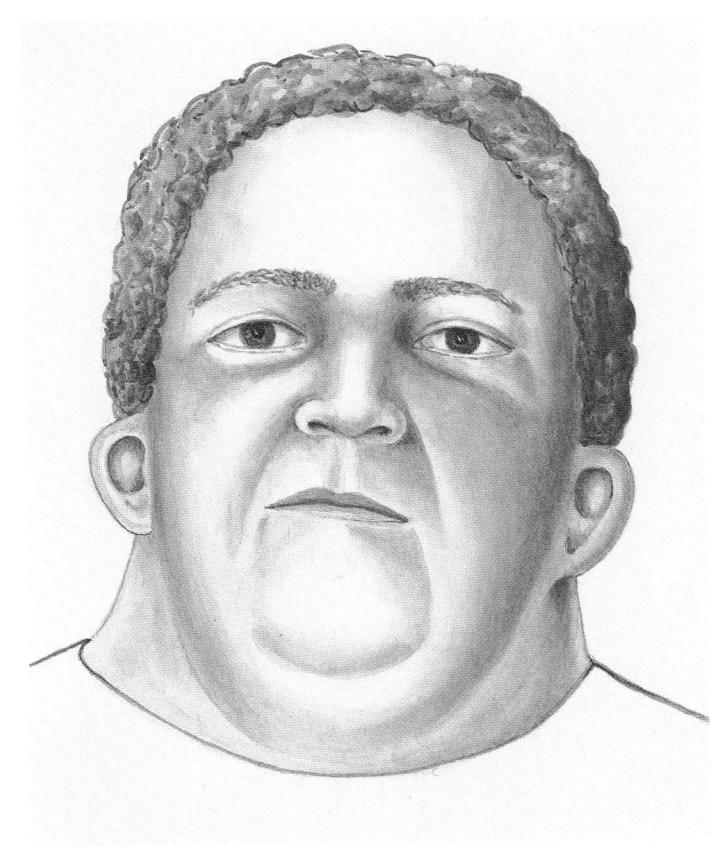

Abb. 3.**14** Patient mit Klippel-Feil-Syndrom.

Operationstechnik

Retroaurikulärer Zugang

Routinemäßig findet der retroaurikuläre Zugang Verwendung. Die Inzision wird von der Umschlagfalte postaurikulär auf den Kortex des Mastoids geführt (Abb. 3.15). Die anschließend gewonnene Faszie des M. temporalis kann auf einer Petri-Schale ausgebreitet werden, wo sie für die spätere Benutzung als Trommelfelltransplantat oder Fensterabdeckung trocknen kann. Die Gehörgangshaut wird an der Hinterwand („6.00 Uhr bis 12.00 Uhr") für die Freilegung der medialen Gehörgangsanteile inzidiert. Ein selbstarretierender Sperrer hält die Ohrmuschel nach vorn. Auf welche Weise der tympanomeatale Lappen präpariert werden soll, ist von der Größe des Trommelfells und der zu erwartenden Bohrarbeit abhängig. Wir bevorzugen einen großen Lappen in Form eines invertierten „V" (Abb. 3.16).

Nach Anheben des tympanomeatalen Lappens muß auf die Chorda tympani geachtet werden, die den Knochen bereits lateral des Anulus verlassen und frei nach medial zum Trommelfell ziehen kann, ein Befund, der oft auf eine kongenitale Mittelohrfehlbildung hinweist.

Um die Pauke freizulegen, wird das Trommelfell im hinteren unteren Quadranten angehoben und dann mit anhaftendem Gehörgangslappen nach vorn geschlagen. Überhängende Knochenkanten können entweder mit der Kürette oder dem Bohrer entfernt werden (Abb. 3.17). Wenn möglich sollte die Chorda tympani erhalten bleiben.

Nach Exposition der Mittelohrstrukturen erfolgt eine Analyse der Mißbildung. Besonderes Augenmerk muß auf bindegewebige, nervenähnliche Strukturen gerichtet werden, da es sich dabei um den verlagerten N. facialis handeln kann. Üblicherweise fehlt dann die knöcherne Bedeckung des Nervs (Abb. 3.18).

Gelegentlich verläuft der N. facialis in einer knöchernen Rinne quer über das Promontorium, bedeckt von Mittelohrmukosa (Abb. 3.19). Dadurch getarnt, ist der Nerv an dieser Stelle besonders gefährdet. Gewarnt sei auch vor einer „langen Chorda tympani" (Abb. 3.20), die durchaus nicht die Chorda sein muß, sondern ein freiliegender N. facialis sein kann, der quer durchs Mittelohr zieht.

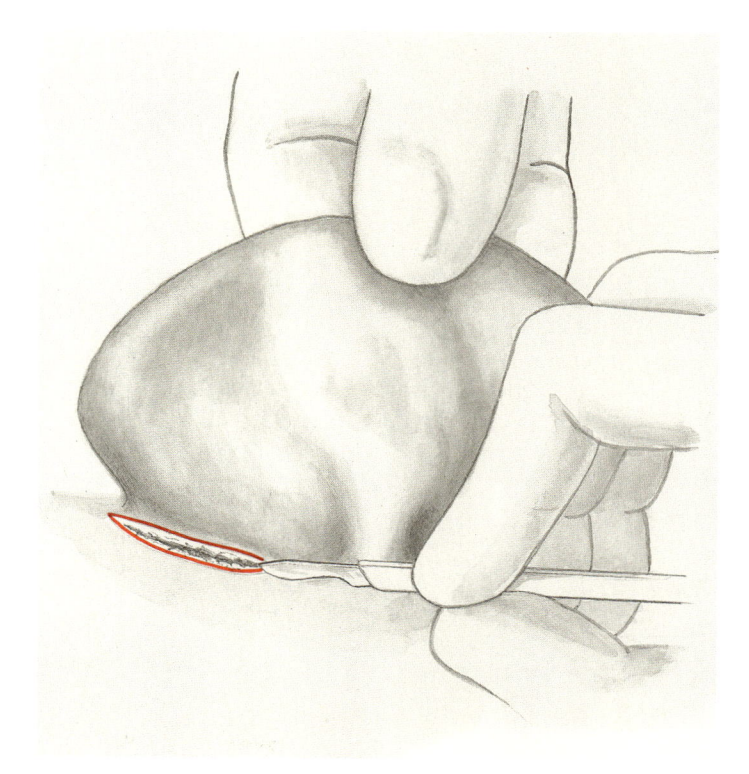

Abb. 3.15 Schnittführung beim retroaurikulären Zugang.

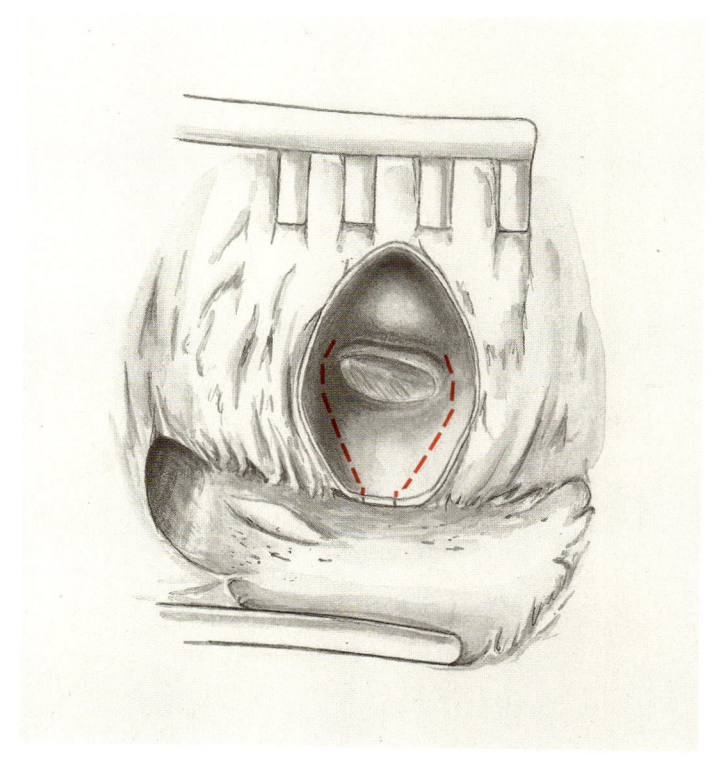

Abb. 3.16 V-förmig gestalteter tympanomeataler Lappen.

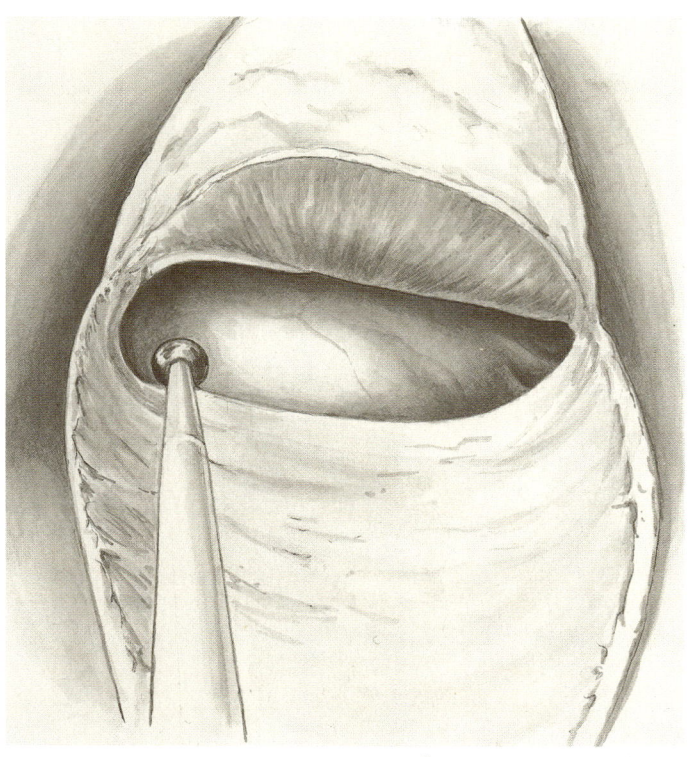

Abb. 3.**17** Entfernung des knöchernen Überhangs von der hinteren Gehörgangswand.

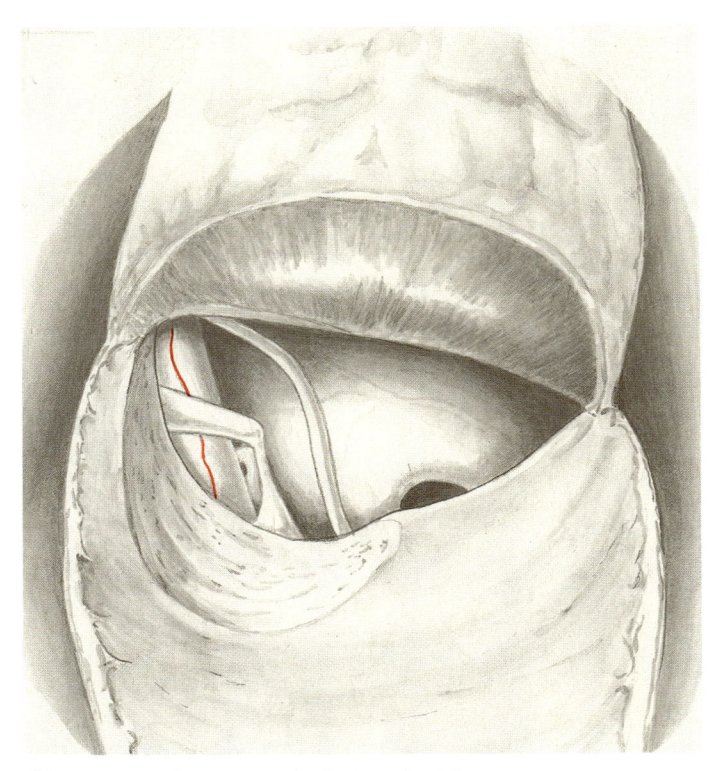

Abb. 3.**18** Verlagerter, unbedeckter Gesichtsnerv.

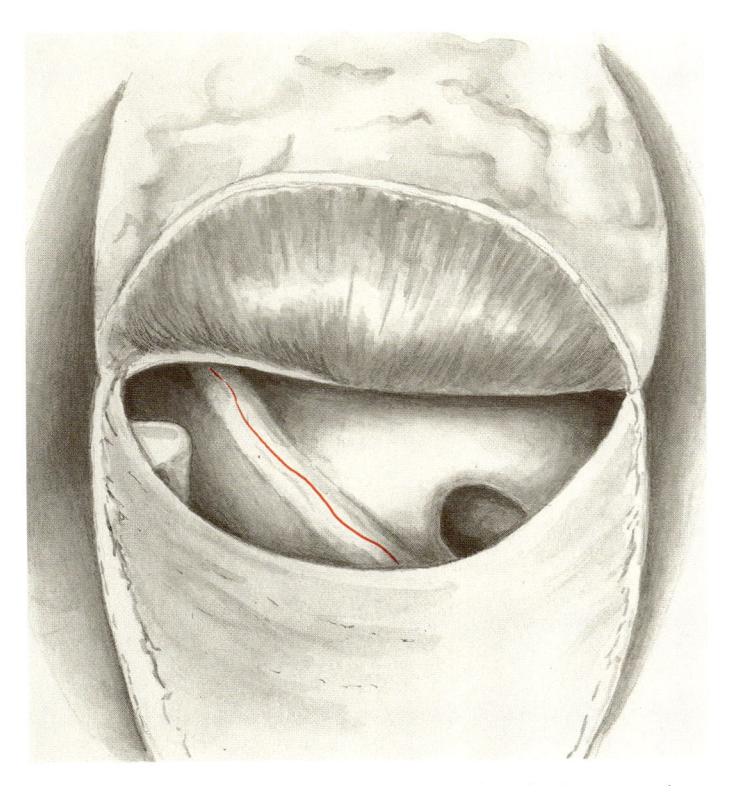

Abb. 3.**19** N. facialis, in knöcherner Rinne über das Promontorium ziehend.

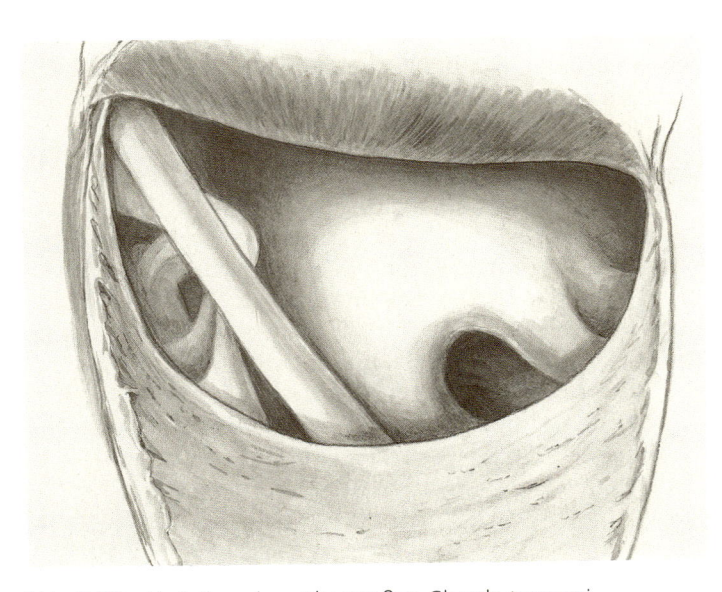

Abb. 3.**20** Variation einer übergroßen Chorda tympani.

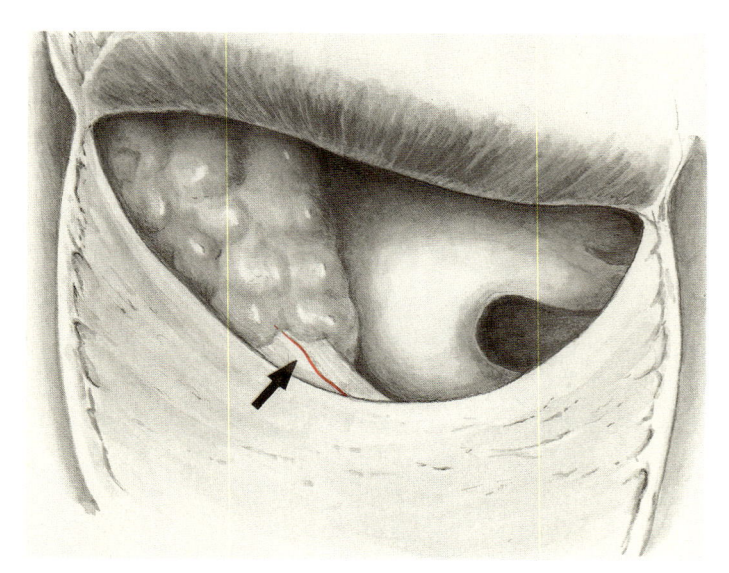

Abb. 3.**21** Fettgewebe im Mittelohr.

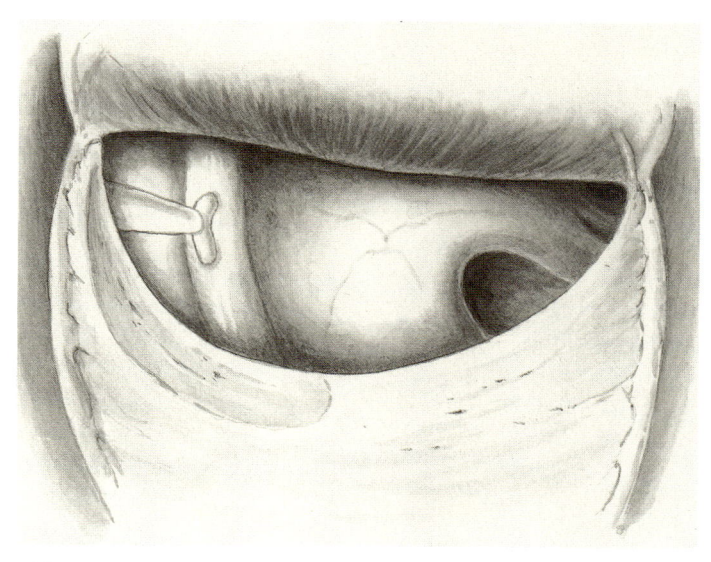

Abb. 3.**22** Stapesrudiment, in einem freiliegenden Gesichtsnerv eingebettet.

Andere Weichteilgewebe im Mittelohr sind ebenfalls zu beachten. Fett im Mittelohr signalisiert eine kongenitale Fehlbildung, die einen freiliegenden verlagerten N. facialis mit einschließen kann (Abb. 3.**21**). Für ektopisches Speicheldrüsengewebe (Choristom) gilt das gleiche. Es soll hier nochmal betont werden, daß bei jeder Art von Weichteilpräparation im Mittelohr mit einem verlagerten N. facialis gerechnet werden muß.

Gehörknöchelchenkette

Anschließend erfolgt die Inspektion der Kette. Zunächst werden Lokalisation, Form und Beweglichkeit von Hammer und Amboß untersucht. Schränken knöcherne Strukturen die Beweglichkeit ein? Danach erfolgt die Untersuchung des Stapes. Bei Verlagerung des N. facialis kaudal des Stapes ist dieses Gehörknöchelchen immer verändert, auch wenn der Stapesüberbau noch als solcher zu erkennen und mit einer beweglichen Fußplatte verbunden ist. In der frühen Embryonalentwicklung beeinflußt der N. facialis die endgültige Form und Position des Stapes, nicht umgekehrt. Besonders gefährlich ist ein in Weichteilstrukturen eingebetteter Stapesrest (Abb. 3.**22**). Dem Erstautor sind zwei Patienten bekannt, bei denen eine Weichteilstruktur, in Wirklichkeit der N. facialis, bei dem Versuch durchtrennt wurde, eine bessere Sicht auf das ovale Fenster zu erhalten. Bei beiden Patienten war eine komplette Fazialisparese die Folge. Vier gleiche Fälle sind neuerlich publiziert worden (Welling u. Mitarb. 1991).

Labyrinthfenster

Wichtig ist, daß Fehlbildungen des Stapes und des N. facialis oft auch das ovale Fenster betreffen. Das ovale Fenster kann nur teilweise angelegt sein oder ganz fehlen, besonders dann, wenn ein unterentwickelter Stapesrest frei am Inkus hängt oder mit dem Fazialiskanal verwachsen ist (Abb. 3.**23**). Ein verlagerter Fazialisnerv kann die Region des ovalen Fensters vollständig verdecken. In solchen Fällen muß der Nerv manchmal leicht beiseite geschoben werden, um das ovale Fenster besser beurteilen zu können. Jede andere Art der Verlagerung des N. facialis im Mittelohr von mehr als 6 mm ruft eine temporäre komplette Fazialisparese hervor. Diese Möglichkeit muß dem Patienten oder den Eltern vor der Operation ausführlich dargestellt werden.

Ossikelersatz

Nach Bewertung der Mittelohrsituation und mit klaren Vorstellungen, was zu tun ist, kann man die Rekonstruktion der Gehörknöchelchenkette in Angriff nehmen. Es sei noch einmal betont, daß eine Rekonstruktion der Kette nur dann erfolgen sollte, wenn das Risiko-Nutzen-Verhältnis dafür spricht. Im Zweifelsfalle sollte die Maßnahme unterbleiben, vor allem weil die Patienten gewöhnlich gut mit einem Hörgerät auskommen. Der Verzicht auf eine aggressive Chirurgie im Bereich des ovalen Fensters ist dem Risiko eines Innenohrschadens vorzuziehen.

Kleine kongenitale Ohrmißbildung 45

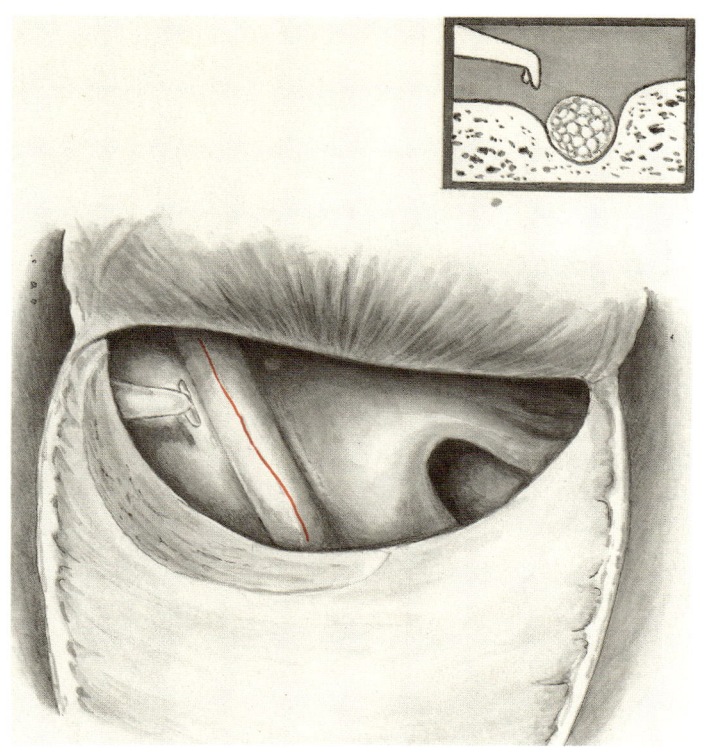

Abb. 3.23 Fehlendes ovales Fenster.

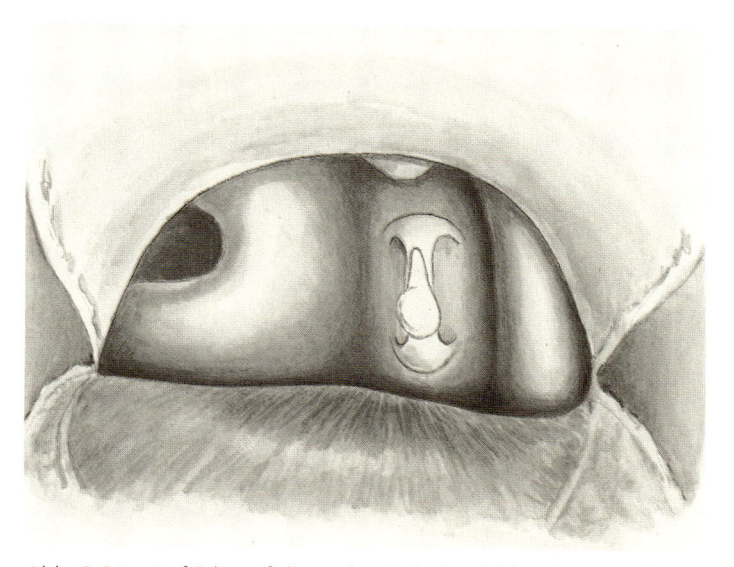

Abb. 3.24 Aufsicht auf die ovale Nische bei fehlender Ausdifferenzierung des Stapesringbandes.

Die häufigste kongenitale Mittelohrfehlbildung ist eine Stapesfixierung. Diese tritt ein, wenn sich ein Teil oder der gesamte Bereich des Ringbandes nicht ausdifferenziert hat (Abb. 3.24). Bei fixiertem Stapes kann die Diagnose durch Inspektion der Fußplatte unter starker Vergrößerung gestellt werden. Wenn nur ein Teil des Ringbandapparates nicht entwickelt wurde, genügt es, in dieser Region mit einem scharfen Instrument eine Rille zu ritzen, um die Fußplatte zu lösen (Abb. 3.25). Eine Refixation ist selten, da es sich um enchondralen Knochen mit geringer Regenerationstendenz handelt. Dies ist bei der kongenitalen Stapesankylose anders als bei Otosklerose, bei der es immer zur Refixation der Fußplatte kommt.

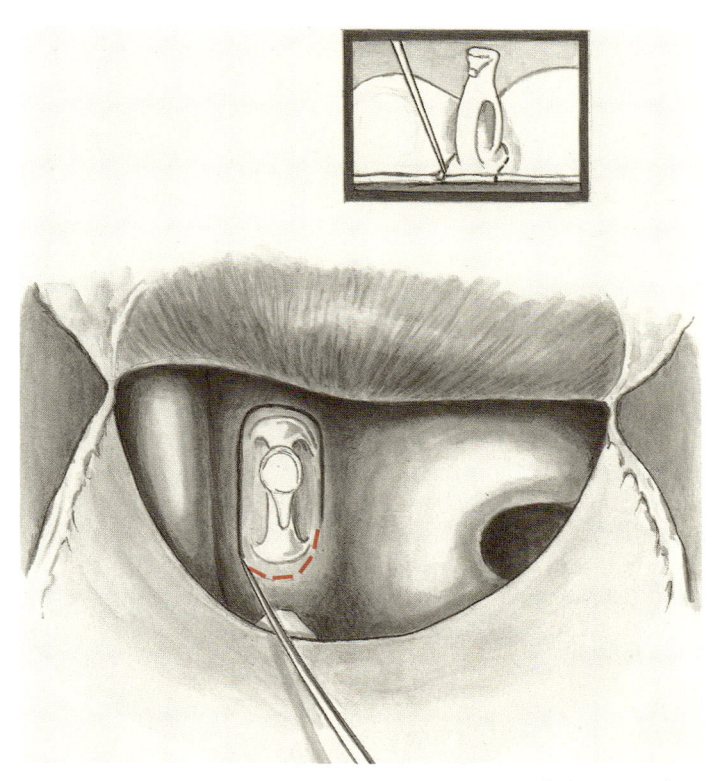

Abb. 3.25 Ritzen einer Rille in den knöchernen Fußplattenanulus.

Abb. 3.26 Stapedotomie.

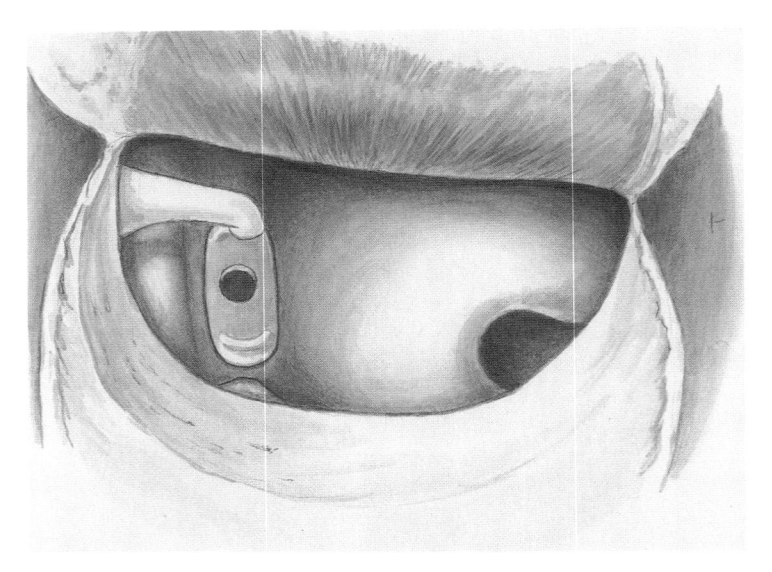

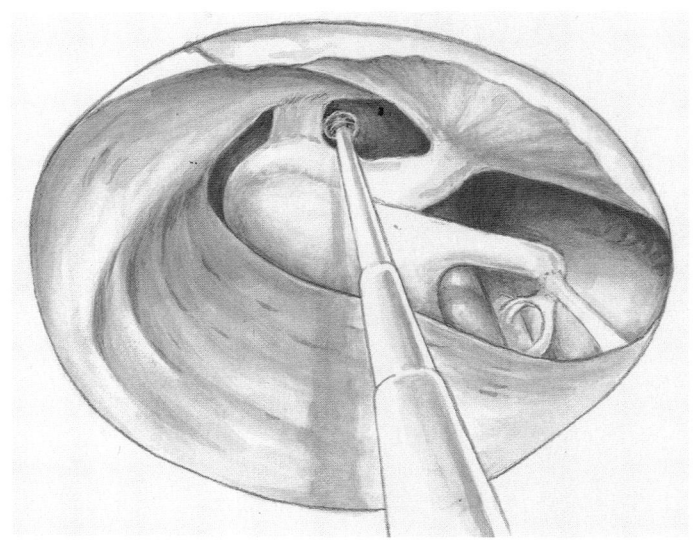

Abb. 3.27 Hammerkopffixation im vorderen Kuppelraum.

Stapedektomie/Stapedotomie
(siehe auch Kapitel 8)

Die Entscheidung, welches Verfahren verwendet werden soll, ist von der Freilegungsmöglichkeit der Fußplatte abhängig. Bei guter Sicht auf die Fußplatte wird die Stapedotomie durchgeführt (Abb. 3.26). Bei kaum einsehbarer Fußplatte führen wir die Stapedektomie durch. Es kann nicht oft genug betont werden, daß im präoperativen CT eine Innenohrfehlbildung ausgeschlossen sein muß. Wenn ein erweiterter innerer Gehörgang, ein erweiterter Bogengang oder ein vergrößertes Vestibulum nachweisbar sind, kommt es bei Präparationen der Fußplatte mit Wahrscheinlichkeit zu einem Gusher-Phänomen. Bei Stapedektomie oder Stapedotomie muß der Chirurg auf eine ungewöhnliche Prothesenlänge vorbereitet sein. Oft sind die Distanzen zwischen Amboß und ovalem Fenster oder Hammer und ovalem Fenster größer als normal und erfordern Prothesenlängen von 6 mm und mehr. Gelegentlich werden wesentlich kleinere Prothesen von 3 oder 3,5 mm Länge benötigt.

Hammerkopffixation

Der Hammer ist meist knöchern oder bindegewebig am Kopf, seltener am Hals fixiert. Deshalb ist es bei fixiertem Stapes wichtig, die ganze Kette zu prüfen, um nach seiner Entfernung nicht feststellen zu müssen, daß noch andere Gehörknöchelchen fixiert sind. Allerdings kommen Hammerkopffixation und fixierter Stapes selten zusammen vor.

Die Fixierung des Hammerkopfes (oder -halses) kann auf die folgende Weise gelöst werden: Zuerst wird eine Attikotomie durchgeführt und die knöcherne Brücke zwischen Hammer und Attikwand mit dem Bohrer entfernt (Abb. 3.27). Eine dünne Silikonfolie muß dann eingefügt werden, um eine Refixation zu verhindern. Danach wird der Hammerkopf oberhalb des Ansatzes der Tensor-tympani-Sehne abgestanzt, der Amboß entfernt und eine Prothese (autolog oder homolog) zwischen Hammerhals und Stapeskopf eingesetzt (Abb. 3.28). Eine Interposition zwischen Stapes und Trommelfell ist ebenfalls möglich.

Der Begriff „malleus bar" wurde von Nomura geprägt und beschreibt einen Knochenfortsatz vom Hammerhals zum knöchernen Anulus (Nomura u. Mitarb. 1988) (Abb. 3.4), der den Hammer und damit die Gehörknöchelchenkette fixiert. Diese knöcherne Fehlbildung ist einfach zu beseitigen, erfordert aber schonendes Schleifen mit geringer Umdrehungszahl, um ein Innenohrtrauma durch das Bohrgeräusch zu vermeiden. Andere Fixationspunkte an verschiedenen Stellen des Hammers kommen ebenfalls vor.

Amboßfixation

Eine primäre Fixation des Ambosses ist selten.

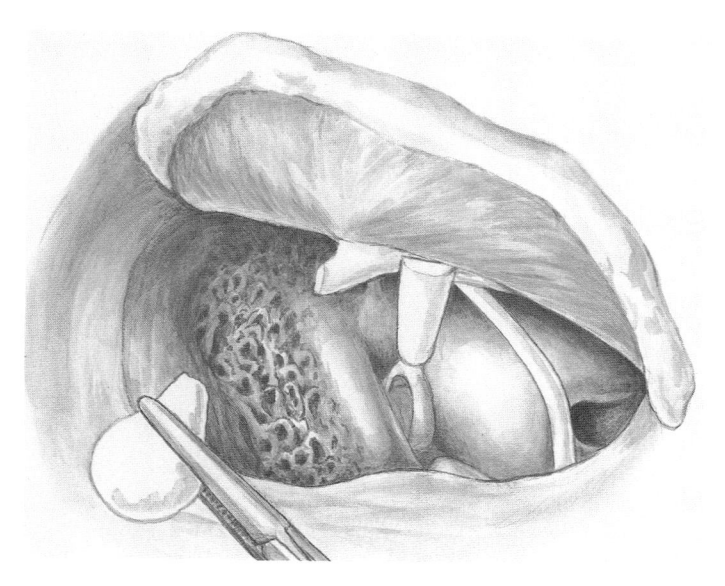

Abb. 3.**28** Interponierter Amboß (Typ III).

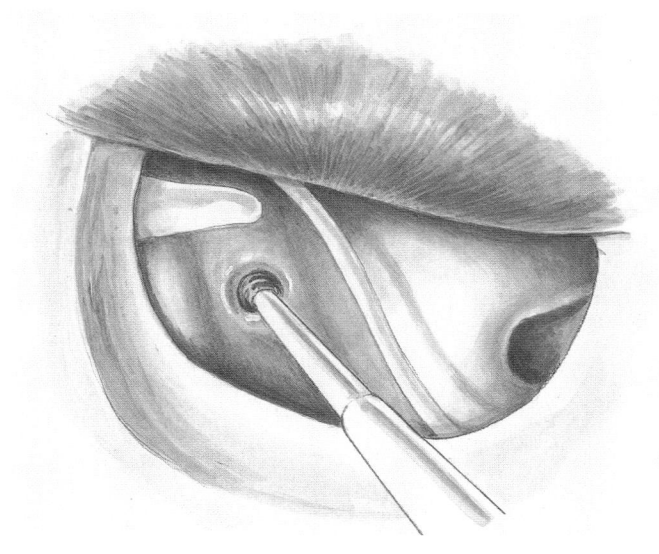

Abb. 3.**29** Neuanlage eines ovalen Fensters.

Vestibulotomie

Wenn die ovale Fensternische nur teilweise entwickelt ist oder ganz fehlt, kann auch eine Vestibulotomie durchgeführt werden. Mit dem Bohrer wird dabei eine neue Öffnung zum Vestibulum geschaffen (Abb. 3.**29**). Manchmal ist es nicht einfach zu entscheiden, wo die Öffnung gebohrt werden soll. Am besten sucht man nach einer bläulichen Einsenkung an der teilweise ausgebildeten Fußplatte oder anderen anatomischen Strukturen auf dem Weg zum Vestibulum. Dort, wo das Vestibulum vermutet wird, kann gebohrt werden, auch wenn der N. facialis unterhalb dieser Region verläuft. Die Anlage eines flachen breiten Fensters ist einem zylindrischen Loch vorzuziehen, da letzteres nur die Benutzung eines Pistons als Prothese gestattet, während sonst auch andere Stapesprothesen verwendbar sind. Wir legen ein Gewebetransplantat (Faszie) über das offene Vestibulum, bevor die Prothese eingesetzt wird.

Immer wenn ein neues ovales Fenster gebohrt wird, ist das postoperative Hörergebnis unsicher. Wir selbst haben diese Technik bei 21 Patienten benutzt, wobei ein Patient ertaubt ist.

Bei der „Promontorialfenstertechnik" von Plester wird das neue ovale Fenster weiter vorn gebohrt (Plester u. Mitarb. 1983).

Der Knochen am Promontorium wird so weit ausgedünnt, bis die endostale Membran der Kochlea sichtbar wird. Damit liegt das Fenster über der basalen Windung der Scala vestibuli.

Modifikationen

Enauraler Zugangsweg

Als Alternative zum postaurikulären Zugang bietet sich der enaurale Zugangsweg zum Mittelohr.

Bezugs- und Gefahrenpunkte

- *Aberrierende Chorda tympani.* Ein untypischer Verlauf der Chorda tympani deutet häufig auf andere Mittelohrfehlbildungen hin.
- *Darstellung des N. facialis.* Der sicherste Schutz für den N. facialis besteht in einer eindeutigen Identifizierung.

- *Stapesmanipulationen.* Nicht nur brüske Manipulationen am Stapes bergen die Gefahr einer Innenohrläsion in sich, sondern es besteht auch die Gefahr eines perilymphatischen Gusher-Phänomens. Das Gusher-Phänomen tritt bei direkter Verbindung zwischen dem Perilymphsystem und dem Subarachnoidalraum auf (Abb. 3.**30**). In diesem Fall steht Liquor unter Druck im Perilymphraum des Labyrinthes. Wenn an der Fußplatte manipuliert wird, kann sich Liquor im Strahl in das Mittelohr und den äußeren Gehörgang ergießen. In dieser Situation gilt es, besonnen zu handeln. Die meisten Katastrophen, d. h. Ertaubungen, werden durch unüberlegtes Abstopfen des ovalen Fensters (und damit des Vestibulums) mit Bindegewebe oder anderem Material verursacht.

  Durch Anhebung des Kopfteils vom Operationstisch um 30° wird das Problem besser gelöst. Nach 15–20 Min. ebbt der Liquorfluß ab und die Stapedektomie kann in der üblichen Weise durchgeführt werden. Ein großes Bindegewebsstück, das durch die am Amboß befestigte Prothese gestützt wird, sorgt für einen sicheren Verschluß des ovalen Fensters. Auch wenn die Hörergebnisse nicht immer gleich gut sind, wird das Innenohr durch diese Technik am besten geschützt.

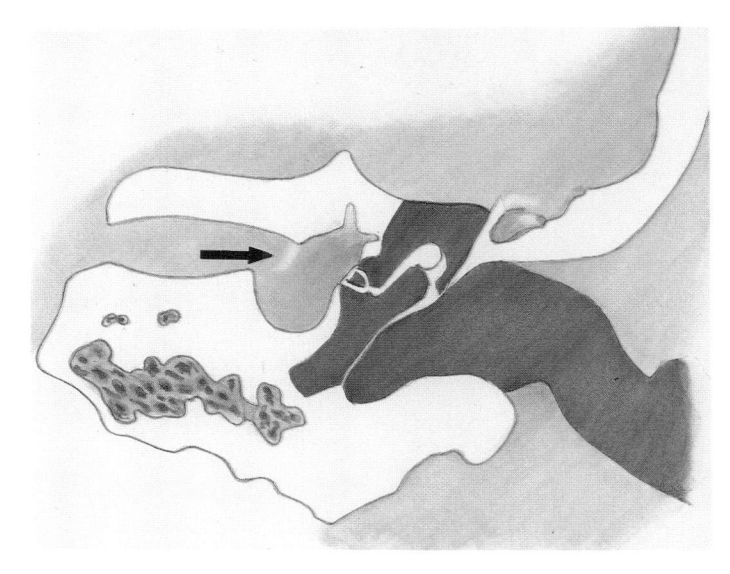

Abb. 3.**30** Verbindung des Subarachnoidalraums mit dem Perilymphraum.

Regeln, Tips und typische Fehler

- *Gehörgangswand.* Vor Eröffnung des Mittelohres sollte der hintere obere Anteil des knöchernen Gehörgangs entfernt werden (Abb. 3.**31**). Wird der Anulus zuerst angehoben, werden durch knöcherne Überhänge der oberen Gehörgangshinterwand wesentliche anatomische Strukturen verdeckt.
- *Fazialismonitoring.* Da der beste Schutz für den Fazialis im Mittelohr seine sichere Identifizierung ist, sind Fazialismonitoring und Stimulator hilfreich.
- *Ovale Nische.* Bei Neuanlage eines ovalen Fensters wird das Risiko einer Innenohrschädigung erhöht.
- *Fensterungsoperation.* Die Fensterung des horizontalen Bogengangs ist unphysiologisch und sollte deshalb vermieden werden. Wir ziehen die Vestibulotomie einer anderen Fensterungsoperation am Vestibularsystem vor.
- *Drahtprothese.* Die Befestigung einer Drahtprothese am Hammer sollte vermieden werden, auch wenn die Malleoplatinopexie oder Malleovestibulopexie gute Kurzzeitergebnisse liefert, ist die Gefahr einer Arrosion des Hammergriffs mit Durchwanderung des Drahtes durch das Trommelfell hoch.

Postoperative Nachsorge

- Bei eröffnetem Vestibulum sind die Vorsichtsmaßnahmen die gleichen wie bei Stapedektomie (siehe auch Kapitel 8). Der Patient soll außerdem für 7–10 Tage die Nase nicht schneuzen.
- Bei regulärem Verlauf kann der Patient wie sonst nach einer Stapedektomie entlassen werden. Wenn postoperativ Schwindel besteht, verbleibt der Patient im Krankenhaus, bis sich die Labyrinthirritation gelegt hat.
- Fäden und Gehörgangstamponade werden nach einer Woche entfernt.
- Nach 3–4 Wochen postoperativ erfolgt die zweite ambulante Nachsorge mit Säuberung des Gehörganges und Anfertigung eines Audiogramms.

Postoperative Komplikationen

Frühkomplikationen

- *Fazialisschwäche und Fazialisparese.* Fazialisschwäche oder Fazialisparese direkt postoperativ sind Zeichen dafür, daß der Nerv bei der Operation verletzt wurde. Dies kann unabsichtlich und unerkannt, aus Versehen geschehen, aber auch erkannt oder bewußt durch notwendige Manipulation am Nerv, z. B. durch Rerouting.
- *Infektion.* Trotz prophylaktischer Antibiotikagabe können Infektionen postoperativ auftreten. Beim ersten Anzeichen einer Infektion sollten alle Tamponaden entfernt und ein Abstrich entnommen werden. Der häufigste Keim bei postoperativen Infektionen ist Staphylococcus aureus. Eine sofortige antibiotische Abschirmung ohne Antibiogramm muß deshalb gegen diesen Keim wirksam sein.

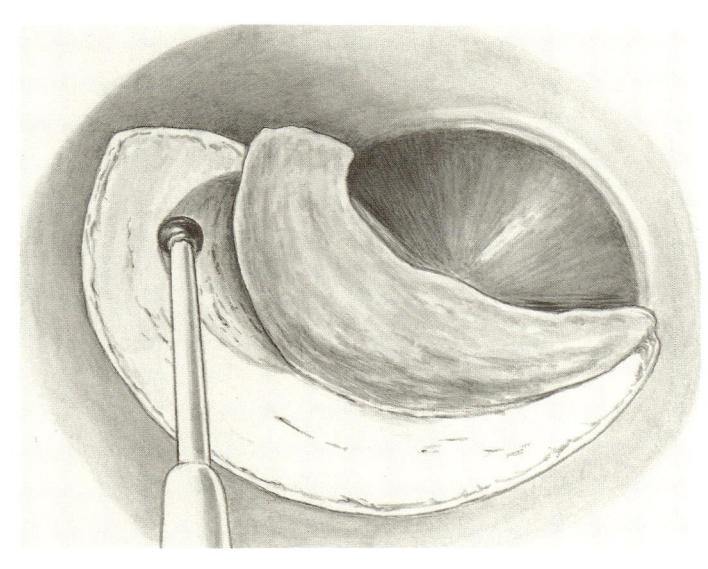

Abb. 3.31 Abfräsen der hinteren oberen Gehörgangswand vor Eröffnung des Mittelohres.

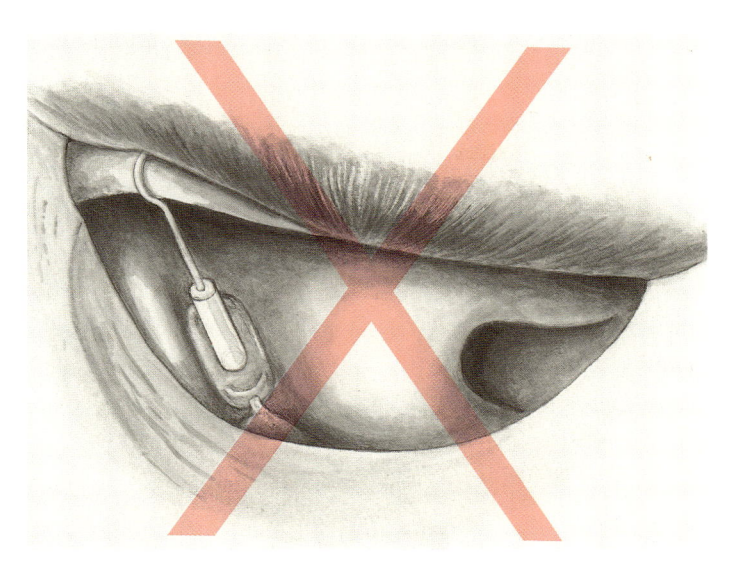

Abb. 3.32 Drahtprothese am Hammer.

- *Schwindel.* Jede Form von Schwindel, besonders die mit begleitendem Nystagmus, deutet auf eine Labyrinthschädigung hin. Wenn der Schwindel nicht innerhalb von 3–4 Tagen abklingt, muß beim Patienten eine Innenohrschädigung mit Perilymphfistel ausgeschlossen werden.
- *Schallempfindungsschwerhörigkeit.* Fluktuierendes Hören: Ein fluktuierendes Hörvermögen kann auf eine Perilymphfistel, eine gelockerte Prothese oder ein Tieferrutschen der Prothese in der ovalen Nische hindeuten.

Spätkomplikationen

- *Fazialisschwäche und Fazialislähmung.* Wenn der Nerv bei der Operation in seiner Kontinuität erhalten, aber gequetscht oder gedehnt wurde, dann sollte die Fazialisfunktion innerhalb von 3 Monaten wiederkehren. Ist der Operateur bezüglich des Nervenerhaltes unsicher oder die Funktion innerhalb der ersten 3 Monate nicht voll wiederhergestellt, sollte eine Revision erfolgen. Ein einfaches Verfahren zur Kontrolle der Wiederkehr der Nervenfunktion ist die Auslösbarkeit des Stapediusreflexes.
- *Infektion.* Bei persistierenden Infektionen soll eine Bakterienkultur mit Antibiogramm zum Resistenznachweis durchgeführt werden. Häufig findet sich als Ursache ein gramnegativer Erreger, z. B. Pseudomonas aeruginosa. Die Behandlung dieses Keims hat sich durch die Einführung moderner Antibiotika vereinfacht.
- *Persistierender Schwindel.* Persistierender Schwindel ist ein ernstzunehmendes Problem, das intensiver Abklärung bedarf. Audiologische und neurologische Funktionstests sind unverzichtbar, und oft empfiehlt sich die Anfertigung einer Magnetresonanztomographie (MRI), um andere mögliche Ursachen für die Symptome auszuschließen. Wenn der Schwindel für den Patienten unerträglich wird und sich auch durch Medikamente nicht bessern läßt, ist ein neurootochirurgisches Vorgehen indiziert, z. B. eine translabyrinthäre oder transtemporale Vestibularisresektion, je nachdem, ob ein verwertbares Hörvermögen vorhanden ist.
- *Dauerhafter Innenohrschaden.* Diese Komplikation ist einer Therapie kaum zugänglich. Ein Versuch mit Hydrocortisongaben erscheint gelegentlich indiziert.

Schlußfolgerungen

- 3–4 Wochen postoperativ ist ein Audiogramm anzufertigen.
- Das postoperative Hörergebnis bei kongenitaler Stapesfixierung ist schlechter vorhersagbar als bei Otosklerose.
- Selbst initial gutes Hörvermögen kann sich mit der Zeit verschlechtern und so eine erneute Exploration notwendig machen.

Alternatives Vorgehen

Hörgerätverordnung

Da die meisten dieser Patienten eine reine Schalleitungs-, seltener eine kombinierte Schalleitungs- und Schallempfindungsschwerhörigkeit haben, sind sie in der Regel gute Kandidaten für eine Hörhilfe. Wenn die präoperativen Untersuchungen deutlich machen, daß die Prognose für einen hörverbessernden Eingriff schlecht ist, sollte man dem Patienten zu einem Hörgerät raten.

Große angeborene Ohrfehlbildungen

Angeborene Ohrfehlbildungen mit Atresie oder Stenose des äußeren Gehörgangs kommen bei 1:10000 Geburten vor. Einseitige Atresie ist 6mal häufiger als beidseitige. Neben der Gehörgangsatresie findet sich gewöhnlich eine Mikrotie. Das äußere Ohr ist gelegentlich auch normal angelegt. Wenn die Ohrmuschel gut ausgeformt ist, kann die Atresie für Monate oder sogar Jahre unerkannt bleiben.

Präoperative Diagnostik

Ohrinspektion

Wird bei einem Neugeborenen eine kongenitale Mikrotie beobachtet, muß der Säugling in eine Hochrisikogruppe eingeordnet werden (Abb. 3.**33**). Eine otologische Untersuchung mit dem Operationsmikroskop ist angezeigt. Zusätzlich wird das Hörvermögen abgeklärt.

Inspektion des Patienten. Andere Hinweise auf das Bestehen einer kongenitalen Ohrfehlbildung sind präaurikuläre Fistelöffnungen, fehlgebildetes äußeres Ohr, kraniofaziale Dysmorphien oder ein hypoplastischer Unterkiefer. Bei regelrechter Ohrmuschel ist ein Augenmerk besonders auf diese Details zu richten, die helfen, eine Atresie oder Stenose zu erkennen. Einer familiären Häufung von Ohrmißbildungen muß nachgegangen werden. Bei den 800 Patienten mit kongenitalen Ohrmißbildungen des Autors waren nur 5% Syndromen zuzuordnen. Weitere 5% hatten ein Familienmitglied mit einer isoliert aufgetretenen Ohrfehlbildung, die übrigen 90% der Fälle waren Folgen spontaner Mutationen.

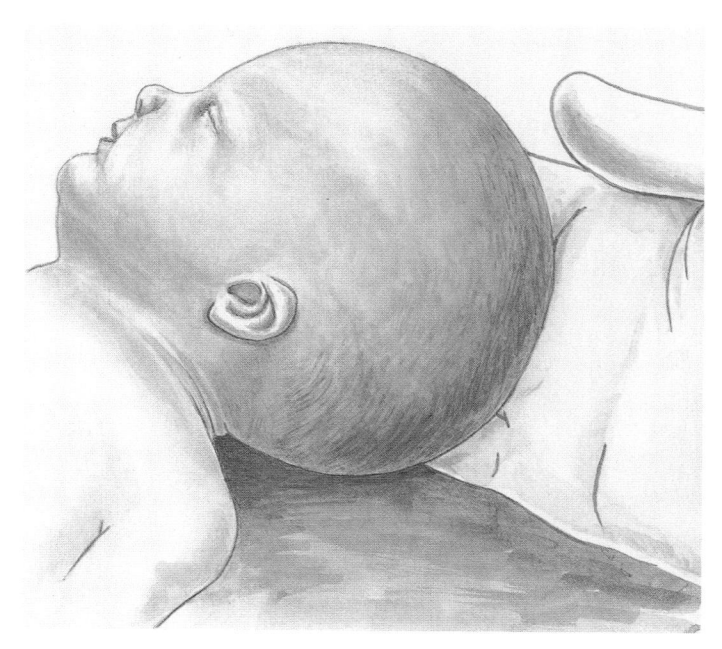

Abb. 3.**33** Kongenitale Mikrotie bei einem Neugeborenen.

Präoperative Beurteilung

Nach unserer Ansicht sollte die Operation am Gehörgang *nach* der Korrektur der Ohrmuschelfehlbildung erfolgen; d. h., zunächst sollte die Ohrmuschel plastisch korrigiert werden. Wir weisen mittlerweile jeden Patienten ab, der diesen Rat nicht beherzigt. Allerdings wünscht nicht jeder Patient mit angeborener Ohrmißbildung eine Korrektur der Ohrmuschel. Bei Patienten mit Mikrotie Grad III ist eine solche jedoch immer erforderlich.

Bei Grad II muß nur ein Teil der Ohrmuschel revidiert werden (Abb. 3.**35**), und bei Mikrotie Grad I (Abb. 3.**34**) ist das äußere Ohr meist so gut ausgebildet, daß sich plastische Maßnahmen erübrigen.

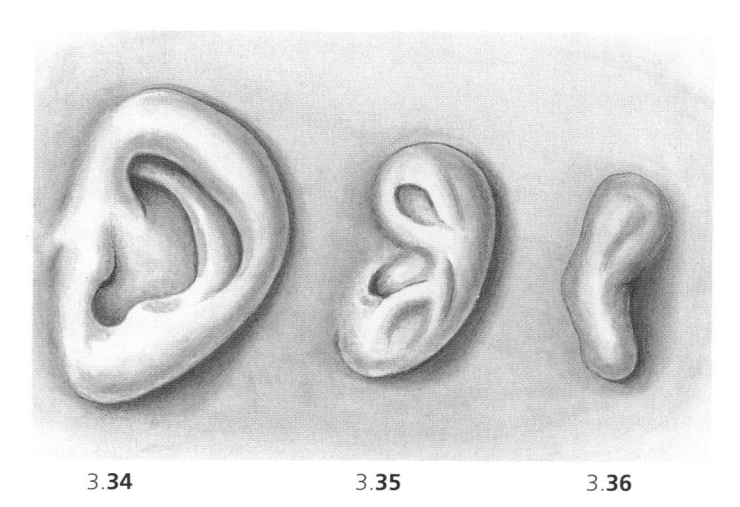

3.**34** 3.**35** 3.**36**

Abb. 3.**34**–3.**36** Mikrotie I. Grades, II. Grades, III. Grades.

Bei Patienten mit einer Mikrotie Grad II kann es zu einem Dilemma kommen, wenn zur Rekonstruktion Rippenknorpel benötigt wird. Diese Patienten verzichten oft auf die plastische Operation und wünschen die sofortige Korrektur der Gehörgangsatresie, weil ihnen eine einigermaßen geformte Ohrmuschel ausreicht und die Chance zur sofortigen Hörverbesserung wichtiger ist.

Für die Rekonstruktion der Ohrmuschel muß genügend Rippenknorpel zur Implantation vorhanden sein. Kinder sollten deshalb zwischen 6 und 8 Jahre alt sein. Frühestens 6 Monate nach dem Ohrmuschelaufbau kann das Mittelohr rekonstruiert werden. Bei Patienten mit beidseitiger großer Ohrfehlbildung versuchen wir, den Prozeß etwas zu beschleunigen und das erste Ohr schon vor der Einschulung zu operieren. Da die Hörergebnisse im allgemeinen gut, die Komplikationen selten sind, gibt es keine ernsthaften Gründe dafür, mit der Operation so lange zu warten, bis der Jugendliche selbst an dem Entscheidungsprozeß teilnehmen kann.

Audiometrie

Die Ableitung akustisch evozierter Potentiale kann in den ersten Lebenswochen vorgenommen werden. Eine simultane Multikanalableitung der BERA mit Stimulation über Luft- und Knochenleitung ist dabei erforderlich. Das Auftauchen der Welle 1 im stimulierten Ohr kennzeichnet eine kochleäre Funktion. Sind die Ergebnisse unsicher, wird das Kind 1 Monat später nochmals getestet. Selten findet sich bei einem Kind mit einseitiger Mikrotie oder Atresie auch auf dem normal erscheinenden Ohr eine Innenohrschwerhörigkeit. Im Falle zweifelhafter Hörschwellen muß ein Hörgerät angepaßt werden. Auch wenn es sich dabei nur um eine vorübergehende Maßnahme handelt, ist ein unnötigerweise verordnetes Hörgerät besser, als ein hörgeschädigtes Kind in den ersten Lebensjahren ohne Hörhilfe zu lassen.

Beim älteren Kind können zur Beurteilung des Hörvermögens auch spielaudiometrische Tests herangezogen werden. Eine Spielaudiometrie vor dem 2. Lebensjahr ist unmöglich und im 3. Lebensjahr oft noch schwierig. Ab 4–5 Jahren können zuverlässige Aussagen mit der Reinton-Audiometrie sogar mit Vertäubungsrauschen erzielt werden.

Computertomographie

Im Alter von 5 Jahren sollte eine hochauflösende, computertomographische Darstellung der Felsenbeine durchgeführt werden. Dies ist die wichtigste Untersuchung für die Operationsindikation. Wir lassen dazu standardisierte Aufnahmen mit einer 30°-Kippung in der axialen und einer 105°-Kippung in der koronaren Ebene anfertigen (Abb. 3.37, 3.38). Diese Technik produziert Bilder in Lebensgröße, ohne Verlust in der Auflösung. Ein einfaches Vergrößern der Bilder ist unzureichend. Außerdem werden dreidimensionale Rekonstruktionen der Oberflächenanatomie der Felsenbeine durchgeführt (Abb. 3.39).

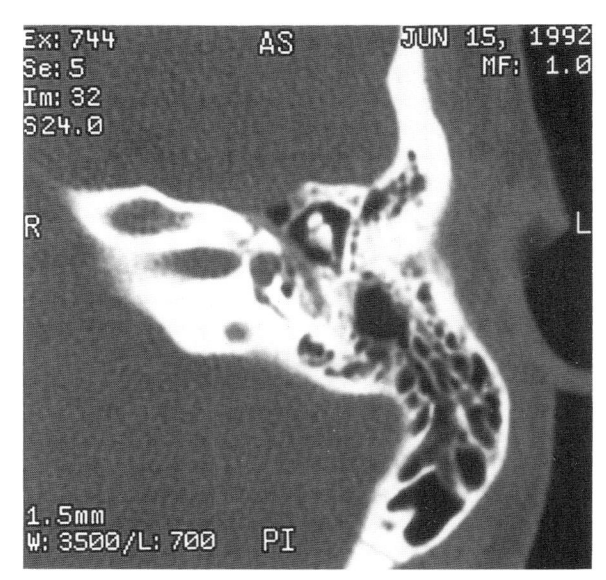

Abb. 3.37 Hochauflösende Computertomographie des Felsenbeins im axialen Strahlengang bei 30°-Kippung.

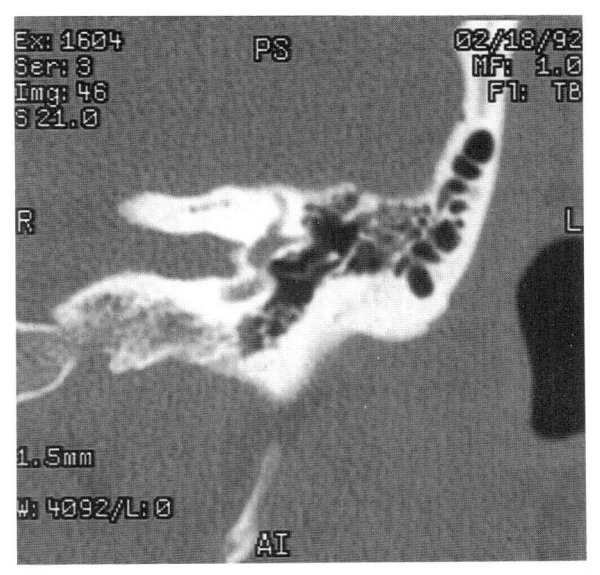

Abb. 3.38 Hochauflösende Computertomographie des Felsenbeins im koronaren Strahlengang bei 105°-Kippung.

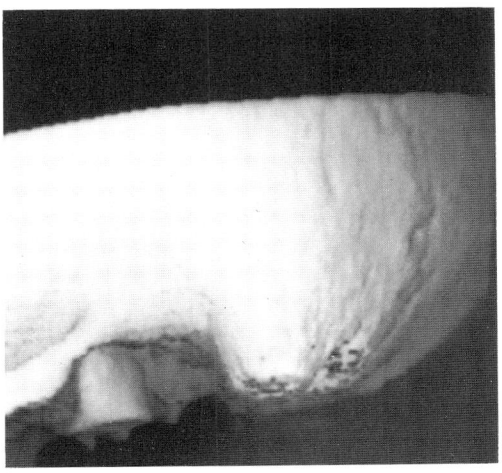

Abb. 3.39 Dreidimensionale CT-Rekonstruktion des Felsenbeins.

Indikationen

Hauptindikationen

Es gibt zwei absolute Voraussetzungen für die Operation einer großen Ohrmißbildung:

- der audiometrische Nachweis einer ausreichenden Innenohrfunktion,
- der Nachweis einer regelrechten Innenohranlage durch ein bildgebendes Verfahren.

Nach unserer Auffassung birgt jede Art der Entwicklungsstörung der knöchernen Innenohrarchitektur das Risiko eines perilymphatischen Gusher in sich.

Nebenindikationen

Wir haben eine Klassifikationsskala entwickelt, die auf den Felsenbeinveränderungen im Computertomogramm und dem Erscheinungsbild des äußeren Ohres basiert (Tab. 3.1). Das Vorhandensein eines Stapes ist von besonderer Bedeutung und wird deshalb in diesem Klassifikationsschema mit 2 Punkten berücksichtigt. Alle anderen Parameter werden mit 1 Punkt bewertet. Das Maximalergebnis besteht aus 10 Punkten, die bei unserer zurückhaltenden Bewertung bei keinem Patienten erreicht werden. 9–10 Punkte ergeben eine sehr gute Chance für eine hörverbessernde Operation. Bei einer Punktzahl von 5 oder weniger sollte nicht operiert werden (Tab. 3.2). Die meisten Patienten, die wir operieren, haben eine Punktezahl von 7 oder 8. Acht Punkte entsprechen einer 80%igen Chance für eine Verbesserung des Hörvermögens auf normale oder fast normale Werte, definiert als postoperative Sprach-Hör-Schwelle zwischen 15 und 25 dB.

Bei bilateraler Ohratresie legen wir weniger strenge Maßstäbe an und operieren in der Regel auch ein Ohr, das mit nur 5 Punkten eingestuft wird. Bei einseitiger Atresie muß der Patient jedoch 6 oder mehr Punkte bekommen, bevor wir ihn operieren.

Infektion und/oder *Cholesteatom*. In einigen Fällen müssen auch Patienten operiert werden, die nach unserer Klassifikation eine schlechte Punktzahl haben. Im Falle einer Infektion (Abb. 3.40) oder bei einem Cholesteatom (Abb. 3.41) muß in jedem Fall operiert werden. Dabei stellt jedoch die Wiederherstellung der Hörfunktion nicht das Hauptanliegen dar. Ohnehin ist bei den meisten Fällen das Cholesteatom schon so weit fortgeschritten, daß die gesamten Mittelohrstrukturen zerstört sind.

Tabelle 3.1 Chirurgie kongenitaler Ohratresien – Bewertung am hochauflösenden CT-Bild anhand einer Punkteskalierung (max. 10 Punkte).

Parameter	Bewertung
Vorhandener Stapes	2
Offenes ovales Fenster	1
Mittelohrräume vorhanden	1
Gesichtsnerv erkennbar	1
Hammer-Amboß-Komplex	1
Mastoid pneumatisiert	1
Amboß-Steigbügel-Verbindung	1
Rundes Fenster angelegt	1
Äußere Ohranteile teilweise angelegt	1

Tabelle 3.2 Chirurgie kongenitaler Ohratresien – Beurteilung der chirurgischen Erfolgsaussichten anhand der Punktebewertung

Punkte	Operationsaussichten
10	ausgezeichnet
9	sehr gut
8	gut
7	genügend
6	grenzwertig
5 oder weniger	schlecht

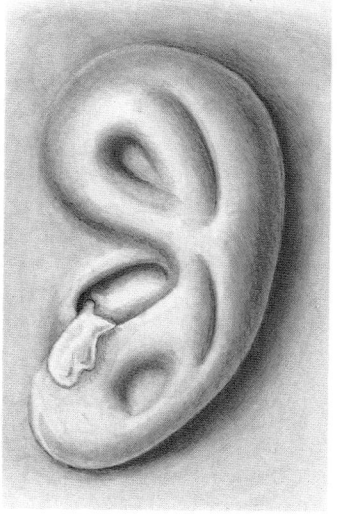

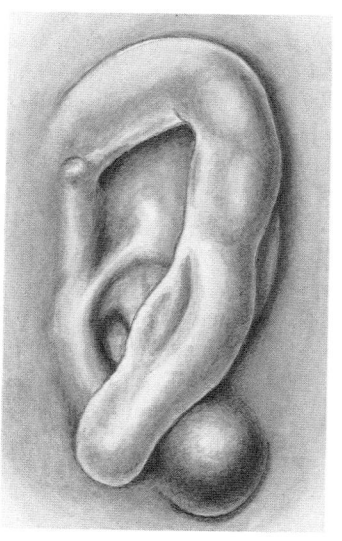

Abb. 3.40

Abb. 3.41

Abb. 3.40 Vorliegen einer Infektion nach erfolgter chirurgischer Korrektur einer kongenitalen Atresie.

Abb. 3.41 Cholesteatom mit Abszeß bei kongenitaler Stenose.

Operationsziel

Bei bilateraler kongenitaler großer Ohrmißbildung ist das Ziel der Operation ein Hörvermögen, das es dem Patienten erlaubt, ohne Hörgerät zurechtzukommen. Bei 80% der Patienten, die nach den obigen Kriterien für die Chirurgie ausgewählt werden, ist dies erreichbar. Bei einseitigen Veränderungen soll der Eingriff zu einem verbesserten Hörvermögen führen, das das Richtungshören und die Sprachwahrnehmung vor Hintergrundlärm positiv beeinflußt.

Operationsvorbereitung

Anästhesiologisches Konsilium. Etwa 20% der Patienten haben zusätzlich andere kongenitale Fehlbildungen im Kopf-Hals-Bereich. Einige dieser Mißbildungen, z. B. eine Hypoplasie der Mandibula, machen eine Intubationsanästhesie potentiell gefährlich. Deshalb sollte man mit einem erfahrenen Anästhesisten zusammenarbeiten, der solche Problemfälle kennt und dem diese schon präoperativ vorgestellt werden können.

Stationäre Aufnahme. 1 Tag vor der Operation wird der Patient stationär aufgenommen.

Patientenlagerung. Der Patient liegt in Rückenlage auf dem Operationstisch. Der Anästhesist ist gegenüber dem Chirurgen und der Instrumentenschwester auf der anderen Seite des Tisches postiert (Abb. 3.**42**).

Katheterisierung der Blase. Ein Blasenkatheter wird nicht routinemäßig gelegt. Unsere zumeist kleinen Patienten haben sich über die Nebenwirkungen so beklagt, daß wir routinemäßig keinen Blasenkatheter mehr legen. Dauert die Operation länger als 5 Std., muß der Flüssigkeitshaushalt besonders kontrolliert werden.

Besondere Instrumente

Für die Atresieoperationen werden die üblichen Instrumentensätze für die Mittelohr- und Mastoidchirurgie verwendet. Ein Bohrer mit Spülung sowie ein voller Satz Rosenbohrer und Diamantköpfe kommen zum Einsatz. Ein Fazialismonitor mit Reizgerät wird nicht routinemäßig angeschlossen, ist aber im Operationssaal abrufbereit und auf Wunsch des Operateurs jederzeit einsetzbar. Eine bipolare Koagulationspinzette (Abb. 3.**43**) ist besonders bei Blutung im Bereich des Fazialiskanals hilfreich. Ein elektrisches Dermatom (z. B. der Fa. Zimmer) (Abb. 3.**44**) wird oft gebraucht und sollte im Sterilbereich vorhanden sein.

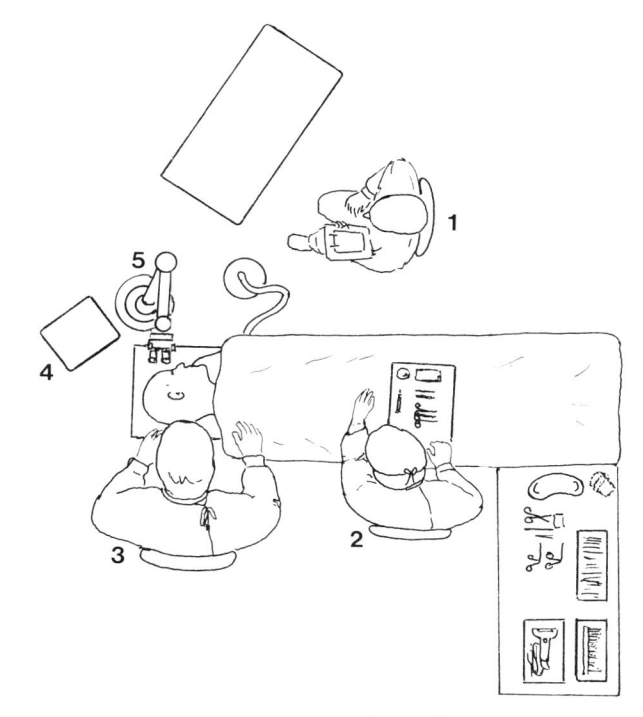

Abb. 3.**42** Intraoperative Lagerung des Patienten.
1 Anästhesist
2 Schwester
3 Chirurg
4 Bohrer
5 Operationsmikroskop

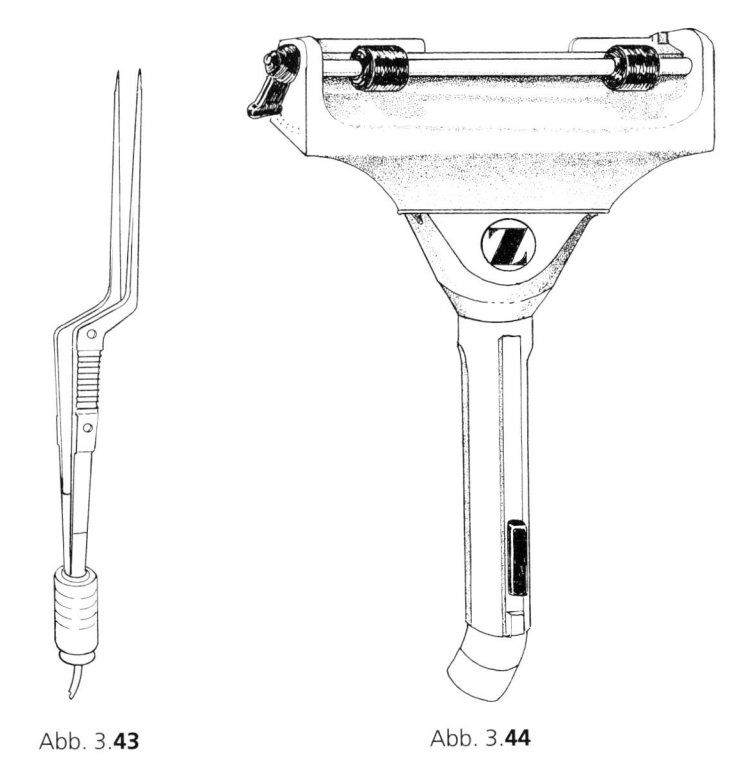

Abb. 3.**43**   Abb. 3.**44**

Abb. 3.**43** Bipolare Koagulationspinzette.

Abb. 3.**44** Elektrisches Dermatom (Zimmer-Instr.)

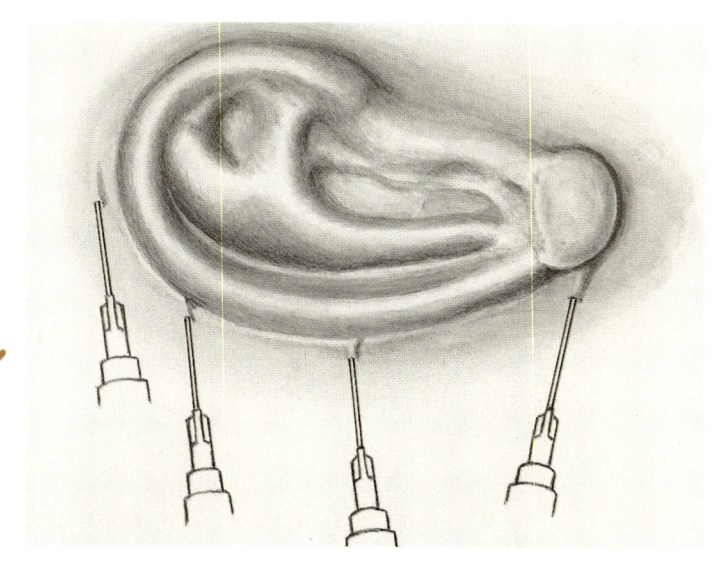

Abb. 3.45 Infiltration des Lokalanästhetikums mit Adrenalinzusatz.

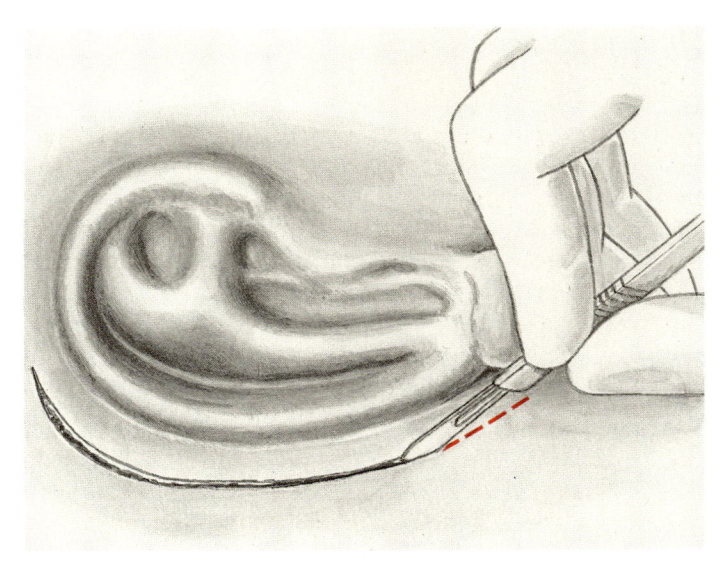

Abb. 3.46 Retroaurikuläre Schnittführung zur Korrektur einer Atresie.

Anästhesie

Kongenitale Ohrfehlbildungen werden üblicherweise in endotrachealer Allgemeinnarkose vorgenommen. Erneut soll an dieser Stelle auf die Bedeutung eines guten, in der Kinderanästhesie erfahrenen Anästhesisten hingewiesen werden, der schwierige endotracheale Intubationen beherrscht. Wenn zur Einleitung der Narkose Muskelrelaxanzien benutzt werden, muß ihr Gebrauch rechtzeitig beendet werden, wenn ein Fazialismonitoring gewünscht wird. Auch ohne Fazialismonitor ist es ratsam, wenig relaxierende Medikamente zu verwenden, da ein plötzliches Zucken oder Anspannen des Gesichts während der Bohrphase die Nähe zum Gesichtsnerv anzeigen kann.

Intravenöse Flüssigkeitszufuhr: Der Umfang der intravenösen Flüssigkeitsgabe wird durch den Anästhesisten festgelegt. Da kein Blasenkatheter verwendet werden soll, muß sich die Flüssigkeitszufuhr in Grenzen halten, um eine Blasenüberdehnung zu vermeiden.

Blut- oder Blutprodukte. Transfusionen von Blut- oder Blutprodukten werden bei der Atresieoperation nicht benötigt. Ohne besondere Umstände werden weder die Blutgruppe bestimmt noch Kreuzproben durchgeführt.

Lokalanästhesie. Auch bei Intubationsnarkose werden 4–6 ml handelsübliches Articain 1%ig mit Adrenalinzusatz 1:200 000 (Ultracain, Hoechst o. ä.) verwendet. Die Substanz wird mit einer 2-ml-Spritze und dünner Nadel in die retroaurikuläre Umschlagfalte an das Dach und den Boden der vermuteten Gehörgangsregion sowie in alle Weichteilgewebe des Gehörgangsrestes gespritzt (Abb. 3.**45**).

Nitrosegase. Lachgas sollte möglichst, außer bei der Narkoseeinleitung, nicht verwendet werden. Hohe Lachgas- und Sauerstoffpartialdrücke im Blut führen zu einer verstärkten Gasausscheidung in das Mittelohr durch die Mittelohrmukosa und können ein Ballonieren des Transplantats verursachen. Der Effekt läßt sich auch ohne Lachgas bei maschineller Beatmung beobachten, er ist aber keine Folge der Drucktransduktion durch die Eustachi-Röhre. Dieser unangenehme Effekt kann vermieden werden, wenn vom Anästhesisten der Sauerstoffpartialdruck in der Ausatemluft möglichst niedrig gehalten wird.

Operationstechnik

Die Operation der großen Ohrmißbildung erfolgt in der Regel einzeitig. Dies wird durch die sorgfältige Selektion der Patienten unter Zugrundelegung unserer Klassifikationskriterien ermöglicht. Nur wenn eine niedrige Punktezahl, z. B. 5 oder 6, auf eine schwierige Korrektur hinweist, kann ein zweizeitiges Vorgehen erforderlich sein. Fehlt z. B. bei einem Patienten der Stapes oder das ovale Fenster, kann man sich dazu entschließen, zunächst das Mittelohr und das Trommelfell zu rekonstruieren, die Vestibulotomie aber auf einen zweiten Eingriff zu verschieben, weil die Prothese in ein neugebohrtes ovales Fenster unter ein neues Trommelfell gestellt werden müßte. Durch die Instabilität der Prothese an beiden Enden und den möglichen Druck auf dieselbe durch die Gehörgangstamponade kommt es postoperativ leicht zu Schwindel und Benommenheit.

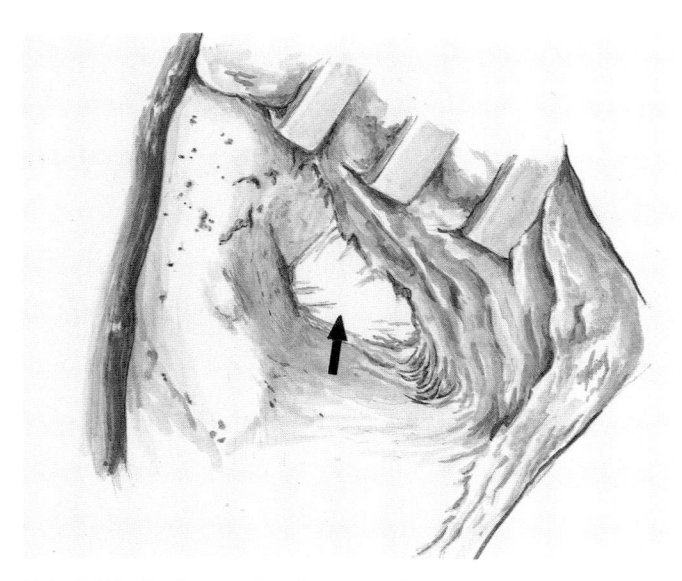

Abb. 3.47 Rudiment des Os tympanicum.

Schnittführung. Routinemäßig wird die retroaurikuläre Eröffnung angewendet (Abb. 3.46). Auch wenn keine prinzipiellen Bedenken gegen eine enaurale Eröffnung bestehen, ist unserer Ansicht nach die postaurikuläre Schnittführung vorteilhafter für die Schaffung eines neuen Gehörgangs.

Faszientransplantate. Faszie vom M. temporalis kann über die retroaurikuläre Inzision gewonnen werden. Gelegentlich fehlt die Temporalisfaszie; entweder weil sie nicht angelegt oder bei der Ohrmuschelrekonstruktion bereits benutzt wurde. Bei der „Fan-flap"-Technik z. B. wird die gesamte Temporalisfaszie angehoben und zur Abdeckung eines Silikonimplantats in die Ohrmuschel genutzt. Dieses Vorgehen verbessert die Einheilungschance, aber benötigt die gesamte Temporalisfaszie, so daß der Operateur dann nach Alternativen suchen muß, z. B.:

1. Temporalisfaszie von der kontralateralen Seite.
2. Fascia lata vom Bein.
3. Periost von der Kalotte.
4. Homologe Faszie von einem Elternteil.

Wenn vorher bekannt ist, daß die ipsilaterale Temporalisfaszie nicht mehr zur Verfügung steht, entnehmen wir vor Beginn der eigentlichen Operation Faszie von der Gegenseite. Das Präparat wird auf einer Petri-Schale ausgebreitet, von Fett und Muskelgewebe befreit und kann trocknen.

Os tympanicum. In gut einem Drittel der Fälle mit kongenitaler Gehörgangsatresie können die Reste eines Os tympanicum noch identifiziert werden (Abb. 3.47). Die Atresie entsteht, wenn sich der knöcherne tympanische Ring nicht ausbildet. Das Überbleibsel eines Os tympanicum ist ein amorphes Knochenstück an der Position, an der üblicherweise der Gehörgang liegt. Sobald das Periost von der Vorderfläche des Mastoids abpräpariert ist, sollte der Operateur nach einem Überbleibsel des Os tympanicum suchen. Es gibt die Richtung an, in die gebohrt werden muß, um in der Tiefe auf die Paukenhöhle zu stoßen. Man kann auch stumpf für eine kurze Strecke in Richtung auf das Kiefergelenk vorpräparieren. In 25% der Fälle macht der N. facialis etwa auf der Höhe des zweiten Knies einen scharfen Knick nach vorn, durchquert das Mittelohr und verläßt am Kiefergelenk den Knochen. Wird dieses nicht beachtet, riskiert man schon vor Beginn der Bohrarbeit eine Gesichtsnervenverletzung.

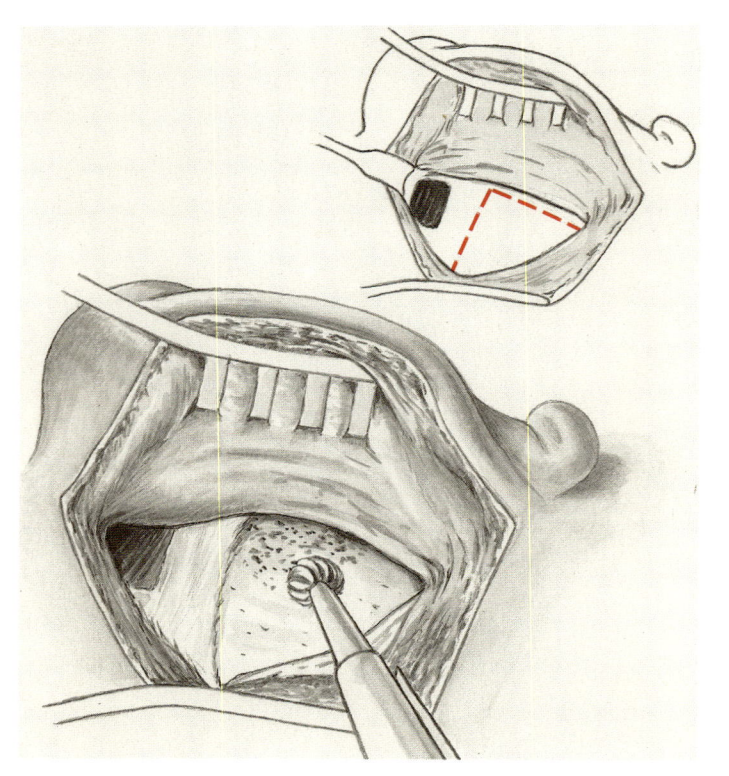

56 Chirurgie der kongenitalen Ohrmißbildungen

Abb. 3.**48** Area cribriformis auf dem Planum mastoideum.

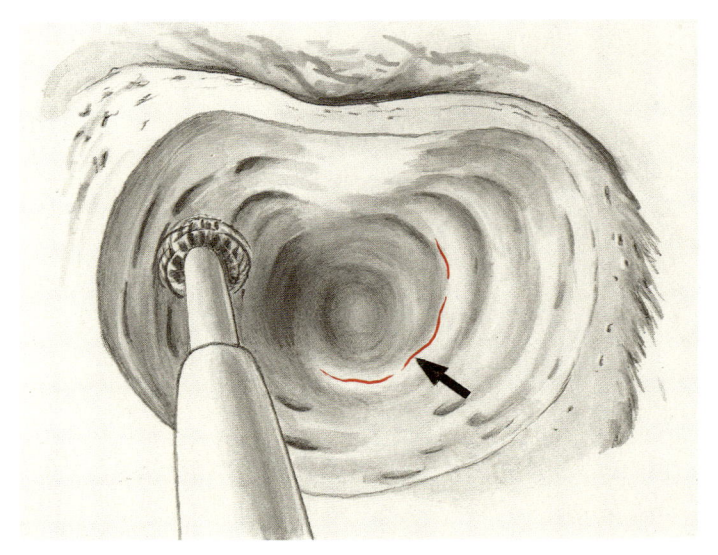

Abb. 3.**49** Verlagerter N. facialis (Pfeil).

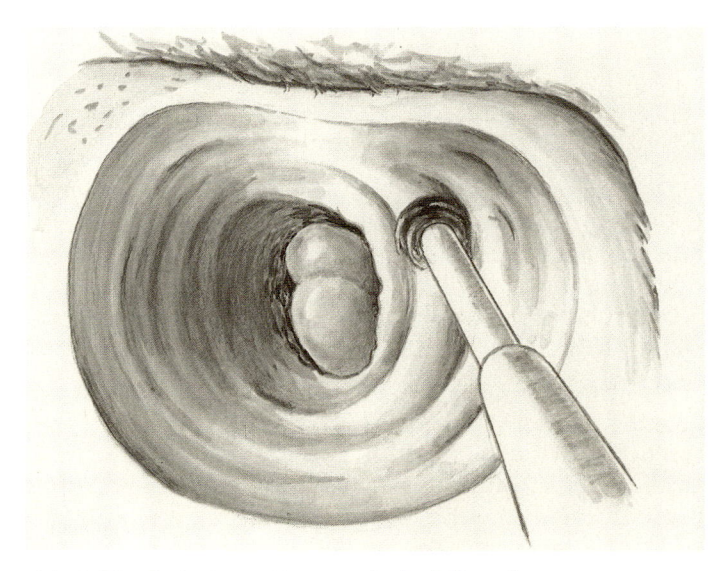

Abb. 3.**50** Fusionierter Hammer-Amboß-Komplex.

Direktzugang zum Mittelohr. Ist ein rudimentäres Os tympanicum vorhanden, wird an dieser Stelle mit der Bohrarbeit begonnen. Fehlt das Knochenstück, beginnt man an der Stelle mit dem Bohren, an der das Mastoid mehrere kleine pneumatische Zellen aufweist (Abb. 3.**48**). Die Bohrrichtung ist anterosuperior, um auf dem direkten Weg zum Mittelohr zu gelangen. Zur Vermeidung von Fazialisläsionen hält man sich dicht am Tegmen tympani, das man zur Identifizierung der Dura auch ausdünnen kann (Abb. 3.**49**).

Eröffnung des Mastoids vermeiden. Die pneumatisierten Räume des Mastoids sind möglichst zu belassen. Ein Ausbohren erzeugt eine große unübersichtliche Höhle, die sich leicht infiziert.

Schutz des Gesichtsnervs. Bei weiterem Fortschreiten des Bohrens nach medial stößt man zunächst auf den verschmolzenen Hammer-Amboß-Komplex im Epitympanum. Die beiden Ossikel erscheinen als sanft gerundete Hügel, die durch einen Spalt voneinander getrennt sind, einem Kinderpo sehr ähnlich (Abb. 3.**50**). Bei zarter Berührung zeigt sich meist eine geringe Mobilität, selten sind die verschmolzenen Ossikel ganz fixiert. Durch systematisches Abfräsen des Knochens mit dem Diamanten wird das Mittelohr unter ständiger Suche nach dem Fazialisnerv weiter freigelegt. Häufig erscheint der Gesichtsnerv im gelblichen atretischen Knochen als weißes Band.

Bei dünner werdendem Knochen erscheinen kleine Blutgefäße auf der Nervenoberfläche (Abb. 3.**51**). Der Nerv ist dann besonders gefährdet, wenn er einen scharfen Knick nach vorn macht (25% der Fälle) und das Mittelohr in Höhe des runden Fensters kreuzt (Abb. 3.**52**), dabei kann der Nerv weit nach lateral verlagert sein, was ihn noch verwundbarer macht. Der Chirurg darf sich so lange nicht sicher fühlen, bis der N. facialis identifiziert und dargestellt ist.

Entfernung der Atresieplatte. Der feste Knochen der Atresieplatte wird mit dem Diamanten ausgedünnt und dann mit einer scharfen Kürette Schritt für Schritt entfernt (Abb. 3.**53**).

Große angeborene Ohrfehlbildungen

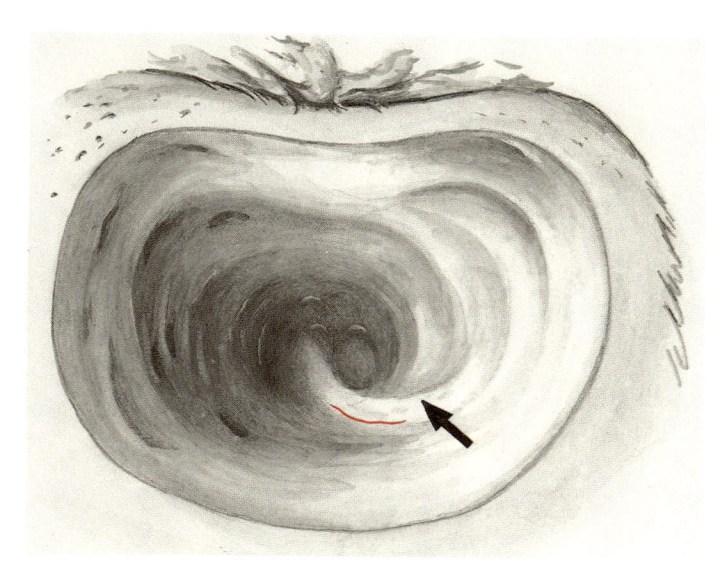

Abb. 3.**51** Der Gesichtsnerv, wie er durch den ausgedünnten, atretischen Knochen hindurchscheint (Pfeil).

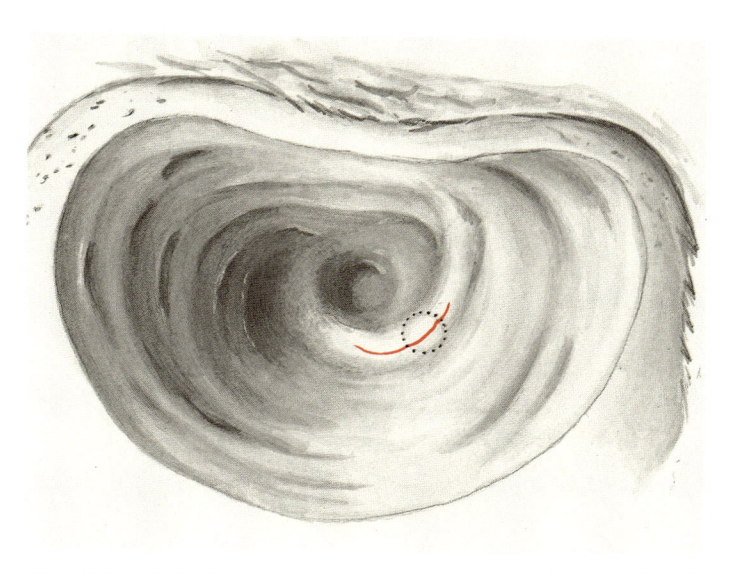

Abb. 3.**52** Beim Durchqueren des Mittelohres macht der N. facialis einen scharfen Knick in Höhe des runden Fensters: gestrichelter Kreis.

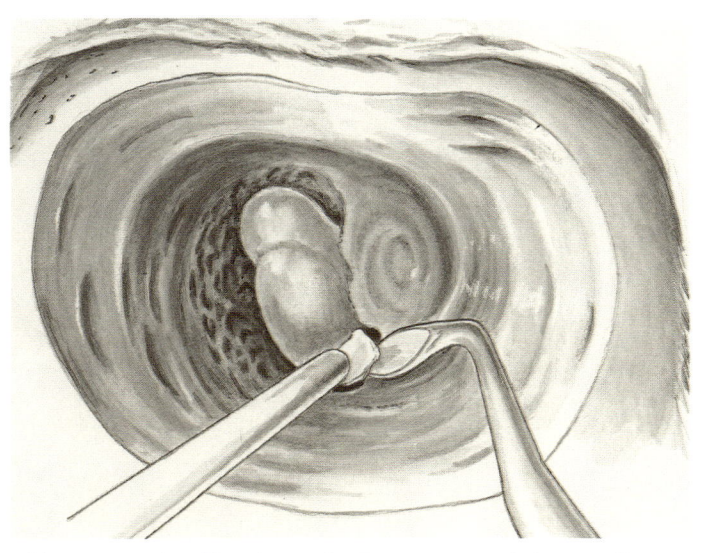

Abb. 3.**53** Mit Hilfe einer scharfen Kürette wird ausgedünnter, atretischer Knochen abgetragen.

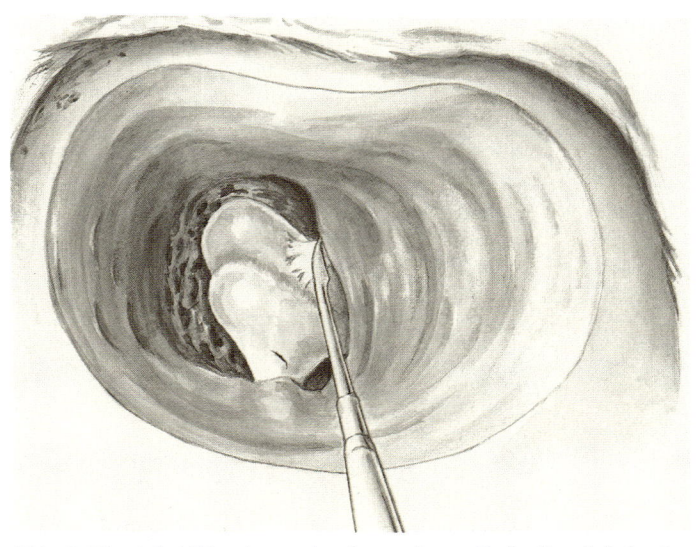

Abb. 3.**54** Mit Hilfe eines scharfen, spitzen Skalpells wird das Periost eingeschnitten.

Die *Gehörknöchelchenkette* ist üblicherweise an der Atresieplatte in Höhe des Hammerhalses fixiert. Bei der Lösung mit dem Diamantbohrer muß darauf geachtet werden, daß die Vibrationen das Innenohr nicht traumatisieren. Das Periost kann mit einem feinen Skalpell (Beaver-Messer, Sichelmesser) inzidiert werden (Abb. 3.**54**). Sobald die verschmolzenen Ossikel in Höhe des Hammerhalses gelöst wurden, werden sie sehr leicht beweglich. Dadurch wird das Risiko für einen Innenohrschaden beim Bohren noch größer.

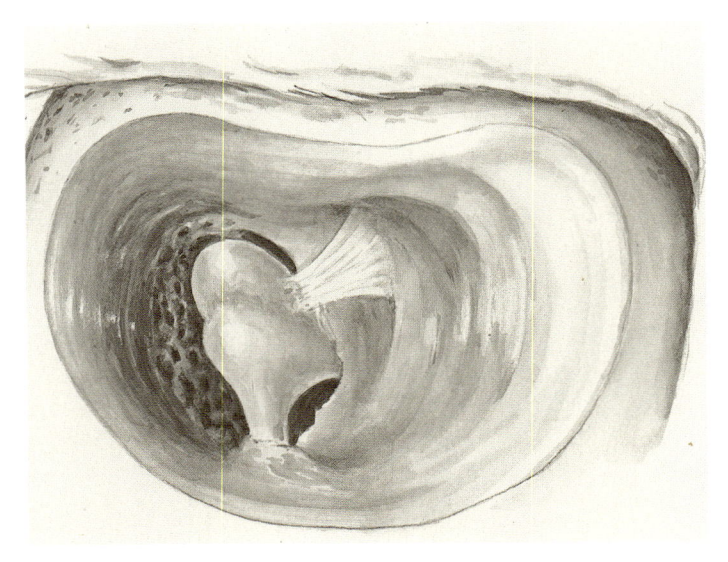

58 Chirurgie der kongenitalen Ohrmißbildungen

Abb. 3.**55** Breites Periostband, das vom Kiefergelenk zum Hammerhals zieht.

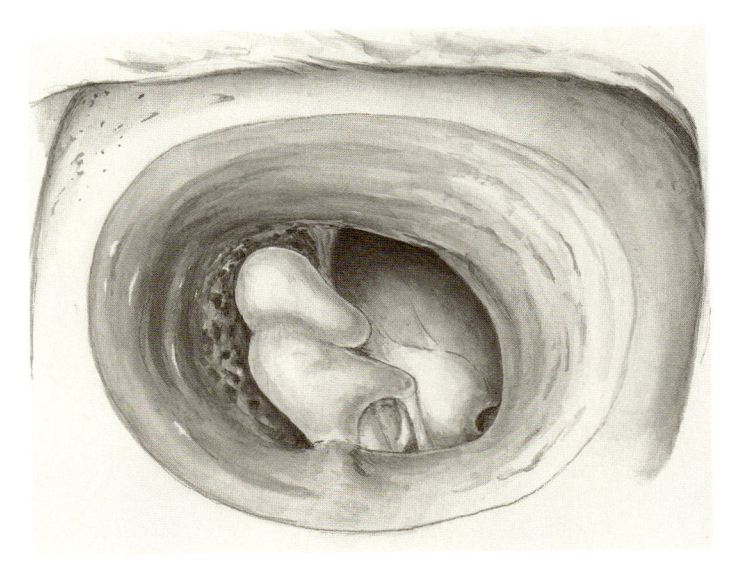

Abb. 3.**56** Fehlender Hammergriff.

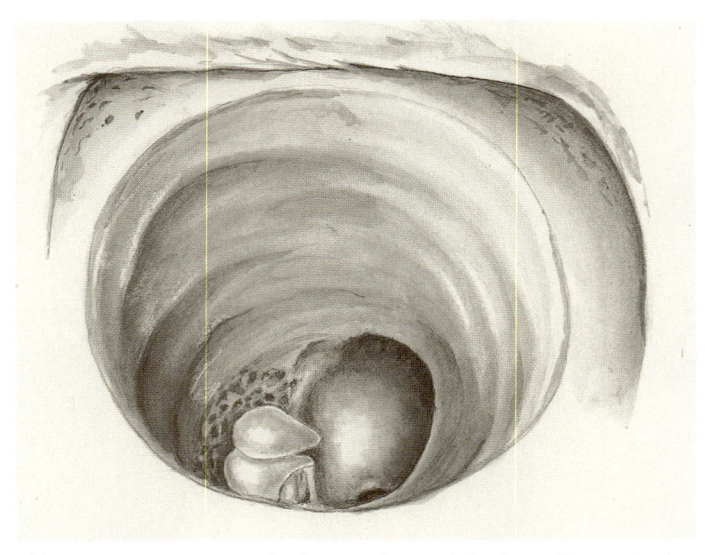

Abb. 3.**57** Hammer-Amboß-Konvolut nach breit eröffneter Pauke.

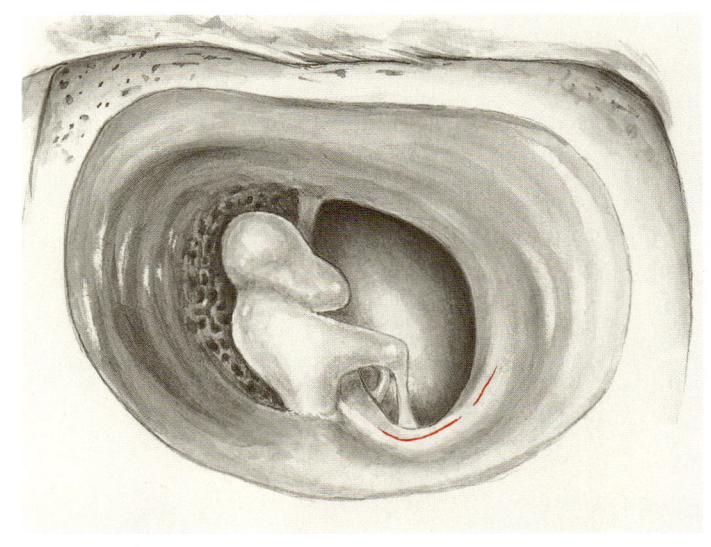

Abb. 3.**58** Scharfer Knick des Gesichtsnervs mit Verdeckung des runden Fensters.

Häufig ist ein breites Periostband zu sehen, daß vom Hammerhals in Richtung auf das Kiefergelenk zieht (Abb. 3.55). Das Band verläuft durch einen Defekt in der knöchernen Begrenzung des Mittelohres und trennt das Mittelohr vom Kiefergelenk. Dieser Periostrang kann mit dem Fazialis verwechselt werden und darf deshalb erst durchtrennt werden, wenn der Nerv vorher zuverlässig identifiziert wurde. Die zufällige Eröffnung des Kiefergelenks beim Bohren bleibt gewöhnlich ohne Folgen, sollte aber vermieden werden.

Präparation im Mittelohr. Sobald das Mittelohr ausreichend weit eröffnet ist, kann die Kette beurteilt werden. Der Hammergriff fehlt oft vollständig (Abb. 3.56), der lange Fortsatz des Ambosses ist mal kurz und stumpf, mal lang und dünn gestaltet. Häufig ist er durch den Hammerhals verdeckt (Abb. 3.57). Genauso variabel ist der Stapes. In den meisten Fällen ist sein Bogen intakt, aber kleiner als normal. Eine enge Begrenzung der Mittelohrräume kann die Exposition des Stapes unmöglich machen. In seltenen Fällen muß der Operateur den Stapes mit einem Häckchen ertasten, weil die Verhältnisse den Blick auf den Stapes nicht gestatten. Es sollte keine Mühe gescheut werden, die Fußplatte oder wenigstens einen Teil des Ringbandes darzustellen. Auch wenn die Fixation des Stapes bei großen Ohrfehlbildungen ungewöhnlich ist, kann sie dennoch vorkommen und läßt sich verifizieren, indem man die Fußplatte bei direkter Bewegung der Kette beobachtet.

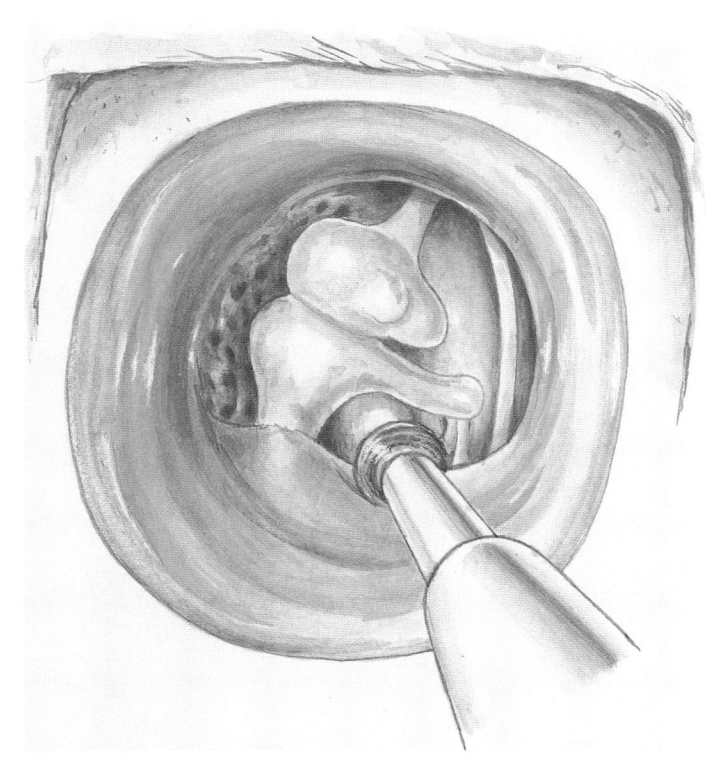

Abb. 3.**59** Der Ossikelkomplex, in die Mitte der neugebildeten Gehörgangsöffnung für das Trommelfell zentriert.

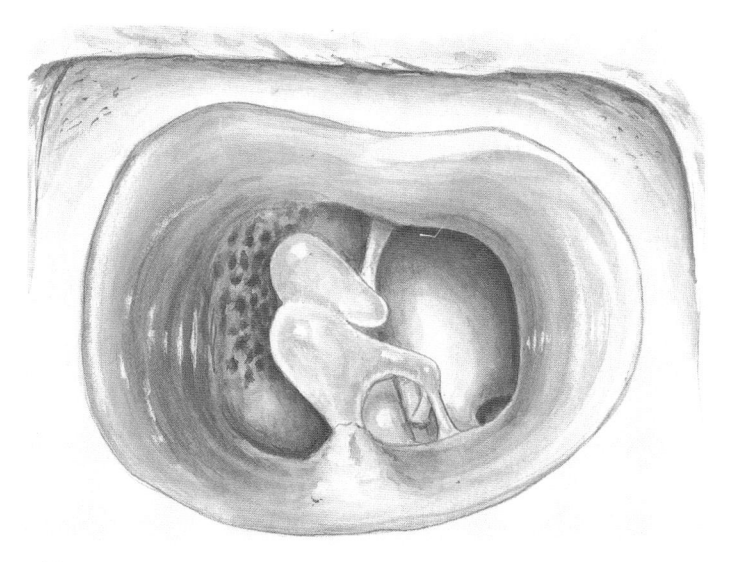

Abb. 3.**60** Bandapparat, der den Hammer-Amboß-Komplex stabilisiert.

Bei Fixation der Fußplatte durch ein fehlerhaft ausgebildetes Ringband kann die Knochenbrücke zwischen Fußplatte und ovalem Fenster durch vorsichtiges Ritzen beseitigt werden. Wie bereits erwähnt, ist eine Refixation anders als bei Otosklerose nicht zu erwarten. Wenn die Mobilisierung des Stapes nicht gelingt, wird eine Stapedektomie oder Stapedotomie (u. U. auch eine Fensterungsoperation [siehe S. 254]) durchgeführt. Es sei daran erinnert, daß die Fußplatte nur die Hälfte ihrer sonstigen Größe hat und die Distanz zwischen langem Amboßfortsatz und Fußplatte sehr unterschiedlich ist. Bei großen Mißbildungen ist der Abstand kleiner, bei kleinen Ohrmißbildungen größer.

Labyrinthfenster. Die Labyrinthfenster werden – soweit möglich – zusammen mit der Inspektion des Stapes in ihrer Größe, Form und dem Entwicklungszustand beurteilt. Nur bei der Hälfte der Atresiepatienten läßt sich das runde Fenster einsehen, in den übrigen Fällen wird es vom N. facialis verdeckt (Abb. 3.**58**). Es wäre aber unvernünftig, eine Verlagerung des Fazialis vorzunehmen, um dann auf ein verschlossenes, rundes Fenster zu stoßen. Außerdem ist ein isolierter, angeborener Verschluß des runden Fensters eine Seltenheit.

Rund herum Platz schaffen. Man muß versuchen, durch das Entfernen von Knochen rund um das Mittelohr Platz zu schaffen. Nach unten wird man durch den Gesichtsnerv, nach vorn durch das Kiefergelenk, nach oben durch das Tegmen tympani und nach hinten durch das Mastoid begrenzt. Trotzdem muß genügend Knochen entfernt werden, damit ein neues Trommelfell von 1–1,5 cm Durchmesser Platz hat. Nach geschicktem Ausfräsen der knöchernen Begrenzung liegt der Gehörknöchelchenkomplex in der Mitte des Neotrommelfells (Abb. 3.**59**). Ein beweglicher Kettenrest kann als Columella dienen und wird belassen. Die Kette wird nur abgebaut, wenn sie unterbrochen ist. Die Verwendung von homologen Transplantaten (Marquet u. Mitarb. 1988) erscheint uns nicht vorteilhaft. Oft fehlt der Hammergriff zur Stützung des homologen Trommelfells. Zudem braucht man im Trommelfellniveau mehr Platz für Faszie und Spalthaut, so daß sich homologe Trommelfelltransplantate insgesamt nicht anbieten.

Der fusionierte *Hammer-Amboß-Komplex* erhält seine Stabilität von der Fossa incudis (an dieser Stelle darf kein Knochen abgefräst werden), dem Amboß-Stapes-Gelenk und dem vorderen Hammerband (Abb. 3.**60**). Sobald eine dieser Befestigungen unterbrochen ist, kommt der Kettenrest in Berührung mit der medialen Attikwand, wodurch das postoperative Hörergebnis beeinträchtigt werden kann.

In diesem Stadium der Operation kann das Weichteilgewebe um die Ohrmuschel nochmals mit einem Lokalanästhetikum und Adrenalinzusatz infiltriert werden, um die Anlage des äußeren Gehörgangs vorzubereiten. Nach 10–15 Min. Wartezeit für die Vasokonstriktion läßt sich der neue häutige Gehörgang dann in einem relativ blutarmen Operationsgebiet rekonstruieren.

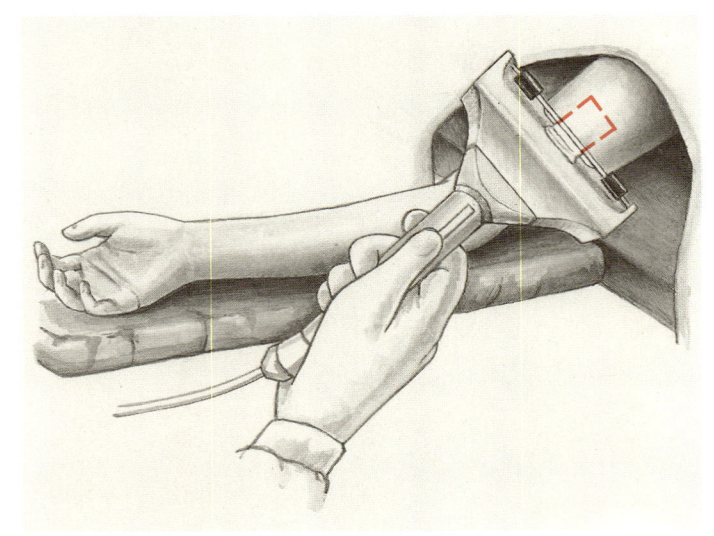

Abb. 3.61 Entnahme von Spalthaut am Oberarm.

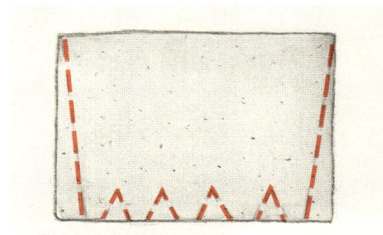

Abb. 3.62 Präparation des Hauttransplantats.

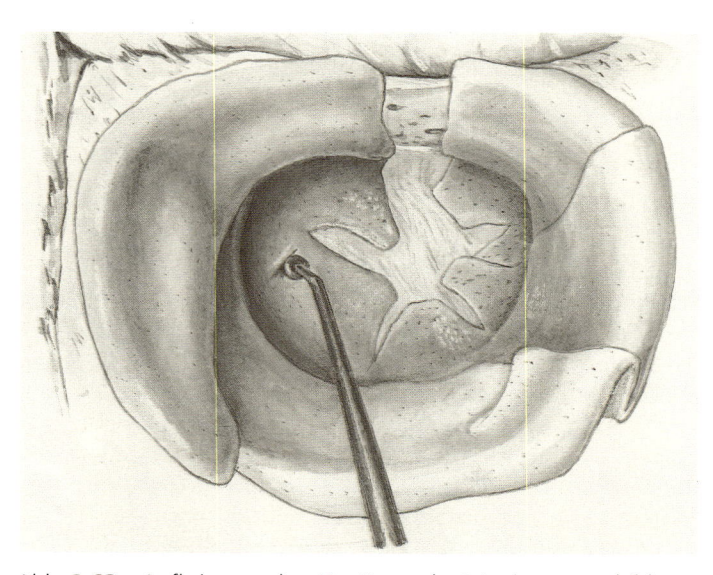

Abb. 3.63 Aufbringen des Hauttransplantats im neugebildeten Gehörgang.

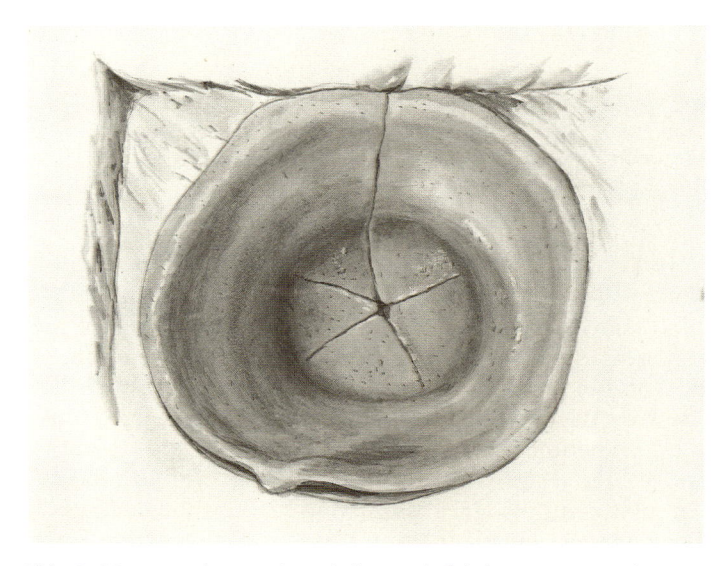

Abb. 3.64 Anordnung der mittleren Zipfel des Hauttransplantats über der Temporalisfaszie.

Transplantation von Haut: Von der Innenseite des ipsilateralen Oberarmes wird Spalthaut von 0,2 mm Dicke gewonnen (Abb. 3.**61**). Die Größe des Transplantates sollte ungefähr 5×7 cm betragen. Auf einer Präparierunterlage, z. B. Block aus Plexiglas, wird die Haut auf die entsprechende Größe zugeschnitten und der Teil, der auf dem Trommelfell liegen soll, eingekerbt (Abb. 3.**62**). Das Transplantat wird so im neuen äußeren Gehörgang plaziert (Abb. 3.**63**), daß sich die Ränder an der Vorderwand berühren und die eingekerbte Kante auf das neue Trommelfell geschwenkt werden kann (Abb. 3.**64**).

Dabei sind folgende Punkte wichtig: Große Mastoidzellen, die mit dem neuen Gehörgang in Verbindung stehen, müssen vorher mit Weichteil- und Knochenchips verschlossen werden. Andernfalls wächst Haut in die Zellen ein mit der Möglichkeit eines sekundären Cholesteatoms. Aus demselben Grund sollte die Berührungsstelle der freien Ränder des Hauttransplantats auf der Vorderwand des neugebildeten knöchernen Gehörgangs liegen, um jede Möglichkeit einer Epithelwanderung in das Mastoid zu verhindern.

Es gelingt selten, ein gleichmäßig dickes Spalthauttransplantat zu gewinnen. Dabei ist es günstig, die dünnere Kante für die Bedeckung des Neotrommelfells zu verwenden und die dickeren Anteile auf den Gehörgang zu legen. Dickere Hautanteile haben die Tendenz, sich einzurollen und sind deshalb auf dem neuen Trommelfell nur schwer auszubreiten.

Große angeborene Ohrfehlbildungen 61

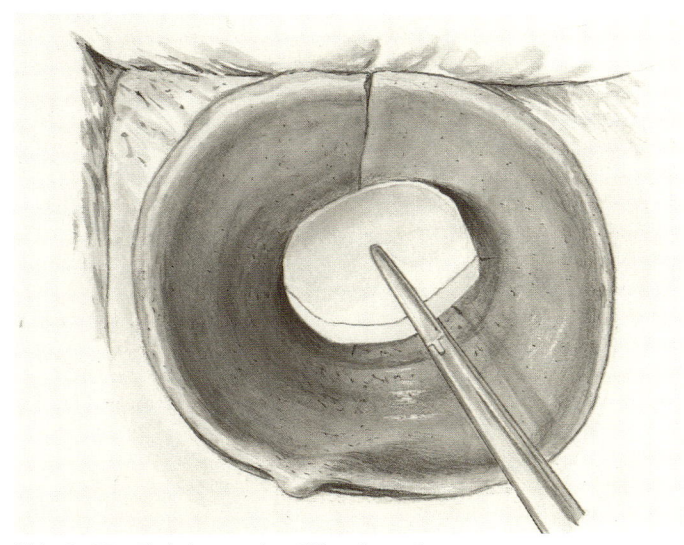

Abb. 3.**65** Einbringen des Silikonknopfs.

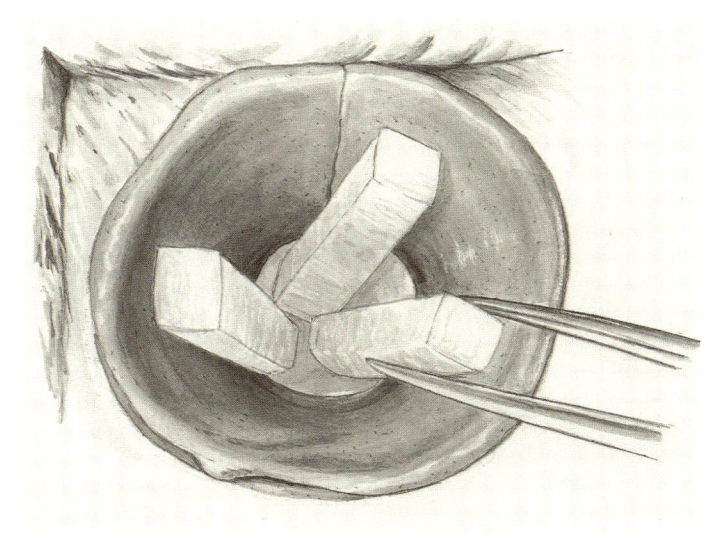

Abb. 3.**66** Einlegen der Gehörgangstamponade o. ä. aus quellfähigem Schaumstoff (Merocel) oder Gelatine.

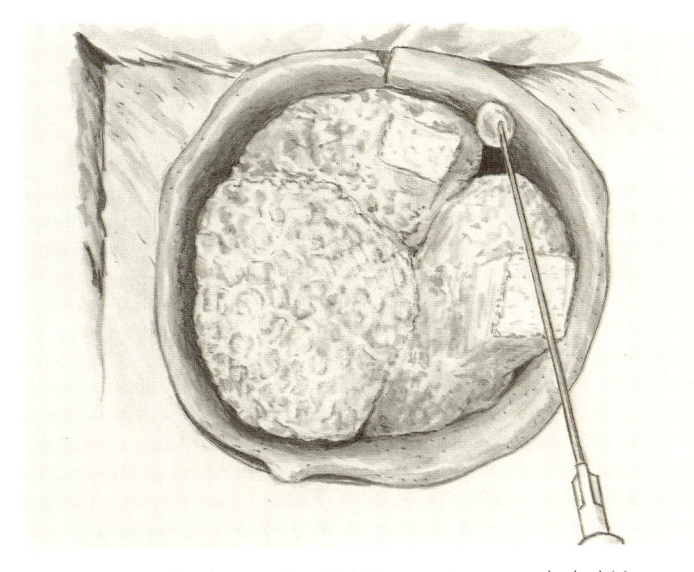

Abb. 3.**67** Befeuchtung der Gehörgangstamponade bei Verwendung eines quellfähigen Schaumstoffs.

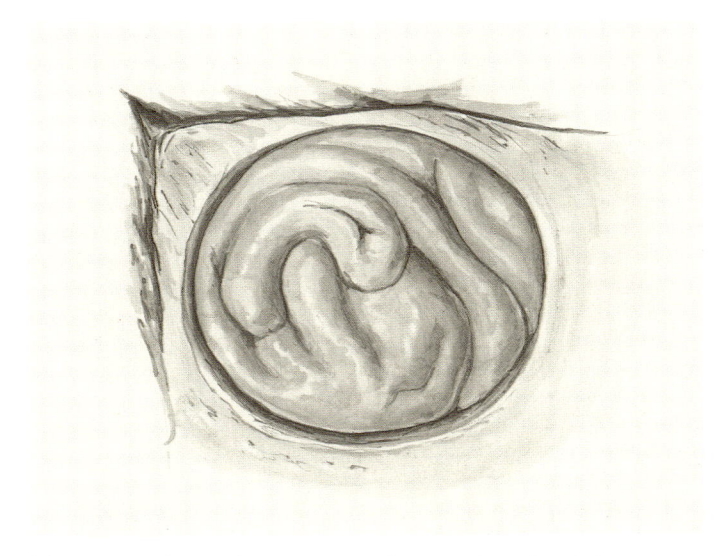

Abb. 3.**68** Faltung des Hauttransplantats über der Gehörgangstamponade.

Sobald das Hauttransplantat auf der Faszie richtig liegt, wird ein passender Silikonknopf von der Größe des Neotrommelfelles darübergelegt (Abb. 3.**65**). Diese Maßnahme ist besonders wichtig, weil dadurch die Hautlappen in Position gehalten werden und die Ausbildung eines Sulkus im Anulusniveau gefördert wird. Damit wird ein „Blunting" im vorderen unteren Sulkus verhindert, das sonst die Lateralisation des Transplantats begünstigen und das postoperative Hörergebnis beeinträchtigen würde. Die häufigste Komplikation von Atresieoperationen war bei De la Cruz die Lateralisation des Transplantats (Verstreichen des Trommelfell-Gehörgangswinkels von unten) (De la Cruz u. Mitarb. 1985).

Zur Tamponade können quellfähige Schaumstoffstückchen wie Merocel-Schwämmchen von 1 cm Länge in den Gehörgang eingebracht werden (Abb. 3.**66**). Die trockenen Schwämmchen werden mit steroid- und antibiotikahaltigen Ohrentropfen befeuchtet (Abb. 3.**67**). Nachdem die Schwämmchen aufgequollen sind, wird das lateral überstehende Hauttransplantat über dem Merocel gefaltet und die weitere Aufmerksamkeit zunächst der Gehörgangseingangsplastik geschenkt (Abb. 3.**68**).

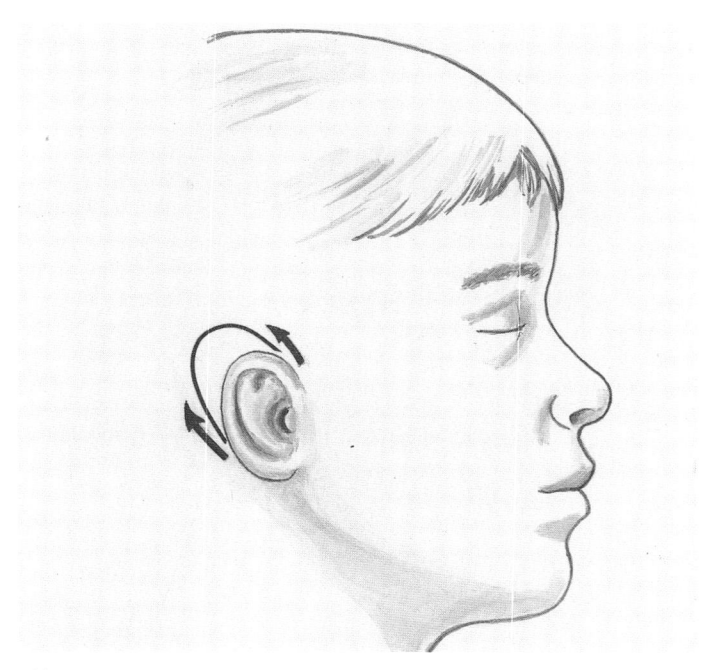

Abb. 3.**69** Zu weit vorn unten liegende Ohrmuschel vor der Verlagerung.

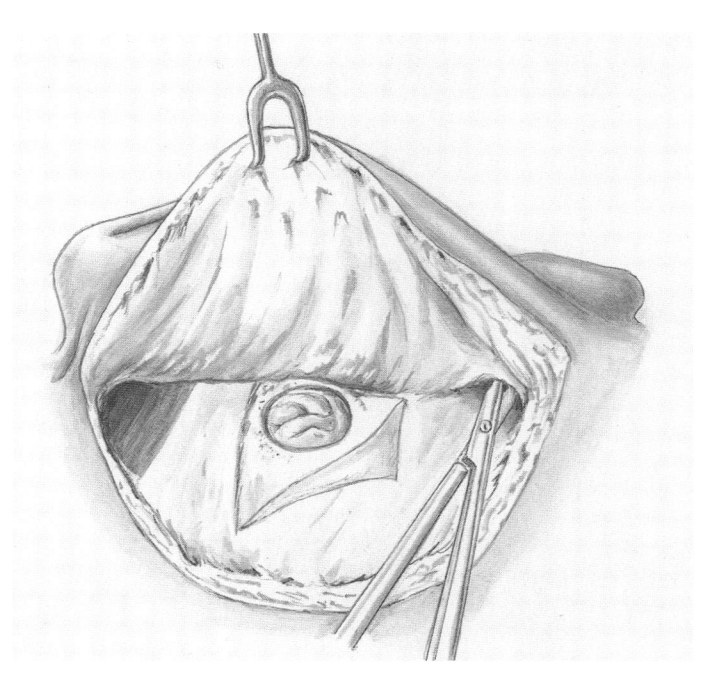

Abb. 3.**70** Unterminierung der Haut nach vorn.

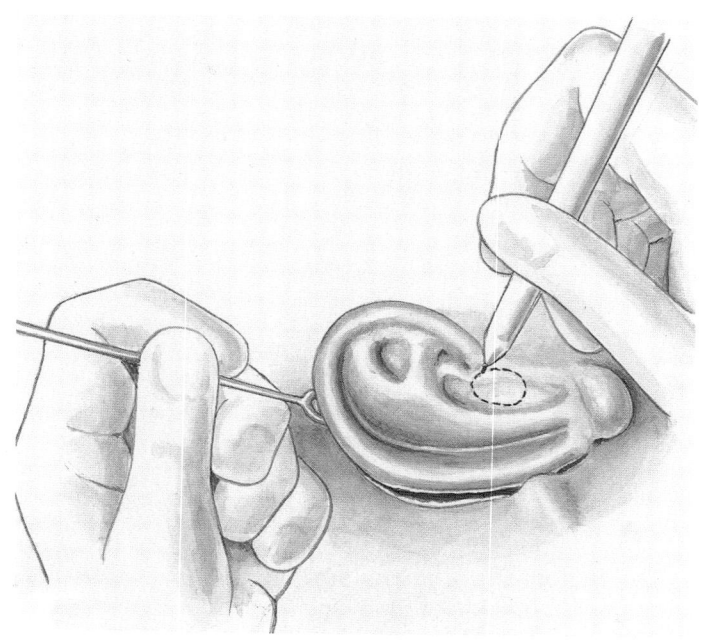

Abb. 3.**71** Die Ohrmuschel wird mit einem Hauthäkchen in der richtigen Position gehalten und der neue Gehörgangseingang markiert.

Gehörgangseingangsplastik. An diesem Punkt gilt es zunächst festzustellen, ob die Position des neuen Gehörgangseingangs, der noch nicht inzidiert wurde, mit dem neuen knöchernen Gehörgang übereinstimmen wird. Oft liegt die zuvor plastisch neu geschaffene oder korrigierte Ohrmuschel etwas weiter vorn und zu weit unten (Abb. 3.**69**). Sie muß deshalb etwas nach posterior-superior angehoben werden (Abb. 3.**70**–3.**73**). Da das äußere Ohr nicht durch einen Gehörgang fixiert ist, kann man es, wenn nötig, bis zu 5 cm schieben. Dazu ist eine ausgiebige Unterminierung der Haut nach vorn, bis auf die Glandula parotis, notwendig (Abb. 3.**70**). Teilweise ist ein kleines Facelifting angezeigt. Erst wenn das äußere Ohr vollständig mobil ist, wird ein neuer Gehörgangseingang gebildet (Abb. 3.**71**). Dort, wo üblicherweise der Gehörgangseingang in der Ohrmuschel liegt, wird eine entsprechend große, ovale Hautinsel mit dem darunterliegenden Weichteilgewebe scharf exzidiert (Abb. 3.**72**). Stimmen Meatus und Eingang überein, wird die Ohrmuschel auf dem Mastoid mit einer Subkutannaht 3–0 fixiert (Abb. 3.**73**). Wenn der Zug auf die Ohrmuschel größer ist, sollte statt eines resorbierbaren Fadens nichtresorbierbares Fadenmaterial verwendet werden. Der laterale Rand des Gehörgangshaut-Transplantats wird nun gekürzt und mit dem Gehörgangseingang fortlaufend mit einem Hautfaden 5–0 vernäht (Abb. 3.**74**). Der neugebildete laterale Gehörgangsanteil wird ebenfalls mit Schwämmchen austamponiert, die retroauriculäre Inzision mit resorbierbaren Subkutannähten 3–0 und fortlaufend mit Nylonfäden 5–0 verschlossen. Gelegentlich wird retroauriculär die Entnahme eines Burow-Dreiecks zur Hautreduktion erforderlich (Abb. 3.**75**).

Wundverband. In den Gehörgangseingang und die Koncha kommt eine kleine sterile Kompresse. Danach wird ein üblicher Ohrverband angelegt.

Große angeborene Ohrfehlbildungen

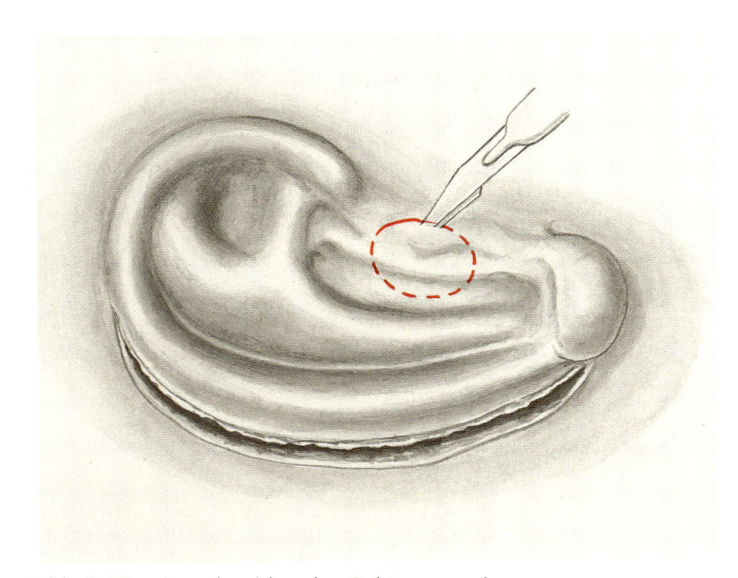

Abb. 3.**72** Ausschneiden des Gehörgangseinganges.

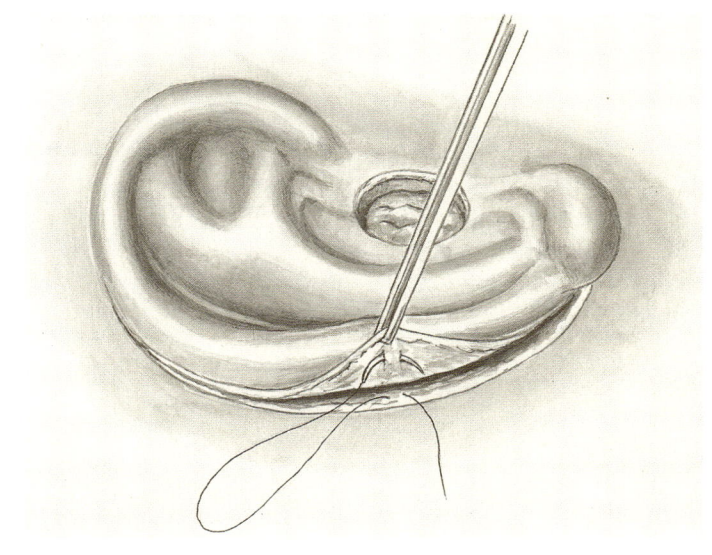

Abb. 3.**73** Fixieren der Ohrmuschel am Mastoid.

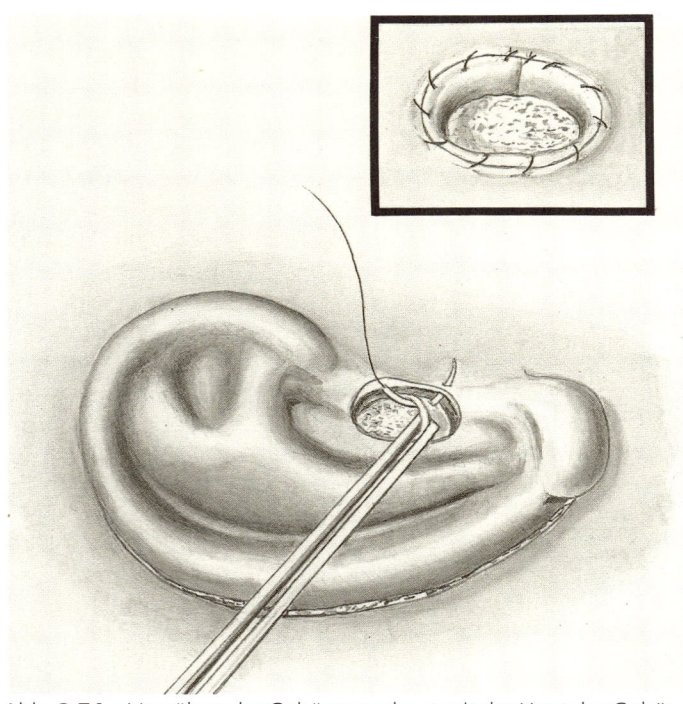

Abb. 3.**74** Vernähen der Gehörgangshaut mit der Haut des Gehörgangseingangs.

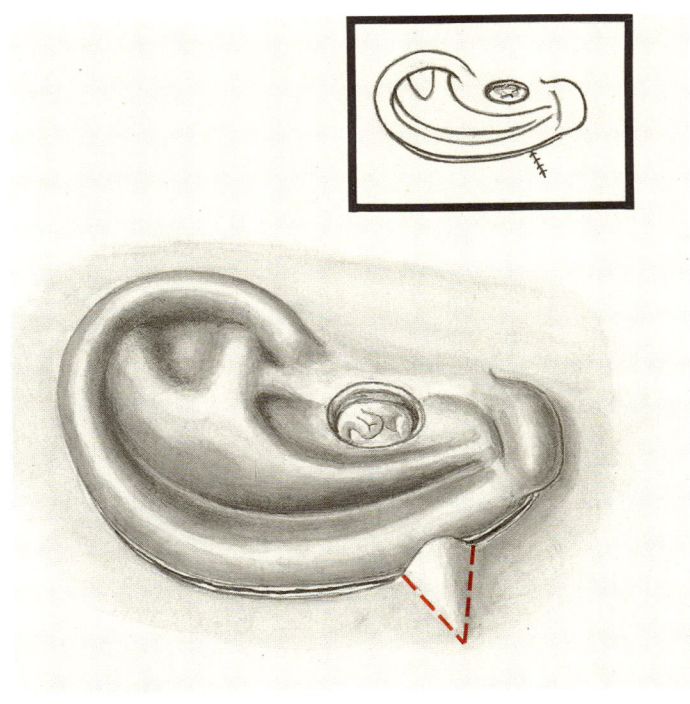

Abb. 3.**75** Exzision eines Burow-Dreiecks bei überschüssiger retroaurikulärer Haut.

Modifikationen

- Enaurale Eröffnung.

Nach optimaler, plastisch-chirurgischer Schaffung einer Ohrmuschel mit Tragus an korrekter Position und bei Revisionen kann wegen einer Gehörgangseingangsstenose, einer Atresie des Gehörgangs oder wegen eines schlechten postoperativen Hörvermögens enaural operiert werden. Selbst wenn das Hauttransplantat nicht mit dem Trommelfell verwachsen sein sollte und sich eine dicke Granulationsgewebsschicht gebildet hat, kann man die Granulationen entfernen, das intakte fibröse Trommelfell darunter freilegen und ein neues Spalthauttransplantat auflegen.

Bezugs- und Gefahrenpunkte

Wichtige anatomische Strukturen:

- Area cribriformis auf dem Planum mastoideum.
- Rudimente des Os tympanii.
- Kiefergelenk.
- Linea temporalis.
- Dura der mittleren Schädelgrube. Das Fräsen in die Tiefe gelingt am sichersten entlang des Tegmen unter umschriebener Darstellung der Dura.
- Züge von pneumatisierten Zellen. Diese sollten, wenn möglich, bis in den Kuppelraum verfolgt werden.
- Der Körper des Ambosses, meist der verbackene Amboß-Hammer-Komplex, ist die erste Struktur, auf die man beim Bohren stößt.

Regeln, Tips und typische Fehler

- N. facialis: Der Fazialis ist die wichtigste zu erhaltende Struktur. Oft wird er als weißliches, längliches Gebilde in dem blaßgelben atretischen Knochen sichtbar.
- Möglichst wenig Mastoidzellen eröffnen.
- Der neue Gehörgang sollte so angelegt sein, daß die Reste der Gehörknöchelchenkette in der Mitte des Neotrommelfells liegen.
- Auflage der dünnsten Spalthautanteile auf das Transplantat zur Epithelisierung des Neotrommelfells.
- Weite des Gehörgangseingangs: Bei der Operation einer großen Ohrmißbildung Grad III, bei der der Gehörgangseingang weitgehend aus Bindegewebe ohne Knorpel besteht, sollte der neu angelegte Gehörgangseingang wegen der zu erwartenden Stenose die doppelte normale Weite bekommen. Meist schrumpft der Gehörgangseingang im 1. Monat um die Hälfte. Danach verlangsamt sich der Prozeß. Meistens bleibt eine Weite von 4 oder 5 mm bestehen. Die Injektion von kristallinem Cortison unter die Haut des Meatus kann den Schrumpfungsprozeß früher zum Stehen bringen. Wenn noch Konchaknorpel vorhanden ist (Mikrotie Grad II), entwickelt sich selten eine Stenose, und der neue Gehörgangseingang muß nur geringfügig größer als normal angelegt werden.

Postoperative Nachbehandlung

- Üblicherweise bleibt der Patient eine Woche stationär, kann aber auch in Abhängigkeit vom Wohnort schon am 2. postoperativen Tag entlassen werden.
- Eine postoperative prophylaktische Antibiotikagabe für 1 Woche ist empfehlenswert.
- Der leichte Druckverband wird am 2. postoperativen Tag entfernt und durch einen leichteren Ohrverband ersetzt.
- Für die Versorgung der Spalthaut-Entnahmestelle eignet sich besonders ein wasserdampfdurchlässiger Kolloidverband, der nicht mit der Wunde verklebt. Nach Entfernung in der 1. Woche bildet sich ein trockener Schorf, der spontan nach 2 Wochen abfällt.
- Kein Wasserkontakt mit dem Operationsgebiet: Bevor Haut und Gehörgang nicht vollständig abgeheilt sind, sollten sie nicht mit Wasser in Berührung kommen. Eine Duschhaube und ein Plastikbeutel, der am Arm befestigt wird, schützen die Operationsbereiche beim Duschen.
- Fäden und Gehörgangstamponade. Nach einer Woche werden die Fäden, die Schwammtamponade und der Silikonknopf entfernt. Der Gehörgang wird mit steroid- und antibiotikumhaltigen Ohrentropfen für 5 Min. aufgefüllt. Danach soll der Patient diese Ohrentropfen 5mal täglich für 1 Woche lang selbst applizieren. Der äußere Gehörgang bleibt offen.
- Reinigung des Spalthauttransplantats nach 3–4 Wochen. 3 Wochen nach Tamponadeentfernung wird der Patient wieder einbestellt. Dicke Krusten lassen sich leicht in toto aus dem äußeren Gehörgang entfernen, so daß darunter die gesunde, rosa erscheinende neue Epithelschicht zum Vorschein kommt (Abb. 3.**76**). Bei dieser Konsultation wird auch ein Audiogramm geschrieben.
- Alle 6–12 Monate müssen die Patienten zu einer mechanischen Reinigung des äußeren Gehörgangs wieder einbestellt werden. Der neugebildete Gehörgang hat keine Selbstreinigungstendenz, weshalb zur Vermeidung von Infektionen abgestoßene Epithelien regelmäßig unter dem Mikroskop zu entfernen sind.

Postoperative Komplikationen

Fazialisparese. In der Chirurgie der angeborenen Ohratresie ist die Fazialisparese eine Komplikation, die bei jedem Operateur vorkommen kann. In 25% der Fälle ist der Nerv verlagert und deshalb besonders gefährdet. Außerdem fehlt oft die knöcherne Bedeckung im Mittelohr.

In unserem Patientengut entstand bei 6 von 400 Fällen postoperativ eine Fazialisschwäche bzw. -lähmung. Bei 5 dieser Patienten war kein präoperatives hochauflösendes Computertomogramm des Felsenbeins, das wir erst seit 1982 vornehmen, ausgeführt worden. In diesen 5 Fällen lag der N. facialis über der ovalen Nische und wurde deshalb für die Anlegung des neuen ovalen Fensters verlagert. Dies

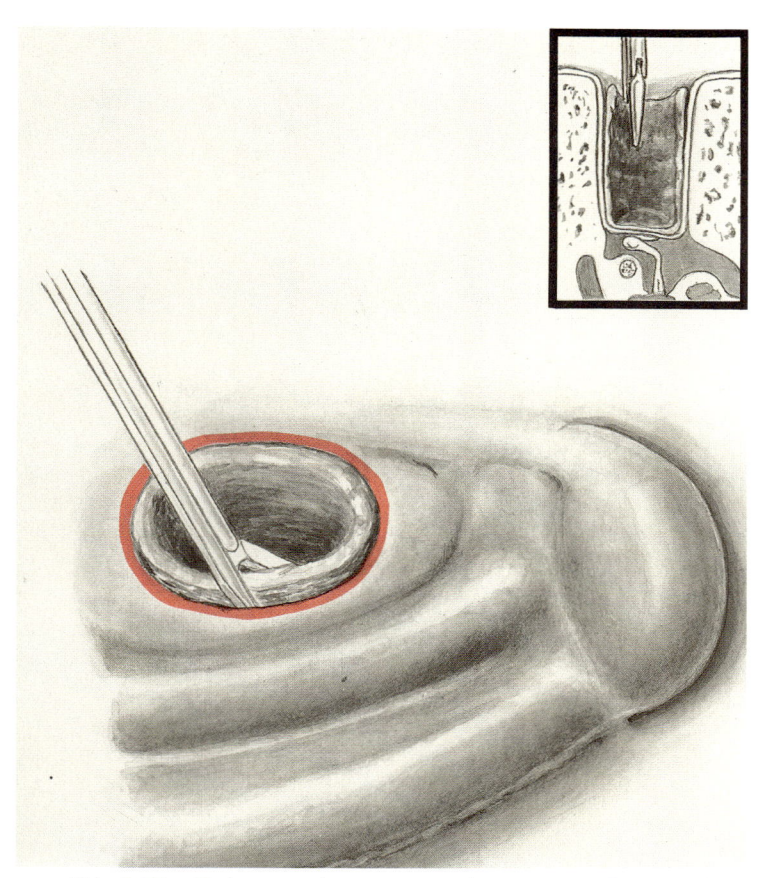

Abb. 3.76 Säuberung des Hauttransplantats im äußeren Gehörgang bei der ambulanten Wiedervorstellung.

führte zu einer temporären Fazialisparese. Nach 3 Monaten zeigte sich in allen Fällen wieder eine normale Funktion. Nach 1982 trat nur noch einmal eine Fazialisparese auf. In diesem Fall wurde der Nerv beim Bohren verletzt, weil er ohne Knie vertikal durch das Mittelohr verlief. Nach 3 Wochen kam es jedoch auch hier zu einer kompletten Remission. Bei keinem der Patienten, die wir operiert haben, war eine dauerhafte Fazialisparese zu beklagen. Drei auswärts voroperierte Patienten hatten schon vor der Operation bei uns eine komplette Fazialisparese.

Innenohrschaden. In 5–10% der Fälle kommt ein Innenohrschaden im Bereich der hohen Frequenzen vor, der vermutlich durch die Vibrationen beim Bohren entsteht. Der Hörverlust tritt charakteristischerweise in den Frequenzen 6–8 kHz auf und ist damit jenseits des Hauptsprachbereichs. Der Diskriminationsverlust ist mit 15% gering und kann sich, selbst wenn ein stärkerer Innenohrschaden aufgetreten ist, postoperativ zurückbilden.

Infektion. Eine postoperative Infektion konnten wir nicht beobachten. Wir schreiben dies der regelmäßigen, prophylaktischen Antibiotikagabe und den antibiotikahaltigen Ohrentropfen zu.

Kiefergelenk. Eine postoperative Schwellung der Kiefergelenksregion mit Schmerzen beim Kauen ist eine seltene vorübergehende Komplikation, die durch die Bohrarbeit am Kiefergelenk entstehen kann und in wenigen Wochen verschwindet.

Gehörgangseingangsstenose. Die Restenosierung des Gehörgangseingangs entsteht hauptsächlich bei Patienten mit einer Mikrotie Grad III, bei denen Konchaknorpel fehlt. Auf lange Sicht hat sich die Implantation eines Knorpelringes zur Vorbeugung der Restenosierung nicht bewährt. Eine zuverlässige Lösung dieses Problems gibt es bisher nicht.

Lateralisation des Transplantats. Eine zunehmende Mittelohrschwerhörigkeit durch Lateralisation des Neotrommelfells kam in unserem Patientengut nur in 2% der Fälle vor. Die Einlage des Silikonknopfes zur Bildung eines Sulkus vorne-unten und eine Gehörknöchelchenkette, die leicht aus der Transplantatebene heraussteht, könnten dafür die Ursache sein.

Spätergebnisse

Hörvermögen. Bei sorgfältiger Selektion der Patienten für die Operation erreichen 80% postoperativ eine Hörschwelle für Einsilber von 15–25 dB.

Nachbeobachtung. Eine Wiedervorstellung der Patienten zur sorgfältigen Ohrreinigung unter dem Operationsmikroskop sollte für alle 6–12 Monate vereinbart werden.

Verhaltensmaßregeln für den Patienten nach der Operation: ist der Gehörgang vollständig abgeheilt, dürfen die Patienten schwimmen. Nach jedem Aufenthalt im Wasser sollten sich die Patienten lediglich alkoholische Ohrentropfen in das operierte Ohr träufeln. Die neugebildete Gehörgangshaut ist nicht so widerstandsfähig gegen mechanische und physikalische Reize und stärker entzündungsgefährdet.

Alternative Techniken

Rekonstruktion des äußeren Gehörgangs, um die Anpassung eines Hörgerätes zu ermöglichen: Diese Technik kann bei den Patienten angewendet werden, die im präoperativen CT ein sehr unterentwickeltes, nicht belüftetes Mittelohr aufweisen, das sich nicht für eine Kettenrekonstruktion eignet. Bei maximaler Schalleitungsschwerhörigkeit (60 dB) muß dazu auch meist der Ohrmuschelrest angehoben werden, um eine retroaurikuläre Umschlagsfalte zu schaffen.

Rekonstruktion des äußeren Gehörgangs und Anpassung eines Im-Ohr-Gerätes. Bei nicht ganz optimalem Ergebnis nach der Operation bietet sich auch die Anpassung eines Im-Ohr-Gerätes an, wenn der Hörverlust 35 dB nicht überschreitet.

Anpassung eines knochenverankerten Hörgerätes. Die Anpassung eines Knochenleitungshörgerätes mit Verankerung in der Temporalschuppe (bone anchored hearing aid) ist Patienten mit einer Ohrfehlbildung vorbehalten, die nicht operiert werden wollen oder bei denen die Chancen für eine plastische Intervention zu schlecht sind.

Implantierbares Knochenleitungshörgerät ist Patienten vorbehalten, deren Hörvermögen anders nicht wiederhergestellt werden kann.

Literatur

De la Cruz, A., F. Linthicum, W. M. Luxford: Congenital atresia of external auditory canal. Laryngoscope 95 (1985) 421

Marquet, J. F., F. Declau: Congenital middle ear malformations. Acta Oto-rhino-laryngol. belg. 42 (1988) 117

Nomura, Y., Y. Nagao, T. Fukaya: Anomalies of the middle ear. Laryngoscope 98 (1988) 390

Plester, D., D. Katzke: The promontorial window technique. Laryngoscope 93 (1983) 824

Rizer, F. M., W. H. Lippy, A. G. Schuring, A. Emami: Perilymph gushers in stapedectomy: predictive factors and surgical results. Trans Pacific Coast Ophthalmol. Otolaryngol. (1989) 62

Steffen, T. N.: Vascular anomalies of the middle ear. Laryngoscope 78 (1968) 171

Welling, D. B., M. E. Glasscock, B. Gantz: Avulsion of the anomalous facial nerve at stapedectomy. Laryngoscope 102 (1992) 729

4 Sanierende und rekonstruktive Operationen an Gehörgang, Mittelohr und Felsenbein

Sanierende Operationen

Jan Helms

Die heutigen Möglichkeiten der Ohrchirurgie wurden seit der zweiten Hälfte des vergangenen Jahrhunderts auf der Grundlage eines zunehmenden Verständnisses für die anatomischen und pathophysiologischen Zusammenhänge der zugrundeliegenden Erkrankungen kontinuierlich entwickelt. Wachsende Erkenntnisse der Hygiene und der Mikrobiologie, die Entwicklung der Antibiotika, der Anästhesiologieverfahren und der modernen Technologie mit dem heute zur Verfügung stehenden Instrumentarium haben zu diesen Fortschritten beigetragen. Zusammengestellt werden im folgenden Konzepte zur Sanierung von Ohrerkrankungen und zur Rekonstruktion entstandener Defekte.

Zur Anatomie

Die für Operationen am Felsenbein notwendigen anatomischen Kenntnisse sind den entsprechenden Lehr- und Handbüchern der Anatomie, insbesondere der chirurgischen Anatomie, zu entnehmen. Außerdem ist es unerläßlich, die Eingriffe an Felsenbeinpräparaten zu üben. Die Felsenbeine werden dazu nach der Entnahme bis zur Übung tiefgefroren. Eine Konservierung in Formalin oder anderen fixierenden Lösungen verändert die Konsistenz des Gewebes, so daß die Übertragung des Geübten und Erlernten auf die Situation in vivo erschwert wird. Die zur Übung unter fließendem Wasser aufgetauten, sonst tiefgefrorenen Präparate können wiederholt verwendet werden.

Zur Patientenaufklärung

Die Aufklärung für Operationen am Ohr besteht in einer Erklärung des operativen Vorgehens und der Chancen, z. B. für die Sanierung eines Cholesteatoms oder einen merkbaren Hörgewinn, sowie in Hinweisen auf mögliche vorübergehende oder dauernde Schädigungen. Neben den allgemeinen Risiken der Anästhesie und einer Wundheilungsstörung mit Ausbildung eines Hämatoms, einer Dislokation oder Verformung der Ohrmuschel ist auch die Möglichkeit der Ertaubung, des Entstehens von Ohrensausen und/oder Schwindel oder einer Gesichtsnervenlähmung zu erwähnen.

Zur Beweissicherung für einen eventuellen Streitfall sollten diese Punkte stichwortartig handschriftlich niedergeschrieben werden. Um den Patienten nicht unnötig zu beunruhigen, sollte der Hinweis nicht fehlen, daß mit der Wahrscheinlichkeit einer der genannten Komplikationen, die man vernünftigerweise nicht erwartet, in der Größenordnung von 1–0,1% zu rechnen ist.

Eingriffe am äußeren Gehörgang

Präoperative diagnostische Maßnahmen

Inspektion

Die Untersuchung des äußeren Gehörgangs erfolgt am besten mit dem Operationsmikroskop. Sie erstreckt sich auf die Inspektion des Gehörgangseingangs, die Entfernung eventueller Zerumenansammlungen, das Absaugen von flüssigem Detritus oder Sekret und das Abheben fester haftender Krusten.

Bildgebende Verfahren

Nur in seltenen Fällen, wie z. B. bei der Otitis externa maligna oder dem Verdacht auf das Vorliegen eines malignen Tumors im Gehörgang, sind bildgebende Verfahren für die präoperative Diagnostik bei Erkrankungen des Gehörgangs erforderlich. Die klassischen Röntgenübersichtsaufnahmen nach Stenvers und Schüller geben eine Übersicht über die Konturen des Felsenbeins. Eine hochauflösende Computertomographie bietet weitere vorteilhafte diagnostische Möglichkeiten. Ggf. sind nuklearmedizinische Untersuchungen zur Messung der Aktivität eines Erkrankungsherdes indiziert.

Indikationen

Eingriffe am äußeren Gehörgang werden durchgeführt zur Entfernung von Fremdkörpern, Polypen, Exostosen, Arachnoidalzysten, Tumoren u. a. oder zur Behandlung von Gehörgangserkrankungen wie z. B. der Otitis externa.

Polypen entwickeln sich aus dem Mittelohr. Sie haben eine fleischige Konsistenz und eine rötliche Oberfläche. Arachnoidalzysten sind auffällig blaß wirkende, polypenähnliche Weichteilstrukturen, die sehr selten spontan, meistens nach früheren Ohroperationen, von oben oder hinten oben in den Gehörgang hineinhängen. Exostosen (Abb. 4.**1**) engen das Gehörgangslumen von vorn oder hinten ein, gelegentlich hängen sie auch gestielt vom Gehörgangsdach in den Gehörgang. Sie zeichnen sich durch ihre Härte aus. Ein Betasten mit einem stumpfen Instrument unter dem Operationsmikroskop hilft bei der Differentialdiagnose.

Operationsprinzipien

Fremdkörper werden abgesaugt, mit Häkchen entfernt oder unter Schonung der Gehörgangshaut, evtl. unter Zerkleinerung des Materials von innen (Abdruckmasse nach unsachgemäßer Hörgeräteanpassung) entnommen.

Zur Sanierung von Gehörgangserkrankungen sind alle Manipulationen unter dem Operationsmikroskop vorzunehmen, um dem Patienten Schmerzen oder Beschädigungen zu ersparen.

Vorbereitung zur Operation

Die meisten Eingriffe am äußeren Gehörgang werden wie bei der ambulanten Untersuchung am sitzenden Patienten durchgeführt. Die Rückenlehne des Untersuchungsstuhles soll etwa 30° nach hinten geneigt sein, so daß der Patient seinen Kopf bequem gegen die Kopfstütze legen kann. Auf diese Weise erfolgt eine ausreichende Ruhigstellung für die Manipulationen unter dem Operationsmikroskop. Die notwendigen Instrumente, wie Sauger, Häkchen, Schlingen und Faßzängelchen, liegen in Reichweite des Untersuchers, so daß sich die Assistenz durch Hilfspersonen in der Regel erübrigt.

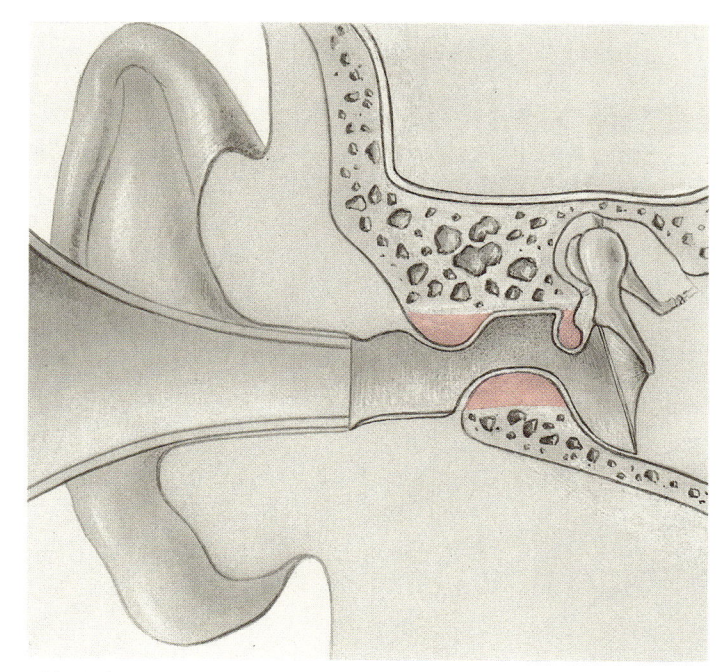

Abb. 4.**1**

Gehen die Maßnahmen am äußeren Gehörgang über die Säuberung, Entfernung von Fremdkörpern oder die Entnahme einer Biopsie hinaus, so ist die Operationsvorbereitung wie zu anderen Mittelohroperationen notwendig. Der Patient wird auf dem Operationstisch auf dem Rücken gelagert. Ein Gummiring oder eine andere muldenartige Kopfstütze wird auf die Unterlage gebracht, so daß sich der Kopf in jeder Position leicht selbst fixiert. Der Instrumententisch steht am Kopfende des Patienten. Die assistierende Schwester sitzt dem Operateur gegenüber. Das Mikroskop wird so über dem Patienten gehalten, daß es die Bewegungsfreiheit des Operateurs einschließlich seiner Ellenbogen nicht beeinträchtigt. Sauger, bipolare Koagulation und Bohrer werden vom Fußende in das Operationsfeld hineingeführt, so daß deren Kabel bzw. Schläuche die Ordnung und die Arbeit auf dem Instrumententisch nicht beeinträchtigen können (Abb. 4.**15**).

Es erfolgt eine Kurzzeit-Antibiotikaprophylaxe durch eine einmalige intravenöse Gabe, etwa eine halbe Stunde vor Beginn der Operation.

Die Vorbereitung des Ohres selbst erfolgt am Vorabend durch eine entsprechende Säuberung unter dem Operationsmikroskop.

Instrumente

Zur Entfernung von Ohrfremdkörpern ist die Verwendung eines Operationsmikroskops empfehlenswert. Bereitstehen sollte zusätzlich neben Häkchen, kleinen Zangen, zarten Schlingen und einer Kürette auch ein leistungsfähiger Sauger.

Anästhesie

Meistens ist weder eine lokale noch eine Allgemeinanästhesie erforderlich, um frisch eingedrungene Fremdkörper zu entfernen. Sind jedoch bereits längerdauernde Manipulationen erfolgt, so ist eine Lokalanästhesie mit Infiltration um das Ohr herum, jedoch ohne direkte Injektion in den Gehörgang, oder ggf. auch eine Allgemeinnarkose indiziert. Dies gilt insbesondere bei Kindern nach bereits erfolgten längeren Extraktionsversuchen und bei Erwachsenen, wenn festhaftende Abdruckmassen oder Klebstoffe zu entfernen sind.

Sanierung von reaktiven und entzündlichen Erkrankungen

Zur Sanierung von reaktiven und entzündlichen Erkrankungen des äußeren Gehörgangs sind Instrumente- und Anästhesieverfahren wie bei Mittelohroperationen vorzusehen. Bei umschriebenen Erkrankungen wird in Lokalanästhesie vorgegangen. Ist eine ausreichende Infiltration jedoch nicht möglich, wie z. B. bei obliterierenden Exostosen, so sollte der Eingriff in Allgemeinanästhesie und zusätzlicher Lokalanästhesie durchgeführt werden.

Das *Instrumentarium* wird sparsam gehalten. Ein Standard-Ohrsieb enthält folgende Instrumente:

- 2 Abwaschklemmen (lange Klemmen zum Halten von Tupfern für das Desinfizieren des Operationsfeldes)
- 2 Moskitoklemmchen
- 1 Nadelhalter
- 2 Backhaus-Klemmen zur Tuchbefestigung
- 1 kl. Vierzinker
- 1 kl. Zweizinker
- 1 Handstück für Tipsauger
- 8 Aufsatzsauger kurz (jede Größe 2mal)
- 2 Sperrer 3-Zinker (retroaurikulär)
- 2 Sperrer 2-Zinker (enaural)
- 2 Laschensperrer (enaural, je 1mal rechts und links)
- 1 Nasenspekulum (enaurale Inzision)
- 1 spitze Schere
- 1 Universalpinzette
- 3 versch. Ohrtrichter
- 1 Tubensonde
- 3 versch. Bohrersauger (mit Unterbrecherplatte)
- 1 gr. Raspatorium
- 2 Skalpelle
- 2 versch. Löffel (Küretten) nach House
- 2 Ringküretten
- 1 Antrumhäkchen
- 3 Silbersauger (als Spülansätze)
- 1 weicher Saugschlauch
- 1 Tellermesser, gerade, rund
- 1 Tellermesser, abgebogen, rund
- 1 Sichelmesser
- 1 geschwungene Nadel
- 4 versch. 90°-Häkchen
- 1 verstärktes 90°-Häkchen
- 2 versch. 45°-Häkchen
- 1 Perforator (Stapesoperation)
- 1 Gabel
- 1 Plexiglasplatte (zur Präparation von z. B. Knorpel)
- 2 Schälchen
- 1 Wassertopf
- 1 kl. Doppellöffel
- 1 gr. Doppellöffel
- 1 Hechtmaul (Zängelchen)
- 1 Belucci-Schere
- 1 Hammerkopfstanze
- 2 versch. Stapesschließzängelchen

geschn. Silikonfolien (0,5 × 4 cm, einseitig gerundet, 0,125 mm dick)
- 2 kl. Präpariertupfer

gr. und kl. Kompressen
gr. und kl. Tamponaderöllchen

Zusätzlich werden bereitgestellt:
- 1 Bohrer (40 000 U/min) mit entsprechendem Handstück und Bohrerköpfen (Birnen, Walzen, Vidia-Rosenbohrer, Diamantbohrer),
- 1 bipolare Koagulationsmöglichkeit und
- 1 leistungsfähiger Sauger.

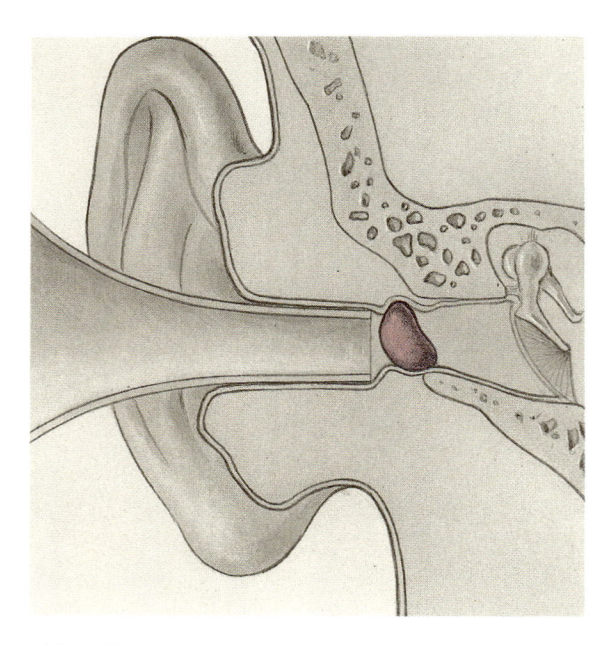

Abb. 4.**2**

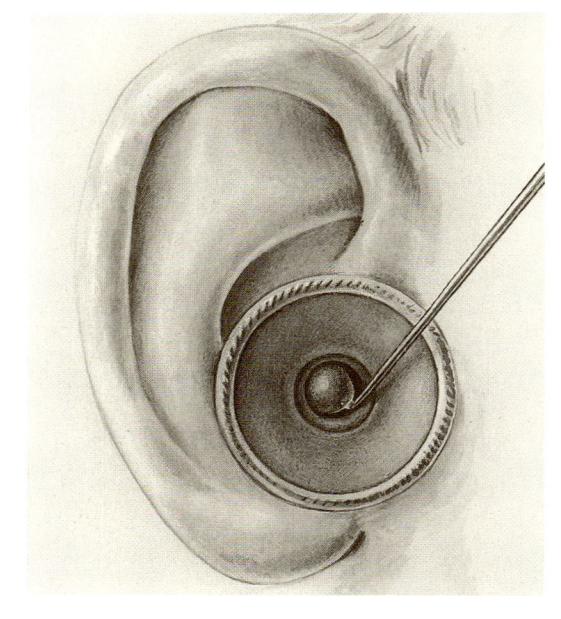

Abb. 4.**3**

Operationstechnik

Entfernung von Fremdkörpern

Zur Entfernung der meist bei Kindern in den Gehörgang eingedrungenen Fremdkörpern (Abb. 4.**2**) eignet sich am besten ein Häkchen (Abb. 4.**3**), das hinter den Fremdkörper vorgeschoben, gedreht und zart nach außen gezogen wird. Mit der Verwendung von Pinzetten oder Zängelchen werden Fremdkörper in der Regel tiefer in den äußeren Gehörgang hineingedrückt. Festhaftende Krusten lassen sich am besten mit feinen Schlingen abheben (Abb. 4.**4**). Die Auflagerungen sollten nicht unter Anwendung größeren Drucks abgewischt oder abgerissen werden, da das bedeckende Epithel des Gehörgangs beschädigt würde.

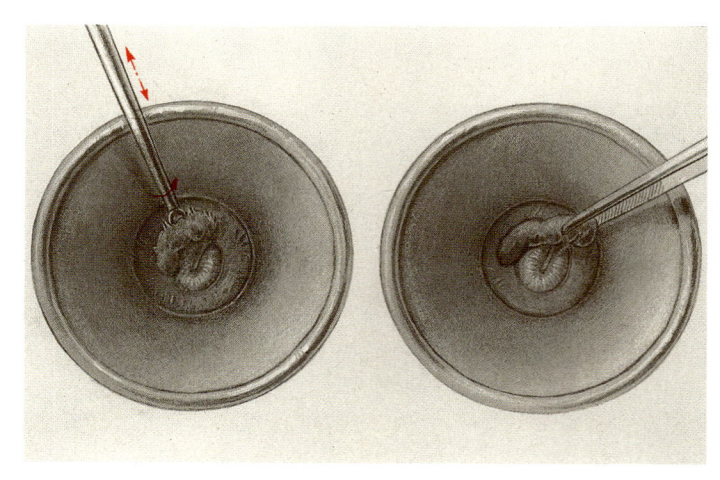

Abb. 4.**4**

Entfernung von Polypen

Polypen entwickeln sich aus dem Mittelohr in den äußeren Gehörgang hinein. Wurde das Ohr bereits voroperiert, so bestehen oft unübersichtliche Verhältnisse. Die Polypen wachsen aus der Mastoidhöhle oder vom Gehörgangsdach aus vor. In Lokalanästhesie mit Vasokonstriktor werden Polypen mit dem Sauger gefaßt und durch längeren Kontakt des Saugers mit der Polypenoberfläche verkleinert (Abb. 4.**5**). Ggf. ist diese Polypenverkleinerung auch mit kleinen Doppellöffelzängelchen nötig. Der Polypenursprung wird auf diese Weise erkennbar. Die Abtragung sollte jeweils nur so weit erfolgen, daß Sekret aus dem Mittelohr bzw. der Ursprungsstelle des Polypen in den äußeren Gehörgang frei abfließen kann. Die weitergehende Sanierung ist erst innerhalb einer eigentlichen Ohroperation vorzunehmen. Zieht der Polypenstiel in Richtung Stapes, so sollte man Reste belassen. Tritt bei den Manipulationen am Polypen Drehschwindel auf, so kann eine Labyrinthfistel vorliegen. Weitere Maßnahmen sollten dann unterbleiben, die Entfernung der Polypen erfolgt im Rahmen einer nachfolgenden sanierenden Ohroperation.

Entfernung von Exostosen

Zur Entfernung von Gehörgangsexostosen (Abb. 4.**6**) wird das Ohr enaural eröffnet (S. 110).

Gestielte Exostosen werden durch Meißeln am Exostosenstiel mobilisiert. Die Haut wird abgeschoben und die Exostose entnommen (Abb. 4.**7**).

Breitbasig gewachsene Exostosen, wie dies meistens an der Gehörgangsvorderwand der Fall ist, werden durch

Sanierende Operationen 71

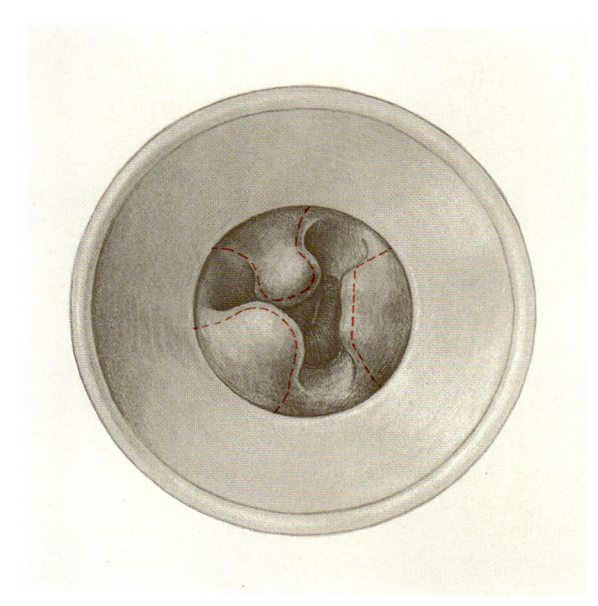

Abb. 4.**5**

Abb. 4.**6**

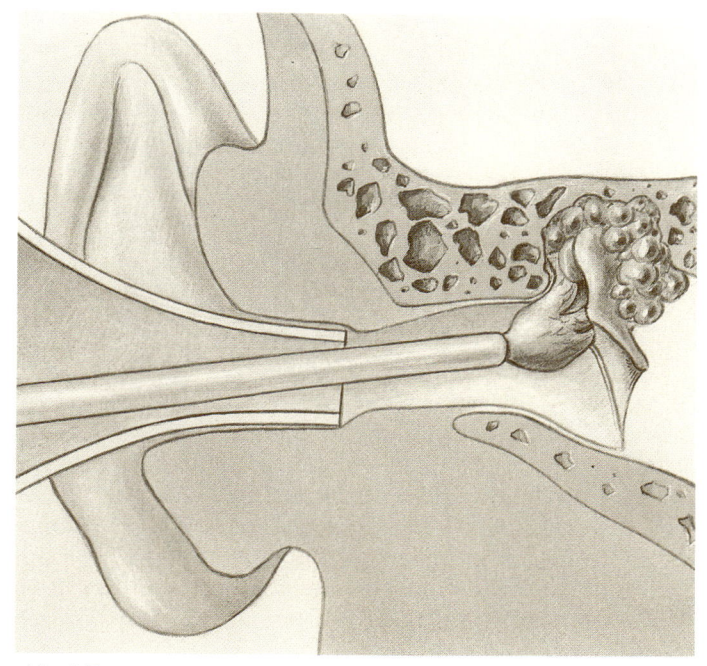

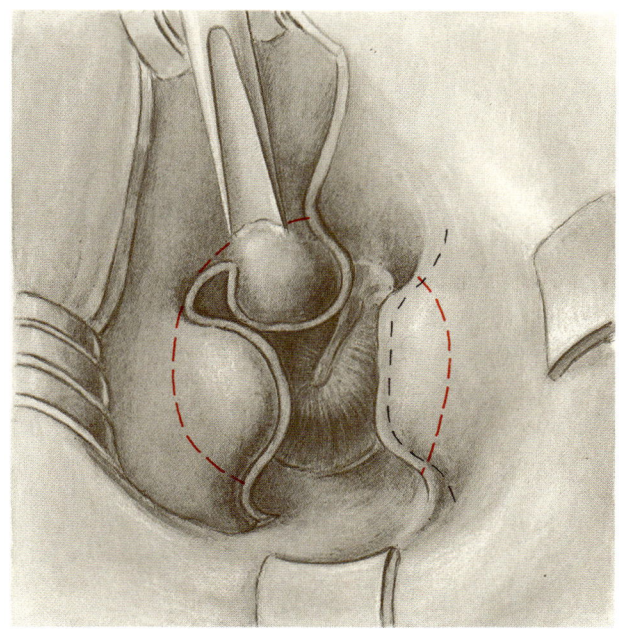

Abb. 4.**7**

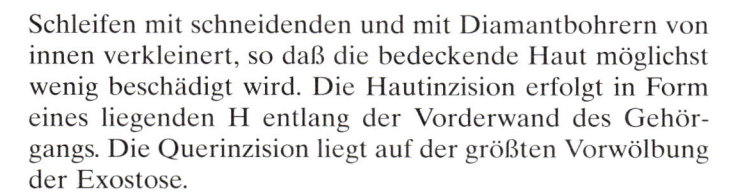

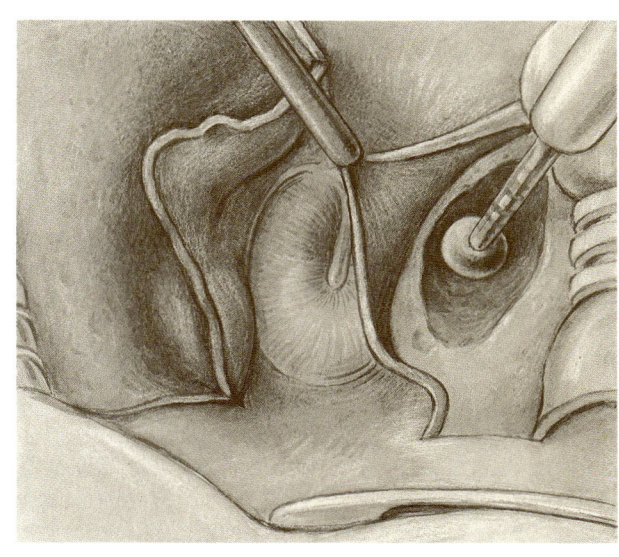

Abb. 4.**8**

Schleifen mit schneidenden und mit Diamantbohrern von innen verkleinert, so daß die bedeckende Haut möglichst wenig beschädigt wird. Die Hautinzision erfolgt in Form eines liegenden H entlang der Vorderwand des Gehörgangs. Die Querinzision liegt auf der größten Vorwölbung der Exostose.

Der äußere Hautlappen wird nach außen geschlagen, und die Fräsarbeiten (Abb. 4.**8**) erfolgen zwischen der bedeckenden Haut im Gehörgang und dem Periost der Vorderseite des Gehörgangs, hinter dem Kiefergelenk. Die Kiefergelenksweichteile sollten nicht erreicht werden. Nähert man sich mit dem Bohrer den Weichteilen der Kiefergelenksregion, so wird ein Diamantkopf eingesetzt. Mit diesem ist die Verletzungsgefahr des Periosts geringer, und es läßt sich ertasten, wann Weichteilgewebe erreicht sind.

Die Resektion des Knochens hat so weit zu erfolgen, daß der Anulus tympanicus nach Rückverlagerung der Haut vollständig zu übersehen ist. Das Trommelfell selbst wird bei der Entfernung nicht berührt. Im vorderen tympanomeatalen Winkel sind ggf. relativ kleine Bohrerdurchmesser zu verwenden, um die Trommelfelloberfläche nicht zu touchieren. Es könnte ein Lärmtrauma für das Ohr entstehen.

Zum Abschluß der Operation werden die gestielten Gehörgangslappen soweit wie möglich in ihre ursprüngliche Position zurückverlagert. Frei entnommene Hautstückchen werden replantiert. Es erfolgt eine vollständige Auskleidung des äußeren Gehörgangs mit Silikonfolienstücken von etwa 0,1 mm Dicke, 4 cm Länge und 5 mm Breite. Diese Auskleidung verhindert ein Einwachsen von Granulationsgewebe in die Gehörgangstamponade und fördert das Auswachsen von Fibroblasten und die Bildung von Bindegewebe direkt auf dem Knochen. Die Epithelisierung wird beschleunigt. Für die Tamponade des Gehörganglumens hat sich ein in Tetracyclin getränkter Gelatineschwamm (Marbagelan o.ä.) bewährt. Die Tamponade wird für drei Wochen belassen.

Modifikationen

Das Ausschleifen einer Exostose mit schneidenden Rosen- und Diamantbohrern führt gelegentlich bei inkorrekter Bohrtechnik zu Heilungsstörungen. Der Fehler liegt regelmäßig darin, daß nicht ausreichend gespült wurde und daß der Knochen unter dem Diamanten wegen zu großer Hitzeentwicklung einen unkontrolliert großen Hof einer Nekrose bildet. Sollte eine kontinuierliche Spülmöglichkeit für den Schleifvorgang nicht gewährleistet sein, so ist das Abtragen auch breitbasig inserierender Exostosen mit dem Meißel möglich.

Die *Gefahren* der Meißeltechnik, wie sie in früheren Lehrbüchern der Ohrchirurgie häufig beschrieben wurden, sind dann zu bedenken. Im Fall der Exostosenabtragung handelt es sich um die ungewollte Eröffnung des Mastoids, eine Beschädigung des Trommelfells, die Luxation oder Subluxation von Gehörknöchelchen bei abrutschendem Meißel und die mögliche Fazialisbeschädigung bei inkorrekter Meißelführung in der Nähe dieser Nerven.

Bezugs- und Gefahrenpunkte

Beim Abtragen von Exostosen im äußeren Gehörgang besteht die Gefahr einer Lärmschädigung des Ohres durch Berühren des Trommelfells oder des Hammergriffs mit dem Bohrer. Die Trommelfellebene ist bei allen Bohrvorgängen deshalb zu beachten, und der Bohrkopf ist so zu führen, daß kein Kontakt zustande kommt. Das unkontrollierte Schlagen des Bohrers wird am besten vermieden, indem der Knochen großflächig abgeschliffen wird. Grabenförmige Vertiefungen sind zu vermeiden, da die Bohrerspitze leicht unkontrolliert springt und die Umgebung verletzen kann.

Aus der Position des Trommelfells und der Haut am Gehörgangseingang, insbesondere an der Vorderwand, läßt sich die Position des Kiefergelenks in etwa abschätzen. Handelt es sich neben der Exostose auch noch um einen engen Gehörgang, so ist geduldig mit dem Diamanten zu schleifen, damit ein eventueller Einbruch in das Periost an der Vorderseite der Gehörgangsvorderwand nur an umschriebener Stelle geschieht und eine Eröffnung des Kiefergelenks zuverlässig vermieden wird.

Regeln, Tricks und typische Fehler

Die Exostose, die am leichtesten zu präparieren ist, soll zuerst entfernt werden, um Platz im äußeren Gehörgang zu schaffen. Dies ist in der Regel eine gestielte Exostose, die hinten oder hinten oben inseriert. Die Haut der Gehörgangshinterwand sollte großzügig in einem Stück entnommen werden, um ausreichend Platz für das Arbeiten mit den Bohrern zu schaffen. Das Bemühen, diesen Hauptlappen gestielt zu lassen, führt regelmäßig dazu, daß er sich um den Bohrer wickelt und dann größeren Schaden nimmt als bei der freien, geplanten Entnahme. Die freie Replantation der Gehörgangshaut bedeutet gegenüber gestielten Lappen keinen Nachteil. An der Vorderwand sollte der Hautlappen, der nach lateral, nach außen geschlagen wird möglichst groß gehalten werden. Der Lappen der Gehörgangshaut, der zum Trommelfell hin zu schlagen ist, wird durch die Bohrarbeiten doch häufig etwas verkleinert.

Notwendig ist eine ausreichende Resektion der Exostosen, so daß der Anulus tympanicus wirklich vollständig eingesehen werden kann. Dies ist vor der Tamponade des Gehörgangs zu kontrollieren. Die Tamponade erfolgt nach Zurückverlagerung der Hautlappen bzw. deren Replantation und Auskleiden des ganzen Gehörgangs mit Silikonstreifen.

Gesichtspunkte für die Nachbehandlung

Die Tamponade verbleibt für etwa 3 Wochen im äußeren Gehörgang. Sie wird abgesaugt, und die Silikonfolien werden von der Unterlage abgehoben und ebenfalls entfernt. Eine Antibiotikagabe, außer der präoperativen Prophylaxe, ist nicht erforderlich. Sollte vor dem Eingriff eine starke Otitis externa zwischen Trommelfell und Hauptmasse der Exostosen bestanden haben, die sich präoperativ nicht ausreichend besserte, so ist jedoch, entsprechend dem Antibiogramm, eine Fortführung der präoperativen Therapie für 1 Woche empfehlenswert. Eine wiederholte, zuerst tägliche postoperative Kontrolle ist sinnvoll, um Infektionen in der Gehörgangstamponade, Nachblutungen usw. zuverlässig erkennen und behandeln zu können.

Postoperative Komplikationen

Nach der Entfernung von Exostosen kann es wegen der Keimbesiedelung in der Tiefe des äußeren Gehörgangs zu unangenehmen Infektionen kommen. Der Patient bekommt etwa vom dritten oder vierten postoperativen Tage an zunehmende Ohrenschmerzen, und die Tamponade verflüssigt sich. Sie ist abzusaugen. Die Silikonfolie sollte in situ belassen werden. Die Tamponade wird erneuert durch Marbagelan, getränkt mit Aminoglykosidantibiotika. Ein häufiger Tamponadenwechsel, z. B. alle zwei Tage, ist notwendig.

Funktionelle Folgezustände

Wurden die exostotischen Knochenwucherungen so weit abgetragen, daß der Anulus tympanicus mühelos in seiner gesamten Zirkumferenz sichtbar war und sind die Gehörgangslappen bzw. die frei replantierte Gehörgangshaut regelrecht eingeheilt, so ist der äußere Gehörgang nach ein bis zwei Monaten von einem normalen nicht mehr zu unterscheiden. Gehörgangsstenosen wurden nach der hier beschriebenen operativen Exostosenresektion nur selten beobachtet. Sanierung einer Arachnoidalzyste im äußeren Gehörgang (siehe postoperative Komplikationen nach Cholesteatomsanierung, S. 101).

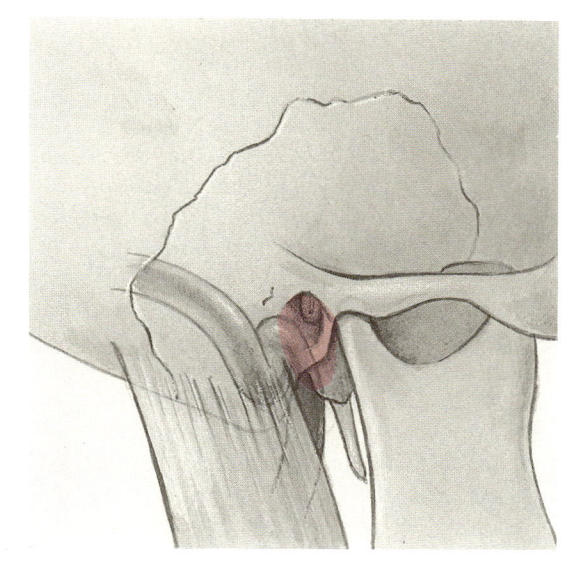

Abb. 4.**9**

Partielle Resektion des äußeren Gehörgangs (bei aseptischer Knochennekrose oder bei Otitis externa maligna)

Bei *aseptischer Knochennekrose* wird der erkrankte Knochen vollständig entfernt. Vor dem Trommelfell liegt bei dieser Erkrankung im Gehörgangsboden ein kraterförmig wirkendes, nicht von Gehörgangshaut bedecktes Knochenareal (Abb. 4.**9**). Das Ohr wird, ähnlich wie zur Sanierung eines Cholesteatoms (S. 86), eröffnet. Die gesunden Areale der Gehörgangshaut in der Umgebung der Knochennekrose werden entnommen, so daß ausgiebiges Bohren und Schleifen möglich wird, ohne Gehörgangshaut zu verletzen. Der gesamte aseptische Knochen wird abgeschliffen, und das Wundbett wird mit Diamantbohrern geglättet. Kontinuierliches Spülen ist notwendig, um eine Überhitzung des Knochens und damit eine spätere Wundheilungsstörung zu vermeiden. Die zu Beginn der Operation entnommenen Hautstückchen werden nahe dem Trommelfell replantiert. Die Tamponade erfolgt in üblicher Weise mit Silikonfolienauskleidung. Freiliegender Knochen, der nicht mit Gehörgangshaut bedeckt werden konnte, wird vollständig mit Silikon bedeckt. Es folgt die tetracyclingetränkte Marbagelantamponade für drei Wochen.

Bei der *Otitis externa maligna* sind präoperativ ein Antibiogramm (Pseudomonas aeruginosa) und internistische Untersuchungen empfehlenswert. Die Resektionen des betroffenen Knochens ist ausgedehnter, aber im Prinzip in gleicher Weise vorzunehmen. Funktionell wichtige Strukturen, wie N. facialis, V. jugularis und A. carotis interna werden identifiziert und geschont. Im Gegensatz zur aseptischen Knochennekrose erfolgt der Wundverschluß am Ende des Eingriffs nach Resektion einer Otitis externa maligna nur locker, und es werden mehrere Drainageschläuche in die Weichteile in unmittelbarer Umgebung des Felsenbeins eingebracht.

Modifikationen

Bei der *aseptischen Knochennekrose* des äußeren Gehörgangs handelt es sich um ein sehr umschriebenes Krankheitsbild, so daß sich hier selten Modifikationen des obenbeschriebenen Vorgehens ergeben.

Bei der Behandlung der *Otitis externa maligna* ist, je nach Ausdehnung des Krankheitsprozesses, die Weite der Eröffnung, auch der Halsweichteile, zu modifizieren. Hinweise, wenn auch mit bisher nur eingeschränkter Präzision, zur Richtung, in der der Prozeß fortschreitet, geben moderne neuroradiologische und nuklearmedizinische Untersuchungsverfahren. Ist der Prozeß weit in das Felsenbein hinein und unter die Schädelbasis vorgedrungen, so ist gelegentlich eine subtotale Petrosektomie (s. Kap. 6) vorzunehmen, wobei das Mittelohr kaum erhalten werden kann.

Nicht selten sind Eingriffe zur Sanierung einer Otitis externa maligna mehrzeitig durchzuführen. Maßnahmen zur Restitution eines vorübergehend eröffneten und partiell destruierten Mittelohres sollten erst nach zuverlässiger Ausheilung des primären Krankheitsprozesses indiziert werden.

Bezugs- und Gefahrenpunkte

Bei der Sanierung einer *aseptischen Knochennekrose* sollte das Trommelfell erhalten bleiben. Das Mittelohr wird also nicht traumatisiert. Das abschließende Glätten der bis ins gesunde Gewebe präparierten Knochenresektionshöhle ist unter kontinuierlicher Spülung mit dem Diamanten vorzunehmen, da sonst überhitzte Knochenareale mit anschließender Knochennekrose zurückbleiben und Nachoperationen notwendig machen. Erscheint es wünschenswert, das Knochenbett vollständig mit Haut auszukleiden und ist die zu Beginn der Operation entnommene Gehörgangshaut dafür nicht ausreichend, so sollte 0,2–0,3 mm dicke Spalthaut eingebracht werden. Die Entnahme erfolgt mit einem entsprechenden Dermatom unmittelbar retroaurikulär in der haarfreien Zone. Die Präparation nach Augenmaß mit einem Skalpell führt zur Implantation von Vollhautarealen, die später zur Ausbildung einer Otitis externa neigen.

Bei der Behandlung der *Otitis externa maligna* mit ausgiebiger Knochenresektion ist der Verlauf des N. facialis zu beachten. Er wird am besten im Mastoid, im noch gesunden mastoidalen Verlaufsanteil, und unterhalb des Foramen stylomastoideum, in den Weichteilen, dargestellt. Die Knochenresektion gelingt dann unter Schonung dieses Nervs. Nach einer evtl. notwendigen Resektion der Basis des Processus styloideus sollten vor dem weiteren Präparieren die V. jugularis und die A. carotis interna am Hals dargestellt werden. Diese Strukturen liegen unmittelbar medial des Processus styloideus und sind bei vorheriger Präparation am Hals unter dem Felsenbein leichter zu identifizieren.

Regeln, Tricks und typische Fehler

Bei der Behandlung der *aseptischen Knochennekrose* entstehen leicht Rezidive, wenn der erkrankte Knochen nicht ausreichend reseziert wurde. Diese Resektion sollte mit scharfen Bohrköpfen erfolgen, da damit die Differenzierung zwischen krankem und gesundem Gewebe leichter fällt. Bei Verwendung eines Diamantbohrkopfes sind die Unterschiede zwischen krankem und gesundem Knochen weitaus schlechter erkennbar. Wird die resultierende knöcherne Operationshöhle nicht vollständig mit Silikonfolienstreifen ausgekleidet, so entstehen wesentlich häufiger Granulationsfelder, die eine langwierige postoperative Behandlung erfordern.

Bei der Behandlung der *Otitis externa maligna* ist neben der Resektion des erkrankten Knochens die großzügige Drainage der umgebenden Weichteile wichtig. Diese Drainage wird oftmals nicht in ausreichendem Maße vorgenommen. Als Drainagerohre haben sich Absaugkatheter, wie sie von Anästhesisten verwendet werden, mit unterschiedlichen Durchmessern bewährt. Es sollten zusätzliche Perforationen entlang der Kunststoffschläuche angebracht werden, um einen optimalen Sekretabfluß zu gewährleisten. In den ersten Tagen nach der Operation sind Spülungen der Drainage, z. B. mit Wasserstoffsuperoxid, gelegentlich hilfreich.

Gesichtspunkte für die Nachbehandlung

In der Nachbehandlung der *aseptischen Knochennekrose* ergeben sich keine Unterschiede zur Nachbehandlung der Exostosen (S. 72).

Die Nachbehandlung einer *Otitis externa maligna* ist langwierig und komplex. Außer dem zweimal täglich notwendigen Verbandwechsel ist eine optimale Einstellung des zugrundeliegenden Diabetes und eine allgemeine Roborierung erforderlich. In Kooperation mit einem leistungsfähigen Labor sind nicht nur die diabetischen Stoffwechselparameter, sondern auch andere, die Wundheilung beeinflussende Daten zu kontrollieren, wie der Protein- und der Mineralhaushalt einschließlich der Spurenelemente Kupfer, Zink und Selen. Hier sind Substitutionsbehandlungen ggf. hilfreich. Zusätzlich werden meistens Aminoglykosidantibiotica notwendig. Die Dosierung muß ausreichend hoch liegen. Beim empfehlenswerten „Drug-Monitoring" sollten sich Konzentrationen von 5–12 mg/l ergeben. Die Medikation sollte 1 Woche nicht unterschreiten.

Postoperative Komplikationen

Während eine ausreichend resezierte aseptische Knochennekrose in aller Regel komplikationslos abheilt, treten Heilungsstörungen und Rezidive einer vorübergehend gemilderten Otitis externa maligna häufig auf. Nachresektionen sind lediglich durchzuführen, wenn der Krankheitsprozeß mit dem ersten Eingriff nicht ausreichend behandelt werden konnte. Selten kommt es zum Übertreten des Erkrankungsprozesses auf die Meningen oder auf zentrale Teile der Schädelbasis sowie weitere Hirnnerven. Die Prognose verschlechtert sich dann zwangsläufig erheblich. Die Beherrschung gelingt in dieser Situation durch intensivmedizinische Kooperation mit Internisten, Neurologen und Mikrobiologen.

Funktionelle Folgezustände

Als funktioneller Folgezustand nach Behandlung einer *aseptischen Knochennekrose* resultiert ein weiter, sich gelegentlich unter das Trommelfell ausdehnender äußerer Gehörgang. Die Selbstreinigung ist gelegentlich behindert. Ambulante HNO-ärztliche Kontrollen und Säuberungen des Operationsfeldes unter dem Mikroskop sind dann empfehlenswert.

Nach Behandlung einer *Otitis externa maligna* ergeben sich gelegentlich Störungen der Hörfähigkeit oder auch

Einschränkungen der Fazialisfunktion. Da es sich um alte Menschen mit erhöhtem Operationsrisiko (Diabetes) handelt, sind spätere rekonstruktive Operationen nur zurückhaltend zu indizieren.

Alternative Methoden

Sowohl für die aseptische Knochennekrose als auch für die Otitis externa maligna werden immer wieder rein konservative Behandlungsmethoden versucht. Zeigt sich, insbesondere bei der Otitis externa maligna, eine rasche Progredienz, so sollten konservative Maßnahmen nicht unnötig lange vorgenommen werden. Der später notwendige operative Eingriff würde sich sonst sehr ausweiten müssen.

Sanierende Eingriffe am Trommelfell

Parazentese

Präoperative diagnostische Maßnahmen

Vor der Durchführung einer Parazentese ist das Ohr zu inspizieren, zu säubern, und die Funktion des Gehörs ist zu überprüfen. Nur ausnahmsweise sind neuroradiologische bildgebende Verfahren zur Indikation dieses Eingriffs nötig.

Indikationen

Eine Parazentese ist vorzunehmen, um einen Paukenerguß zu entlasten und gelegentlich bei einer akuten Otitis media oder auch zur Vorbereitung der Einlage eines Paukenröhrchens (S. 76).

Operationsprinzip

Die Parazentese dient der vorübergehenden Eröffnung des Trommelfells, um Mittelohrsekret abzusaugen und das Mittelohr zu belüften. Alle Schichten des Trommelfells werden dazu auf 2–3 mm Länge durchtrennt.

Vorbereitung zur Operation

Zur Vorbereitung für die Parazentese wird der Gehörgang mechanisch unter dem Operationsmikroskop gesäubert. Handelt es sich um eine Infektion des Mittelohres, so ist eine perioperative Antibiotikagabe zu erwägen. Sind weder Gehörgang noch Mittelohr erkennbar infiziert, so erübrigt sich diese Antibiotikagabe.

Instrumente

Die Parazentese wird unter dem Operationsmikroskop durch einen Ohrtrichter vorgenommen. Das Parazentesemesser sollte scharf sein, um unkontrollierte Einrisse im Trommelfell zu vermeiden. Zum Absaugen zähen Schleims wird ein kräftiger Sauger benötigt.

Anästhesie

Beim Erwachsenen wird die Parazentese zur Behandlung eines Serotympanons regelmäßig ohne Anästhesie vorgenommen. Für Kinder empfiehlt sich die Durchführung in einer kurzen Narkose. Bei entzündetem Trommelfell ist auch bei Erwachsenen eine Lokalanästhesie zu applizieren.

Operationstechnik

Das Trommelfell wird durch eine entsprechende Haltung des Trichters insbesondere in seiner vorderen Hälfte dargestellt. Die Inzision erfolgt vor dem Umbo im vorderen unteren oder im unteren Teil des vorderen oberen Quadranten (Abb. 4.**10**). Bevorzugt wird eine radiäre Inzision, da die Abheilung etwas schneller erfolgen soll.

Modifikationen

Für die Durchführung der Parazentese sind in der Literatur zahlreiche Schnittführungen angegeben worden (Abb. 4.**11**). Manipulationen in den hinteren Quadranten des Trommelfells führen leichter zu einem Trauma an der Gehörknöchelchenkette oder zu einer Gefährdung des Paukenbodens. Hier liegt gelegentlich ein hochstehender Bulbus jugularis.

Bezugs- und Gefahrenpunkte

Gefährdet sind bei der Parazentese die Gehörknöchelchen und ggf. stark blutende Strukturen im Paukenboden, wie ein hochstehender Bulbus jugularis oder ein Glomustumor.

Regeln, Tricks und typische Fehler

Typische Fehler liegen im Plazieren der Parazentese in den hinteren Trommelfellquadranten. Die Parazentese sollte deshalb in der vorderen Trommelfellhälfte, vor dem Umbo, vorgenommen werden.

Das Absaugen des Sekrets durch die Parazentese gelingt naturgemäß nur inkomplett. Das Ausblasen eines Schleimpfropfes aus der Tube durch Applikation von Überdruck im äußeren Gehörgang sollte nur mit niedrigem Druck „zart" durchgeführt werden, da manchmal knöcherne Dehiszenzen im Tegmen tympani bestehen, die nur von einer sehr dünnen Dura bedeckt sind. Plötzliche ausgedehnte Lufteintritte nach intrakraniell sind in diesen seltenen Fällen möglich und stellen eine Gefahr für den Patienten dar.

Gesichtspunkte zur Nachbehandlung

Eine spezielle Nachbehandlung nach Parazentese erübrigt sich. Zusätzlich zur Parazentese sollten abschwellende Nasentropfen oder ggf. antiödematös wirkende Medikamente gegeben werden, um die Tubenfunktion zu bessern. Übungen zur Mittelohrventilation über die Tube (z. B. Otovent, Otobar o. ä.) sind nach Abheilung des Trommelfells empfehlenswert.

Solange die Trommelfellöffnung besteht, sollte Wassereintritt in den äußeren Gehörgang vermieden werden. Der äußere Gehörgang wird zu diesem Zweck, z. B. beim Schwimmen, mit gefetteter Watte abgedichtet.

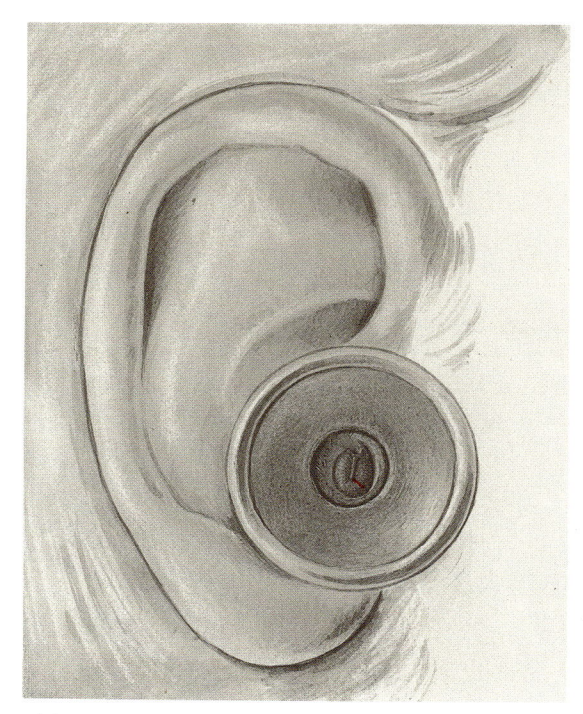

Abb. 4.**10**

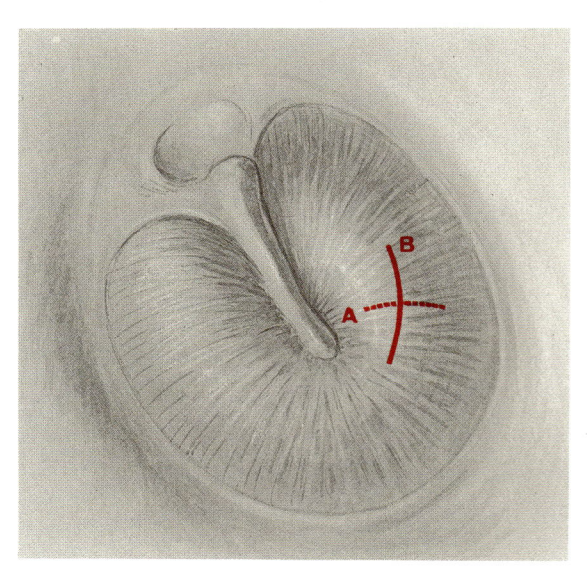

Abb. 4.**11**

Postoperative Komplikationen

Als Komplikation nach Parazentese ergibt sich selten eine Infektion des Mittelohres oder auch eine persistierende Perforation. Die Mittelohrinfektion ist konservativ zu behandeln.

Besteht eine Trommelfellperforation nach Parazentese mehr als ein halbes Jahr, so ist eine Tympanoplastik indiziert.

Funktionelle Folgezustände

Die Parazenteseöffnung heilt regelmäßig in wenigen Tagen folgenlos aus.

Alternative Methoden

Als Alternative zur Parazentese ist in speziellen Fällen, insbesondere bei Mangelbelüftung nach Tympanoplastik, die *Punktion des Trommelfells* und die transtympanale Luftinsufflation zu indizieren. Dazu wird mit einer dünnen, langen Kanüle das Trommelfell in der vorderen Hälfte punktiert, und es wird etwas Luft in das verklebte Paukenlumen eingeblasen. Der Effekt hält nur kurz an. Ggf. kann nichtresorbierbares Gas (Schwefelhexafluorid) instilliert werden (Koch).

Die *Antrotomie* (S. 80) wird zwar häufig als Maßnahme zur Verbesserung der Belüftung des Mittelohres diskutiert, sie ist aber nicht als Alternative zur Parazentese anzusehen. Eine lange konservative Behandlung eines Paukenergusses birgt die Gefahr in sich, daß die Pars tensa des Trommelfells allmählich atrophiert und später eine Trommelfellersatzplastik durchgeführt werden muß. Spätestens, wenn Atrophiezeichen des Trommelfells erkennbar werden, ist eine Parazentese indiziert, ggf. auch die Einlage eines Paukenröhrchens.

Einlage eines Paukenröhrchens

Präoperative diagnostische Maßnahmen

Vor der Einlage eines Paukenröhrchens wird durch Inspektion des Trommelfells und ggf. eine Tympanometrie die Indikation gestellt. Insbesondere bei Kindern und bei Erwachsenen ohne Hinweis auf einen Allgemeininfekt ist der Nasenrachen zu inspizieren, und es sind Passagehindernisse abzuklären. Bei Kindern mit Spaltbildungen in unterschiedlicher Ausprägung erfolgt die differenzierte Diagnostik im Rahmen eines kieferchirurgischen Konsiliums.

Indikationen

Die Indikation zur Einlage eines Paukenröhrchens ergibt sich bei rezidivierenden kindlichen Mittelohrergüssen nach ausreichender Adenotomie, bei Kindern mit Gaumenspalten, bei Erwachsenen mit Nasenrachentumoren, gelegentlich bei einem Adhäsivprozeß des Mittelohres und gelegentlich zur Behandlung der Ménièreschen Erkrankung, entweder lediglich zur Belüftung des Mittelohres oder zum Einführen ototoxischer, hier zur Therapie dienender Pharmaka.

Operationsprinzip

Das Paukenröhrchen wird eingelegt, um über längere Zeit eine von der Tubenfunktion unabhängige Drainage und Belüftung des Mittelohres zu gewährleisten.

Vorbereitung zur Operation

Die Vorbereitung entspricht derjenigen bei der Parazentese (S. 75).

Instrumente

Aus kommerziellen, gelegentlich auch aus medizinischen Gründen gibt es eine große Vielzahl von Paukenröhrchenmodellen. Es ist ein Röhrchen zu wählen, das einen möglichst großen Innen- und einen möglichst kleinen Außendurchmesser hat und das für die gewünschte Zeit von sechs bis zwölf Monaten oder bei Patienten mit Gaumenspalten und Erwachsenen mit Rachentumoren über Jahre verbleiben kann.

Für die übliche Nutzung ist das goldbeschichtete Metallröhrchen vorteilhaft, da es bei großem Innendurchmesser den kleinsten Außendurchmesser aufweist. Aus diesem Grunde sollte es primär bei jeder Indikation eingelegt werden. Besteht bereits eine Trommelfellatrophie und damit nur ein sehr schwaches Lager für das Paukenröhrchen, so ist nach vorzeitiger, spontaner Extrusion des Metallröhrchens ein Kunststoffröhrchen mit sehr langen intratympanalen Branchen (Spreizröhrchen) einzulegen (Abb. 4.12).

Anästhesie

Das Einlegen von Paukenröhrchen erfolgt bei Erwachsenen ohne Anästhesie oder in Lokalanästhesie der Umgebung des Trommelfells. Bei Kindern wird die Einlage in einer kurzen Narkose vorgenommen.

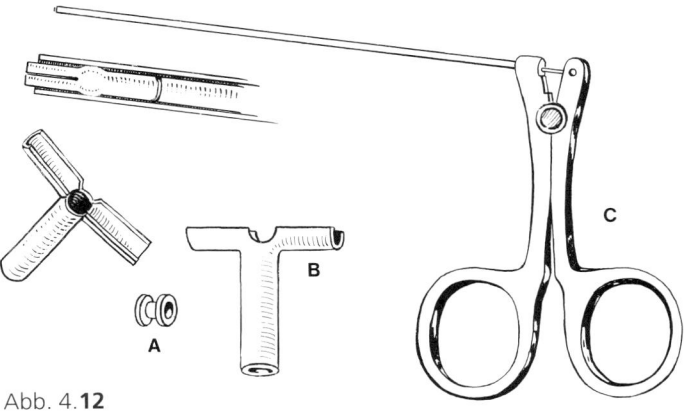

Abb. 4.12
A Goldröhrchen
B Selbstdehnbares Röhrchen
C Instrument zum Einlegen

Operationstechnik

Das Trommelfell wird, wie bei der Parazentese beschrieben, in der vorderen Hälfte auf 2–3 mm inzidiert. Das Seromukotympanum wird abgesaugt, und das Metallpaukenröhrchen wird neben diese Inzision auf die Trommelfelloberfläche gelegt und mit einer Kante voran unter eine Seite des Inzisionsrandes heruntergeschoben und unter die gegenüberliegende Seite gedrückt (Abb. 4.13). Spezielle Einlageinstrumente sind bei dieser Technik nicht notwendig. Soll ein sog. Spreizröhrchen eingelegt werden, so werden die weichen Spreizenden des Implantats gefaßt und durch die Parazenteseöffnung geführt. Durch Nachschieben des außen liegenden, nicht geschlitzten Röhrchenendes spreizen sich die vorderen Anteile in der Pauke auf.

Modifikationen

Die Einlage in das Trommelfell kann auch mit einem speziellen Applikator erfolgen (Abb. 4.12).

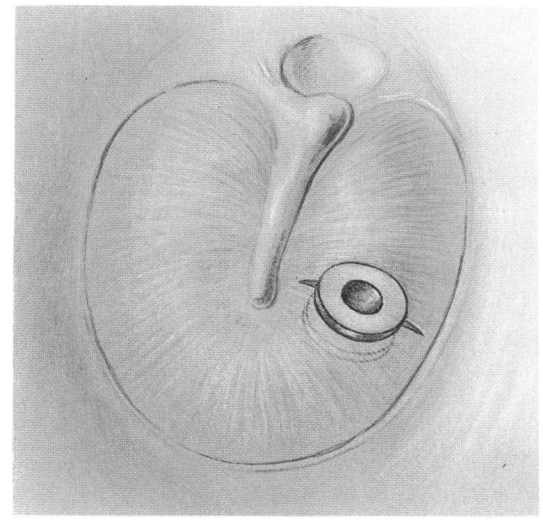

Abb. 4.13

Wichtige Bezugs- und Gefahrenpunkte

Das Trommelfell sollte so inzidiert werden, daß eine über die Parazentese hinausgehende Eröffnung nicht erfolgt. Nur so wird gewährleistet, daß das Paukenröhrchen in situ gehalten wird. Die Einlage in der hinteren Trommelfellhälfte ist speziellen Indikationen vorbehalten, z. B. bei so stark überhängender vorderer Gehörgangswand, daß die vordere Trommelfellhälfte nicht erreichbar ist. Bei der Inspektion des Ohres ist darauf zu achten, daß kein hoher Bulbus jugularis oder kein Glomustumor im Hypotympanum liegt. Es resultiert sonst eine starke Blutung.

Regeln, Tricks und typische Fehler

Für die Inzision gelten die gleichen Hinweise wie für die Parazentese (S. 75). Zusätzlich ist darauf zu achten, daß keine kleinen Trommelfell-Lefzen mit dem Röhrchen nach innen geschlagen werden. Solche verlagerten kleinen Areale verhornenden Plattenepithels auf der Unterseite des Trommelfells sind möglicherweise Ausgangspunkt für das Entstehen eines Cholesteatoms.

Die Einlage des Paukenröhrchens in der hinteren Trommelfellhälfte führt zu einem höheren Risiko als die Parazentese im vorderen Trommelfellanteil. Zusätzlich zur Parazentese sind zwangsläufig Manipulationen vorzunehmen. Das im Paukenlumen liegende Röhrchenende ist nicht genau einsehbar, und somit bestehen weitergehende Möglichkeiten, die Gehörknöchelchenkette zu verletzen. Ist aus anatomischen Gründen das Einlegen in der dorsalen Trommelfellregion notwendig, so ist dies besonders zu beachten.

Gesichtspunkte für die Nachbehandlung

Eine spezielle Nachbehandlung ist nicht erforderlich, jedoch sollte das Eindringen von Wasser in den äußeren Gehörgang sicherheitshalber vermieden werden. Beim Haarewaschen oder z. B. Duschen und Schwimmen sollte der äußere Gehörgang mit gefetteter Watte abgedichtet werden.

Eine Kontrolluntersuchung zur Verifizierung der richtigen Position und Wirksamkeit des Paukenröhrchens wird zwei bis vier Wochen nach der Einlage vorgenommen. Das Röhrchen sollte sechs bis zwölf Monate in situ verbleiben, bei Patienten mit Gaumenspalten wesentlich länger. Die instrumentelle Entfernung aus dem Trommelfell ist nach diesen Zeiträumen nur bei der Einlage von Spreizpaukenröhrchen notwendig. Alle anderen pflegen sich durch die Epithelmigration des Trommelfells nach dieser Zeit spontan abzustoßen, so daß sie lediglich aus dem äußeren Gehörgang zu entnehmen sind.

Bei zu frühzeitigem, spontanen Abstoßen ist eine Wiederholung oder ein Versuch mit der Einlage von Spreizpaukenröhrchen indiziert, obwohl die Verträglichkeit und die Funktion nicht so günstig sind wie bei Goldpaukenröhrchen.

Postoperative Komplikationen

Der Reizzustand, in dem sich das Mittelohr befindet, wenn ein Paukenröhrchen eingelegt wird, führt gelegentlich zu einer längeren postoperativen Sekretion. Es können sich auch Superinfektionen ausbilden. Vor einer Entnahme des Paukenröhrchens mit dem Ziel, die Ohrsekretion zu stoppen, sollte für ca. 1 Woche ein konservativer Behandlungsversuch bei liegendem Paukenröhrchen gemacht werden. Dazu wird, nach Abstrich und mikrobiologischer Untersuchung des Sekrets, ein Breitbandantibiotikum für eine Woche verabreicht. Gleichzeitig sollte eine Medikation, z. B. mit Celestamine, bei Kindern 2mal ½, bei Erwachsenen 2mal 1 Tbl., erfolgen. Unnötige Entnahmen von Paukenröhrchen lassen sich auf diese Weise vermeiden. Erst wenn diese konservative Behandlung einer scheinbaren Unverträglichkeit nicht zum Ziel führt, ist die Entnahme des Röhrchens zur Ausheilung des Ohres erforderlich.

Diese abwartende Haltung gilt für die handelsüblichen Goldröhrchen und für industriell gefertigte und nicht weiter bearbeitete Kunststoffröhrchen. Wurden selbst angefertigte Paukenröhrchen verwendet, so sollten diese ohne konservative Behandlung entnommen werden. Die durch Überhitzung verformten Kunststoffschläuche enthalten gewebeunverträgliche Bestandteile (Monomere), so daß sich echte Abwehrreaktionen entwickeln können.

Das postoperativ nach Jahren, in der Pauke reizlos weißlich schimmernde Cholesteatom stellt eine seltene Komplikation beim Einlegen eines Paukenröhrchens dar. Das Cholesteatom wird im Rahmen einer Tympanoplastik chirurgisch entfernt.

Über ein liegendes Paukenröhrchen können in besonders ungünstigen Situationen pathogene Keime in das Mittelohr eindringen, insbesondere wenn Wasser vom äußeren Gehörgang über das Paukenröhrchen das Paukenlumen erreicht. Die dann möglicherweise entstehende akute Otitis media kann, wenn auch sehr selten, zu weiteren Komplikationen einschließlich der Meningitis führen.

Funktionelle Folgezustände

Solange das Paukenröhrchen im Mittelohr liegt, verbleibt eine geringfügige Beeinträchtigung des Hörvermögens. Nach regelrechtem Abstoßen oder Entfernen schließt sich das Trommelfell unter Ausbildung einer Narbe, die meistens kaum sichtbar ist und manchmal geringfügig verkalkt. Eine audiologische Beeinträchtigung resultiert nicht.

Bei Rezidiven eines Seromukotympanons im Kindesalter sind manchmal wiederholte Einlagen von Paukenröhrchen indiziert. Immer ist ein regelrechter Epipharynxbefund zu dokumentieren. Nachdrücklich ist ein Training der Nasenatmung nötig. Habituelle Mundatmer haben sehr leicht Mittelohrergüsse, auch wenn Epipharynx und Tubenfunktion regelrecht erscheinen (S. 76).

Alternative Methoden

In Frage kommen Eingriffe zur Wiederherstellung der Tubenfunktion, also eine Tubendrainage oder auch eine Tubenrekonstruktion. Diese Eingriffe sind in ihrem Ergebnis unzuverlässig und deshalb zur Behandlung eines chronischen Mittelohrergusses nicht indiziert. Sie sollten nur bei Tubenfunktionsstörungen durchgeführt werden, die über die Ergußbildung hinaus zu weiteren Schäden des Mittelohres und Beeinträchtigung der betroffenen Patienten geführt haben.

Sanierende Eingriffe an Pauke und Mastoid

Antrumdrainage, Antrotomie und Mastoidektomie

Definitionen

Die Antrumdrainage, die Antrotomie und die Mastoidektomie sind eigenständige Eingriffe, mit denen das Antrum und das Mastoid unter Erhalt der hinteren Gehörgangswand eröffnet und ggf. retroaurikulär drainiert werden. Sie sind zusätzlich Anteile ausgedehnter sanierender Operationen und im Rahmen dieser Eingriffe zur Eröffnung des Ohres, zur Schaffung eines Zugangsweges für weitere Operationsteile oder als Drainageweg zur Sanierung eines Krankheitsprozesses vorzunehmen (Abb. 4.**14**).

Als *Antrumdrainage* wird ein Kanal von etwa 1 cm Durchmesser bezeichnet, der vom Planum mastoideum zum Antrum aufgefräst wird.

Die *Antrotomie* stellt eine deutlich breitere Eröffnung des Mastoids und des Antrums dar, wobei der Aditus ad antrum und auch große Zellen des Mastoids eröffnet werden.

Bei der *Mastoidektomie* wird das Mastoid so weit ausgeräumt, daß keine größeren Zellen uneröffnet bleiben. Im Idealfall handelt es sich um die Ausräumung „bis zur letzten Zelle".

Präoperative diagnostische Maßnahmen

Bei den meisten entzündlichen Erkrankungen, die zu einer sanierenden Operation am Mastoid führen, sind *Anamnese, Inspektion* des äußeren Ohres und des äußeren Gehörgangs von Bedeutung.

Das Blutbild mit erhöhter Leukozytenzahl und die erhöhte *Blutsenkungsgeschwindigkeit* geben weitere Hinweise, wenn nicht eine längere antibiotische Vorbehandlung bereits erfolgt ist.

Die *Übersichts-Röntgenaufnahme nach Schüller* zeigt eine Verschattung oder Verschleierung der Mastoidzellen und gibt Auskunft über die Lage der Dura der mittleren Schädelgrube und der Vorderkante des Sinus sigmoideus.

Ausnahmsweise, z. B. wenn intrakranielle Komplikationen bestehen, sind die *Kernspintomographie* und die *Computertomographie* zusätzlich präoperativ von Nutzen.

Indikationen

Die Indikation für eine Antrotomie oder eine Mastoidektomie ergibt sich meistens bei akuten, subakuten oder chronischen Entzündungen des Ohres, wie der Antritis oder der Mastoiditis und ihren Komplikationen.

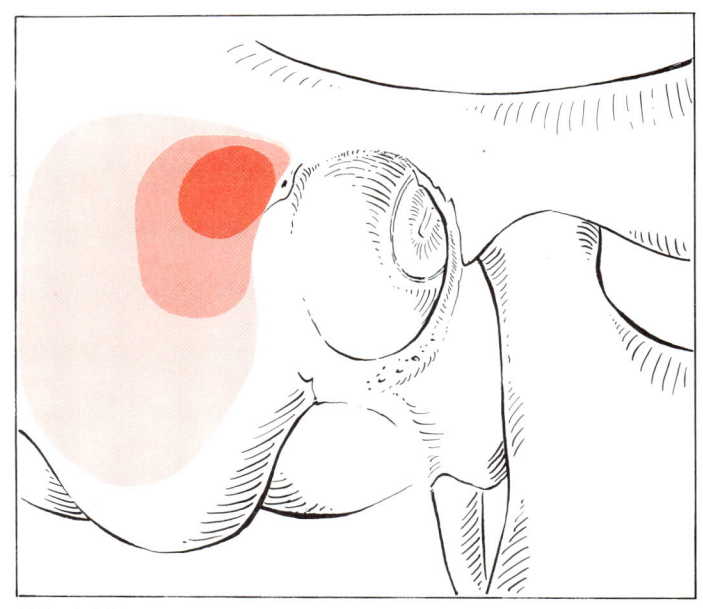

Abb. 4.**14**

Nur selten stellt ein Cholesteringranulom oder eine übermäßige Schleimproduktion bei chronischer Schleimhauteiterung des Mittelohres eine Indikation für diese Eingriffe dar.

Die Antrotomie und die Mastoidektomie sind selbständige Teile sanierender Eingriffe bei

- Cholesteatomen,
- Tumoren,
- Traumafolgen,
- Labyrintherkrankungen, Erkrankungen in der Pyramidenspitze, im inneren Gehörgang, im Kleinhirnbrückenwinkel oder am Foramen jugulare.

Die *Antrotomie* dient einer ausgiebigen Drainage nicht nur des Antrums, sondern auch angrenzender Zellzüge. Die *Mastoidektomie* wird zur Entnahme aller Zellsepten und krankhafter Weichteilgewebe und Knochen aus Antrum und Mastoid durchgeführt.

Operationsprinzip

Das Operationsprinzip für die Antrumdrainage, die Antrotomie oder die Mastoidektomie besteht, in Abhängigkeit von der Ausdehnung der zugrundeliegenden Erkrankung, in einer schmalen oder breiten Eröffnung von Antrum oder Antrum und Mastoid vom Planum mastoideum aus.

Vorbereitung zur Operation

Im präoperativ, außer in Notfällen vorzunehmenden Gespräch werden Patient, bei Kindern die Eltern oder ggf. Sorgeberechtigte, über die Art der Erkrankung, die möglichen Komplikationen, das Operationsprinzip, die Chancen

Sanierende Operationen 81

Abb. 4.**15**
A Operateur
B Instrumente
C Schwester
D₁ Mikroskop (Bodengestell)
D₂ Deckenstativ
E Anästhesie
H Sauger, Elektromed, Infusion, Spülung
G Fußschalter für bipolare Koagulation
  u. Bohrer

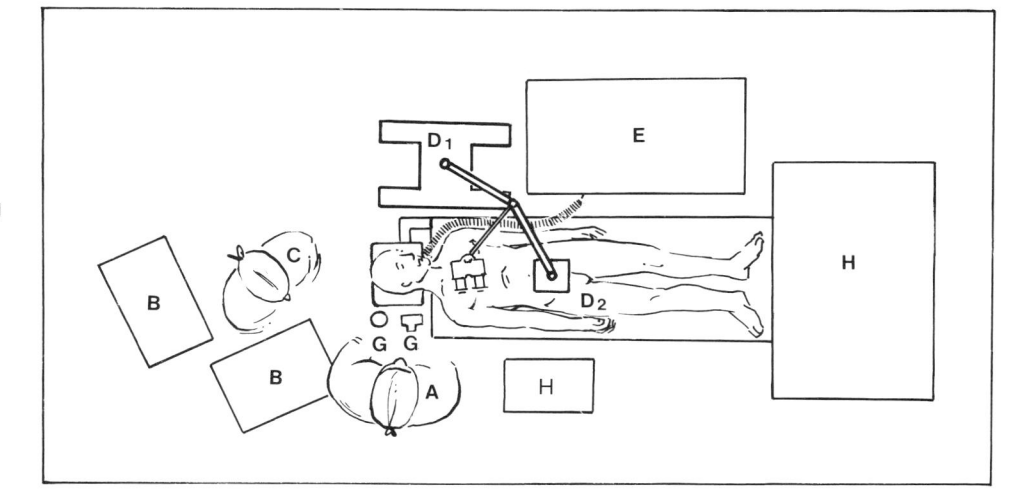

zur Sanierung des Ohres und das Risiko des Eingriffs aufgeklärt. Das Anästhesieverfahren wird festgelegt. In Abhängigkeit von der gewählten Anästhesieform erfolgt die Prämedikation und eine halbe Stunde vor Operationsbeginn die Antibiotikaprophylaxe.

Der Patient wird auf dem Rücken gelagert (Abb. 4.**15**), der Kopf etwas zur Gegenseite gedreht. Oberhalb und hinter dem Ohr wird ein 2 cm breiter Streifen Haare rasiert, und es wird ein großflächiger, hautfreundlicher Klebestreifen so angebracht, daß die Haare auch in den ersten Tagen nach der Operation nicht in das Wundgebiet vorfallen können.

Instrumente

Siehe S. 69.

Ähnlich wie bei jeder anderen chirurgischen Tätigkeit sollte sich der Operateur für einen bewährten Satz von Instrumenten entscheiden, der nur möglichst wenige Spezialinstrumente enthält und durch geringfügige Zusätze für eine Vielzahl unterschiedlicher, aber ähnlicher Eingriffe verwendet werden kann.

Anästhesie

Bei Kindern und bei sehr stark infizierten Ohren empfiehlt sich eine Allgemeinanästhesie. Wird die Antrumdrainage, die Antrotomie oder die Mastoidektomie im Rahmen von Ohrerkrankungen durchgeführt, deren entzündliche Komponente nicht so stark ausgeprägt ist, so ist beim Erwachsenen die Vornahme in Lokalanästhesie sinnvoll.

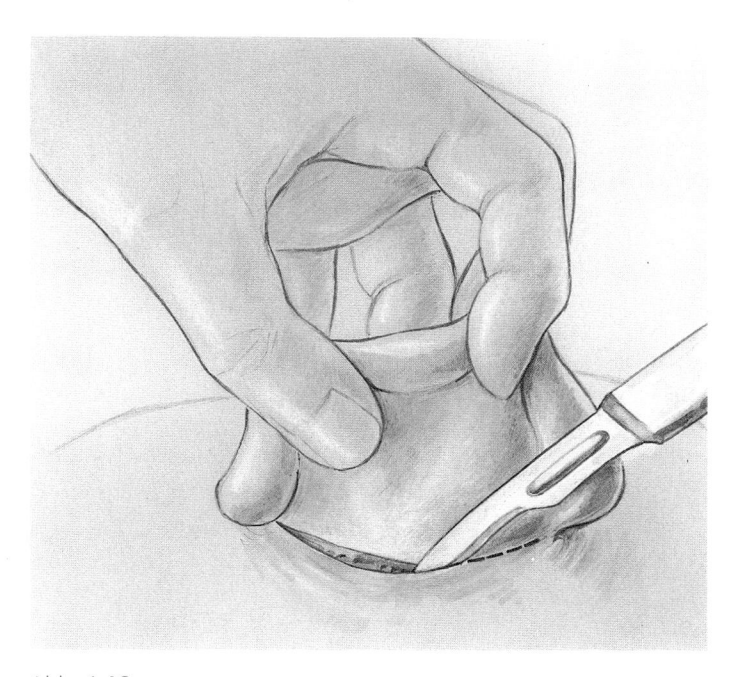

Abb. 4.**16**

Operationstechnik

Für Eingriffe am Mastoid ist die retroaurikuläre Eröffnung empfehlenswert. Die Ohrmuschel wird nach vorn gezogen und Haut sowie Subkutangewebe in der Umschlagsfalte inzidiert (Abb. 4.**16**). Halbscharf und unter Anwendung eines leichten Druckes auf den Rücken des Skalpells gegen die Unterlage werden die Weichteile vom Periost des

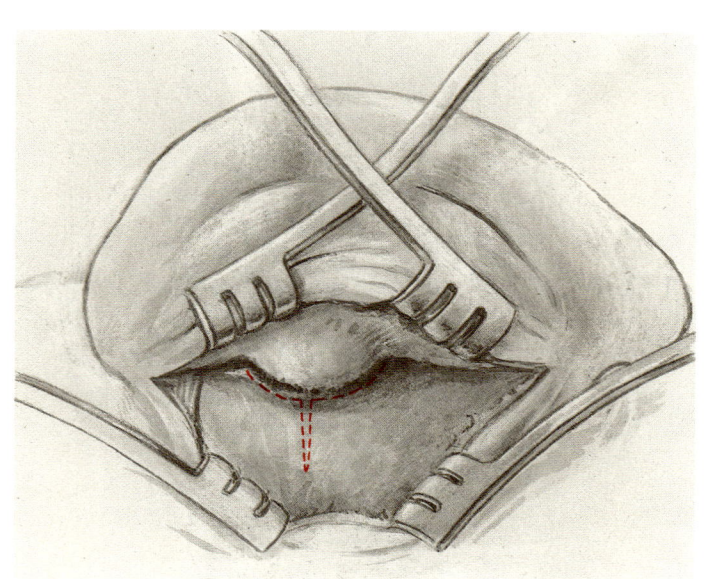

Abb. 4.**17**

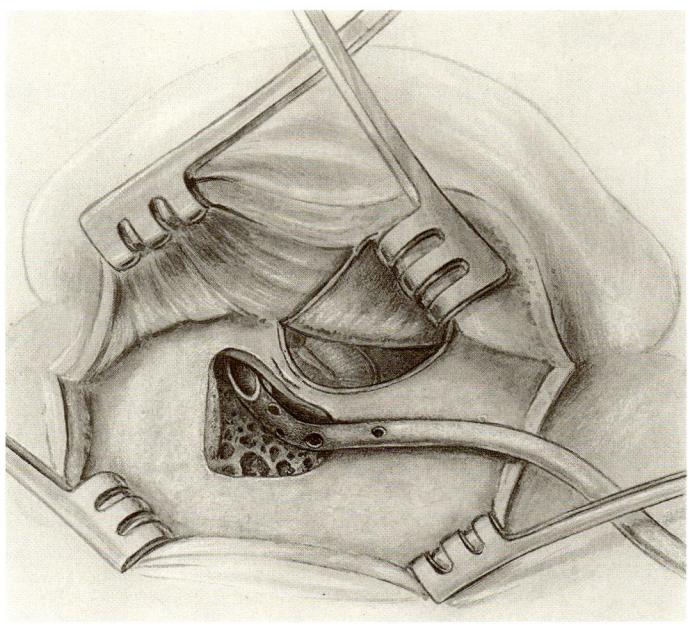

Abb. 4.**18**

Mastoids und von der Fascia temporalis abpräpariert. Das Periost wird am knöchernen Gehörgangseingang, eben außerhalb der Spina supra meatum, vom hinteren Anteil des Gehörgangsdaches bis zum Gehörgangsboden inzidiert (Abb. 4.17). Es erfolgt zusätzlich eine Entlastungsinzision von der Mitte der Gehörgangshinterwand nach dorsal, über das Planum mastoideum. Das Periostbindegewebe retroaurikulär wird abgeschoben, so daß oben und unten je ein dreiecksförmiger Weichteillappen entsteht (gepunktete Linien in Abb. 4.17). Die Gehörgangsweichteile werden nur bis an den Rand des knöchernen Gehörgangseingangs mobilisiert, so daß die Spina supra meatum als Landmarke erkennbar ist.

Das Bohren, Schleifen oder Fräsen bei der Mikrochirurgie des Ohres erfolgt mit scharfen Bohrern und am besten mit einer kleinen, in der Hand liegenden Bohrmaschine und einem leicht abgewinkelten Bohrhandstück, das sehr gute Lager aufweist und in das relativ preiswerte Bohrköpfe direkt eingespannt werden können. Die optimale Bohrgeschwindigkeit, von der nur ausnahmsweise, z. B. zum Stillen von Blutungen, abgewichen werden sollte, ist ca. 40 000 Umdrehungen pro Minute. Das Bohren erfolgt unter kontinuierlichem Spülen und Saugen. Nur unter diesen Bedingungen bleiben die Bohrer scharf, das umgebende Gewebe wird nicht überhitzt, und wegen des nur geringfügig notwendigen Druckes auf den Bohrkopf werden Handstück und Bohrmaschine nicht überlastet und damit nicht heiß.

Für die *Antrumdrainage* sollte der geplante drainierende Tunnel im vorderen oberen Anteil des Mastoids und zum Antrum einen Außendurchmesser von wenigstens 1 cm haben, um in der Umgebung des Bohrkopfes noch ausreichend Strukturen erkennen zu können. Mit einem schnell drehenden Rosenbohrer aus Widiastahl wird das gelegentlich sehr harte Planum mastoideum hinter der Spina supra meatum abgetragen. Das weitere Arbeiten, eben unterhalb der Dura der mittleren Schädelgrube, erfolgt parallel zur Achse des äußeren Gehörgangs mit einem walzen- oder birnenförmigen Bohrkopf.

Auf diese Weise wird ein unkontrolliertes Einbrechen in die Tiefe leichter vermieden, und es entstehen glatte Ränder des Operationsfeldes. Bei schwieriger Orientierung wird ein mittelgroßer Diamantkopf verwendet. Schließlich ist der horizontale Bogengang dargestellt und das Antrum drainiert (Abb. 4.18). Die in der Abbildung dargestellte Gehörgangseröffnung dient nur der Anschaulichkeit. Der Gehörgang bleibt bei der Operation geschlossen.

Zur *Antrotomie* erfolgt die Eröffnung des Planum mastoideum ausgedehnter (Abb. 4.19). Es resultiert ein Eingang zum Mastoid mit dreieckförmiger Kontur, dessen Seiten in etwa parallel zur Dura, zur hinteren Gehörgangswand und zum Sinus sigmoideus liegen. Unter weitaus besserer Übersicht als bei der alleinigen Antrumdrainage wird eben unterhalb der Dura der mittleren Schädelgrube das Antrum erreicht. Große terminale Mastoidzellen in der Nähe des Sinus sigmoideus und in der Mastoidspitze werden ebenfalls eröffnet. Am Übergang zum Aditus ad antrum empfiehlt sich die Verwendung von kleinen oder mittleren Diamantköpfen und ein zögerndes, tastendes Abschleifen von Knochenkanten, um den Amboß nicht zu kontaktieren. Zwischen einzelnen Bohrperioden werden Polypen so weit entfernt, daß die notwendige Orientierung und Übersicht gewährleistet ist. Überhänge im Epitympanum, in der Umgebung der Gehörknöchelchen, werden so weit abgeschliffen, daß eine freie Passage zur Pauke gewährleistet ist. Das Abtragen von Polypen in dieser Region

Abb. 4.**20**

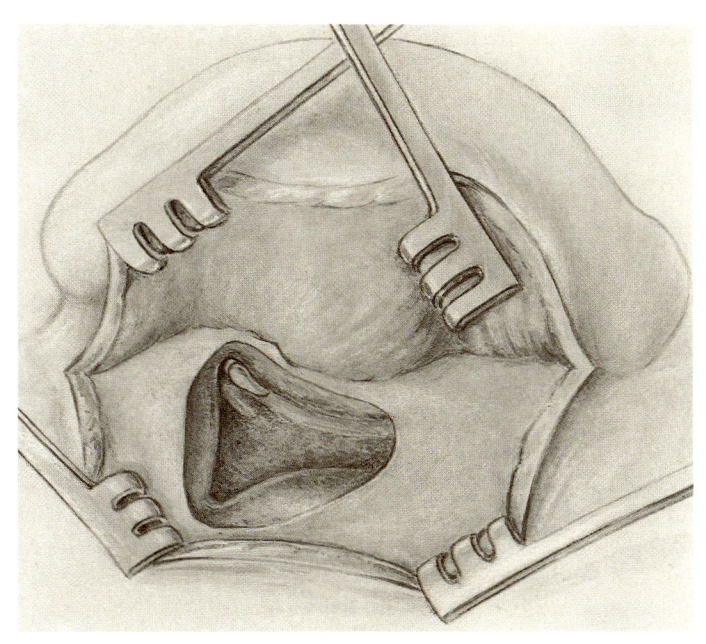

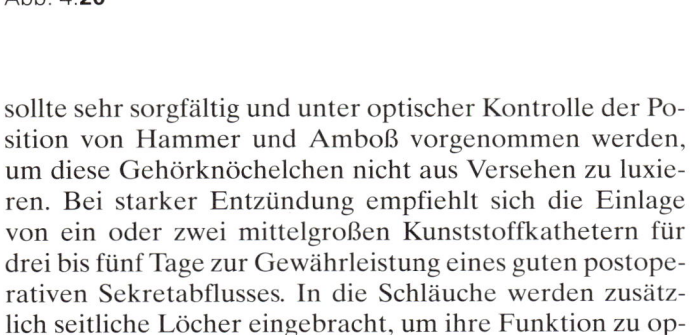

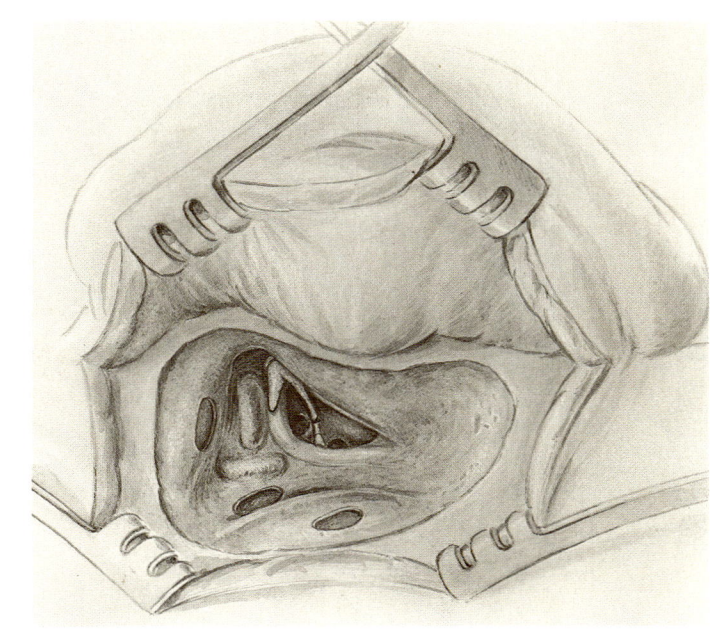

Abb. 4.**19**

sollte sehr sorgfältig und unter optischer Kontrolle der Position von Hammer und Amboß vorgenommen werden, um diese Gehörknöchelchen nicht aus Versehen zu luxieren. Bei starker Entzündung empfiehlt sich die Einlage von ein oder zwei mittelgroßen Kunststoffkathetern für drei bis fünf Tage zur Gewährleistung eines guten postoperativen Sekretabflusses. In die Schläuche werden zusätzlich seitliche Löcher eingebracht, um ihre Funktion zu optimieren.

Die Eröffnung des Warzenfortsatzes zur *Mastoidektomie* wird, über die für die Antrotomie geschilderte hinaus, noch etwas vergrößert. Mit walzen- oder birnenförmigen Bohrern wird die knöcherne Gehörgangshinterwand bis auf eine Dicke von etwa 1–2 mm abgetragen. Der Knochen über dem Sinus sigmoideus, über der hinteren und über der mittleren Schädelgrube wird so weit ausgedünnt, daß von den peripher liegenden Mastoidzellen nur noch flache Ausbuchtungen übrigbleiben. Wie bei der Antrotomie wird mit einem Diamantbohrkopf der Zugang zum Aditus ad antrum stufenfrei geglättet, bis Amboß und Hammerkopf sichtbar sind. Der horizontale Bogengang und der massive Knochen über dem hinteren Bogengang werden von darüberliegenden Zellen befreit, und unter dem horizontalen Bogengang werden Zellen entlang dem N. facialis schrittweise eröffnet.

Bei einer eitrigen Mastoiditis sollte die Dura der mittleren Schädelgrube und der hinteren Schädelgrube an umschriebener Stelle freigelegt werden, um zuverlässig eine epidurale Eiteransammlung auszuschließen (Abb. 4.**20**). Der Sinus sigmoideus wird ggf. ebenfalls an umschriebener Stelle mit einem Diamantbohrkopf freigelegt und mit feiner Nadel punktiert, um eine Thrombose auszuschließen. Wie am Ende der Antrotomie werden ein oder zwei mittel-

große Drainageschläuche mit zusätzlichen seitlichen Perforationen eingelegt, und die Wunde wird schichtweise vernäht. Es ist darauf zu achten, daß die eingangs der Operation gebildeten dreieckigen Bindegewebsperiostlappen über eine zirkuläre Naht mit den Weichteilen des Gehörgangseingangs an der Gehörgangshinterwand vereinigt werden. Auf diese Weise werden Gehörgangseingangs-Stenosen vermieden.

Modifikationen

Im Rahmen der Mastoidektomie kann zur Erweiterung des Zugangs zur Pauke der Winkel zwischen dem N. facialis, dem hinteren Teil des Anulus tympanicus und der Chorda tympani, unterhalb und vor der Spitze des kurzen Amboßfortsatzes aufgeschliffen werden. Es handelt sich hierbei um einen technisch anspruchsvollen Teil des posterioren Vorgehens für die Cholesteatomsanierung (Jansen) (Abb. 4.**20**, Areal vor dem N. facialis).

Das Aufschleifen wird mit mittelgroßen und kleinen Diamantbohrköpfen vorgenommen. Der Amboß ist in Teilen sichtbar, so daß seine Grenzen abgeschätzt werden können. Aus der vorher bereits erfolgten Darstellung des horizontalen Bogengangs, des Ambosses und des tympanalen Teils des N. facialis ergibt sich eine zuverlässige Beurteilungsmöglichkeit für die Position dieses Nervs unterhalb des horizontalen Bogengangs. Wird ausreichend gespült und mit ausreichend großen Diamantköpfen nach vorn, Richtung Kanal der Chorda tympani, geschliffen, so wird diese als weißer Strang sichtbar, bevor der Bohrer in ihren Kanal einbricht. Sie kann also erhalten werden. Um eine ausreichende Übersicht über die Pauke zu gewährleisten, erfolgt die Eröffnung des Chorda-Fazialis-Winkels,

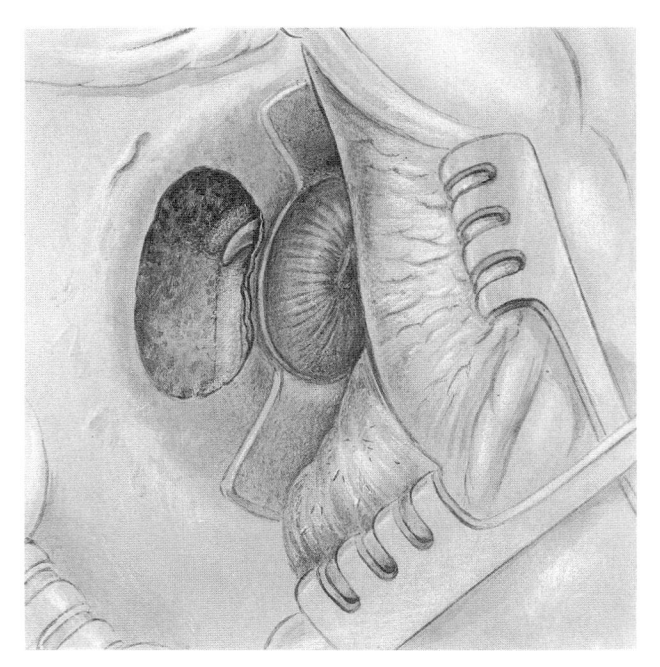

Abb. 4.21

bis die Nische des runden Fensters sichtbar ist. Es lassen sich über diesen Zugang ohne Eröffnung des Trommelfells pathologische Prozesse aus dem Sinus tympani entnehmen oder z. B. ein Cochlear Implant einlegen. Bei breiter zusätzlicher Eröffnung des Epitympanums nach lateral wird ein Zugang zum oberen Teil der Pauke geschaffen. Pathologisches Gewebe an Hammer und Amboß wird von seiner Unterlage durch Präparieren, z. B. mit einem Sichelmesserchen, gelöst und mit feinen, greifenden Instrumenten, wie Doppellöffel oder Hechtmaulzängelchen, entfernt, ohne daß größere Zugkräfte auf die Unterlage wirksam werden können. Eventuelle Mitbewegungen der Gehörknöchelchen sind frühzeitig zu erkennen. Das Vorgehen ist dann abzubrechen, das zu entnehmende Gewebe weitergehend zu mobilisieren und erst dann zu entfernen, wenn dies ohne wesentliche Bewegungen an den Gehörknöchelchen gelingt.

Eine weitere Modifikation des Vorgehens zur Drainage des Antrums stellt die Attikoantrotomie über die hintere Gehörgangswand dar (Abb. 4.21). Hierzu wird das Ohr enaural oder retroaurikulär eröffnet, die hintere Gehörgangshaut wird entnommen, und das Antrum wird unter Belassen des knöchernen Trommelfellrahmens hinten und oben, der sog. Brücke (rot), eröffnet. Wird auch der knöcherne Trommelfellrahmen entfernt, so entsteht ein breiter Zugang zum Aditus ad antrum und zum Antrum selbst. Die Gehörknöchelchen und die sie umgebenden Falten sowie hier ggf. vorhandene pathologische Prozesse können übersichtlich dargestellt werden. Wegen der postoperativen Gefahr von Retraktionsbildungen empfiehlt sich diese Technik nur, wenn die hintere Gehörgangswand zum Abschluß der Operation rekonstruiert wird. Zur Sanierung akut entzündlicher Erkrankungen ist dieser Zugang deshalb wenig empfehlenswert. Das Vorgehen ist zur Entfernung kleinerer Cholesteatome, ggf. mit Resektion der „Brücke", jedoch von großem Wert (S. 96).

Bezugs- und Gefahrenpunkte

Für die Antrumdrainage, die Antrotomie und die Mastoidektomie sind wichtige „Landmarken" die Spina supra meatum und die Dura der mittleren Schädelgrube. Im Zweifelsfall sollte entlang der Dura operiert werden, um keinesfalls zu weit nach kaudal, unter Gefährdung des N. facialis und des Labyrinths, zu präparieren. Erst, wenn der horizontale Bogengang identifiziert ist und damit die Lage der Gehörknöchelchen und des N. facialis abschätzbar werden, sollten Präparationen entlang dieses Nervs und entlang des Labyrinths erfolgen. Der Sinus sigmoideus im hinteren Teil der Operationshöhle wird frühzeitig durch seine blaugraue Färbung erkennbar, wenn mit guter Beleuchtung unter dem Mikroskop unter kontinuierlicher Spülung gefräst und geschliffen wird. Die Gehörknöchelchen, insbesondere der Amboß, sollen bei der Präparation im Epitympanon mit dem Bohrer nicht berührt werden, da sonst ein Lärmtrauma des Innenohres resultiert.

Regeln, Tricks und typische Fehler

In der Nähe des Dura, des Sinus sigmoideus, des N. facialis und des Labyrinths sollte mit Diamantbohrköpfen geschliffen werden. Eine vollständige Entfernung der knöchernen Bedeckung an Dura, N. facialis sowie Sinus sigmoideus führen dann nicht sofort zu einer schwerwiegenden Weichteilschädigung. Gefährlich ist die Verwendung zu kleiner Bohrer, da mit diesen das Einbrechen in darunterliegendes Weichteilgewebe, wie z. B. in den Fazialiskanal, leichter und tiefer geschieht als mit größeren Bohrern, die am Rande der knöchernen Öffnung noch Widerhalt finden. Eine Überhitzung ist durch kontinuierliches Spülen zu vermeiden. Dies gilt insbesondere beim Schleifen auf dem Fazialiskanal.

Kommt es zu einer Verletzung des Sinus sigmoideus, so ist die Blutung durch sofortiges Auflegen eines Fingers zu stoppen, bis die assistierende Schwester hämostatisch wirksames Material, z. B. Tabotamp, hergerichtet hat. Zur Reduktion des intrakraniellen Druckes wird das Fußende des Operationstisches etwas abgesenkt. Das Ansaugen von Luft durch den offenen Sinus muß jedoch vermieden werden (Luftembolie). Sind alle Vorkehrungen zur Stillung der Blutung getroffen, so wird das Tabotamp auf die blutende Öffnung des Sinus gelegt und mit konservierter Dura oder feuchter „neurochirurgischer" Watte angedrückt. Die konservierte Dura kann ggf. unter die Knochenränder der Verletzungsstelle untergeschoben werden. Die „neurochirurgische" Watte wird nach ca. 5 Min. unter starker Befeuchtung langsam abgehoben. Die Sinusblutung steht. Die Ränder der implantierten Dura werden dann zusätzlich mit Fibrinkleber fixiert.

Ist die Dura ohne eine eigentliche Verletzung auf weniger als 5 × 5 mm freigelegt worden, so kann dieses Areal so belassen bleiben. Ist es zu einer Ausdünnung der Dura oder zu einer größeren Knochenentnahme gekommen, so sollte der Knochendefekt mit z. B. konservierter Dura unterfüttert werden. Bei Knochendefekten im Tegmen tympani von über 1 cm Größe ist das zusätzliche Stabilisieren mit harten Werkstoffen oder Knorpel empfehlenswert, um spätere Duraprolapse zu vermeiden.

Nachbehandlung

Die Drainagerohre werden zwei bis fünf Tage belassen. Sie werden entfernt, sobald bei täglichem Verbandwechsel keine wesentliche Sekretion besteht. Spülbehandlungen können initial, z. B. mit Wasserstoffsuperoxid, vorgenommen werden. Sie sind oftmals aber unnötig, und bei zu häufiger und zu langer Durchführung wird das Mittelohr dadurch eher gereizt.

Postoperative Komplikationen

Als postoperative Komplikation kommt es zu einer erneuten eitrigen Entzündung im Mastoid, wenn der Zugang zum Mittelohr und damit die Drainage über die Tube nicht in ausreichender Weise geschaffen wurde. In diesem Fall ist eine Nachoperation empfehlenswert. Zusätzlich sollte eine länger dauernde antibiotische Nachbehandlung erfolgen.

Funktionelle Folgezustände

Eine regelrecht durchgeführte Drainage von Epitympanon, Antrum und Mastoid heilt nach Abklingen der Erkrankung des Mittelohres ohne Folgen aus. Wird anschließend bei Abheilung eine erhebliche Schalleitungsschwerhörigkeit von mehr als 30 dB bemerkt, so ist vermutlich der Amboß luxiert worden. Eine Nachoperation zur Hörverbesserung nach Ablauf mindestens eines halben, besser eines Jahres, ist empfehlenswert.

Gelegentlich kommt es wegen retroaurikulärer Hämatombildung zu einem Tiefstand oder zum Abstehen der Ohrmuschel, was sich auch nach Teilresorption des Hämatoms nicht vollständig normalisiert. Eine korrigierende Nachoperation nach Ablauf eines halben Jahres ist dann ebenfalls zu erwägen.

Alternative Methoden

Zur drainierenden Operation einer Entzündung innerhalb des Mastoids wird gelegentlich eine lang dauernde Antibiotikabehandlung als Alternative angesehen. Dieser Gedankengang findet sich relativ häufig bei der Behandlung von Kindern. Eine alternative Methode stellt die Antibiotikabehandlung jedoch nicht dar. Sie führt zu einer Verschleierung des Krankheitsbildes und gelegentlich zu operativ vermeidbaren Abszeßbildungen und Komplikationen, wie Labyrinthitis, Sinusthrombose, Zygomatizitis oder Bezold-Mastoiditis.

Sogenannte „Radikal"-Mastoidhöhle

Definitionen

Konzepte zur Cholesteatombehandlung

Für die Behandlung eines Cholesteatoms ist es notwendig, daß der krankhafte Prozeß, also die Matrix, eine uneingeschränkte, durch glatte Anschlußflächen gewährleistete, knochenkantenfreie Drainage zum äußeren Gehörgang erfährt oder daß die gesamte Matrix entfernt wird. Zur Vermeidung eines Wiedereinwachsens der Matrix ist der Zugang zum Mastoid in diesem Fall zu verschließen.

Bei der drainierenden Operation wird von einer *offenen Technik* gesprochen. Sie wird durch eine erweiternde Operation am Gehörgangseingang optimiert. Wird die Matrix entfernt und verhindert, daß verhornendes Plattenepithel wieder in das Mastoid einwachsen kann, so spricht man von einer *geschlossenen Technik*.

Eine drainierende, das Mastoid aushöhlende Operation ist beim Cholesteatom technisch leichter durchführbar als sanierende und rekonstruktive Maßnahmen. Höhlen im Mastoid haben jedoch den Nachteil, daß sie gelegentlich zu jahrelang dauerndem Ohrenfluß führen. Es besteht oft ein Mißverhältnis zwischen großer Höhle und relativ kleiner Ausflußmöglichkeit. Diese „feuchte Kammer" begünstigt eine permanente chronische Infektion. Große Höhlen können deshalb schon intraoperativ verkleinert werden. Eine offene Technik bleibt jedoch nur erhalten, wenn alle von Matrix erreichten oder erreichbaren Oberflächen zuverlässig zum äußeren Gehörgang hin drainieren. Höhlenverkleinerungen sind unter dieser Definition nur möglich, indem eine natürliche Wand des Mastoids zum Zentrum der Höhle hin verlagert wird, also die Weichteilabdeckung des Planum mastoideum nach dessen ausgiebiger Resektion (S. 86).

Eine Obliteration der Mastoidhöhle durch Einschwenken von umgebendem Gewebe oder freie Implantation unterschiedlicher Materialien führt zwangsläufig zum Abdecken eines Areals, in dem ein Cholesteatom wuchs oder das es hätte erreichen können. Es handelt sich also um eine geschlossene Technik. Diese Bezeichnung gilt in gleicher Weise für operative Verfahren, in denen die Hinterwand des äußeren Gehörgangs erhalten geblieben ist.

Sogenannte „Radikal"-Mastoidhöhle

Die Sanierung eines Cholesteatoms mit einer sog. „Radikal"-Mastoidhöhle oder „Radikalhöhle" (Synonym) ist eine zuverlässige Möglichkeit, die vollständige Drainage des Mastoids zum äußeren Gehörgang hin zu gewährleisten.

Präoperative diagnostische Maßnahmen

Das Ohr wird mit einem Operationsmikroskop inspiziert. Es werden Krusten oder ggf. Polypen entfernt und die Diagnose „Cholesteatom" gestellt. Über die Form des Mastoids, die Lage der Dura und des Sinus sigmoideus gibt eine Schüller-Röntgenaufnahme Auskunft. In Ausnahmefällen ist eine Computertomographie indiziert.

Indikationen

Die „Radikalhöhle" zur Sanierung eines Cholesteatoms wird am besten angelegt, wenn das Mastoid klein ist. Die resultierende Höhle ist dann nicht groß, und es ist eine gute Epithelisierung mit zuverlässiger Drainage, ohne rezidivierende Infektionen in der Höhle vorauszusagen. Bei ausgedehntem Mastoid und entsprechend großer Ausdehnung des Cholesteatoms ist eher eine geschlossene Technik anzuwenden, um postoperative Belastungen durch Sekretion aus Operationshöhlen zu vermeiden.

Eine „Radikalhöhle" wurde früher zur Fensterungsoperation bei der Behandlung der Otosklerose gefräst. Diese Technik ist heute kaum noch indiziert.

Liegt kein Cholesteatom vor, sondern z. B. ein Tumor, so ist, ähnlich wie bei der Behandlung eines Cholesteatoms, eine große Mastoidhöhle mit offener Drainage zum Gehörgang zu schaffen, die Resektionen gehen aber über die eigentliche Radikalhöhle hinaus, da bei der Diagnose „Tumor" auch das Trommelfell, gelegentlich das Labyrinth und weitere Strukturen mitreseziert werden müssen.

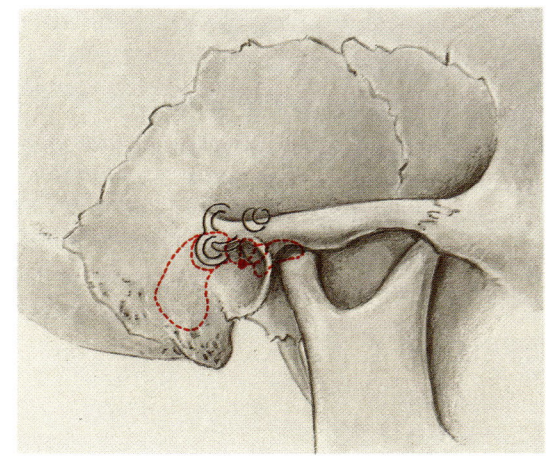

Abb. 4.**22**

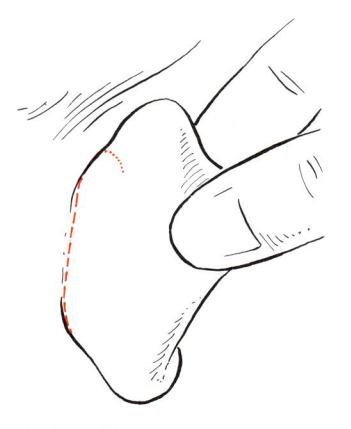

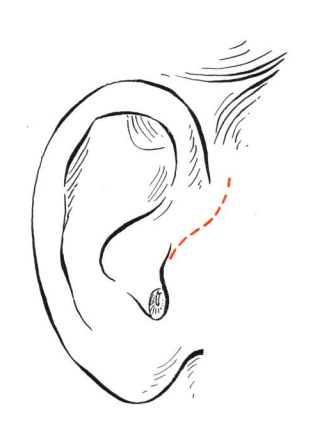

Abb. 4.**23**

Operationsprinzip

Zur Behandlung des Cholesteatoms ist es nachdrücklich empfehlenswert, dieses entsprechend seiner eigenen Wachstumsrichtung, also vom Trommelfell über das Epitympanon und Antrum in das Mastoid hinein, zu verfolgen, und zwar so weit, bis die gesamte Matrix eingesehen werden kann. Zu diesem Zweck sind unterschiedlich große Anteile oder die gesamte hintere Gehörgangswand zu entfernen. Überhänge am Dach der resultierenden Mastoidhöhle zum Gehörgang hin und insbesondere Knochenkanten im Epitympanon werden so weit abgeschliffen, daß von der geschaffenen Höhle zum äußeren Gehörgang hin ein stufenloser Übergang gewährleistet ist. Nur nach Abschleifen aller Knochenüberhänge und Kanten ist zu beurteilen, ob die Matrix auch wirklich entfernt wurde.

Nur ausnahmsweise ist dies auch unter Belassung von kleineren Überhängen möglich, nämlich dann, wenn das Mobilisieren der Matrix vom Knochen gelingt und keine Einrisse in der Matrix entstehen. Dies läßt sich unter dem Operationsmikroskop kontrollieren. Liegt ein nur kleines Mastoid vor ohne wesentliche Zellbildungen hinter der Matrix und liegt der Boden der geschaffenen Mastoidhöhle oberhalb des Bodens des äußeren Gehörgangs, so ist es unnötig, diese Höhle zu verkleinern oder die Gehörgangshinterwand zu rekonstruieren. Es wird eine „Radikalhöhle" angelegt. In diesem Fall kann die Matrixauskleidung der Höhle belassen werden. Die Matrix muß jedoch entfernt werden, wenn die Möglichkeit besteht, daß unterhalb der Matrix noch Mastoidzellen und nicht nur glatter Knochen liegt.

Ist das Mastoid groß oder liegen Ausläufer von Mastoidzellen unterhalb des Bodens des äußeren Gehörgangs, so führt die Anlage einer Radikalhöhle in vielen Fällen zu postoperativen Drainagestörungen mit Höhleninfektionen und entsprechenden Beschwerden der Patienten. Eine Obliteration, wenigstens des unteren Höhlenanteils, oder eine Rekonstruktion der hinteren Gehörgangswand sind dann empfehlenswert (s. später).

Das Prinzip der Cholesteatomsanierung besteht darin, die Matrix zu verfolgen, bis ihre Ausdehnung zuverlässig beurteilt werden kann (Abb. 4.**22**). In dieser Situation wird das weitere Vorgehen entschieden. Bei kleinem Mastoid und resultierender kleiner Höhle wird eine Radikalhöhle angelegt. In jeder anderen Situation wird nach einer geschlossenen Technik operiert.

Sanierende Operationen

Das Prinzip der Radikalhöhlenanlage besteht, wie oben bereits angedeutet, darin, die hintere Gehörgangswand zu entfernen und einen glatten Übergang aller Höhlenwände ohne Knochenkanten und Vertiefungen zum äußeren Gehörgang zu gewährleisten.

Die Inzision erfolgt bevorzugt retroaurikulär, ist aber auch enaural möglich (Abb. 4.23).

Vorbereitung zur Operation

Siehe S. 68.

Instrumente

Siehe S. 69.

Anästhesie

Die sog. „Radikal"-Mastoidhöhle wird beim Erwachsenen in Lokalanästhesie oder in Narkose angelegt. Bei Kindern, bei wenig kooperativen Erwachsenen, bei starken Entzündungen oder bei mehrfachen Voroperationen ist meist eine Allgemeinnarkose indiziert.

Operationstechnik

Das Ohr wird retroaurikulär wie zur Mastoidektomie eröffnet (S. 81) (Abb. 4.24). Zusätzlich erfolgt eine Inzision der Gehörgangshaut etwa 3 mm innerhalb des Niveaus der Spina supra meatum (gestrichelte Linie). Zur Entlastung wird am Gehörgangsdach, am oberen Ende des Einschnitts in diese Hinterwand eine Hilfsinzision nach außen angelegt (gepunktete Linie). Durch Einsetzen von Sperrern, wird ein Einblick in das Planum mastoideum, den äußeren Gehörgang und das Trommelfell (Abb. 4.25) gewährt.

In der Regel liegt eine randständige Perforation oder eine unterschiedlich ausgedehnte Retraktion der Pars tensa vor, in der Cholesteatomschuppen, Polypen oder Granulationen sichtbar sind. Entsprechend wird der Gehörgang etwa in der Mitte des Gehörgangsbodens und dorsal der Mitte des Gehörgangsdaches inzidiert, in Trommelfellnähe bis vor den Vorderrand der randständigen Perforation (Abb. 4.26).

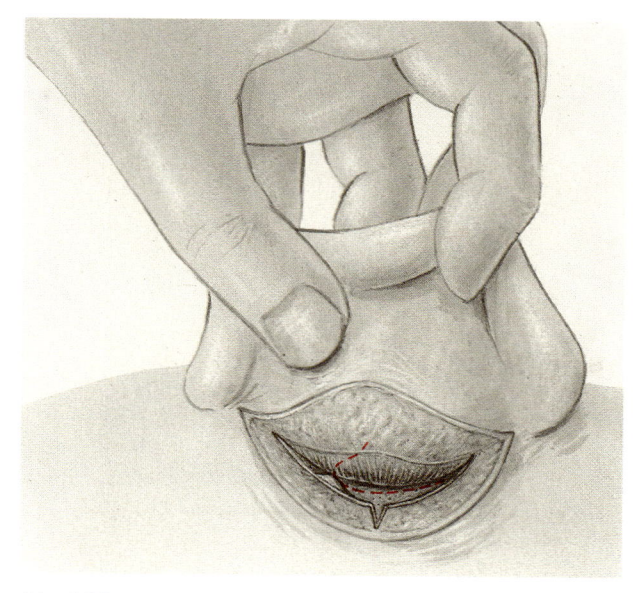

Abb. 4.24

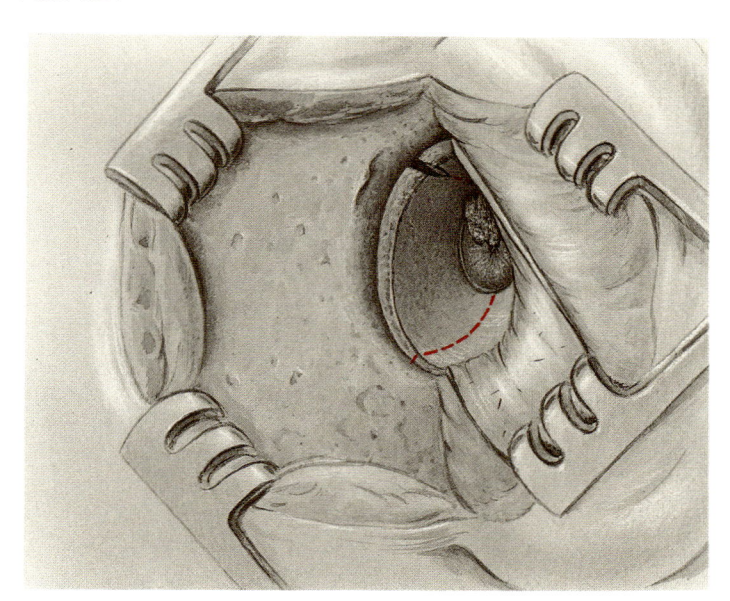

Abb. 4.25

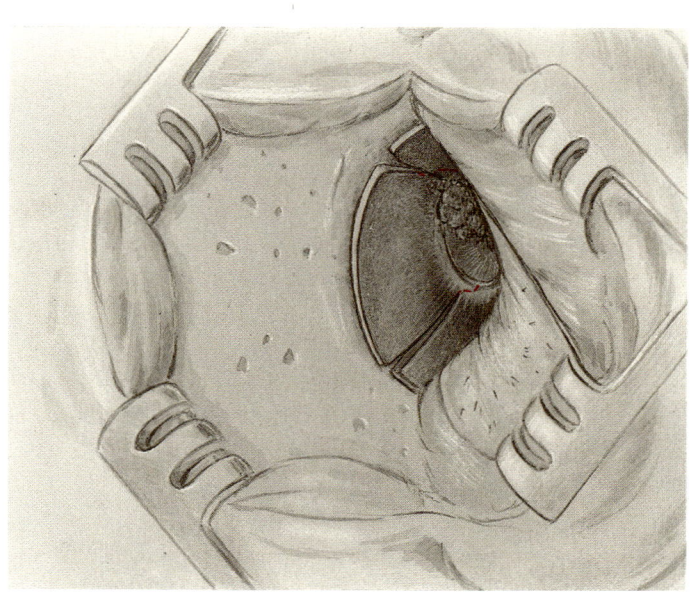

Abb. 4.26

Abb. 4.27

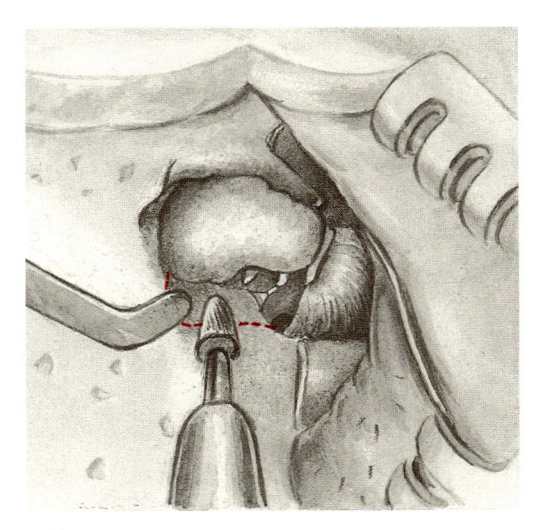

Abb. 4.28

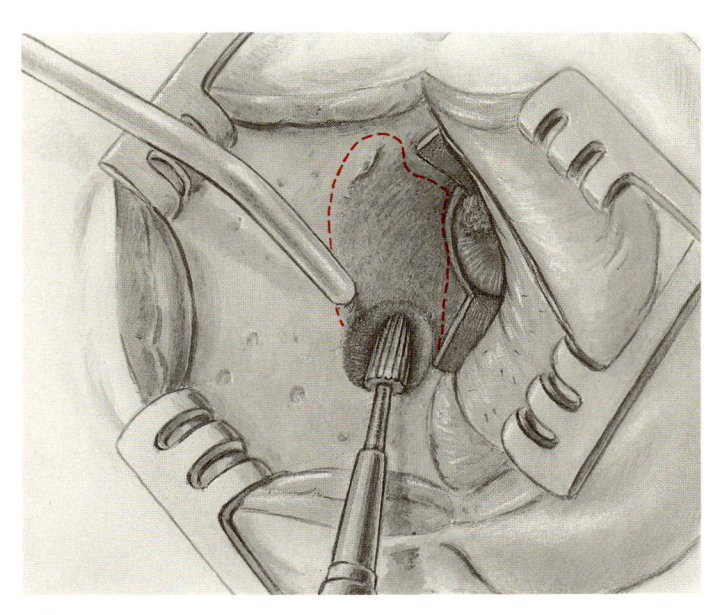

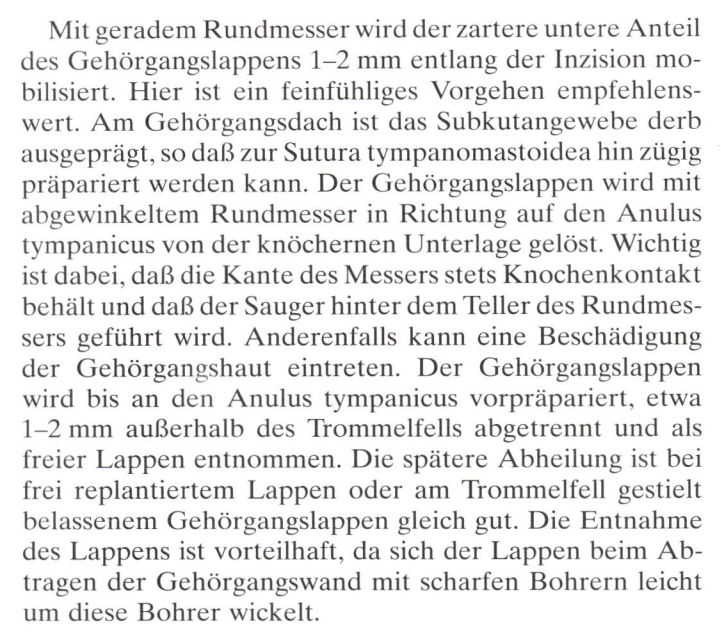

Mit geradem Rundmesser wird der zartere untere Anteil des Gehörgangslappens 1–2 mm entlang der Inzision mobilisiert. Hier ist ein feinfühliges Vorgehen empfehlenswert. Am Gehörgangsdach ist das Subkutangewebe derb ausgeprägt, so daß zur Sutura tympanomastoidea hin zügig präpariert werden kann. Der Gehörgangslappen wird mit abgewinkeltem Rundmesser in Richtung auf den Anulus tympanicus von der knöchernen Unterlage gelöst. Wichtig ist dabei, daß die Kante des Messers stets Knochenkontakt behält und daß der Sauger hinter dem Teller des Rundmessers geführt wird. Anderenfalls kann eine Beschädigung der Gehörgangshaut eintreten. Der Gehörgangslappen wird bis an den Anulus tympanicus vorpräpariert, etwa 1–2 mm außerhalb des Trommelfells abgetrennt und als freier Lappen entnommen. Die spätere Abheilung ist bei frei replantiertem Lappen oder am Trommelfell gestielt belassenem Gehörgangslappen gleich gut. Die Entnahme des Lappens ist vorteilhaft, da sich der Lappen beim Abtragen der Gehörgangswand mit scharfen Bohrern leicht um diese Bohrer wickelt.

Mit einer konischen oder birnenförmigen Fräse wird als erster Schritt der Gehörgangseingang unter Resektion der Spina supra meatum und der umgebenden Knochen erweitert (Abb. 4.27). Diese Erweiterung erfolgt, bis Mastoidzellen gerade eben durch den Knochen durchschimmern. Auf diese Weise wird ein weiter Trichter zur Präparation in der Nähe des Trommelfells und des Labyrinths geschaffen.

Unter der knöchernen Kante der randständigen Trommelfellperforation liegen Amboß, Fazialis und horizontaler Bogengang. Diese Strukturen dürfen nicht zusätzlich über die cholesteatombedingte Belastung hinaus durch Fräsen und Schleifen beschädigt werden.

Die Spina tympanica posterior und der darüberliegende knöcherne Rand der randständigen Perforation werden mit der Fräse (Abb. 4.28) und dem mittelgroßen Diamantbohrkopf so weit zurückgenommen, bis die Beschaffenheit des Ambosses zuverlässig beurteilt werden kann. Liegt er cholesteatombedeckt im Operationsfeld, so ist er, nach Eröffnung der ovalen Nische und Spaltung des Amboß-Stapes-Gelenkes, zu entnehmen (Abb. 4.29 und 4.30).

Dieses Vorgehen gewährleistet, daß ein Lärmtrauma für das Innenohr durch Bohrerkontakt mit der noch intakten Gehörknöchelchenkette vermieden werden kann. Desgleichen werden mit Entnahme des Ambosses oder seiner Reste der N. facialis und der horizontale Bogengang sichtbar, so daß hier zusätzliche Verletzungen ebenfalls vermeidbar sind.

Mit einem schneidenden, am besten kegelförmigen Bohrkopf wird das Cholesteatom durch schrittweise Resektion der hinteren Gehörgangswand weiter in das Mastoid verfolgt. Mastoidale Zellen, aber immer auch Anteile der hinteren Gehörgangswand, werden so weit abgefräst, bis ein vollständiger Überblick über das gesamte Bohrfeld besteht. Man sollte vermeiden, hinter einem Überhang zu fräsen. Bei dieser Resektion der hinteren Gehörgangswand sollte die Matrix schrittweise von ihrer Unterlage abgehoben werden, so daß sie nicht durch den Bohrvorgang zerkleinert und im Mastoid verteilt wird. Oft liegt hinter der Matrix im Mastoid ein unterschiedlich stark ausgeprägtes Cholesteringranulom (Abb. 4.31). Dieses erleichtert das Abheben der Matrix. Diese Matrix wird schrittweise von der Umgebung gelöst und auf das Antrum hin präpariert. Sie wird von allen Anhaftungen, auch am Tegmen tympani, gelöst und bis an den horizontalen Bogengang vorpräpariert. Jetzt empfiehlt sich ein Absaugen des Detritus aus dem Matrix-„Beutel" (Abb. 4.32), um im Epitympanum besser präparieren zu können.

Liegt ein kleines Mastoid vor mit nur wenigen Zellen hinter der Cholesteatommatrix, so wird der Höhlenboden zum äußeren Gehörgang hin unter Vermeidung eines „Fa-

Sanierende Operationen 89

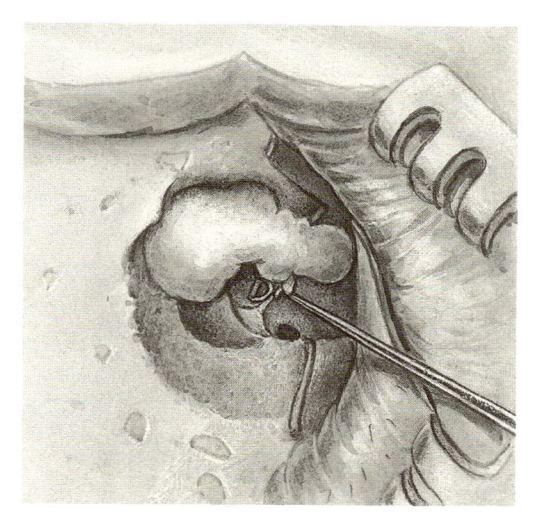

Abb. 4.**29**

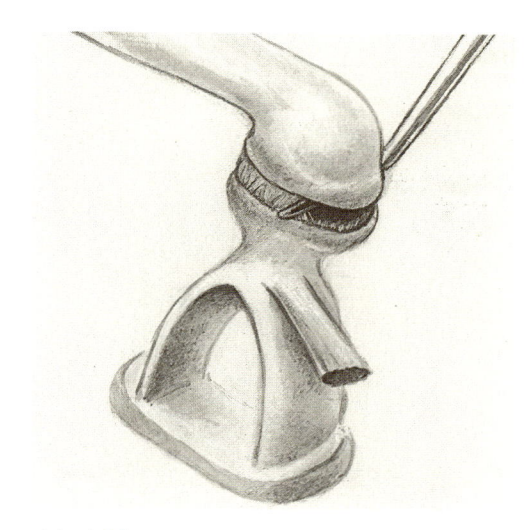

Abb. 4.**30**

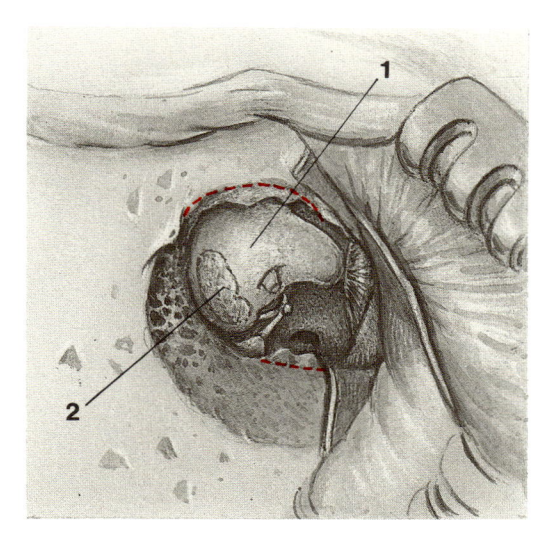

Abb. 4.**31** 1 = Cholesteatom, 2 = Cholesteringranulom

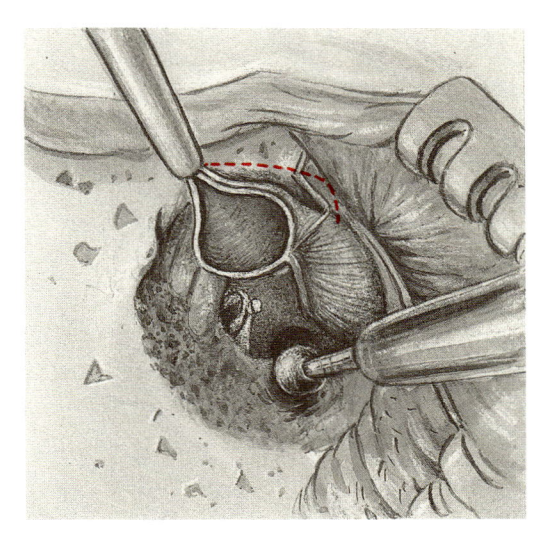

Abb. 4.**32**

zialiswulstes" geglättet. Die Position des N. facialis läßt sich in der Pauke zuverlässig bestimmen. Er wird von der Pauke aus, unter Verwendung erst von scharfen und dann von Diamantkopfbohrern, zum Gehörgangsboden hin verfolgt, wobei Knochen auf dem N. facialis erhalten bleiben sollte. Es folgt das stufenlose Aufschleifen der lateralen und schließlich der oberen Anteile der Mastoidhöhle, so daß vollständig glatte, kantenfreie Übergänge zum Gehörgang entstehen. Im Sinus-Dura-Winkel liegende Areale flacher Zellen werden mit mittelgroßen Diamantbohrköpfen glattgeschliffen. Gleiches gilt für Bezirke oberhalb des Labyrinths.

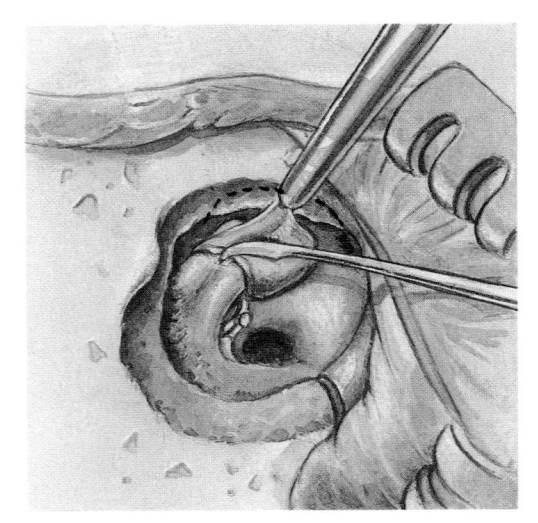

Abb. 4.**33**

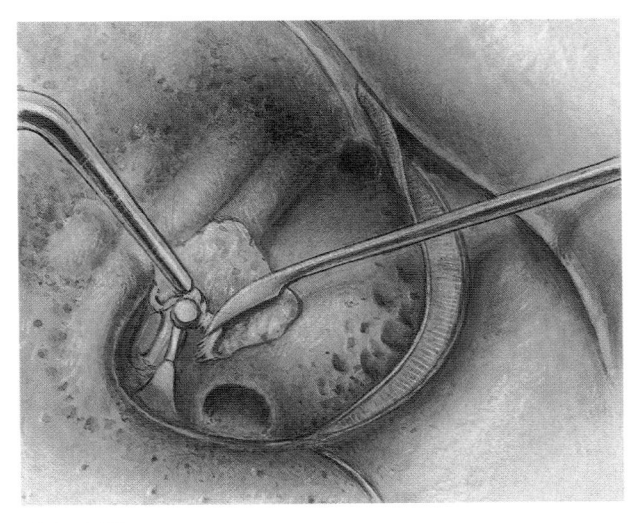

Abb. 4.**34**

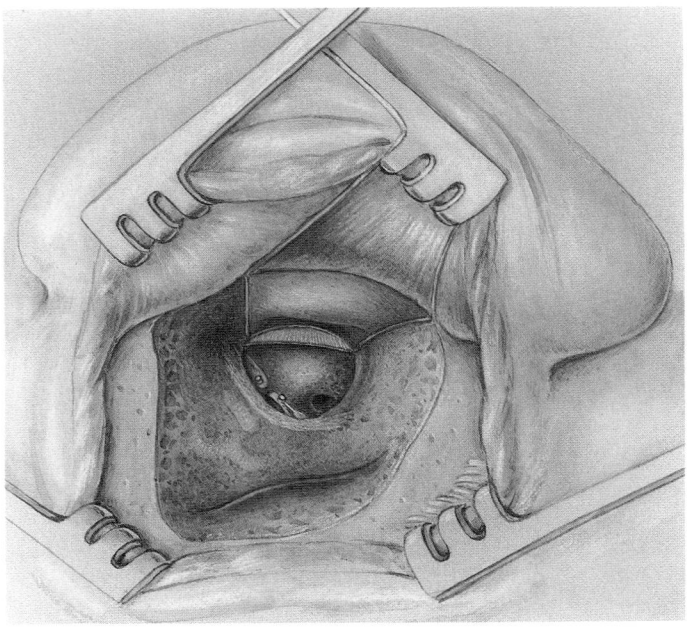

Abb. 4.**35**

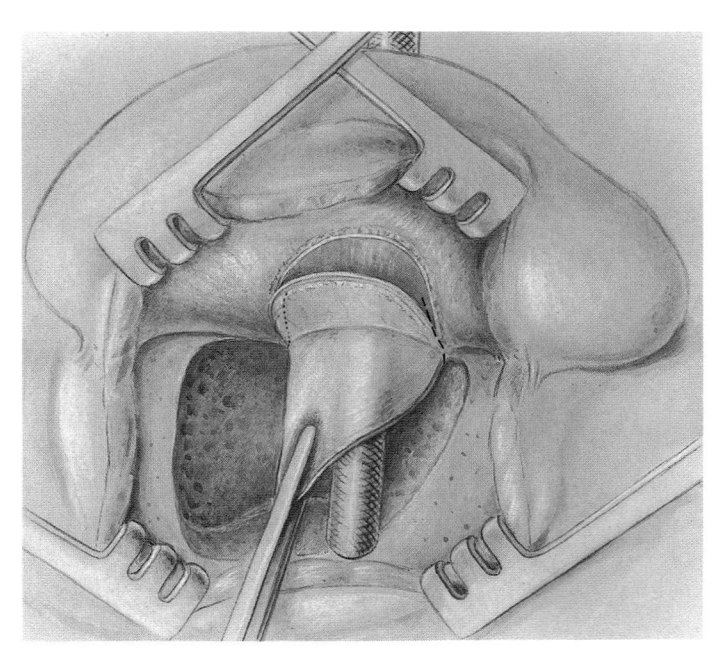

Abb. 4.**36**

Die Entnahme der Matrix vom horizontalen Bogengang erfolgt mit besonders langsamen Bewegungen und unter Kontrolle des labyrinthären Knochens (Abb. 4.**33**). Die häufigste Lokalisation einer Bogengangsfistel findet sich im vorderen Anteil des horizontalen Bogengangknochens. In der Regel zieht die Matrix weiter über den Hammerkopf in das Epitympanon. Mit mittelgroßem Diamantbohrkopf werden hier alle Knochenüberhänge abgeschliffen und der Hammerkopf reseziert. Die Sehne des M. tensor tympani kann zur Stabilisierung der Hammerposition erhalten bleiben. Eine kräftige Schleimhautfalte zwischen dem M. tensor tympani und dem Tegmen tympani wird aufgetrennt, um die Belüftung des Epitympanums zu verbessern. Die Matrix wird vom Trommelfellrand und aus dem Sinus tympani schrittweise mobilisiert oder bei arrodiertem Stapes in Richtung auf die Fußplatte mit kleinen, langsamen Bewegungen vorpräpariert (Abb. 4.**34**).

Wichtig ist, die Kontinuität der Matrix zu beachten und einzelne Areale nicht zu übersehen. Prädestiniert für diesen operativen Fehler sind das Epitympanon, die Nische des ovalen Fensters mit ihrem Inhalt und das Hypotympanon mit seinem Rezessus. Schließlich sind die gesamte Matrix entfernt und sämtliche Knochenkanten und Überhänge so geglättet, daß nach Wiederepithelisierung der gesamten Höhle kein Stau von verhornendem Plattenepithel entsteht (Abb. 4.**35**).

Die rekonstruktiven Maßnahmen zur Wiederherstellung der Gehörknöchelchenkette und der hinteren Anteile des Trommelfells werden an anderer Stelle beschrieben

(S. 110). Der am Anfang der Operation entnommene Gehörgangslappen wird über dem Labyrinthblock ausgebreitet, und die Höhle wird vollständig mit Silikonstreifen ausgekleidet.

Um die Bildung einer feuchten Kammer in der geschaffenen „Radikal"-Mastoidhöhle zu vermeiden, erfolgt zum Abschluß der Operation eine Gehörgangseingangs-Erweiterungsplastik (Abb. 4.**36**). Dazu wird Knorpel in der Nähe des Gehörgangseingangs von der Rückfläche her aus dem Cavum conchae halbmondförmig exzidiert, und es werden entsprechende Hautinzisionen angelegt, die eine Erweiterung des Gehörgangseingangs bewirken.

Eine subkutan gelegte, ringförmige Naht vereinigt die Hinterkante des neu geschaffenen Gehörgangseingangs mit den dreieckförmigen Bindegewebsperiost-Lappen, die zu Beginn der Operation geschnitten wurden. Die Höhle wird mit Vibravenös-Marbagelan-Tamponade ausgekleidet, und es erfolgt eine fortlaufende Hautnaht. Postoperativ resultiert ein weiter Gehörgangseingang (Abb. 4.**37**).

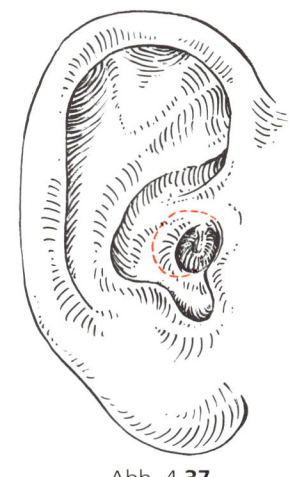

Abb. 4.**37**

Modifikationen

Nach dem Anlegen einer sog. „Radikal"-Mastoidhöhle ergeben sich, besonders beim großen Mastoid, häufig postoperative Komplikationen in Form von rezidivierenden Infektionen und Sekretion aus dem Ohr. Durch Modifikationen der beschriebenen Technik wird deshalb versucht, das Höhlenvolumen zu verkleinern oder durch Rekonstruktion der hinteren Gehörgangswand mit Gewährleistung einer Drainage der Höhle über die Pauke zur Tube das Höhlenproblem insgesamt zu eliminieren. In den meisten Fällen ist die Rekonstruktion der hinteren Gehörgangswand mit patienteneigenem Knorpel aus der Ohrmuschel eher indiziert als eine Obliteration, die technisch einfacher vorzunehmen ist.

Höhlenverkleinerungen

Wird eine Höhlenverkleinerung angestrebt und soll gleichzeitig gewährleistet werden, daß eine „offene Technik" erhalten bleibt, also alle von Cholesteatommatrix erreichten oder erreichbaren Regionen des Mastoids zum äußeren Gehörgang hin offenbleiben, so ist die Verkleinerung der Höhle nur dadurch möglich, daß die laterale Höhlenwand einwärts verlagert wird. Zu diesem Zweck wird nicht nur das Planum mastoideum abgetragen und die hintere Gehörgangswand bis auf das Niveau des N. facialis abgefräst und abgeschliffen. Zusätzlich wird lateral des Foramen stylomastoideum die Pyramidenspitze entnommen und die Hinterwand der Höhle vom Planum mastoideum bis auf die zu erhaltende knöcherne Schale des Sinus sigmoideus abgefräst. Die Weichteilbedeckung des Mastoids „fällt" dann von lateral in das Höhlenlumen hinein, ohne daß matrixführende Areale bedeckt würden.

Diese Technik ist zeitaufwendiger als andere Verfahren, aber sehr zuverlässig in ihrer Wirkung (Abb. 4.**38**).

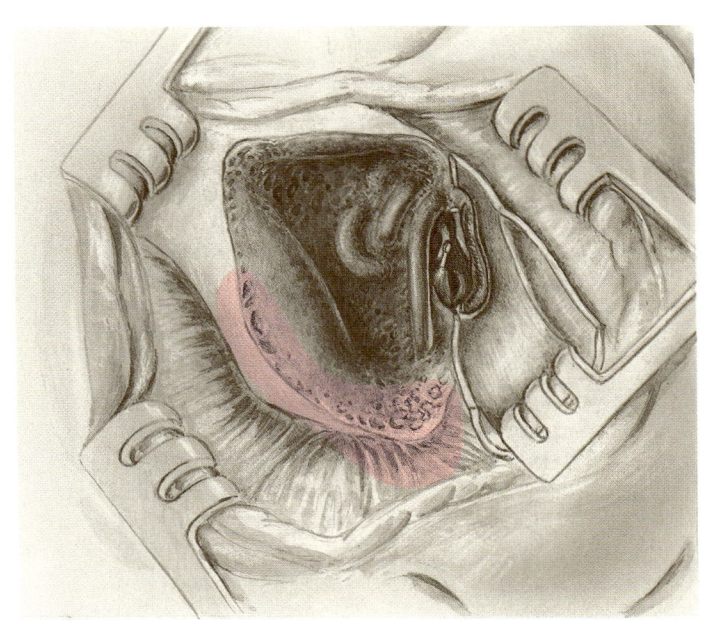

Abb. 4.**38**

Abb. 4.**39**

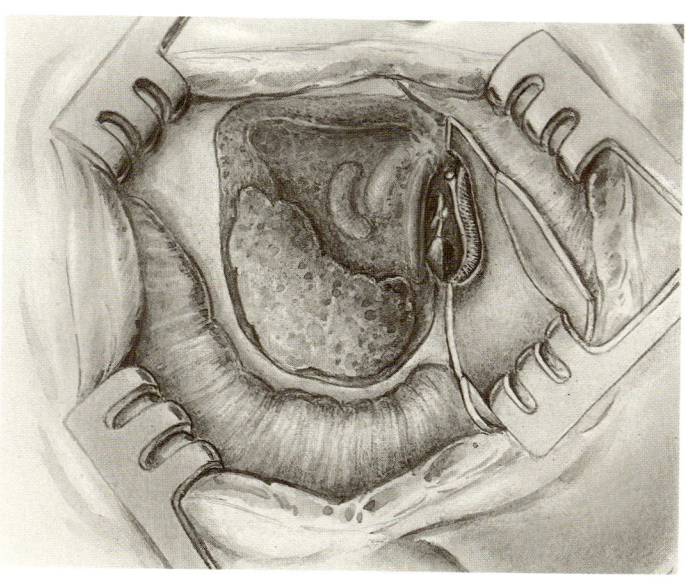

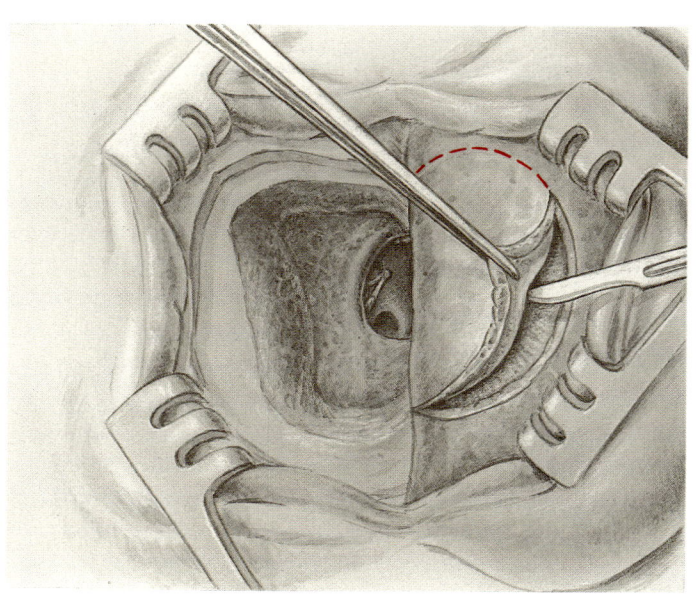

Abb. 4.**40**

Alle weiteren, die Höhle verkleinernden Eingriffe führen zwangsläufig zum Abdecken potentiell rezidivgefährdeter Areale der Höhlenwände. Sie sind damit als geschlossene Techniken zu betrachten.

Nach Resektion der gesamten Matrix und Glätten aller Knochenkanten und Überhänge kann eine Mastoidhöhle durch Einbringen von unterschiedlichen Materialien verkleinert werden. Bewährt haben sich Knorpelchips, Knochenmehl, unterschiedliche harte Werkstoffe wie poröse Implantate. Das auffüllende Material wird in kleinen Partikeln eingebracht (Abb. 4.**39**) und fest in die Höhle eingedrückt. In jedem Fall sollte eine Weichteilbedeckung durch gestielte Gewebelappen gewährleistet werden. Gelegentlich ist die Verwendung von Fibrinkleber hilfreich, um diese Transplantate zuverlässig in situ zu halten und den Anschluß an das umgebende Blutgefäßsystem leichter zu gewährleisten.

Nach Jahren wird das eingebrachte Material unter der Weichteilabdeckung sichtbar, weil die bedeckende Weichteilschicht atrophiert. Das sie bedeckende verhornende Plattenepithel gewährleistet eine zuverlässige Abdichtung gegenüber einer Keimbesiedlung, solange es nicht durch unvorsichtige Säuberungsmaßnahmen beschädigt wird.

Wird eine Höhlenverkleinerung angestrebt, so ist es empfehlenswert, von vornherein, schon bei Eröffnung des Ohres, die Weichteilinzisionen so zu wählen, daß ausreichend große und breitbasige Lappen in der Umgebung des Höhleneingangs resultieren. Besonders zuverlässig ist das Vorgehen nach Palva, indem ein Periost-Bindegewebslappen auf dem Planum mastoideum so umschnitten wird, daß er breitbasig an der Wurzel der Ohrmuschel haftet. Dieser Lappen wird zum Abschluß der Operation in die Höhle eingebracht. Seine Basis an der Ohrmuschel gewährleistet einen stufenlosen Übergang unter der Ohrmuschel, am Gehörgangseingang und ebenso ein zuverlässiges Abdecken des Sinus-Dura-Winkels und der lateralen Anteile der Operationshöhle, die später auch mit dem Operationsmikroskop nur schlechter zu kontrollieren sind.

Sanierende Operationen

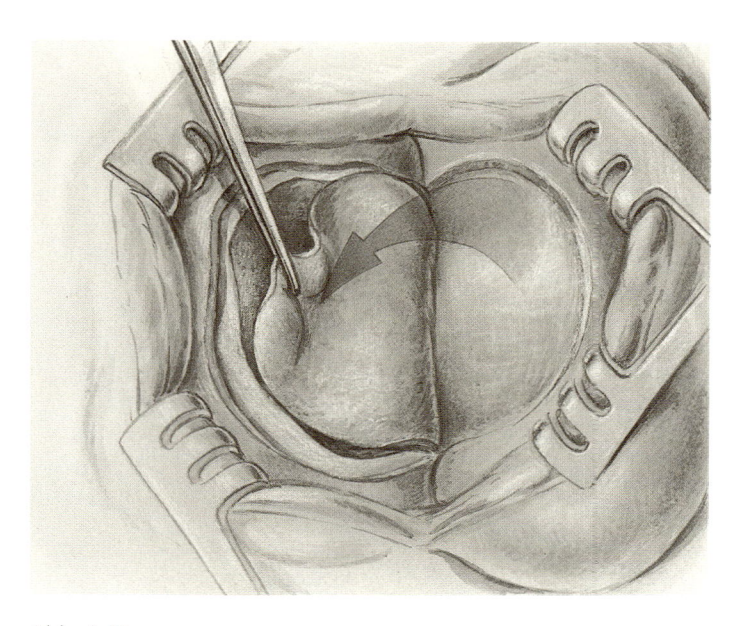

Abb. 4.**41**

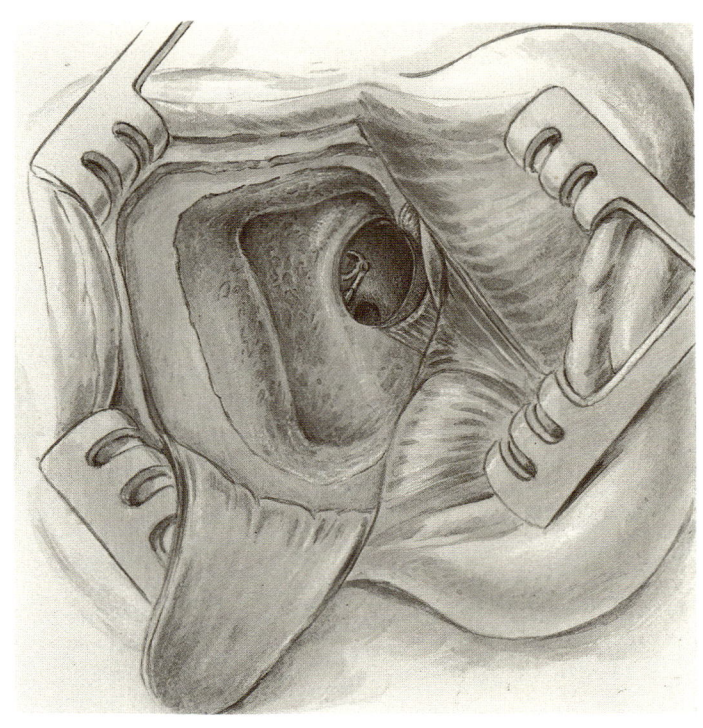

Abb. 4.**42**

Ergibt sich die Notwendigkeit einer Höhlenverkleinerung erst während der Operation und ist die Inzision des Palva-Lappens auf dem Planum mastoideum nicht mehr möglich, so kann ein zuverlässiger, dicker Bindegewebe-Muskel-Lappen auch anders präpariert werden, z. B. auf der bereits nach vorn geklappten Ohrmuschel (Abb. 4.**40**). Das Bindegewebe wird vom Periost der Ohrmuschel abgehoben und in die Höhle geschwenkt (Abb. 4.**41**).

Die Basis eines anderen Lappens liegt an der Spitze des Mastoids (Abb. 4.**42**). Im Gegensatz zum Palva-Lappen ist das jetzt zur Verfügung stehende Gewebe nicht ausreichend lang, um Höhlenanteile in der Nähe des Labyrinths abzudecken. Es reicht jedoch aus, um insbesondere den Höhlenboden zu erhöhen (Abb. 4.**43**).

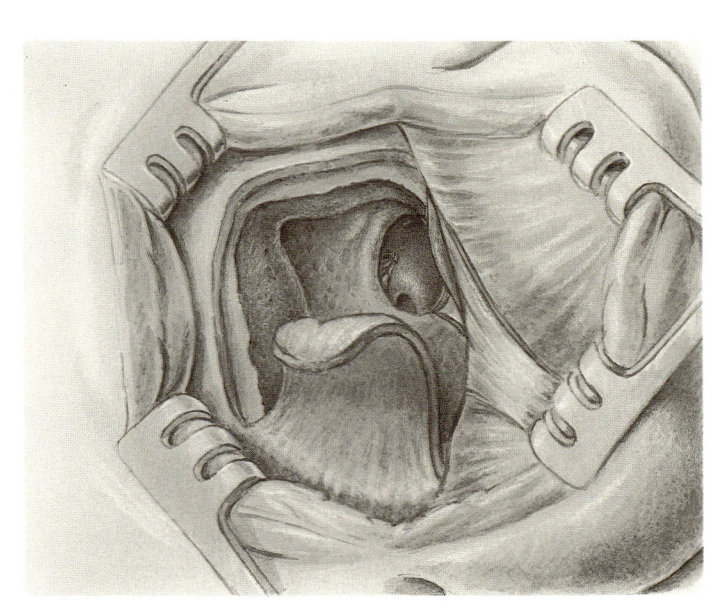

Abb. 4.**43**

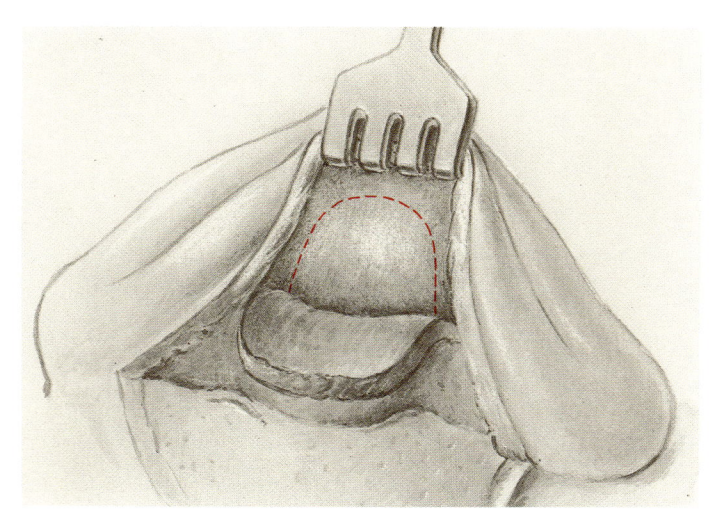

Abb. 4.**44**

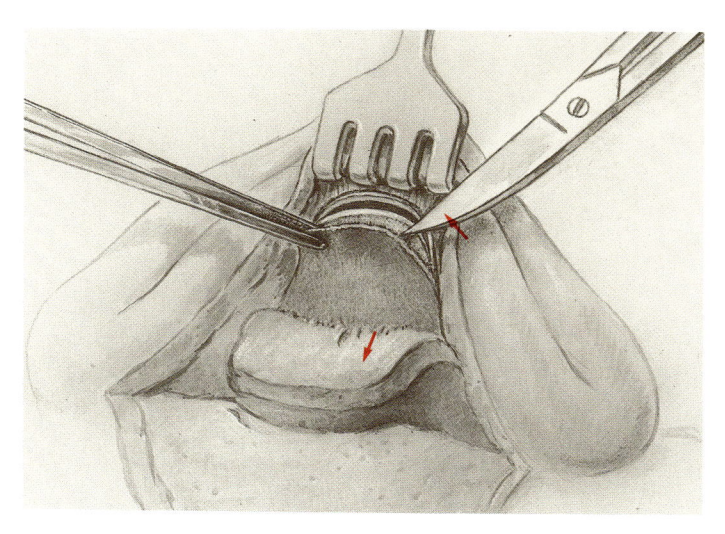

Abb. 4.**45**

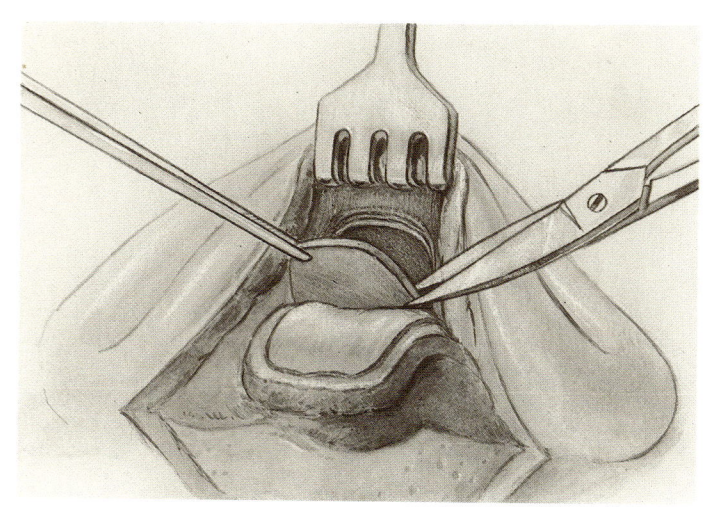

Abb. 4.**46**

Rekonstruktionen der hinteren Gehörgangswand

Die Rekonstruktion der hinteren Gehörgangswand erfolgt mit Knorpel aus der Ohrmuschel oder anderen Materialien. Da gleichzeitig ggf. auch das Trommelfell durch Perichondrium oder Knorpel zu rekonstruieren ist, müssen evtl. zwei größere Knorpelresektionen an der Rückfläche der Ohrmuschel erfolgen. Bei geeigneten Entnahmestellen und entsprechender Entnahmetechnik ist dies ohne Nachteil für das Aussehen der Ohrmuschel möglich.

Nach der retroaurikulären Eröffnung des Ohres wird die Ohrmuschel gespannt, und subkutanes Gewebe vom Perichondrium halbscharf abgetragen (Abb. 4.**44**). Die Messerschneide weist dabei flach vom Perichondrium weg, und der Druck auf das Skalpell erfolgt unter wischenden Bewegungen auf seinen Rücken. Auf diese Weise gelingt es, das Subkutangewebe vom Perichondrium abzupräparieren, ohne die Knorpelhaut zu perforieren.

In der gewünschten Größe wird das Perichondrium bis in den Knorpel hinein umschnitten, an der Schnittkante mit feiner Pinzette gefaßt und durch Präparation mit einer geschlossenen, spitzen Schere vom Knorpel schrittweise gelöst (Abb. 4.**45**). Zur Entnahme des Knorpels wird die Inzision bis auf die Haut der Ohrmuschelvorderseite geführt, und diese Haut an der Vorderfläche wird halbscharf, ohne Perforation, ggf. unter mikroskopischer Kontrolle, vom Knorpel abpräpariert (Abb. 4.**46**). Zur Rekonstruktion der hinteren Gehörgangswand eignet sich wegen der vorgegebenen Form die Cymba conchae. Zusätzliche flachere Stücke Knorpel sind aus dem Cavum conchae selbst zu gewinnen.

Nach enauraler Eröffnung des Ohres ist Knorpel in ähnlicher Weise, aber in kleineren Stücken vom Tragus zu entnehmen. Etwa 2 mm innerhalb der Traguskante wird die Haut bis in den Knorpel hinein inzidiert und gefaßt (Abb. 4.**47**). Durch Spreizen einer Schere wird das hier nur locker mit dem Subkutangewebe verbundene Perichondrium an der Gehörgangsseite des Tragus dargestellt (Abb. 4.**48**). Das Perichondrium selbst wird mit zarter Pinzette gefaßt und durch Spreizen einer dünnen, spitzen Schere vom Tragusknorpel abgehoben (Abb. 4.**49**). Die Adhäsionen sind lateral leicht zu lösen. Nach etwa 1 cm Tiefe kommt es wegen bindegewebiger Züge, die den Knorpel bis an die Vorderfläche des Tragus durchdringen, jedoch zu Präparationshindernissen, die zum Teil scharf durchtrennt werden müssen. An der Vorderfläche ist entsprechend zu präparieren. Es läßt sich Knorpel entnehmen, der dünner ist, als derjenige der Ohrmuschel.

Sanierende Operationen 95

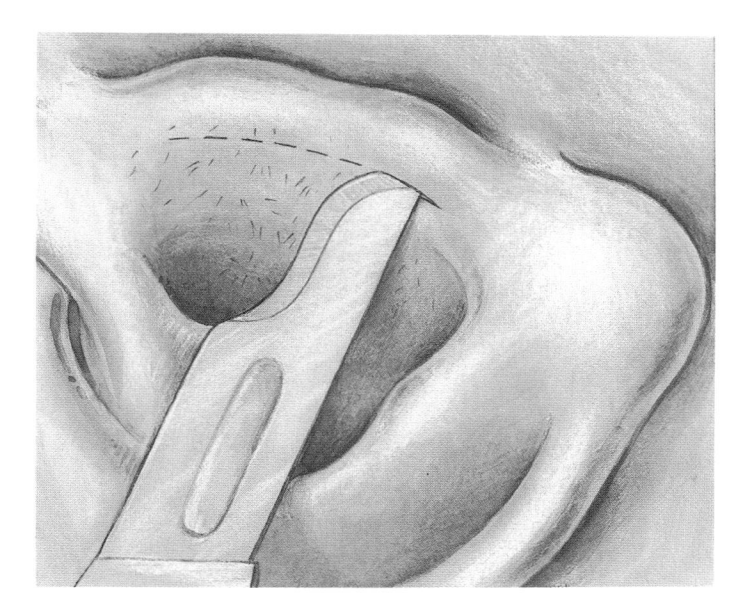

Abb. 4.**47**

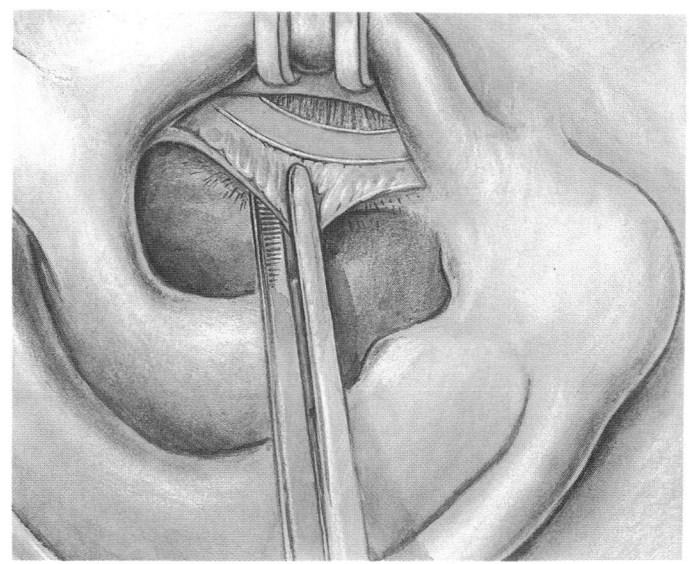

Abb. 4.**48**

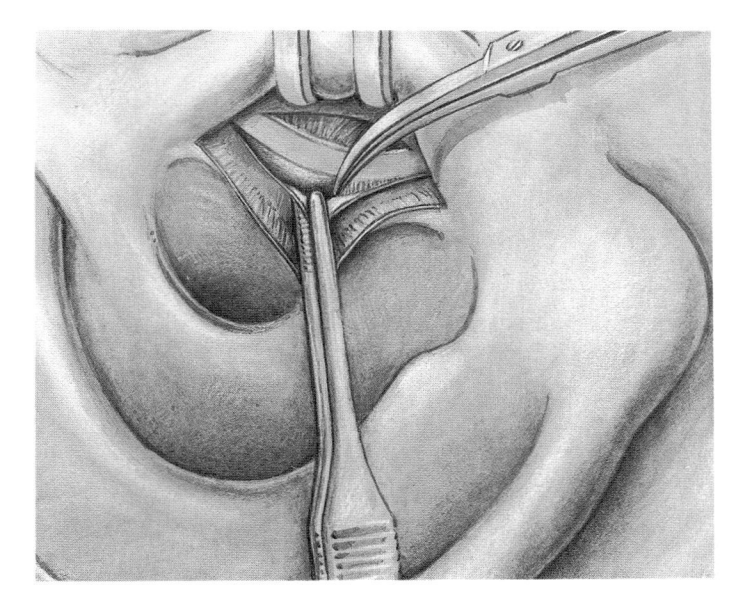

Abb. 4.**49**

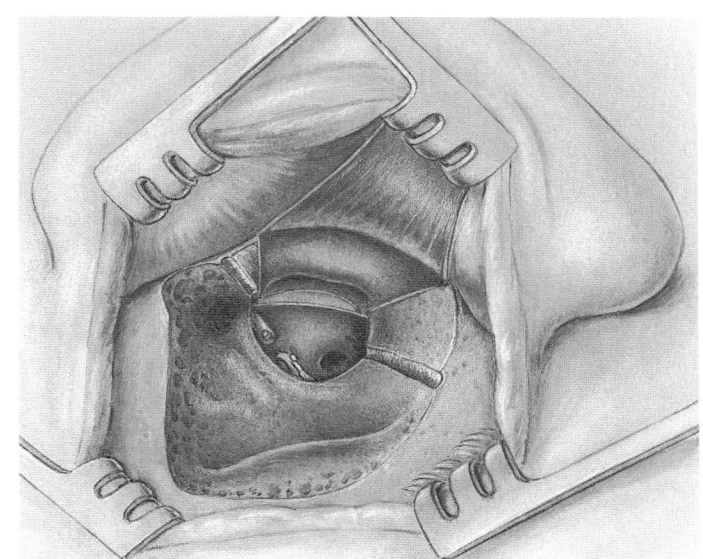

Abb. 4.**50**

Für die Rekonstruktion der Gehörgangshinterwand mit Knorpel werden flache Rillen in das Dach der Operationshöhle und in ihren Boden eingebracht (Abb. 4.**50**).

Der Knorpel wird durch mehrfaches Trimmen so geformt, daß er sich unter einer gewissen Spannung in diesen Rillen hält. Resultierende inkomplette Kontaktzonen, also schlitzförmige Öffnungen zwischen Knorpel und Felsenbeindach bzw. Gehörgang, werden durch Auflegen von schmalen Knorpelstreifen verschlossen (Abb. 4.**51**). Eine subtile Anpassung ist notwendig, um späteren Retraktionen und Einwachsen von Gehörgangsepithel vorzubeugen. Zusätzlich werden Trommelfell und Kette rekonstruiert. Der Pfeil zeigt die spätere Drainage vom Mastoid zur Tube vor dieser Rekonstruktion. Durch Replantation der Gehörgangshaut, die partiell dem Knochen des Gehör-

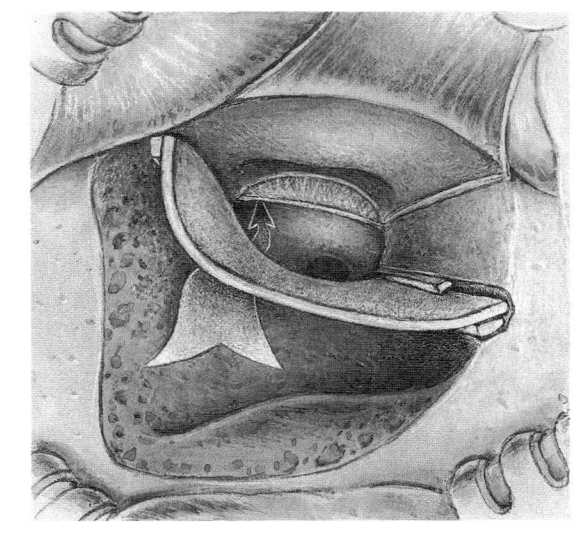

Abb. 4.**51**

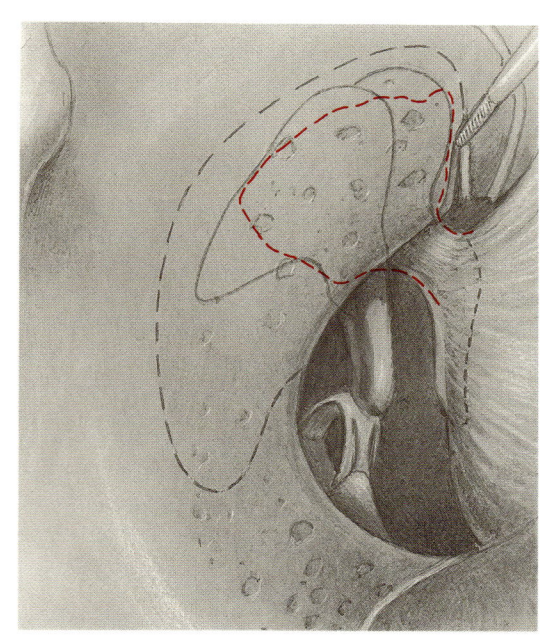

Abb. 4.**52**

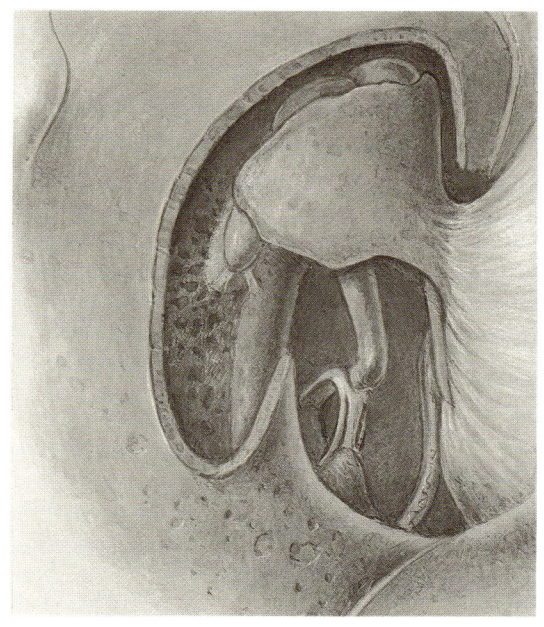

Abb. 4.**53**

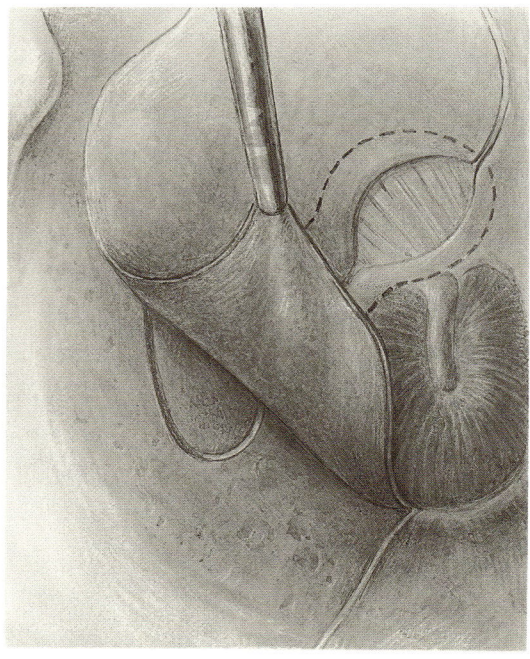

Abb. 4.**54**

gangsbodens oder dem Knochen des Felsenbeindaches anliegt und nur maximal zur Hälfte den Knorpel bedeckt, sowie durch das vollständige Auskleiden mit Silikonfolie und Tamponade des äußeren Gehörgangs mit antibiotikagetränktem Marbagelan wird gewährleistet, daß sich innerhalb von wenigen Tagen eine lockere Bindegewebsschicht auf Knochen und Knorpel ausbildet. Die Reepithelisierung erfolgt nach Entfernen der Tamponade innerhalb einiger Wochen.

Eine besondere Technik der Rekonstruktion der hinteren Gehörgangswand stellt die osteoplastische Epitympanotomie nach Wullstein dar. Nach Entnahme der hinteren Gehörgangshaut wird mit einem spitzkonischen Bohrer ein Teil der Gehörgangswand umschliffen und zur späteren Replantation entnommen (Abb. 4.**52**). Der Knochen wird dazu unterhalb des Pyramidendaches von der lateralen Attikwand, parallel zur Dura, nach lateral und vom unteren Teil der „Brücke" aus, parallel zum N. facialis, aufgetrennt, so daß die darunterliegenden Strukturen außerhalb der Spitze des Instrumentes liegen.

Nach Entnahme des Knochendeckels sind Aditus ad antrum und das Antrum selbst übersichtlich dargestellt (Abb. 4.**53**). Die Innenfläche des Knochendeckels wird von Cholesteatommatrix befreit und das Cholesteatom reseziert. Gelingt es, die ganze Matrix zu entfernen, so kann der Knochendeckel in seine ursprüngliche Position zurückgebracht werden. Die Trommelfellperforation wird unterfüttert und der Entnahmeschlitz durch Knochenmehl verstrichen. Die Gehörgangshaut wird in ihre ursprüngliche Position replantiert (Abb. 4.**54**).

Nach ähnlichem Prinzip kann ein größerer Teil der hinteren Gehörgangswand auch mit einer entsprechenden Mikro-Stichsäge (Feldmann) ausgesägt und entnommen sowie später replantiert werden.

Die Techniken der Replantation von Teilen der Gehörgangshinterwand sind technisch anspruchsvoll. Da die Ausdehnung des Cholesteatoms präoperativ nicht zuverlässig bestimmbar ist, entspricht der entnommene Knochendeckel nicht notwendigerweise dem späteren Platz für die Entnahme des Cholesteatoms. Die Resektion ausreichender Teile der hinteren Gehörgangswand mit dem Bohrer gewährleistet eine bessere Sicht auf die darunterliegenden Strukturen, sie läßt sich den intraoperativen Bedürfnissen jederzeit anpassen, und die Rekonstruktion mit Knorpelplatten ist zuverlässig.

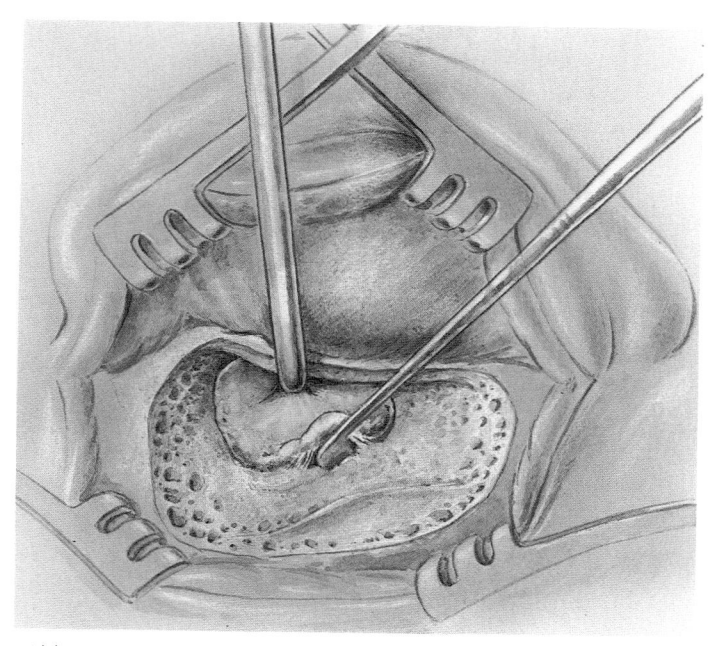

Abb. 4.**55**

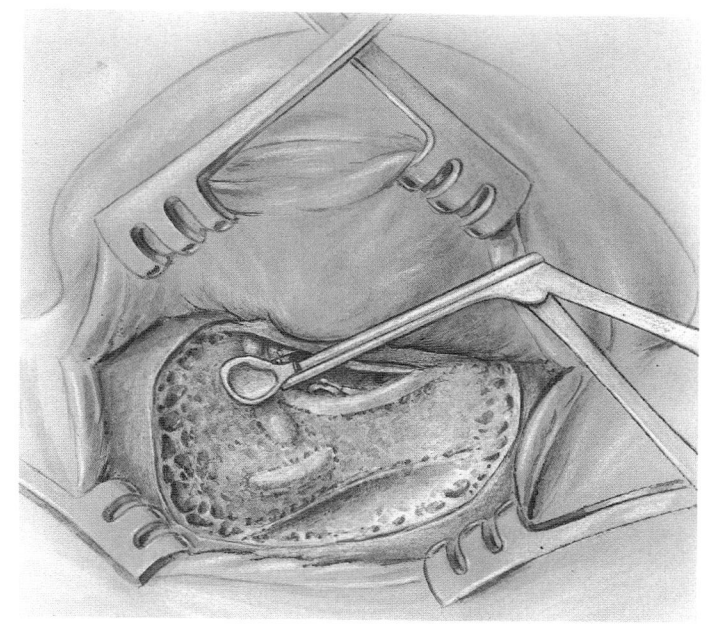

Abb. 4.**56**

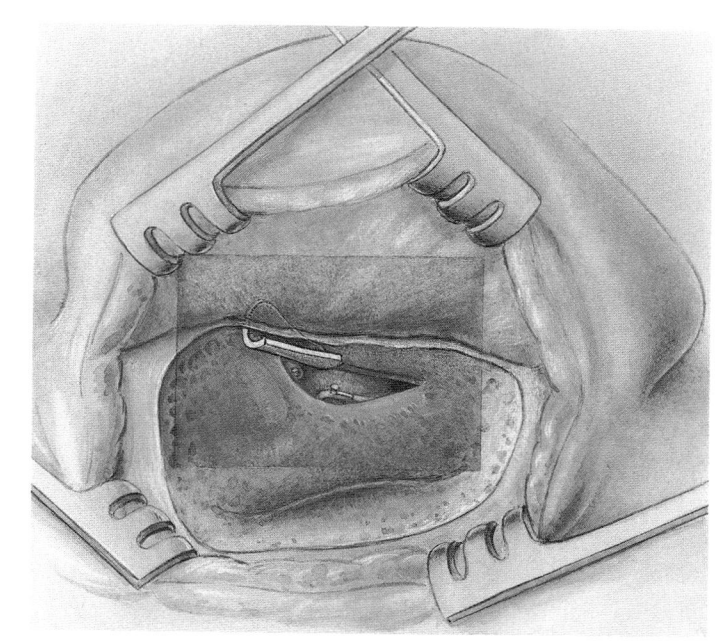

Abb. 4.**57**

Belassen der hinteren Gehörgangswand nach Jansen

Das Bedürfnis, postoperative Belastungen des Patienten durch eine empfindliche und gelegentlich sezernierende Radikaloperationshöhle zu vermeiden, führte Jansen zu einer Operationstechnik der vollständigen Sanierung eines Cholesteatoms unter Belassung der hinteren Gehörgangswand. Diese Technik ermöglicht in den Händen eines sehr erfahrenen Operateurs eine zuverlässige Sanierung des Cholesteatoms. Sie ist aber technisch anspruchsvoll und zeitaufwendig. Unerfahrene Operateure erzielen bis zu 50% Cholesteatomrezidive.

Die Eröffnung und die Ausräumung des Mastoids erfolgen wie bei der Mastoidektomie. Die Cholesteatommatrix wird ohne Verletzung zum Ursprung des Cholesteatoms, also in Richtung auf die randständige Trommelfellperforation hin präpariert. Knochenüberhänge, die den Blick zum Epitympanum versperren, werden immer wieder abgeschliffen, so daß das Cholesteatom übersichtlich dargestellt wird. Zwischenzeitlich muß Detritus aus der randständigen Perforation abgesaugt werden, um den Cholesteatomsack zu entfernen und die Präparation im Mastoid zu erleichtern (Abb. 4.**55**). Die hintere Gehörgangswand wird bis auf eine Dicke von etwa 1 mm ausgedünnt, um eine ausreichende Sicht auf das Epitympanum, den kurzen Amboßfortsatz, den Amboßkörper und den Hammerkopf zu erreichen. Ist das Cholesteatom aus dem Epitympanum entnommen, so wird der Chorda-Fazialis-Winkel so weit aufgeschliffen, daß der Anulus tympanicus, die Chorda tympani und der N. facialis dargestellt sind. Das Promontorium und das runde Fenster sind damit vollständig zu übersehen (Abb. 4.**56**), und nach ausgiebiger Mastoidentnahme im oberen Anteil ist auch das tympanale Tubenostium zu inspizieren. Auf diesem posterioren Zugangsweg läßt sich also das gesamte Mittelohr kontrollieren und auch die Rückfläche des Trommelfells darstellen, so daß Perforationen verschlossen und Defekte in der Gehörknöchelchenkette saniert werden können. Notwendig ist zu diesem Zweck eine ausgiebige Entnahme des Planum mastoideum am Sinus-Dura-Winkel, eine Resektion von Zellen lateral der Gehörknöchelchen über dem Gehörgangsdach und ein weitgehendes Ausdünnen der hinteren Gehörgangswand. Nur nach diesem Ausschleifen gelingt es, das Epitympanum so weit zu übersehen, daß die Cholesteatommatrix vollständig entfernt werden kann.

Zur Vermeidung von Cholesteatomrezidiven, also Retraktionstaschen, ist das Unterfüttern der oberen und hinteren Trommelfellanteile mit Knorpel unerläßlich (Jansen) (Abb. 4.**57**). Zusätzlich muß gewährleistet werden, daß die

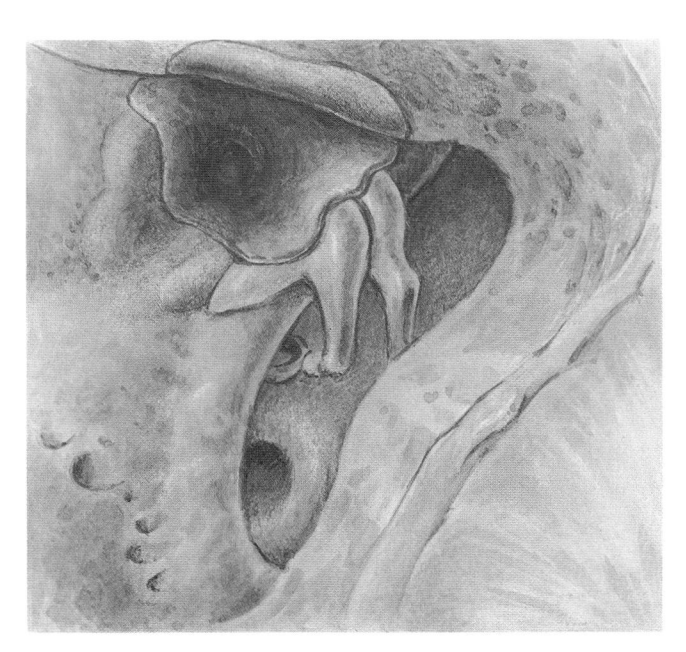

Abb. 4.**58**

Belüftung des Mastoids auch nach Einlage des Knorpels erfolgen kann. Das Epitympanum ist also entsprechend breit zu eröffnen. Ist es durch das Cholesteatom oder durch das Ausschleifen der hinteren Gehörgangswand zu Knochendefekten in diesem Bereich gekommen, so sind diese zusätzlich durch Knorpel zu unterfüttern, so daß wieder stabile Verhältnisse resultieren und eine Retraktion vermieden wird.

Der Abschluß dieser Operation erfolgt wie nach der Mastoidektomie (s. dort).

Verfolgen eines Cholesteatoms in die Pyramidenspitze

Hat das Cholesteatom sich bereits nach medial über den oberen Bodengang hinaus ausgedehnt, so handelt es sich um einen Einbruch in die Pyramidenspitze (Abb. 4.**58**).

Bei intaktem Hörvermögen ist zu erwägen, ob dieses Areal auf transtemporalem Wege (s. Kap. „Chirurgie des inneren Gehörgangs", S. 285) unter Funktionserhalt des Innenohres entfernt werden kann. Dies kann gelingen, wenn die Labyrinthkapsel weitgehend erhalten geblieben ist.

Sind Teile des Labyrinths, insbesondere der obere und der horizontale Bogengang, bereits aufgebraucht, so findet sich meistens auch eine Arrosion von Teilen der Kochlea und der Hinterwand des inneren Gehörgangs. Die Matrix hat sich selten breitflächig, unter Resorption größerer Pyramidenanteile, sondern größtenteils schlitzförmig, unter nur partieller Zerstörung des Labyrinths, zur Pyramidenspitze hin ausgedehnt. Es ist notwendig, diese oft sehr zarten Anteile der Cholesteatommatrix zu verfolgen und sie nicht aus dem Blickfeld zu verlieren. Zu diesem Zweck müssen meistens zusätzliche Anteile des Labyrinths bis zur vollständigen Übersicht über die Anteile des Cholesteatoms in der Pyramidenspitze, vorteilhafterweise mit einem mittleren Diamantbohrkopf, abgeschliffen werden (Details s. S. 86).

Verschluß einer Labyrinthfistel

Bei der Entnahme von Matrix vom Labyrinthblock, insbesondere vom horizontalen Bogengang oberhalb des N. facialis, ist ein langsames Vorgehen empfehlenswert, da sich in dieser Region am häufigsten Labyrinthfisteln finden. Die Matrix wird in der Umgebung, also am Dach und an der medialen Wand des Epitympanons und des Antrums, entfernt und erst danach von der Oberfläche des Labyrinthknochens langsam abgehoben.

Zeigt sich unter der Matrix ein grau schimmerndes Areal, so ist der Knochen vom Cholesteatom so weit arrodiert worden, daß die Perilymphe durchschimmert. Unter starker Vergrößerung wird mit kleinen, langsamen Bewegungen weiterpräpariert (Abb. 4.**59**), bis der gesamte Rand der ausgedünnten Knochenzone über der Perilymphe dargestellt ist (Abb. 4.**60**). Bei einer typischen Labyrinthfistel liegt zentral das Endost des Perilymphraumes frei. Es läßt sich von der Matrix trennen, und diese läßt sich vollständig abheben. Knochenkanten werden geglättet (Abb. 4.**61**).

Es wird Knochenmehl mit einem groben, scharfen Bohrer unter Zufügen von wenigen Tropfen Spülflüssigkeit am Planum mastoideum gewonnen (Abb. 4.**62**) und direkt auf die Fistel gelegt (Abb. 4.**63**). Zum Abschluß der Operation erfolgt die weitere Auflage von Perichondrium oder Gehörgangshaut, um das Fistelareal mit einer oberflächlichen Bindegewebsschicht und, besser noch, mit Epithel abzudecken.

Liegen Granulationen im Fistelbereich, so sind diese Granulationen in das Labyrinth hineinzuverfolgen. Sie müssen vollständig entfernt werden, um die darunterliegende Matrix entnehmen zu können. Zu diesem Zweck ist die Fistelöffnung so zu erweitern, daß eine ausreichende Übersicht entsteht. Der Abschluß erfolgt in oben beschriebener Weise mit Knochenmehl und Auflage von Perichondrium und Gehörgangshaut.

Die Funktionen des Hör- und Gleichgewichtsorgans sind in dieser Situation zwangsläufig gefährdet. Erfolgt das Abschleifen des labyrinthären Knochens in der Umgebung der Fistel jedoch mit schnelldrehendem, zart geführtem Diamantkopf unter kontinuierlicher Spülung und werden die Weichteilpräparationen mit langsamen, sanften Bewegungen durchgeführt, so können das Hörvermögen und gelegentlich auch die vestibuläre Funktion erhalten werden.

Der Abschluß der Operation erfolgt wie oben beschrieben, unabhängig vom Vorliegen einer Fistel. Die Sanierung einer Labyrinthfistel erzwingt also nicht das Vorgehen mit einer „offenen" Technik.

Sanierende Operationen 99

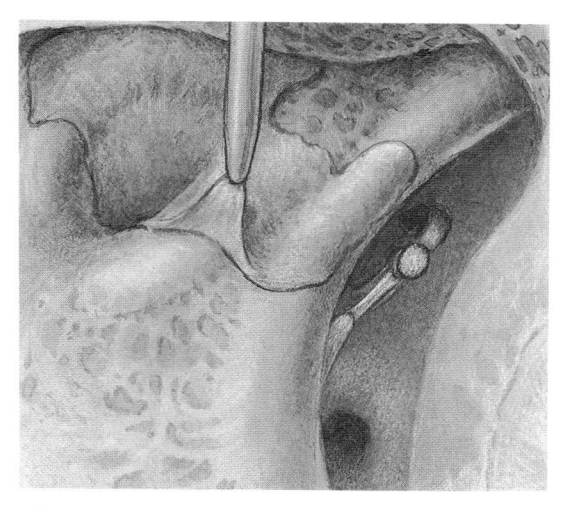

Abb. 4.**59**

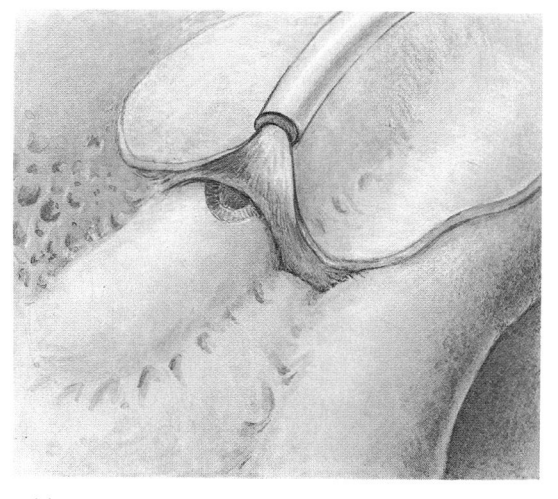

Abb. 4.**60**

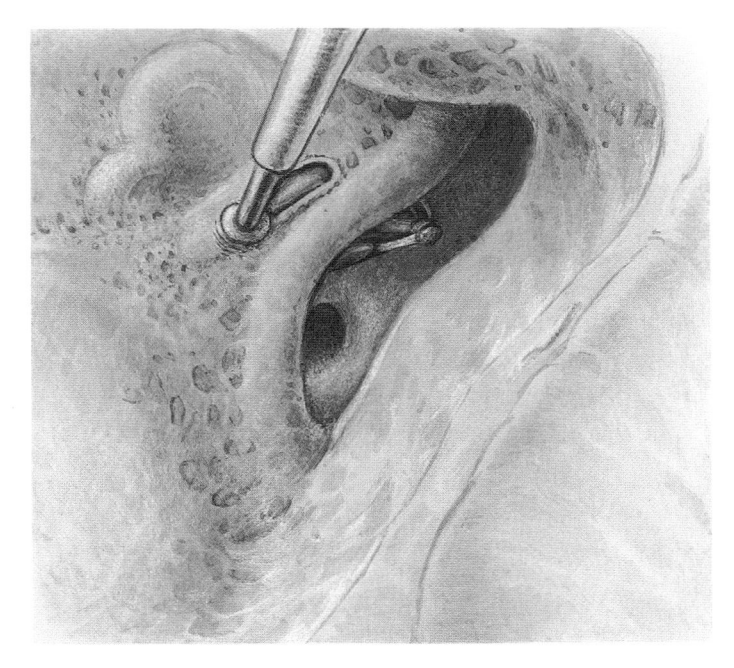

Abb. 4.**61**

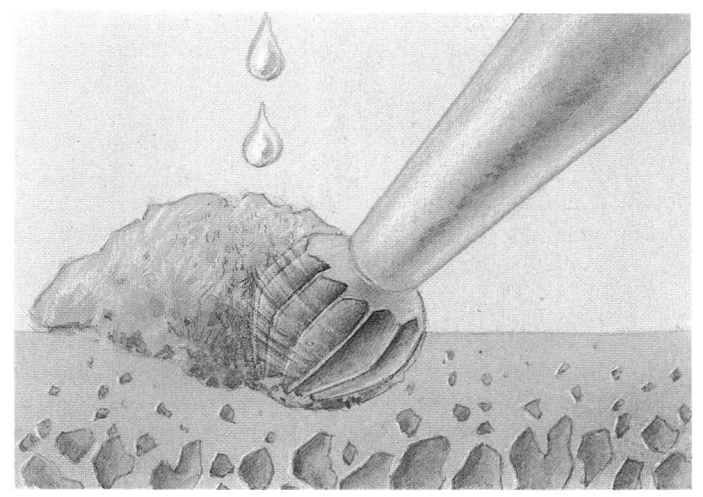

Abb. 4.**62**

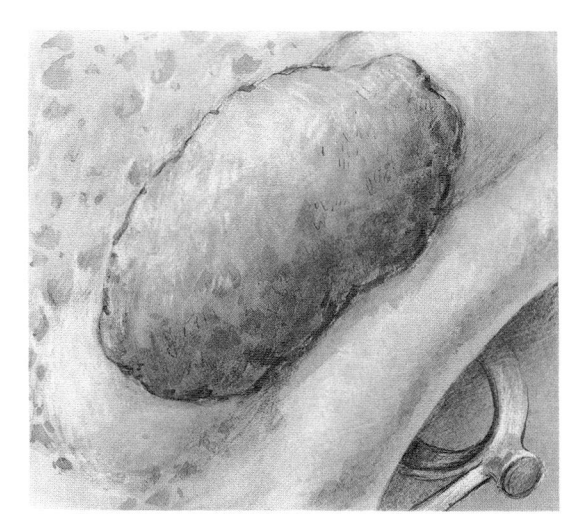

Abb. 4.**63**

Verschluß einer Knochenlücke am Dach des Mastoids

Zeigt sich eine Arrosion des Knochens durch das Cholesteatom mit freiliegender Dura, so ist die Matrix hier unter stärkerer Vergrößerung abzupräparieren. Dies ist an den Knochenrändern gelegentlich schwierig, da die Matrix hier faserförmig in das Periost überzugehen scheint. Der Knochen des Arrosionsrandes sollte deshalb mit mittelgroßem Diamantbohrkopf abgeschliffen werden, bis zweifelsfrei gesunde Dura erkennbar ist.

Diese wird mobilisiert und mit entsprechend abgebogenen Instrumenten im Schlitz zwischen Dura und Knochen gelöst. In diesen Schlitz wird ein passendes Stückchen konservierte Dura eingeschoben (Abb. 4.**64**), bei größeren Knochendefekten erfolgt eine zusätzliche Stabilisierung durch Einlegen von Knorpel-, Keramik- oder Zementimplantaten.

Wurde das Cholesteatom mit einer „geschlossenen" Technik operiert, so reicht dieser Verschluß aus. Ist zur Sanierung des Cholesteatoms eine „offene" Technik vorgesehen, also die Anlage einer „Radikal"-Mastoidhöhle, so ist das an der Dura präparierte Areal mit einem bis zur Spitze vitalen Weichteillappen zu bedecken, damit eine Epithelisierung sicher erfolgen kann.

Die angeführten Maßnahmen empfehlen sich bei Knochendefekten von mehr als 0,5–1 cm Durchmesser. In diesen Fällen entstehen sonst ohne Sanierung später gelegentlich nach Atrophie der Dura Prolapse der Arachnoidea oder selten von Hirnanteilen (s. Arachnoidalzyste, S. 101).

Verfolgen einer Knochen- und Duralücke bis in einen Hirnabszeß

Zeigt sich bei der Operation eines Cholesteatoms eine Knochenarrosion, meistens am Dach der Pyramide, und ein entsprechender Durabezirk, der von Granulationen bedeckt ist, so sind diese Granulationen abzutragen und unter Anwendung eines leichten Druckes abzuschaben. Auf diese Weise kann eine Duralücke sichtbar werden. Kommt es zu keinem Austritt von Detritus oder Eiter, so wird wie oben beschrieben vorgegangen. Tritt Eiter aus, so besteht möglicherweise ein Hirnabszeß (Abb. 4.**65**). Die aufgedeckte Lücke in der Dura wird durch bipolare Koagulation etwas vergrößert, so daß ein Drainagerohr in den Abszeß eingelegt werden kann (Abb. 4.**66**). Dieses Drainagerohr wird über das Mastoid in die retroauriculäre Öffnung gelegt (vgl. auch Kap. 9).

Intra operationem oder unmittelbar post operationem erfolgt ein neurochirurgisches Konsilium, und in Abhängigkeit von den neuroradiologischen und klinischen Befunden wird das weitere konservative und operative Vorgehen abgesprochen. Gelegentlich ist ein Abbruch der Operation zur neuroradiologischen Diagnostik und eine spätere Fortsetzung des Eingriffs sinnvoll.

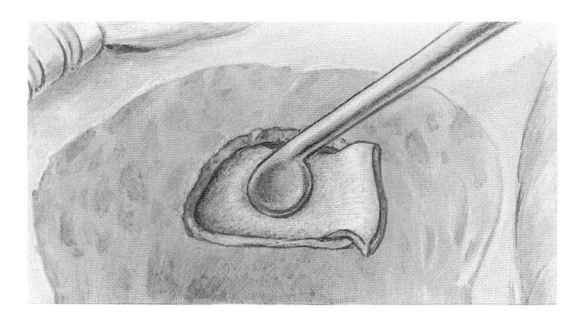

Abb. 4.**64**

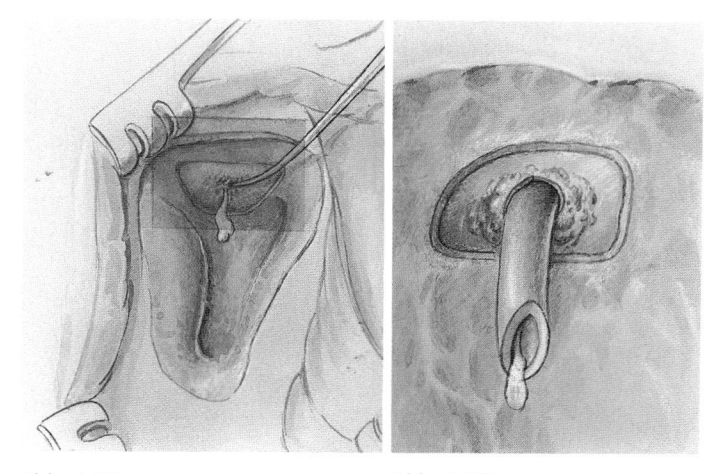

Abb. 4.**65**   Abb. 4.**66**

Wichtige Bezugs- und Gefahrenpunkte

Bei der Operation eines Cholesteatoms sind in Abhängigkeit von der Größe erst oberflächliche und dann tiefliegende anatomische Einzelheiten, insbesondere der Strukturen, die erhalten werden sollen, frühzeitig zu identifizieren. Es ist auf die Lage der Spina supra meatum, den Verlauf des N. facialis, die Position der Dura der mittleren und der hinteren Schädelgrube, des Sinus sigmoideus, der Bogengänge und der Gehörknöchelchen zu achten. Der Verlauf des N. facialis sollte dem Operateur in jeder Phase des Eingriffs durch Identifikation des Nervs an unterschiedlichen Punkten seines Verlaufs eindeutig klar sein. Die Gehörknöchelchen sollten nicht mit einem Bohrer berührt werden, es entsteht sonst ein Lärmtrauma des Innenohres.

Regeln, Tricks und typische Fehler

Präoperativ sollten im Schüller-Röntgenbild die Lage des Sinus sigmoideus und die Position der Dura der mittleren Schädelgrube festgestellt werden, um von vornherein entlang dieser Strukturen, aber ohne sie zu verletzen fräsen und schleifen zu können. Die Cholesteatommatrix selbst sollte schonend von ihrer Unterlage abgehoben und in einem Stück oder doch in größeren zusammenhängenden Stücken präpariert werden, um ihre Kontinuität zuverlässig beurteilen zu können. Insbesondere an unübersichtlichen Knochenkanten, Zellwänden oder Überhängen ist dies Vorgehen notwendig, um mit höherer Wahrscheinlichkeit zu gewährleisten, daß keine unerkannte Matrix in der Tiefe verbleibt und zu einem Residualcholesteatom führt. Zur Auskleidung einer vollständig glatt geschliffenen Operationshöhle mit breitem Zugang zum äußeren Gehörgang können Matrixareale auf glatter Knochenunterlage verbleiben. Sie führen zu einer schnelleren Epithelisierung der Höhle. Die zusätzliche Auskleidung der Höhle mit Spalthaut von etwa 0,2–0,4 mm Dicke kann ebenfalls zur schnellen Epithelisierung beitragen. Diese Spalthautentnahme ist z. B. retroaurikulär mit einem entsprechenden Dermatom möglich. Die Entnahme mit einem Skalpell durch oberflächlich-tangentiales Abtragen der Haut schließt regelmäßig auch Vollhautanteile ein. Die Implantation von Vollhaut sollte unterbleiben, da häufig lang dauernde, rezidivierende Dermatitiden entstehen. Für eine schnelle Epithelisierung der Höhle ist es hilfreich, die gesamte Höhle mit Silikonstreifen von etwa 0,1–0,2 mm Dicke auszukleiden. Es bildet sich in wenigen Tagen ein Bindegewebsüberzug auf dem freiliegenden Knochen, und das Einwachsen von Granulationsgewebe in die Tamponade wird vermieden.

Nachbehandlung

Die bewährte Gehörgangstamponade aus antibiotikagetränkter Gelantine (Reverin oder Vibravenös in Marbagelan) wird für drei Wochen im Operationsfeld belassen. Hört der Patient beim Schlucken spontan ein „klickendes" Geräusch im Ohr, so sollte vom zweiten postoperativen Tage an die Belüftung der Pauke durch das Valsalva-Manöver bewirkt werden. Die Fäden werden am sechsten bis achten postoperativen Tag entfernt, und der Patient wird angehalten, etwa drei Wochen nach der Operation den Operateur zur Entfernung der Tamponade wieder aufzusuchen. Eine Kontrolle zu einem früheren Zeitpunkt und evtl. ein Tamponadenwechsel ist notwendig, wenn die Tamponade sich verflüssigt, einen unangenehmen Geruch bekommt (zu überprüfen beim täglichen Wechsel des äußeren Ohrverbandes unter der Ohrklappe durch Familienmitglieder) oder wenn stärkere Schmerzen auftreten.

Eine Drainage, die während der Operation zur Entlastung des Mastoids eingelegt wurde, sollte nach ca. drei Tagen, spätestens jedoch nach fünf Tagen, entfernt werden. Spülbehandlungen, z. B. mit 3% Wasserstoffsuperoxid, sind gelegentlich nützlich, jedoch höchstens zwei bis drei Tage durchzuführen, um die Abheilung nicht zu stören.

Neben der perioperativen „One-shot"-Antibiotikaprophylaxe erübrigt sich regelmäßig eine postoperative Antibiotikatherapie, es sei denn, es liegen Komplikationen oder besondere Verhältnisse vor.

Bei Labyrinthschäden wird intra operationem 0,5–1 g Hydrocortison i. v. gegeben. Bei postoperativ aufgetretenen Gleichgewichtsstörungen empfiehlt sich die Gabe von Antivertiginosa für zwei bis drei Tage. Vom fünften postoperativen Tage an soll der Patient seinen Gleichgewichtssinn durch zunehmende Belastung trainieren.

Postoperative Komplikationen

Im Inzisionsbereich, in der retroaurikulären Umschlagsfalte, bildet sich gelegentlich eine Infektion aus. In seltenen Fällen kommt es zu einer Perichondritis, die entsprechend zu behandeln ist.

Verflüssigt sich die Gehörgangstamponade, ein frühes Zeichen für eine Infektion ist ein unangenehmer Geruch, so ist sie unter Belassung der Silikonauskleidung abzusaugen und z. B. durch eine polyvalent antibiotisch und antimykotisch wirksame Creme und einen langen Gazestreifen zu ersetzen. Die Creme wird zu diesem Zweck unter Verwendung einer 5-ml-Einmalspritze mit einem Schlauchaufsatz unter dem Mikroskop durch den Ohrtrichter in das alte Operationsfeld eingebracht, bis Höhle und Gehörgang vollständig aufgefüllt sind. Danach wird der Gazestreifen mit einem entsprechenden Applikator tief in die Crememasse eingeführt, so daß eine gute Adaptation an alle Wände des Operationsfeldes gewährleistet ist.

Postoperativ werden die Funktion des Hörorgans täglich mit dem Weber-Stimmgabelversuch (C^2 und C^3) sowie das Gleichgewichtsorgan durch Fragen nach Schwindelgefühl und Kontrolle eines Nystagmus mit der Frenzel-Brille überprüft. Ergeben sich Anzeichen für eine labyrinthäre Störung, ohne daß intra operationem das Labyrinth eröffnet worden wäre, so ist eine postoperativ aufgetretene Labyrinthreizung zu erwägen, und es ist ggf. entsprechend eine antibiotische Abdeckung, verbunden mit antiphlogistischen Maßnahmen, z. B. 0,5–1 g Hydrocortison, einzuleiten.

Liegt direkt postoperativ eine Fazialisparese vor, die länger bestehen bleibt, als das Lokalanästhetikum wirken kann, so ist von einer intraoperativen Schädigung auszugehen und das Ohr sollte, am besten am folgenden Tag, revidiert werden.

Jahre nach einer Cholesteatomoperation unter Anlegen einer „Radikal"-Mastoidhöhle können noch gefährliche Komplikationen, nämlich eine Arachnoidalzyste oder ein Hirnprolaps, auftreten. Diese Komplikationen sind auch in Kenntnis der Vorgeschichte nicht immer auf den ersten Blick erkennbar. Als Differentialdiagnose kommen die Ausbildung von derben Polypen, ein Rezidivcholesteatom oder ein Cholesteringranulom in Betracht. Bei der Arachnoidalzyste sind regelmäßig Pulsationen unter dem Operationsmikroskop erkennbar. Dies gilt im Anfangsstadium auch für den Hirnprolaps. Nach Ausbildung einer Hirnhernie in einer Höhle pulsiert die prolabierte Masse dagegen kaum.

Die Arachnoidalzyste wird wie eine intraoperativ entstandene Durafreilegung (S. 100) mit lyophilisierter Dura unterfüttert und durch Einlage einer zusätzlichen festen Platte aus Knorpel oder besser Knochenersatzmaterial saniert.

Ein Hirnprolaps wird in gleicher Weise behoben. Handelt es sich jedoch um eine Hirnhernie, also das Austreten von Hirngewebe durch einen relativ engen Duradefekt, ist die Hernie abzutragen und der Duradefekt zu versorgen. Eine Reposition des im Rahmen einer Hirnhernie ausgetretenen Hirngewebes führt zu einem Hirnabszeß. Ggf. ist die Situation prä- und intraoperativ mit einem neurochirurgischen Kollegen zu diskutieren. Bewährt hat sich die Versorgung einer Hirnhernie auch über einen transtemporalen Zugang (s. S. 285). Auf diese Weise gelingt die Festlegung des Absetzungsrandes für das Hirngewebe unter Verschluß des Dura- und des Knochendefektes besonders zuverlässig.

Funktionelle Folgezustände

Auf die Hörfähigkeit nach ausgedehnten Cholesteatomsanierungen wird im Kap. der rekonstruktiven Ohrchirurgie eingegangen (s. S. 110).

Insbesondere bei einem verbleibenden Mißverhältnis zwischen engem Eingang und großer Höhle, können nach der Anlage einer Radikalhöhle Folgen einer feuchten Kammer mit rezidivierender Infektion im Operationsfeld resultieren. Neben der Säuberung unter dem Operationsmikroskop sind in dieser Situation langfristig austrocknende Maßnahmen, also z. B. das regelmäßige Ausblasen der Höhle mit warmer Luft über einen Haarfön, zu versuchen. Ggf. ist eine Höhlenverkleinerung in einer zweiten Sitzung nach Ablauf eines Jahres vorzusehen. Der Patient sollte in dieser Situation das Eindringen von Wasser vermeiden und das Ohr beim Haarewaschen oder beim Wassersport mit gefetteter Watte abschließen.

Alternative Methoden

Für das Cholesteatom gibt es bisher keine wirksame konservative Behandlungsmöglichkeit. Alternativen zur operativen Sanierung bestehen also nicht. Handelt es sich um den Übergang zwischen einer flachen Trommelfellretraktion, die insbesondere bei Kindern besserungsfähig ist, und einem beginnenden Cholesteatom, kann ein Behandlungsversuch mit Belüftungsübungen für das Mittelohr (Aufblasen von Luftballons mit der Nase, Valsalva-Versuch, gelegentliches Politzern) und der Verminderung der Keratinansammlung im Ohr durch zweimal tägliches Einträufeln von salicylhaltigen Ohrentropfen versucht werden. Kinder sollten in dieser Situation das Schniefen konsequent unterlassen. Es entsteht dabei nicht nur ein Unterdruck in der Nase, sondern gelegentlich auch über eine offene Tube ein Unterdruck in der Pauke mit rascher Ausbildung einer ausgedehnten Retraktion (Schnief-Ohr). Wird das Schniefen unterlassen, so kommt es gelegentlich innerhalb von Wochen zu einer vollständigen Restitution des Trommelfells.

Operation zur Sanierung einer Tympanosklerose

Definition

Der Terminus „Tympanosklerose" sollte als klinischer Begriff nur verwendet werden, wenn durch den pathologischen Prozeß eine funktionelle Störung bedingt ist. Eine Kalkeinlagerung im Trommelfell bei Normalgehör ist in diesem Sinn keine Tympanosklerose, sondern eine Myringosklerose ohne klinischen Krankheitswert.

Präoperative diagnostische Maßnahmen

Das Ohr wird unter dem Operationsmikroskop untersucht, gesäubert, und der Befund wird festgelegt.

Indikation

Eine Operationsindikation ergibt sich bei der Tympanosklerose zur Sanierung der meist bestehenden Trommelfellperforation und zur Beseitigung der Hörstörung. Gelegentlich liegt in den tympanosklerotischen Massen ein Cholesteatom verborgen, das nur unter stärkerer Vergrößerung durch die Perforation hindurch erkennbar ist. Dieser Befund erzwingt eine Operation.

Operationsprinzip

Die Tympanosklerosemassen sollen so weit entnommen werden, daß ein ausreichendes Paukenlumen resultiert und die Gehörknöchelchenkette und das Trommelfell rekonstruiert werden können. Ein begleitendes, gelegentlich schwer erkennbares Cholesteatom ist nach den früher beschriebenen Gesichtspunkten zu sanieren (S. 86).

Vorbereitung zur Operation

Siehe S. 80.

Anästhesie

Meistens ist die Sanierung der Tympanosklerose in Lokalanästhesie möglich, da es sich um Maßnahmen allein in der Pauke handelt. Ggf. ist die Operation in Narkose durchzuführen.

Operationstechnik

Ist die vorliegende Trommelfellperforation durch den Trichter zwanglos zu übersehen, so wird enaural eröffnet. Dies gilt für die Mehrheit der Patienten (Abb. 4.**67**). Wird die Übersicht durch eine vorn liegende Perforation und eine überhängende Gehörgangswand beeinträchtigt oder bleibt es unsicher, ob nicht doch auch ein Cholesteatom vorliegt, sollte retroauriculär eröffnet werden.

Eine besonders ausgedehnte Umschneidung der Trommelfellperforation (S. 110) wird bei Vorliegen einer Tympanosklerose notwendig, und sie ist technisch schwierig. Kalkmassen, die die Bewegung des Trommelfells behindern könnten, also solche unter der vorderen Trommelfellhälfte, sind weitgehend zu entfernen. Es kommt dabei zu einer Ausdünnung des Trommelfellrestes und gelegentlich zu einer erheblichen Vergrößerung der Perforation.

Nach dem Eröffnen der Pauke unter Bildung eines tympanomeatalen Lappens oder ggf. unter Entnahme der Gehörgangshaut ist die laterale Attikwand durch scharfe Kürettage mit der House-Kürette oder durch Schleifen so weit zurückzunehmen, daß die Nische des ovalen Fensters vollständig übersehen werden kann. Der beschädigte oder fixierte Amboß wird nach Eröffnung des Amboß-Stapes-Gelenkes entnommen, und der Hammerkopf wird reseziert, wenn der Hammer selbst fixiert war. Mobilisierende Maßnahmen im Epitympanum bei einer Tympanosklerose wurden häufig versucht, sind auf die Dauer aber ineffizient. Große Tympanosklerosemassen unter dem Hammergriff, auf dem Promontorium und in der Nähe des tympanalen Tubenostiums sind schichtweise so weit zu entnehmen, daß eine ausreichende Belüftung der Pauke postoperativ gewährleistet ist. Die Resektion aller erreichbaren Tympanoskleroseareale ist nicht empfehlenswert, da eine zu ausgedehnte Schleimhautschädigung resultiert.

Ein besonderes Problem stellt die tympanosklerotische Fixierung des Stapes in der ovalen Nische dar. Es ist eine „Effrodation" vorzunehmen (Abb. 4.**68**). Die kreideartigen, z. T. aber auch knochenharten tympanosklerotischen Einlagerungen sind mit Häkchen unter Belassung des Stapes in situ so weit zu entfernen, daß die ovale Nische bis auf den erhaltenen Stapes gesäubert erscheint. Eine Restitution der Beweglichkeit des Stapes sollte man nicht erzwingen, wenn das Risiko für eine Eröffnung des ovalen Fensters zu groß wird. Diese ist zu vermeiden, da in den tympanosklerotischen Massen Bakterienhaufen histologisch nachweisbar sind und somit, trotz reizlos erscheinender Schleimhaut des tympanosklerotisch veränderten Mittelohres, von einer Infektionsquelle auszugehen ist, die naturgemäß das Risiko eines infektiösen Labyrinthschadens in sich birgt, wenn das ovale Fenster eröffnet wird. Meistens ist es bei vertretbarem Risiko möglich, den Stapes zu mobilisieren. Die Ketten- und Trommelfellrekonstruktion erfolgen entsprechend den Angaben im Kap. (S. 110). Als Material sollte zur Rekonstruktion des Trommelfells Perichondrium oder Knorpel verwendet werden. Die Revaskularisierung bei Tympanosklerose geschieht langsamer als bei der chronischen Schleimhauteiterung, und bei der Verwendung von Faszie zeigt sich nach einer Atrophie des Implantats eine höhere Rate von Rezidivperforationen.

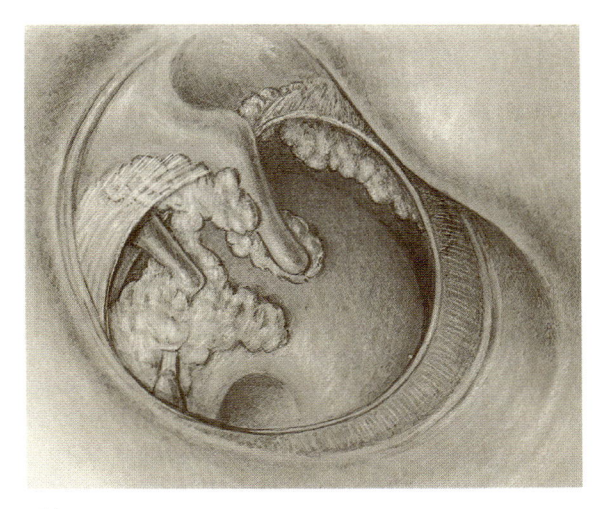

Abb. 4.**67**

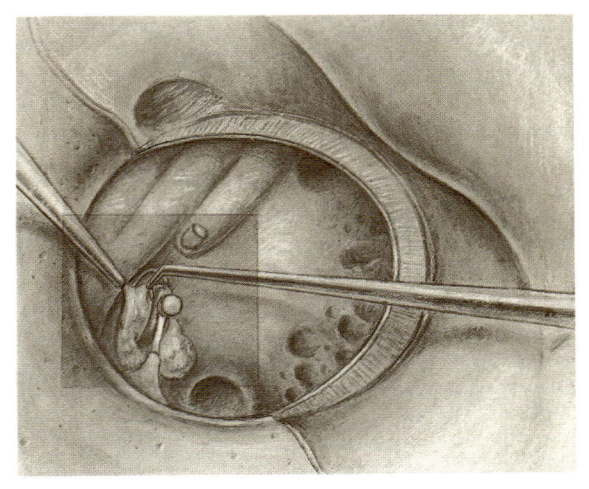

Abb. 4.**68**

Modifikationen

Angestrebt wird die Sanierung und funktionelle Rekonstruktion eines Ohres in einer Sitzung. Dies gilt auch bei Sanierung der Tympanosklerose und in Kenntnis der Tatsache, daß häufig eine Refixierung des mobilisierten Stapes eintritt. Da diese Refixierung jedoch auch ausbleiben kann, würde sich für diese Patienten eine routinemäßige zweite Operation zur definitiven Hörverbesserung erübrigen. Aus diesem Grunde erfolgt ein einzeitiger Operationsversuch und bei unzureichender Hörfähigkeit nach einem Jahr die primär mit dem Patienten schon diskutierte, jetzt indizierte zweite Operation.

Wurde die Sanierung der Nische des ovalen Fensters bei der ersten Operation in ausreichendem Maße vorgenommen, so ist jetzt eine Stapedektomie indiziert, wobei zur Rekonstruktion der Schalleitungskette eine Verbindung zwischen Hammergriff und ovalem Fenster herzustellen ist (s. Kap. 8 und dieses Kap., S. 110).

Bezugs- und Gefahrenpunkte

Der tympanosklerotische Umbau im Mittelohr ist nicht nur auf die submuköse Bindegewebslage beschränkt, sondern führt auch zu Veränderungen des darunterliegenden Knochens. Nach jahrelangem Bestehen der Tympanosklerose kann dieser Umbau der Knochenunterlage so ausgedehnt sein, daß bei der Entnahme tympanosklerotischer Massen der Fazialiskanal und, in seltenen Fällen, auch das Promontorium abgetragen werden können. Aus diesem Grunde ist es notwendig, ggf. unter stärkerer Vergrößerung die Abtragung schichtweise vorzunehmen, so daß auf dem Fazialis und auf der Kochlea wenigstens eine dünne Hartgewebsschicht verbleibt.

Die Entnahme von Tympanosklerosemassen aus der Nische des ovalen Fensters ist technisch anspruchsvoll und zeitraubend. Eine Eröffnung des Innenohres sollte insbesondere bei Vorliegen einer ausgeprägten Tympanosklerose vermieden werden, um eine Labyrinthitis zu vermeiden. Kommt es zu einer Subluxation des Stapes mit Austritt von Perilymphe, so wird fusselfreies Bindegewebe in kleinen Stückchen über der Fußplatte ausgebreitet. Postoperativ ist eine Antibiotikabehandlung für drei bis fünf Tage unter zusätzlicher Gabe von 0,5–1 g Hydrocortison indiziert.

Regeln, Tricks und typische Fehler

Die Entnahme der tympanosklerotischen Massen muß so weit geschehen, daß das Trommelfell bis zu seinem Anulus schwingungsfähig wird, das tympanale Tubenostium ausreichend durchgängig ist, der Abstand zwischen Promontorium und Umbo ausreichend weit und die ovale Nische so weit entleert wird, daß in einer zweiten Sitzung ggf. stapedektomiert werden kann. Ist die Nische des ovalen Fensters von der Tympanosklerose nicht befallen oder ist die Bewegungseinschränkung des Stapes lediglich durch eine tympanosklerotische Veränderung an oder in der Stapediussehne verursacht, so kann eine Hörverbesserung in gleicher Sitzung durch Mobilisierung des Stapes nach Resektion seiner Sehne erreicht werden.

Zur Rekonstruktion des Trommelfells ist wegen der geringen Vaskularisation der tympanosklerotisch veränderten Umgebung die Verwendung von Perichondrium oder Knorpel anzuraten.

Ist die Entnahme der Tympanosklerosemassen aus der ovalen Nische unter Mobilisierung des Stapes möglich gewesen, aber nicht sicher auszuschließen, daß nicht doch eine Perilymphfistel entstanden ist, so sollte das Ringband sicherheitshalber mit kleinen fusselfreien Bindegewebsstückchen abgedeckt werden.

Textile Flusen aus der Luft des Operationssaals können bei eröffnetem Perilymphraum zu Fremdkörpergranulomen führen.

Nachbehandlung

Sie unterscheidet sich nicht von anderen Tympanoplastiken (S. 117).

Postoperative Komplikationen

Es ergeben sich, abgesehen von der möglichen Labyrinthschädigung nach Eröffnung des ovalen Fensters, keine Besonderheiten (S. 230 f.).

Funktionelle Folgezustände

Nach gelungener und ausreichender Entnahme der Tympanosklerose und Rekonstruktion des Trommelfells und der Gehörknöchelchenkette wird ein gutes Hörergebnis erzielt. Gelegentlich kommt es nach etwa einem halben Jahr wieder zu einer Schalleitungsschwerhörigkeit durch erneute Tympanoskleroseformationen. Diese sollten ggf. wieder entfernt werden, um die Schalleitungsschwerhörigkeit zu beheben. Gleiches gilt naturgemäß für Rezidivperforationen.

Alternative Methoden und Techniken

Ist die Tympanosklerose sehr stark ausgeprägt und gelingt es nach wiederholten Versuchen nicht, die Nische des ovalen Fensters so zu säubern, daß eine schwingungsfähige Schalltransmission möglich wird, ist eine Fensterung des horizontalen Bogengangs zu erwägen (s. Kap. 8, S. 254).

Operation zur Sanierung einer Paukenfibrose

Definition

Bei der Paukenfibrose ist das Paukenlumen durch Bindegewebszüge, Cholesteringranulom, Schleimzysten und lockeres Granulationsgewebe ausgefüllt. Die Tube ist abgeschlossen. Im Gegensatz zum Adhäsivprozeß liegt die Trommelfellebene weitgehend in normaler Position.

Präoperative diagnostische Maßnahmen

Eingehende Anamnese mit Fragen nach Voroperationen und nach einer überstandenen Tuberkulose. Beides weist auf einen früheren Tubenverschluß hin. Die tympanometrischen Tubentests sind unzuverlässig, aber ggf. durchaus vorzunehmen. Eine endoskopische transnasale Untersuchung des pharyngealen Tubenostiums und eine computertomographische Untersuchung können indiziert sein.

Indikationen

Bei einer beidseitigen Schalleitungsschwerhörigkeit kann der Versuch gemacht werden, eine Paukenfibrose zu sanieren. Die Chancen für eine erfolgreiche Belüftung der Pauke und eine später permanent offenbleibende Tube sind ungünstig. Die Wahrscheinlichkeit, daß es postoperativ im Laufe des ersten Jahres wieder zur Ausbildung einer Paukenfibrose oder ausgedehnter Adhäsionen kommt, ist hoch.

Operationsprinzip

Die Operation ist in wenigstens zwei Schritten durchzuführen. Während des ersten Eingriffs, der wegen seiner Schmerzhaftigkeit am besten in Allgemeinanästhesie vorgenommen wird, soll die Durchgängigkeit der Tube hergestellt werden.

Gelingt dies, so ist nach einem Jahr die Rekonstruktion der Gehörknöchelchenkette und allenfalls eine Verstärkung des Trommelfells möglich.

Vorbereitung zur Operation

Die Vorbereitungen entsprechen denen bei bereits geschilderten Ohroperationen (S. 68).

Anästhesie

Grundsätzlich ergeben sich keine Unterschiede zu anderen Operationen. Wegen der notwendigen Manipulationen an der Tube, in unmittelbarer Nähe des N. mandibularis, empfiehlt sich jedoch die Allgemeinanästhesie.

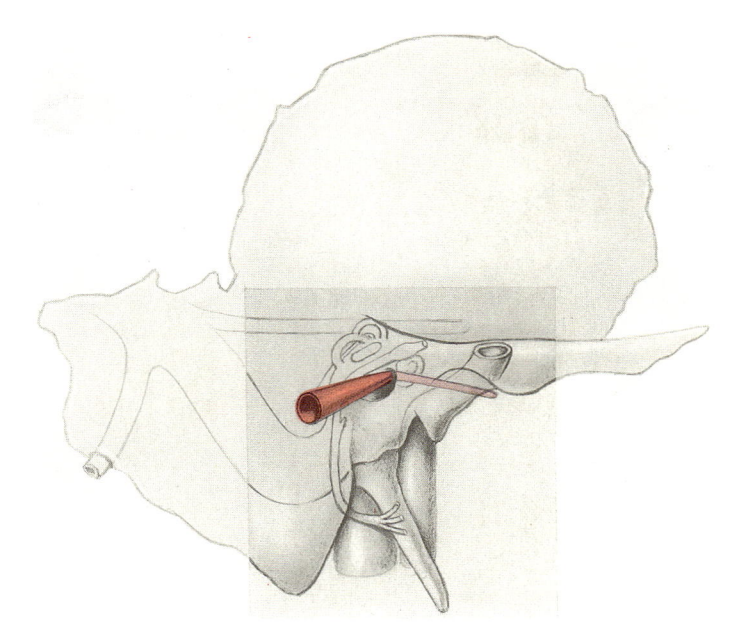

Abb. 4.**69**

Operationstechnik

Das Ohr wird retroaurikulär eröffnet, und es wird ein tympanomeataler Hautlappen an der Gehörgangshinterwand gebildet, um die Kette zu kontrollieren. Ist diese noch vorhanden, so erfolgt ein zusätzlicher Einschnitt im Trommelfell vor dem Hammergriff, um das tympanale Tubenostium zwanglos erreichen zu können. Mit einem dicken Stahlpfriem nach Heermann oder mit einer entsprechend gebogenen Nasennebenhöhlensonde wird die Tube entlang dem Kanal des M. tensor tympani, also entsprechend ihrem natürlichen Verlauf, unter Aufwendung erheblicher Kraft aufgedrückt (Abb. 4.**69**). Es kommt zu einem knakkenden Geräusch, wenn sich die *knöcherne* Tubenstenose öffnet. – Liegt keine knöcherne, sondern eine *weichteilbedingte* Tubenstenose vor, so steht kaum eine realistische Chance für eine bleibende Eröffnung des Belüftungskanals.

In das neu geschaffene Tubenlumen wird ein Kunststoffkatheter eingelegt, der in seiner Dicke dem vorher benutzten Mandrin in etwa entspricht, also einen Durchmesser von etwa 2–3 mm hat.

Die Lage der Spitze dieses Katheters im Epipharynx ist endoskopisch zu verifizieren. Er sollte das pharyngeale Tubenostium um etwa einen halben Zentimeter überragen. Um seine sichere Position in der Pauke und das Herausrutschen in den Pharynx durch Schluckbewegungen zu vermeiden, wird am Paukenende ein Knoten in den Katheter eingeschlungen.

Ergeben sich Schwierigkeiten beim Einführen des Katheters, so wird er über eine Tubensonde gezogen und mit dieser Tubensonde eingeführt. Für das Aufziehen des Drainageschlauches auf die Tubensonde ist neben dem Knoten, der später in der Pauke liegt, entsprechend ein Extraloch anzubringen.

Liegt der Tubenkatheter nach der Kontrolle optimal, wird die vordere Trommelfellhälfte mit Perichondrium unterfüttert und der tympanomeatale Lappen wird zurückverlagert. Es erfolgt die übliche Gehörgangstamponade für drei Wochen.

Modifikationen

Ohne Eröffnung des Trommelfells läßt sich eine knöcherne Tubenstenose über die posteriore Tympanotomie nach Jansen eröffnen. Es wird dazu entsprechend den früheren Darlegungen für die Cholesteatombehandlung das Mastoid und der tympanomeatale Winkel aufgeschliffen. Das tympanale Tubenostium wird sichtbar und kann mit Diamantbohrköpfen eröffnet werden. Für die Orientierung und Gewährleistung der richtigen Schleifrichtung wurde von Jansen ebenfalls vorgeschlagen, ein dünnes Endoskop über das pharyngeale Tubenostium einzuführen und auf den operativ sichtbaren Lichtbezirk vorzupräparieren. Der Tubenkatheter, der auch bei dieser Technik eingelegt werden muß, kann über das Mastoid nach außen geführt werden, und es lassen sich z. B. Medikamente einbringen oder der Katheter dient zur Drainage auch in Richtung Mastoid.

Bezugs- und Gefahrenpunkte

Beim Aufdrücken einer knöchern verschlossenen Tuba Eustachii in der Technik nach Heermann wie auch beim Aufschleifen in der Technik nach Jansen ist zu bedenken, daß die A. carotis interna unterhalb und medial des tympanalen Tubenostiums verläuft und daß der Tubenisthmus medial des Foramen ovale liegt. Aus diesem Grunde ist es notwendig, das tympanale Tubenostium eindeutig zu identifizieren und den Mandrin exakt entlang des natürlichen Tubenverlaufs einzuschieben bzw. zu führen.

Regeln, Tricks und typische Fehler

Bei weichteilbedingter Tubenstenose oder -verschluß sind die Chancen für eine operative Eröffnung gering. Ist der knöcherne Tubenisthmus überwunden und läßt sich ein Hindernis erst im weiteren Weichteilverlauf tasten, so sollte die Operation abgebrochen werden. Ist das Aufdrücken der Tube bzw. das Aufschleifen gelungen und verifiziert worden, daß der Tubenkatheter im pharyngealen Tubenostium liegt, so führt die Ungeduld des Patienten gelegentlich zu einer frühzeitigen Entnahme des Katheters und zu einer schnellen Restenosierung. Der Katheter sollte mindestens ein halbes Jahr, besser ein Jahr, belassen werden.

Nachbehandlung

Die Nachbehandlung unterscheidet sich nicht von der Nachbehandlung nach anderen Ohroperationen (S. 117).

Postoperative Komplikationen

Nach der Operation treten bei manchen Patienten z. T. über einige Tage oder auch wenige Wochen andauernde Schmerzen im Versorgungsbereich des N. mandibularis auf. Diese sind vermutlich bedingt durch ein Hämatom, das in der Nähe des Tubenisthmus nach dessen Sprengung unmittelbar neben und unter dem Foramen ovale eingetreten ist. Es sollte entsprechend eine konservative Behandlung zur Schmerzlinderung und zur Beschleunigung der Resorption des Hämatoms vorgenommen werden.

Funktionelle Folgezustände

Etwa ein Jahr nach dem ersten Eingriff wird durch einen Einschnitt vor dem Hammergriff in Lokalanästhesie der Tubenkatheter entnommen. Es finden sich in seiner Umgebung einige starke Granulationen, die ebenfalls abgetragen werden. Das Trommelfell wird lediglich mit einer Silikonfolie abgedeckt, und die Tiefe des äußeren Gehörgangs wird mit antibiotikagetränktem Gelatineschwamm für drei Wochen austamponiert.

Der Patient wird angehalten, vom dritten postoperativen Tage an mehrfach täglich das Valsalva-Manöver durchzuführen. Zeigt sich nach einem halben Jahr eine zuverlässig belüftete Pauke, erkennbar an einer Luftsichel in der Nähe des tympanalen Tubenostiums, so ist die abschließende Operation mit Rekonstruktion einer beweglichen Kette indiziert.

Das Risiko eines Mißerfolgs bleibt relativ hoch, da auch bei einer gewährleisteten Belüftung in der Nähe des Tubenostiums die notwendige Epithelisierung auch der anderen Paukenanteile nicht immer zustande kommt.

Alternative Methoden

Keine.

Operation zur Sanierung eines Paukencholesteatoms

Definition

Das Cholesteatom ist auf die Pauke beschränkt. Es ist meistens Folge einer Parazentese oder der Einlage eines Paukenröhrchens. Die Kette ist intakt.

Präoperative diagnostische Maßnahmen

Die Diagnose eines reinen Paukencholesteatoms wird aufgrund der Anamnese und des typischen mikrootoskopischen Inspektionsbefundes mit einer weißen, kugelförmigen Zone unter der vorderen Trommelfellhälfte gestellt.

Indikationen

Das Mittelohr ist operativ zu sanieren.

Operationsprinzip

Das Prinzip der Operation besteht in einer Eröffnung der Pauke und Entnahme der Cholesteatomperle einschließlich der gesamten, z. T. sehr zarten und schwierig zu erkennenden Matrix.

Vorbereitung zur Operation

Die Vorbereitungen entsprechen denen bei anderen Ohroperationen (S. 80).

Anästhesie

Bei Kindern wird der Eingriff in Allgemeinanästhesie, sonst in Lokalanästhesie durchgeführt (S. 1).

Operationstechnik

Läßt sich das Trommelfell vollständig übersehen, so ist der Eingriff nach enauraler Eröffnung, sonst nach retroaurikulärer Eröffnung vorzunehmen. Die Matrix der reizlosen Cholesteatomperle wird nach Eröffnen der Pauke, wobei das Trommelfell, insbesondere am Gehörgangsboden, mit dem Anulus fibrosus weit auszulösen ist, mit stumpfen Instrumenten von der Schleimhaut abgehoben. Es wird angestrebt, so zu präparieren, daß die Matrix nicht einreißt. Ist die Cholesteatomkugel zu groß, so wird die Matrix an übersichtlicher Stelle inzidiert und der Inhalt teilweise ausgesaugt. Insbesondere das Areal an der Trommelfellinnenfläche bedarf bei der Entfernung der Matrix der optischen Kontrolle, da hier die Ursache des Cholesteatoms liegt. Eine Unterfütterung des Trommelfells erübrigt sich meistens, da dieses bei der Präparation heil bleibt. Am Ende des Eingriffs wird der Gehörgangslappen in seine ursprüngliche Position zurückgeschlagen. Der Gehörgang wird mit Silikonfolie ausgekleidet und mit antibiotikagetränktem Gelatineschwamm (Marbagelan) tamponiert.

Modifikationen

Zeigt sich bei der Präparation der Matrix, daß die Anheftungszone an der Innenfläche des Trommelfells ausgedehnt ist und sich nicht zuverlässig alle Matrix entnehmen läßt, ist dieser Trommelfellanteil ggf. einschließlich des Hammergriffs zu resezieren. Die Rekonstruktion der Gehörknöchelchenkette und des Trommelfells erfolgt dann entsprechend den Angaben S. 110.

Bezugs- und Gefahrenpunkte

Die größte Gefahr besteht im ungewollten Belassen von Matrix auf der Innenfläche des Trommelfells. Bestehen hier auch nur die geringsten Unsicherheiten, so ist dieses Areal des Trommelfells zu resezieren. Ist diese Resektion nicht erfolgt, ergibt sich zwingend die Notwendigkeit der otomikroskopischen Kontrolle des Ohres ein- bis zweimal im Jahr und evtl. die Indikation für eine zweite Operation.

Regeln, Tricks und typische Fehler

Beim Manipulieren der Cholesteatomperle im Mittelohr sind langsame Bewegungen erforderlich, um zu vermeiden, daß die Matrix eröffnet wird. Im Zweifelsfall muß das Trommelfell weiter zurückgeschlagen bzw. partiell reseziert werden.

Nachbehandlung

Es gelten die gleichen Regeln, wie für andere Ohroperationen (S. 117).

Wegen der Zartheit der Matrix ist ein Verbleiben von Resten leicht möglich. Es sind deshalb langfristige Kontrollen mindestens bis zum Ablauf von fünf Jahren post operationem empfehlenswert.

Postoperative Komplikationen

Solche Komplikationen sind nicht zu erwarten.

Funktionelle Folgezustände

Es resultiert im typischen Fall eine normale Hörfähigkeit und ein normal aussehendes Ohr bzw. Trommelfell. Residualcholesteatome sind leicht möglich, deshalb sind langfristige Kontrollen notwendig. Wurde bei der Präparation des Cholesteatoms unvorsichtig gearbeitet, so ist durch eine unkontrollierte Bewegung z. B. eine Amboßluxation oder eine Dislokation des Hammer-Amboß-Gelenks entstanden. Es resultiert ggf. eine Schalleitungsschwerhörigkeit, die dann wie ein Kettendefekt (S. 119) nachzuoperieren ist.

Alternative Methoden

Diese gibt es nicht.

Operation zur Sanierung einer Tubenstenose oder eines Tubenverschlusses

Siehe bei Operation einer Paukenfibrose (S. 105).

Operation zur Sanierung einer Mittelohratelektase bzw. einer epidermisierten Pauke

Definition

Die Paukenatelektase besteht in einer Anlagerung des atrophierten Trommelfells an das Promontorium und an andere Teile der Paukenwände, zum Teil unter Herausmodellierung von Gehörknöchelchenresten. Es können sich Retraktionstaschen, Cholesteatome und auch eine Perforation zur Tube ausbilden. Die Gehörknöchelchenkette ist unterschiedlich stark rarefiziert.

Präoperative diagnostische Maßnahmen

Die Diagnose ergibt sich aus der Inspektion des Ohres. Möglicherweise ist, wie bei der klinischen Diagnose eines Cholesteatoms, eine Schüller-Aufnahme oder eine Computertomographie vorzunehmen.

Indikationen

Bei umschriebener Atelektase ohne tiefe Nischenausbildung (Einteilung in Stadien z. B. nach Sadé) wird eine regelrechte Gaszusammensetzung und ein regelrechter Gasdruck im Mittelohr durch das Einlegen eines Paukenröhrchens gewährleistet. Das Trommelfell kann sich in diesem Fall wieder erholen und in seine Normalposition zurückkehren. Geschieht dies nicht, so ist eine ausgedehnte Operation vorzunehmen. Dies gilt insbesondere, wenn sich Retraktionstaschen ausgebildet haben oder wenn Verwachsungen zwischen dem atrophierten Trommelfell und dem Promontorium entstanden sind.

Operationsprinzip

Handelt es sich um einen umschriebenen Atelektasebezirk, ist die Zwangsbelüftung der Pauke zur Normalisierung von Gaszusammensetzung und Gasdruck über die Einlage eines Paukenröhrchens zu gewährleisten.

Handelt es sich um ausgedehnte Atelektasen unter Ausbildung von Retraktionstaschen und Verklebungen zwischen dem atrophierten Trommelfell und der medialen Paukenwand, sind diese Verklebungen zu lösen. Das Trommelfell ist unter Annahme einer ausreichenden Belüftung zu rekonstruieren. Da in der Regel eine Rezidivtendenz besteht, sollte diese Rekonstruktion mit Materialien erfolgen, die einem Unterdruck in der Pauke besonders guten Widerstand entgegensetzen können, also z. B. durch Knorpel nach Heermann.

Vorbereitung zur Operation

Siehe S. 80.

Anästhesie

Siehe S. 1.

Operationstechnik

Zur Einlage eines Paukenröhrchens s. S. 76.

Die Entnahme des atrophierten Trommelfells entspricht der Entnahme einer zarten Cholesteatommatrix, wie sie bereits auf S. 85 dargestellt wurde.

Die Rekonstruktion des Trommelfells wird auf S. 110 beschrieben.

Modifikationen

Die Rekonstruktion des Trommelfells kann mit unterschiedlichen Implantaten versucht werden. Faszie und Perichondrium sind in der gegebenen Situation dem latenten Belüftungsdefizit gegenüber nicht so stabil wie der Knorpel. Das Einbringen eines Homoiotrommelfells ist eine Alternative zur Implantation von Knorpel. Gleiches gilt für das Einbringen kommerziell erhältlicher Trommelfellersatzmaterialien wie solche aus Kollagen oder aus konservierter Dura. Insgesamt erscheinen diese Materialien dem chronischen Unterdruck in der Pauke gegenüber jedoch weniger resistent als Knorpel.

Bezugs- und Gefahrenpunkte

Es sind die gleichen wie bereits beim Paukencholesteatom geschildert (S. 86).

Regeln, Tricks und typische Fehler

Das besondere Problem bei der Operation einer Paukenatelektase besteht darin, daß es gelingen muß, die atrophierten Trommelfellanteile vollständig von der medialen

Begrenzung der Paukenhöhle abzulösen, so daß hier keine Reste verhornenden Plattenepithels verbleiben. Die atrophischen Trommelfellanteile sind zu mobilisieren und nicht abzureißen. Meistens findet sich im tympanalen Tubenostium ein lufthaltiger, kleiner, mit normaler Schleimhaut ausgekleideter Paukenbezirk. Von hier aus sollte die Adhäsion zwischen Trommelfell und Promontorium z. B. mit einem Antrumhäkchen in der richtigen „Schicht" abgelöst werden. Für die spätere Ausheilung ist es günstig, das Promontorium mit Weichteilgewebe bedeckt zu belassen und lediglich das Epithel des Trommelfells abzuheben. Auf diese Weise werden die Chancen für eine Restitution einer schleimhautähnlichen Bedeckung des Promontoriums vergrößert.

Zur Rekonstruktion des Trommelfells sollten möglichst druckresistente Materialien verwendet werden, also z. B. Knorpel. Die Pauke sollte möglichst hoch angelegt werden; es sollte also eine möglichst große Distanz zwischen Promontorium und eben dem neuen Trommelfell entstehen, damit sich neue Adhäsionsstränge nicht so leicht ausbilden können.

Nachbehandlung

Siehe S. 78.

Postoperative Komplikationen

Siehe S. 78.

Funktionelle Folgezustände

Nach günstiger Abheilung und Restitution einer Paukenauskleidung, die der ursprünglichen Schleimhaut ähnlich ist, kann ein normales Gehör resultieren. Die aus Knorpel rekonstruierte neue Paukenabdeckung als Trommelfellersatz wirkt auf den nachuntersuchenden Betrachter ungewöhnlich. Der Unerfahrene wird aus dem weißlichen Erscheinungsbild gelegentlich ein Cholesteatom diagnostizieren. Die Dicke des Knorpels schränkt die Trommelfellfunktion prinzipiell jedoch nur unwesentlich ein.

Alternative Methoden

Eine Paukenatelektase ohne nachgewiesenes Cholesteatom und ohne Perforation in Richtung auf die Tube ist beim älteren Menschen sicherlich ein stabiler Zustand des Ohres, der nicht notwendigerweise einer Operation bedarf. Als Alternative zur Operation ist in dieser Situation die Anpassung eines Hörgerätes möglich. Notwendig bleibt dann aber eine regelmäßige Kontrolle, z. B. ein- bis zweimal im Jahr, um das Entstehen eines Cholesteatoms rechtzeitig zu entdecken.

Literatur

Donaldson, J. A., L. G. Duckert, P. M. Lambert, E. W. Rubel: Surgical Anatomy of the Temporal Bone. Raven Press, New York 1992

Fisch, M.: Tympanoplasty, Mastoidectomy and Stapes Surgery. Thieme, Stuttgart 1994

Heermann, J.: Thirty Years Cartilage Tympanoplasty. In Charachon et. al.: Long Term Results in Otology. Kugler, Amsterdam 1991 (pp. 159–164)

Jansen, C. W.: Intact Canal Wall for Cholesteatoma. Amer. J. Otol. 6 (1985) 3–4

Lang, J.: Klinische Anatomie des Ohres. Springer, Heidelberg 1992

Nadol, J. B., H. F. Schuknecht: Surgery of the Ear and Temporal Bone. Raven Press, New York 1993

Plester, D., J. Hildmann, E. Steinbach: Atlas der Ohrchirurgie. Kohlhammer, Stuttgart 1989

Tos, M.: Manual of Middle Ear Surgery. Thieme, Stuttgart 1993

Wullstein, H.-L., S. R. Wullstein: Tympanoplasty. Thieme, Stuttgart 1990

Rekonstruktive Eingriffe

Götz Geyer, Jan Helms

Paukenabdeckung

Präoperative diagnostische Maßnahmen

Eine rezidivierende geruchlose Ohrsekretion spricht für eine chronische Schleimhauteiterung, fötide riechender Ohrfluß weist auf eine chronische Knocheneiterung hin (Cholesteatom). Man reinigt das Ohr unter dem Mikroskop (Abstrich für mikrobiologische Untersuchung), legt den Befund fest und bestimmt die Bellucci-Klassifikation. Pathologische Veränderungen werden am besten auch bildlich aufgezeichnet (Defektlokalisation und Größe; Trommelfellzustand: Entzündung, Sklerose, Narbe, Kalkeinlagerung, Verlagerung des Hammergriffs; Mittelohrschleimhaut: Verdickung, Entzündung, Polypen, Eiter). Orientierende Stimmgabelprüfung nach Weber und Rinne (c^2, c^3) sowie Schwellenaudiogramm zeigen das Ausmaß der Schallübertragungsstörung. Röntgenaufnahmen nach Schüller geben den Pneumatisationsgrad des Warzenfortsatzes wieder. Detaillierte Informationen über Mittelohrstrukturen werden bei Bedarf durch die modernen bildgebenden Verfahren ermöglicht.

Indikation zur Abdeckung der Pauke

Die beste Methode, eine chronische Ohreiterung auszuheilen, ist die Tympanoplastik. Der chronisch entzündliche Ohrprozeß wird beseitigt, in den meisten Fällen läßt sich – abhängig von Lokalisation und Größe des Defekts – das Hörvermögen verbessern. Besteht einseitige Taubheit (letztes Ohr), so wird die Myringoplastik zurückhaltend indiziert und sollte nur vom Erfahrenen operiert werden. Alten Patienten wird eine Operation in Abhängigkeit von der sonstigen Morbidität empfohlen, da auch eine Lokalanästhesie geringe allgemeine Risiken beinhaltet.

Operationsprinzip

Das Mittelohr wird über erweiternde, weitgehend standardisierte, Gehörgangshautinzisionen übersichtlich dargestellt. Krankes (z. B. Polypen) oder dystopes Gewebe (z. B. verhornendes Plattenepithel) läßt sich entfernen, das Trommelfell vorzugsweise mit autogenem Gewebe in der „Underlay-Technik" rekonstruieren. Die Kontinuität der Gehörknöchelchenkette wird durch autogene/allogene Ossikel oder alloplastische Mittelohrprothesen wiederhergestellt (s. S. 119).

Vorbereitung zur Operation

Siehe S. 80.

Zweckmäßige Anästhesie

Siehe Kap. 1.

Operationstechnik

Das Prinzip der Paukenabdeckung läßt sich am Beispiel der Myringoplastik (Tympanoplastik Typ I nach Wullstein) mit enauraler Eröffnung des Ohres erläutern (Abb. 4.**70**–4.**81**).

Enaurale Eröffnung

Der Zugang zum äußeren Gehörgang wird durch eine enaurale Inzision zwischen Crus helicis und Tragus erweitert. Eine Hilfsperson zieht die Ohrmuschel nach hinten oben außen. Die Spina helicis superior wird so aus der Inzisionslinie gedrängt und der Gehörgangseingang zusätzlich mit einem Nasenspekulum aufgespreizt. Haut- und Subkutangewebe werden durchtrennt, ohne die Temporalisfaszie zu verletzen (Abb. 4.**70**). Die Inzision wird am Dach des Gehörgangs unter Knochenkontakt nach medial weitergeführt. Die Haut der Gehörgangshinterwand wird von unten nach oben – etwa 3 mm medial des Gehörgangseingangs eingeschnitten. Beide Schnitte sind so miteinander verbunden. Der entstandene dreieckförmige Lappen läßt sich mit einem Raspatorium über die Spina nach außen schieben (Abb. 4.**71**).

Entnahme von Temporalisfaszie

Ist die Größe des Trommelfelldefekts abschätzbar, so kann das Transplantat in dieser Phase des Eingriffs aus der Temporalisfaszie entnommen werden. Die enaurale Inzision wird gespreizt und das Fett- und Bindegewebe über der Temporalisfaszie mit einem scharfen Raspatorium abgeschoben, die Faszie parallel zum Jochbogenverlauf inzidiert und mit einem Raspatorium halbscharf vom Muskel getrennt (Abb. 4.**72**). Das entnommene Faszienstück bewahrt man in einer feuchten Kammer auf. Zuverlässiger werden Perforationen jedoch mit Perichondrium geschlossen (s. Abb. 4.**44**–4.**49**).

Abb. 4.**70**

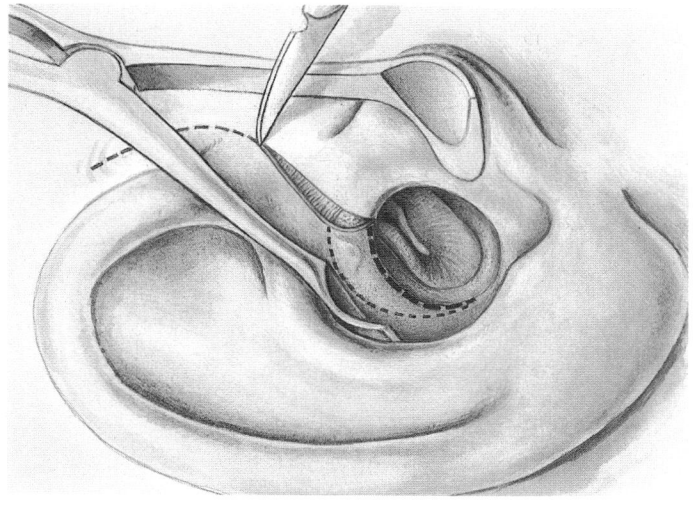

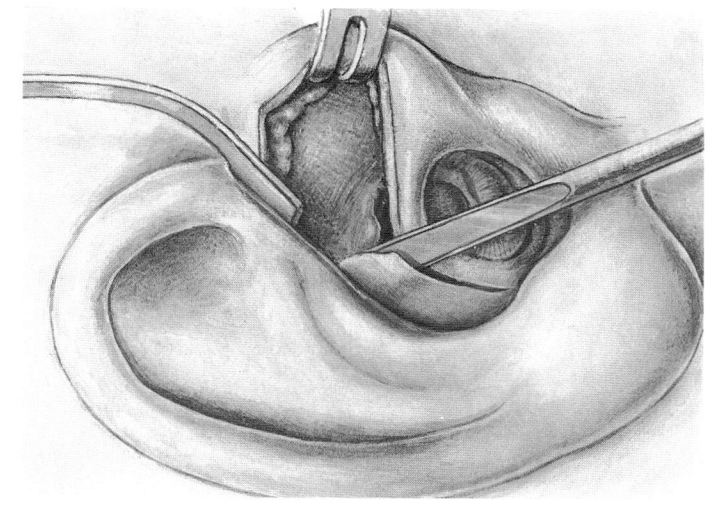

Abb. 4.**71**

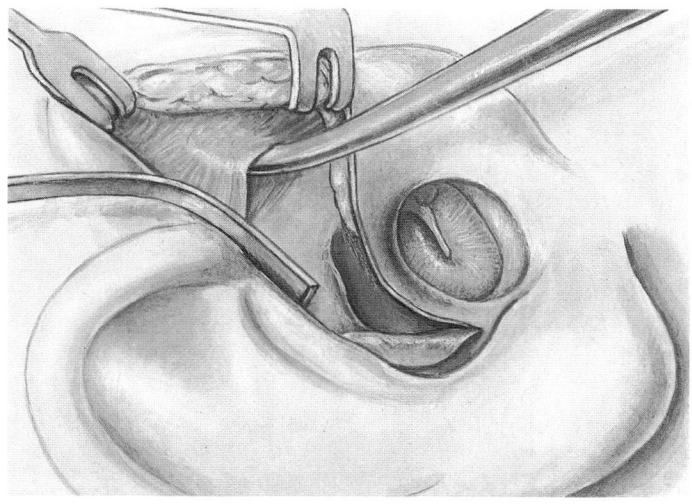

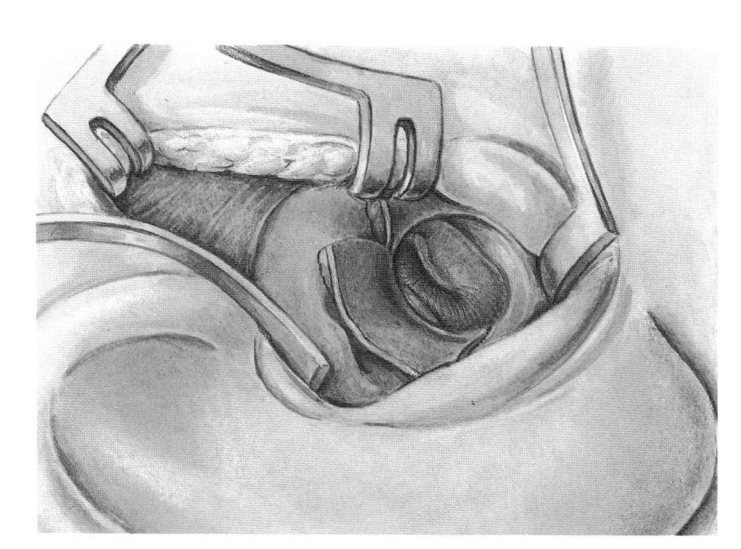

Abb. 4.**72**

Abb. 4.**73**

Darstellung der Trommelfellregion

Die Weichteile werden durch senkrecht zueinander eingesetzte Sperrer retrahiert. Die Hinterwand des Gehörgangseingangs liegt frei. Der meatale Lappen ist unter Knochenkontakt bei 7 und 12 Uhr mit einem 15er Skalpell bereits inzidiert (Abb. 4.**73**). Der Zugang gestattet einen ausreichenden Überblick über die hinteren Trommelfellanteile und die gesamte Gehörknöchelchenkette. Müssen intraoperativ weiter vorn gelegene Mittelohranteile dargestellt werden, so kann die Inzision nach oben und hinten in der Umschlagsfalte des Ohres verlängert werden. Die Ohrmuschel läßt sich so weit nach unten verlagern.

Bei weit vorn lokalisierten Trommelfelldefekten wird eine retroaurikuläre Eröffnung favorisiert.

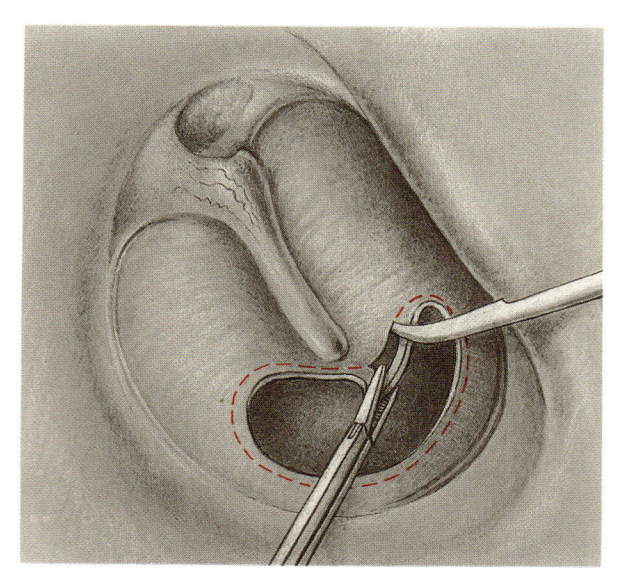

Abb. 4.**74a**

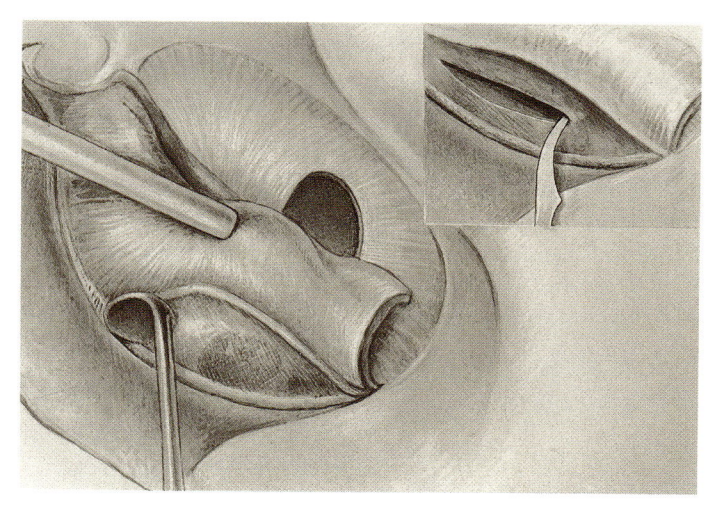

Abb. 4.**75**

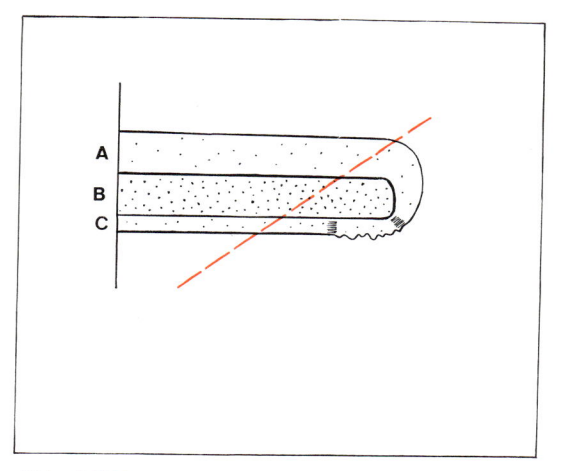

Abb. 4.**74b**
A Epithel
B Pars tensa
C Mukosa

Vorbereitung des Transplantatlagers

Man umschneidet die Perforationsränder, bevor das Trommelfell aus seinem knöchernen Rahmen gelöst wird. Die Inzision des Perforationssaums wird mit einem Sichelmesser vorgenommen und der Rand mit einem Zängelchen abgezogen (Abb. 4.**74**). Entsprechend Abb. 4.**74a** wird der Defektsaum schräg angeschnitten. So bleibt intaktes Oberflächenepithel (A) erhalten und das Implantatlager aus angefrischter Pars tensa (B) und Mukosa (C) gewinnt an angefrischter Kontaktfläche.

Beim Subtotaldefekt/Totaldefekt wird Mukoperiost des Limbus osseus zusätzlich reseziert. Mit dem Sichelmesser läßt sich die Schleimhaut tangential zum Resttrommelfell etwa 3 mm nach peripher vom Randsaum abheben. Die vergrößerte Implantatlagerfläche begünstigt die Einheilung des Transplantats.

Eröffnung des Mittelohres

Der sich nach lateral leicht verjüngende meatale Lappen wird unter Knochenkontakt von der Unterlage gelöst. Er bleibt am Trommelfell breit gestielt. Mit dem abgewinkelten Tellermesser präpariert man den Anulus aus dem Sulcus tympanicus und schlitzt die gespannte Mittelohrschleimhaut (Abb. 4.**75**). Der mobilisierte tympanomeatale Lappen wird auf die vordere Trommelfellhälfte gelegt.

Manipulationen in der Pauke werden durch einen weiten Gehörgang erleichtert. Mit einer konischen schneidenden Fräse oder einer diamantierten Fräse kann man die hintere Gehörgangswand ausschleifen, bis die Zellen des Warzenfortsatzes durchschimmern.

Die laterale Attikwand wird mit der House-Kürette so weit abgetragen, bis die Strukturen der ovalen Nische übersehbar sind. Die Ossikelkette läßt sich auf Kontinuität und Beweglichkeit hin überprüfen, wenn dies notwendig ist (Abb. 4.**76**).

Rekonstruktion des Trommelfells

Die feuchte Faszie wird fusselfrei auf dem Ende eines breiten Raspatoriums ausgebreitet und von unten durch die assistierende Schwester an das Operationsfeld herangereicht. Man faßt sie mit z. B. einem Sichelmesser und einem Sauger (mit Unterbrecher) und schiebt sie in einem Zuge unter die vordere Trommelfellhälfte (Abb. 4.**77**). Perforationsrand und Faszie sollen sich vorn ca. 3 mm überlappen. Das Transplantat unterfängt den Hammergriff breitflächig und liegt der Innenseite des Trommelfells glatt an (Abb. 4.**78**). Der hintere Anteil der Faszie wird

Rekonstruktive Eingriffe 113

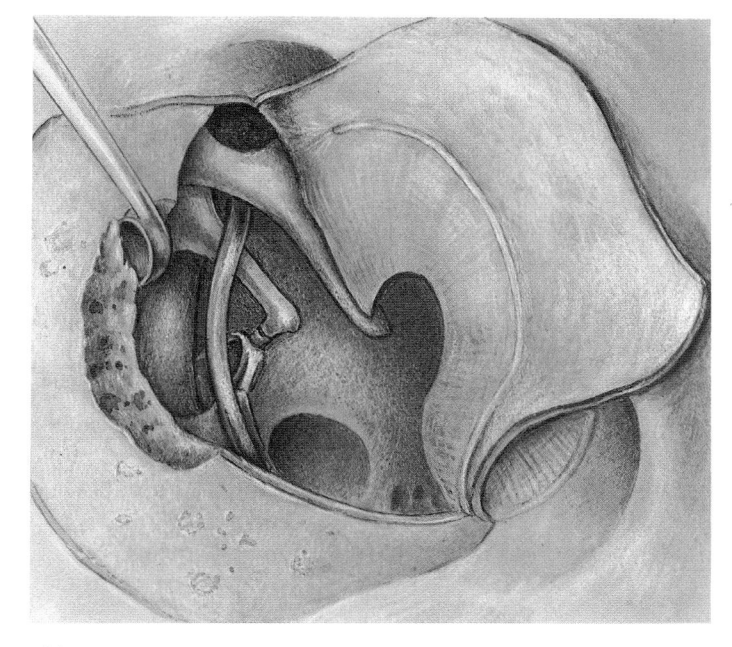

Abb. 4.76

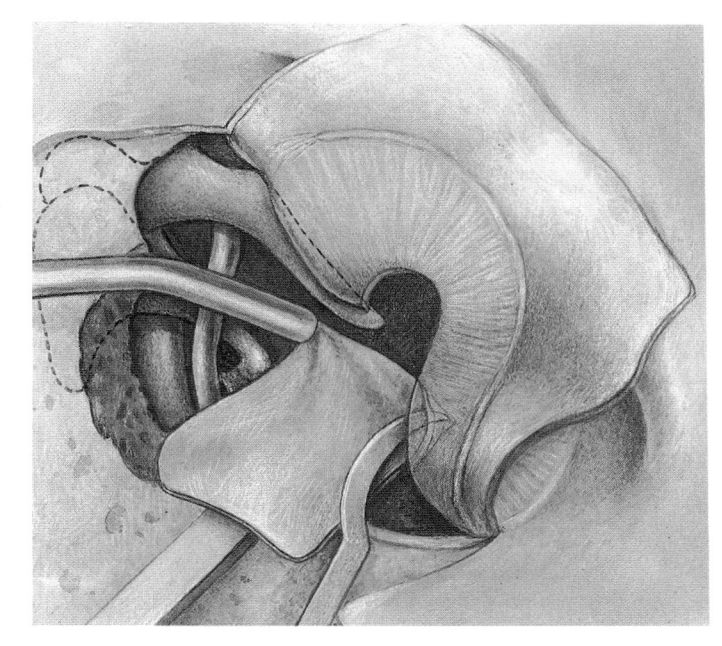

Abb. 4.77

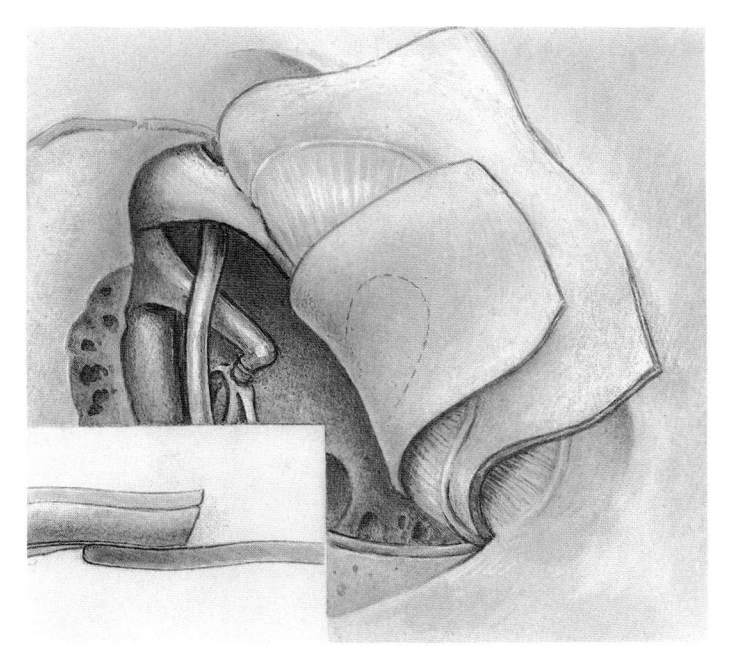

Abb. 4.78

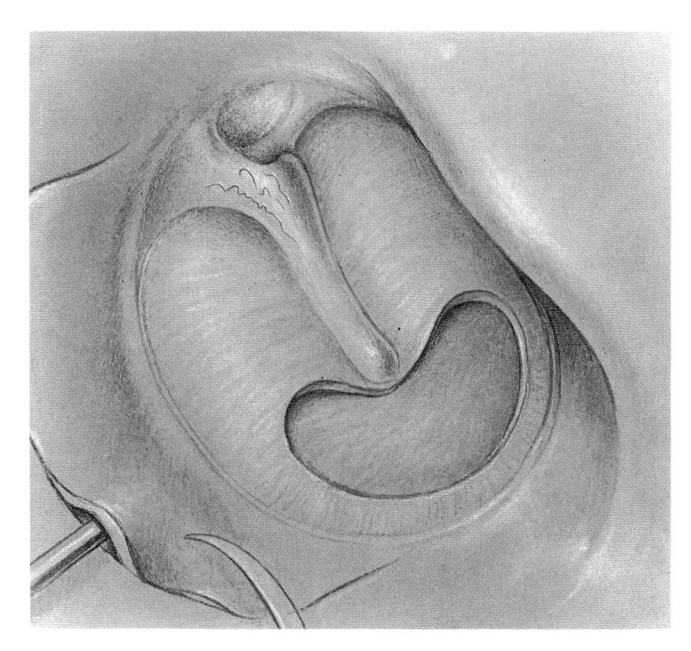

Abb. 4.79

zwischen Chorda tympani und Trommelfell faltenlos dem Gehörgangsknochen angelegt. Beim Rückklappen des tympanomeatalen Lappens wird darauf geachtet, daß kein verhornendes Plattenepithel zwischen Haut und Knochen gelangt (Abb. 4.79).

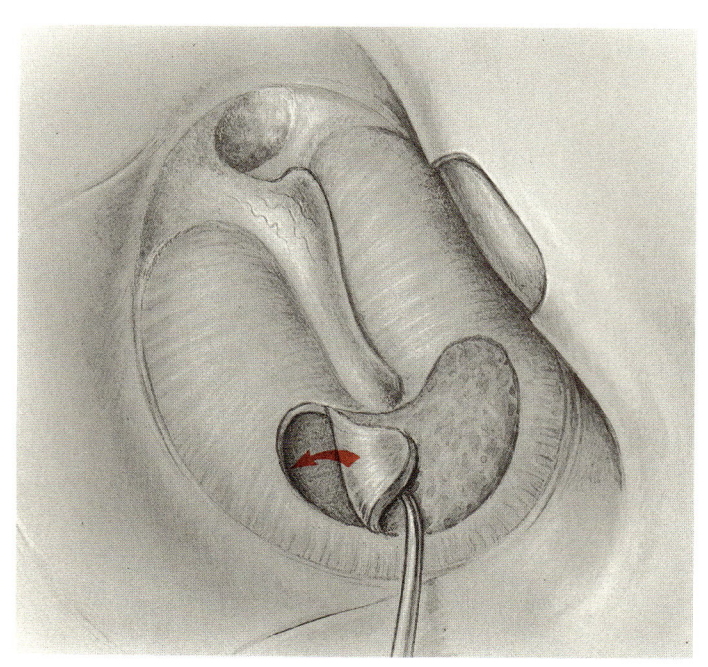

Abb. 4.**80**

Ein freies Hauttransplantat kann als Epithelisierungshilfe lückenlos (Doppellappentransplantat) eingepaßt werden. Das hautanhangsfreie Transplantat sollte man 3 mm lateral der Trommelfellebene aus der vorderen Gehörgangswand entnehmen (Abb. 4.**80**).

Gehörgangstamponade und Wundverschluß

Dünne (0,1–0,2 × 5 × 40 mm), vorn abgerundete Silikonfolien werden in den vorderen tympanomeatalen Winkel geschoben und dem Resttrommelfell und Transplantat angelegt. Die glatte Silikonfolie stabilisiert das Transplantat in seiner Position und mindert Wundheilungsstörungen. Mit Antibiotika getränkte Marbagelanschwämmchen werden locker aufgelegt. So verhindert man, daß die geringfügig quellende Tamponade das Transplantat in die Pauke verlagert. Die Folie überlappt die Inzisionsränder und beugt einem Einwachsen von Granulationsgewebe in die Tamponade vor. Die Wunde wird mit fortlaufender Hautnaht verschlossen. In den Gehörgangseingang wird abschließend ein etwas größeres Marbagelanstückchen eingelegt. Die kleinen Tamponadestückchen fallen so nicht vorzeitig heraus. Der Ohrverband wird üblicherweise am 2. postoperativen Tag entfernt und durch eine schützende Ohrklappe ersetzt. Die Tamponade verbleibt 3 Wochen.

Wichtige Modifikationen

Die Autoren favorisieren prinzipiell die Underlay-Technik. Die Modifikationen beschränken sich deshalb bei der Rekonstruktion des Trommelfells auf die Transplantation verschiedener autogener Materialien. Allogene und xenogene Materialien haben sich nicht bewährt.

Perichondrium. Perichondrium wird entweder vom Tragus (s. Abb. 4.**44**–4.**46**) bei enauraler Eröffnung oder von der Koncharückseite (s. Abb. 4.**47**–4.**49**) bei retroaurikulärer Eröffnung gewonnen. Es ist dicker als Faszie und scheint bei Infekten der Resorption oder der Ausdünnung nicht in dem Maße wie Faszie unterworfen zu sein. Die Verarbeitung und Plazierung sind wegen seiner Dicke etwas schwieriger. Ultrastrukturell ähneln sich Faszie und Perichondrium.

Perichondrium mit Knorpel. Das Gewebe entnimmt man vorzugsweise aus dem Tragus oder der Koncharückseite. Das bradytrophe Gewebe ist gegen Infekte weitgehend resistent, schrumpft nicht und ist steif-elastisch. Bei schlecht belüftetem Mittelohr ist deshalb keine Retraktionstaschenbildung zu befürchten. Am Knorpel verbleibendes Perichondrium gewährleistet die Vitalität des Gewebes.

Knorpel. Knorpel allein verliert teilweise Vitalität bei weitgehend unverändert günstigen funktionellen Eigenschaften.

Die Materialauswahl hängt von der Defektgröße sowie Art und Ausmaß der pathologischen Veränderungen ab. Große Trommelfellperforationen werden vorzugsweise mit Perichondrium verschlossen. Besteht zusätzlich eine Neigung zur Transplantat-Adhäsion, so wird das steifere und elastische Knorpel-Perichondrium-Transplantat oder Knorpel (Palisaden-Technik nach Heermann) bevorzugt eingesetzt.

Wichtige Bezugs- und Gefahrenpunkte

Chorda tympani

Die Chorda tympani verläuft in Schleimhautfalten und liegt gelegentlich dem Trommelfell locker an. Der Austrittspunkt der Chorda aus dem Knochen variiert. Sie kann speziell bei entzündeten, schwer differenzierbaren Trommelfell-Mittelohr-Strukturen mit dem Anulus fibrocartilagineus verwechselt werden. Man sollte sie schonen, auch wenn ihre Durchtrennung in einem chronisch entzündeten Ohr oft keine dauerhaften Beschwerden hinterläßt.

Ossikelkette

Wird die Ossikelkette bei der Erweiterung des Gehörgangs mit der schnell rotierenden Fräse touchiert, so kann die Innenohrfunktion geschädigt werden (Lärmschaden). Es ist deshalb vorteilhaft, in der Nähe der Ossikel den Knochen mit der Kürette abzutragen (Abb. 4.**76**).

Zum Steigbügel präpariert man entlang der Stapediussehne und des senkrecht dazu verlaufenden langen Amboßschenkels.

Der Eingang zur runden Fensternische liegt unterhalb der ovalen Nische und ist von der ovalen Fensternische durch einen kleinen Knochenwulst getrennt. Das tympanale Tubenostium kann nach Identifikation des Processus cochleariformis und Verfolgen des Semicanalis tensoris tympani nach vorn unten aufgesucht werden.

Nervus facialis

Der Gehörgangsboden kann insbesondere bei Nachoperationen eine nur geringe Distanz zum Fazialis aufweisen. Bei der Erweiterung des äußeren Gehörgangs nach unten ist auf diese Distanzvariation zu achten. Als für den Patienten wichtigste Struktur im Ohr sollte der N. facialis stets identifiziert sein, bevor in seiner Nähe präpariert wird. Man findet ihn neben dem horizontalen Bogengang oder medial zwischen diesem und dem Proc. chochleariformis. Der Stapes als prinzipiell gute „Landmarke" ist nicht so zuverlässig. Er kann fehlen oder disloziert sein.

Regeln, Tricks und typische Fehler

Enaurale Schnittführung

Der an die Incisura intertragica angrenzende Knorpel sollte möglichst nicht angeschnitten werden. Einer Perichondritis der Ohrmuschel wird so vorgebeugt.

Tympanomeataler Lappen

Behindert ein großer tympanomeataler Lappen (z. B. Gehörgangshaut zu weit lateral inzidiert) die Präparation in der Pauke oder droht er, sich um die Fräse zu wickeln, wird er passager entnommen. Nach der Trommelfellrekonstruktion überlappt er den lateralen Transplantatrand, darf aber nicht auf verhornendes Epithel gelegt werden.

Bei Präparation unter Knochenkontakt kann der Anulus beim Lösen aus dem Sulcus tympanicus kaum beschädigt werden. Die Chorda wird aus Schleimhautfalten gelöst und – ohne sie zu dehnen – an die Trommelfellunterseite gelegt. Behindert sie die Sicht auf Mittelohrstrukturen, kann sie ohne Funktionsverlust durch Entfernung des darunterliegenden Knochens mit einer House-Kürette oder einer Diamantfräse aus ihrem Knochenkanal gelöst werden.

Der knöcherne Gehörgang wird mit einer konischen Fräse unter ständiger Spülung mit physiologischer Kochsalzlösung oder Ringer-Lösung erweitert. Überhitzung kann eine Knochennekrose und eine thermische Schädigung des N. facialis verursachen.

Ossikelkette

- Die Ossikelbeweglichkeit wird durch geringes Anheben des Hammergriffes geprüft. Der „runde Fensterreflex" ist bei Berührung der Kette nicht immer sichtbar. Deshalb ist die gleichzeitige Beobachtung eines Flüssigkeitsspiegels (z. B. 1–2 Tropfen Ringer-Lösung im Hypotympanon) in der Gegend der runden Fenstermembran hilfreich. Die Zuverlässigkeit dieses „Tests" wird gelegentlich überbewertet.
- Der Hammergriff sollte nur mit geringem Kraftaufwand angehoben werden, da (gelegentlich unbemerkt) eine nicht spontan heilende Fraktur im Hammerhals entstehen kann. Der Schall kann vom Trommelfell auf den Rest der Kette nicht mehr ungestört übertragen werden. In dieser Situation ergibt eine Amboßtransposition bessere funktionelle Resultate (Tympanoplastik Typ III mit Stapesüberhöhung).
- Rezidivierende Mittelohrentzündungen verursachen häufig eine Verziehung des Hammergriffs zum Promontorium hin. Die Tensorsehne kann in dieser Situation durchtrennt werden, und der Hammergriff läßt sich nach lateral verlagern und vom Transplantat unterfangen, ohne daß durch die Nähe zum Promontorium Verwachsungen befürchtet werden müssen.
- Schleimhautfalten zwischen langem Amboßschenkel und Hammergriff werden durchtrennt, um das Transplantat breitflächig unter den Hammergriff legen zu können, Bindegewebs- oder Schleimhautbriden zwischen Hammergriff/Trommelfell und medialer Paukenwand scharf durchtrennt. Bei ausgedehnter Schleimhautläsion der medialen Paukenwand fügen manche Ohrchirurgen z. B. eine dünne Silikonscheibe ein, um Verklebungen zwischen Paukenabdeckung und Promontorialwand zu verhindern.

Trommelfell

Subtotal- oder Totaldefekt

- In der Umgebung des kurzen Hammerfortsatzes und des Anulus fibrosus sind meist Trommelfellreste erhalten. Der Gehörgangshautlappen wird vorübergehend entnommen und der zirkulär ausgelöste Anulus mit der anhaftenden Gehörgangshaut nach lateral abgeschoben. Die Rille des Limbus osseus wird mit der Diamantfräse vorwiegend über dem tympanalen Tubenostium auf 2–3 mm verbreitert und vertieft. Es folgt das Einfügen von Knorpelperichondrium-Streifen aus der Koncha oder dem Tragus in den erweiterten Limbus. Sie werden parallel zum Hammergriff eingelegt, sparen ihn aus und stützen sich z. B. auf dem Kanal des Tensor tympani ab. Hinter dem Hammergriff können sie dem Amboß aufliegen, epitympanal dienen zusätzliche Knorpelstreifchen zur Abstützung und dem Verschluß von Restdefekten (Palisadentechnik nach Heermann). Die nach lateral abgeschobene Gehörgangshaut wird auf die Knorpelstreifen rückverlagert und die Gehörgangshaut replantiert. Ein dünner nur auf der Oberfläche applizierter Gewebeklebefilm hilft ggf. die Paukenabdekung in ihrer Position zu stabilisieren.
- Das gegen Ernährungsstörungen wenig empfindliche Perichondrium-Transplantat, an dem Knorpelinseln belassen werden können, hat sich den einzeln applizierten Knorpelstreifen als nahezu ebenbürtig erwiesen. Es unterfängt den Hammergriff vollständig, die Ränder werden breitflächig an den knöchernen Trommelfellrahmen adaptiert. Die nach lateral mobilisierte Gehörgangshaut wird – wie oben beschrieben – reponiert.

Myringosklerose

Durch unzureichend vaskularisierte kalkhaltige Trommelfellareale wird ein Einheilen des Transplantats verhindert. Die submukös gelegenen, nach wiederholten Mittelohrentzündungen gebildeten harten Residuen sollte man deshalb entfernen. Das Epithel über den Kalkinseln bleibt erhalten und legt sich dem Transplantat faltenlos auf.

Trommelfellatrophie

Große atrophe, überblähbare Trommelfellnarben erlauben keine ausreichende Schallübertragung auf die Ossikelkette. Überschüssige Narbenanteile werden exzidiert und großflächig z. B. mit Perichondrium oder Knorpel-Perichondrium unterfüttert. Das atrophe Epithel kann glatt und lückenlos mit Fibrinkleber auf das Transplantat geklebt werden, haftet aber auch spontan.

Adhäsionsneigung

Ist die Promontorialschleimhaut unverletzt, so ist die Gefahr einer Transplantatadhäsion mit Verwachsen gering. Besteht eine Schleimhautläsion, kann ein 0,1 mm dickes Silikonscheibchen eingefügt werden. Die Folie liegt der Promontorialwand glatt an. In die Paukenabdeckung einspießende Folienteile führen zur Perforation. Eine Indikation zur Silikonfolieneinlage ergibt sich nur selten.

Vom 2. postoperativen Tag an wird das Mittelohr mit dem Valsalva-Versuch vorsichtig belüftet.

Transplantatstabilisierung

1. Das feuchte, geschmeidige Perichondrium- oder Faszientransplantat haftet der Trommelfellunterseite meist ausreichend an. Es muß groß genug gewählt werden, da Faszie – weniger Perichondrium, Knorpel gar nicht – schrumpft.
2. Droht das Transplantat in die Pauke abzusinken, so können in den Trommelfellrahmen Schlitze eingebracht werden (Gerlach 1972). Kleine, dem Transplantat anhaftende Bindegewebsausläufer können mit einem Sauger mit Unterbrecher (0,7 mm) durch die Perforation angesaugt und mit einem „Hechtmaulzängelchen" nach außen gezogen werden. Meist genügt eine Verankerung über der Tube. Granulationsgewebe, das sich bei dieser Technik auf dem Trommelfell bilden kann, wird bei postoperativen Kontrollen geätzt (Abb. 4.**81**).
3. Alternativ kann nach korrekter, faltenfreier Einlage des Transplantats ein Tropfen Gewebekleber auf der Oberfläche des Transplantats und dem Trommelfellrand ein Absinken oder Verrutschen des Transplantats verhindern.

- Vor dem Rückklappen des tympanomeatalen Lappens wird die korrekte glatte Transplantatanlagerung an das Resttrommelfell geprüft. Die hinter dem Hammergriff gelegenen Anteile sind durch Augenschein überprüfbar, der Sitz vor dem Hammergriff kann durch das tastende Antrumhäkchen oder ein Rosen-Elevatorium kontrolliert werden. Gleitet das Transplantat unter dem Hammergriff heraus, bleibt entweder eine Residualperforation bestehen oder die Ankoppelung der Paukenabdeckung an den Hammergriff bleibt ungenügend. Abb. 4.**82** zeigt ein spontan verschlossenes Trommelfell, bei dem der Hammergriff nicht in das Trommelfellregenerat einbezogen ist und so die Schallfortleitung behindert wird. Saniert wird diese Situation wie bei der Trommelfellatrophie.
- Bei der Benutzung von Fibrinkleber muß der Perforationsbezirk kritisch inspiziert werden. Der Fibrinfilm kann einen Unerfahrenen fehlleiten. Die Perforation erscheint sicher verschlossen, dieser Eindruck ist durch eine Klebeschicht hervorgerufen, die sich in wenigen Tagen durch Fibrinolyse auflöst. Es resultieren hohe Rezidivperforationsraten.

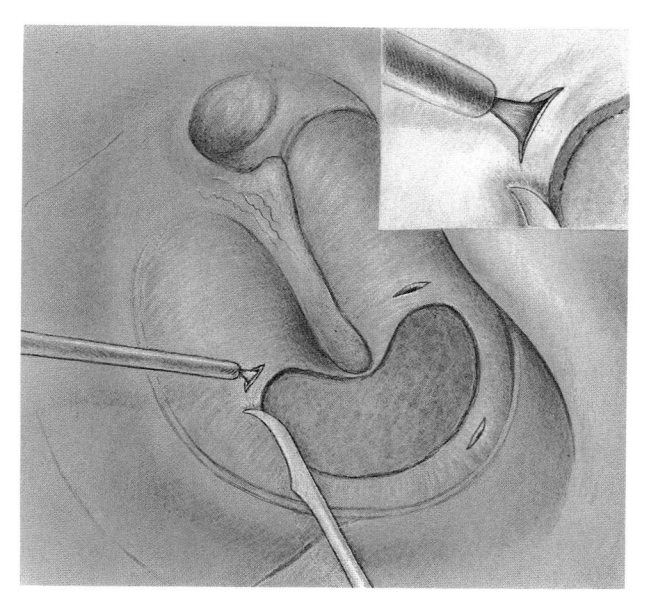

Abb. 4.81

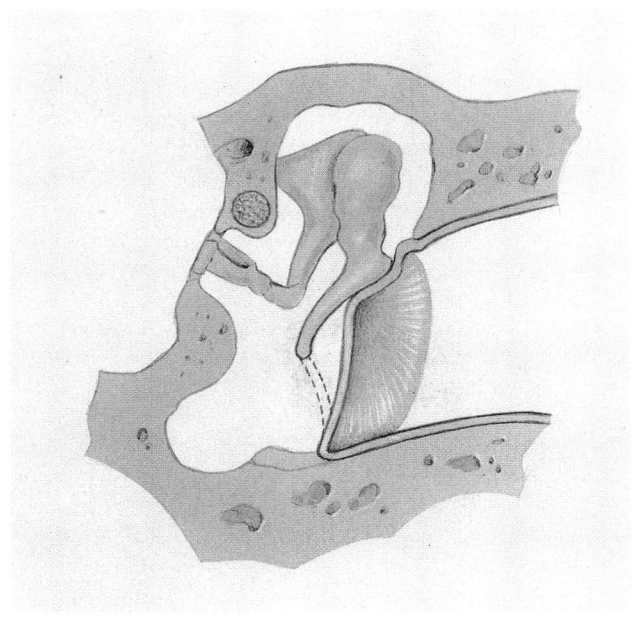

Abb. 4.82

Vor- und Nachbehandlung

Vorbereitung der Operationsregion

Bei starker Ohrsekretion werden bis zu 4 Tagen präoperativ dreimal pro Tag der äußere Gehörgang und das Mittelohr gespült, um die lokale Keimkonzentration zu vermindern. Hierzu werden physiologische Kochsalzlösung, Rivanollösung 0,02%ig oder Wasserstoffperoxidlösung 0,3%ig verwendet. Zusätzlich wird in dieser Situation systemisch antibakteriell behandelt.

Perioperative antibakterielle Prophylaxe

Üblicherweise wird ein gegen Staphylokokken wirksames Cephalosporin als „One-shot"-Prophylaxe perioperativ (30 Min. vor Inzision) verabreicht. Auch bei sezernierendem Mittelohr genügt meist die Konzentration des in der Gehörgangstamponade (Marbagelan) gelösten Antibiotikums (z. B. Tetracyclin), um postoperativ eine ausreichende lokale antibakterielle Wirksamkeit zu gewährleisten.

Stationärer Aufenthalt

Üblicherweise werden die Patienten 1 Woche postoperativ nach Entfernung der Hautfäden entlassen. Die seltenen Komplikationen (z. B. Perichondritis, Hämatombildung, Abszedierung) oder Infektionen in der Tiefe des Gehörgangs entwickeln sich in diesem Zeitraum. Sie können so rechtzeitig erkannt und unverzüglich behandelt werden.

Kontrolle der Labyrinthfunktion

Das *Knochenleitungshören* wird mit den c^2- und c^3-Stimmgabeln täglich getestet (Weber-Versuch). Ein Reintonaudiogramm (Knochenleitungshören) ist unzuverlässig, kann aber bei unklarem Stimmgabelbefund aufgenommen werden.

Mit der Frenzel-Brille wird nach *Spontannystagmus* gefahndet, um eine Vestibularisfunktionsstörung auszuschließen.

- 2 Tage nach dem Eingriff wird mit dem Valsalva-Manöver begonnen. Bei forciertem Durchblasen kann sich das Transplantat verschieben. Es sollte nur ein kurzes Belüftungsgeräusch im Ohr entstehen.
- Der Verband wird bei unkompliziertem Verlauf am 2. postoperativen Tag gewechselt.
- Die Tamponade wird inklusive Silikonstreifen 3 Wochen postoperativ aus dem äußeren Gehörgang entfernt. Üblicherweise genügt eine abschließende Pinselung mit Castellani-Lösung (Solutio Castellani, gefärbt, ohne Phenol: Neu Fuchsin 1,0; Ethanol 90% vergällt 9,0; gereinigtes Wasser 90,0; Resorcin 10,0; Aceton 5,0), die desinfizierend und austrocknend wirkt. Ist der äußere Gehörgang feucht oder lassen sich einzelne Marbagelanschwämmchen nicht in einem Zuge entfernen, hat sich die Instillation von z. B. Decoderm-trivalent-Salbe mit einem Gazestreifen bewährt; nach 1 Woche wird der Gehörgang vollständig gereinigt und mit Castellani-Lösung gepinselt. An den Inzisionsstellen befindliches Granulationsgewebe wird mechanisch abgetragen und/oder z. B. mit 5%iger Silbernitratlösung geätzt.

Postoperative Komplikationen

Fazialisparese

Das Lokalanästhetikum kann versehentlich in der Nähe des Fazialis oder in den nicht erkennbar freiliegenden Nerv selbst injiziert sein oder dorthin über knöcherne Dehiszenzen in den Nervenkanal diffundieren. Die Parese ist passager und klingt nach Stunden vollständig ab.

Heilungsstörungen

Eine Wundheilungsstörung entsteht durch Keimeinschleppung an der Inzisionsstelle oder durch Persistieren resistenter Keime im Gehörgang und im Mittelohr. Die Wunde wird gespreizt, z. B. mit H_2O_2 3%ig gespült, und es erfolgt eine resistenzgerechte antibiotische Behandlung.

Entwickelt sich in der Tiefe des Ohres eine Entzündung und treten zusätzlich Nystagmus und Hörminderung auf, wird die Gehörgangstamponade unverzüglich entfernt. Je nach Schwere des klinischen Bildes wird das Mittelohr ggf. wieder eröffnet. Mit einem Breitspektrumantibiotikum wird möglichst resistenzgerecht behandelt. Eine ergänzende Gabe von Cortison (z. B. 500 mg Solu-Decortin) bei Labyrinthfunktionsstörungen ist im Einzelfall angezeigt.

Bei postoperativ kleinen Dehiszenzen im Trommelfelltransplantat kann der spontane Verschluß abgewartet werden, die Wundreaktion kann ggf. durch Zigarettenpapierauflage angeregt werden. Perforationen können nach ca. 1 Jahr erneut tympanoplastisch versorgt werden.

Eine Stenose des Gehörgangs kann sich z. B. durch fehlerhafte Schnittführung bei der Eröffnung oder ungenügender Epithelisierung des Gehörgangs entwickeln. Man versucht, den letzteren mit Schaumstoff aufzudehnen oder durch freie oder regional gestielte Hautverlagerung eine regelrechte Weite des Gehörgangs zu erzielen.

Funktionelle Folgezustände

Das definitive Hörvermögen bei der Myringoplastik hängt von einer intakten, beweglichen Gehörknöchelchenkette ab. Kann die Kette ungehindert schwingen – keine Transplantatadhäsion, Hammergriff funktionsgerecht unterlegt – so ist eine annähernd normale Schallübertragung zu erwarten.

Einschlägige alternative Methoden

Auflagetechnik

Die Perforation wird umschnitten, das Trommelfell entepithelisiert und das Transplantat der Pars tensa aufgelegt. Epithellefzen vom Randbereich werden auf das Transplantat adaptiert, das zusätzlich durch ein Hauttransplantat aus der Gehörgangsvorderwand bedeckt werden kann. Bei nahe an den Limbus heranreichenden Perforationen können beim Abheben des Epithels tiefreichende Hautpapillen durchtrennt werden. Es kann sich ein Anulus-Cholesteatom mit Verstreichen des vorderen tympanomeatalen Winkels („blunting") entwickeln.

Allogenes Trommelfell

Die Verwendung allogener Transplantate ist nur zulässig, wenn gewährleistet ist, daß der Spender frei war von übertragbaren Erkrankungen oder daß die entnommenen Gewebe entsprechend zuverlässig aufbereitet wurden.

Wie beim Sub-(Totaldefekt) wird die Gehörgangshaut des Patienten vom Limbus osseus nach lateral präpariert; in die Tiefe gewachsenes, verhorntes Plattenepithel darf nicht zurückgelassen werden. Das allogene Trommelfell (und ggf. Kettenteile) wird in den Limbus osseus eingepaßt, die mobilisierte Gehörgangshaut reponiert und das Transplantat mit einem Film Gewebekleber stabilisiert. Der äußere Gehörgang wird mit Silikonfolien ausgekleidet und tamponiert.

Rekonstruktion der Gehörknöchelchenkette

Präoperative diagnostische Maßnahmen

Siehe S. 110.

Indikationen

Die Gehörknöchelchenkette läßt sich nach Schäden durch chronische Mittelohrentzündungen, nach Traumen, tumorbedingter Rekonstruktion und bei Mißbildungen mit mikrochirurgischen Verfahren wiederherstellen. Die funktionellen Resultate hängen ab von Art und Ausmaß der Ossikeldefekte sowie dem Ohrbefund (z. B. Belüftung, Intensität der Entzündung oder Vernarbung, Sklerose und der Größe der Trommelfellperforation). Indiziert ist eine Rekonstruktion bei ausreichender Innenohrleistung ab etwa 20 dB Schalleitungskomponente, gelegentlich aber schon eher.

Operationsprinzip

Nach der Sanierung des Mittelohrs erfolgt das Abdecken der Pauke mit einem autogenen Transplantat. Fehlende Ossikel ersetzt man durch individuell angepaßte autogene, allogene oder alloplastische, mittelohrkompatible Prothesen. Ein Wiederaufbau funktionstüchtiger Gelenke zwischen den Gehörknöchelchen wird nicht angestrebt. Bei ca. zwei Drittel der Patienten lassen sich so befriedigende funktionelle Resultate erzielen (einzeitiges Vorgehen).

Vorbereitung zur Operation

Siehe S. 80.

Zweckmäßige Anästhesie

Siehe S. 1.

Operationstechnik

Allogene Gehörknöchelchen sind ebenso verträglich wie autogene Ossikel und funktionell gleichwertig (Einschränkung s. bei Allogenes Trommelfell). Von den Autoren werden wegen der unbegrenzten Verfügbarkeit und der geringen Ankylosegefahr alloplastische Prothesen als Ossikelersatz bevorzugt. Die Abbildungen zur Operationstechnik wurden unter diesem Gesichtspunkt ausgewählt.

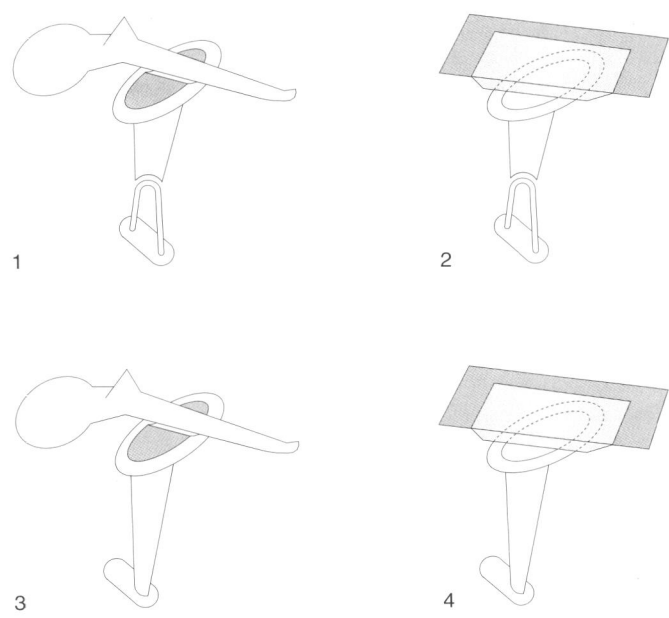

Abb. 4.**83** Rekonstruktion der Gehörknöchelchenkette*
PORP: 1 Hammergriff vorhanden – Malleostapediopexie
       2 Hammergriff fehlt – Steigbügelüberhöhung
TORP: 3 Hammergriff vorhanden – Kolumella
       4 Hammergriff fehlt – Kolumella

Bearbeitung

Die Prothesen werden zwischen Daumen und Zeigefinger oder in einem speziellen Zängelchen gehalten und unter ständiger Spülung mit physiologischer Kochsalzlösung mit einer Diamantfräse beschliffen. An der Oberfläche organischer Ossikel erfolgt dies sparsam. In eröffnete Knochenkanälchen kann Granulationsgewebe einwachsen und zu frühzeitiger Prothesenresorption führen.

Häufige anatomische Situationen

Meistens ist der Amboß arrodiert. Ist er zuverlässig frei von Cholesteatom und Ostitis, kann er zwischen Steigbügelköpfchen und Hammergriff interponiert werden oder es wird ein alloplastischer Prothesenersatz gewählt (Abb. 4.**83**, 1 und 2). Fehlt zusätzlich die Stapessuprastruktur, wird eine alloplastische Prothese zwischen Hammergriff und Fußplatte eingestellt (Abb. 4.**83**, 3 und 4). Bei fehlendem Hammergriff sollte man die Paukenabdeckung mit einem Knorpelscheibchen verstärken (Abb. 4.**83**, 3 und 4).

---

* PORP = partial ossicular replacement prosthesis
  TORP = total ossicular replacement prosthesis

Die Rekonstruktionsmöglichkeiten der Gehörknöchelchenkette werden im Folgenden abhängig von der fehlenden Struktur und nicht von klinischer Häufigkeit abgehandelt.

Hammergriff

Nur ein unversehrter, an das Trommelfell angekoppelter Hammergriff leitet den Schall normal fort. Der Hammergriff kann z. B. nach Felsenbeinfrakturen isoliert gebrochen, nach rezidivierenden Entzündungen verkürzt oder bei spontaner Trommelfellheilung unvollständig an die Paukenabdeckung angekoppelt sein (Abb. 4.**82**). Ist der Hammergriff von Cholesteatommatrix umhüllt, wird er entfernt. Bei jeder Rekonstruktion des Hammers oder eines Äquivalents ist ein ausreichend langer Kontakt zum Trommelfell herzustellen.

Hammergrifffraktur

Der Hammergriff wird belassen. Zwischen umbonahem Fragment (unterer Trommelfellanteil) und Amboß wird eine Prothese eingefügt. Der auf das kuppelraumnahe Fragment auftreffende Schall (oberer Trommelfellanteil) kann regelrecht über Hammerrest, Amboß und Steigbügel fortgeleitet werden.

Verkürzter Hammergriff

Ist der Hammergriff verkürzt, so bleibt die Myringoplastik funktionell unbefriedigend. Man entfernt den Hammergriff und legt das Trommelfell breitflächig dem exponierten Amboßkörper und dem langen Amboßfortsatz auf (Tympanoplastik Typ II). Bei tiefer Pauke (z. B. bei erhaltener Gehörgangswand) kann sich das Trommelfell von der Ossikelkette abheben. Ein zwischen Stapesköpfchen und rekonstruiertem Trommelfell eingefügter Amboß ergibt dann bessere funktionelle Resultate (Tympanoplastik Typ III mit Überhöhung (Abb. 4.**83**, 1)).

Inkompletter Hammer-Trommelfell-Kontakt

Sind Trommelfellanteile umbonah nicht an den Hammergriff fixiert, kann der auf das Trommelfell treffende Schall nicht vollständig fortgeleitet werden (Abb. 4.**87**). Das Trommelfell wird beiderseits längs des Hammergriffs geschlitzt. Unter den Hammergriff und die neugeschaffenen Perforationsränder wird z. B. ein Perichondriumtransplantat gelegt.

Von Cholesteatommatrix umhüllter Hammergriff

Hat Cholesteatommatrix den Hammergriff umwachsen, sollte man ihn sicherheitshalber entnehmen, um einem Cholesteatomrezidiv vorzubeugen. Bei Mitbefall des Hammerhalses wird das gesamte Gehörknöchelchen entnommen und der Trommelfelldefekt mit Knorpelperichondrium unterfüttert. Der Amboß kann entweder transponiert werden, oder es wird bei Verdacht auf Cholesteatombefall eine alloplastische Prothese zwischen Steigbügel und Paukenabdeckung eingesetzt (Abb. 4.**83**, 2).

Fehlender Hammergriff und fixierte Fußplatte

Bei fixierter Fußplatte und infektfreier leerer Pauke wird die Fußplatte z. T. oder komplett entnommen (Technik vgl. Kap. 8). Die Fußplatte wird durch ein Stück überlappendes Knorpelperichondrium ersetzt, welches das Vestibulum wie ein locker sitzender Korken perilymphdicht verschließt. So wird verhindert, daß eine unter minimaler Spannung zwischen Paukenabdeckung und ovaler Nische eingestellte alloplastische Prothese in das Vestibulum einsinkt.

Amboß

Klassischer Typ III (Abb. 4.84)

Beim klassischen Typ III (Wullstein) wird die Pauke z. B. mit Knorpel-Perichondrium abgedeckt. Eine Ohrradikaloperationshöhle ist für diesen Tympanoplastiktyp (flache Pauke) gut geeignet, da das knorpelüberlappende Perichondrium an horizontalem Bogengang und Gehörgangsboden in der Trommelfellebene adaptiert werden kann. Ein gutes Hörergebnis ist zu erwarten, wenn das Steigbügelköpfchen den Bogengang überragt und an den beweglichen Stapes eine Knorpelscheibe dauerhaft angekoppelt werden kann. Bei tiefer Pauke, z. B. bei erhaltener Gehörgangswand, ist eine Stapesüberhöhung vorzuziehen (s. u.).

Malleostapediopexie mit Draht (Abb. 4.85)

Der Eingriff ist nur bei abgeschlossenem, sterilem Mittelohr zu empfehlen. Auch bei ausgefeilter Operationstechnik besteht das Risiko einer Stapesluxation. Zwischen Trommelfell und mittlerem Hammergriffdrittel wird ein Tunnel angelegt. An den Enden eines 0,6 mm dicken Stahldrahts werden zwei offene Schlaufen für den Hammergriff und für den Stapeshals gebogen. Die Schlaufe für den Stapeshals wird unter der Stapediussehne um den Stapeshals gelegt. Die Schlaufe am anderen Drahtende wird mit einem gabelförmigen Instrument durch den Tunnel über das mittlere Hammergriffdrittel geführt. Dieser Operationsschritt erfolgt unter ständiger Beobachtung der Steigbügelposition. Zunächst wird die Drahtschlinge um den Hammergriff befestigt. Anschließend wird die Stapesschlaufe vor dem vorderen Stapesschenkel mit einem

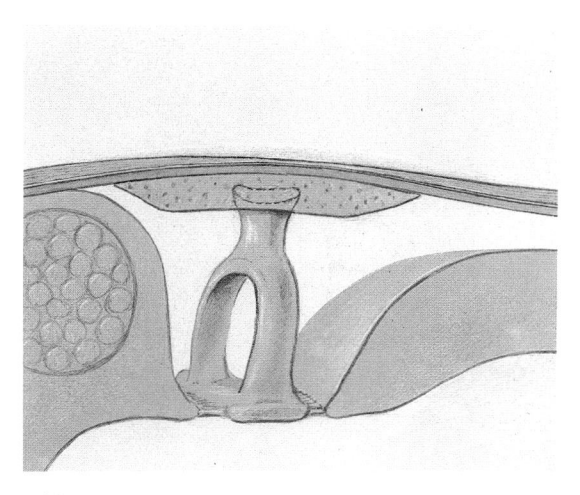

Abb. 4.**84**

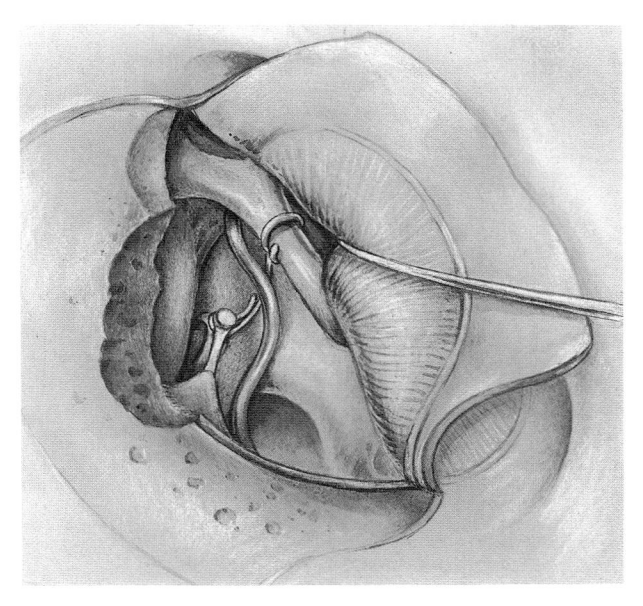

Abb. 4.**85**

Hechtmaulzängelchen zusammengeklemmt. Der Eingriff ist technisch anspruchsvoll, die Hörergebnisse sind langfristig gelegentlich gut. Diese Prozedur ist besonders für Anfänger zum Üben im Felsenbeinlabor geeignet. Die Zerbrechlichkeit der zarten Mittelohrstrukturen wird dabei sehr deutlich.

Fehlender Amboß (Abb. 4.**83**, 1)

- *Trommelfellperforation.* Nach Verschluß der meist gleichzeitig bestehenden Trommelfellperforation wird die Schalleitungskette wieder aufgebaut. Ein direkter Prothesen-Hammergriff-Kontakt ist funktionell vorteilhaft: Bei großen Trommelfelldefekten kommt gelegentlich Transplantatgewebe zwischen Prothese und Hammergriff zu liegen. Die Hohlkehle in der Endplatte der Prothese wird dann so breit geschliffen, daß sie auch bei zwischenliegendem Weichgewebe nicht verrutschen kann.

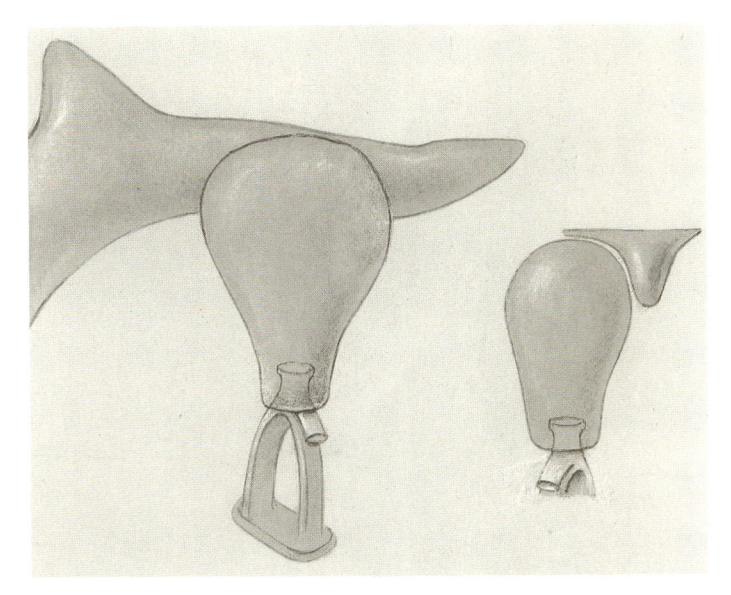

Abb. 4.**86**

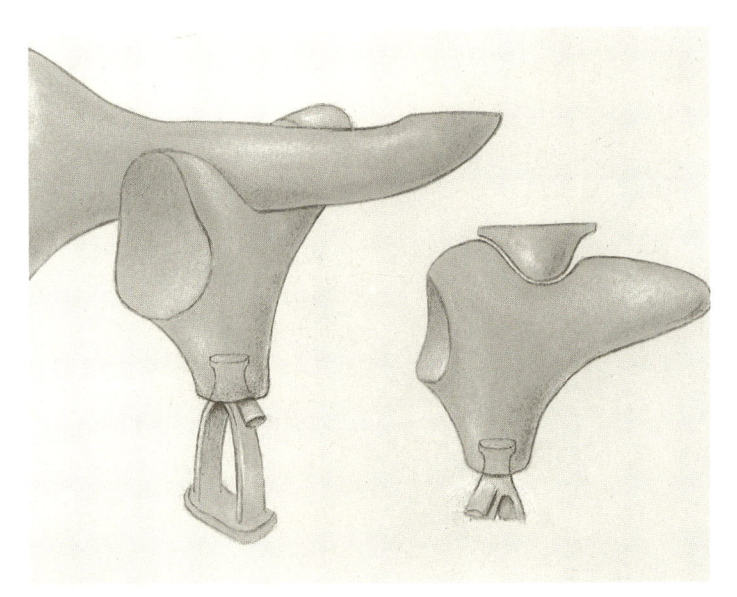

Abb. 4.**87**

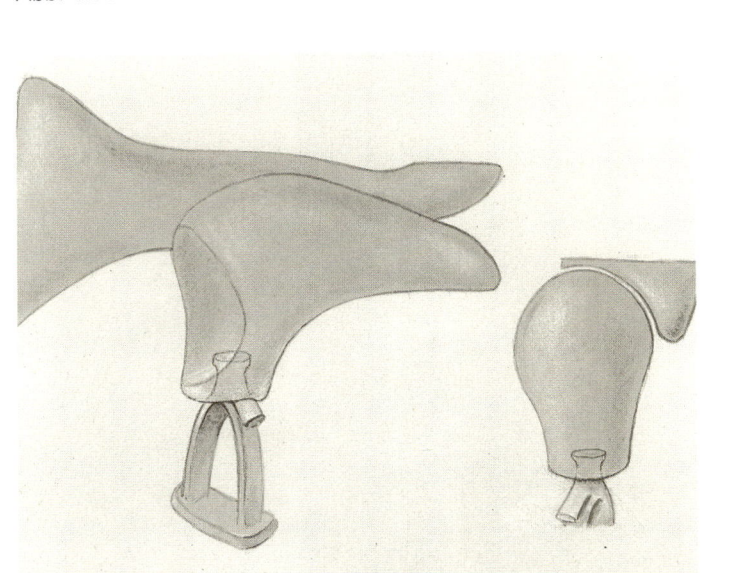

Abb. 4.**88**

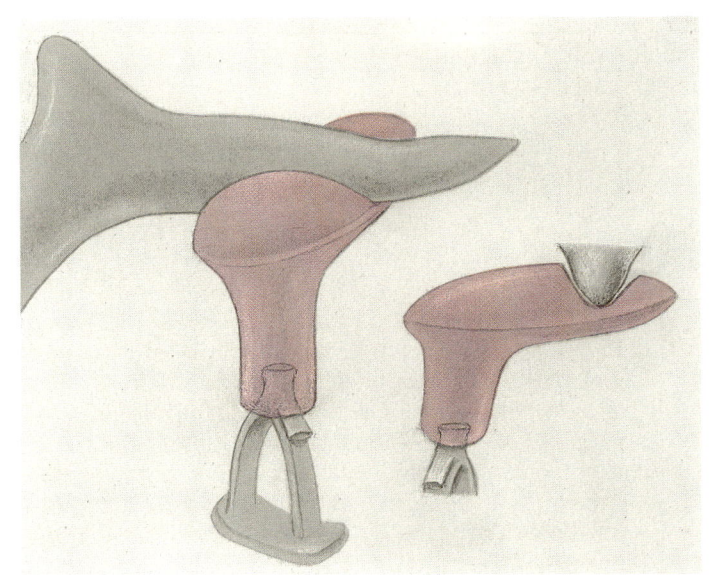

Abb. 4.**89**

- *Autogene/allogene Prothese.* Der lange Amboßschenkel wird abgetrennt, und unter ständiger Spülung wird ein Grübchen für die Aufnahme des Stapesköpfchens eingefräst. Dient ein Hammerköpfchen als Prothese, wird der Griff am Hammerhals abgetrennt und die Trennfläche für den Stapeskopf ausgehöhlt (Abb. 4.**86**). Der Amboßkörper erhält durch entsprechendes Schleifen eine Querrille, damit er unter den Hammergriff gelagert werden kann (Abb. 4.**87**). Der Amboßkörper läßt sich wie das Hammerköpfchen alternativ an den Hammergriff anlegen (Abb. 4.**88**).
- *Alloplastische Prothese.* In die Schmalseite des Implantatschaftes wird eine Grube für die Aufnahme des Stapesköpfchens eingeschliffen, und der Prothesenteller für die Aufnahme des Hammergriffs ausgekehlt. Der Tellerrand wird so abgerundet, daß das Trommelfell auch bei geringer Implantatkippung nicht beschädigt werden kann. Die individuell geformte Prothese wird unter leichter Spannung zwischen Stapes und mittlerem Hammergriffdrittel eingestellt (Abb. 4.**89**, 4.**90**).

Fehlender Amboß und Hammer (Abb. 4.**83**, 2)

Das Trommelfelltransplantat wird an der Kontaktzone zur Prothese z. B. mit einem Knorpelscheibchen verstärkt, um ein Durchwandern des Implantats zu verhindern. Erfolgt die Paukenabdeckung mit einem großen Knorpelperichondrium-Transplantat, so wird der Knorpelanteil über die ovale Nische plaziert. Die Prothese soll die zu erwartende Trommelfellebene geringfügig überragen. Die hier-

Rekonstruktive Eingriffe 123

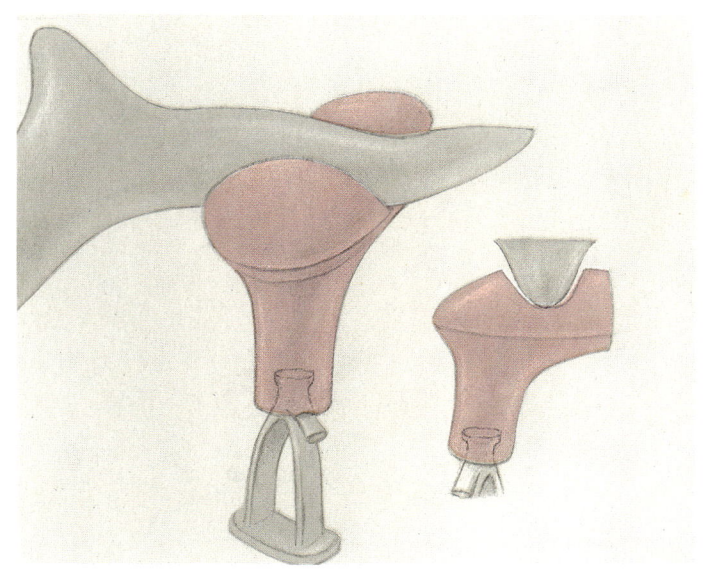

Abb. 4.**90**

durch entstehende leichte Spannung stabilisiert den Prothesenschaft auf dem Stapesköpfchen. Eine zu kurze Prothese hebt sich durch postoperative Narbenschrumpfung der Paukenabdeckung vom Stapes ab.

- *Autogener/allogener Amboß.* Der lange Amboßschenkel kann unter der Paukenabdeckung als Hammeräquivalent genutzt werden. In die Schmalseite des kurzen Amboßfortsatzes läßt sich dazu ein Grübchen einfräsen, welches das Steigbügelköpfchen aufnimmt. Eine gleichwertige Prothese erhält man durch Abtrennen des langen Amboßschenkels. In den Resektionsstumpf wird eine Delle für die Aufnahme des Stapesköpfchens gebohrt; der Amboßkörper wird unter leichter Spannung unter die Paukenabdeckung geschoben (Abb. 4.**91**).
- *Alloplastische Prothese.* In die Schmalseite des Prothesenschafts wird eine Grube für das Stapesköpfchen eingefräst. Die Kanten des Prothesentellers, der eine breitflächige Ankoppelung an die Paukenabdeckung gewährleistet, werden abgerundet (Abb. 4.**92** und 4.**93**). Scharfe Kanten irritieren die Paukenabdeckung speziell bei leichter Prothesenverkippung und können ein Durchwandern des Implantats nach außen begünstigen.

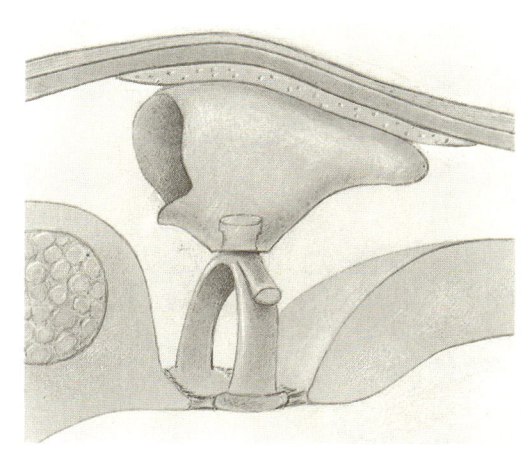

Abb. 4.**91**

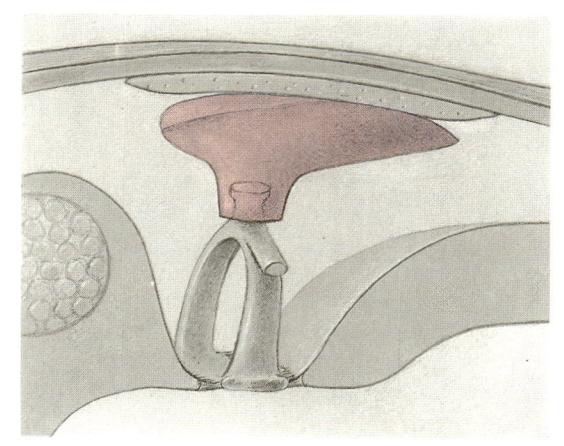

Abb. 4.**92**

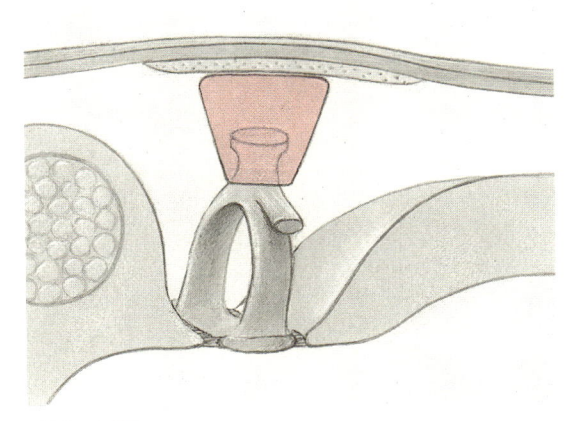

Abb. 4.**93**

Abb. 4.**94**

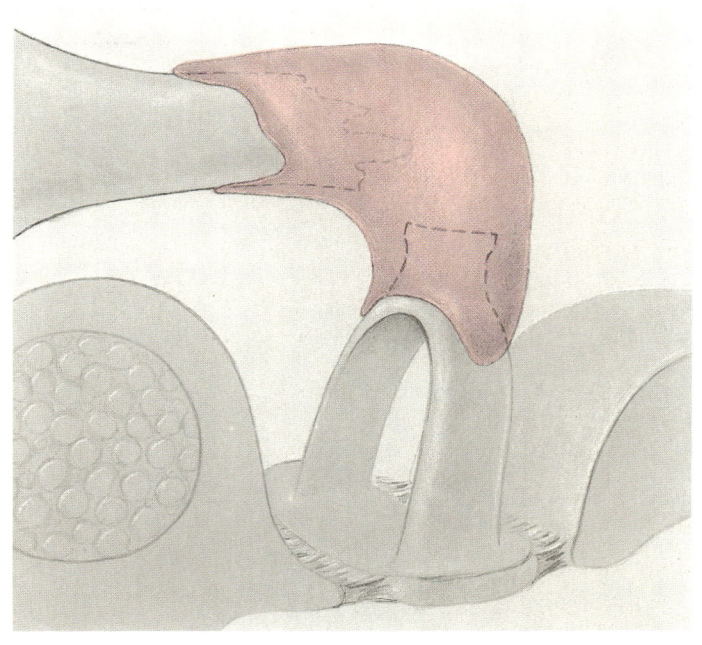

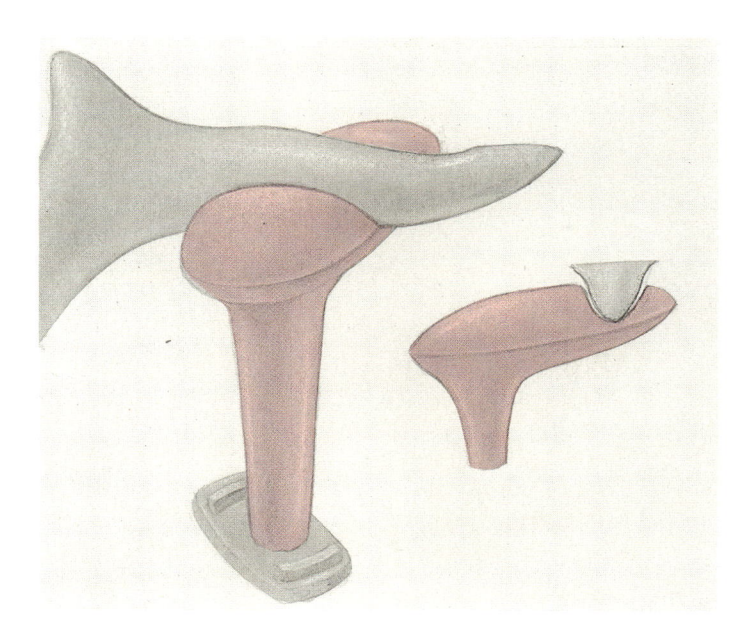

Abb. 4.**95**

Implantat zwischen Stapeskopf und Amboßrest

Ein seltener isolierter Defekt des Processus lenticularis kann mit Ionomerzement überbrückt werden. Der Werkstoff wird in zähflüssigem Zustand auf den Amboßrest getropft, fließt auf das Stapesköpfchen und härtet aus (Abb. 4.**93**). Der noch viscöse Knochenzement sollte nicht auf das Ringband fließen.

Amboß und Stapessuprastruktur

Mit einer Kolumella aus unterschiedlichen Materialien läßt sich die Lücke zwischen Fußplatte und Hammergriff/ Paukenabdeckung überbrücken. Autogene/allogene Ossikel sind als Kolumella wenig geeignet. Sie neigen bei Kontakt zum Fazialiskanal oder dem Promontorium zu Verwachsungen mit der Umgebung und behindern so die Prothesenbeweglichkeit.

Fehlender Amboß und fehlende Stapessuprastruktur (Abb. 4.**83**)

Die zu implantierende Prothese sollte ca. 1 mm länger sein als die Distanz zwischen Fußplatte und Trommelfellebene. In die Prothesenendplatte schleift man eine Rille, die den Hammergriff aufnimmt. Nach Anheben des Hammergriffs läßt sich mit einem 90°-Häkchen der Prothesenteller zwischen mittlerem und oberem Drittel einschieben. Der Prothesenschaft übt einen geringen Druck auf die Fußplatte aus. Eine ausgedünnte Fußplatte kann man mit einem flachen Knorpelscheibchen verstärken. Die Gefahr einer Prothesenpenetration mit Absinken in das Vestibulum des Innenohres verringert sich auf diese Weise. Als Kolumella haben sich alloplastische Materialien bewährt (Abb. 4.**95**).

Drahtgabelprothesen lassen sich aus z. B. 0,6 mm starkem Stahldraht biegen. In das Drahtende wird ein Stück Bindegewebe eingeknotet (Abb. 4.**96**). Diese einfache Prothese sollte sich unter nur ganz geringer Spannung einstellen lassen. Bei stärkerem Druck auf den Hammergriff entwickelt sich sonst eine Durchwanderung nach außen.

Fehlender Hammer, Amboß und fehlende Stapessuprastruktur (Abb. 4.**83**)

Fehlen bei beweglicher Fußplatte die restlichen Ossikel, so wird die gewählte Prothese zwischen Paukenabdeckung und Fußplatte eingestellt (Abb. 4.**97**). Gelegentlich verkippt das Implantat. Bei unbefriedigendem funktionellen Ergebnis kann nach ca. 1 Jahr in einem zweiten Eingriff die Prothese definitiv eingestellt werden. Narbige Trommelfellverziehungen sind dann nicht mehr zu erwarten.

Isolierter Stapesbogendefekt

Der isolierte Stapesbogendefekt kommt beim van-der-Hoeve-Syndrom, der Tympanosklerose, bei aberrierendem N. facialis, beim primären Cholesteatom vor, oder er ist unfallbedingt. Beim van-der-Hoeve-Syndrom und bei der tympanosklerotischen Fußplattenfixation wird stapedektomiert und z. B. mit einer Platinband-Teflon-Prothese die Kettenkontinuität wieder hergestellt (vgl. Kap. 8). Ist die Fußplatte beweglich – und will man nicht stapedektomieren –, läßt sich die Stapesprothese unter minimaler Spannung zwischen Fußplatte und Amboß einfügen.

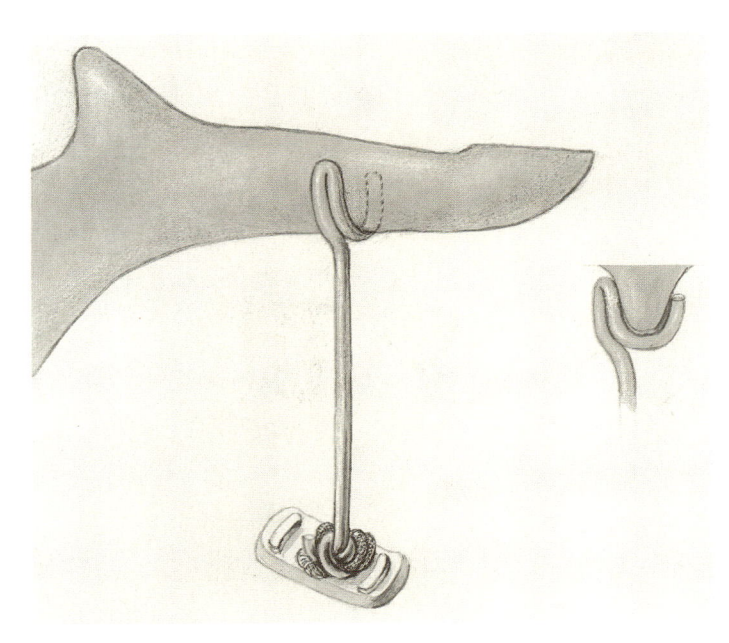

Abb. 4.**96**

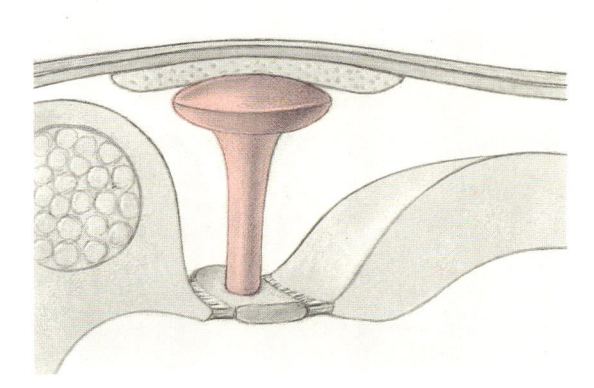

Abb. 4.**97**

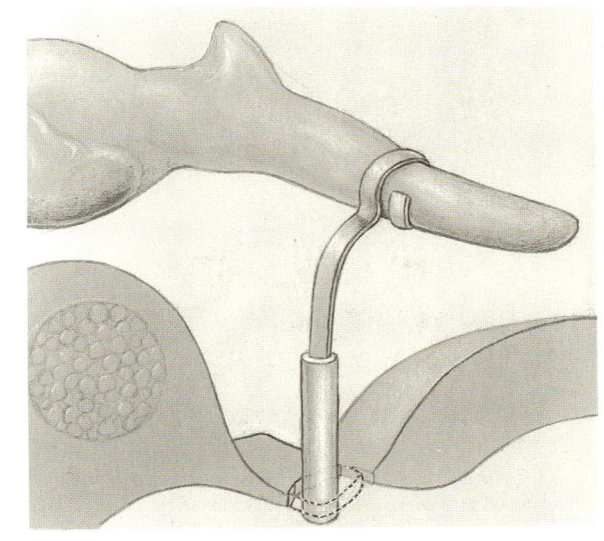

Abb. 4.**98**

Tympanosklerose

Ist das Trommelfell perforiert, so entnimmt man die Tympanosklerosemassen und schließt den Defekt (s. S. 112). Ein fixierter Hammerkopf wird reseziert und der Amboß zwischen Hammergriff und beweglichem Stapes eingestellt (Tympanoplastik Typ III). Bei sklerotisch fixiertem Steigbügel wird das Ohr auf einen gehörverbessernden Eingriff vorbereitet. Die tympanosklerotischen Plaques präpariert man mit Häkchen und Nadel aus der ovalen Nischenregion heraus, ohne daß das Ringband – Gefahr eines Perilymphflusses – verletzt wird. Ein durch Skleroseplaques fixierter Steigbügel wird weder mobilisiert noch entnommen. Es besteht das Risiko einer Ertaubung.

Ca. 1 Jahr später wird bei sonst beweglicher Kette stapedektomiert oder stapedotomiert (s. Kap. 8). Bei fixiertem Hammerkopf und unbeweglichem Amboß läßt sich nach deren Entnahme eine Prothese aus Platinband und Teflonstempel, Gold, Titan oder Stahldraht (4,5–5,5 mm) in das ovale Fenster einstellen. Zwischen Trommelfell und Hammergriff wird im mittleren Drittel ein „Tunnel" eingebracht, so daß das Prothesenband sich vollständig um den Hammergriff schlingen läßt. Diese „Umschlingung" beugt einer Trommelfelldurchwanderung vor (Abb. 4.**98**).

Abb. 4.**99**

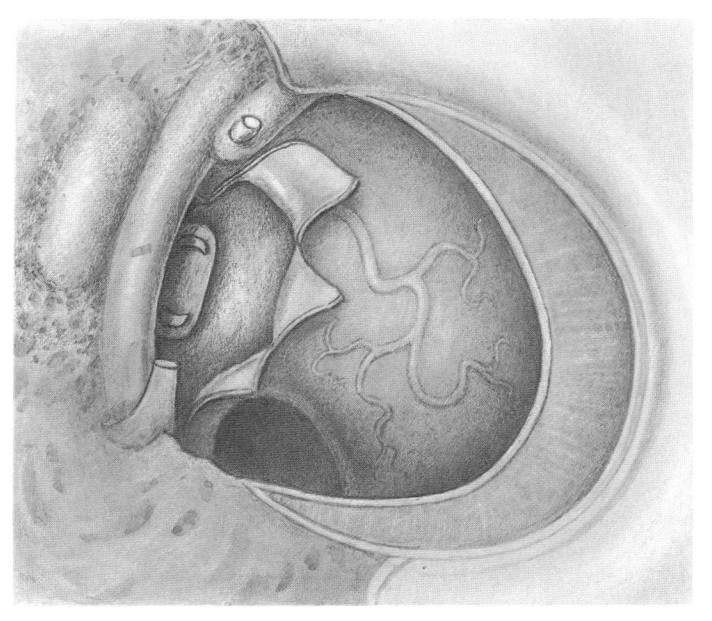

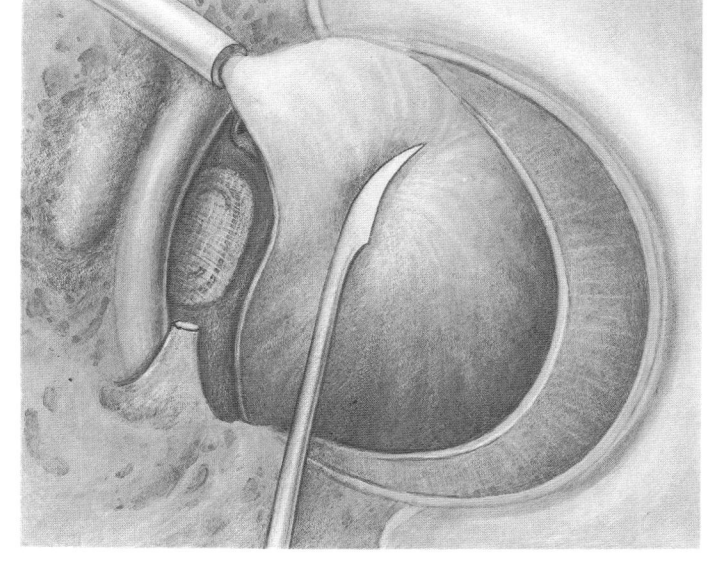

Abb. 4.**100**

Leere Pauke und unzureichende Mittelohrfunktion (Typ IV)

Bei kleiner vernarbter und leerer Pauke mit einer Belüftungsstraße zum runden Fenster und z. B. einem zusätzlichen Granulationsprozeß in der Nische des ovalen Fensters kann eine Tympanoplastik Typ IV indiziert sein (Abb. 4.**99**). Meist besteht eine Ohrradikaloperationshöhle. Das Granulationsgewebe wird aus der leeren ovalen Nische entfernt und die Fußplatte mit Ringband und angrenzenden Knochen überlappend mit Epithel aus der vorderen Gehörgangswand gedeckt. Unter den Trommelfellsaum über dem tympanalen Tubenostium sowie über der runden Fensternische wird Faszie ausgebreitet (Abb. 4.**100**). Ist die Mukosabedeckung in der so entstandenen kleinen Pauke unzureichend, kann ergänzend ein schmaler Silikonstreifen zwischen runder Fensternische und tympanalem Tubenostium eingelegt werden.

Unzugängliche ovale Nische (Promontorialfensterung)

Bei unzugänglicher Fußplatte (z. B. aberrierender N. facialis, Gefäßanomalie) kann durch eine Fensterung des Promontoriums (Plester) die Trommelfell-Gehörknöchelchen-Kette an das Innenohr angekoppelt werden. Das Aufschleifen des Innenohrs erfolgt über der Scala vestibuli. In Höhe des vorderen Stapesschenkels wird die Promontorialschleimhaut auf 3×3 mm abgehoben, der Knochen mit einer Diamantfräse dünngeschliffen, bis sich das Endost auf etwa 1 mm darstellt (Abb. 4.**101**); eine Stapesprothese ist – je nach Ossikelsituation – am langen Amboß-

schenkel oder am Hammergriff (Abb. 4.**102**) anzuschlingen. Den Prothesenstempel stellt man unter leichter Spannung auf das exponierte Endost der Kochlea. Der Stempel soll das Endost etwa 0,5 mm eindrücken. Wird beim Abheben von restlichen Knochenlamellen das Endost punktuell eröffnet, so wird hierdurch das Innenohr nicht wesentlich gefährdet. Die Abdeckung des Perilymphraums wird wie bei der Stapesoperation abschließend mit fusselfreiem Bindegewebe vorgenommen. Textile Partikel können ein Fremdkörpergranulom hervorrufen.

Modifikation

Allogene Trommelfell-Gehörknöchelchen-Kette

Bei Transplantation der kompletten Kette ist eine ca. 24stündige Wässerung des konservierten Gewebes zu empfehlen. Das Implantatlager soll entzündungsfrei sein. Die Fußplatte des Transplantats kommt auf die patienteneigene intakte und bewegliche Fußplatte zu liegen. Zuvor wird die Gehörgangswand so erweitert, daß das Transplantat problemlos in die Pauke hineingleiten und sich mit Fibrinkleber in seiner Position stabilisieren läßt. Günstige Resultate lassen sich bei der Übertragung des gesamten Schalleitungsapparates nur bei ausgefeilter Operationstechnik, entsprechender Erfahrung und der Beachtung notwendiger Vorsichtsmaßregeln erzielen (Cave z. B. AIDS, Jakob-Kreutzfeldt-Krankheit).

Bezugs- und Gefahrenpunkte

Die Bezugs- und Gefahrenpunkte stimmen im wesentlichen mit den Erläuterungen im Abschnitt Myringoplastik

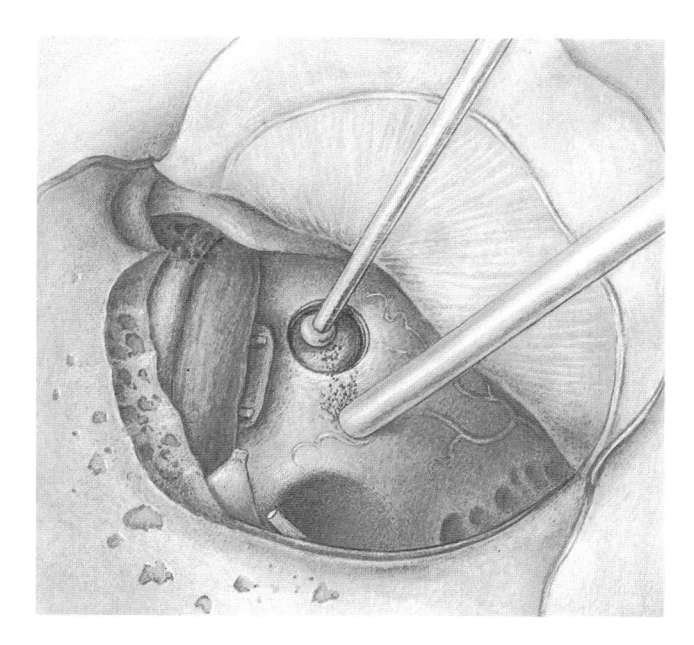

Abb. 4.**101**

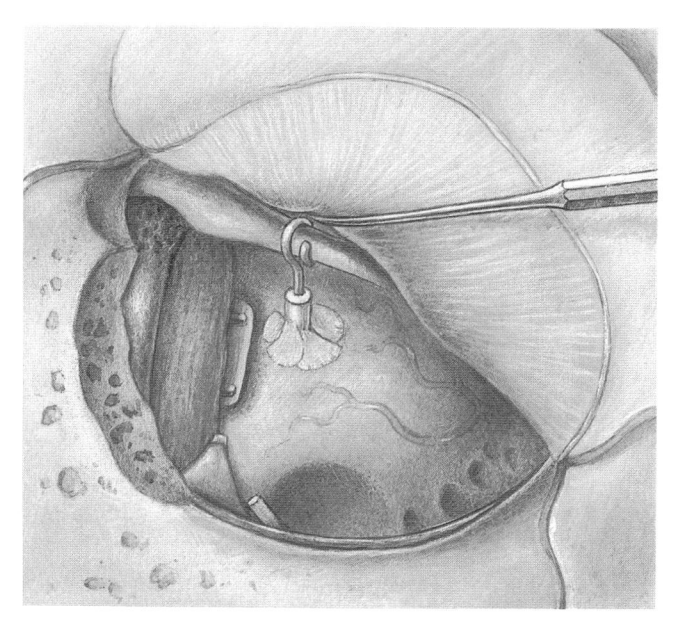

Abb. 4.**102**

überein. Vor Manipulationen im Mittelohr ist der Zustand der Ossikelkette zu beurteilen.

Amboß

Vor der Entnahme des Ambosses sollte das Amboß-Steigbügel-Gelenk vollständig unterbrochen sein. Die Ossikel insbesondere den Stapes, präpariert man am besten ausgehend vom Processus pyramidalis entlang der Stapediussehne. Die Gefahr einer Stapesluxation ist so verringert.

Fußplatte

Die Stabilität der Fußplatte findet sich z. B. bei der Tympanosklerose oder bei einem Cholesteatom durch Ausdünnung gelegentlich reduziert. Mit einem Knorpelscheibchen kann sie für das Aufsetzen einer Prothese vorbereitet werden. Einer möglichen Durchwanderung der Prothese läßt sich so vorbeugen. Die durch ein weiches Material bedingte Dämpfung führt allerdings zu Funktionseinbußen.

Vestibulum

Bei eröffnetem Vestibulum werden das angrenzende Plattenepithel und Granulationsgewebe zügig entfernt. Mit einem infektfreien Bindegewebsläppchen wird das Vestibulum perilymphdicht abgedeckt und die Pauke ohne Rekonstruktion der Kette verschlossen (ergänzende Kortisongabe, z. B. 500–1000 mg Solu-Decortin um eine Labyrinthreaktion zu mildern).

Regeln, Tricks und typische Fehler

Trommelfell/Hammergriff

Ein isoliert im Epitympanon fixierter Hammerkopf kann bei der Steigbügelüberhöhung oder Implantation einer Kolumella auf die Fußplatte belassen werden. Durch seine Resektion läßt sich jedoch gelegentlich die Kettenbeweglichkeit und die antrale Belüftung bessern. Die Tensorsehne sowie das vordere Hammerband sollten erhalten bleiben, da eine unter den Hammergriff gestellte Prothese dann weniger nach vorn kippen kann.

Paukenabdeckung

Wird die Prothese unmittelbar unter die Paukenabdeckung eingestellt, so sollte das rekonstruierte Trommelfell durch eine flache Knorpelscheibe über der Prothese verstärkt werden. Wird als Paukenabdeckung ein Knorpel-Perichondrium-Transplantat gewählt, kann der Knorpel über der Prothesenendplatte nicht verrutschen.

Implantatvorbereitung

Die Oberfläche autogener/allogener Ossikel wird sparsam bearbeitet. Eröffnete Knochenkanälchen begünstigen das Einwachsen von Granulationsgewebe. Das sonst widerstandsfähige Prothesenmaterial – Ossikel gehören zum härtesten Knochen im Organismus – ist dann durch eine frühzeitige Resorption gefährdet.

Die Prothesenteller der alloplastischen Implantate werden an den Kanten abgerundet. Bei leicht verkippten Prothesen, z. B. durch Narbenzug des Trommelfelltransplantats – führen abgerundete Kanten nicht zu Ernährungsstörungen der Paukenabdeckung. Einer Prothesenpenetration und Abstoßung läßt sich so vorbeugen.

Ist der ursprüngliche Trommelfellrahmen erhalten, läßt sich die erforderliche Prothesenlänge leicht abschätzen. Das Trommelfell bzw. das Transplantat spannt sich (bei fehlendem Hammergriff und Tensorsehne) in der postoperativen Phase im Trommelfellrahmen aus. Die implantierte Prothese sollte die Paukenabdeckung ca. 1/2 mm nach lateral vorwölben. Fehlt der Trommelfellrahmen, so läßt sich das Ausmaß der narbenbedingten Trommelfellverziehung nicht so sicher abschätzen und die chirurgischen Maßnahmen erfordern mehr Erfahrung.

Stapesfußplatte

Eine zu lange Kolumella kann speziell bei postoperativer Medialverlagerung des Trommelfells die Paukenabdeckung durchwandern. Ein Einsinken des Prothesenschafts in das Vestibulum wurde nur in Einzelfällen beobachtet.

Gehörgangstamponade

Der äußere Gehörgang wird mit dünner (0,1–0,2 × 5 × 40 mm) Silikonfolie ausgekleidet. Die Tamponade aus Marbagelanschwämmchen, getränkt mit Antibiotikalösung, legt man der Paukenabdeckung locker auf. Die Gelatine quillt in der postoperativen Phase. Gefährlich ist eine druckbedingte Verkippung des Steigbügels, eine Dislokation oder Penetration der Fußplatte, eine Berührung des Sakkulus (z. B. nach der Malleovestibulopexie) oder eine Impression des Stempels in die Kochlea (bei der Promontorialfensterung).

Nachbehandlung

Siehe Nachbehandlung bei der Myringoplastik.

Postoperative Komplikationen

Unmittelbar postoperativ

Trommelfell. Das Transplantat kann sich verschieben. Es resultiert eine Residualperforation, bei insuffizientem Implantatbett kann sich eine partielle oder komplette Transplantatnekrose entwickeln.

Fußplatte. Die Fußplatte kann durch den Prothesendruck disloziert werden; es bestehen dann Schwindel und Ertaubungsgefahr.

Langfristig

Trommelfell. Die Prothese durchwandert die Paukenabdeckung besonders bei Metallprothesen am Hammergriff.

Hammergriff: Die zur Hörverbesserung eingestellte Prothese verkippt, z. B. durch den Narbenzug des Trommelfelltransplantats; der Schall kann nicht mehr weitergeleitet werden.

Amboß. Nach einer Inkudoplatinopexie kann die Platinbandschlinge das Ende des langen Amboßschenkels arrodieren. Die lose Schlinge erlaubt keine Schallübertragung mehr.

Stapes: Der Stapes kann durch zu großen Prothesendruck (z. B. Prothese zu lang) verkippt werden.

Funktionelle Folgezustände

Voraussetzung für ein gutes audiologisches Ergebnis bei der Tympanoplastik ist ein dauerhaft regelrecht belüftetes Mittelohr. Je kleiner der zu überbrückende Ossikeldefekt ist, desto günstiger sind die Hörergebnisse. Wird nur der Amboß ersetzt, ist das audiologische Resultat in der Regel besser, als wenn z. B. Hammer, Amboß und Stapessuprastruktur überbrückt werden müssen. Bei der Inkudoplatinopexie, Malleovestibulopexie oder der Promontorialfensterung kann mit einer vollständigen Beseitigung der Schalleitungsschwerhörigkeit gerechnet werden.

Allogene Trommelfell-Gehörknöchelchen-Kette

Transplantate und Implantate zur Rekonstruktion der Gehörknöchelchenkette

(siehe Abb. 4.**103**)

Autogene Ossikel sind bei der Kettenrekonstruktion vorteilhaft, können aber knöchern fixiert werden. Sie lassen sich nur dann verwenden, wenn sie zuverlässig entzündungsfrei sind und kein verhornendes Plattenepithel anhaftet. Knochen unterliegt einer partiellen Resorption, Knorpel kann erweichen. Allogene Ossikel sind den autogenen funktionell gleichwertig. Eine Übertragung infektiöser Erkrankungen kann jedoch nicht ausgeschlossen werden. Dentinossikel als billiger Knochenersatz können sterilisiert werden, über Resorptionserscheinungen wird berichtet. Xenogene Materialien spielen derzeit in der Mittelohrchirurgie keine Rolle.

autogenes Gewebe	allogenes Gewebe	xenogenes Gewebe
Gehörknöchelchen Knochen Knorpel	Gehörknöchelchen Knochen Knorpel Dentin	Konservierte und speziell präparierte Gefäßwände

Alloplastische Materialien

Metall	Kunststoff	Keramik	Ionomerzement
– Gold – rostfreier Stahl – Platin – Titan	– Polyethylen (z. B. HDPS) – Polytetrafluoroethylen (z. B. PTFE/Kohlenstoffkomposite)	– Oxidkeramik – Kohlenstoffwerkstoff – Calciumphosphatkeramik – Glaskeramik	

Abb. 4.**103** Materialien zur Rekonstruktion der Gehörknöchelchenkette

In der großen Gruppe der alloplastischen Werkstoffe scheinen sich die Ossikel aus gehämmertem Gold oder Titan zu bewähren. Als Stapesprothesen sind sie den Platinband-Teflon-Prothesen mindestens gleichwertig. Kunststoffimplantate werden im deutschsprachigen Raum – speziell wegen der ausgeprägten histologisch belegten Fremdkörperreaktion – nur selten verwendet.

Bei den keramischen Materialien zeichnet sich die inerte Aluminiumoxidkeramik durch ihre Stabilität und Verträglichkeit aus. Dichte Calciumphosphatkeramiken entsprechen der mineralischen Knochengrundsubstanz des Knochens. Sie sind biokompatibel und scheinen nur in geringem Maße Resorptionsvorgängen unterworfen zu sein. Glaskeramiken haben sich als mittelohrkompatibel erwiesen.

Während die oberflächenaktive Glaskeramik Ceravital unterschiedlich schnell abgebaut wird, erweist sich z. B. die Biovitrokeramik als stabil.

Die aus dem hybriden Knochenersatzmaterial Ionomerzement bestehenden Mittelohrprothesen zeichnen sich durch Mittelohrkompatibilität, Langzeitstabilität und eine gute intraoperative Bearbeitbarkeit aus.

Literatur

Bellucci, R. J.: Dual classification of tympanoplasty. Laryngoscope 83 (1973) 1754–1758

Fisch, U.: Tympanoplastiy, Mastoidectomy and Stapes Surgery. Thieme, Stuttgart 1994

Gerlach, H.: Die Stepp-Plastik zur Erhaltung der Trommelfellebene. Arch. klin. exp. Ohr.-, Nas.- u. Kehlk.-Heilk. 202 (1972) 662–666

Geyer, G.: Implantate in der Mittelohrchirurgie. Europ. Arch. Oto-Rhino-Laryngol., Suppl. 1992/I, 185–221

Heermann, J.: Autograft tragal and conchal palisade cartilage and perichondrium in tympanomastoid reconstruction. ENT Journal 71 (1992)

Plester, D., H. Hildmann, E. Steinbach: Atlas der Ohrchirurgie. Kohlhammer, Stuttgart 1989

Tos, M.: Manual of Middle Ear Surgery. Thieme, Stuttgart 1993

5 Verletzungen des Felsenbeins

Robert A. Jahrsdoerfer, Bachara Y. Ghorayeb

(Anmerkung der Herausgeber: Die im folgenden Abschnitt genannten Untersuchungsmethoden, Testverfahren und beschriebenen Materialien werden in den USA angewandt und sind nicht immer identisch mit Tests im deutschen Sprachraum. Die vom Autor ausgewählten Tests sind daher wörtlich wiedergegeben. Gelegentlich werden die im deutschen Sprachraum benutzten Verfahren in Klammern ergänzt.)

Chirurgie des äußeren Gehörgangs

Verletzungen des äußeren Gehörgangs können alle Gewebsanteile des Außenohres betreffen. Am häufigsten sind Rißwunden der Gehörgangshaut. Gelegentlich ist der Korpel mitbetroffen. Nicht selten begegnen wir isolierten Frakturen des äußeren Gehörgangs. Die Behandlung dieser Verletzungen hat das Ziel der Funktionswiederherstellung und Vorbeugung von Komplikationen, die von Wundinfektion und Gehörgangsstenose bis zur Entwicklung eines Cholesteatoms reichen können.

Inzidenz

Isolierte Verletzungen des äußeren Gehörgangs sind selten. Meist handelt es sich um Begleitverletzungen bei Kiefergelenk- oder Felsenbeinfrakturen. Schädigungen des äußeren Gehörgangs finden sich in einem Drittel aller Felsenbeinfrakturen.

Ursachen

Oberflächliche Verletzungen im äußeren Gehörgang sind meist durch Eigenmanipulationen mit Fremdkörpern verursacht. Am häufigsten finden sich Verletzungen beim Versuch der „Ohrreinigung" mit Wattestäbchen. Hierzu zählen auch die durch medizinisches Hilfspersonal vorgenommenen Versuche, eingetrocknetes Cerumen obturans zu entfernen.

Abriß- und Rißverletzungen der Ohrmuschel können bis in den Gehörgang reichen und zu komplizierten knorpeligen Schäden führen. Oft findet sich bei einer Verletzung der Ohrmuschel eine komplette Durchtrennung des äußeren Gehörgangs. Frakturen im Bereich der Kiefergelenkpfanne stellen sich als Verletzungen der vorderen Gehörgangswand dar.

Felsenbeinlängsfrakturen ziehen typischerweise entlang der hinteren oberen Gehörgangswand. Schließlich können Schußverletzungen zur Durchtrennung des Gehörgangs führen.

Diagnostik

Klinischer Befund

Die Diagnose Felsenbeintrauma wird meist durch Inspektion des betroffenen Ohres gestellt. Eine Blutansammlung in der Koncha kann aus Weichteilverletzungen des Gesichts oder der Kopfhaut stammen und eine Felsenbeinverletzung vortäuschen. Zur Bestimmung der Blutungsquelle ist eine otoskopische Untersuchung unverzichtbar. Blut oder Blutkrusten sollten nur mit sterilen Instrumenten entfernt werden. Auf Spülungen ist zu verzichten. Bei der Untersuchung ist auf Liquorfluß zu achten. Läßt es der Zustand des Patienten zu, sollte das Trommelfell mikroskopisch beurteilt werden. Verschmutzungen und Zerumen werden entfernt, und eingerissene Haut wird reponiert. Gelegentlich müssen hierzu kleine Knochenfragmente, die den Gehörgang verlegen, reponiert oder entfernt werden.

Verletzungen der Gehörgangsvorderwand können ein Indiz sein für eine Mitbeteiligung des Kiefergelenks. Diese Frakturen gehen in der Regel mit einer Kieferklemme und einer Druckempfindlichkeit über dem Gelenk einher. Läsionen des posterioren oder posterosuperioren Gehörgangs sind meist mit einem Hämotympanon oder einer

Trommelfellperforation assoziiert. Eine starke arterielle Blutung erfordert eine vorübergehende Tamponade des äußeren Gehörgangs. Da eine derartig starke Blutung durch Verletzung der A. carotis interna bedingt sein kann, sollte eine Angiographie erfolgen.

Bildgebende Verfahren

Das hochauflösende Felsenbein-Computertomogramm stellt die hilfreichste bildgebende Untersuchungsmethode dar. Diese Technik zeigt den knöchernen Gehörgang in seiner Gesamtheit und stellt Frakturen und deren Verlauf meist zuverlässig dar. Das Felsenbein-Computertomogramm auf S. 147 besprochen.

Hörprüfung

Bei einer akuten Außenohrverletzung mit oder ohne zusätzliche Schädelverletzung ist die Durchführung eines Hörtests erschwert. Deswegen wird in der Regel erst dann eine Hörprüfung durchgeführt, wenn sich der Zustand des Patienten stabilisiert hat.

Indikationen

Bei akuten Schädigungen des äußeren Gehörgangs ist eine operative Sanierung nur selten indiziert. Schon bei der Erstuntersuchung können Weichteil- und knöcherne Defekte versorgt oder behoben werden. Ein vollständig durchtrennter Gehörgang wird in der Regel tamponiert oder mit einem Stent versehen. Spätfolgen der Gehörgangsdurchtrennung wie Stenose oder Cholesteatom sind ernst zu nehmen und werden im Anschluß besprochen.

Gehörgangsstenose

Posttraumatische Gehörgangsstenosen entstehen entweder als Folge dislozierter Fragmente, die von Gehörgangshaut überwachsen werden, oder aus einer zirkulären Vernarbung. Letztere resultiert häufig nach Amputationsverletzungen der Ohrmuschel.

Cholesteatom

Ein Cholesteatom kann sich immer dann entwickeln, wenn durch das Trauma Gehörgangsepithel zwischen die Knochenfragmente oder unter Weichteilnarben einwächst.

Operationsziele

- Entfernung einer Gehörgangsstenose;
- Entfernung von Fragmenten;
- Wiederherstellung des Gehörgangs.

Anästhesie

Vollnarkose

Besonders bei einer Wundversorgung mit autogenem Hauttransplant oder Lappenplastik ist die Vollnarkose der Lokalanästhesie überlegen.

Lokalanästhesie

Dafür wird die Infiltrationsanästhesie mit 1(–2)%igem Lidocain und Suprareninzusatz (1:100000) eingesetzt. Man erreicht damit sowohl Anästhesie als auch eine Verminderung der Blutung (siehe auch Kap. 1).

Operationstechnik

Der Patient befindet sich in Rückenlage, das verletzte Ohr nach oben gelagert. Man kann nun durch den Gehörgang (transkanalikulär bzw. enaural) oder von retroaurikulär aus vorgehen. Die Haut des äußeren Gehörgangs wird mit Lokalanästhetikum (siehe oben und Kap. 1) infiltriert.

Knöcherne Gehörgangsstenose, Entfernung von Knochenfragmenten

Bei akuten Verletzungen können knöcherne Fragmente in den Gehörgang verlagert sein. Sie sind in der Regel mobil, haften jedoch gelegentlich fest am Frakturspalt. Die eingerissene Gehörgangshaut wird sorgfältig von den Knochenstückchen gelöst. Sie werden mobilisiert und mit einem Haken oder einer Nadel entfernt (Abb. 5.1 und 5.2). Es folgt ein Débridement der Haut. Der Gehörgang wird abschließend leicht austamponiert. Gelegentlich ist es sinnvoll, ein Stück Temporalisfaszie zwischen Haut und Knochen zu legen, damit hierdurch das Einwachsen von Epithel in den Frakturspalt verhindert wird (Abb. 5.3).

Exzision einer Weichteilstenose, Entfernung von Knochenfragmenten – Rekonstruktion des äußeren Gehörgangs – Hauttransplantate

Nach fortgeschrittener Heilung können dislozierte Knochenfragmente bereits von Gehörgangshaut überwachsen sein. Sollte hierdurch das Gehörgangslumen verlegt oder so weit eingeengt sein, daß das Trommelfell nicht überschaubar ist, müssen diese Fragmente entfernt werden. Hierzu wird ein tympanomeataler Lappen gebildet bis die knöcherne Stenose erreicht ist. Die Haut wird schonend von den knöchernen Fragmenten abgehoben. Mit einer Kürette oder dem Bohrer lassen sich diese Fragmente entfernen. Nach Rückverlagern des zuvor gebildeten Hautlappens erfolgt abschließend eine lockere Tamponade des äußeren Gehörgangs.

Chirurgie des äußeren Gehörgangs   133

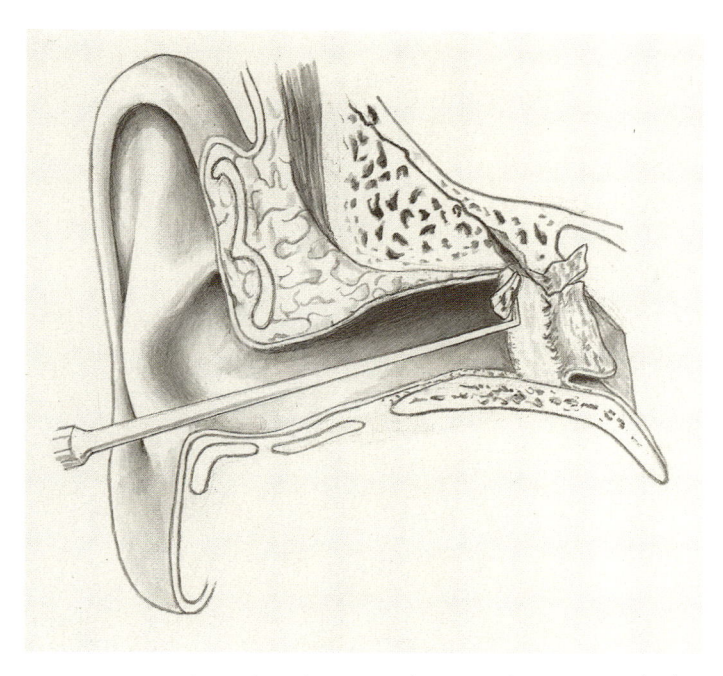

Abb. 5.**1** Extraktion knöcherner Gehörgangsfragmente mit dem Häkchen.

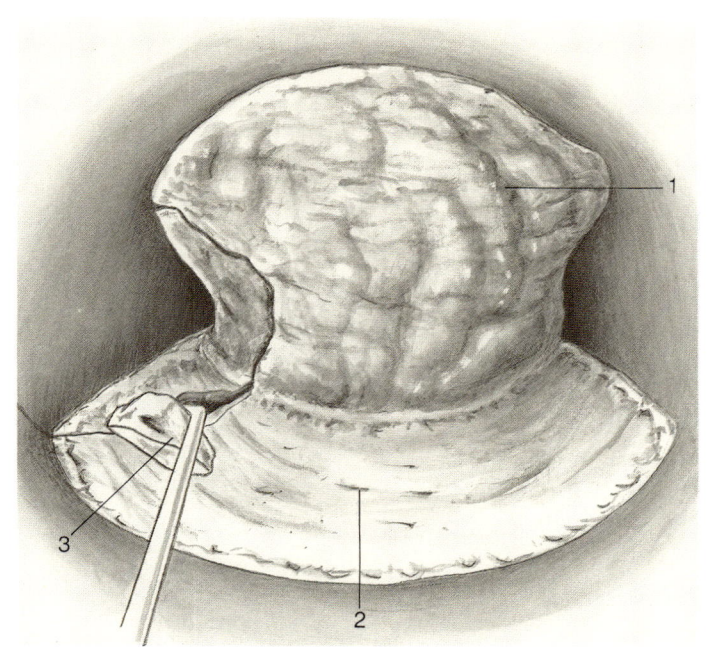

Abb. 5.**2** Bilden eines tympanomeatalen Lappens zur Entfernung eines Knochenfragments.
1 Tympanomeataler Lappen (hochgeschlagen)
2 Knöcherne Gehörgangswand
3 Knochensplitter

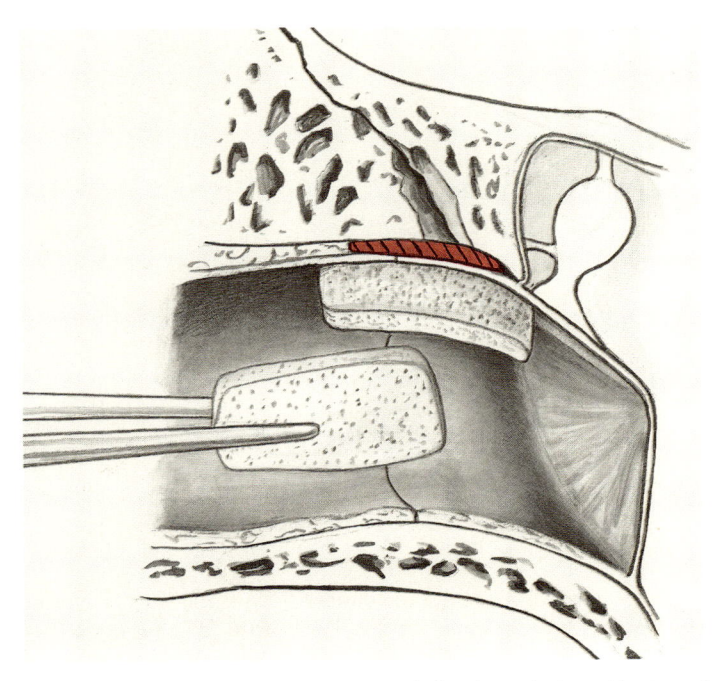

Abb. 5.**3** Interposition von Temporalisfaszie zwischen Haut und Frakturspalt.

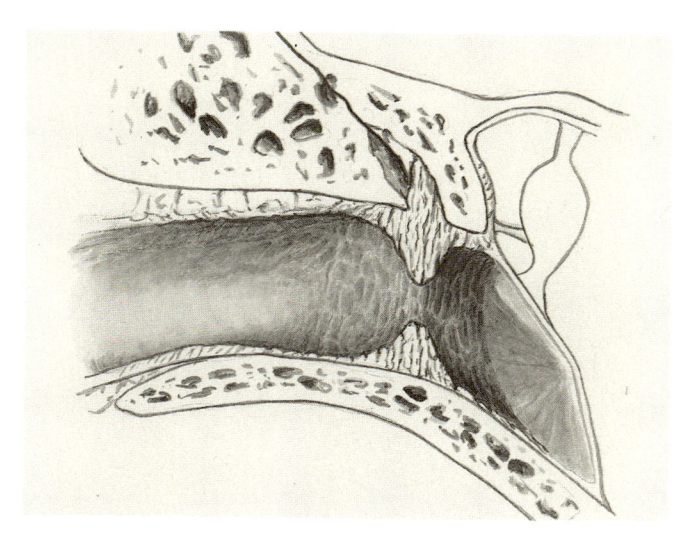

Abb. 5.4 Zirkuläre narbige Gehörgangsstenose.

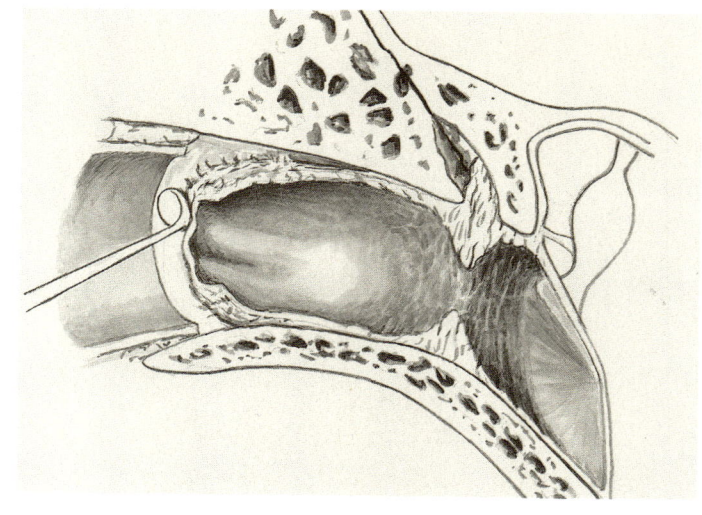

Abb. 5.5 Zirkuläre Inszision der Gehörgangshaut.

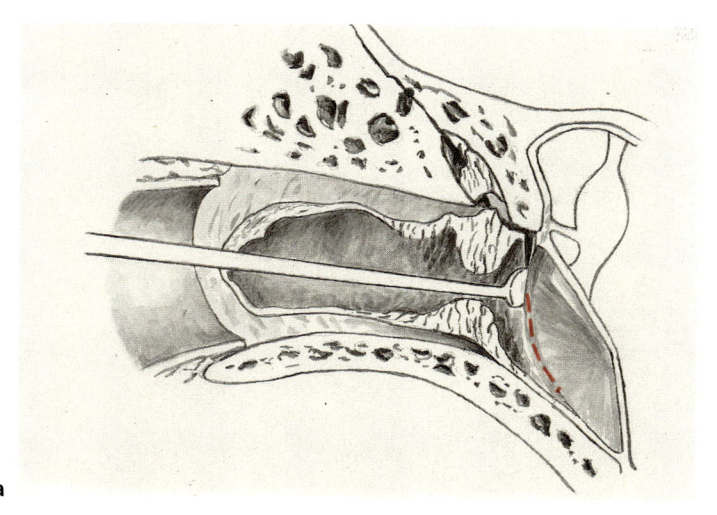

Abb. 5.6 a und b Entfernung des stenotischen Segments.

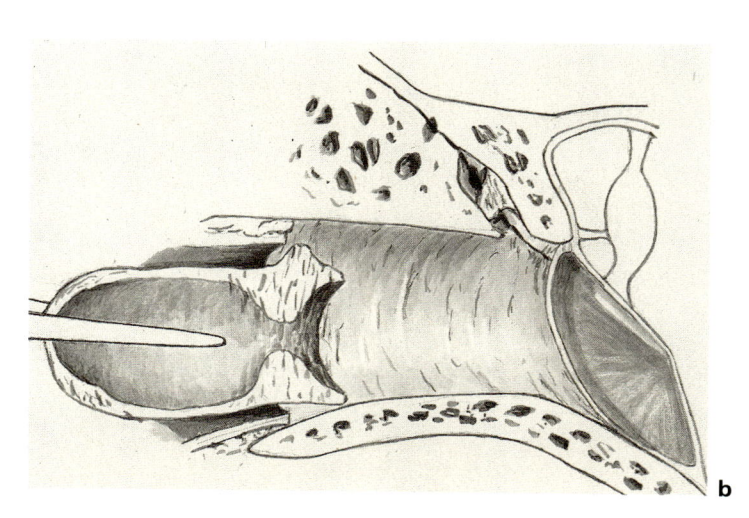

Schwere Weichteilvernarbungen verursachen mitunter eine zirkuläre Stenose, die zur vollständigen Obliteration des Gehörgangs führen kann (Abb. 5.4). In diesem Fall wird das stenotische Segment exzidiert und der freiliegende Knochen mit dünner Spalthaut gedeckt. Hierzu wird die Gehörgangshaut lateral der Stenose zirkulär inzidiert (Abb. 5.5), subperiostal nach medial präpariert, medial der Stenose zirkulär abgetrennt und entfernt (Abb. 5.6 a, b). Hervorstehender Knochen kann mit dem Bohrer zurückgeschliffen werden, so daß ein ausreichend großes Gehörgangslumen entsteht. Z. B. retroaurikulär entnommene Spalthaut (Dicke 0,2–0,25 mm) wird auf die Größe des entstandenen Hautdefektes zurechtgetrimmt und auf den blanken Gehörgangsknochen gelegt (Abb. 5.7). Das laterale Ende des Transplantats wird mit der Gehörgangshaut vernäht. Abschließend erfolgt eine lockere Tamponade.

Bezugs- und Gefahrenpunkte

Kiefergelenk

Nicht selten wird beim Zurückschleifen knöcherner Überhänge an der Gehörgangsvorderwand das Kiefergelenk erreicht. Wenn der Operateur die weißliche fibröse Gelenkkapsel erkennt und das Bohren einstellt, ergeben sich hieraus gewöhnlich keine Probleme.

Cholesteatom durch eingeklemmte Gehörgangshaut

Gehörgangshaut, die zwischen den knöchernen Fragmenten oder unter dem Spalthauttransplantat zu liegen kommt, kann ein Gehörgangscholesteatom verursachen. Es ist daher unerläßlich, kleine Hautfetzen während der Primärversorgung zu entfernen.

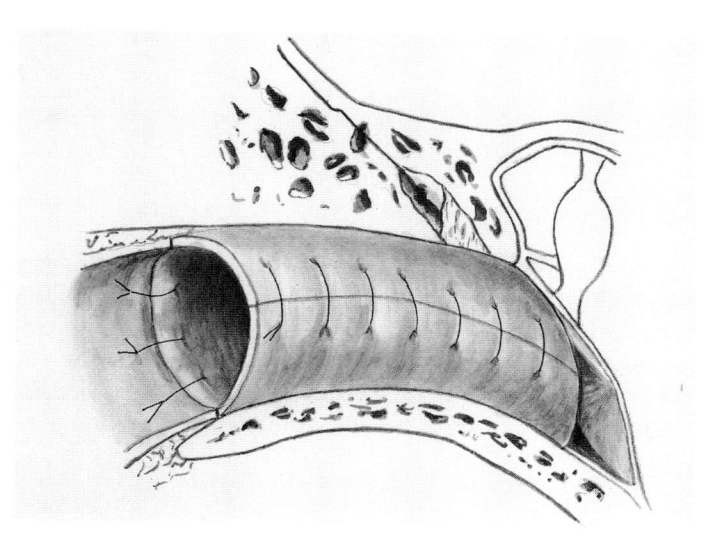

Abb. 5.7 Plazierung des Spalthauttransplantats.

Nachsorge

Postoperativer Breitbandantibiotika-Schutz

Verletzungen des äußeren Gehörgangs, die einer operativen Sanierung bedürfen, sollten mit einem Antibiotikum mit breitem Wirkspektrum abgeschirmt werden.

Entfernung einer Tamponade

Eine Woche postoperativ erfolgt eine Wundkontrolle. Die Gehörgangstamponade wird zwischen dem 7. und 15. postoperativen Tag entfernt. Ohrentropfen mit einer Wirkstoffkombination aus Antibiotikum und Cortison können zur Infektionsprophylaxe hilfreich sein.

Postoperative Komplikationen

Infektion

Postoperative Infektionen sind ungewöhnlich. Falls dennoch eine Wundinfektion eintritt, kann diese zum Untergang des Hauttransplantats führen. Infektionen mit Ausbreitung auf den Gehörgangsknorpel bedürfen einer aggressiven lokalen und systemisch-antibiotischen Behandlung.

Kiefergelenkdysfunktionen

Bei Verletzung oder iatrogener Läsion des Kiefergelenks kann es zur Kieferklemme oder Kauschmerz kommen.

Restenosierung des Gehörgangs

Zirkuläre Stenosen durch Vernarbung des Weichteilgewebes sind schwer zu behandeln und neigen zur Restenosierung. Bougierung, Dilatation oder Einsetzen von Stents ist meist ohne Erfolg. Durch die Verwendung von Hauttransplantaten wird die Wahrscheinlichkeit einer Restenosierung gesenkt.

Cholesteatom

In die Tiefe versprengte Gehörgangshaut kann zur Entstehung von Cholesteatomen nach Gehörgangstrauma führen.

Chirurgie bei Verletzungen des Trommelfells

Verletzungen des Trommelfells werden durch Kräfte verursacht, die entweder direkt über den äußeren Gehörgang, die Eustachi-Röhre oder indirekt über den Schädelknochen als Folge eines Kopftraumas einwirken (Bellucci 1993).

Inzidenz

Die Häufigkeit der traumatischen Trommelfellperforation wird auf 2% aller Ohrleiden geschätzt. Die exakte Inzidenz der jeweiligen Schädigungstypen ist unbekannt. In einer Studie mit 531 Trommelfellrupturen waren 57% luftdruckbedingt, 15% entstanden als Folge direkter Penetration, 15% durch Schädel-Hirn-Verletzungen und 4% durch Barotrauma (Strohm 1986).

Ursachen

Eine direkte Penetrationsverletzung des Trommelfells entsteht durch Manipulationen im äußeren Gehörgang. Am häufigsten sind Verletzungen durch Wattestäbchen, Haarnadeln, Bleistifte und Streichhölzer. Zu dieser Kategorie gehören auch Trommelfellrupturen nach einem Versuch, festsitzendes Zerumen oder beispielsweise Fremdkörper bei unruhigen Kindern zu entfernen. Eine plötzliche Luftdruckerhöhung kann ebenfalls zur Trommelfellzerreißung führen. Typisch hierfür ist die „Ohrfeige", die zur Kompression der Luftsäule im Gehörgang führt. In gleicher Weise wirkt auch der Druck bei einer Explosion.

Selten kann ein Barotrauma einen so hohen Druck erzeugen, daß das Trommelfell einreißt. Als extreme Raritäten wird über eine Trommelfellruptur bei Valsalva-Manöver oder retrograder Tubenkatheterisierung berichtet.

Ein Drittel aller Patienten mit Felsenbeinfraktur weist eine frische Trommelfellperforation auf. In der Regel handelt es sich dann um Felsenbeinlängsfrakturen. Häufig findet sich zusätzlich eine Verletzung der Gehörgangshaut.

Bei Schweißarbeiten besteht das Risiko isolierter Verbrennungen des Trommelfells. Diese werden durch noch heiße Schweißperlen, die in den Gehörgang gelangen, hervorgerufen. Blitzschlag kann zur elektrischen Verbrennung des Trommelfells führen. Schließlich finden sich Verätzungen des Trommelfells bei Arbeitern, die mit Laugen oder Säuren umgehen.

Diagnostik

Klinischer Befund

Der Trommelfellbefund gibt meist deutliche Hinweise auf die Verletzungsursache. Die meisten frischen traumatischen Trommelfellperforationen sind scharfrandig, mit freiflottierenden Trommelfellfetzen und frischem Blut im Gehörgang oder Cavum tympani. Nicht selten sind sie mit Verletzungen der Gehörgangshaut oder Gehörknöchelchenkette kombiniert.

Die Untersuchung wird mit sterilen Instrumenten und vorzugsweise mit dem Operationsmikroskop durchgeführt. Blutreste werden vorsichtig entfernt. Klare Sekretion deutet auf eine Liquorfistel hin. Eine dislozierte oder frakturierte Fußplatte kann zu Austritt von Perilymphe führen, was jedoch aufgrund der geringen Menge meist nicht auffällt. Deswegen ist beim Absaugen aus der ovalen und runden Fensternische höchste Vorsicht geboten.

Da Brandverletzungen des Trommelfells zu Infektion neigen, ist auf purulente Otorrhoe zu achten. Der Patient sollte gezielt auf Nystagmus und Gesichtsnerv-Läsionen untersucht werden.

Hörprüfung

Sobald es der Zustand des Patienten erlaubt, sollte eine Hörprüfung durchgeführt werden. Eine große Schalleitungsschwerhörigkeit deutet auf eine Unterbrechung der Gehörknöchelchenkette. Schwere sensoneurale Hörverluste finden sich bei Rupturen der Labyrinthfenster. Die Patientenuntersuchung kann in diesen Fällen durch massiven vestibulären Schwindel und Tinnitus erschwert sein. Bei Kindern, komatösen oder unkooperativen Patienten kann eine Hirnstammaudiometrie weiterhelfen. In Ausnahmen sind eine Elektronystagmographie oder andere Testverfahren für das Vestibularorgan indiziert.

Indikationen

Die meisten traumatischen Trommelfellperforationen heilen spontan und ohne sichtbare Vernarbung. Selbst sehr große Perforationen können vollständig ohne Behandlung abheilen (Bellucci 1983). Die operative Versorgung ist notwendig, wenn folgende Bedingungen erfüllt sind:

- persistierende Trommelfellperforation,
- persistierende Schalleitungsschwerhörigkeit.

Operationsziele

- Verschluß einer Perforation,
- Vorbeugung einer Infektion,
- Wiederherstellung des Hörvermögens.

Operationsvorbereitung

Behandlung von Infektionen

Die Patienten werden darauf hingewiesen, ihr Ohr trocken zu halten. Schwimmen und Baden sollte vermieden werden. Beim Haare waschen oder Duschen sollte das Ohr durch einen passenden, ggf. gefetteten, Stöpsel verschlossen werden. Falls sich das Ohr dennoch infiziert, ist nach Entnahme eines Abstrichs zur hygienischen Untersuchung eine antibiotische Behandlung einzuleiten.

Anästhesie

- Lokalanästhesie (s. S. 132).
- Vollnarkose.

Operationstechnik

Sofort-Versorgung

Traumatische Trommelfellperforationen können sofort während der Erstinspektion unter aseptischen Kautelen versorgt werden. Das Ohr wird mit einem Lidocain-Adrenalin-Gemisch infiltriert. Das Vorgehen ist einfach und erfolgt ambulant.

Aufrichtung und Schienung des Trommelfells

Sollten eingerissene Trommelfellanteile in das Mittelohr invertiert sein, so lassen sie sich mit einem kleinen Haken hervorkrempeln (Abb. 5.8) und mit einer Folie oder einem Schwämmchen schienen (Abb. 5.9).

Inspektion des Mittelohres

Zur Darstellung der Gehörknöchelchenkette werden die Ränder der Perforation vorsichtig etwas zur Seite gedrängt.

Spät-Versorgung

Die sekundäre operative Versorgung ist dann indiziert, wenn eine traumatische Trommelfellperforation nach sechs Wochen nicht abgeheilt ist. Die Tympanoplastik wird im Operationssaal durchgeführt. Folgende Zugänge sind möglich:

- enaural,
- retroaurikulär.

Die Details dieser Zugänge werden an anderer Stelle besprochen (S. 81 und 229).

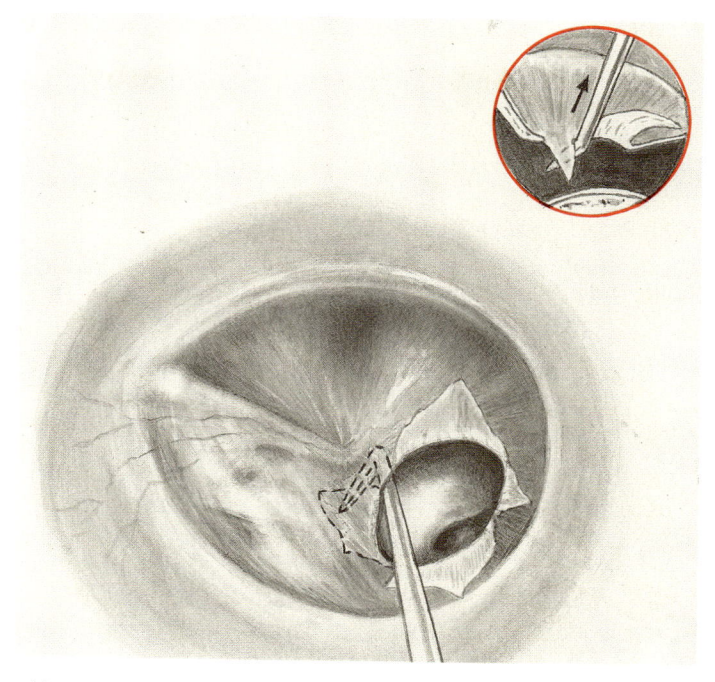

Abb. 5.8 Hervorkrempeln eingeschlagener Trommelfellränder.

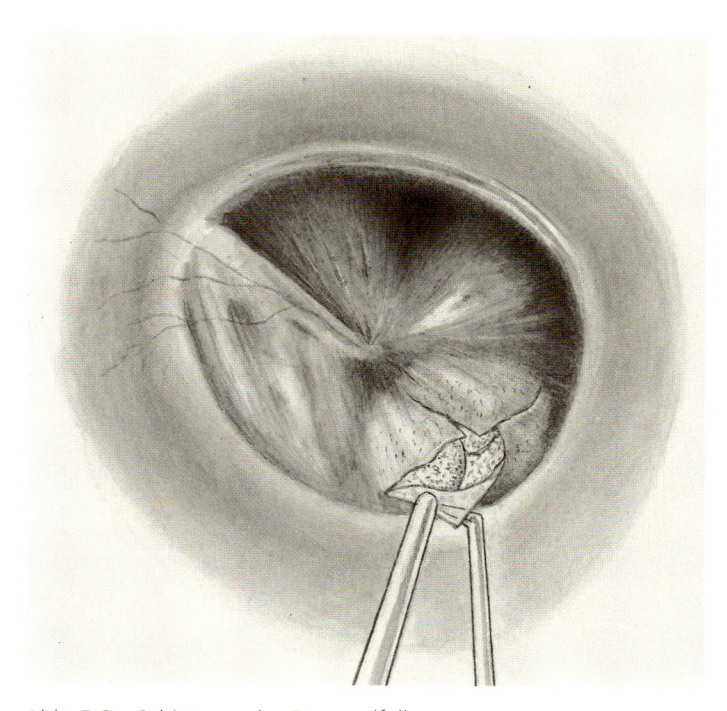

Abb. 5.9 Schienung des Trommelfells.

Bezugs- und Gefahrenpunkte

Bei der Versorgung traumatischer Trommelfellperforationen muß der Operateur mit Schwierigkeiten rechnen, denen er bei der Chirurgie eines nicht traumatisch geschädigten Ohres kaum begegnet.

Veränderte Anatomie des äußeren Gehörgangs

Felsenbeinfrakturen können zur Verschiebung der knöchernen Gehörgangswände führen, besonders im posterioren und posterosuperioren Abschnitt, in dem Längsfrakturen den Gehörgang erreichen. Eine knöcherne Stufe kann die Präparation des tympanomeatalen Lappens und des Anulus fibrosus erheblich erschweren.

Blutung aus dem Frakturspalt

Blutungen aus dem Frakturspalt können heftig sein und die Lappenpräparation sehr stören.

Beteiligung der Gehörknöchelchenkette

Traumatische Trommelfellperforationen können mit einer Unterbrechung der Gehörknöchelchenkette einhergehen. Dieser Defekt sollte frühzeitig erkannt und gleichzeitig mit dem Verschluß des Trommelfells behoben werden. Nicht selten findet sich bei Längsfrakturen eine ausgeprägte Amboßdislokation. Der Amboß liegt dann im Frakturspalt oder als irreguläres Knochenteilchen unter der medialen Gehörgangshaut. Derartige Dislokationen stellen sich in der Regel bereits bei der Präparation des tympanomeatalen Lappens dar (Abb. 5.**10**).

Regeln, Tips und typische Fehler

- Keine Notwendigkeit zur sofortigen Operation.
- Ein zu frühzeitig durchgeführter Eingriff kann zu Infektionen oder Meningitis führen.
- Die Kontinuität der Gehörknöchelchenkette immer prüfen.
- Auf Verletzungen des N. facialis achten.
- Auf Gehirnprolaps achten.

Nachsorge

Postoperative Antibiotika-Gaben

Viele Operateure geben bei Tympanoplastiken nicht regelmäßig Antibiotika. Die Heilung nach Versorgung einer traumatischen Trommelfellperforation dauert jedoch meist länger als nach einer normalen Tympanoplastik. Wegen erhöhter Kontaminationsgefahr empfiehlt sich daher die Gabe eines Breitbandantibiotikums.

Postoperative Komplikationen

Meningitis

Felsenbeinfrakturen heilen durch bindegewebigen Ersatz. Nicht selten kann bei einer chirurgischen Exploration eine Liquorfistel im Bereich der Attikwand entdeckt werden. Über diese Eintrittspforte kann sich eine Meningitis entwickeln.

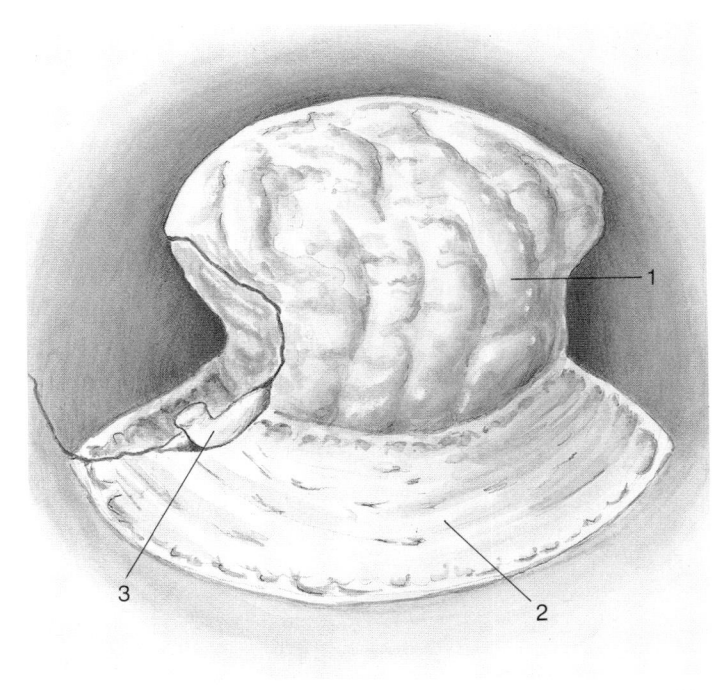

Abb. 5.**10** Amboßdislokation (Einklemmung in einen Frakturspalt).
1 Hochgeschlagener tympanomeataler Lappen
2 Knöcherner Gehörgang
3 Amboß

Otoliquorrhoe

Besteht eine primäre oder postoperative Otoliquorrhö, ist eine Revision indiziert. Eine tympanale Otorrhoe kann jedoch unentdeckt bleiben oder als wäßrige Rhinorrhoe imponieren, wenn der Liquor über die Eustachi-Röhre in den Nasen-Rachen-Raum gelangt. Eine persistierende Liquorrhoe kann die Wundheilung einer Tympanoplastik stören und zum Fortbestehen einer Transplantatperforation führen.

Fazialisparese

Der Falloppi'sche Kanal kann sowohl primär als auch sekundär intraoperativ frakturiert sein. Fragmente, die in den Nerv einspießen, sind meist der Grund für eine komplette oder inkomplette Fazialisparese.

Chirurgie bei Schädigung der Gehörknöchelchen

(Siehe auch Kap. 4, S. 110)

Ursachen

Am häufigsten kommt es zu Verletzungen der Gehörknöchelchen als Folge einer Felsenbeinfraktur. Zweithäufigste Ursache ist die Verletzung bei direkten Penetrationstraumata durch den äußeren Gehörgang (z. B. Wattestäbchen).

Inzidenz

Die Inzidenz der traumatischen Gehörknöchelchen-Schäden ist nicht genau bekannt. Bei einem Drittel aller Patienten mit Felsenbeinfrakturen wird eine reine Schalleitungsschwerhörigkeit und in einem Drittel eine kombinierte Schalleitungsschwerhörigkeit festgestellt. Bei der Mehrzahl der Patienten bildet sich diese Schwerhörigkeit innerhalb von 4–6 Wochen zurück. Bei 12% der Patienten persistiert eine ausgeprägte Schalleitungsschwerhörigkeit, die durch eine Mittelohrexploration abgeklärt werden sollte (Ghorayeb u. Rafie 1989). Hierbei findet sich am häufigsten eine Luxation des Amboß-Steigbügel-Gelenks (Lambert u. Brackmann 1984), gefolgt von einer Amboßdislokation. Hammer und Fußplatte sind relativ stabile Strukturen. Bereits bei einem geringfügigen Trauma kann es aufgrund des schwachen ligamentären Halteapparates zur Amboßdislokation kommen. Somit sind der Amboß, das Amboß-Stapes-Gelenk und Amboß-Hammer-Gelenk die verwundbarsten Anteile der Gehörknöchelchenkette (Schubiger u. Mitarb. 1983).

Frakturen der Gehörknöchelchen sind weitaus seltener als Dislokationen oder Luxationen. Bei Frakturen sind meist die Stapesschenkel, selten dagegen der lange Amboßfortsatz oder der Hals des Hammers betroffen.

Diagnostik

Klinischer Befund

In der Frühphase nach einem Trauma ist die otoskopische Beurteilung des Trommelfells wegen Blutansammlungen und Weichteilverletzungen meist eingeschränkt. Bei perforiertem Trommelfell ist eine Beurteilung der Gehörknöchelchenkette häufig möglich. Bei intaktem Trommelfell kann als einziges Indiz auf eine Schädigung der Gehörknöchelchenkette ein Hämatotympanon vorhanden sein.

Hörprüfung

Eine persistierende Schalleitungsschwerhörigkeit von 40 dB oder mehr deutet auf eine Unterbrechung der Gehörknöchelchenkette. Bei bewußtlosen oder wenig kooperativen Patienten kann die Bestimmung der Reizlautstärke-Latenz-Funktion der Hirnstammaudiometrie Aufschluß über die Art der Hörstörung geben.

Bildgebende Verfahren

Mit der hochauflösenden Computertomographie des Felsenbeins ist eine gute Darstellung der Gehörknöchelchen möglich. Besonders hilfreich ist sie dann, wenn es um die Darstellung einer Amboßdislokation oder Amboßluxation im Hammer-Amboß-Gelenk geht. Dieses ist in der axialen Schnittführung leicht erkennbar. Es ähnelt typischerweise einer „Eiswaffel" (Abb. 5.11). Das Amboß-Steigbügel-Gelenk kommt dagegen besser in der koronaren Schnittführung zur Darstellung, wobei der Hammerhandgriff und der lange Fortsatz des Ambosses eine „Y"-förmige Struktur bilden (Abb. 5.12).

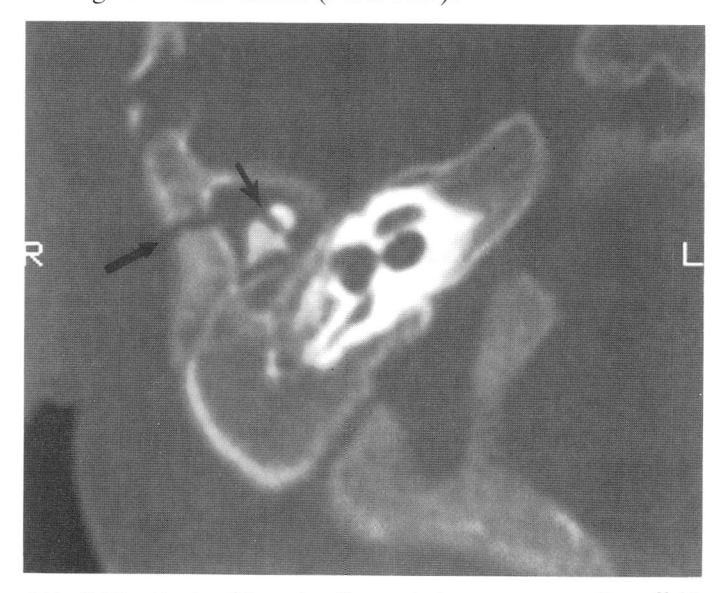

Abb. 5.11 Hochauflösendes Computertomogramm. „Eiswaffel"-förmige Anordnung des Hammers und Amboß in der axialen Schichtung.

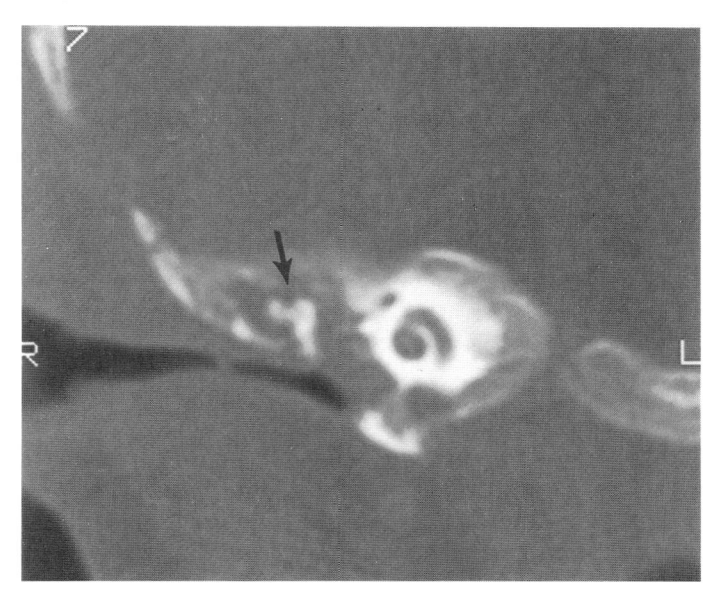

Abb 5.12 Hochauflösendes Computertomogramm. Die koronare Schichtebene zeigt eine Gehörknöchelchendislokation: „Y"-Zeichen.

Indikationen

- Wiederherstellung des Hörvermögens;
- Verschluß einer Perilymphfistel.

Operationsziele

Wiederherstellung der Mittelohrfunktion

Der Zeitpunkt der otochirurgischen Versorgung wird durch den Allgemeinzustand und die Versorgung vorrangiger neurochirurgischer oder anderer lebensbedrohlicher Verletzung bestimmt. Auch bei einem guten Zustand des Patienten sollten sechs Wochen verstreichen. Bis dahin ist es in der Regel zum Verschluß einer Trommelfellperforation und zur Rückbildung des Hämatotympanons gekommen. Persistiert jedoch die Schalleitungsschwerhörigkeit (Abb. 5.**13a–c**), sollte das Mittelohr kontrolliert werden. Hierbei ist auf folgende Schädigungen der Kette besonders zu achten:

- Luxation im Hammer-Amboß- oder Amboß-Stapes-Gelenk;
- Massive Dislokation oder Frakturen des Ambosses;
- Frakturen der Stapessuprastrukturen;
- Frakturen der Fußplatte;
- Ruptur der Membran des runden Fensters.

Verschluß einer Perilymphfistel

Eine Perilymphfistel entsteht gewöhnlich dann, wenn die Stapesfußplatte subluxiert oder frakturiert ist. Dies geschieht am häufigsten durch Verletzungen, die direkt durch den äußeren Gehörgang auf das Trommelfell einwirken. Die Patienten klagen in der Regel über schwersten Tinnitus, sensoneuralen Hörverlust und Drehschwindel. In einer solchen Situation kann eine sofortige hochdosierte Cortisonapplikation (1 g Prednisolon i. v.) kochleoprotektiv wirken. Eine Mittelohrexploration darf dann verzögert werden, und der Patient bedarf Bettruhe.

Anästhesie

- Lokalanästhesie (s. Kapitel 1).
- Vollnarkose.

Operationstechnik

Enaural

Der Eingriff sollte im Operationssaal stattfinden. Bei einem weiten Gehörgang ist ein enaurales Vorgehen empfehlenswert. Hierzu wird ein tympanomeataler Lappen präpariert und das Mittelohr eröffnet. Die Kontinuität der Gehörknöchelkette wird mit einem feinen Häkchen oder einer Nadel geprüft.

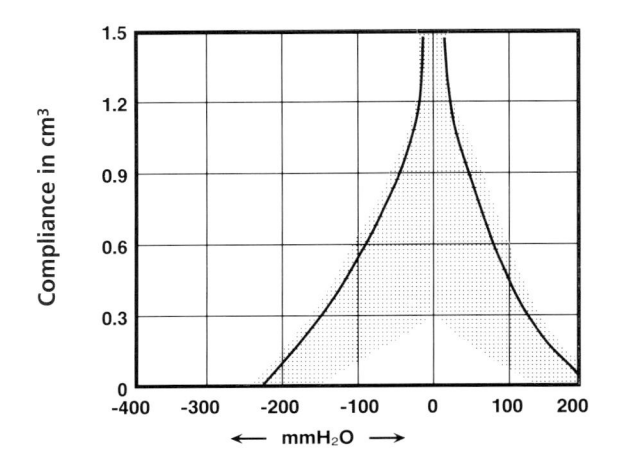

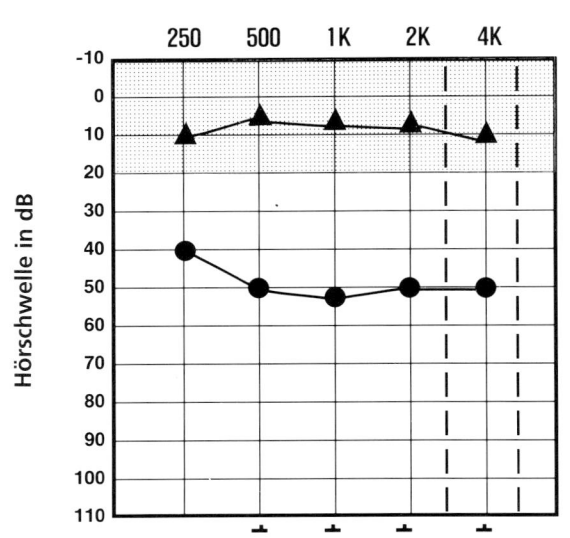

Abb. 5.**13a–c** Schalleitungsschwerhörigkeit im Audiogramm und Tympanogramm.

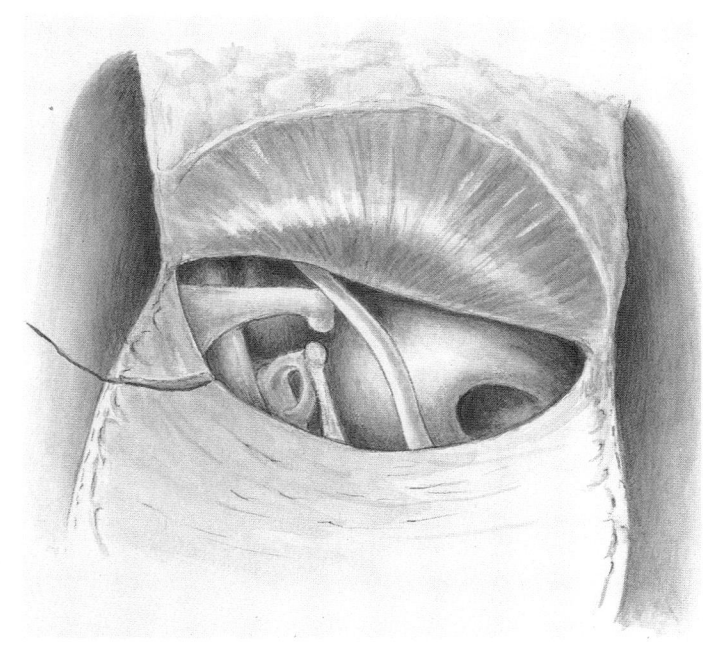

Abb. 5.14 Disartikulation im Amboß-Steigbügel-Gelenk ohne Dislokation des Ambosses.

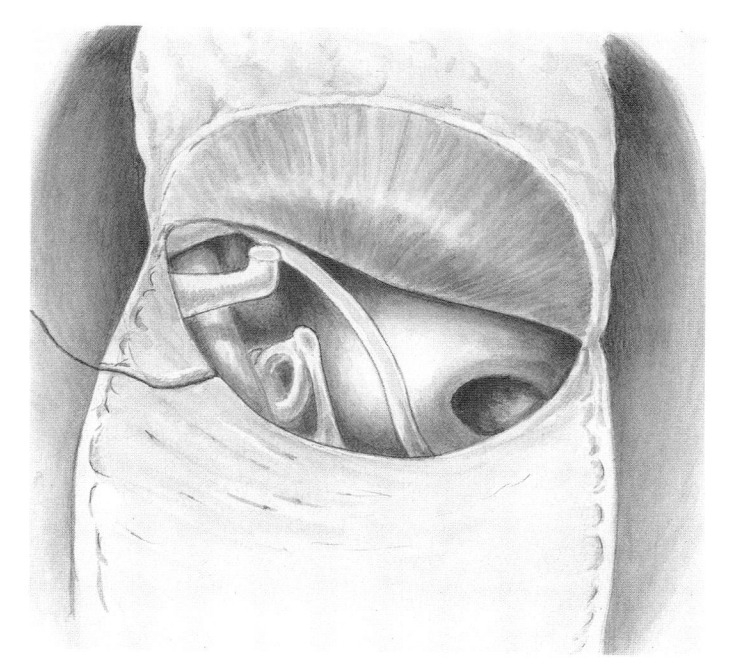

Abb. 5.15 Disartikulation im Amboß-Steigbügel-Gelenk mit Rotation des Ambosses um 180°.

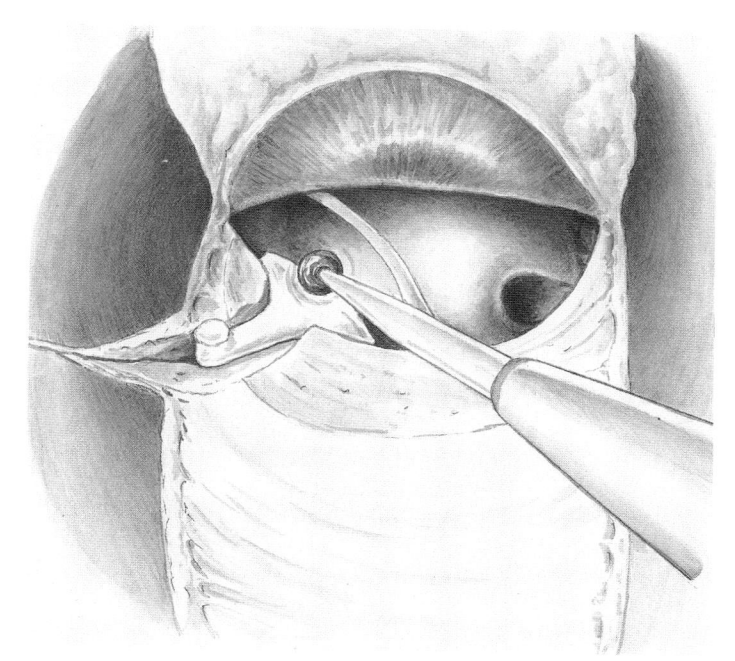

Abb. 5.16 Zurechtschleifen eines dislozierten Ambosses.

Retroaurikulär

Ist der Gehörgang eng oder z. B. durch Stufenbildung anatomisch verändert, empfiehlt sich ein retroaurikulärer Zugangsweg. Dieser Zugang bietet eine bessere Übersicht über den vorderen Sulcus tympani und ferner die Möglichkeit, autologe Temporalisfaszie, Konchaknorpel oder kortikalen Knochen zur Rekonstruktion zu gewinnen. Der tympanomeatale Lappen kann hierzu zunächst von enaural oder direkt nach retroaurikulärer Inzision präpariert werden.

Inspektion der Gehörknöchelchenkette

Durch Berühren und vorsichtiges Bewegen des Hammers mit einem feinen Instrument und gleichzeitige Beobachtung der Amboß- und Stapesmotilität wird die Kontinuität der Gehörknöchelchenkette geprüft. Erhöhte Mobilität spricht für eine Dislokation. Mit starker Vergrößerung wird das Amboß-Steigbügel-Gelenk separat inspiziert, weil eine Unterbrechung leicht übersehen werden kann (Abb. 5.14). Der Amboß kann so stark disloziert sein, daß er in den Frakturspalt eingeklemmt ist. Ferner kann er in der Vertikalen um 180° rotiert oder in den Aditus ad antrum verlagert sein (Abb. 5.15). Gelegentlich findet sich der Amboß auch in einer Tasche zwischen Gehörgangshaut und knöcherner Gehörgangswand, die bis zur Knorpel-Knochen-Grenze reicht (Cannon u. Jahrsdoerfer 1983).

Entfernung eines dislozierten Amboß

Ein dislozierter Amboß wird entfernt. Ist dies dadurch erschwert, daß der Amboß in der Frakturlinie oder im Aditus eingeklemmt ist, kann er dort belassen werden. Sollte allerdings die Beweglichkeit des Stapes eingeschränkt sein oder eine Rekonstruktion durch den dislozierten Amboß behindert werden, so wird er partiell oder gänzlich herausküretiert oder herausgebohrt (Abb. 5.16).

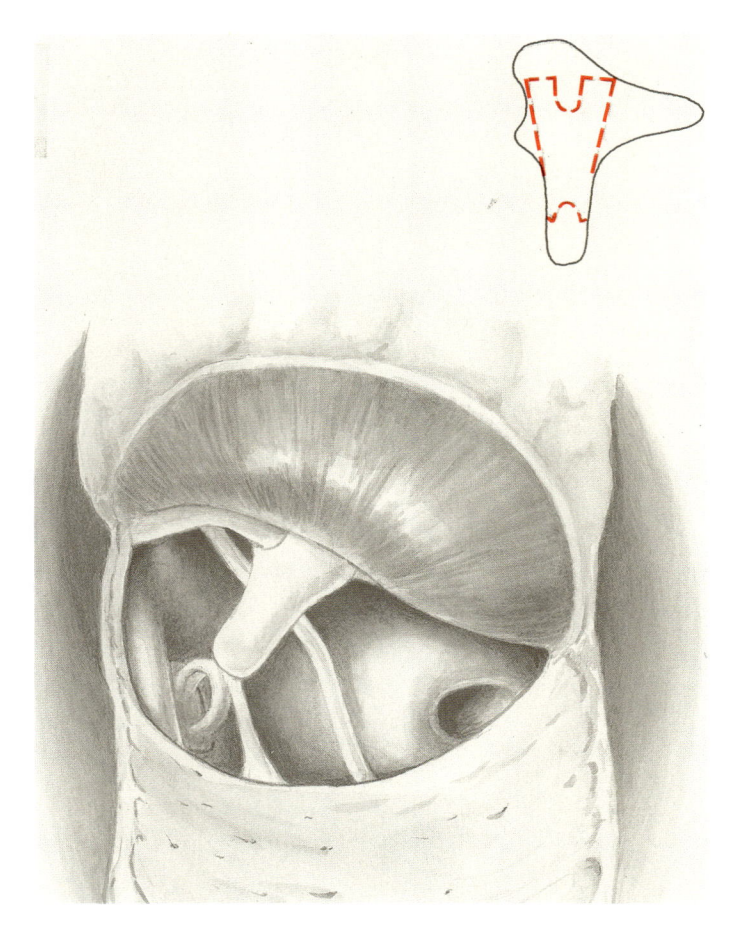

Abb. 5.**17** Interposition eines zurechtgeschliffenen Ambosses zwischen Steigbügelköpfchen und Hammerstiel.

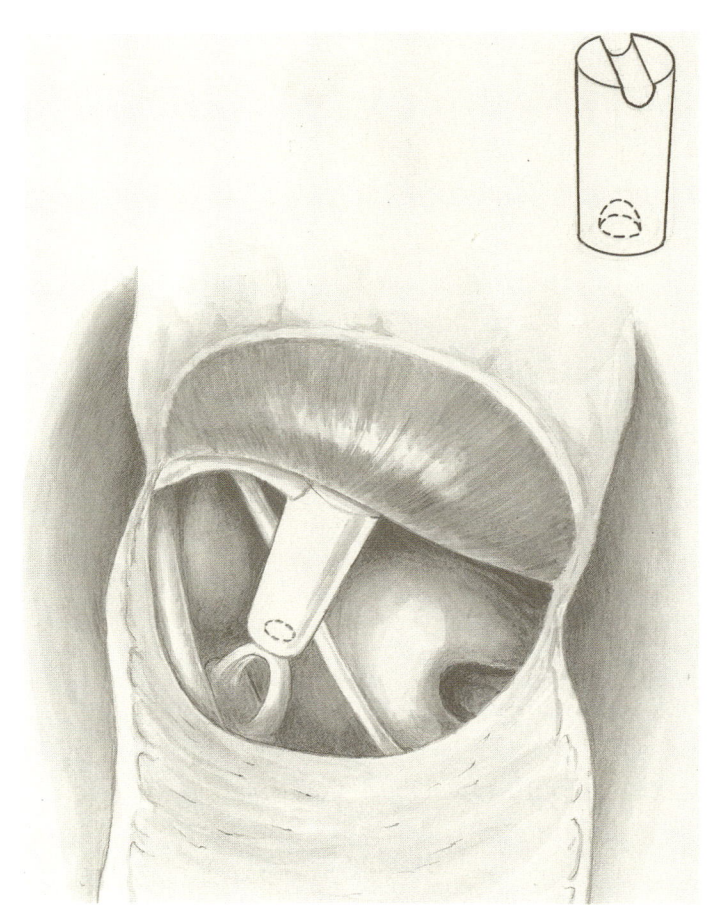

Abb. 5.**18** Interposition einer vorgefertigten homologen Amboßprothese.

Dislozierter Amboß und intakter Steigbügel

Bei unverletztem Hammer und Steigbügel bieten sich folgende Rekonstruktionsverfahren an:

Autologe Amboßinterposition

Nach Entnahme des Amboß wird dieser zurechtgeschliffen und zwischen Hammergriff und Stapesköpfchen interponiert (Abb. 5.**17**).

Homologe Amboßinterposition

Zur Wiederherstellung der Gehörknöchelchenkette kann ein homologes Amboßinterponat benutzt werden (Abb. 5.**18**). Hierbei ist jedoch an die HIV- und Slow-Virus-Problematik zu denken.

Gehörknöchelchenteilprothese (PORP = partial ossicular replacement prosthesis)

Zur Wiederherstellung der Gehörknöchelchenkette können ebenfalls allogene Transplantate verwendet werden. Diese sind bezüglich der Übertragung von Virusinfektionen risikofrei. Stehen Hammer und Stapesköpfchen in einem ungünstigen Winkel zueinander, sind PORP besonders nützlich (Abb. 5.**19**).

Fraktur des Steigbügels bei intaktem Amboß

Stapedektomie

Bei Fraktur oder Dislokation des Stapes mit intaktem Hammer und Amboß sollte eine Stapedektomie durchgeführt werden (Abb. 5.**20**). Dies gilt jedoch nur für bereits abgeheilte Verletzungen, das heißt frühestens sechs Wochen nach dem Trauma. Im frischen Zustand sollte keine Stapedektomie durchgeführt werden.

Fraktur und Dislokation des Amboß und Steigbügels

Gehörknöchelchenvollprothese (TORP = total ossicular replacement prosthesis)

Sind Amboß und Steigbügel verletzt, bietet sich zur Wiederherstellung der Gehörknöchelchenkette eine Vollpro-

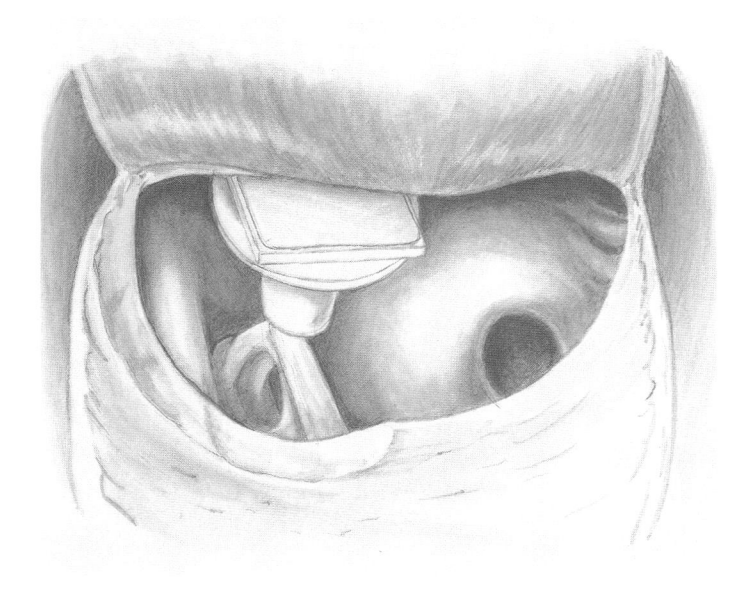

Abb. 5.**19** Interposition einer PORP (partial ossicular replacement prosthesis).

Abb. 5.**20** Stapedektomie.

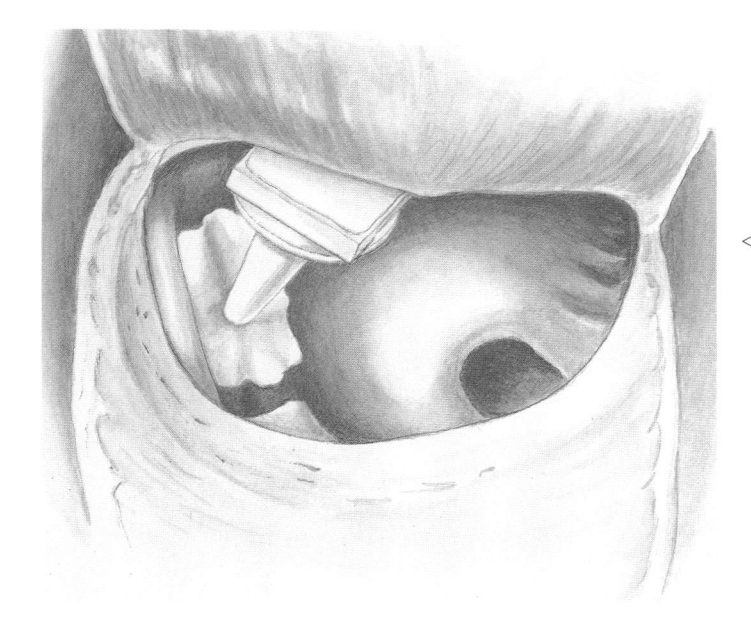

◁ Abb. 5.**21** TORP (total ossicular replacement prosthesis).

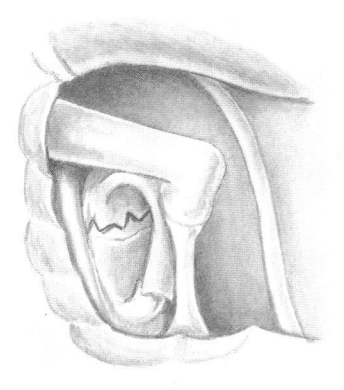

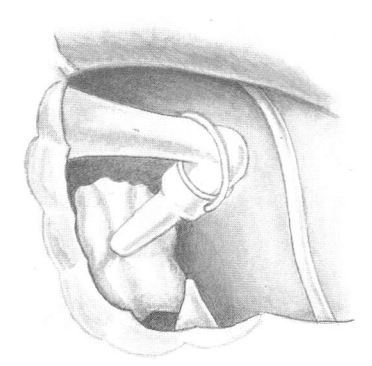

these (TORP) an. Diese wird auf die intakte Fußplatte aufgestellt. Bei eröffnetem ovalem Fenster wird ein autologes Bindegewebsstückchen zwischen mediales Ende der Prothese und Labyrinth interponiert (Abb. 5.**21**).

Sonstige Verletzungen der Gehörknöchelchenkette

Zur Rekonstruktion weiterer posttraumatischer Defekte der Gehörknöchelchenkette stehen zahlreiche Prothesen (z. B. aus Metall, Bioglas, Teflon, Keramik etc.) zur Verfügung, die meist vergleichbar gute Resultate ergeben.

Verschluß einer Perilymphfistel

Bei einer geringfügigen Subluxation des Stapes kann durch vorsichtige Reposition und Abdeckung der Fußplatte mit Bindegewebe ein Perilymphfluß blockiert werden. Frakturen oder klaffende Subluxationen der Fußplatte sollten wie eine Stapedektomie operiert werden, das heißt Abbau der Stapessuprastrukturen, Bedecken des ovalen Fensters mit Bindegewebe und Einsetzen einer Stapesprothese (Bellucci 1983).

Bezugs- und Gefahrenpunkte

- Blutung aus dem Frakturspalt, erschwerte Präparation der Gehörgangshaut, veränderte Anatomie.
- Massive Amboßdislokation, verbunden mit Innenohrschwerhörigkeit.
- Erschwertes Auffinden des Ambosses (wenn im Aditus ad antrum oder im Frakturspalt eingeklemmt).
- Veränderter Verlauf des N. facialis.
- Gehirnprolaps.

Nachsorge

Postoperative Antibiotikagabe ist indiziert.

Postoperative Komplikationen

- Vollständige oder partielle sensoneurale Schwerhörigkeit.
- Meningitis.
- Fazialisparese.

Chirurgische Versorgung bei Verletzungen des N. facialis

Die Fazialisparese stellt ein häufiges Symptom bei Felsenbeinfrakturen dar. Sie kann unmittelbar nach dem Trauma oder mit einer zeitlichen Latenz von Stunden bis zu mehreren Tagen auftreten. Siehe auch Band 1/II, Kapitel 16 und diesen Band, Kapitel 7.

Inzidenz

Die Inzidenz einer traumatischen Fazialisparese wird in der Literatur unterschiedlich angegeben. Bei 123 computertomographisch gesicherten Felsenbeinfrakturen fand sich bei der Hälfte der Patienten eine Sofortparese und bei einem Zehntel eine Spätparese (Ghorayeb u. Rafie 1989).

Ätiologie und Klinik

Felsenbeinfrakturen

Bei 4% aller stumpfen Schädel-Hirn-Traumen findet sich eine Felsenbeinfraktur. In 90% der Fälle sind sie einseitig. Männer sind dreimal häufiger betroffen als Frauen. Meist werden Felsenbeinfrakturen bei Erwachsenen, selten auch bei Kindern beobachtet. Die Mehrzahl wird durch Verkehrsunfälle verursacht (63%). Andere Ursachen sind Sturz, Schlägereien und Schußverletzungen (Ghorayeb u. Rafie 1989).

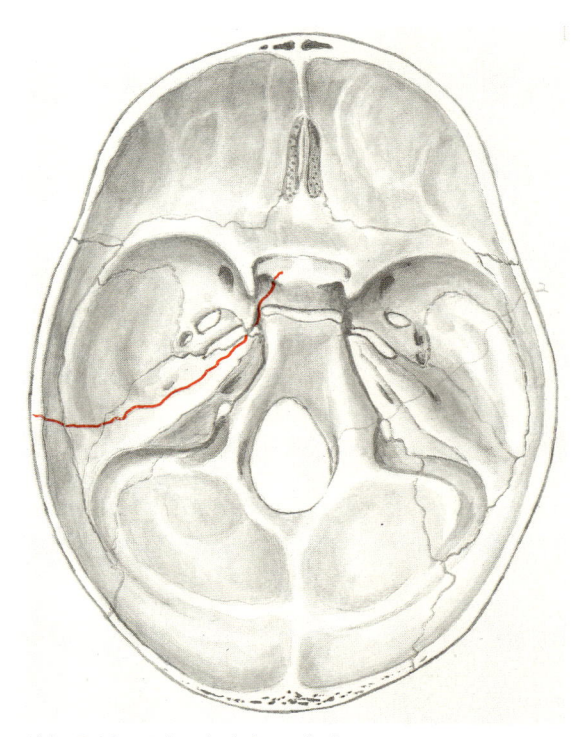

Abb. 5.**22** Felsenbeinlängsfraktur.

Felsenbeinfrakturen werden je nach Frakturverlauf in drei klassische Gruppen eingeteilt. Frakturen, die parallel zur Längsachse verlaufen, sind *Felsenbeinlängsfrakturen* (Abb. 5.**22**), Frakturen, die die Längsachse schneiden, bezeichnet man als *Querfrakturen* (Abb. 5.**23**). *Kombinierte* Frakturverläufe werden als *komplexe oder gemischte Felsenbeinfrakturen* beschrieben.

Es ist allgemein anerkannt, daß eine Klassifikation der Frakturen nicht nur anhand des Frakturverlaufs, sondern auch anhand der Symptomatologie erfolgen sollte. Querfrakturen gehen häufig mit Innenohrsymptomen einher, hingegen ist bei Längsfrakturen meist nur das Mittelohr betroffen. Eine Fazialisparese findet sich bei 20% der Längs- und bei 40% der Querfrakturen. Angaben zur Häufigkeit des Frakturtyps schwanken in der Literatur: bei 70–90% der Felsenbeinfrakturen findet sich ein Längs-, und bei 10–30% ein Querverlauf. Mischfrakturen sind mit etwa 10% beteiligt.

Die meisten Frakturen sind strenggenommen weder quer noch längs, sondern weisen einen schrägen Verlauf auf. Sie verlaufen bogenförmig, von der Spina supra meatum (Henle) über das laterale Mastoid bis zum Gehörgang,

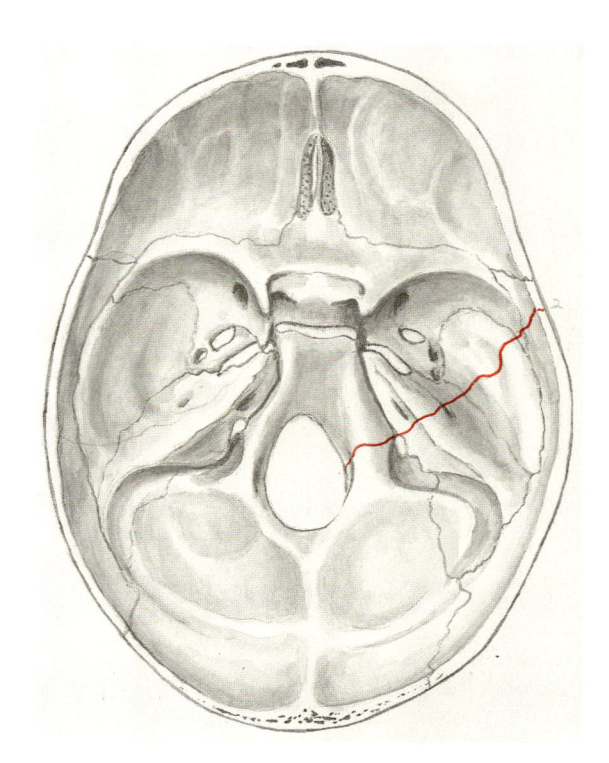

Abb. 5.**23** Felsenbeinquerfraktur.

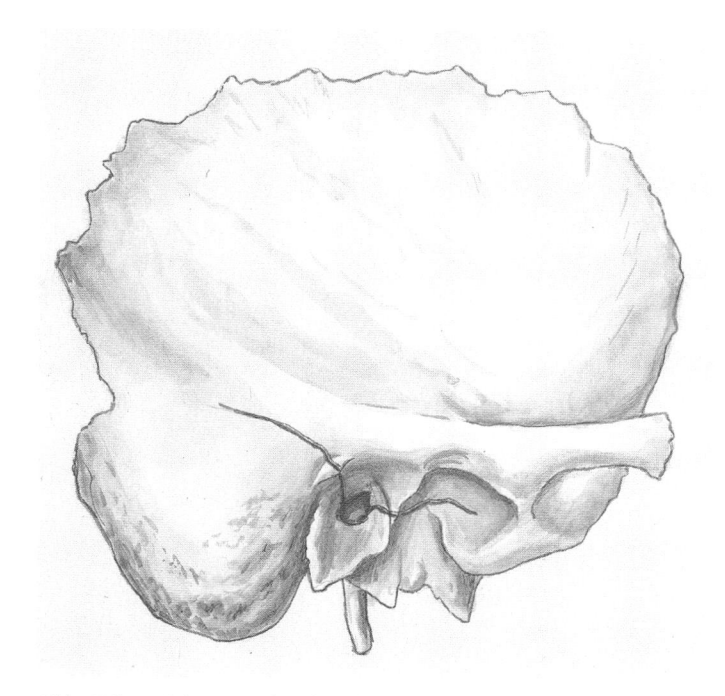

Abb. 5.24 Schräge Felsenbeinfraktur.

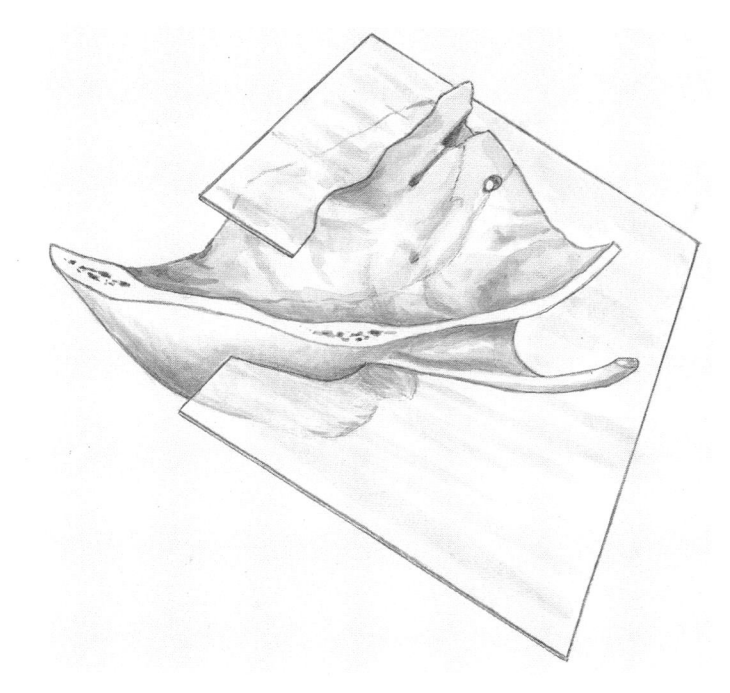

Abb. 5.25 Frakturebene einer schrägen Felsenbeinfraktur zur mittleren Schädelgrube.

den äußeren Gehörgang quasi überspringend und nach vorn in Richtung Kiefergelenkkapsel und strahlen in die Fissura petrotympanica ein (Abb. 5.24). Medial neigt sich der Frakturspalt nach oben und erreicht die laterale Attikwand. Von dort nimmt die Fraktur ihren Verlauf in Richtung Ganglion geniculi, wo der Gesichtsnerv am häufigsten geschädigt wird. Das kraniomediale Frakturende erreicht den Boden der mittleren Schädelgrube, das Cavum trigeminale (Meckel) und den Processus clinoideus posterior (Abb. 5.25 und 5.26, Ghorayeb u. Rafie 1989).

Diagnostik und präoperative Untersuchungen

Klinischer Befund

Präoperativ sollte ein vollständiger Status erhoben werden. Dieser muß eine eingehende Prüfung aller Hirnnerven beinhalten. Ist der Patient ansprechbar und kooperativ, werden Gesichtssymmetrie unter Ruhebedingungen und bei willkürlicher Bewegung im Seitenvergleich geprüft. Bei beidseitiger Fazialisparese ist die Beurteilung im Seitenvergleich erschwert. Vollständiger Lidschluß, Bell-Phänomen, Keratitis, Nystagmus und Augenmotilität sollten überprüft werden. Ein periorbitales Hämatom oder eine Schwellung („Raccoon"-Zeichen) gibt dem Untersucher einen Hinweis auf eine Schädelbasisfraktur.

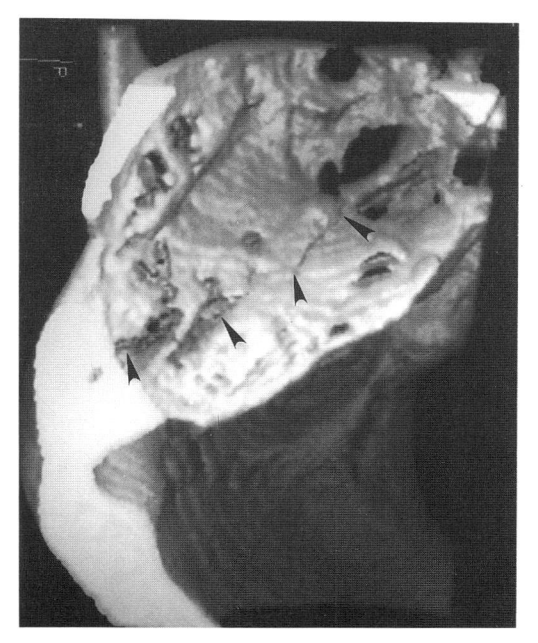

Abb. 5.26 Hochauflösendes Computertomogramm: Dreidimensionale Rekonstruktion einer schrägen Felsenbeinfraktur.

Klassifikation der Fazialisparese

- Komplette Parese.
- Inkomplette Parese.
- Sofortparese.
- Spätparese.

Eine Fazialisparese muß nicht immer Folge eines schweren Kopftraumas mit Koma sein. Einmal festgestellt, kann es sich um eine komplette oder inkomplette Parese handeln. Bei Patienten mit inkompletter Parese sollte der klinische Verlauf sorgfältig beobachtet werden, um eine Verschlechterung zur kompletten Parese nicht zu übersehen. Solange die Fazialisparese inkomplett bleibt, ist eine gute Prognose wahrscheinlich (Lambert u. Brackmann 1984).

Bei der Mehrzahl der Patienten findet sich eine Sofortparese. Bei einem Zehntel tritt die Parese jedoch mit einer Verzögerung von 24–36 Stunden nach dem Trauma ein. Diese Spätparesen besitzen ebenfalls eine gute Prognose.

Klinische Beurteilung der Nervus-facialis-Funktion

Die Beurteilung der klinischen Fazialisfunktion durch verschiedene Untersucher ist subjektiv und kann sehr unterschiedlich ausfallen. Zur Vermeidung solcher Unterschiede existieren mehrere standardisierte Beurteilungsschemata. Im angloamerikanischen Sprachraum ist das Beurteilungssystem nach House (1983) weit verbreitet. Er unterscheidet sechs Grade:

Grad I   normale Funktion
Grad II leichte Dysfunktion
Grad III moderate Dysfunktion
Grad IV mittelschwere Dysfunktion
Grad V   schwere Dysfunktion
Grad VI vollständige Paralyse

Für die tägliche Routine hat sich das von Stennert erstmalig 1977 beschriebene Beurteilungssystem bewährt. Jedes beobachtete Kriterium wird mit einem Punkt bewertet, so daß je nach Schwere 0–10 Punkte erreicht werden können. Für die Verlaufskontrolle bietet sich die Kombination aus Stennert-Pareseindex und Defektheilungsindex an.

Bildgebende Verfahren

Das hochauflösende Computertomogramm erlaubt eine exzellente Beurteilung des knöchernen Fazialiskanals. Der Verlauf einer Felsenbeinfraktur kann ebenfalls gut beurteilt werden. In der Regel sind 25–30 axiale Schichtungen mit einer Dicke von 1,5 mm und einem Zuwachs von 1 mm von der Schädelbasis bis zum Tegmen tympani ausrei-

Pareseindex nach Stennert (1977):

Ruhetonus				
Lidspaltendifferenz	< 3 mm		3 mm und mehr	
Ektropion	nein		ja	
Nasolabialfalte verstrichen (sofern auf gesunder Seite ausgebildet)	nein		ja	
Mundwinkeltiefstand	< 3 mm		3 mm und mehr	
Motilität				
Stirnrunzeln (Faltenbildung bzw. Heben der Augenbraue) [> 50%]	möglich		nicht möglich	
Restlidspalt — in Schlafstellung	nein		ja	
Restlidspalt — bei max. Innervation	nein		ja	
Zähnezeigen — Eckzahn oben und unten	sichtbar		nicht sichtbar	
Zähnezeigen — 2. Schneidezahn oben in ganzer Breite	sichtbar		nicht sichtbar	
Mundspitzen (Abstandsverkürzung Filtrum–Mundwinkel gegenüber der gesunden Seite)	50% und mehr		< 50%	
			Pareseindex	

Defektheilungsindex nach Stennert (1979):

Hyperakusis	ja ☐	nein ☐	
Geschmacksstörung	ja ☐	nein ☐	
Synkinesien zwischen: ☐ Stirn ☐ Auge ☐ Nasolabialfalte ☐ Mundwinkel ☐ Kinn		nein	ja
mehr als 3 Regionen			
Generalisiertes Blinzeln („sekundärer Spasmus")			
Kontrakturen			
Tränensekretion	unter 70%		
	unter 70% bei Restlidspalt		
	0%		
Krokodilstränen			
Defektheilungsindex			

chend. In gleicher Schichtdicke sollten koronare Aufnahmen angefertigt werden. Über spezielle Rechenprozesse wird eine multiplanare Rekonstruktion in sagittalen, schrägen oder anderen Projektionen möglich (Aquilar u. Mitarb. 1985).

Nach Millen u. Mitarb. 1990 eignet sich die Kernspintomographie zur Darstellung von Fazialisläsionen bei Felsenbeinfrakturen nicht.

Hörprüfung

Sobald es der Zustand des Patienten erlaubt, sollte eine Hörprüfung durchgeführt werden. In Abhängigkeit vom Hörvermögen kann zusätzlich eine Stapediusreflexmessung durchgeführt werden.

Topodiagnostik

Für eine operative Dekompression des N. facialis ist es wichtig, den Ort der Läsion zu kennen. Hierzu stehen die verschiedensten topodiagnostischen Testverfahren zur Verfügung, angefangen von der Elektrogustometrie und der Speichelflußmessung bis zu Stapediusreflexmessung und Schirmer-Test. Bis auf die beiden zuletzt genannten haben wir diese topodiagnostischen Tests zugunsten der Computertomographie verlassen.

Schirmer-Test

Die Wahl des chirurgischen Zugangs richtet sich danach, ob die Läsion des N. facialis proximal oder distal des Ganglion geniculi liegt. Zur Differenzierung erscheint der Schirmer-Test geeignet. Bei Läsionen distal des Ganglions ist die Tränensekretion erhalten, der Schirmer-Test negativ. Bei Läsionen im Ganglionbereich oder proximal davon ist die Tränensekretion um mindestens 30% im Vergleich mit der gesunden Seite reduziert oder es werden – nach mindestens fünfminütiger Messung – ipsilateral keine 2,5 cm auf dem Meßstreifen erreicht (Fisch 1980). Der Schirmer-Test ist dann positiv.

Stapediusreflexmessung

Bei vorhandenem Stapediusreflex kann davon ausgegangen werden, daß sich die Läsion des Gesichtsnervs distal des Abgangs des N. stapedius, d. h. distal des tympanalen Segments, befindet.

Elektrodiagnostik

Diese Testverfahren dienen der Bestimmung des Degenerationsausmaßes und geben dem HNO-Arzt Hilfestellung bei der Entscheidung, ob eine operative Intervention notwendig wird.

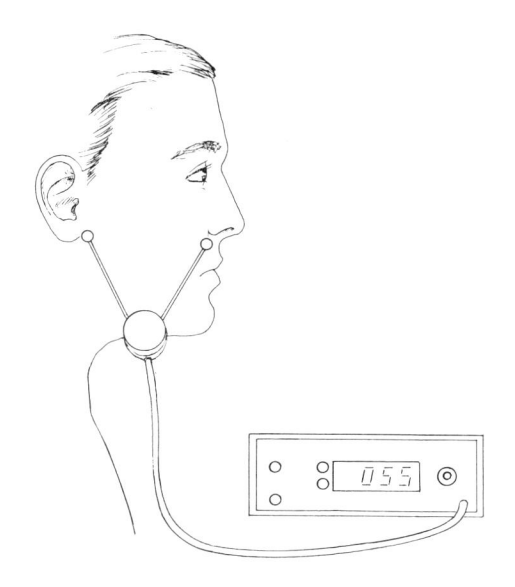

Abb. 5.27 Nerve-excitability-Test mit dem Hilger-Stimulator.

Nerve-excitability-Test (NET; Minimal-threshold-Test)

Dieser Test beruht auf dem Seitenvergleich der Stromstärken, die notwendig sind, ein Gesichtszucken zu erzeugen. Die Reizelektroden werden hierzu über der Fazialisbifurkation positioniert (Stimulator z. B. nach Hilger, Abb. 5.27). Eine Seitendifferenz von mehr als 3,5 mA gilt als Hinweis auf eine schlechte Prognose für eine komplette Funktionswiederkehr; bis 20 mA muß mit begrenzter Nervendegeneration und über 20 mA mit bleibenden Defekten gerechnet werden. Der Test ist allerdings unzuverlässig, weil durch geringe Ströme nur myelinisierte, dicke Nervenfasern stimuliert werden. Dünne Fasern benötigen höhere Reizstärken (Kartush u. Prass 1988).

Maximal-Stimulation-Test (MST)

Beim Maximal-Stimulation-Test wird der Nervstimulator von initial 5 mA auf Werte, die an die Toleranzgrenze des Patienten reichen, gesteigert. Die so erzeugten Gesichtsbewegungen der betroffenen Seite werden mit der gesunden verglichen. Patienten, die innerhalb der ersten zehn Tage nach Paresebeginn ein gleiches Ergebnis auf beiden Seiten aufweisen, haben eine rund 90%ige Chance auf vollständige Rückkehr der Fazialisfunktion vorauszusagen. Der Test ist aussagekräftiger als der Nerve-excitability-Test, weil sowohl dicke als auch dünne Nervenfasern gereizt werden (Blumenthal u. May 1986).

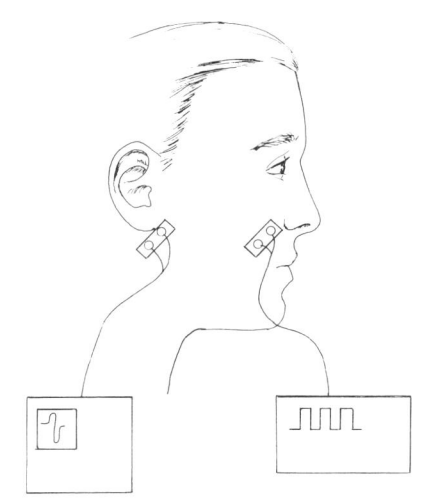

Abb. 5.28 Elektroneurographie.

Elektroneuronographie, Neuromyographie (ENoG, NMG)

Dieser Test mißt elektrisch evozierte Summenpotentiale der Gesichtsmuskulatur. Zur elektrischen Stimulation und Ableitung der Potentiale werden bipolare Oberflächenelektroden benötigt (Abb. 5.28). Bei supramaximaler Reizung des Nervenstamms wird ein biphasisches Summenaktionspotential aufgezeichnet. Die Amplitude der betroffenen Seite wird mit der Amplitude der unverletzten Seite verglichen und der prozentuale Verlust bestimmt. Dieser korreliert gut mit dem Grad der axonalen Degeneration. Eine Amplitudenreduktion von mehr als 90% bedeutet eine Defektheilung mit einer Wahrscheinlichkeit von 90%. Die Elektroneurographie besitzt die größte prognostische Genauigkeit aller elektrodiagnostischen Verfahren (Kartush u. Prass 1988).

Elektromyographie (EMG)

Bei diesem Test wird über intramuskuläre Nadelelektroden die elektrische Antwort unter Ruhebedingungen und willkürlicher Bewegung gemessen. Ist eine Nervendegeneration eingetreten, treten 14–21 Tage nach Paresebeginn Fibrillationspotentiale auf. Die Elektromyographie ist besonders nützlich bei der Früherkennung eines Regenerationsprozesses (Kartush u. Prass 1988).

Indikationen

Bei Eintritt folgender Kriterien sollte eine chirurgische Dekompression des N. facialis indiziert werden:

- Sichere Nervdurchtrennung.
- Komplette Sofortparese.
  - Keine oder kaum sichtbare Antwort der Gesichtsmuskulatur auf einen 10-mA-Reiz durch den Hilger-Stimulator 48 Std. bis 10 Tage nach Pareseeintritt.
  - Null-EMG bei Willkür und Degeneration von mehr als 90% in der ENoG innerhalb der ersten sechs Tage nach Pareseeintritt.
- Keine Regenerationspotentiale im EMG 4–6 Wochen nach Parsebeginn.

Operationsziele

- Kontrolle des N. facialis vom labyrinthären Segment bis zum Foramen stylomastoideum.
- Entfernung nervkomprimierender, knöcherner Fragmente.
- Reanastomosierung oder Nerveninterponat bei Gesichtsnervdurchtrennung.

Die transmastoidale Darstellung des N. facialis ist, auch bei positivem Schirmer-Test, das erste operative Verfahren zur Exploration der Fazialiskontinuität. Bei Patienten mit positivem Schirmer-Test sollte danach eine Inspektion des Ganglion geniculi und des distalen labyrinthären Nervensegments erfolgen. Dies wird entweder über einen transtemporalen oder durch einen transmastoidal-extralabyrinthär-subtemporalen Zugang erreicht (Fisch 1980). Die Wahl des Zugangs zur Exploration des labyrinthären Segments sollte je nach Vorliebe oder Erfahrung des Operateurs getroffen werden.

May, der den transmastoidal-extralabyrinthär-subtemporalen Zugang ursprünglich beschrieb, ist in der Lage, über diesen Zugang das Ganglion geniculi zu inspizieren, ohne einen Hörverlust zu erzeugen und ohne die mittlere Schädelgrube zu eröffnen (May 1983).

Andere Autoren haben diesen Zugang ebenfalls als gut beurteilt.

Sie mußten jedoch in 7% ihrer Fälle den Zugang über die mittlere Schädelgrube benutzen (Zini u. Mitarb. 1985). Lambert und Brackmann setzten diese Technik bei 20% und Ghorayeb und Rafie bei 18% ihrer Patienten ein (Lambert u. Brackmann 1984; Ghorayeb u. Rafie 1989).

In annähernd 80% der Fälle findet sich bei Felsenbeinlängsfrakturen der Läsionsort des N. facialis in unmittelbarer Umgebung des Ganglion geniculi (1–2 mm distal oder proximal zum Ganglion geniculi) (Fisch 1980; Lambert u. Brackmann 1984; Zini u. Mitarb. 1985). Die häufigste Veränderung im ganglionären Frakturverlauf ist ein kleiner Knochensporn, der sich in den Nerv eingespießt hat (Lambert u. Brackmann 1984). Fisch (1980) hingegen beschreibt in nur 20% der Fälle ein knöchernes Fragment bei Längsfrakturen, während er eine Durchtrennung des Nervs distal des Ganglions in 30% und ein intraneurales Hämatom in 50% der Fälle beobachtete.

Die Angaben über eine Motilitätsrückkehr der Gesichtsmuskulatur in 80–92% der Fälle ermutigen zum chirurgischen Vorgehen. Die Festlegung des Zeitpunktes für die Dekompression stellt immer noch ein ungeklärtes Problem dar. Die meisten Autoren raten zu einer frühzeitigen Operation innerhalb von 2–6 Tagen bei elektrodiagnostischem Nachweis einer Nervendegeneration. Andere Autoren berichten über gute Resultate, d. h. eine gute Funktionsrückkehr in den ersten sechs postoperativen Monaten bei Eingriffen, die erst 3–14 Monate nach Pareseeintritt durchgeführt wurden (Brodsky u. Mitarb. 1983; Lambert u. Brackmann 1984). Bei Durchtrennung des Nervs sollte in jedem Fall versucht werden, die Enden zu readaptieren. Falls dies nicht spannungsfrei möglich sein sollte, kann ein ausreichend langes Nervus-auricularis-magnus-Transplantat zwischen distalem und proximalem Fazialisstumpf interponiert werden.

Operationsvorbereitung

Neurologischer Status

Da eine beträchtliche Zahl der Patienten mit Felsenbeinfraktur begleitende neurologische Ausfälle aufweisen, ist es notwendig, den Patienten auch von neurochirurgischer Seite abklären zu lassen, bevor ein langdauernder otochirurgischer Eingriff durchgeführt wird.

Aufklärung über transtemporalen Zugang

Obwohl in der Mehrzahl der Fälle ein transmastoidales Vorgehen zur Dekompression des N. facialis bis zum labyrinthären Segment ausreichend ist, kann in wenigen Fällen ein transtemporaler Zugang notwendig werden. Hierüber sollte man den Patienten präoperativ aufklären. Ferner kann im Bedarfsfall Hilfe von neurochirurgischer Seite nützlich sein.

Rasur der Kopfhaare

Bei der unmittelbaren Operationsvorbereitung sollten die Haare über der Squama temporalis großzügig entfernt werden, besonders dann, wenn ein transtemporales Vorgehen notwendig werden kann.

Anästhesie

Vollnarkose.

Operationstechnik

Transmastoidal-extralabyrinthäre Fazialisdekompression

Ohr und Hals werden so gelagert und abgedeckt, daß im Bedarfsfall der ipsilaterale N. auricularis magnus zur Transplantatgewinnung zugänglich ist.

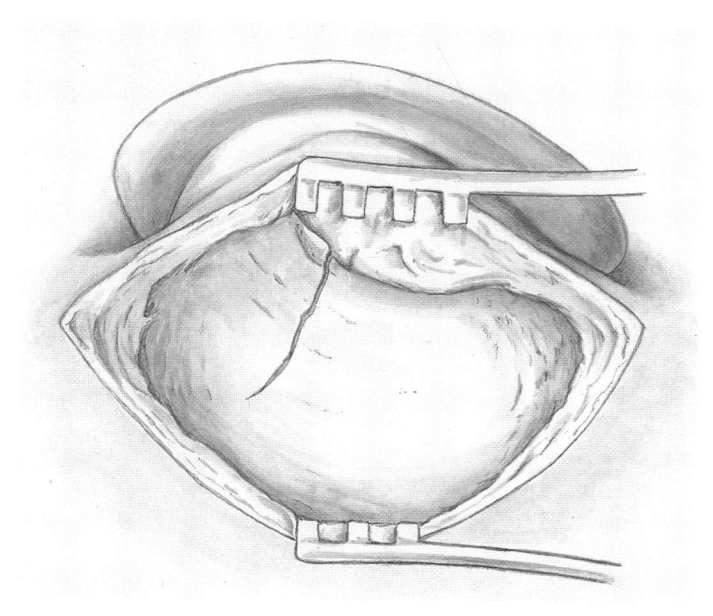

Abb. 5.**29** Schräger Frakturverlauf über das Planum mastoideum und Einstrahlen in die Spina supra meatum.

Der Hautschnitt erfolgt bogenförmig retroaurikulär. Das subkutane Weichteilgewebe wird mit dem Hautschnitt bis auf das Planum mastoideum durchtrennt. Das Periost wird inzidiert und nach vorn bis zum Eingang des äußeren Gehörgangs und nach hinten großzügig von der knöchernen Unterlage abgeschoben. Der Frakturverlauf kann jetzt bereits sichtbar sein (Abb. 5.29). Nach Einsetzen von selbsthaltenden Wundsperrern wird eine übliche Mastoidektomie durchgeführt. Es folgt die Darstellung des lateralen knöchernen Bogengangs am Boden des Antrum mastoideum. Die Höhle wird nach kranial bis zum Tegmen,

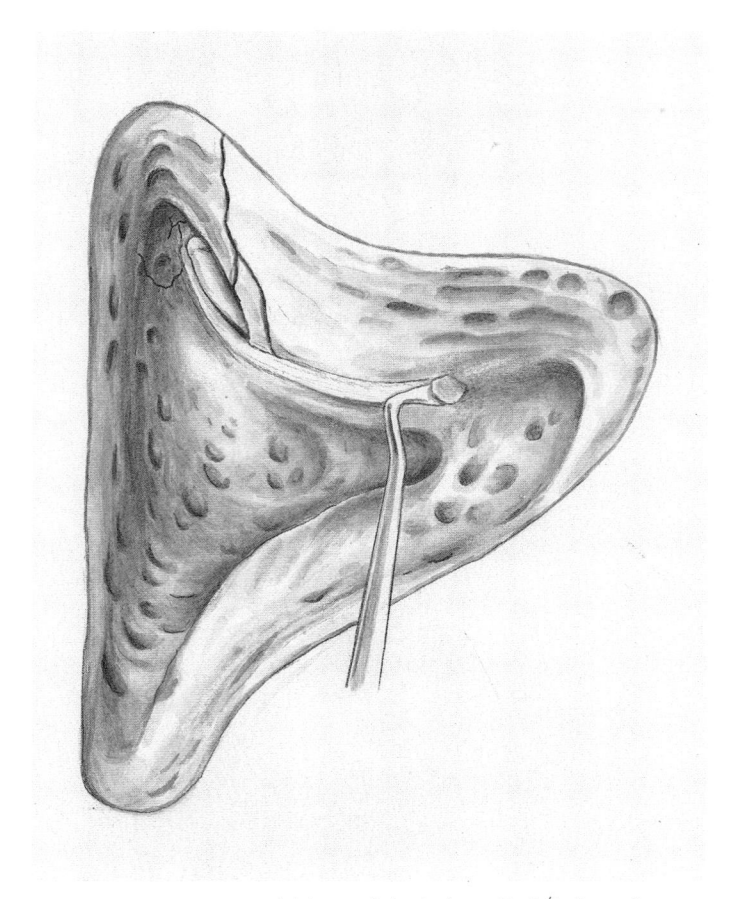

Abb. 5.30 Transmastoidal-extralabyrinthäre Fazialisdarstellung.

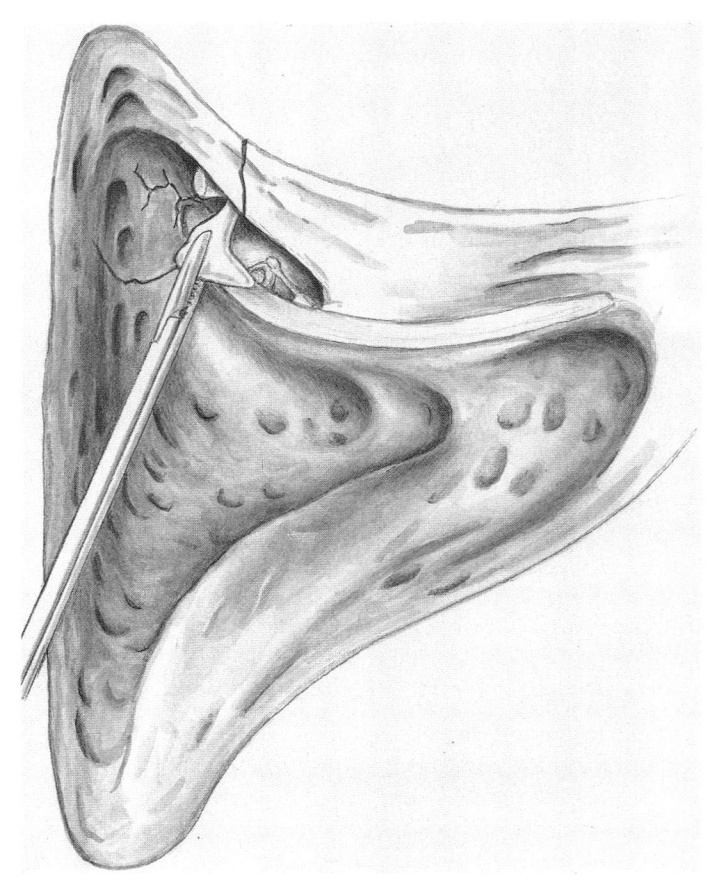

Abb. 5.31 Exartikulation und Rotation des Ambosses zur Darstellung des proximalen Fazialiskanals.

nach dorsal bis zum Sinus sigmoideus und nach kaudal erweitert – bis die Ansatzsehne des M. digastricus durchschimmert. Der Sinusdurawinkel wird eröffnet und der Sinus sigmoideus dargestellt. Obere und hintere Gehörgangswand werden ausgedünnt und der Amboß aufgesucht. Der Recessus facialis wird zwischen der Fossa incudis, der Chorda tympani und dem absteigenden mastoidalem Fazialis eröffnet. Hierbei wird so vorgegangen, daß die Gehörgangshinterwand mit dem Diamantbohrer von dorsal abgeschliffen wird. Anschließend sind die Gehörknöchelchen im Mittelohr überschaubar. Durch ständiges Spülen wird eine Hitzeschädigung des N. facialis verhindert.

Der Nerv ist nun vom Processus cochleariformis bis zum Foramen stylomastoideum beurteilbar. Die knöcherne Kanalbedeckung wird heruntergeschliffen oder mit einer feinen Kürette abgehoben. Im Bereich des horizontalen Fazialiskanals ist die knöcherne Bedeckung meist sehr dünn und kann ohne Bohren, nur mit der Kürette entfernt werden. Der absteigende Fazialiskanal hingegen besitzt eine dickere knöcherne Wand, die zunächst bis zum Durchschimmern des Epineuriums mit dem Diamantbohrer ausgedünnt wird. Verbleibende Knochenbedeckungen werden mit der Kürette oder einem Exkavator abpräpariert. Auf diese Weise kann der Nerv ohne Verletzung der Gehörknöchelchen vom Processus cochleariformis bis zum Foramen stylomastoideum dargestellt werden (Abb. 5.**30**).

Ist eine Freilegung des labyrinthären Fazialissegments indiziert, so ist eine Präparation des Nervs nach proximal ohne Verletzung der Gehörknöchelchen erschwert oder unmöglich. Daher entscheiden sich viele Operateure an dieser Stelle des Eingriffs zur transtemporalen Eröffnung. Nach May können über den transmastoidal-extralabyrinthären Zugang, d. h. durch sukzessives Vorarbeiten unterhalb der Dura und unmittelbar über dem ampullären Ende des horizontalen und oberen Bogenganges, 3 mm des distalen labyrinthären Segments erreicht werden, was gelegentlich eine Verlagerung des Amboß erfordert. Dieses Vorgehen weist eine geringere Morbidität als das transtemporale Vorgehen auf (Brackmann, 1986). Zini und Mitarbeiter beschreiben eine identische Technik, entfernen jedoch regelmäßig den Amboß. Am Ende des Eingriffs wird die Gehörknöchelchenkette rekonstruiert (Zini et al., 1985). Falls sich der Operateur entscheidet, den N. facialis über den mastoidalen Zugang weiter zu verfolgen, sollte das Amboß-Steigbügel-Gelenk exartikuliert werden. Die knöcherne Brücke oberhalb der fossa incudis wird zurückgeschliffen, so daß der Amboß vollständig zu überblicken ist. Anschließend wird der Amboß vom Hammer gelöst und in den Aditus ad antrum rotiert. Dieses Vorgehen ermöglicht eine Exploration des Nervs proximal des Processus cochleariformis (Abb. 5.**31**). Abschließend wird der Amboß wieder in seine ursprüngliche Position gebracht (May u. Mitarb. 1986).

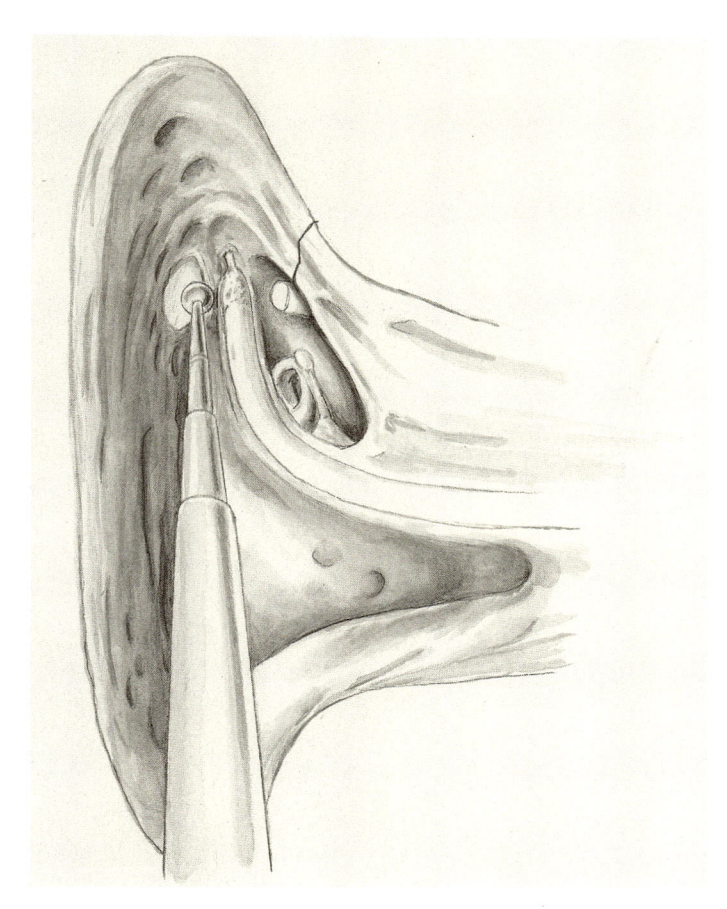

Chirurgische Versorgung bei Verletzungen des N. facialis   151

Abb. 5.**32** Aufbohren des Tegmens zur Erleichterung der transtemporalen Fazialis-Identifizierung.

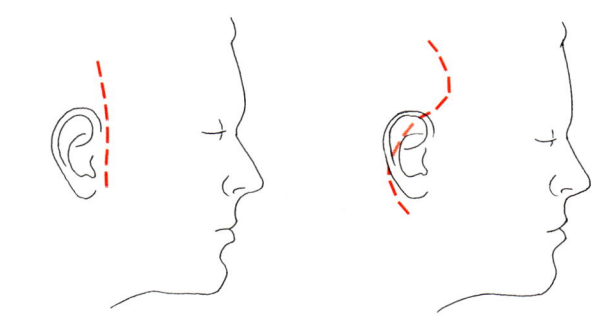

Abb. 5.**33** Hautschnitte für einen transtemporalen Zugang.

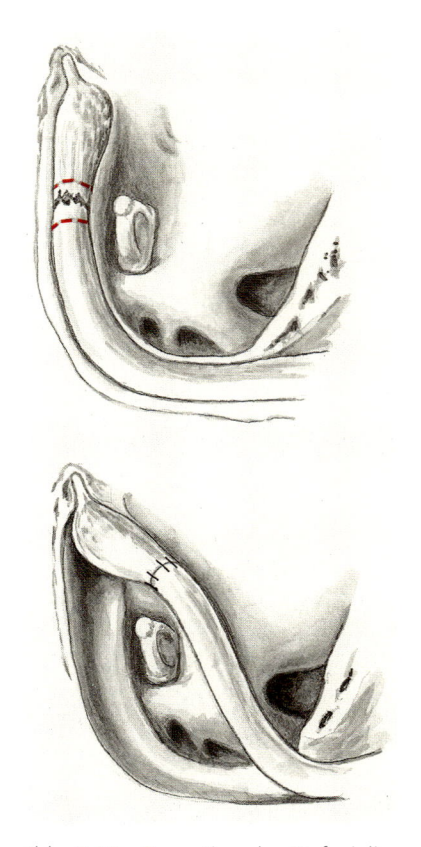

Abb. 5.**34** Rerouting des N. facialis.

Transtemporale Fazialisdekompression

Wenn man sich zur Fortsetzung der Operation für einen transtemporalen Zugang entscheidet, empfiehlt es sich, das Tegmen tympani in Höhe des Ganglion geniculi (d. h. in der Ebene des Processus chochleariformis) so weit zurückzuschleifen, bis die Dura der mittleren Schädelgrube sichtbar ist (Abb. 5.**32**). Dieses Fenster erleichtert das transtemporale Vorgehen, weil hierdurch das Ganglion geniculi von oben problemlos aufzufinden ist.

Die retroaurikuläre Hautinzision kann hierzu nach vorn oben im Sinne eines schwachgebogenen „S" verlängert werden. Das obere Ende des Schnittes sollte 5–6 cm oberhalb der kranialen Ohrmuschelkante liegen. Eine separate Schnittführung ist jedoch zu bevorzugen. Sie beginnt einen Schnittführung ist jedoch zu bevorzugen. Sie beginnt einen $1/2$ cm vor dem Tragus und verläuft bogenförmig über die Squama temporalis nach hinten oben (Abb. 5.**33**).

Die Einzelheiten des transtemporalen Zuganges werden in diesem Buch an anderer Stelle besprochen (S. 285).

Anastomosen

Bei kurzstreckigen Nervdefekten sollte versucht werden, das proximale und distale Nervenende spannungsfrei zu readaptieren. Zur Gewinnung der notwendigen, fehlenden Millimeter wird der Nerv aus seinem knöchernen Kanal herauspräpariert und ein sog. Rerouting (Abb. 5.**34**) durchgeführt. Die Nervstümpfe werden hierzu mit einem Skalpell angefrischt, aneinandergefügt und mit einem Stück Temporalisfaszie bedeckt.

Interposition des N. auricularis magnus

Bei ausgedehnteren Nervdefekten, oder in Situationen, in denen eine End-zu-End-Anastomose nicht durchführbar ist, bietet sich alternativ die Interposition eines Nervus-auricularis-magnus-Transplantats an. Wegen seines in etwa gleichen Durchmessers und der Nähe zum Operationsgebiet ist dieser Nerv besonders geeignet. Man findet ihn dem kranialem Drittel des M. sternocleidomastoideus aufgelagert. Er verläuft vom Erb-Punkt schräg nach oben vorn (Abb. 5.35). Das Transplantat wird spannungsfrei zwischen die beiden Fazialisnervenenden eingebracht und mit Fascia temporalis bedeckt (Abb. 5.36). Eine Naht erübrigt sich, wenn die Anastomosen in einer Knochenrinne liegen.

Bezugs- und Gefahrenpunkte

- *Ansatz der Sehne des M. digastricus; lateraler Bogengang; Fossa incudis.* Das frakturierte Felsenbein kann eine stark veränderte Anatomie aufweisen. Deswegen sollte auf der Suche nach dem N. facialis das Mastoid sehr vorsichtig eröffnet und präpariert werden. Die Landmarken entsprechen der klassischen Mastoidektomie. Dazu gehören unter anderem die Ansatzsehne des M. digastricus am Mastoid und der laterale Bogengang. Falls der Amboß nicht auffindbar ist, dient die Fossa incudis als guter Bezugspunkt. Der Processus cochleariformis und die Sehne des M. tensor tympani sollten auf dem Weg zum Ganglion geniculi sicher identifiziert werden.
- *Blutung aus dem Frakturspalt.* Blutungen aus dem Frakturspalt können sehr störend sein. Eine Methode zur Stillung einer kontinuierlichen Sickerblutung ist die Verwendung von Knochenwachs, das in den Frakturspalt gepreßt wird.
- *Veränderte Anatomie.* Auf ungewohnte anatomische Befunde muß man gefaßt sein.
- *Lärmtrauma des Innenohres.* Bei intakter Gehörknöchelchenkette sollte der Amboß aus dem Inkudostapedialgelenk vorsichtig luxiert werden. Damit wird in der Regel einer Weiterleitung der Bohrvibrationen auf das Innenohr und damit einer Innenohrschädigung vorgebeugt.
- *Hirnprolaps, Liquorfistel.* Defekte im Tegmen tympani können von einem Hirnprolaps und einem Liquorfluß begleitet sein. Manchmal wird erst durch zu heftiges Präparieren die bindegewebige Verbindung der knöchernen Fragmente gelöst und dadurch eine Liquorfistel erzeugt. So entstandene kleine Defekte können mit einem Stückchen Temporalismuskel abgedichtet werden. Bei ausgedehnten Defekten wird ggf. eine Kraniotomie erforderlich.
- *Blutung aus dem Sinus sigmoideus.* Glücklicherweise sind Frakturverläufe durch den Sinus sigmoideus selten. Meist verläuft der Frakturspalt ventral und parallel zum Sinus. Blutungen aus dem Sinus sigmoideus tamponieren sich häufig selbst. Durch chirurgische Entfernung des Blutkoagels oder des Granulationsgewebes kann es jedoch erneut zu massiven Blutungen kommen. Durch extraluminale Tamponierung mit beispielsweise resorbierbarer Cellulosekissen (Surgicel) kann diese Blutung zum Stillstand gebracht werden.

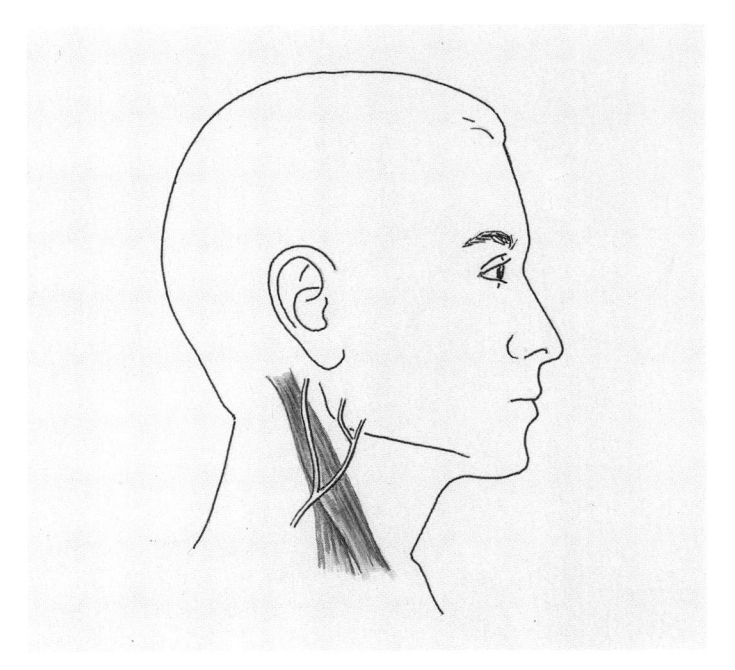

Abb. 5.35 Verlauf des N. auricularis magnus zum M. sternocleidomastoideus.

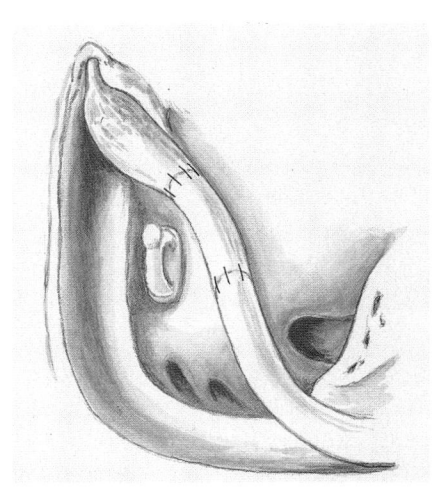

Abb. 5.36 Freies Nervus-auricularis-magnus-Interponat des N. facialis.

Regeln, Tips und typische Fehler

- Auf Begleitverletzungen des Gehirns muß besonders geachtet werden.

Nachsorge

Einer Austrocknung der Konjunktiven und einer Keratitis muß vorgebeugt werden. Dies kann durch folgende Maßnahmen erreicht werden:

- Künstliche Tränen, Augentropfen,
- Urglasverband,
- passagere oder endgültige Tarsorrhaphie,
- Goldimplantation des Oberlids (siehe Band 1, Kap. 5 und 16).

Postoperative Komplikationen

- Meningitis,
- zerebraler Krampfanfall,
- Schwerhörigkeit und Tinnitus.

Spätfolgen

- Inkomplette Rückbildung der Parese,
- Massenbewegungen.

Bei der Mehrzahl der Patienten mit erhaltener Nervenkontinuität stellt sich die Fazialisfunktion wieder ein. Je früher diese Funktionsrückkehr beginnt, desto besser wird das Ergebnis sein. Beginnt die Rückbildung 3–6 Wochen postoperativ, ist mit einem zufriedenstellenden Ergebnis zu rechnen. Bei einer Rückbildungszeit von 3–6 Monaten wird eine Defektheilung mit Synkinesien oder spontanen Gesichtszuckungen die Folge sein. Schließlich ist bei Patienten ohne sichtbare Funktionsrückkehr ein Jahr postoperativ nur in extrem seltenen Fällen mit einer ausreichenden Funktionsrückkehr zu rechnen (Brackmann 1986).

Alternative Techniken

- Hypoglossus-Fazialis-Anastomose,
- Akzessorius-Fazialis-Anastomose.

Patienten, die keine oder eine funktionell insuffiziente Rückbildungstendenz der Nervus-facialis-Funktion ein Jahr nach der Operation zeigen, wird zu einer Fazialis-Hypoglossus-Anastomose geraten (Abb. 5.**37**). In der Regel sollte dieser Eingriff zwei Jahre nach Paresebeginn durchgeführt werden. Die Chancen auf Funktionswiederkehr durch diesen Eingriff sinken, wenn der Paresebeginn mehr als vier Jahre zurückliegt (Brackmann 1986).

Siehe auch Band 1/II, Kap. 16.

Die Akzessorius-Fazialis-Anastomose sollte heute nicht mehr durchgeführt werden.

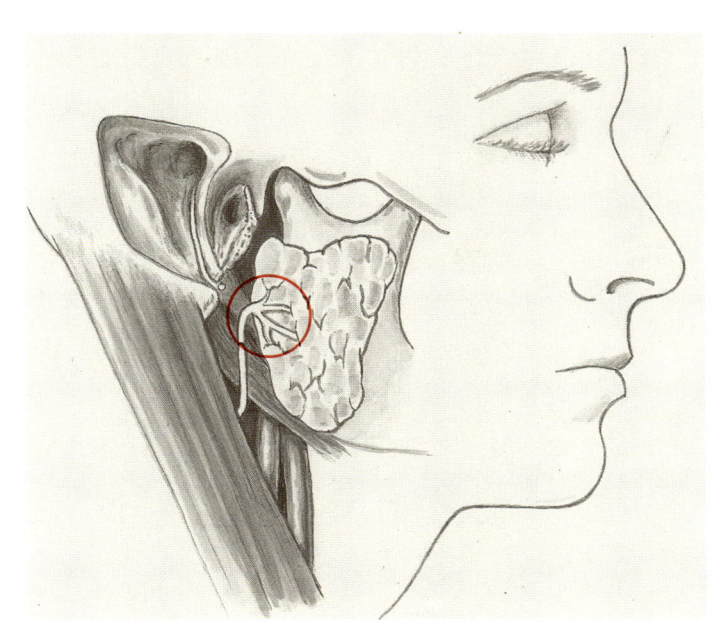

Abb. 5.**37** Hypoglossus-Fazialis-Anastomose.

Chirurgie der Mastoidverletzungen

Inzidenz

Frakturen, die sich auf das Mastoid beschränken, sind selten. In einer Serie von 147 Felsenbeinfrakturen konnte Strohm nur *eine* Längsfraktur darstellen, die den Processus mastoideus durchquerte und hinter dem lateralen Bogengang endete. Er beschrieb vier weitere atypische, horizontal verlaufende Frakturtypen des Mastoids, die das Mittelohr nicht erreichten. In einem dieser Fälle war die Spitze des Processus mastoideus vom Rest des Felsenbeins gelöst und der Bulbus der V. jugularis interna lag frei (Strohm 1986).

Ursachen

- Stumpfes Schädel-Hirn-Trauma,
- Schußverletzung.

Die Mehrzahl der Mastoidfrakturen wird durch direkte stumpfe Gewalteinwirkung und eine kleine Gruppe durch Schußverletzungen verursacht. Diese kommen je nach Zivilisation unterschiedlich gehäuft vor. Duncan u. Mitarb. (1984) berichten über 22 Fälle aus 10 großen Kliniken, die innerhalb von zehn Jahren behandelt wurden. Ghorayeb u. Rafie (1989) beschreiben 4 Fälle in einem Beobachtungszeitraum von 4 Jahren.

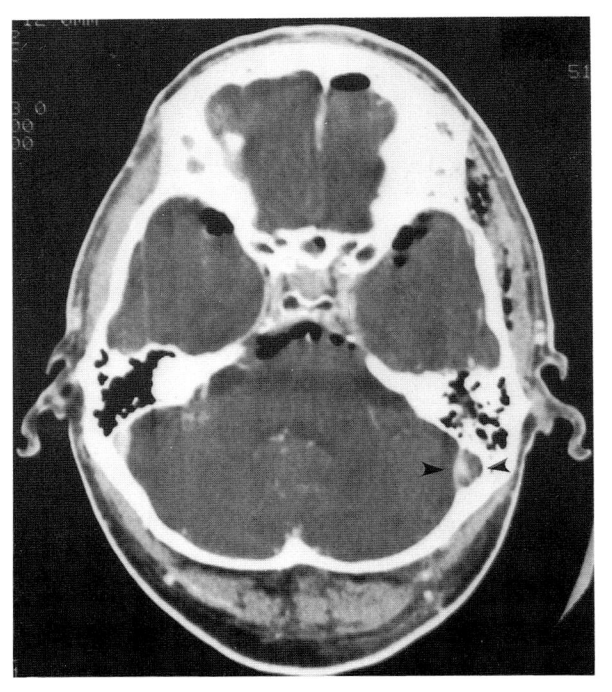

Abb. 5.**38** Darstellung einer Sinus-sigmoideus-Thrombose mit zentraler Verflüssigung des Thrombus.

Diagnostik

Klinischer Befund

Battle-Zeichen

Dieses Zeichen ist nicht pathognomonisch für mastoidale Frakturen. Es ist ein allgemeines äußeres Zeichen einer Felsenbeinfraktur, und im speziellen, einer Fraktur, die sowohl Schädelbasis als auch Felsenbein betrifft. Es handelt sich um ein subkutanes Hämatom entlang der A. auricularis posterior.

Griesinger-Zeichen

Patienten, die eine Thrombose des Sinus sigmoideus entwickeln, können eine ödematöse Schwellung retromastoidal aufweisen. Diese kommt durch die laterale Ausbreitung einer Thrombose entlang der mastoidalen Emissarvene zustande.

Bildgebende Verfahren

Hochauflösendes Computertomogramm

Frakturen des Processus mastoideus lassen sich durch ein Dünnschicht-Felsenbein-Computertomogramm darstellen. Die Cellulae mastoideae sind dann durch Bluteinlagerungen verschattet. Manchmal läßt sich ein Flüssigkeitsspiegel nachweisen. Eine Thrombose des Sinus sigmoideus, d. h. Verlegung des Sinus durch weichteildichtes Gewebe, kann durch die Computertomographie nachgewiesen werden. Eine zentrale Aufhellung im Thrombusschatten verweist auf einen in Auflösung befindlichen Thrombus (Abb. 5.**38**; Ghorayeb u. Mitarb. 1987). Die Sinusthrombose kann auch durch eine Kernspintomographie mit Gadoliniumgabe sicher diagnostiziert werden.

Indikationen

Eine chirurgische Versorgung mastoidaler Frakturen ist indiziert bei

- Otoliquorrhoe;
- Hirnprolaps;
- Cholesteatom;
- Sinus-sigmoideus-Thrombose.

Operationsziele

- Verschluß einer Liquorfistel,
- Meningitisprophylaxe,
- Cholesteatomentfernung,
- Prophylaxe einer Sinusphlebitis oder -abszedierung.

Der Sinus sigmoideus wird normalerweise bei der Darstellung des N. facialis freigelegt. Bei Infektion eines Thrombus stellt die Entwicklung zum intraluminalen Abszeß und die Ausbreitung in andere Hirnsinus eine lebensbedrohliche Gefahr dar. In dieser Situation ist eine rasche operative Intervention notwendig (s. auch Kap. 9).

Operationsvorbereitungen

- Einwilligung des Patienten zu einer evtl. Ligatur der V. jugularis interna,
- Einwilligung zur Gewinnung von Bauchfett,
- Blutgruppenbestimmung und Bereitstellung von Blutkonserven,
- Rasur.

Zur chirurgischen Versorgung bei Mastoidfrakturen wird eine großzügige Rasur der Kopfbehaarung im Operationsgebiet empfohlen. Ipsilateral sollte der Hals so desinfiziert und bedeckt werden, daß bei Bedarf eine Unterbindung der V. jugularis interna durchgeführt werden kann.

Fettgewebe eignet sich gut zur Obliteration großer knöcherner Höhlen, in die es zum Hirnprolaps kommen kann. Ferner eignet es sich zum Verschluß großer Liquorfisteln. Deswegen sollte der Patient präoperativ über die möglicherweise nötige Gewinnung von Bauchfettgewebe informiert werden.

Thromben (oder im Falle einer Schußverletzung, das Projektil oder Projektilfragmente) können sich ablösen und bis in das Herz und die Lunge embolisieren. Zur Vorbeugung einer Embolie ist gelegentlich die ipsilaterale Unterbindung der V. jugularis interna notwendig.

Anästhesie

- Vollnarkose,
- Mannit und Hyperventilation.

Liegt ein Hirnprolaps vor, ist eine Senkung des Hirndrucks anzustreben. Hierzu kann der Anästhesist Mannit infundieren und den Patienten kontrolliert hyperventilieren. Dieses Vorgehen erleichtert eine Defektdeckung bei einem mastoidalen Zugang.

Operationstechnik

- Einfache Mastoidektomie.
- Freilegen des Sinus sigmoideus:
  - Tamponieren des Sinus,
  - Thrombektomie.
- Darstellung des Tegmens:
  - Identifikation einer Liquorfistel,
  - Abtragen eines Hirnprolapses,
  - Deckung des knöchernen Defektes
  - Musculus-temporalis-Lappen,
  - Bauchfett.

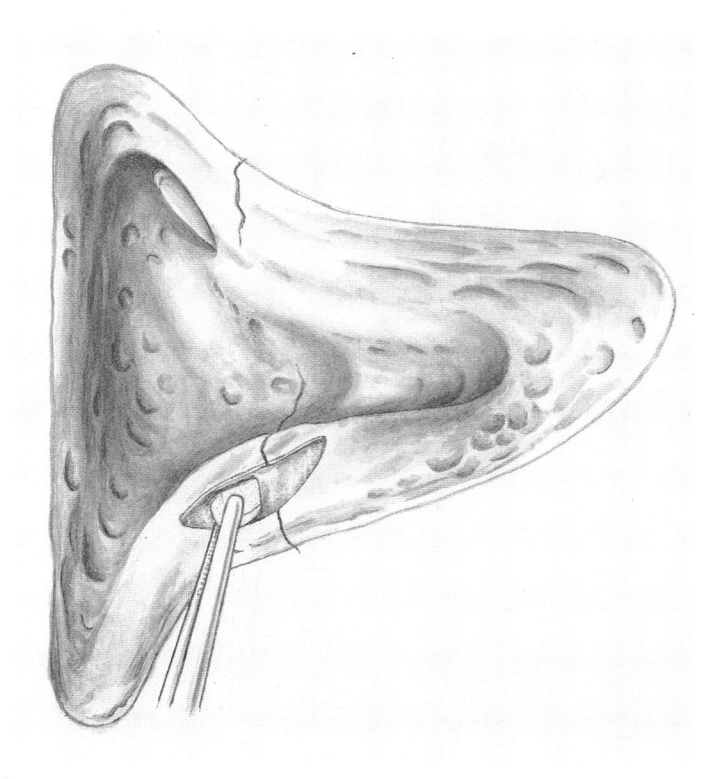

Abb. 5.**39** Extraluminale Tamponierung des Sinus sigmoideus.

Zunächst wird eine normale Mastoidektomie durchgeführt und die knöcherne Sinusschale entfernt. Die Frakturränder werden inspiziert und sanft vom Sinus abgehoben. Sollte das Lumen des Sinus bereits eröffnet sein oder werden, ist es sicherer, die V. jugularis am Hals darzustellen und zu unterbinden. Hierzu wird die Vene am Hinterrand des M. sternocleidomastoideus aufgesucht und ligiert. Erst dann sollte gegebenenfalls mit der Eröffnung des Sinus selbst und der Entfernung eines Thrombus oder auch eines Projektils o. ä. begonnen werden. Der obere Abschnitt des Sinus kann mit Muskelgewebe oder Gelita-Schwämmchen (Abb. 5.**39**) tamponiert oder durch eine Naht verschlossen werden (Abb. 5.**40**).

Eine evtl. prolabierte Hirnmasse ist normalerweise von einer dicken Schicht Gliagewebe überzogen. Der prolabierte Hirnanteil wird in der Ebene des Tegmens scharf abgetragen. Die freiliegende Schnittfläche des Gehirns im Bereich der mittleren Schädelgrube hält man mit einem entsprechend geformten Stück konservierter Dura, Temporalismuskulatur oder -faszie zurück, um ein erneutes Prolabieren zu verhindern.

Größere Defekte erfordern die Einlage eines Musculustemporalis-Lappens (Abb. 5.**41**), eine Bauchfetttransposition oder, wenn letztere Maßnahmen ohne Erfolg sind, eine Deckung des Defektes über eine Kraniotomie.

156 Verletzungen des Felsenbeins

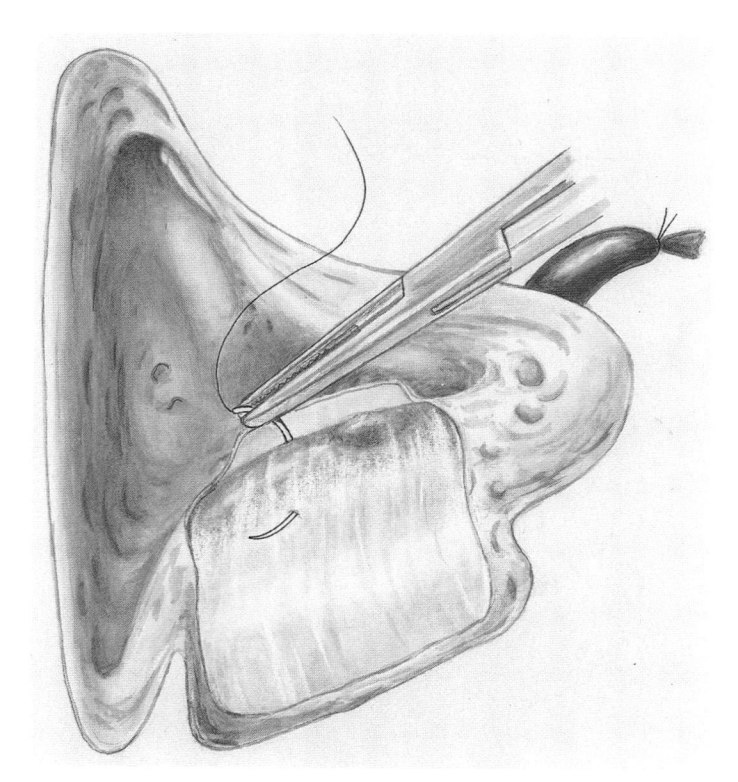

Abb. 5.40 Umstechung des Sinus sigmoideus.

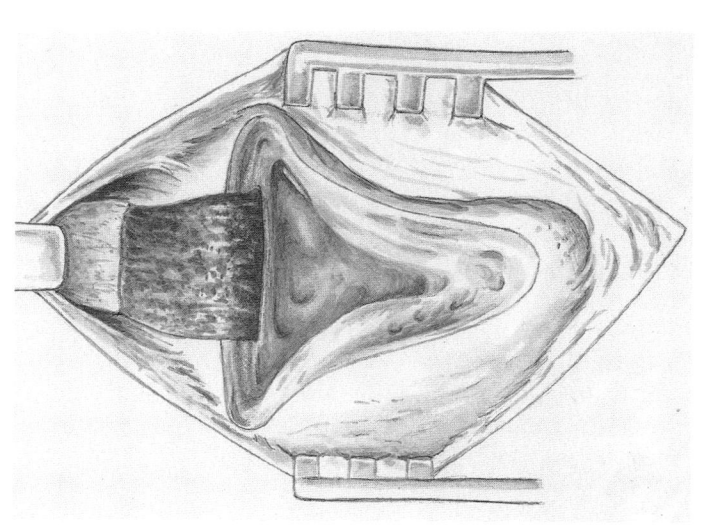

Abb. 5.41 Rotation eines gestielten Temporalismuskellappens in die Mastoidhöhle.

Bezugs- und Gefahrenpunkte

- Blutung und veränderte anatomische Situation;
- Blutung aus dem Sinus sigmoideus;
- Embolie von Thrombusmaterial.

Nachsorge

- Sorgfältige Überwachung im Hinblick auf eine evtl. beginnende Meningitis;
- Antibiotika-Abdeckung.

Postoperative Komplikationen

- Meningitis.

Literatur

Aguilar, E. A., B. Y. Ghorayeb, M. Hauser, J. W. Yeakley et al.: High resolution CT scan of temporal bone fractures. XIII World Congress of Otolaryngology Abstracts. Vol. 1:36, 1985

Bellucci, R. J.: Traumatic injuries of the middle ear. Otolaryngologic Clinics of N. Americ. 16 (3) (1983) 633–650

Blumenthal, F., M. May: Electrodiagnosis. In May, M.: The Facial Nerve, Thieme, New York 1986 (pp. 241–263)

Brackmann, D. E.: Otoneurosurgical procedures. In May, M.: The Facial Nerve, Thieme, New York 1986 (pp. 589–613)

Brodsky, L., A. Evitar, A. Daniler: Post-traumatic facial nerve paralysis: three cases of delayed temporal bone exploration with recovery. Laryngoscope 93 (1983) 1560–1565

Cannon, C. R., R. A. Jahrsdoerfer: Temporal bone fractures, review of 90 cases. Arch. Otolaryngol. 109 (5) (1983) 285–288

Duncan, N. O., N. J. Coker, H. A. Jenkins, R. F. Canalis: Gunshot injuries to the temporal bone. Otolaryngol. Head Neck Surg. 94 (1986) 47–55

Fisch, U.: Management of infratemporal facial nerve injuries. J Laryngol. Otol. 94 (1) (1980) 129–134

Ghorayeb, B. Y., J. J. Rafie: Fractures du rocher, bilan de 123 cas. Ann. Oto-Laryng. (Paris) 106 (1989) 294–301

Ghorayeb, B. Y., J. W. Yeakley, J. W. Hall, E. Jones: Unusual complications of temporal bone fractures. Arch. Otolaryngol. Head Neck Surg. 113 (7) (1987) 749–753

House, J. W.: Facial nerve grading systems. Laryngoscope 93 (8) (1983) 1056–1069

Jahrsdoerfer, R. A., J. W. Hall: Congenital malformations of the ear. Amer. J. Otol. 7 (4) (1986) 267–269

Kartush, J. M., R. L. Prass: Facial Nerve testing: Electroneuronography and intraoperative monitoring. Instructional courses, Vol. 1, Chapter 21, pp. 231–247; Johnson, Blitzer, Ossof, and Thomas, Eds. Mosby, St. Louis 1988

Lambert, P. R., D. E. Brackmann: Facial paralysis in longitudinal temporal bone fractures: a review of 26 cases. Laryngoscope 94 (8) (1984) 1022–1026

May, M.: Trauma to the facial nerve. Otolaryngol. Clin. N. Amer. 16 (3) (1983) 661–670

May, M., F. Blumenthal, S. R. Klein: Acute Bell's palsy: prognostic value of evoked electromyography, maximal stimulation and other electrical tests. Amer. J. Otol. 5 (1983) 1

May, M., M. Prodvinec, J. Ulrich, E. Peiterson, S. Klein: Idiopathic (Bell's) palsy, herpes zoster cephalicus and other facial nerve disorders of viral origin. In May, M.: The Facial Nerve, Thieme, New York 1986 (pp. 365–399)

Millen, S. J., D. Daniels, G. Meyer: Gadolinium-enhanced magnetic resonance imaging in facial nerve lesions. Otolaryngol. Head Neck Surg. 102 (1) (1990) 26–33

Schubiger, O., A. Valavanis, G. Stuckmann, F. Antonucci: Temporal bone fractures and their complications, examination with high resolution CT. Neuroradiology 28 (1) (1986) 93–99

Stennert, E., C. H. Limburg, K. P. Fentrupp: Parese- und Defektheilungs-Index. HNO 25 (1977) 238–245

Strohm, M.: Tympanic membrane lesions. Adv. Oto-Rhino-Laryngol. 35 (1986) 6–71

Zini, C., M. Sanna, G. Jemmi, A. Gandolfi: Transmastoid-extralabyrinthine approach in traumatic facial palsy. Amer. J. Otolaryngol. 6 (3) (1985) 216–221

6 Eingriffe bei Tumoren des Mittelohres und der seitlichen Schädelbasis

Jan Helms

Operationen bei Tumoren im Gehörgang

Eingriffe bei gutartigen Tumoren

Der häufigste gutartige Tumor im äußeren Gehörgang ist die Exostose. Die Behandlung der Exostosen wurde unter Kap. 4 abgehandelt.

Eingriffe bei bösartigen Tumoren

Eingriffe bei bösartigen Tumoren außerhalb des Trommelfells

Präoperative Diagnostik

Bei histologisch nachgewiesenem bösartigen Tumor im Gehörgang ist, neben dem allgemeinen Tumorstaging, eine Computertomographie notwendig, um eine eventuelle Infiltration des Felsenbeins zu erkennen.

Indikationen

Bösartige Tumoren, die auf den äußeren Gehörgang beschränkt sind, stellen ohne Ausnahme eine Indikation zur operativen Sanierung dar.

Operationsprinzip

Der Eingriff dient der Entfernung des Tumors im Gesunden.

Vorbereitung zur Operation

Die Lagerung erfolgt wie zur Tympanoplastik (s. S. 81).

Anästhesie

Der Eingriff erfolgt bei Beschränkung des Tumorwachstums auf den äußeren Gehörgang in Lokalanästhesie. Bei besonderer Persönlichkeitsstruktur des Patienten oder großer Ängstlichkeit kann eine Allgemeinnarkose indiziert sein.

Operationstechnik

Das Ohr wird retroaurikulär eröffnet und der Gehörgangseingang nahe am Cavum conchae umschnitten. Auch der Tragusknorpel wird durchtrennt. Nach kaudal wird die Weichteilpräparation bis zum Foramen stylomastoideum außerhalb des Felsenbeins vorgenommen, und der N. facialis wird hier dargestellt (s. Abb. 6.1).

Es folgt die Eröffnung des Mastoids mit Darstellung des N. facialis vom horizontalen Bogengang bis zum Foramen stylomastoideum (Abb. 6.2).

Die hintere Gehörgangswand wird nahe dem Anulus des Trommelfells dünngeschliffen. Die Gehörgangshaut wird 1–2 mm außerhalb des Trommelfells durchtrennt. Das Os tympanicum wird ringförmig um den Anulus tympanicus aufgeschliffen, aber so, daß der Trommelfellrahmen noch im Knochen verankert bleibt. Schrittweise erfolgt auch die Durchtrennung der Gehörgangshaut und der anhaftenden Weichteile vor dem Os tympanicum und außerhalb des Tragus.

Schließlich gelingt die Entnahme des gesamten äußeren Gehörgangs mit dem Tumor in einem Stück (Abb. 6.3).

Das aufgeschliffene Mastoid wird durch einen unten gestielten retroaurikulären Weichteillappen verschlossen (Abb. 6.4 und 6.5). Zum Offenhalten des Aditus ad antrum und zur Rekonstruktion der Brücke kann ggf. ein Stück Knorpel aus dem äußeren Ohr eingebracht werden. Die Epithelisierung und Stabilisierung der vorderen Gehörgangswand erfordern Hautimplantate und eine längere Tamponade.

Modifikationen

Liegt ein maligner Tumor in der Nähe des Trommelfells, so daß nicht zuverlässig ein tumorfreies Gewebsareal bis zum Trommelfell erhalten werden kann, ist das Trommelfell mit zu resezieren (s. S. 162).

Bezugs- und Gefahrenpunkte

Der N. facialis soll erhalten bleiben. Er ist deshalb wie zur Parotidektomie am Foramen stylomastoideum und wie bei jeder Operation im Mastoid entlang des mastoidalen Verlaufs zu identifizieren, bevor ausgedehnt präpariert oder gebohrt wird.

Regeln, Tricks und typische Fehler

Als Grundregel gilt auch für Malignome im äußeren Gehörgang, sie en bloc zu resezieren, und zwar so, daß an den Rändern noch nicht infiltriertes Gewebe bestehen bleibt.

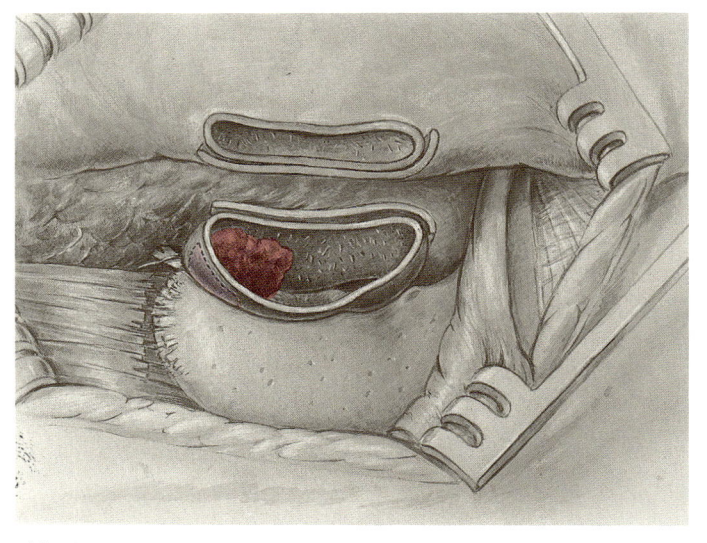

Abb. 6.1

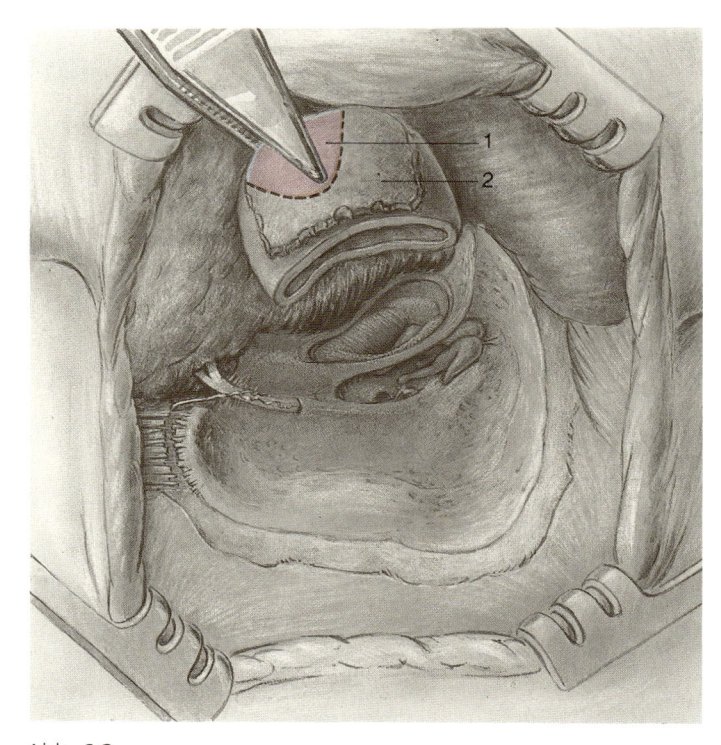

Abb. 6.2
1 Tumor liegt innen
2 knöcherne Gehörgangshinterwand

Operationen bei Tumoren im Gehörgang   161

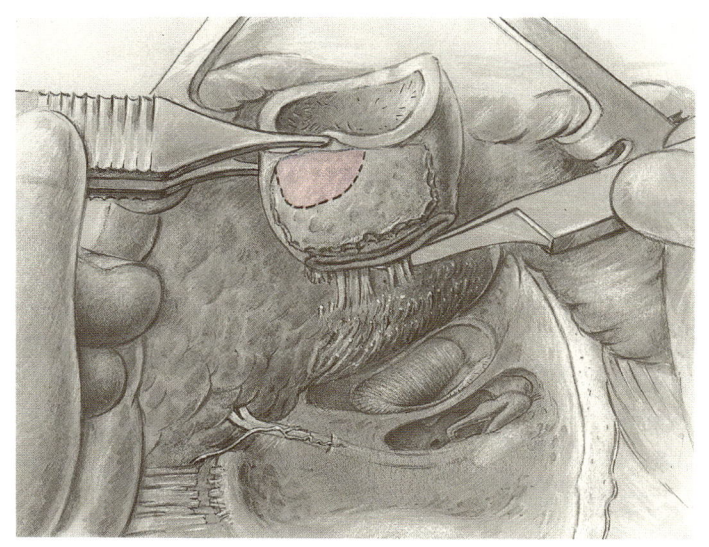

Abb. 6.**3**

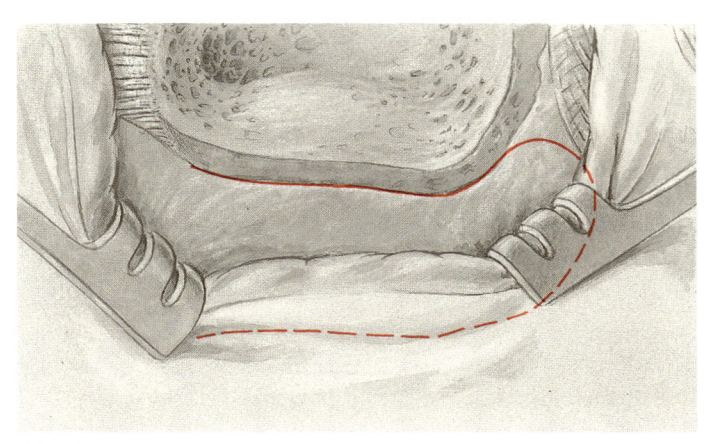

Abb. 6.**4**

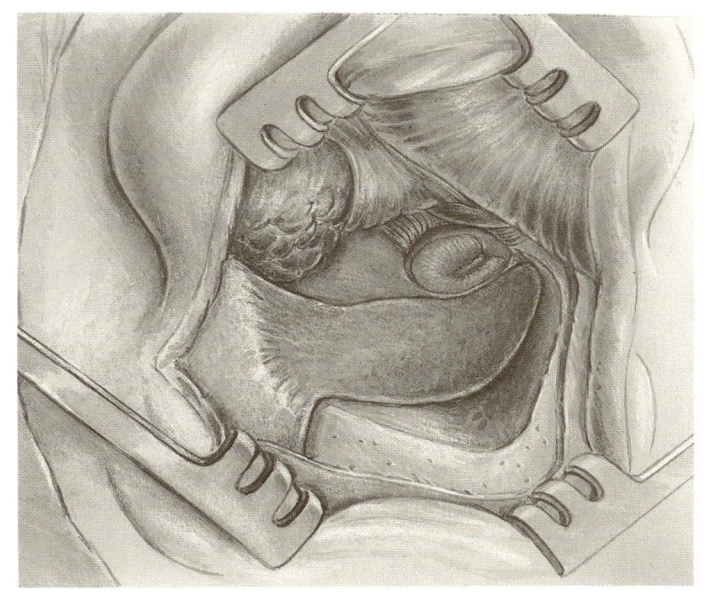

Abb. 6.**5**

Es ist also eine ausreichend weite Präparation in der gesunden Umgebung des Tumors notwendig. Zu diesem Zweck empfiehlt es sich, das Mastoid ausreichend weit zu eröffnen. Als typischer Fehler ist die nicht ausreichende Präparation des gesunden Gewebes in der Umgebung des Tumors anzusehen.

Nachbehandlung

Am Ende des Eingriffs wird das äußere Ohr mit Silikonfolie ausgelegt und tamponiert. Diese Tamponade wird wie nach einer Tympanoplastik drei Wochen post operationem entfernt und ggf. mehrfach wiederholt. Die weiteren Nachbehandlungskonzepte entsprechen denen einer Ohroperation (s. S. 85).

Postoperative Komplikationen

Es kann zu einer massiven Nachblutung aus einer unzureichend versorgten Arterie unterhalb des Ohres kommen. Eine entsprechende Revision mit Blutstillung ist dann erforderlich. Selten ergeben sich bei der üblichen perioperativen Antibiotika-Prophylaxe Perichondritiden.

Eine postoperative Stenose des äußeren Gehörgangs läßt sich am zuverlässigsten vermeiden, wenn die Gehörgangstamponade ausreichend lange belassen wird. Vom Trommelfell aus erfolgt unter dem Silikon eine Reepithelisierung. Falls diese nicht eintritt, sind dünne Spalthautlappen bei einer Nachoperation einzulegen.

Funktionelle Folgezustände

Sollte es zu einer Gehörgangsstenose kommen, resultiert in aller Regel eine Schalleitungsschwerhörigkeit.

Alternative Methoden

Als Alternative bei multimorbiden alten Patienten ist ggf. eine lokale Umschneidung und eine strahlentherapeutische Nachbehandlung zu erwägen.

Eingriffe bei bösartigen Tumoren des äußeren Gehörgangs mit Beteiligung des Trommelfells

Präoperative Diagnostik

Mit der Computertomographie wird die Aussage möglich, ob es sich um ein Gehörgangskarzinom mit Trommelfellbeteiligung handelt oder ob ein Mittelohrkarzinom vorliegt, das große Teile des Felsenbeins erfaßt hat. Ein allgemeines Tumorstaging ist zusätzlich unerläßlich.

Indikationen

Die Therapie der Wahl ist die operative Resektion.

Operationsprinzip

Das Prinzip besteht darin, den Tumor im Gesunden „zu umzingeln" und in einem Stück zu resezieren.

Vorbereitung zur Operation

Diese erfolgt wie zu einer Tympanoplastik (s. S. 81).

Anästhesie

Wegen der ausgedehnten Resektion ist regelmäßig eine Allgemeinanästhesie sinnvoll.

Operationstechnik

Das Mastoid wird breitflächig zu einem Trichter mit weitem Eingang eröffnet. Zu diesem Zweck werden die Weichteile auf dem Planum mastoideum ausgiebig zur Seite präpariert (Abb. 6.6) und der Gehörgang eröffnet (Abb. 6.7).

Der äußere Gehörgang wird direkt unter dem Cavum conchae verschlossen. Die Gehörgangsvorderwand wird mit dem Tragusknorpel und dem angrenzenden Os tympanicum von den Weichteilen separiert.

Der Verschluß des äußeren Gehörgangs ist so vorzunehmen, daß das verhornende Plattenepithel nach außen gekehrt wird (Abb. 6.8 und 6.9).

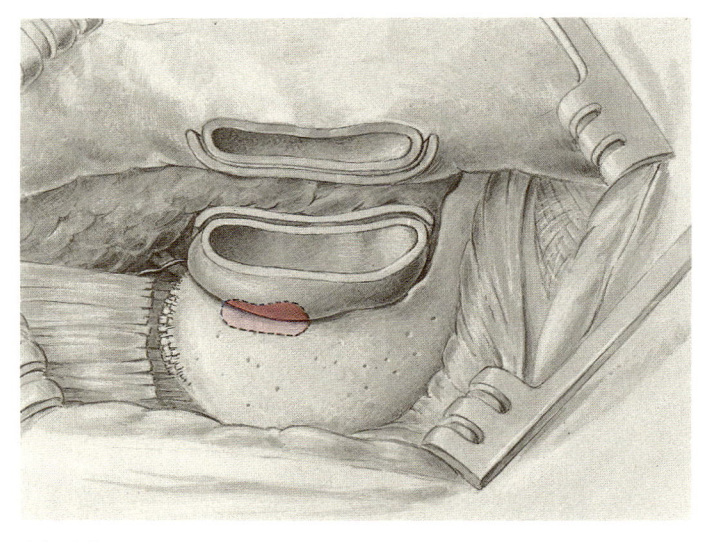

Abb. 6.**6**

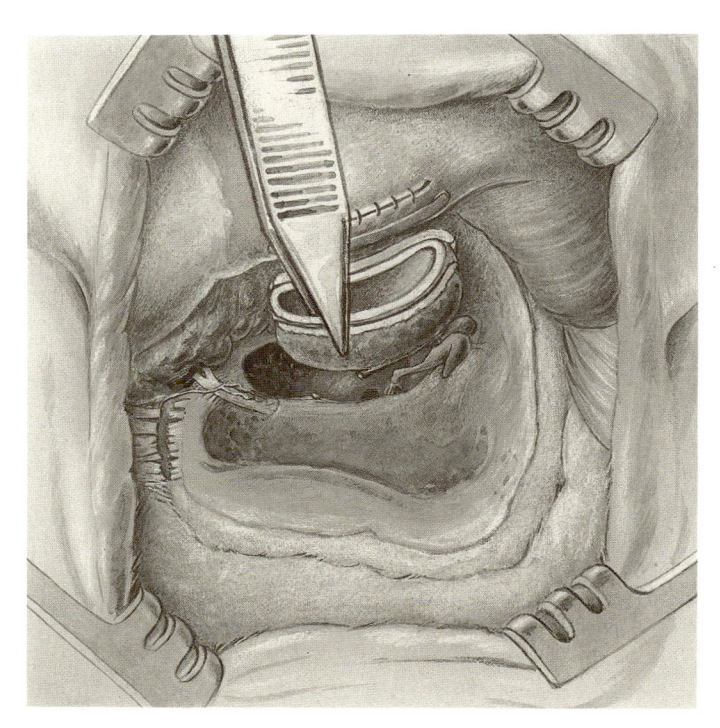

Abb. 6.**7**

Operationen bei Tumoren im Gehörgang   163

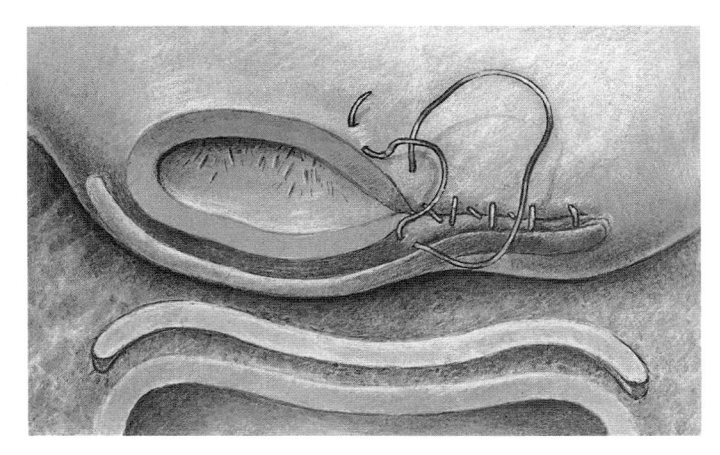

Abb. 6.**8**

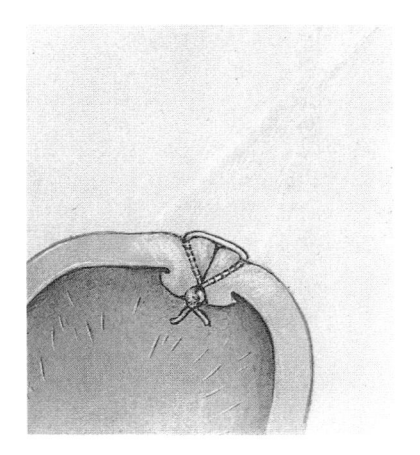

Abb. 6.**9**

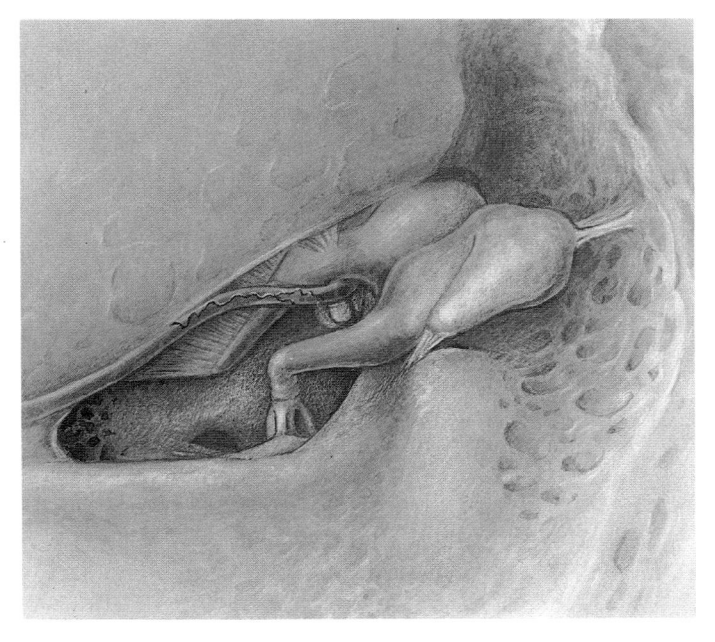

Abb. 6.**10**

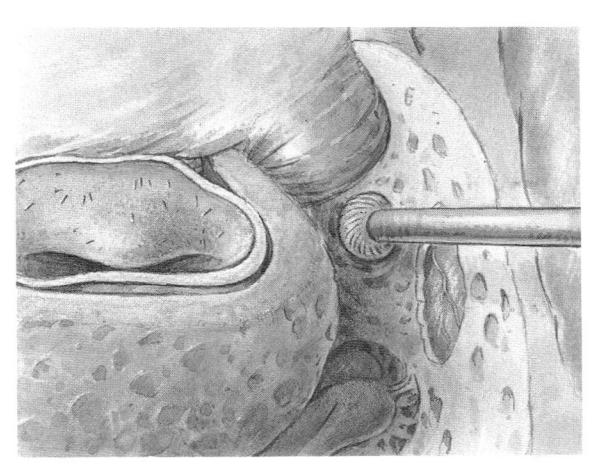

Abb. 6.**11**

Der Fazialis wird in seinem mastoidalen Verlauf dargestellt, bis ein breiter Einblick durch den Chorda-facialis-Winkel auf das Promontorium möglich ist (Abb. 6.**10**). Der Anulus des Trommelfells wird an seiner dorsalen und kaudalen Zirkumferenz sichtbar. Damit wird der Gehörgangsboden deutlich, und auch der Einblick in das Hypotympanum wird möglich.

Zwischen Epitympanum und Kiefergelenk wird das Os tympanicum unter gleichzeitigem Zurückdrängen der umgebenden Weichteile so durchgeschliffen, daß die hintere knöcherne Wand des Kiefergelenks bis in den vorderen Teil der Pauke hinein mitreseziert werden kann (Abb. 6.**11**). Diese Präparation gelingt bei ausgedehnter Pneumatisation zwangsläufig wesentlich breitflächiger und übersichtlicher als beim kleinen Felsenbein.

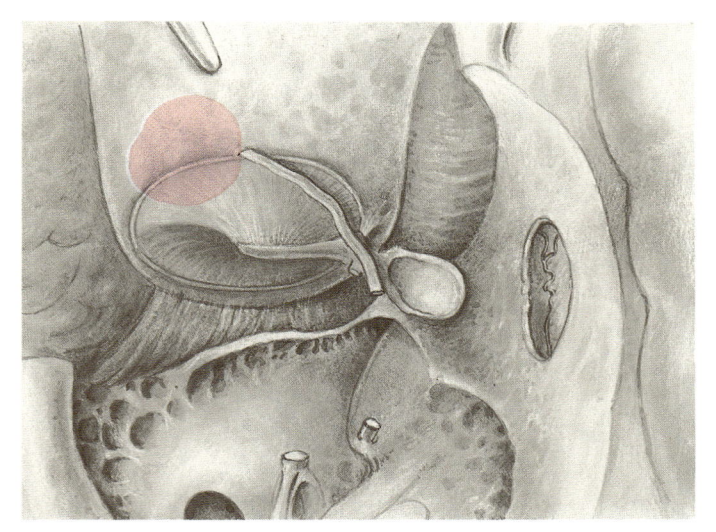

164 Eingriffe bei Tumoren des Mittelohres und der seitlichen Schädelbasis

Abb. 6.**12**

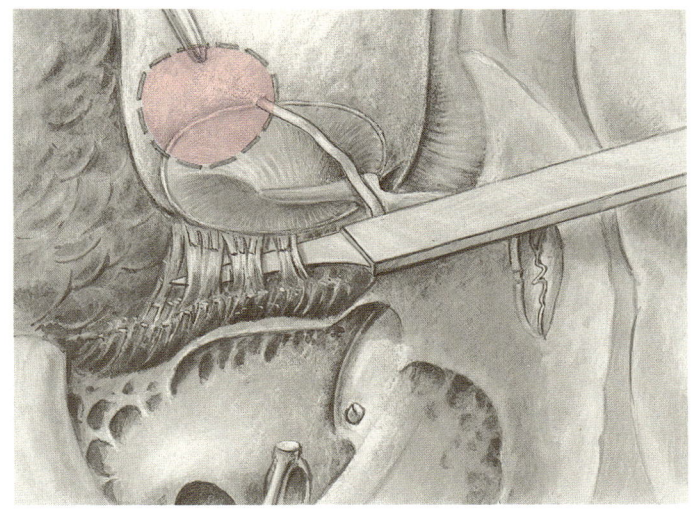

Abb. 6.**13**

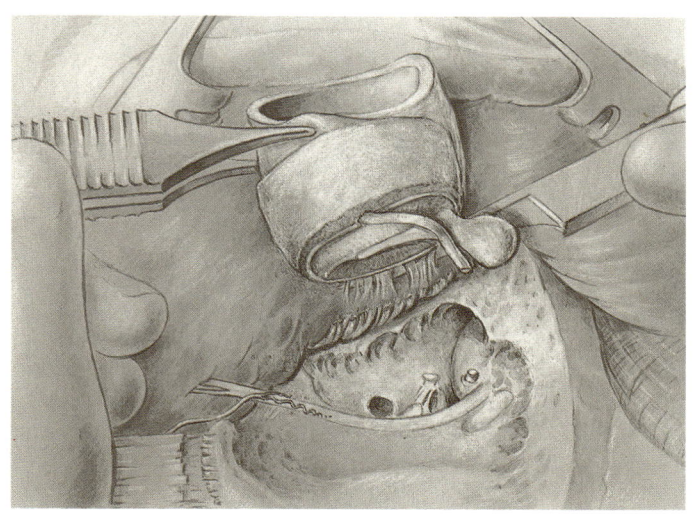

Abb. 6.**14**

Oberhalb des Gehörgangs wird von der Pauke aus ohne Eröffnung der mittleren Schädelgrube die Hinterwand des Kiefergelenks dargestellt. Der Tumor wird dann in einem Stück mit Gehörgang und Trommelfell (Abb. 6.**12**, 6.**13**, 6.**14**) entfernt.

Da sämtliche Wände des äußeren Gehörgangs und das Trommelfell entnommen wurden, gelingt die Restitution des Hörvermögens nur sehr unvollkommen. Es ist aus diesem Grunde in aller Regel günstiger, das Ohr solide zu verschließen. Zu diesem Zweck wird ein ausreichend großer, unten gestielter Muskelweichteillappen eingeschwenkt.

Modifikationen

Alternativen zum angegebenen Verfahren stellen die lokale Resektion und die Nachbestrahlung dar (ggf. auch im Sinne einer Afterloading-Therapie). Diese Vorgehensweisen sollten auf multimorbide, nicht ausgedehnt operable Patienten beschränkt bleiben.

Bezugs- und Gefahrenpunkte

Der N. facialis bleibt bei dem genannten Vorgehen erhalten. Er sollte nicht traumatisiert werden. Dies gelingt durch eine frühzeitige Identifikation im tympanalen Verlaufsanteil in der Pauke und durch eine Präparation am Foramen stylomastoideum wie zu Beginn einer Parotidektomie. Das Kiefergelenk bleibt am zuverlässigsten ungestört, wenn die Weichteile an der Gehörgangsvorderwand sehr eng am Knorpel und am Knochen abgeschoben werden.

Regeln, Tricks und typische Fehler

Der N. facialis ist zu identifizieren, bevor in seiner Umgebung ausgedehnt präpariert wird.

Der Verschluß des äußeren Gehörgangs sollte zu Beginn, direkt nach der Eröffnungsphase, durchgeführt werden, da dies später wesentlich schwieriger gelingt. Die Weichteile in der Umgebung des Gehörgangs werden bei der Operation erheblichen Zerrungen unterworfen. Residuen dieser Manipulationen erschweren zu einem späteren Zeitpunkt den Verschluß des äußeren Gehörgangs.

Typische Fehler entstehen, wenn präoperativ die Ausdehnung des Tumors durch eine Computertomographie nicht richtig bestimmt wurde, wenn der Tumor also das Mittelohr mitergriffen hat. In diesem Fall reicht die präoperative Information des Patienten in aller Regel nicht aus, da dann ggf. auch ohne Rücksicht auf die Funktion des N. facialis und des Gehörs zu operieren ist.

Nachbehandlung

Die Nachbehandlung besteht in der täglichen Kontrolle zum frühzeitigen Aufdecken einer Blutung oder Infektion im Wundbereich und deren spezielle Versorgung.

Postoperative Komplikationen

Als postoperative Komplikation kann sich eine Fistel im verschlossenen Gehörgang einstellen. Meist ist dieser primär unzureichend verschlossen worden. Eine länger dauernde Kürettage und ggf. eine Nachoperation können notwendig werden.

Funktionelle Folgezustände

Als funktioneller Folgezustand ist eine Schalleitungsschwerhörigkeit zu akzeptieren.

Alternative Methoden

Neben den obengenannten Modifikationen kommt als alternative Methode die reine Bestrahlungsbehandlung in Betracht. Sie ist als alleinige Behandlung aber weniger effektiv als die Operation und ggf. eine zusätzliche Bestrahlungsbehandlung.

Operationen bei Tumoren des Mittelohres und seiner Umgebung

Felsenbeinteilresektion mit Erhalt des Labyrinths

Präoperative Diagnostik

Bei pulsierenden „Tumoren" in der Pauke besteht die präoperative Diagnostik regelmäßig in einem hochauflösenden Computertomogramm und einer Angiographie.

Präoperative Diagnostik bei Tumorverdacht

Zeigt sich ein reichlich vaskularisierter Tumor in der Pauke, ist während der präoperativen Angiographie auch eine Embolisation anzustreben. Die Operation sollte zwei bis vier Tage nach der Embolisation erfolgen.

Präoperative Diagnostik bei Verdacht auf Gefäßanomalie

Zeigt sich im Computertomogramm nicht das typische Bild eines Glomustumors, sondern eine kontinuierliche Verbindung zwischen dem Weichteilbezirk in der Pauke und der A. carotis interna oder dem Bulbus jugularis und läßt sich in der Angiographie kein Tumor, sondern lediglich ein großes Gefäß darstellen, ist eine Embolisation naturgemäß nicht angezeigt. Der kooperierende Neuroradiologe beläßt es bei der diagnostischen Angiographie.

Indikationen

Der Eingriff ist indiziert bei gutartigen Tumoren in der Pauke und im Mastoid und bei Gefäßanomalien (z. B. Glomus-tympanicum-Tumor, Fazialisneurinom, Arachnoidalzyste, Zeruminom, Hochstand des Bulbus jugularis, Variation des Gefäßverlaufs der A. carotis interna mit Beteiligung der Pauke).

Während Tumoren im Mittelohr praktisch ausnahmslos eine Operationsindikation darstellen, sind operative Eingriffe bei Gefäßanomalien nur durchzuführen, wenn es sich hier um expansive Veränderungen handelt, also die Ausbildung einer hernienartigen Vorwölbung des Bulbus jugularis oder ein Aneurysma eines großen Gefäßes. Diese sind erkennbar an zunehmenden Beschwerden des Patienten und an der Vergrößerung bei der CT-Kontrolle im Abstand von ca. drei Monaten.

Operationsprinzipien

Für die Tumorresektion ist die vollständige Entnahme der Neoplasien zu planen.

Bei den Gefäßanomalien besteht das Prinzip in der Reduktion der Ektasien unter Schaffung neuer druckresistenter Wände des Gefäßbettes.

Vorbereitung zur Operation

Die Lagerung erfolgt wie bei einer Ohroperation (s. S. 81).

Anästhesie

Die Operation erfolgt in Allgemeinnarkose.

Operationstechnik

Zur Entfernung eines *Glomus-tympanicum-Tumors* wird das Ohr retroaurikulär eröffnet. Die Gehörgangshaut wird so inzidiert, daß der Gerhörgangsboden freigelegt werden kann. Sie wird bis an den Anulus tympanicus heranpräpariert (Abb. 6.**15**). Die Auslösung des Anulus aus seinem knöchernen Lager erfolgt langsam, in kleinen Schritten, da hier die laterale Tumorwand anliegen kann. Eine Eröffnung des Tumors sollte möglichst vermieden werden. Die Übersicht ist während einer Blutung stark reduziert, ggf. wird er bipolar koaguliert. Der Gehörgangslappen wird einschließlich der unteren Trommelfellanteile reseziert und entnommen. Er würde sich beim Aufschleifen des Gehörgangs nur um den Bohrer wickeln.

Der Gehörgangsboden wird aufgeschliffen, bis die kaudalen Anteile des Tumors sichtbar sind (Abb. 6.**16**). Zuführende Gefäße werden entweder bipolar koaguliert oder mit dem Diamantbohrkopf bei langsamer Umdrehungszahl zugeschliffen (Abb. 6.**17** und 6.**18**). Kontakte zur intakten Gehörknöchelchenkette und zum runden Fenster werden dabei vermieden. Die oftmals großkalibrigen Gefäße, die in der Schleimhaut zur Tube verlaufen (A. tympanica anterior), lassen sich bipolar koagulieren. Ist das Felsenbein umfassend pneumatisiert, wird zusätzlich zwischen basaler Kochleawindung im vorderen Teil des Promontoriums und dem Boden des Tubeneingangs Knochen abgeschliffen, ggf. mit Darstellung der lateralen Wand der A. carotis interna, um hier letzte Tumorreste entnehmen zu können.

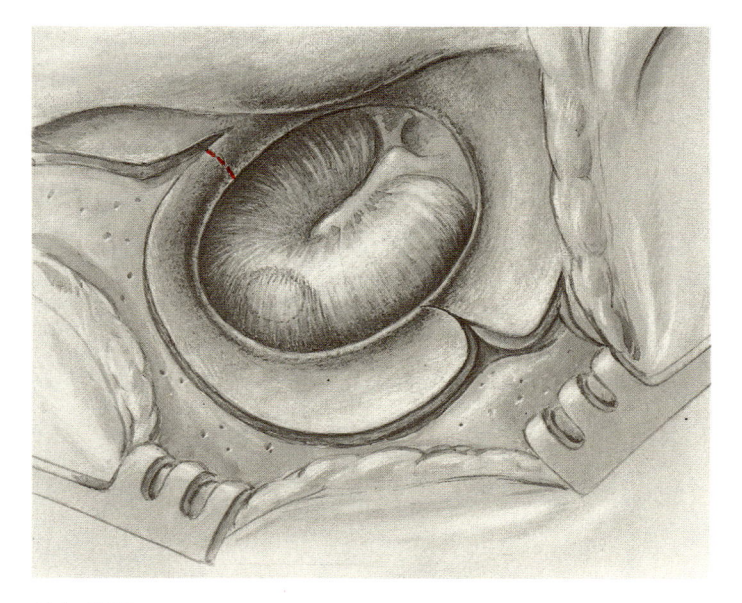

Operationen bei Tumoren des Mittelohres und seiner Umgebung 167

Abb. 6.**15**

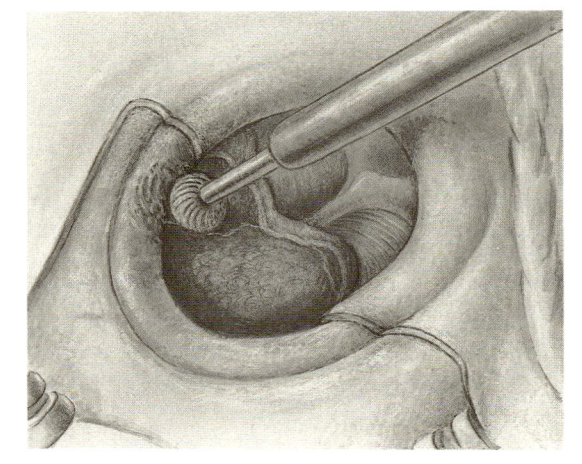

Abb. 6.**16**

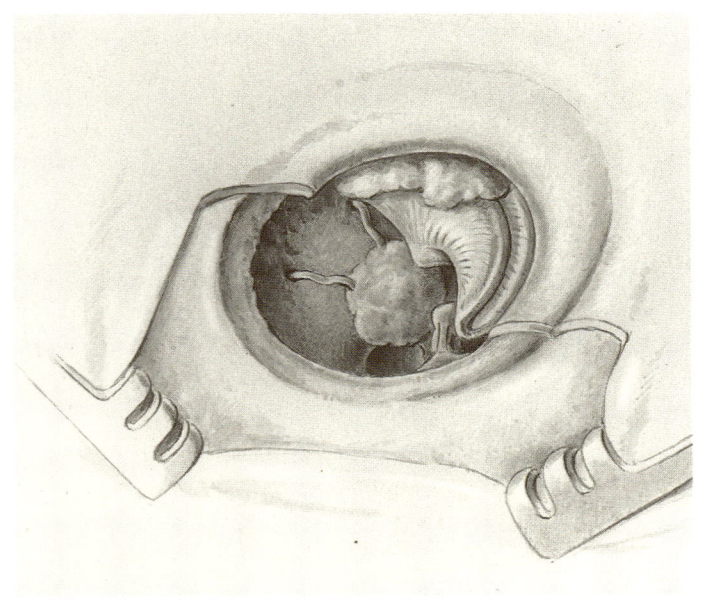

Abb. 6.**17**

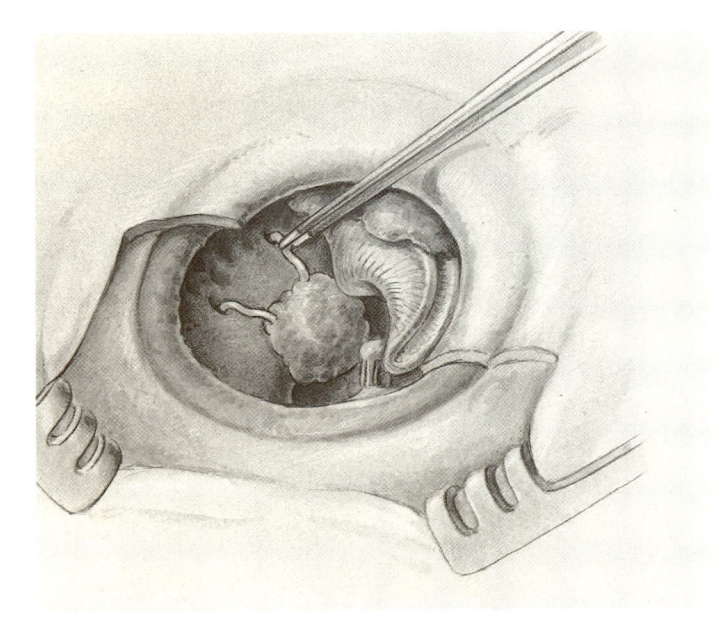

Abb. 6.**18**

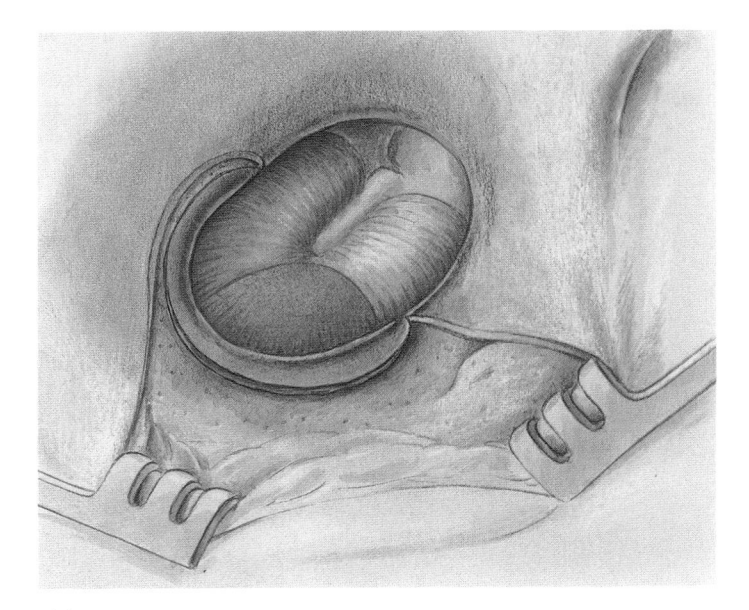

Abb. 6.**19**

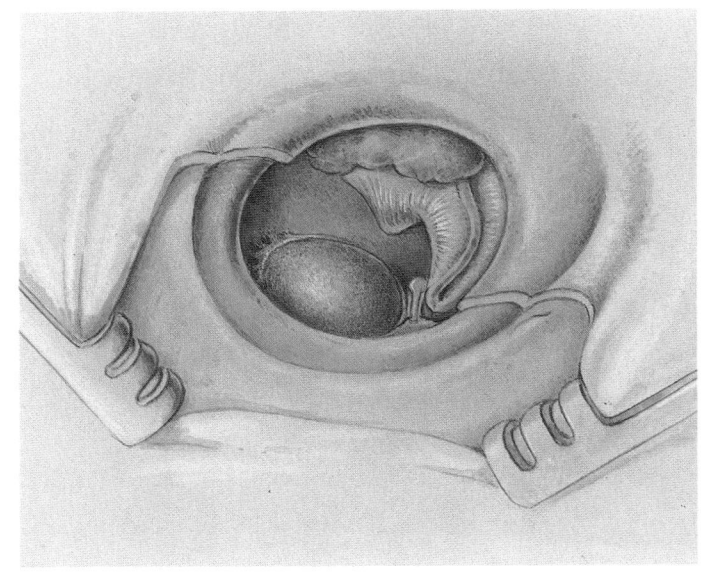

Abb. 6.**20**

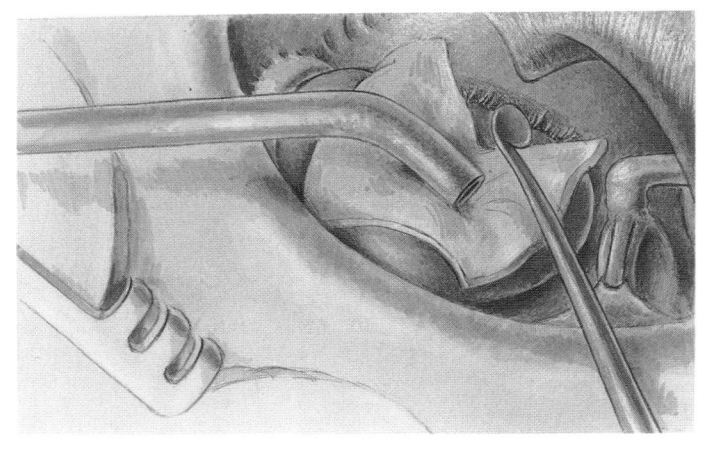

Abb. 6.**21**

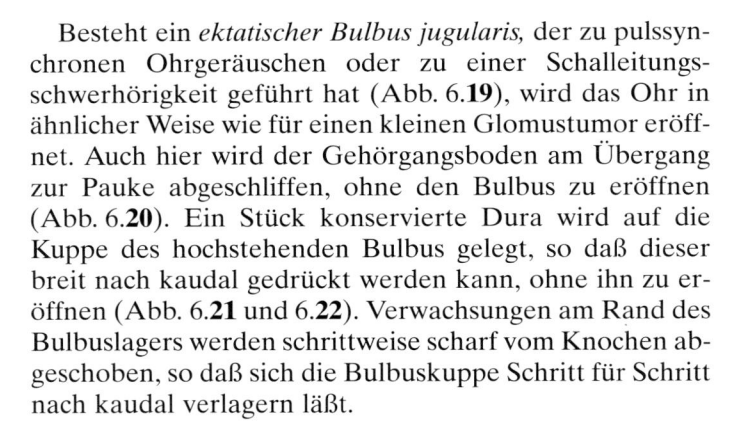

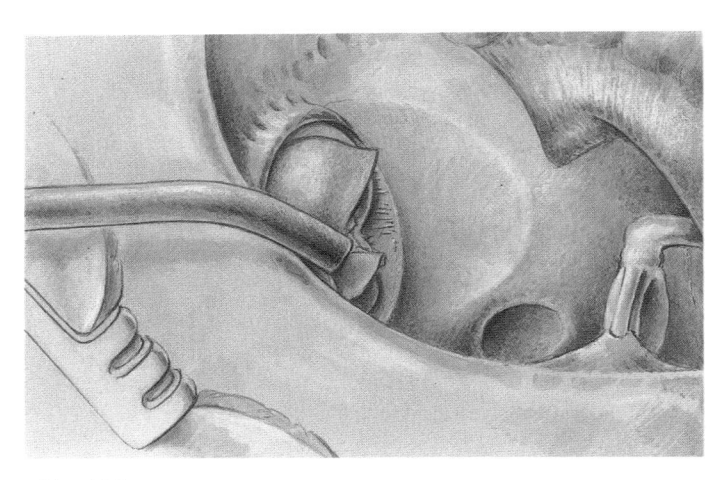

Abb. 6.**22**

Besteht ein *ektatischer Bulbus jugularis,* der zu pulssynchronen Ohrgeräuschen oder zu einer Schalleitungsschwerhörigkeit geführt hat (Abb. 6.**19**), wird das Ohr in ähnlicher Weise wie für einen kleinen Glomustumor eröffnet. Auch hier wird der Gehörgangsboden am Übergang zur Pauke abgeschliffen, ohne den Bulbus zu eröffnen (Abb. 6.**20**). Ein Stück konservierte Dura wird auf die Kuppe des hochstehenden Bulbus gelegt, so daß dieser breit nach kaudal gedrückt werden kann, ohne ihn zu eröffnen (Abb. 6.**21** und 6.**22**). Verwachsungen am Rand des Bulbuslagers werden schrittweise scharf vom Knochen abgeschoben, so daß sich die Bulbuskuppe Schritt für Schritt nach kaudal verlagern läßt.

Eine vorgehärtete Knochenzementplatte wird auf die fixierte Dura, die die Kuppe des Bulbus schützt, aufgelegt und in das Niveau des Hypotympanum eingedrückt. Nach wenigen Minuten Aushärtungszeit ist der Bulbus damit geschützt und dauerhaft gegen das Mittelohr abgegrenzt (Abb. 6.**23**).

Sehr selten besteht als Gefäßanomalie eine *A. carotis interna* mit aneurysmatischer Erweiterung. Es handelt sich um ein „Ersatzgefäß" bei partieller Aplasie der A. carotis interna. In diesem Fall wird das Gefäß entsprechend dem Vorgehen, wie es für kleine Glomustumoren oder die Rückverlagerung eines ektatischen Bulbus jugularis beschrieben wurde, dargestellt. Es folgt die Ummantelung mit Knochenzement. Auf diese Weise wird ein neuer fester Kanal für das Gefäß geschaffen (Abb. 6.**24** und 6.**25**).

Kleinere *Fazialisneurinome* beschränken sich auf das Mittelohr und das Mastoid. Sie erscheinen als tumorverdächtige Kontur hinter dem Trommelfell, sind blaßrosa und pulsieren nicht, im Gegensatz zum Glomustumor und zu Varianten der Gefäßverläufe.

Die Operation besteht in einer ausgedehnten Eröffnung des Mastoids, des Antrums und des Epitympanums, ohne jedoch den äußeren Gehörgang oder das Trommelfell zu alterieren.

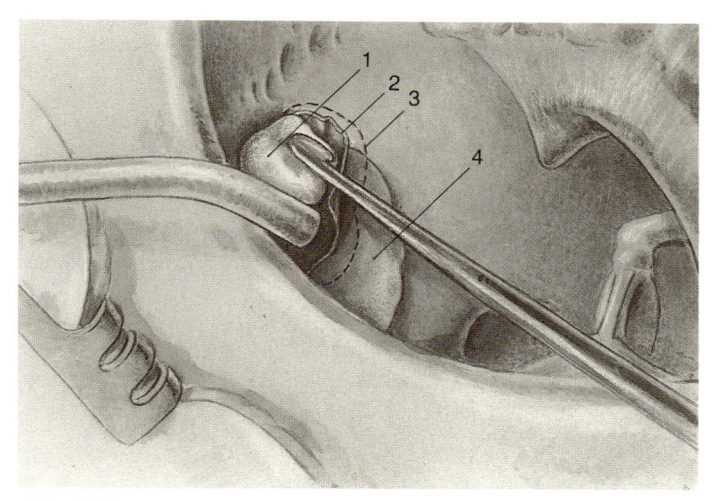

Operationen bei Tumoren des Mittelohres und seiner Umgebung   169

Abb. 6.**23**
1 dick-visköser Zement
2 Rand der Duraauflage
3 Knochenrand für die Zementanlagerung
4 Lager des hochstehenden Bulbus bei Operationsbeginn

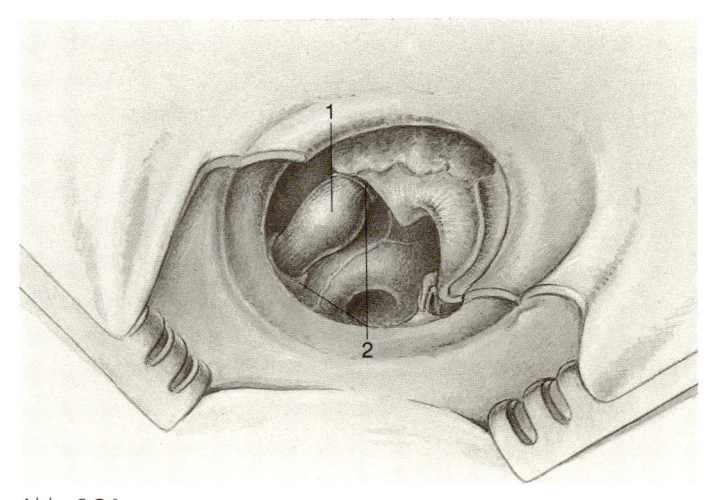

Abb. 6.**24**
1 Aneurysma
2 Gefäßkanal

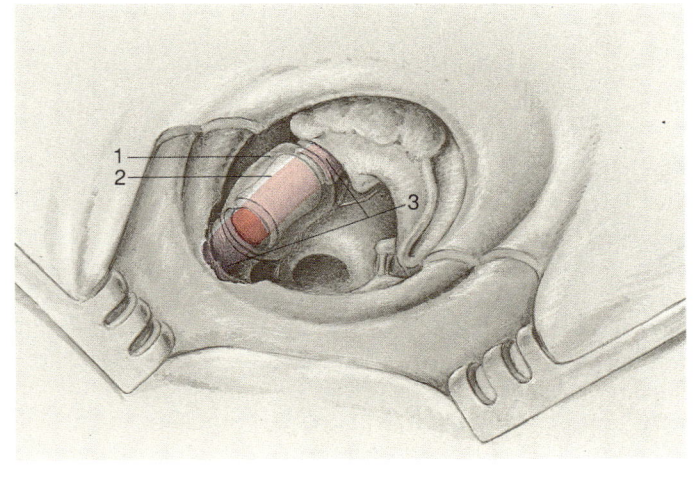

Abb. 6.**25**
1 Zementhülle
2 konservierte Dura
3 Enden des knöchernen Gefäßkanals

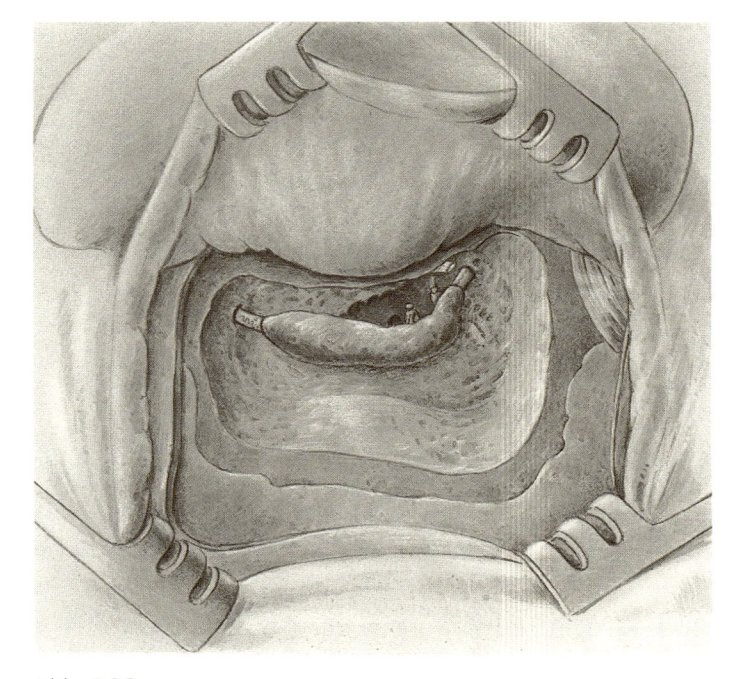

Abb. 6.**26**

Der Zugang erfolgt von retroaurikulär (s. S. 81). Der Tumor wird unter Schonung des Labyrinths dargestellt, indem die umgebenden Mastoidzellen so weit aufgeschliffen werden, daß er sich aus seinem knöchernen Lager herausheben läßt (Abb. 6.**26**). Zum Foramen stylomastoideum hin und in Richtung Ganglion geniculi wird in gesundem Nervengewebe reseziert. Gelegentlich findet sich eine partielle Arrosion der Gehörknöchelchen oder auch eine Arrosion des horizontalen Bogengangs. Diese Defekte sind entsprechend zu behandeln (s. S. 110 und 98).

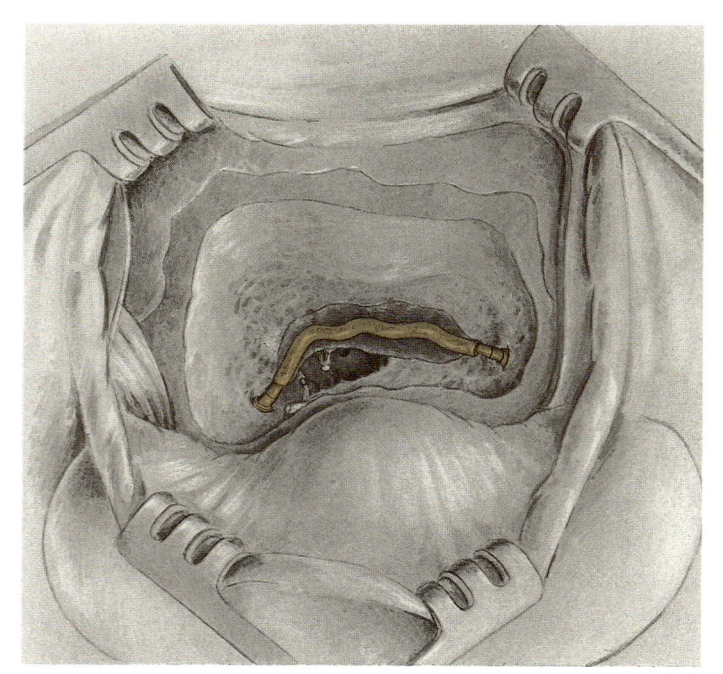

Abb. 6.27

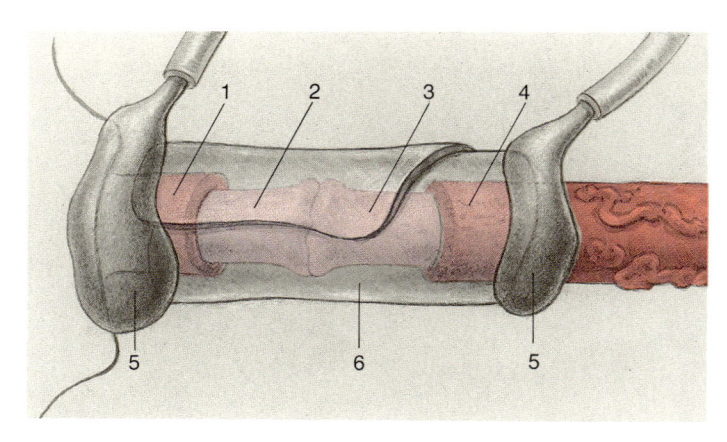

Abb. 6.28
1 Epineurium
2 axonales Gewebe
3 axonales Gewebe des Implantats
4 Epineurium des Implantats
5 Fibrinkleber
6 Kollagenfolie

Am zentralen und am peripheren Nervenstumpf wird das Epineurium auf etwa 2–3 mm entfernt. Ein Nervenimplantat, vorzugsweise vom N. auricularis magnus, wird nach gleicher Vorbereitung seiner Enden in ausreichender Länge eingelegt. Die frischen Schnittkanten der Nerven werden präzise aneinandergelegt (Abb. 6.27).

Vorteilhaft ist das Umwickeln der Anastomosen mit dünnen Kollagenfolien, um ein vorzeitiges Einwachsen von Bindegewebe aus der Umgebung der Anastomose zu behindern. Die Kollagenfolien können mit Fibrinkleber fixiert werden (Abb. 6.28).

Ist das Neurinom über das Foramen stylomastoideum hinaus in die Parotis vorgewachsen, ist der operative Zugang entsprechend zu erweitern, bis gesundes Nervenende, ggf. auch distal der Aufzweigung des N. facialis, in der Parotis deutlich wird. Die Anastomosierung erfolgt hier im Weichteilgewebe transaxonal mit Einzelknopfnähten. Die wesentliche mechanische Stabilisierung wird wieder durch die Umhüllung mit Kollagenfolie und Ankleben mit Fibrinkleber erreicht.

Ist der Tumor bei erhaltenem Hörvermögen an das Ganglion geniculi heran- oder weiter Richtung innerer Gehörgang oder gar hintere Schädelgrube vorgewachsen, so ist die Operation zu einem transtemporalen Eingriff (s. S. 222) zu erweitern. Auch intrakraniell wird der zentrale Nervenstumpf entweder durch Einzelknopfnähte und zusätzliche Kollagenumhüllung sowie Fibrinklebung fixiert. Ggf., wenn die Naht zu schwierig sein sollte, sind die Kollagenumhüllung und Fibrinklebung auch allein vorzunehmen. Dies Aufkleben des „Kabel"-Implantats gelingt auch direkt an der Austrittsstelle des N. facialis am Hirnstamm. Zur mechanischen Stabilisierung wird das Implantat ca. 1 cm auf die Hirnoberfläche geklebt und in einer lockeren Schlinge in das Felsenbein geführt und peripher anastomosiert.

Modifikationen

Das oben beschriebene Vorgehen bei gutartigen Tumoren des Felsenbeins oder bei Gefäßanomalien kann Modifikationen lediglich in der Verwendung unterschiedlicher Materialien für die Rekonstruktion fester Gefäßkanäle erfahren. Hier ist die Implantation vorgefertigter fester Halbschalen, wie keramischen Werkstoffen, möglich. Die Verwendung des individuell anpaßbaren Knochenzements hat sich jedoch als vorteilhaft erwiesen.

Bezugs- und Gefahrenpunkte

Als Bezugs- und Gefahrenpunkte haben die gleichen Strukturen im Mittelohr zu gelten, die bei Operationen von entzündlichen Erkrankungen, also der Tympanoplastik zu berücksichtigen sind. Bei den klein erscheinenden Glomustumoren ergeben sich Gefahren, wenn die präoperative Diagnostik unzureichend war, insbesondere, wenn auf ein Angiogramm verzichtet wurde. Überraschende Weiterungen der Operation gebieten dann gelegentlich einen Abbruch des Eingriffs, eine Komplettierung der Diagnostik und die Weiterführung der Tumorentfernung nach entsprechender Vorbereitung einschließlich weitergehender Information an den Patienten.

Regeln, Tricks und typische Fehler

Für die Behandlung von Glomustumoren oder Gefäßanomalien im Mittelohr sollte regelmäßig eine Angiographie vorliegen. Irrtümer über die eigentliche Diagnose (Glomustumor oder großes Gefäß) sind selten. Das operative Vorgehen wird erleichtert, wenn der laterale Aspekt des Tumors möglichst weitgehend dargestellt wird, bevor seine Entnahme beginnt. Ein typischer Fehler ist das unzureichende Verfolgen des Tumors unter der basalen Schneckenwindung in Richtung A. carotis interna. Hier bleiben gelegentlich Tumorreste zurück, die zu einem „Rezidiv" führen.

Nachbehandlung

Die Nachbehandlung erfolgt in gleicher Weise wie die Nachbehandlung bei der Tympanoplastik (S. 128).

Für die Nachbehandlung bei Fazialisneurinomen ist es notwendig, den Patienten auf die lange Zeitdauer hinzuweisen, die der Nerv für seine Regeneration benötigt. Frühestens nach einem halben Jahr sind erste, gelegentlich nur myographisch nachweisbare Reinnervationszeichen zu erwarten. Ca. 80% des endgültigen Ergebnisses zeigen sich nach etwa einem Jahr.

Eine Elektrotherapie mit Reizströmen, die z. B. 4 Monate nach der Operation einsetzt, wird zwangsläufig auch die Funktionswiederkehr nach etwa 6 Monaten nicht verhindern können, wird aber vom Arzt und dankbaren Patienten als wichtige zusätzliche Behandlungsmaßnahme angesehen, die sie in Wirklichkeit nicht ist.

Postoperative Komplikationen

Als postoperative Komplikationen bei den genannten Eingriffen ist das Persistieren einer Schalleitungsschwerhörigkeit zu sehen. Innenohrschwerhörigkeiten ergeben sich bei ausgedehnten Fräsarbeiten am Promontorium oder bei einer Destruktion des runden Fensters oder einer Labyrinthfistel.

Funktionelle Folgezustände

Hörminderungen sind gelegentlich in Kauf zu nehmen. Das präoperativ oft belastende pulssynchrone Ohrensausen bessert sich regelmäßig.

Alternative Methoden

Glomustumoren werden gelegentlich einer Radiotherapie unterzogen. Insbesondere für kleinere Glomustumoren ist dies eine inadäquate Behandlung. Für die Operation von Gefäßanomalien oder Fazialisneurinomen ergeben sich gegenüber den oben angeführten Techniken keine Alternativen.

Supralabyrinthäre Felsenbeinteilresektion ohne oder mit Entnahme des Labyrinths

Präoperative Diagnostik

Neben der funktionellen Diagnostik (Audiometrie, elektrophysiologische Untersuchung des N. facialis) ist die bildliche Darstellung der Veränderung im hochauflösenden Felsenbeintomogramm erforderlich. Zusätzlich wird nicht selten auch eine Kernspintomographie indiziert, um die Raumforderung intrakraniell sicher zu differenzieren.

Indikationen

Ein genuines Cholesteatom (Epidermoid), ein Meningiom oder ein Fazialisneurinom im medialen Teil des Felsenbeins sind operativ zu entfernen. Genuine Cholesteatome in der Pyramidenspitze medial des Labyrinths können transtemporal reseziert werden. Das Vorgehen entspricht in diesem Fall demjenigen bei einem kleinen Akustikusneurinom (s. S. 313). Oft haben die Tumoren bei der Diagnosestellung eine Ausdehnung von der Pauke bis in die Pyramidenspitze. In diesem Fall ist die Indikation zu einem translabyrinthären Vorgehen zu stellen. Die Kochlea läßt sich dabei in einzelnen Fällen erhalten, da eine bindegewebige Abschottung zwischen Cholesteatom und Perilymphraum entstanden ist.

Bei multimorbiden Patienten ist es zulässig, das Wachstum der Raumforderung in der Pyramide durch Kontrollaufnahmen nach sechs Monaten abzuschätzen. Eine Operation kann sich für diese Patienten als eine unerträglich hohe Belastung wegen des Narkoserisikos oder auch wegen postoperativer Gleichgewichtsstörungen herausstellen, so daß ein Zuwarten unter Kontrolle zu verantworten ist (wait and scan).

Operationsprinzip

Das Prinzip der operativen Eingriffe besteht darin, die Neoplasie vollständig zu entfernen und dabei die Hörfunktion und den N. facialis zu erhalten, wenn dies irgend möglich ist. Wird das Labyrinth (Vestibularorgan und Kochlea) reseziert, da z. B. ein Cholesteatom mit in den Perilymphraum eingewachsen ist, wird ein translabyrinthäres oder transotisches (Fisch) Vorgehen gewählt. Der N. facialis läßt sich ohne Inkaufnahme unerträglicher Funktionseinbußen verlagern, so daß z. B. Matrix von allen Seiten seines Epineuriums abgezogen werden kann. Der innere Gehörgang wird in diesen Fällen eröffnet, da Matrix in die Nähe seines Fundus gewachsen ist. Das ausgehöhlte und vollkommen ausgeschliffene Mastoid kann dann obliteriert werden. Um aufsteigende Infektionen von der Tube her zu vermeiden, kann das tympanale Tubenostium am Ende des Eingriffs fest verblockt werden.

Eine Alternative zu diesem Konzept stellt die Abdichtung des inneren Gehörgangs dar unter Belassung einer Drainage des Felsenbeins über die Tube zum Nasenrachen. Dieses Vorgehen hat den Vorteil, daß eine Mukozelen- oder Cholesteringranulombildung im Mittelohr nicht eintreten kann, was bei unzureichend ausgeschliffenem Felsenbein und Verblockung der Tube beobachtet wird.

Vorbereitung zur Operation

Die Lagerung erfolgt wie sonst bei der Ohrchirurgie (s. S. 67). Lediglich, wenn ein transtemporales Vorgehen geplant ist, wird der Patient auf spezielle Weise gelagert (s. S. 222).

Anästhesie

Der Eingriff erfolgt in Allgemeinnarkose.

Operationstechnik

Mastoid und Pauke werden nach retroaurikulärer Inzision breit eröffnet. Dazu wird das Planum mastoideum so weit aufgeschliffen, daß die letzte Knochenschicht über der Dura der mittleren Schädelgrube nach oben und eine dünne Knochenbedeckung über dem Sinus sigmoideus nach hinten das Operationsfeld begrenzen. Die hintere Gehörgangswand wird auf etwa 1 mm Dicke ausgedünnt. Unter dem horizontalen Bogengang wird der Kanal des N. facialis so weit aufgeschliffen, daß der Nerv zuverlässig zu identifizieren ist. Eine letzte Knochenschicht bleibt über dem Epineurium erhalten. Anteile des Cholesteatoms, die in das Antrum und in das Epitympanum vorgewachsen sind, werden entfernt (Abb. 6.**29**).

Schrittweise werden die Bogengänge abgeschliffen, bis die kaudalen Anteile des Cholesteatoms sichtbar sind und die Matrix von ihrer Unterlage abgehoben werden kann. Ist das Cholesteatom nicht allzu groß, so kann es gelingen, trotz Zerstörung des Bogengangsystems, das Hörvermögen zu erhalten und die Matrix vollständig aus der Pyramidenspitze, also der Region des Felsenbeins medial des oberen Bogengangs, zu entfernen.

Das Zurücklassen von Matrix führt naturgemäß zu einem Residualcholesteatom und ist zugunsten eines eventuellen Hörerhalts nicht in Kauf zu nehmen. Hat das Cholesteatom größere Teile der Kochlea infiltriert oder ist es unterhalb des labyrinthären Velaufsanteils des N. facialis nach ventral weitergewachsen, ist auch die Kochlea so weit zu resezieren. Die Matrix wird vollständig dargestellt und z. B. mit anhaftenden Nn. vestibulares (Abb. 6.**30**) entfernt. Es entsteht eine Liquorfistel im Fundus des inneren Gehörgangs.

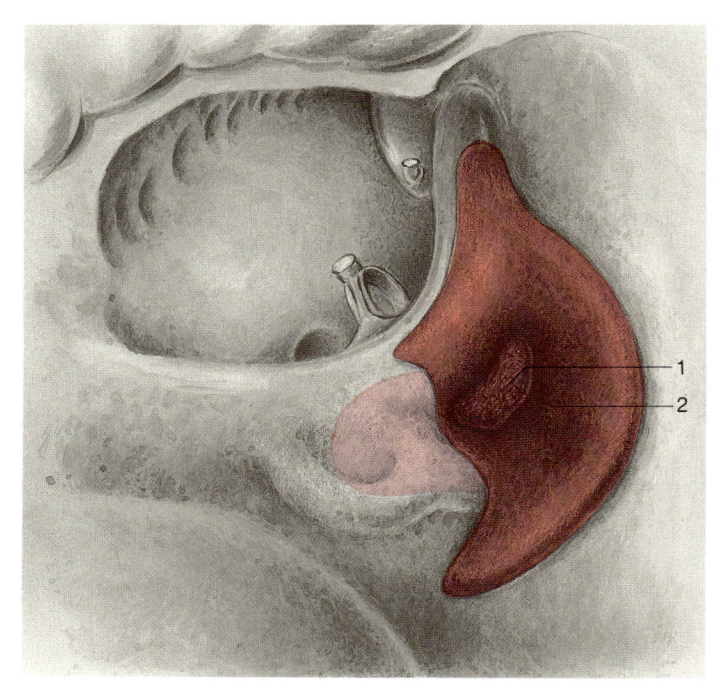

Abb. 6.**29**
1 Detritus
2 Matrix

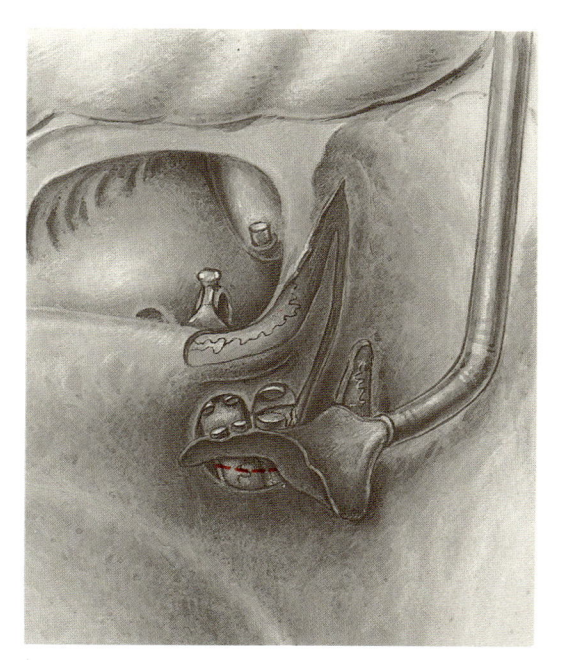

Abb. 6.**30**

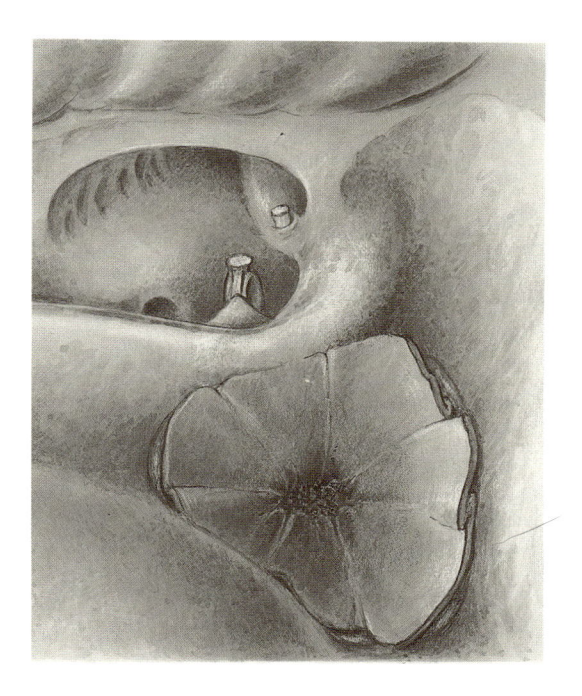

Operationen bei Tumoren des Mittelohres und seiner Umgebung   173

Abb. 6.**31**

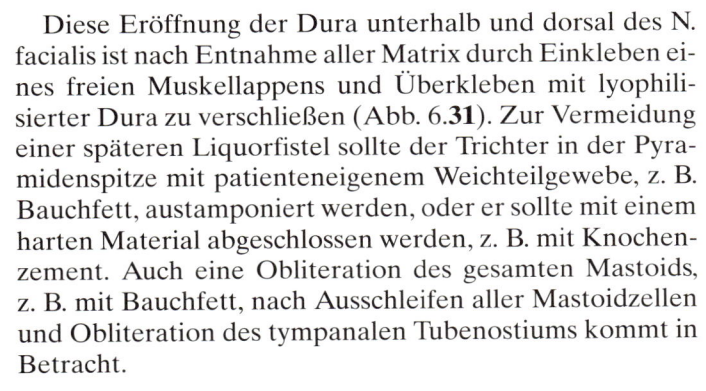

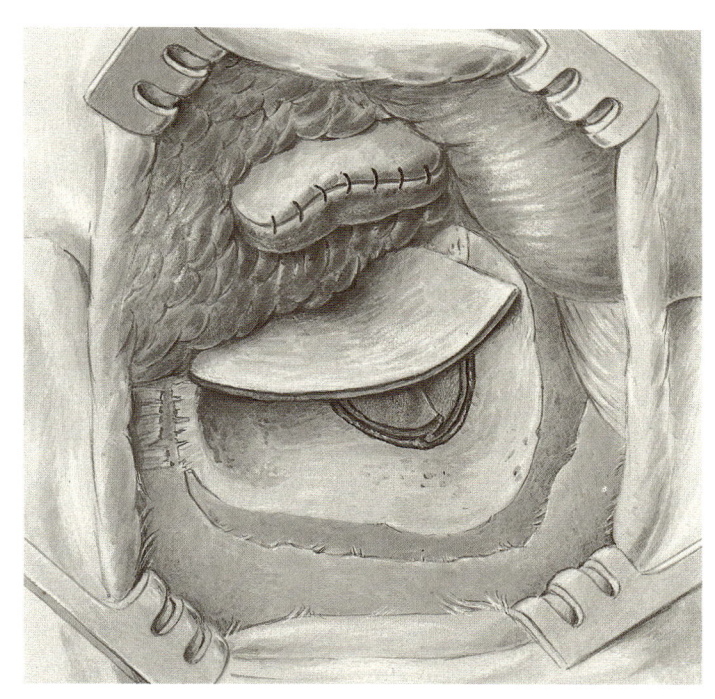

Abb. 6.**32**

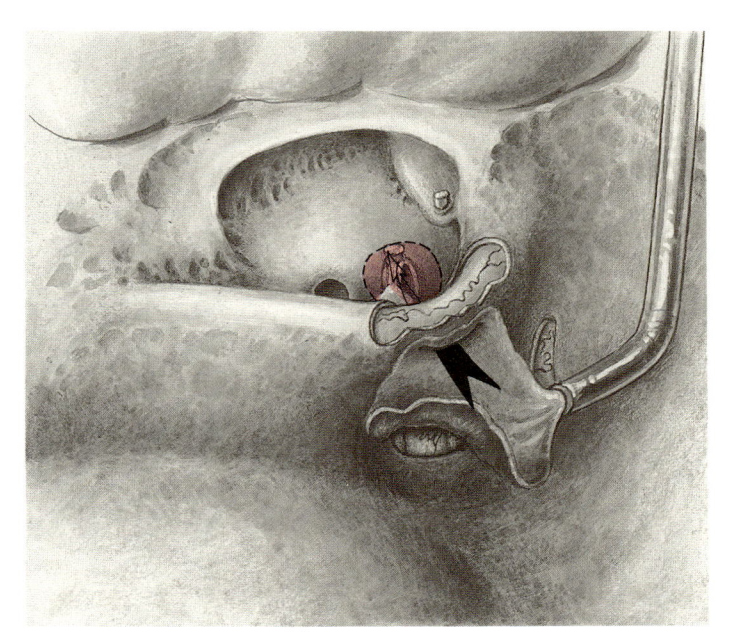

Abb. 6.**33**

Diese Eröffnung der Dura unterhalb und dorsal des N. facialis ist nach Entnahme aller Matrix durch Einkleben eines freien Muskellappens und Überkleben mit lyophilisierter Dura zu verschließen (Abb. 6.31). Zur Vermeidung einer späteren Liquorfistel sollte der Trichter in der Pyramidenspitze mit patienteneigenem Weichteilgewebe, z. B. Bauchfett, austamponiert werden, oder er sollte mit einem harten Material abgeschlossen werden, z. B. mit Knochenzement. Auch eine Obliteration des gesamten Mastoids, z. B. mit Bauchfett, nach Ausschleifen aller Mastoidzellen und Obliteration des tympanalen Tubenostiums kommt in Betracht.

Wurde die hintere Gehörgangswand partiell oder total reseziert, um ein Cholesteatom weiter nach ventral zu verfolgen oder wurde auch das Trommelfell entnommen, um z. B. die Region des vorderen Hypotympanums und die Nachbarschaft der A. carotis interna zu präparieren, so ist ein Abschluß des Pauken- und Mastoidraumes zum äußeren Gehörgang hin durch Einstellen von Knorpel möglich (Abb. 6.32) oder der äußere Gehörgang wird unterhalb des Conchaniveaus verschlossen (siehe Abb. 6.8). Voraussetzung für ein solches Vorgehen ist, daß alle Mastoid- und Felsenbeinzellen ausgebohrt wurden und daß das verhornende Plattenepithel von Trommelfell und äußerem Gehörgang innerhalb der Verschlußzone vollständig reseziert wurde. Andernfalls entsteht ein Cholesteatom, eine Mukozele oder ein Cholesteringranulom (Abb. 6.24).

Die Ausdehnung eines Cholesteatoms in der Pyramidenspitze läßt sich bisher präoperativ durch bildgebende Verfahren in allen Einzelheiten zuverlässig feststellen. Die Matrix muß also intra operationem Schritt für Schritt dargestellt und von der Unterlage abgehoben werden. Manchmal zeigen sich hinter sehr dünnen Matrixschläuchen, die sich in kleinen präformierten Räumen gebildet haben, ausgedehnte weitere Wachstumszonen des Cholesteatoms, so z. B. in der Kochlea oder im inneren Gehörgang (Abb. 6.33). Der umgebende Knochen ist dann noch wei-

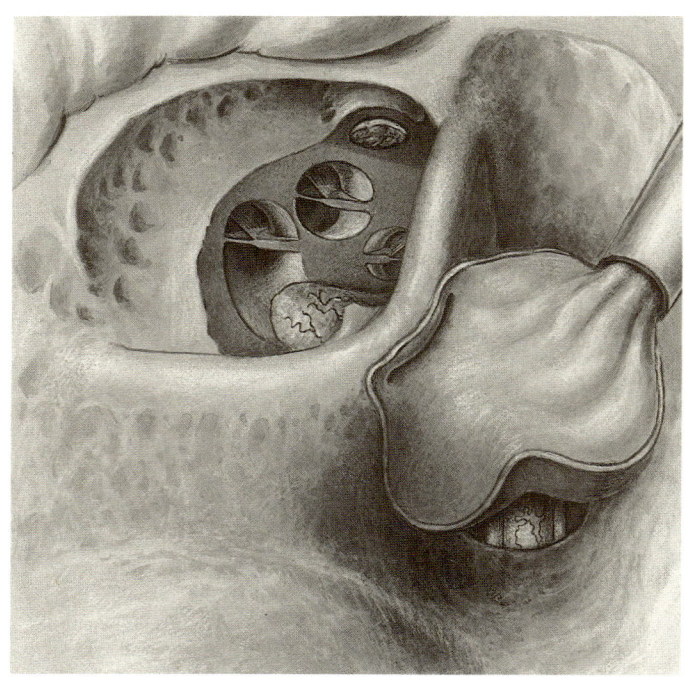

Abb. 6.**34**

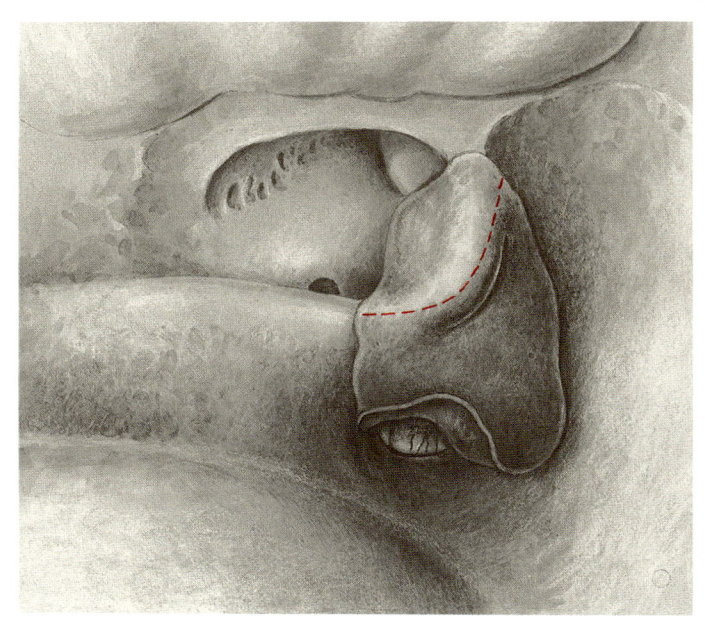

Abb. 6.**35**

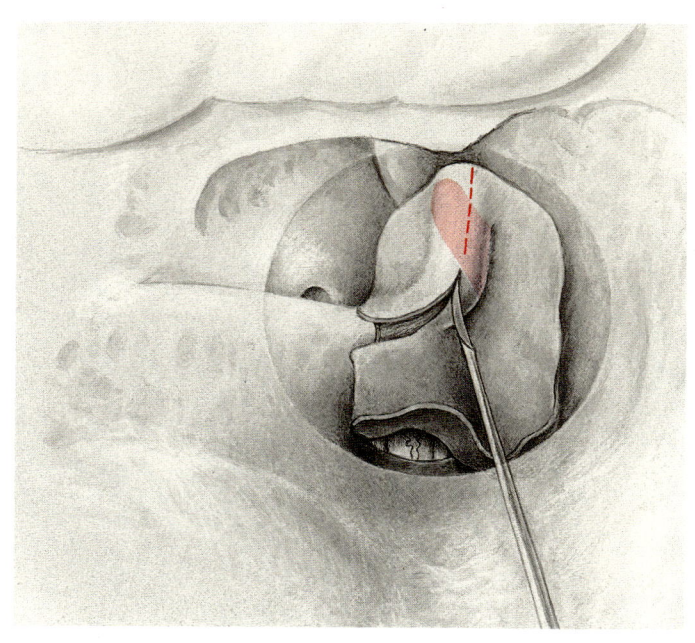

Abb. 6.**36**

ter abzuschleifen, damit die Matrix aus allen Windungen der Kochlea und auch aus dem inneren Gehörgang vollständig entfernt werden kann (Abb. 6.**34**). Knochenüberhänge sind ausgiebig abzuschleifen.

Bei sehr zarter Matrix ist es schwierig, zwischen letzter Keratinschicht des Cholesteatomsackes und dem Ursprungsgewebe, das entfernt werden muß, zu unterscheiden. Die Matrix liegt immer auf einer subepithelialen Bindegewebsschicht, in der Gefäße verlaufen. Diese gefäßführende, oft durchsichtige Schicht sollte im Zweifelsfall gemeinsam mit der Matrix von der Unterlage abgehoben und entnommen werden.

Bei Einbruch des Cholesteatoms in den inneren Gehörgang sollte das Ganglion Scarpae mitentfernt werden, um spätere Schwindelbeschwerden zu minimieren (Abb. 6.**30**).

Umhüllt die Matrix zusätzlich den N. facialis, so wird sie an der lateralen Wand des mastoidalen Fazialisverlaufs geschlitzt und um den Nerv herum nach medial präpariert (Abb. 6.**35** und 6.**36**). Der N. petrosus major wird am Ganglion geniculi abgesetzt, so daß sich der N. facialis nach kranial mobilisieren läßt (Abb. 6.**37**).

Nach wiederholter Verlagerung des N. facialis nach kranial und auch nach lateral läßt sich die Matrix vollständig abpräparieren. Die Kontinuität des N. facialis muß bei diesen Manipulationen nicht leiden.

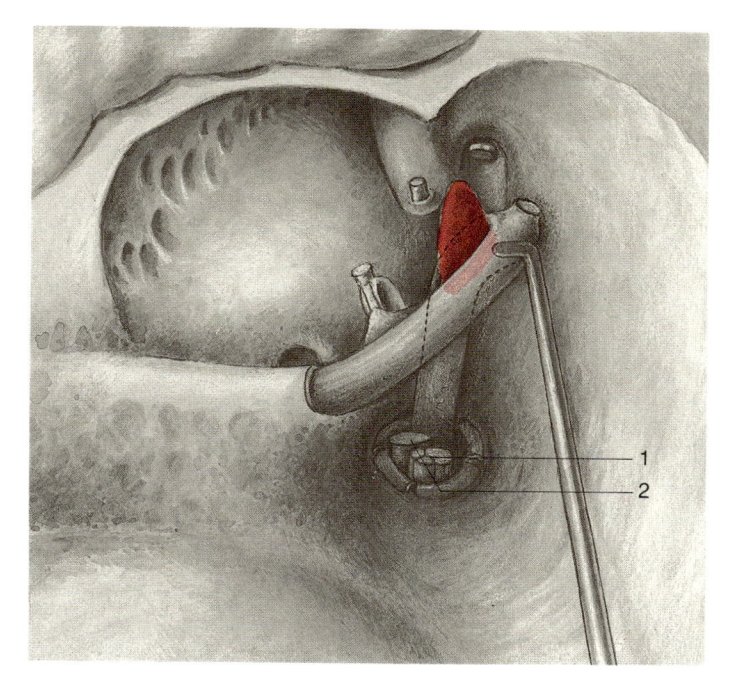

Abb. 6.**37**
1 N. vestibularis
2 N. cochlearis

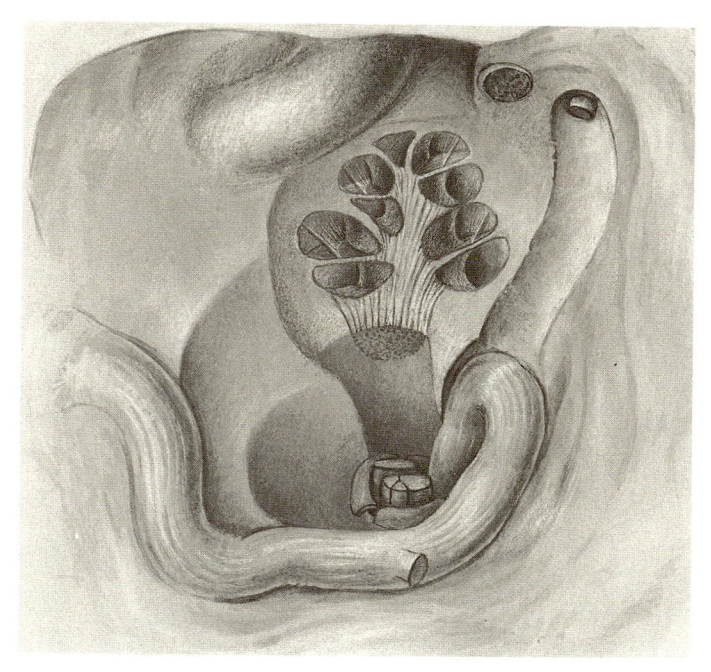

Abb. 6.**38**

Bei ausgedehnten Cholesteatomen ist gelegentlich zusätzlich die Darstellung der A. carotis interna notwendig, um die Matrix entlang ihrem Verlauf Richtung Foramen lacerum abheben zu können (Abb. 6.**38**). Am Boden des Operationsfeldes wird bei sehr ausgedehnten Cholesteatomen zusätzlich der Bulbus jugularis sichtbar (Abb. 6.**39**).

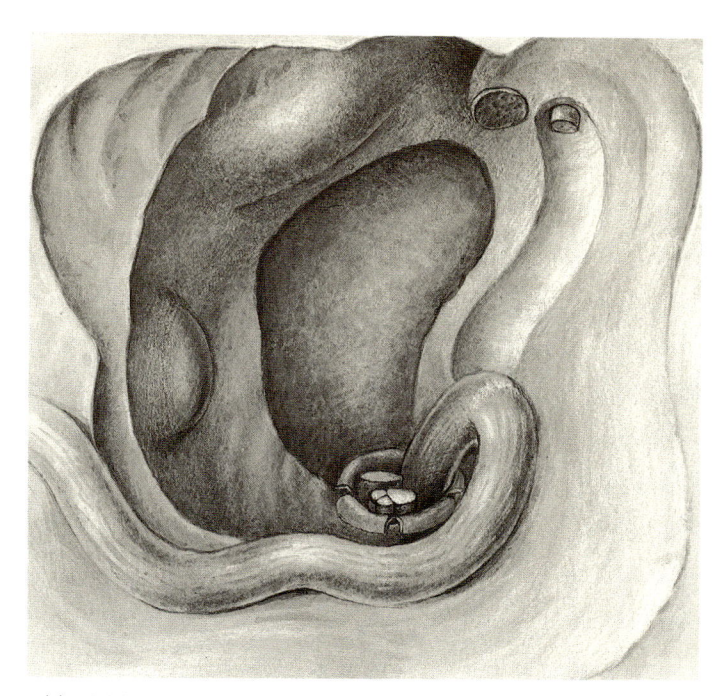

Abb. 6.**39**

Abb. 6.**40**

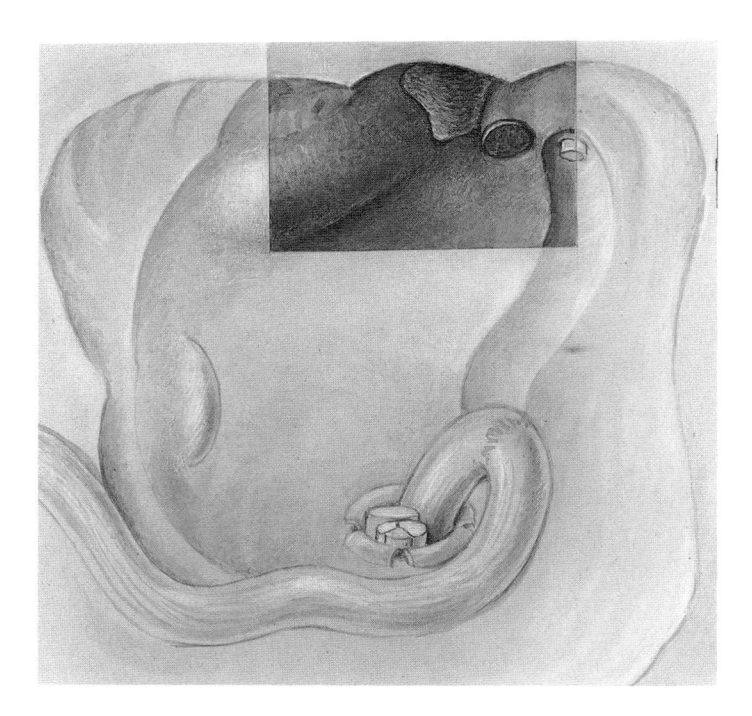

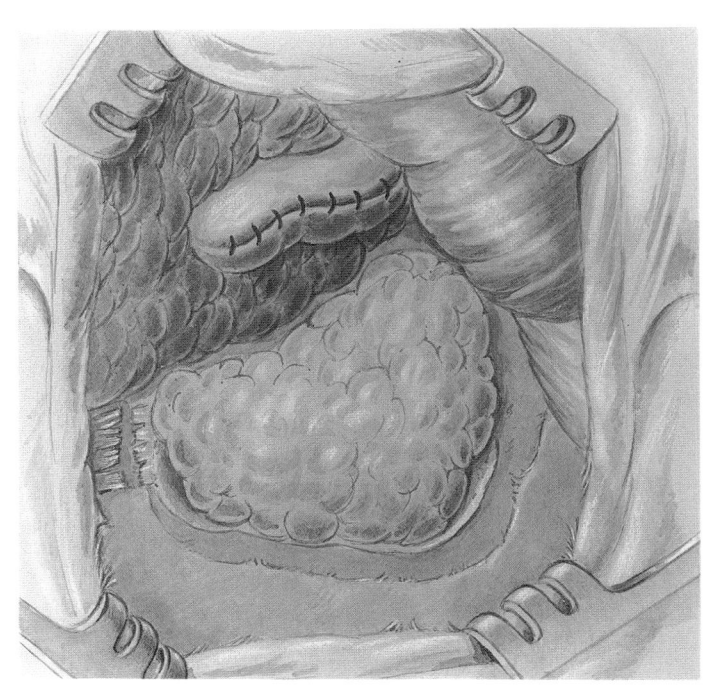

Abb. 6.**41**

Nach so ausgedehnten Resektionen, bei denen regelmäßig auch sehr dünne Duraareale entstehen, wird die Tube abgedichtet, z. B. durch Anschleifen und Einkleben von Knochenmehl oder von Knochenzement (Abb. 6.**40**).

Die Obliteration des Operationsfeldes (Abb. 6.**41**) erfolgt mit Bauchfett nach Überkleben von Duraöffnungen mit konservierter Dura und Fibrinkleber. Der äußere Gehörgang ist wie beschrieben (Abb. 6.**8**) zu vernähen.

Modifikationen

Das hier beschriebene transmastoidal/translabyrinthäre Vorgehen kann modifiziert werden durch unterschiedlich große Resektionen der belüfteten Mastoid- und Felsenbeinzellen. Bei relativ kleinem Cholesteatom und sehr ausgedehnter Pneumatisation kann einer fest abgeschlossenen Pyramidenspitze gegenüber der Obliteration des ganzen Mastoids der Vorzug gegeben werden. Verwendet wird dazu z. B. Knochenzement.

Bezugs- und Gefahrenpunkte

Bei präoperativ vollkommen intakter Fazialisfunktion und nicht allzu großem Cholesteatom bzw. Tumor liegen die Gefahren in einer zusätzlichen intraoperativen Fazialisschädigung. Dieser Nerv sollte deshalb stets in ausreichendem Maße identifiziert sein, und der Operateur sollte eine mechanische Belastung des Nervs möglichst gering halten, d. h. langsam präparieren und am Sauger eine geringe Sogstärke einstellen.

Bei der Präparation an der A. carotis interna oder am Bulbus jugularis sind naturgemäß ebenfalls langsames Präparieren und das Vermeiden starker Zugkräfte zu beachten, um hier Einrisse mit schwerwiegenden Blutungen zu vermeiden.

Unter der Operation spontan sistierende Liquorfisteln nach längerem Liquoraustritt sind trotzdem vollständig und stabil abzudichten, da der Liquordruck postoperativ wieder ansteigt und neue Fisteln entstehen läßt.

Regeln, Tricks und typische Fehler

Bei Obliteration und Verschluß des äußeren Gehörgangs muß sämtliches verhornendes Plattenepithel weiter medial im Felsenbein einschließlich des Trommelfells entfernt werden, um die Ausbildung eines Cholesteatoms zu vermeiden. Die gesamte Matrix ist zu entfernen. Zu diesem Zweck muß sie schrittweise verfolgt werden. Die Extraktion eines vermeintlichen Matrixrestes aus einem dünnen präformierten Hohlraum führt nicht selten dazu, daß distal davon liegende größere Matrixansammlungen übersehen werden.

Nachbehandlung

Außer einer perioperativen Antibiotikaprophylaxe sind keine weiteren Antibiotikagaben erforderlich. Bestand präoperativ eine intakte Gleichgewichtsfunktion, empfiehlt es sich, postoperativ für 3–4 Tage ein starkes Antivertiginosum zu verabreichen, um die Schwindelbeschwerden nach Labyrinthresektion zu minimieren.

Postoperative Komplikationen

Eine Liquorfistel oder auch eine Fazialisparese sind typische postoperative Komplikationen. Vor einer Revision wegen einer Liquorfistel wird man eine lumbale Liquordrainage anlegen. Ist der N. facialis während der Operation in seiner Kontinuität erhalten geblieben, sollte zugewartet werden. Die Prognose bei erhaltener Kontinuität ist günstig.

Funktionelle Folgezustände

Gleichgewichtsstörungen treten als Folge der Operation nur dann auf, wenn präoperativ noch eine Vestibularisfunktion bestand. Dies ist durch präoperative Untersuchungen nicht zuverlässig zu eruieren. Der Patient sollte deshalb in jedem Fall präoperativ auf diese Möglichkeit hingewiesen werden. Die Taubheit tritt in den meisten Fällen nach einer Entfernung des Bogengangsystems bei Pyramidenspitzencholesteatom auf, sie muß aber nicht eintreten, wenn es gelingt, die membranöse Abschottung der Kochlea gegenüber der Matrix zu erhalten.

Alternative Methoden

Reine Entlastungen eines Pyramidenspitzencholesteatoms ohne Resektion der Matrix stellt keine echte Alternative zum geschilderten Verfahren dar. Eine solche Maßnahme kann lediglich als vorübergehende Entlastung verstanden werden. Sie bedarf in jedem Fall der Revision, ggf. durch einen besonders kompetenten Operateur.

Abb. 6.42

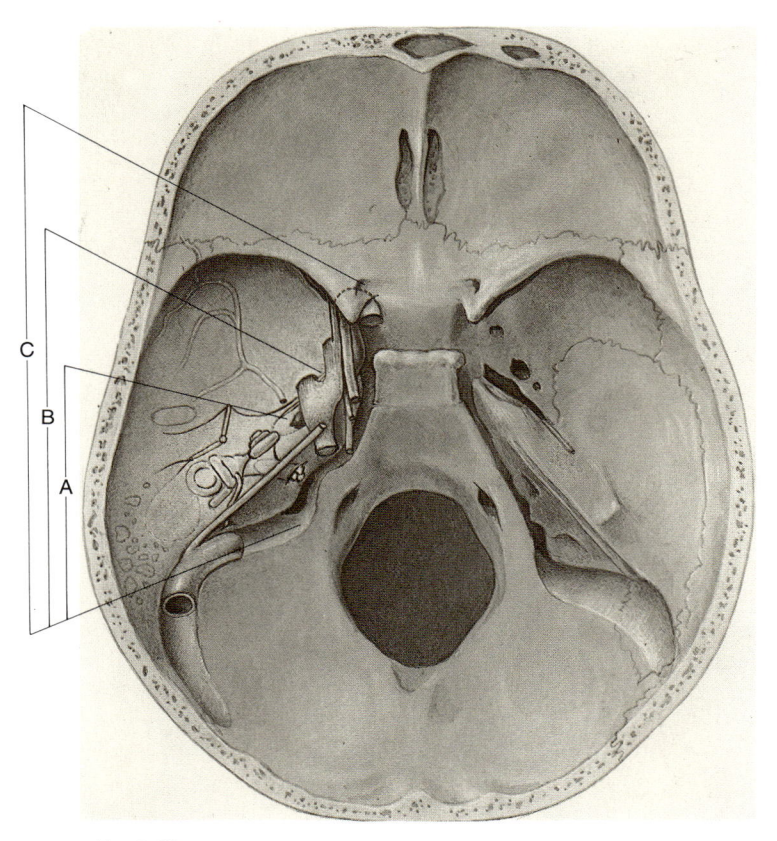

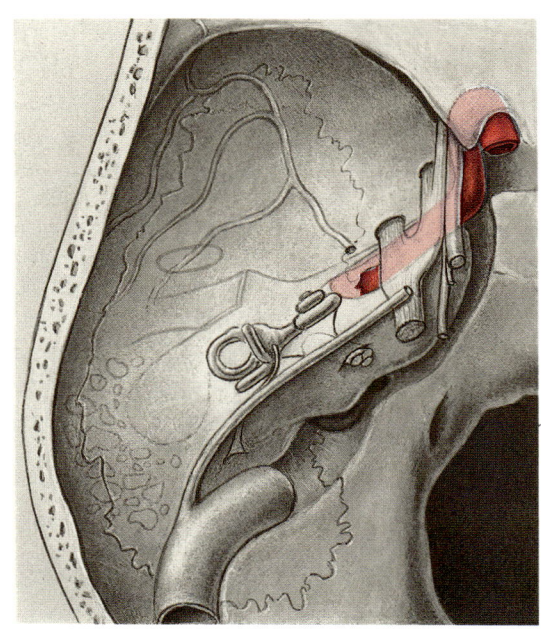

Abb. 6.43

Subtotale oder totale Felsenbeinresektion

Eingriffe bei ausgedehnten Tumoren in Pauke und Mastoid sowie medial und unterhalb des Labyrinths und in der Pyramidenspitze (z. B. Glomus-jugulare-Tumoren).

Präoperative Diagnostik

Entsprechend der international akzeptierten Systematik nach Fisch werden für unterschiedlich große Tumoren unterschiedlich weite operative Zugänge definiert (Abb. 6.42 und 6.43). Lokalisation und Größe eines Tumors sind entsprechend präoperativ festzulegen. Auch hier ist die Klassifikation von Fisch international akzeptiert. Sie zeichnet sich durch eine zuverlässige klinische Praktikabilität aus.

Klasse-A-Tumoren (Abb. 6.44) stammen aus dem Plexus tympanicus. Die wesentliche Blutversorgung stammt aus der A. tympanica, aber durchaus auch aus karotikotympanalen Arterien.

Klasse-B-Tumoren (Abb. 6.45) stammen aus dem Canalis tympanicus oberhalb des Bulbus jugularis. Das knöcherne Dach des Bulbus jugularis ist intakt.

Klasse-C-Tumoren (Abb. 6.46) haben ihren Ursprung im Glomus jugulare. Die knöcherne Bedeckung des Bulbus jugularis ist arrodiert. Sie erreichen in unterschiedlichem Ausmaß die A. carotis interna und können dieses Gefäß ummauern.

Klasse-D-Tumoren (Abb. 6.47) weisen ein intrakranielles Wachstum auf, wobei die Tumoren der Klasse De extradural und die der Klasse Di intradural liegen. Die Tumoren der Klasse De1 verdrängen die Dura zur hinteren Schädelgrube um weniger als 2 cm, diejenigen der Klasse De2 um mehr als 2 cm.

In der Klasse Di (Abb. 6.48) haben die Tumoren Di1 eine Ausdehnung von weniger als 2 cm, die der Klasse Di2 eine solche von mehr als 2 cm, und die der Klasse Di3 weisen ein multilokuläres intrakranielles Wachstum im Sinne von Metastasen auf.

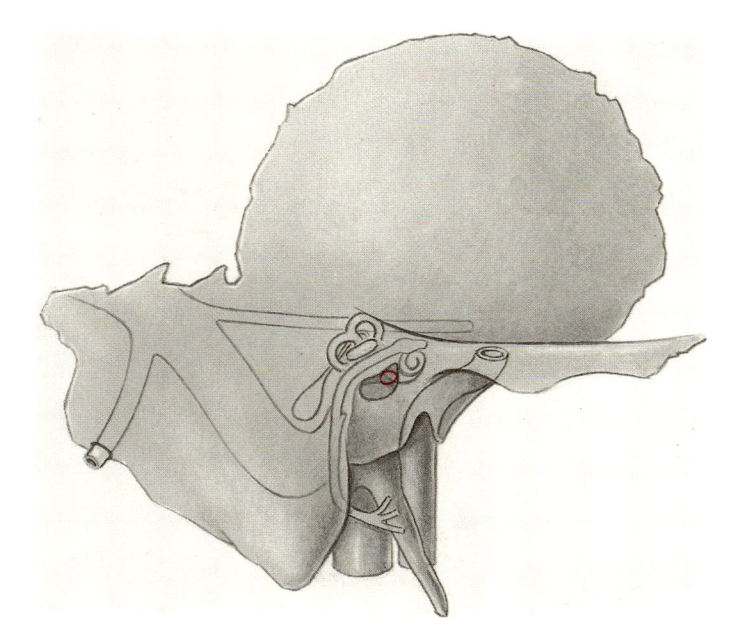

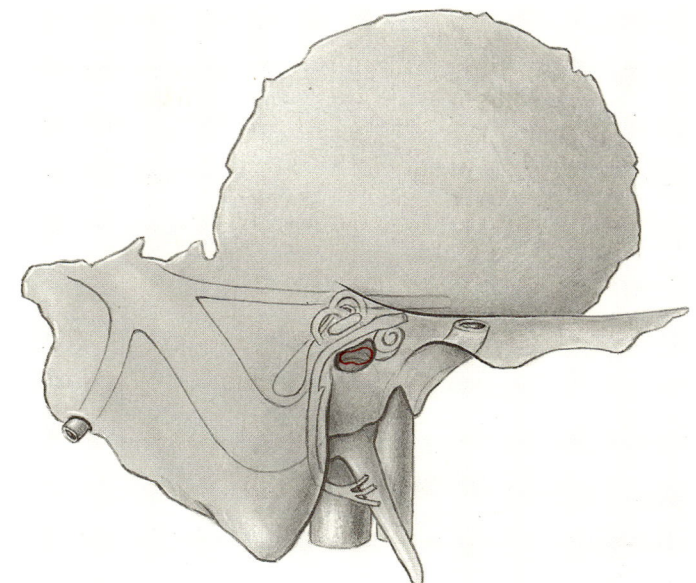

Operationen bei Tumoren des Mittelohres und seiner Umgebung 179

Abb. 6.**44**

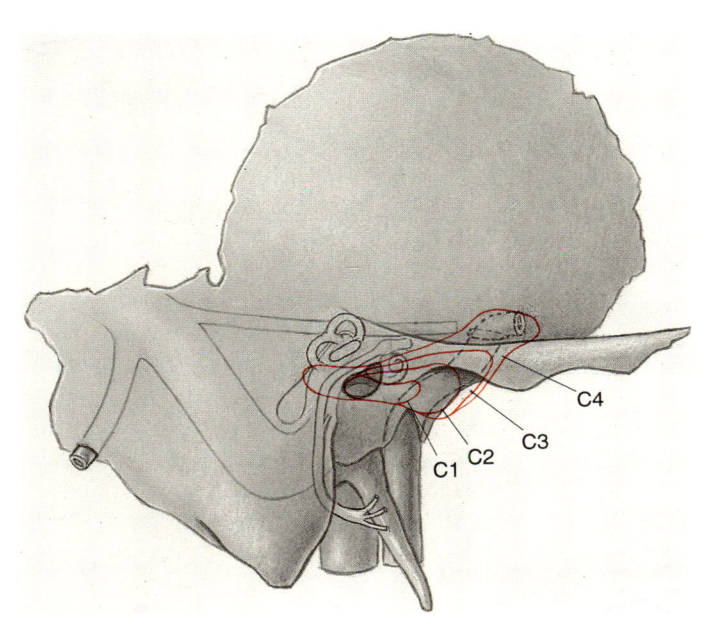

Abb. 6.**45**

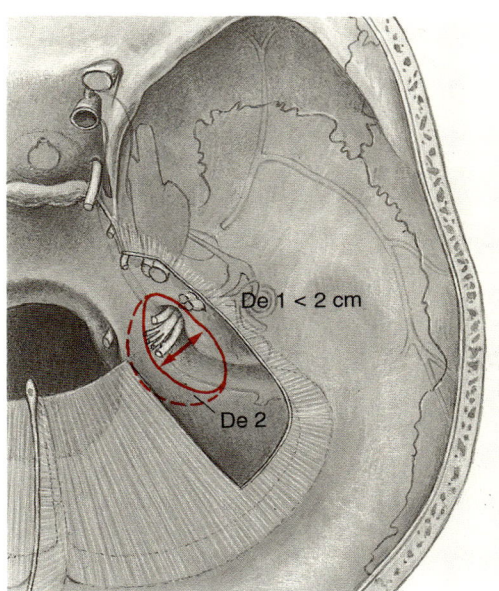

Abb. 6.**46**

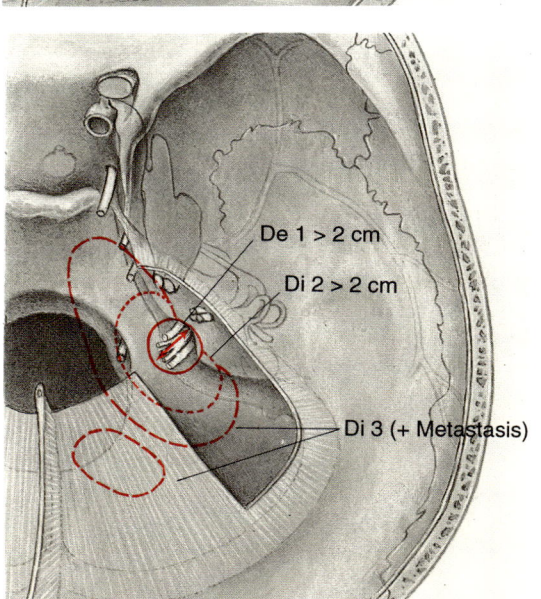

C1 C2 C3 C4

De 1 < 2 cm

De 2

Abb. 6.**47**

De 1 > 2 cm

Di 2 > 2 cm

Di 3 (+ Metastasis)

Abb. 6.**48**

Indikationen

Eine Operationsindikation ergibt sich in jedem Fall, wenn die zu erwartende postoperative Lebensqualität für den Patienten günstiger erscheint als die Prognose, die sich bei nicht operiertem Tumor für den Patienten stellen läßt. Kleinere Tumoren sind nahezu ausnahmslos einer Operation zuzuführen. Ausgedehnte Tumoren können zu einer resektionsbedingten Minderung der Lebensqualität führen, z. B. durch Schäden an den Nn. cochleovestibularis, facialis und den kaudalen Hirnnerven, die im Foramen jugulare nicht in jedem Fall bei einer Operation zu erhalten sind. Oft findet sich jedoch schon präoperativ ein Ausfall der kaudalen Hirnnerven der betroffenen Seite, so daß das zusätzliche Operationstrauma nicht überbewertet werden darf. Die Risiken intrakraniell wachsender Tumoren liegen auch in einer möglichen spontanen Tumorblutung, die naturgemäß verheerende Folgen haben kann.

Da Glomustumoren sehr langsam wachsen, ist bei multimorbiden Patienten eine Radiotherapie zu erwägen. Mit dieser gelingt es, eine bestimmte Reduktion der Tumorgröße für einige Jahre zu erzielen. Gelegentlich kann auch eine zusätzliche, dauerhafte Embolisation eines Tumors angezeigt sein. Eine Rekanalisation und Revaskularisation entwickeln sich meistens langsam.

Operationsprinzipien

In diesem Kapitel werden überwiegend Operationstechniken von Fisch wiedergegeben.

Operationsprinzip bei kleineren Tumoren mit Resektion des Bulbus jugulare, aber ohne Verlagerung der A. carotis interna

Für diese Eingriffe ist es notwendig, die wesentlichen Gefäße und Nerven am Hals zu identifizieren, den Sinus sigmoideus zum Sinus transversus hin zu ligieren oder abzustopfen, das Foramen jugulare zu eröffnen und den Tumor zu entnehmen. Der N. facialis kann in aller Regel seinen natürlichen Verlauf behalten, der Eingriff entspricht der Technik nach Janssen-Grunert.

Operationsprinzip bei ausgedehnten Tumoren mit Resektion des Bulbus jugularis, Verlagerung der A. carotis interna und Verlagerung des N. facialis

Für ausgedehntere Tumoren, die das laterale Knie der A. carotis interna im Felsenbein erreichen, aber nicht bis an das Foramen lacerum ziehen, ist es zusätzlich notwendig, den Karotiskanal aufzuschleifen. Dazu muß das Kiefergelenk eröffnet werden. Der Unterkiefer wird nach vorn verlagert, oder er wird in seinem dorsalen Anteil unter Mitnahme des Unterkieferköpfchens reseziert. Der N. facialis muß regelmäßig aus seinem tympanalen und mastoidalen Kanal gelöst und über die Tube nach vorn in die Parotisregion hineinverlagert werden.

Operationsprinzip bei ausgedehnten Tumoren mit Resektion des Bulbus jugularis, Verlagerung der A. carotis interna und des ganzen N. facialis oder Durchtrennung des Gesichtsnervs

Bei sehr ausgedehnten Glomustumoren kann die Wand der A. carotis interna infiltriert sein, so daß eine Resektion unvermeidlich ist. Diese Frage sollte präoperativ geklärt werden. Ggf. ist eine entsprechende neuroradiologische Ballonokklusion prä- oder intraoperativ vorzunehmen. Bei ausgeprägtem Wachstum in die Pyramidenspitze kann es notwendig sein, den N. facialis zusätzlich in seinem labyrinthären Verlaufsanteil nach Durchtrennung des N. petrosus major zu mobilisieren und nach kaudal zu verlagern, um Tumoranteile medial des inneren Gehörgangs zuverlässig präparieren zu können.

Operationsprinzip bei zusätzlicher intrakranieller und intraduraler Ausdehnung

Für die Resektion dieser Tumoren ist eine neurochirurgische Kompetenz wünschenswert, um insbesondere bei intraduralem Wachstum die Gefäße und die Hirnoberfläche in der hinteren Schädelgrube operativ korrekt handhaben zu können.

Vorbereitung zur Operation

In Abhängigkeit von der Tumorgröße wird über die Angiographie mit Embolisation hinaus bei großen Tumoren evtl. ein Verschluß der A. carotis interna durch Einbringen von Ballons distal und proximal des Tumors notwendig sein. Zusätzlich werden ausreichend Blutkonserven oder ein Gerät für die Retransfusion intraoperativ verlorenen Blutes bereitgestellt. Die Lagerung erfolgt wie zu einer Ohroperation. Der Eingriff kann aber auch im Sitzen mit entsprechenden fixierenden Kopfhaltern wie für subokzipitale neurochirurgische Operationen vorgenommen werden.

Anästhesie

Der Eingriff wird in Intubationsnarkose vorgenommen. Eine milde Blutdrucksenkung ist wünschenswert. Die Anwendung einer intraoperativen Hypothermie ist mit dem Anästhesisten zu diskutieren.

Operationstechniken

Resektion eines Tumors mit dem Bulbus jugularis ohne Labyrinthresektion (C1- und C2-Tumor nach Fisch)

Eine bogenförmige Inzision, die über dem Ohr beginnt und von retroaurikulär an den Vorderrand des M. sternocleidomastoideus zieht, hat sich als vorteilhaft erwiesen (Abb. 6.**49**). Es folgt die Darstellung der großen Gefäße und Nerven am Hals sowie des N. facialis unterhalb des Fo-

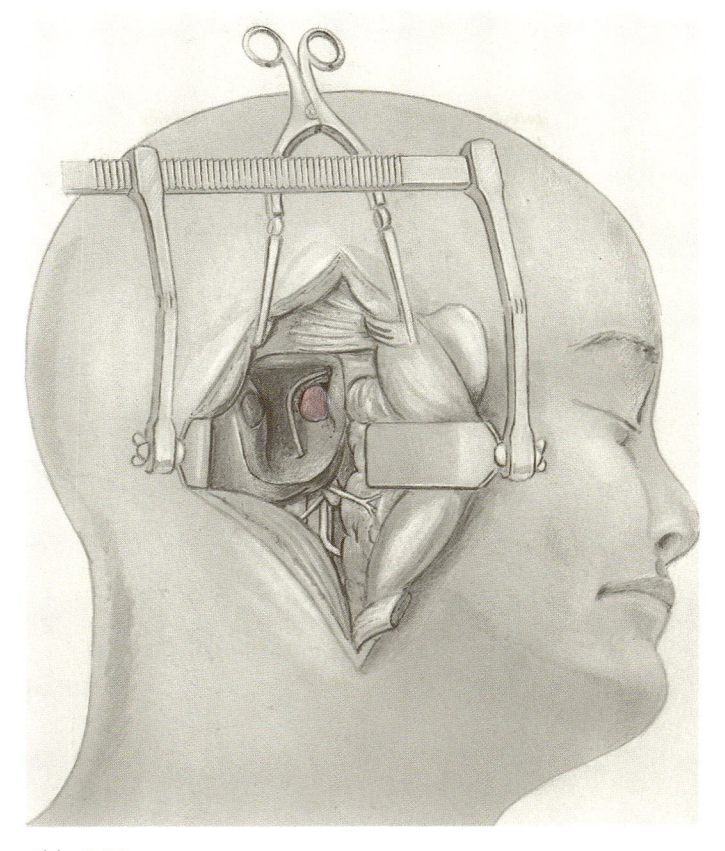

Operationen bei Tumoren des Mittelohres und seiner Umgebung

Abb. 6.**49**

Abb. 6.**50**

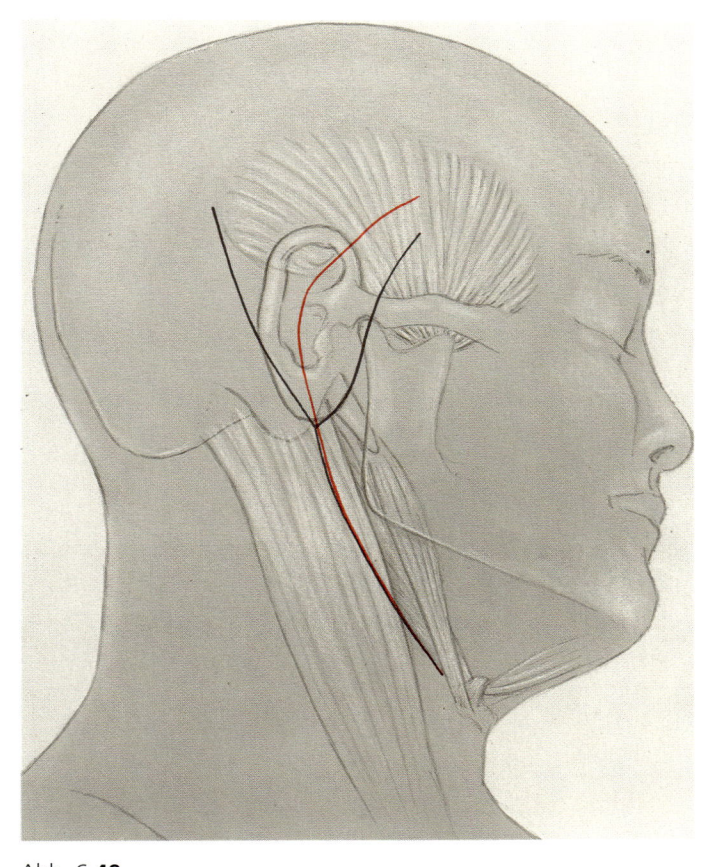

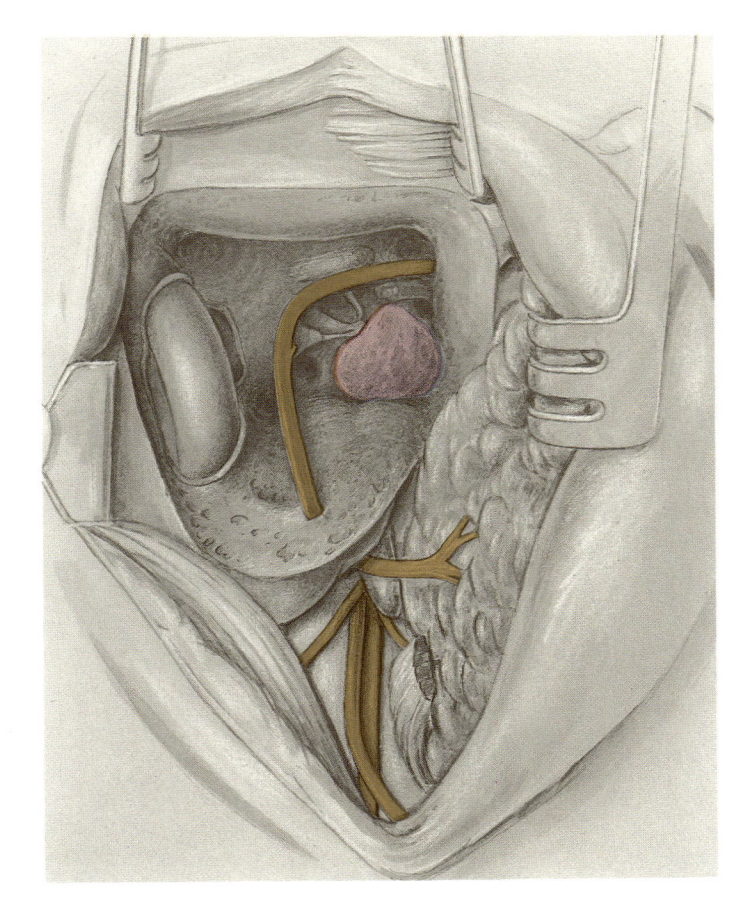

Abb. 6.**51**

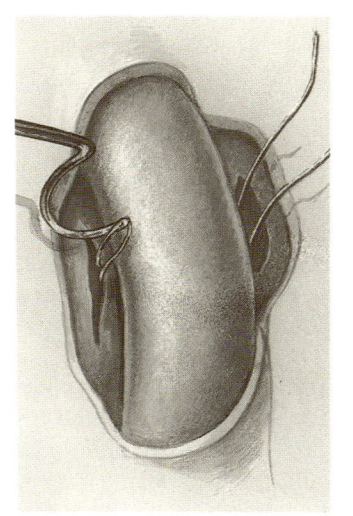

Abb. 6.**52**

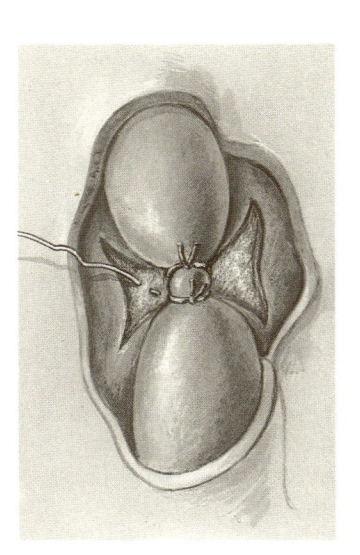

Abb. 6.**53**

ramen stylomastoideum (Abb. 6.**50**). Der Sinus sigmoideus wird durch ausgiebiges Abfräsen des Knochens im Mastoid breitflächig dargestellt. Die knöcherne Durabedeckung zur hinteren Schädelgrube sollte auf gut 1 cm Breite parallel zum Sinus sigmoideus und auf 3–4 cm Länge entfernt werden (Abb. 6.**51**). Es erfolgt die Ligatur des Sinus sigmoideus (Abb. 6.**52** und 6.**53**). Unter die Ligatur wird armierte „neurochirurgische" Watte auf die Klein-

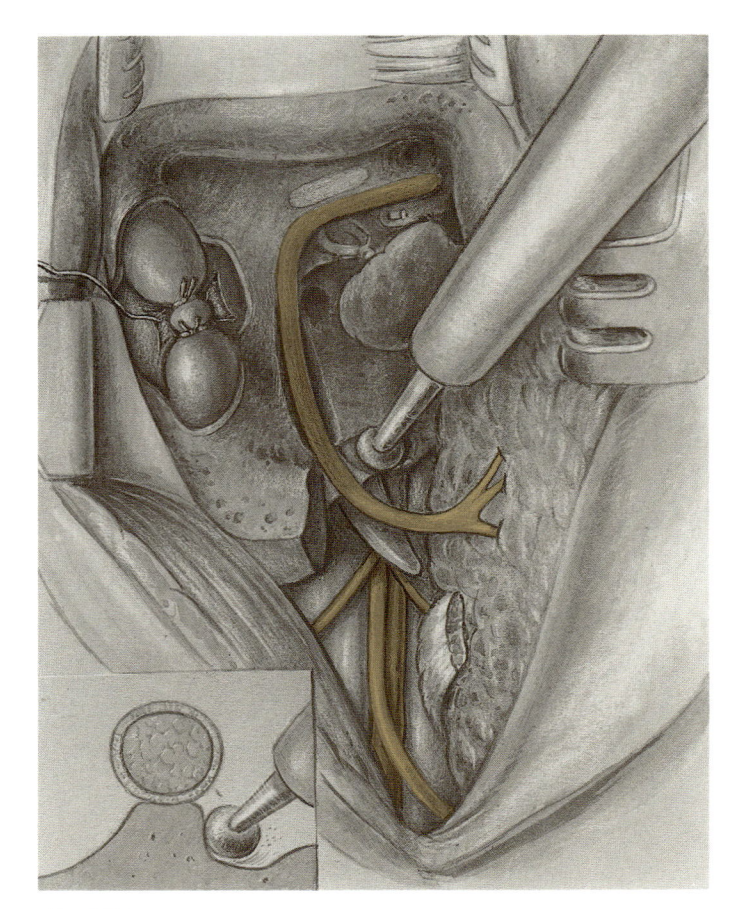

182 Eingriffe bei Tumoren des Mittelohres und der seitlichen Schädelbasis

Abb. 6.54

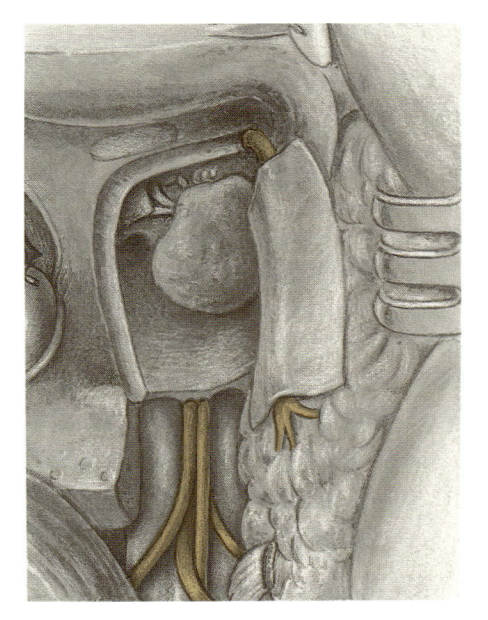

Abb. 6.55

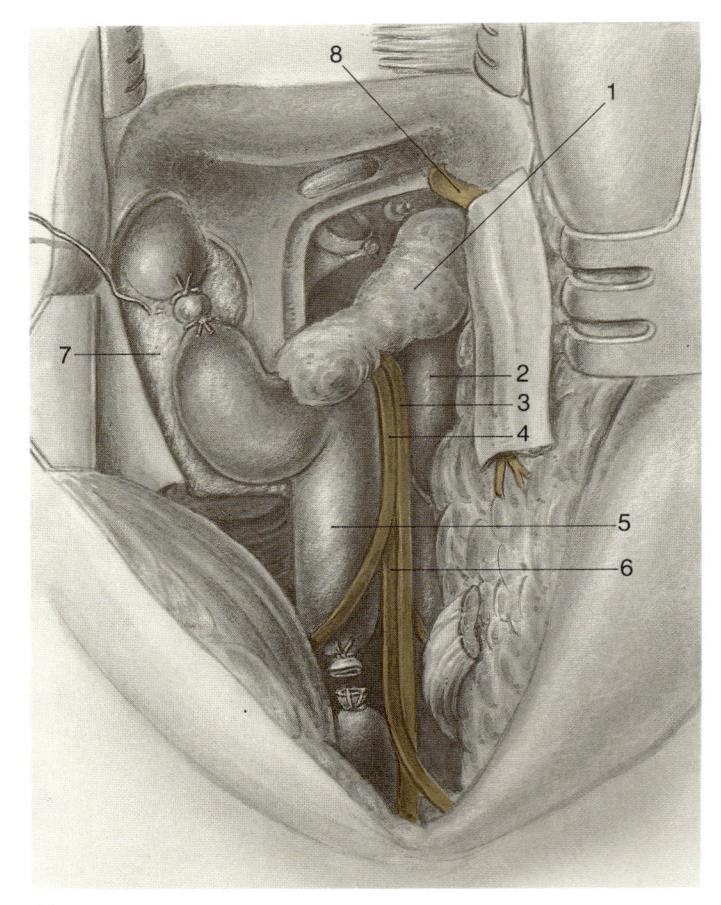

Abb. 6.56

hirnoberfläche gelegt. Der Sinus kann auch nach deutlich geringerer Knochenresektion durch Einpressen z. B. von Tabotamp von lateral her in seinem knöchernen Kanal komprimiert und vollständig verschlossen werden. Falls die topographischen Verhältnisse es notwendig erscheinen lassen, wird der N. facialis in seinem tympanalen und mastoidalen Verlauf mobilisiert und nach vorn geschlagen. Zu diesem Zweck ist es notwendig, nicht nur den Falloppio-Kanal zu eröffnen, sondern auch dessen Seitenwände bis unter den Nerv abzuschleifen (Abb. 6.54). Nun gelingt es ohne zu starke Druck- oder Zuganwendung, den N. facialis mit seinem intakten Epineurium aus dem Knochenlager zu lösen und ihn über der Tube vom Ganglion geniculi aus an die Parotis oder die parotisnahen Weichteile anzulagern (Abb. 6.55). Er wird hier mit konservierter Dura überklebt. Vorher wurde der äußere Gehörgang unterhalb der Koncha verschlossen und das Trommelfell mit dem Os tympanicum entfernt (Abb. 6.8, 6.12).

Vom Sinus sigmoideus kommend und auch von kaudal entlang der V. jugularis präparierend wird die laterale Oberfläche des Tumors dargestellt (Abb. 6.56).

Angestrebt wird eine Tumorentnahme in einem Stück. Diese läßt sich häufig jedoch nicht bewerkstelligen, so daß

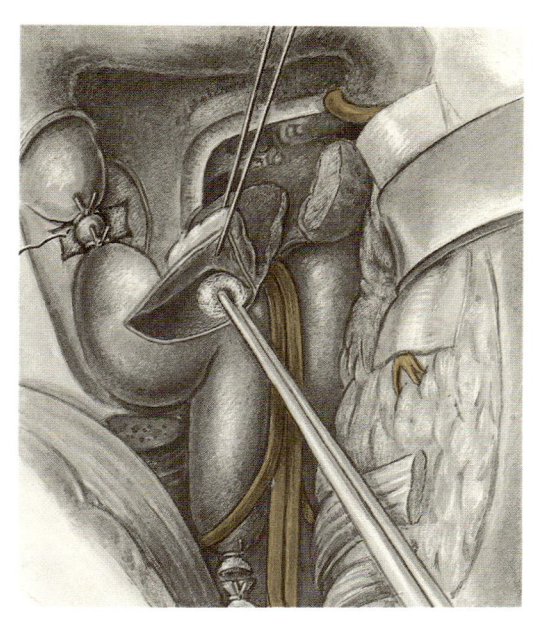

Operationen bei Tumoren des Mittelohres und seiner Umgebung 183

Abb. 6.**57**

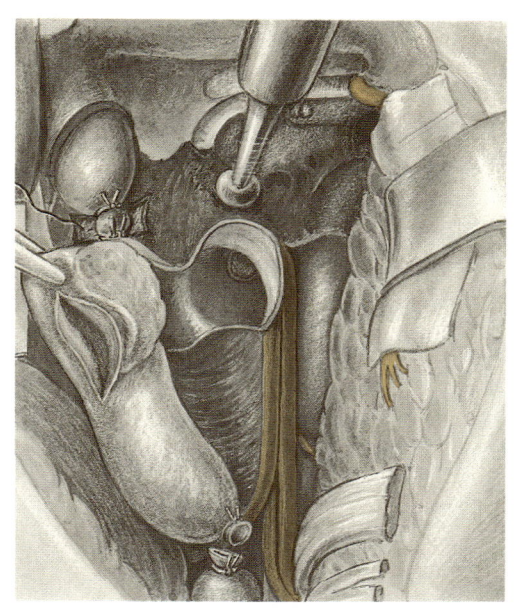

Abb. 6.**58**

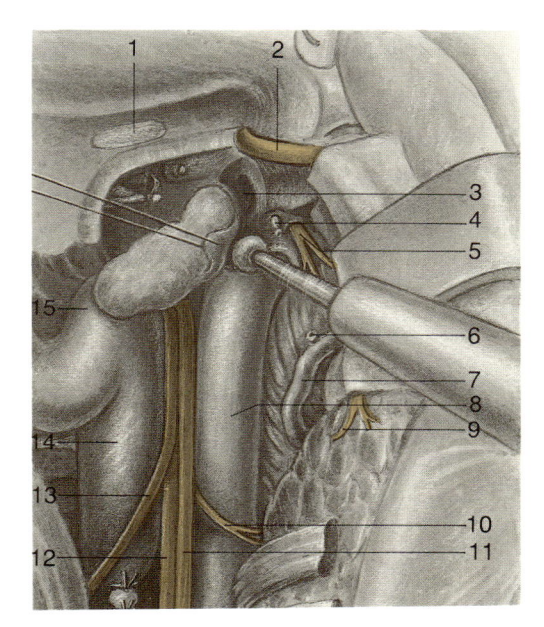

Schritt für Schritt Tumormassen vom Bulbus zu resezieren sind. Der Sinus sigmoideus und der Bulbus jugularis werden eröffnet. Eine starke venöse Blutung hat ihren Ursprung regelmäßig im Sinus petrosus inferior, der z. B. mit Tabotamp abgestopft wird (Abb. 6.**57**). Sollte sich die Abstopfung oder Ligatur des Sinus sigmoideus als inkomplett erweisen, so ist nach dessen Eröffnung auch das noch verbliebene Lumen in Richtung Sinus transversus mit Tabotamp abzustopfen. Ein zusätzliches Tränken der einzubringenden hämostyptischen Gazemasse mit Fibrinkleber hat sich als hilfreich erwiesen. Die infiltrierten Anteile des Bulbus jugularis werden unter Sicht reseziert (Abb. 6.**58**). Die kaudalen Hirnnerven in der Pars nervosa des Foramen jugulare bleiben von einer dünnen, z. T. durchsichtigen Bindegewebsschicht bedeckt (Abb. 6.**60**).

Ist der Tumor bis an die A. carotis interna herangewachsen, ist der aufsteigende Unterkieferast in der Technik nach Fisch nach vorn unten zu dislozieren oder unter Einschluß des Kiefergelenkköpfchens tangential abzutragen, um eine ausreichende Übersicht über den Verlauf der A. carotis interna darzustellen. Das Os tympanicum und weitere Anteile des Felsenbeins medial der Kiefergelenkpfanne lateral des Foramen caroticum werden abgetragen, bis die ventrale Tumorbegrenzung sichtbar ist. Die Tuba Eustachii wird mit den Weichteilen von der Schädelbasis abgeschoben (Abb. 6.**59**).

Abb. 6.**59**
1 horizontaler Bogengang
2 verlagerter N. facialis
3 Tube
4 A. meningea media
5 N. mandibularis
6 A. meningea media
7 A. maxillaris
8 A. carotis interna
9 N. facialis
10 N. glossopharyngeus
11 N. vagus
12 N. hypoglossus
13 N. accessorius
14 V. jugularis
15 Bulbus jugularis

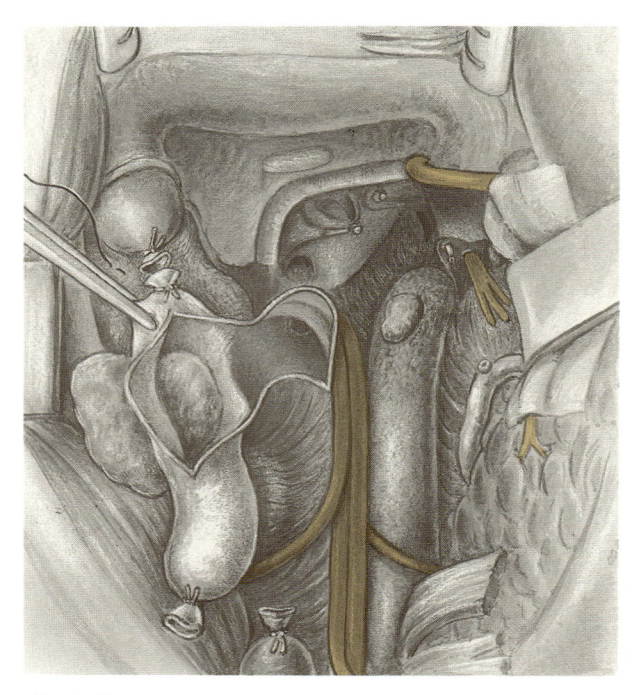

Abb. 6.**60**

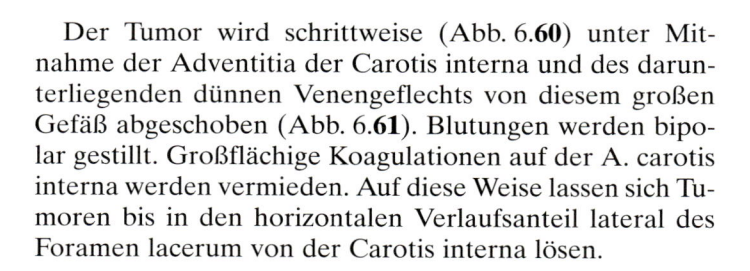

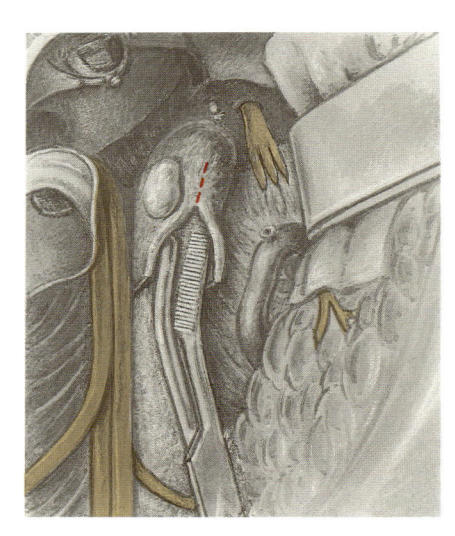

Abb. 6.**61**

Der Tumor wird schrittweise (Abb. 6.**60**) unter Mitnahme der Adventitia der Carotis interna und des darunterliegenden dünnen Venengeflechts von diesem großen Gefäß abgeschoben (Abb. 6.**61**). Blutungen werden bipolar gestillt. Großflächige Koagulationen auf der A. carotis interna werden vermieden. Auf diese Weise lassen sich Tumoren bis in den horizontalen Verlaufsanteil lateral des Foramen lacerum von der Carotis interna lösen.

Resektion des Bulbus jugularis, Verlagerung des infraganglionären Teils des N. facialis und Verlagerung der A. carotis interna im unteren Anteil des Felsenbeins, ggf. Labyrinthresektion, Entfernung von C 3- und C 4-Tumoren nach Fisch

Hat sich ein Tumor nicht nur der A. carotis angelegt, sondern diese partiell oder total umwachsen, so ist es notwendig, das Gefäß zu verlagern, um mediale Tumoranteile entnehmen zu können. Zu diesem Zweck wird das Gefäß mit einer Gummischlinge (Vessel loop) unterfahren und schonend angehoben. Die oberflächlichen Schichten der Gefäßumhüllung werden durchtrennt und mit dem Tumor zur Seite gedrängt, so daß die A. carotis Schritt für Schritt aus dem Tumor befreit wird. Um den horizontalen Anteil der A. carotis interna präparieren zu können, wird die Tube nach vorn und seitlich abgedrängt. Die A. meningea media und der N. maxillaris werden durchtrennt. Bei dieser Präparation lassen sich kleine, stark blutende Gefäßzuflüsse in den Tumor bipolar koagulieren (Abb. 6.**62**).

Zeigt sich eine Infiltration nicht nur der Adventitia, sondern auch der tiefer gelegenen Wandschichten der A. carotis interna, so ist zur vollständigen Tumorentnahme nach entsprechender Ballonokklusion eine Resektion des Gefäßes möglich. Nach Shekar kann in diesen Fällen ein Venentransplantat (V. saphena) eingenäht werden oder auch eine partielle Rekonstruktion der Wand der A. carotis interna im Felsenbeinverlauf erfolgen.

Breitet sich der Tumor in das Foramen lacerum aus, wird die Operation wesentlich schwieriger. Der Operationstrichter ist tief und an der Pyramidenspitze auch eng. Zur besseren Übersicht reicht die bisherige Verlagerung des Unterkiefers oder die tangentiale Resektion nicht aus. Auch die Jochbogenwurzel ist zu resezieren, um die Region des Foramen lacerum darstellen zu können (Abb. 6.**63**).

Nach dem Abschieben der Weichteile von der Schädelbasis werden Knochenleisten und -wülste unterhalb des Foramen spinosum und des Foramen ovale abgeschliffen, bis die Dura durchschimmert. Auch die Hinterkante des Processus pterygoideus wird besonders basisnahe verkleinert. Die Ansätze der Pharynxmuskulatur werden von der Schädelbasis schrittweise abgeschoben. Am Foramen lacerum ergibt sich zwischen der Wand des Sinus cavernosus, dem N. trochlearis und dem N. maxillaris jeweils nur eine sehr dünne bindegewebige Grenzschicht (Abb. 6.**64**).

Blutungen aus dem Sinus cavernosus und der Einmündung des Sinus petrosus superior und Sinus petrosus inferior in den Sinus cavernosus sind durch Aufpressen von Tabotamp, ggf. unter zusätzlicher Verwendung von Fibrinkleber zu kontrollieren.

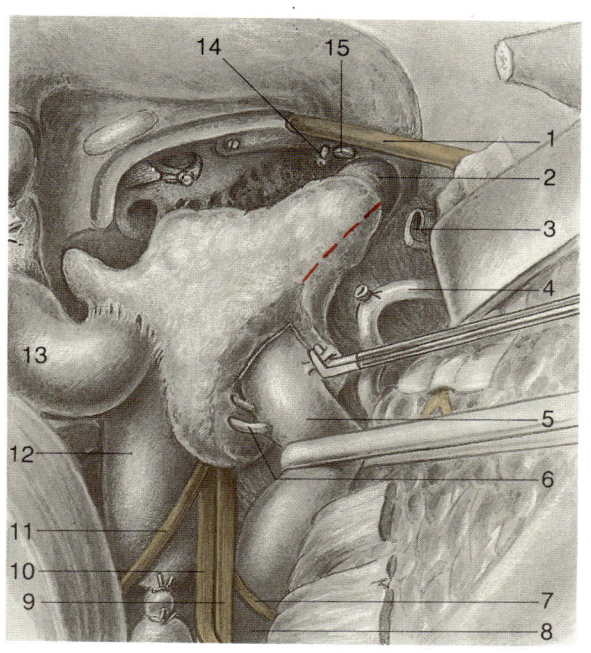

Operationen bei Tumoren des Mittelohres und seiner Umgebung   185

Abb. 6.**62**
1 vorverlagerter N. facialis
2 A. carotis interna
3 Tube
4 A. maxillaris
5 A. carotis interna
6 Arterie zum Tumor
7 N. glossopharyngeus
8 A. carotis interna
9 N. vagus
10 N. hypoglossus
11 N. accessorius
12 V. jugularis
13 Sinus sigmoideus
14 A. meningea media
15 N. mandibularis

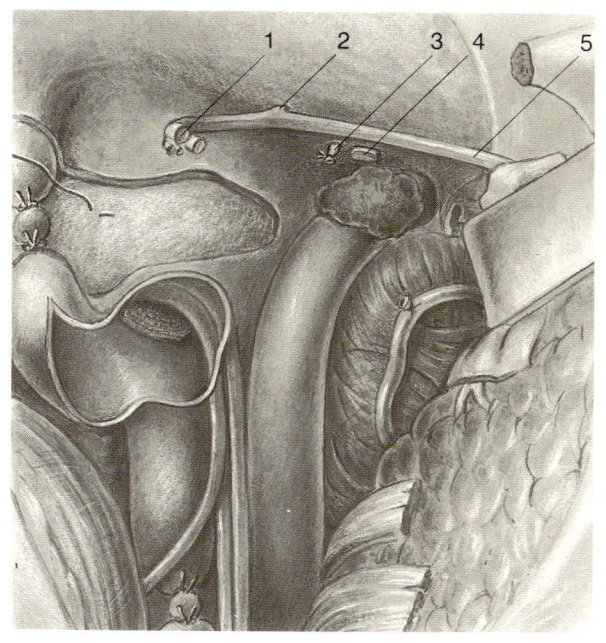

Abb. 6.**63**
1 Fundus des inneren Gehörgangs nach Labyrinthresektion
2 N. petrosus major
3 A. meningea media
4 N. mandibularis
5 N. facialis

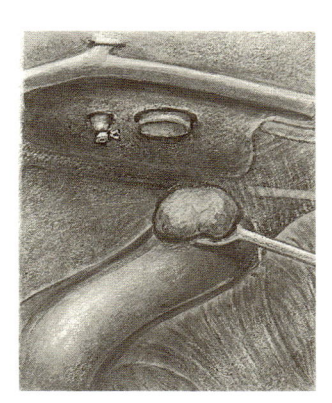

Abb. 6.**64**

Abb. 6.**65**

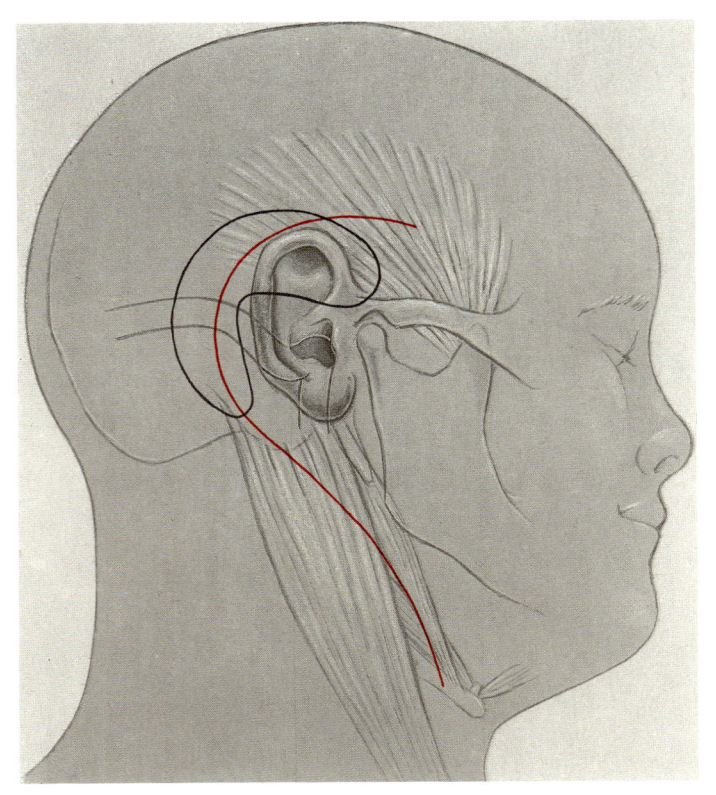

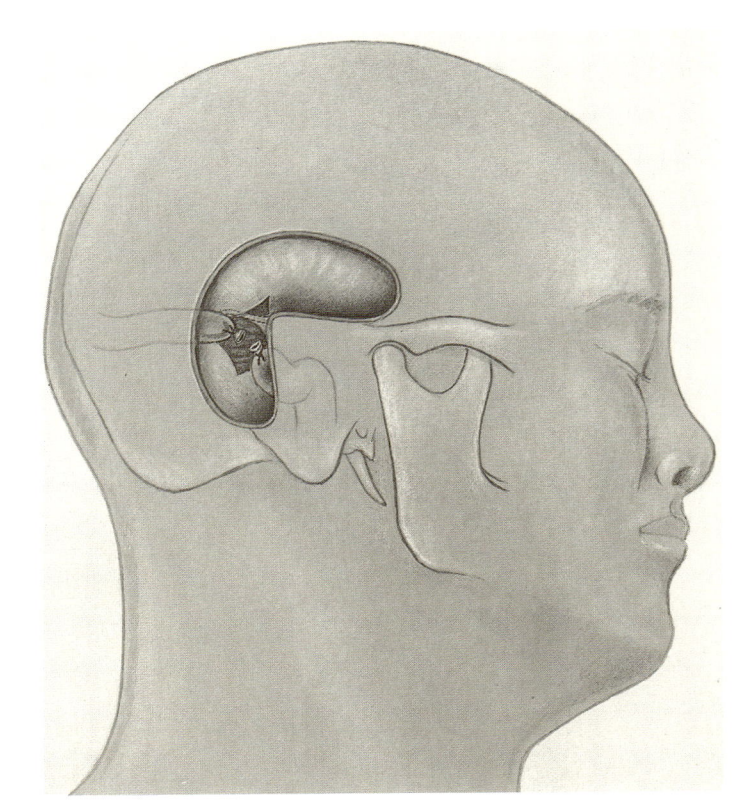

Abb. 6.**66**

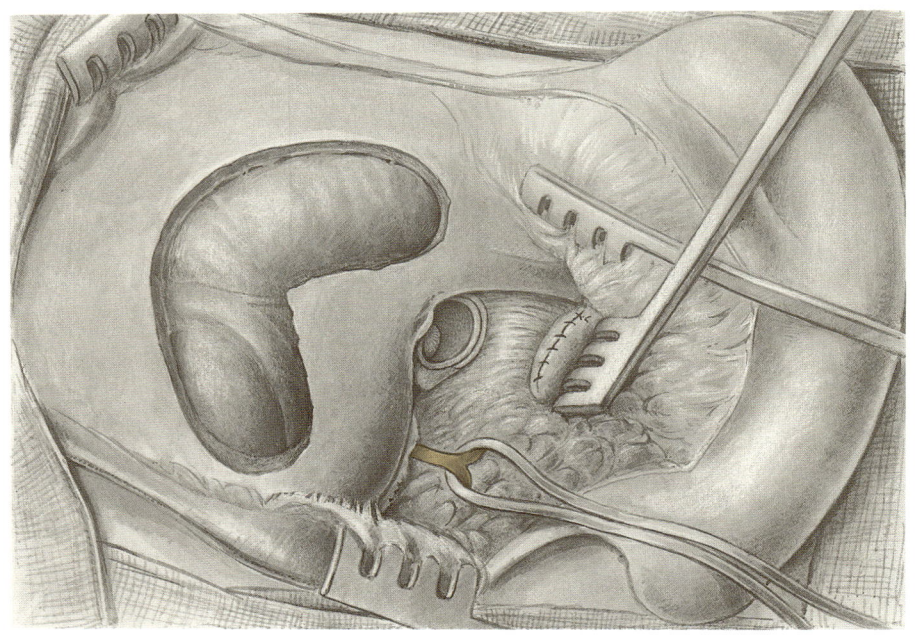

Abb. 6.**67**

Resektion des Bulbus jugularis, Verlagerung des ganzen N. facialis und der A. carotis interna, Labyrinthresektion und intradurale Tumorentfernung

Operationsprinzip. Bei ausgedehnten Glomustumoren, die auch in die hintere Schädelgrube eingewachsen sind (D1- und Di-Tumoren Klassifikation nach Fisch), sowie bei Tumoren der Pyramidenspitze und des Klivus läßt sich ein breiter Zugang zu den medialen Anteilen der hinteren Schädelgrube schaffen, ohne das Kleinhirn stark zu retrahieren, wenn das Felsenbein großenteils reseziert wird. Die Indikation für eine solche ausgiebige Resektion ist ins-

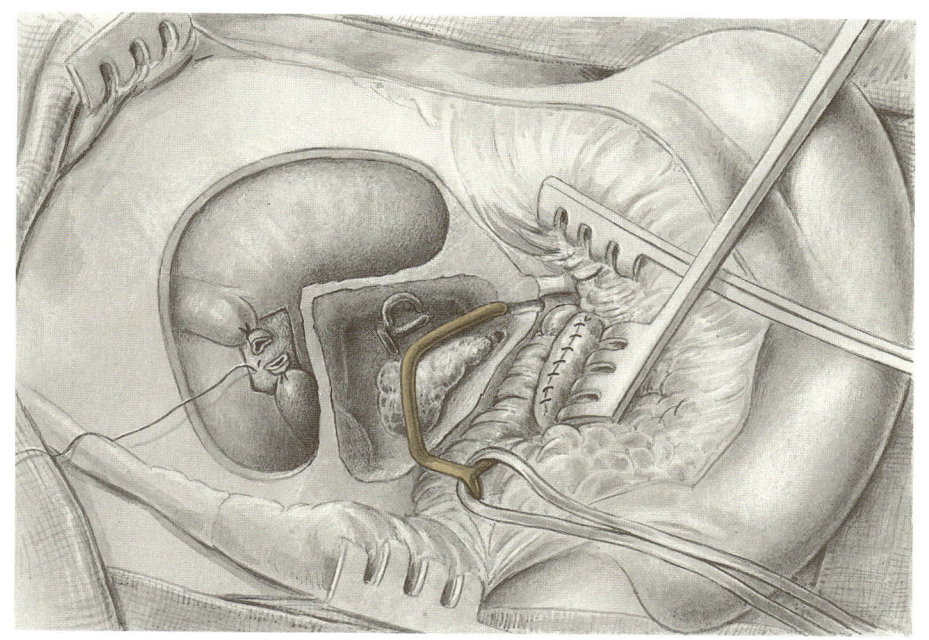

Operationen bei Tumoren des Mittelohres und seiner Umgebung 187

Abb. 6.**68**

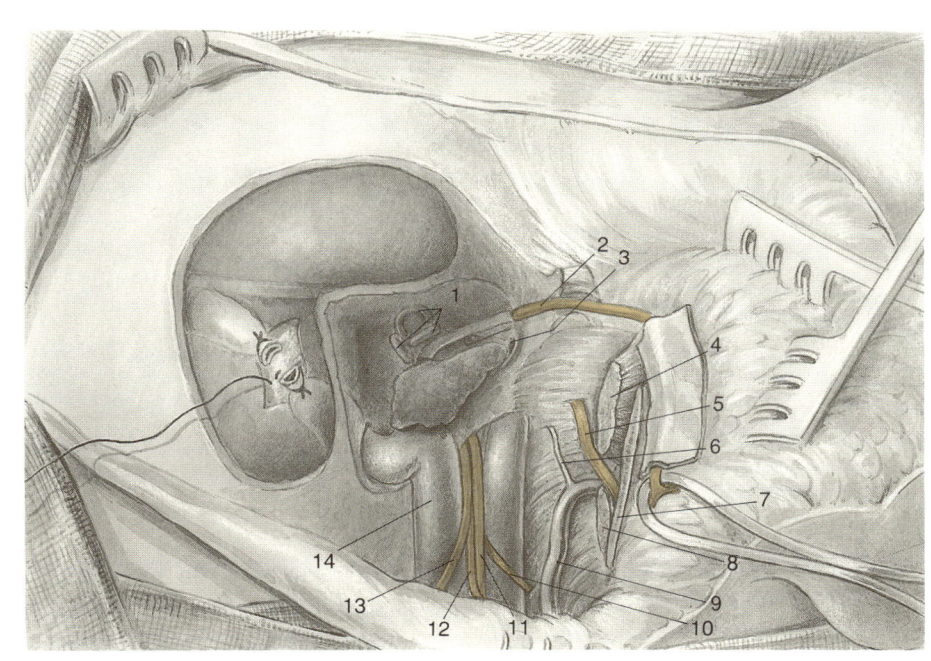

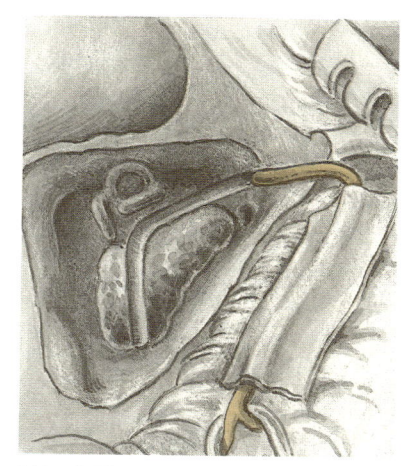

Abb. 6.**69**

Abb. 6.**70**
1 Bogengänge
2 verlagerter N. facialis
3 Tube
4 M. pterygoideus lateralis
5 N. mandibularis
6 A. meningea media
7 Unterkieferkante nach Resektion
8 M. pterygoideus medialis
9 A. maxillaris
10 N. glossopharyngeus
11 N. vagus
12 N. hypoglossus
13 N. accessorius
14 V. jugularis

besondere gegeben, wenn keine verwertbare Hörfunktion mehr besteht. Der N. facialis wird dazu erheblich verlagert. Im ersten Schritt erfolgt eine Verlagerung des N. facialis nach vorn wie in Abb. 6.**55** beschrieben. Die unteren Teile der Pyramide und der Bulbus jugularis werden reseziert. Es folgt eine Verlagerung der A. carotis interna. Nach Durchtrennung des N. petrosus superior am Ganglion geniculi läßt sch nach vorheriger Entnahme des Labyrinths der N. facialis nach kaudal verlagern, und die Pyramidenspitze kann erreicht werden.

Operationstechnik. Im ersten operativen Schritt erfolgt von neurochirurgischer Seite die Trepanation der mittle-

ren und hinteren Schädelgrube (Abb. 6.**65** und 6.**66**). Der Sinus sigmoideus wird eben unterhalb des Sinus petrosus superior durchtrennt. Werden die Dura der hinteren und der mittleren Schädelgrube oberhalb und unterhalb des Sinus transversus eröffnet, kann das Tentorium von oben und von unten beurteilt werden (Abb. 6.**66**). Die lateralen Kanten des Bodens der mittleren Schädelgrube und der Hinterwand des Mastoids lateral des Sinus sigmoideus sollte man vorerst belassen, um die Aushöhlung des Felsenbeins zu erleichtern (Abb. 6.**67** und 6.**68**).

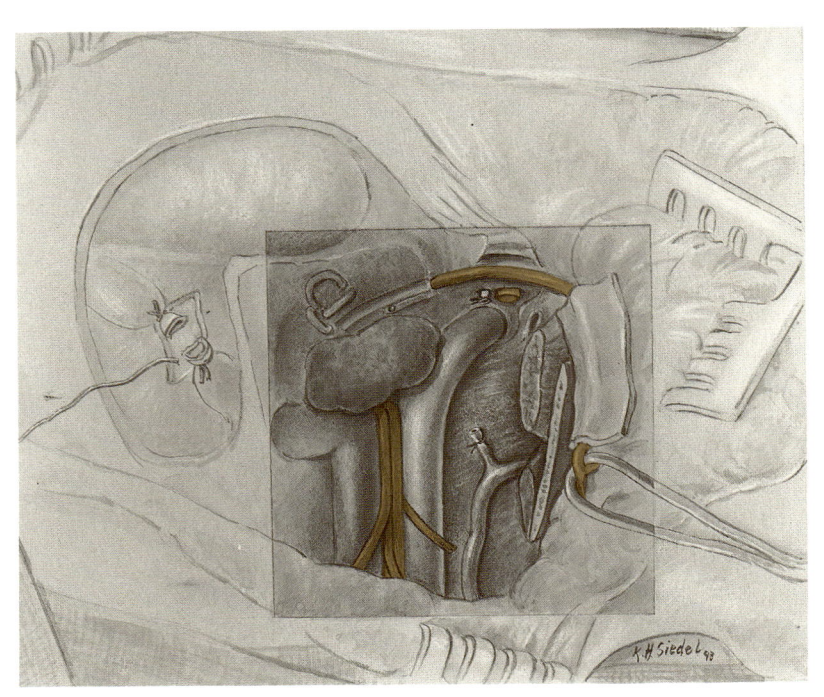

Abb. 6.**71**

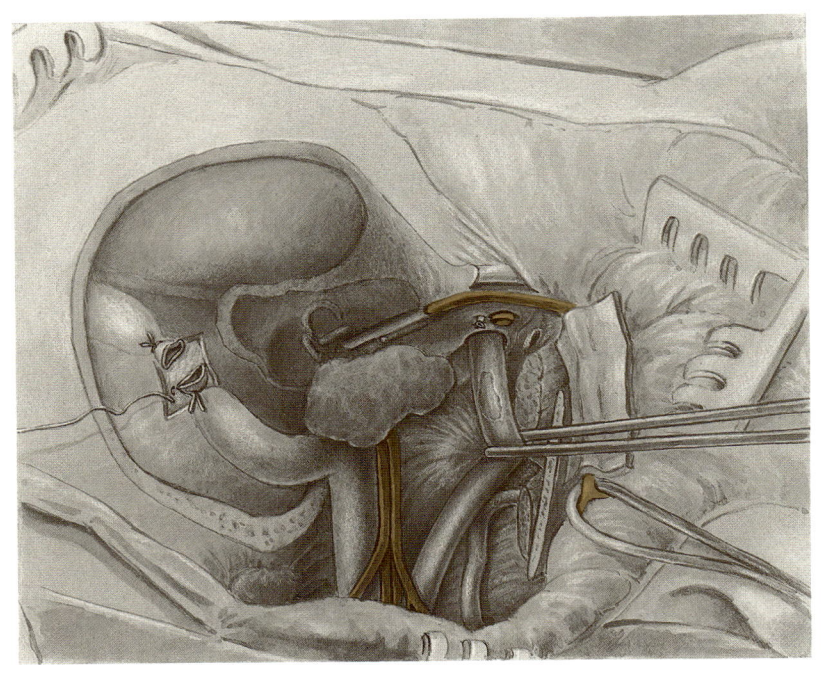

Abb. 6.**72**

Das Felsenbein wird Schritt für Schritt aufgeschliffen, wobei man den N. facialis vom Ganglion geniculi aus über das tympanale Tubenostium an die Parotishinterwand verlagert und hier mit konservierter Dura und Fibrinkleber überklebt, um eine zusätzliche Traumatisierung zu minimieren (Abb. 6.**69**). Handelt es sich um eine Veränderung, welche die A. carotis interna bis in den horizontalen Teil beeinträchtigt, so ist das Kiefergelenk zu eröffnen und der Unterkiefer nach vorn unten zu dislozieren oder ggf. tangential zu resezieren (Abb. 6.**70**).

Es folgt das Abschleifen der lateralen Felsenbeinanteile über dem Kanal der A. carotis, bis diese und der Bulbus jugularis dargestellt sind (Abb. 6.**71**). Die A. carotis wird angeschlungen und nach vorne verlagert (Abb. 6.**72**).

Die Tumormassen im unteren Anteil des Felsenbeins lassen sich mit dem Bulbus jugularis entnehmen und Blutungen durch Abstopfen des Sinus petrosus inferior kontrollieren (Abb. 6.**73**). Bei der Präparation nach oben erfolgt die Resektion des Labyrinths. Die laterale Wand des labyrinthären Falloppio-Kanals wird ausgedünnt, bis das

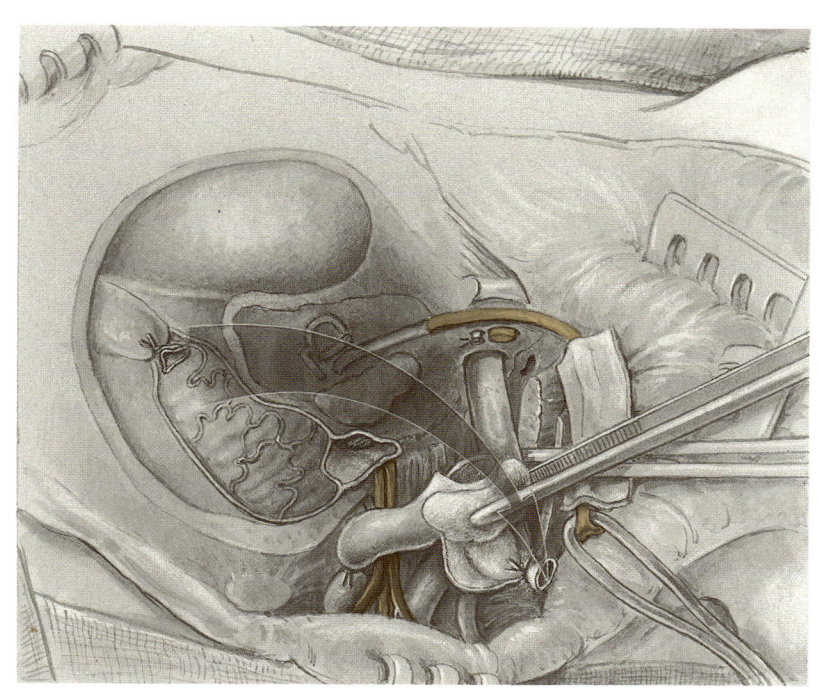

Abb. 6.**73**

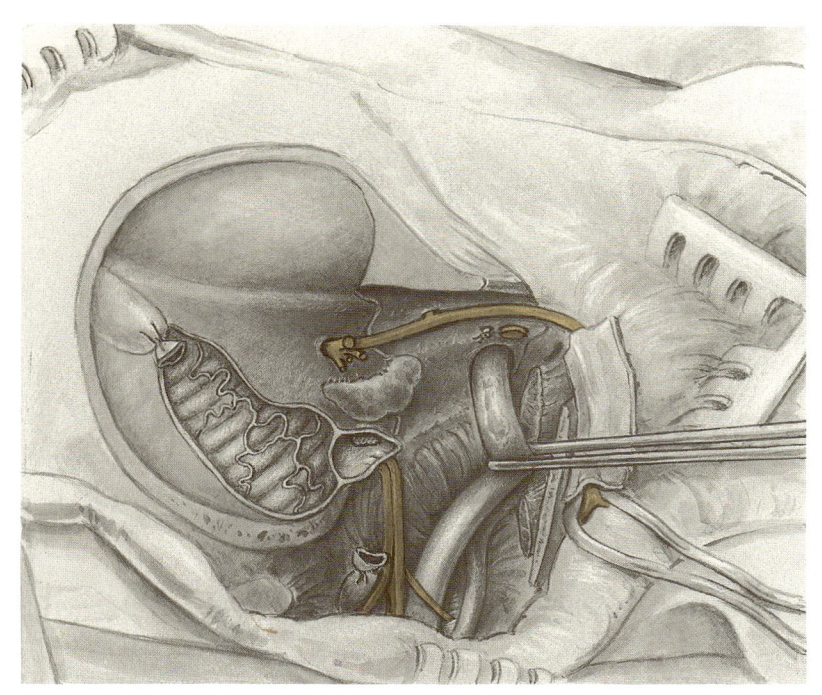

Abb. 6.**74**

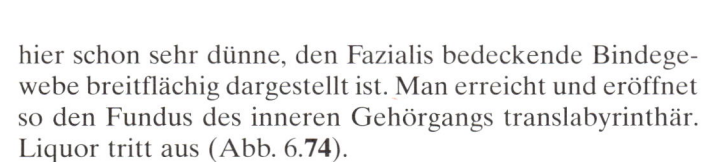

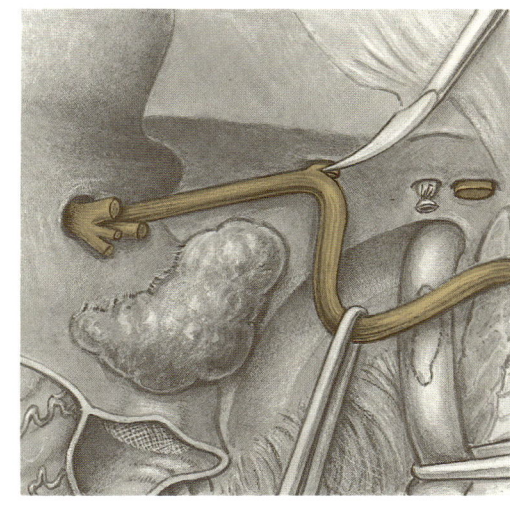

Abb. 6.**75**

hier schon sehr dünne, den Fazialis bedeckende Bindegewebe breitflächig dargestellt ist. Man erreicht und eröffnet so den Fundus des inneren Gehörgangs translabyrinthär. Liquor tritt aus (Abb. 6.**74**).

Der N. facialis wird durch weiteres Abschleifen des Knochens oberhalb und unterhalb seines ersten Verlaufsabschnittes zwischen dem Fundus des inneren Gehörgangs und dem Ganglion geniculi freigelegt (Abb. 6.**75**) und der N. petrosus major am Ganglion geniculi in Richtung Hiatus canalis nervi facialis präpariert und durchtrennt. Begleitende Blutungen am peripheren Stumpf des N. petrosus major lassen sich nach der Durchtrennung bipolar koagulieren.

Es folgt die Verlagerung des gesamten N. facialis vom Porus acusticus internus und inneren Gehörgang nach kaudal. Eine erhebliche Kaudalverlagerung ist inbesondere nach Schlitzung der Dura der Pyramidenhinterwand, unterhalb des Porus acusticus internus, möglich. Seine passa-

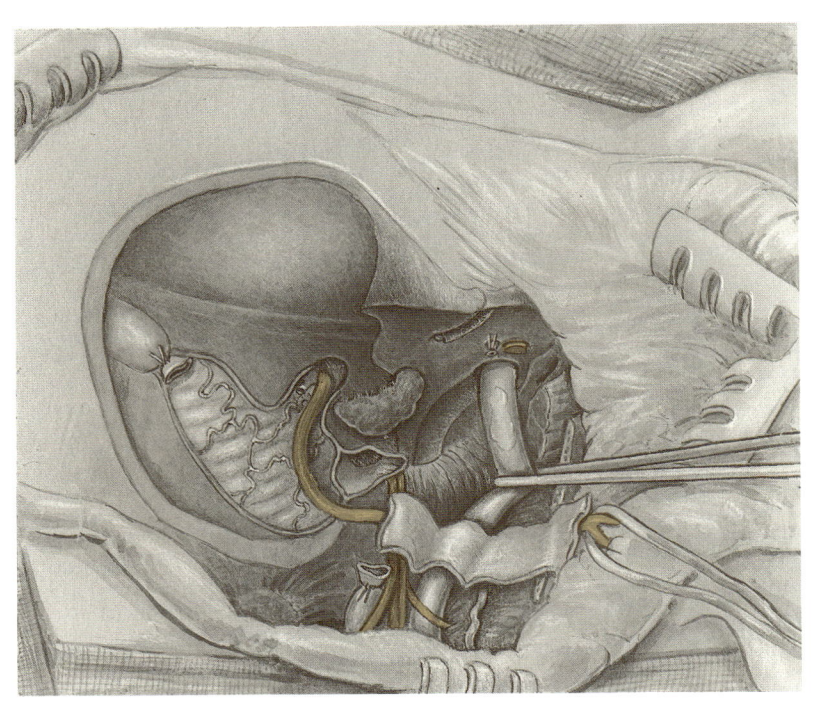

Abb. 6.**76**

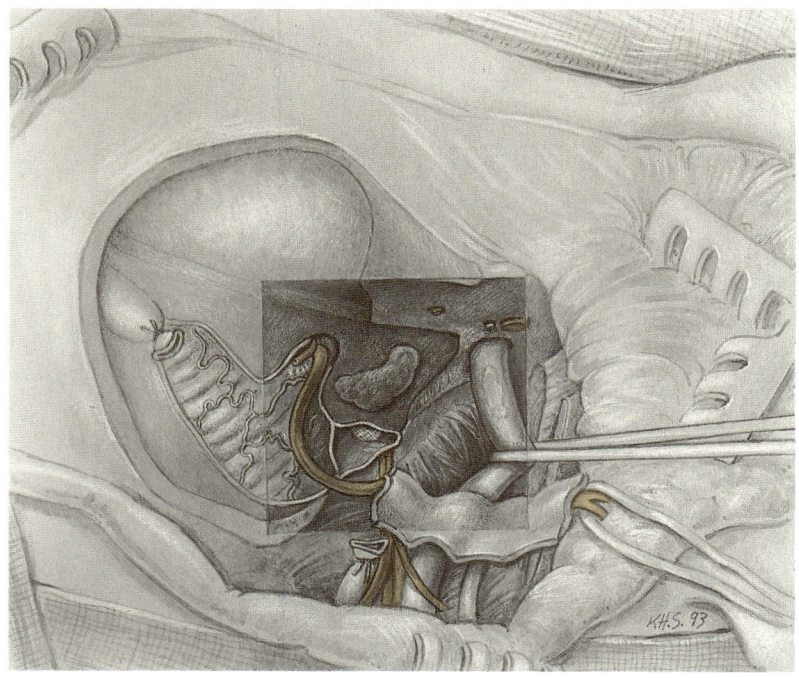

Abb. 6.**77**

gere Anlagerung an die Hinterwand der Parotis und über der Tuba Eustachii wird dazu gelöst. Der Nerv wird in den unteren Teil des Operationsfeldes gelagert und hier mit konservierter Dura und Fibrinkleber überklebt (Abb. 6.**76**).

Die weitere Präparation im oberen Teil der Pyramide läßt sich nun ohne weitere Gefährdung für den N. facialis entlang der A. carotis Tunterna vornehmen (Abb. 6.**77**). Eine dünne Knochenlamelle wird an der Dura der mittle-

ren Schädelgrube belassen, um hier ein frühzeitiges Absinken der Hirnhaut in das Operationsfeld zu vermeiden. Auch die knöcherne Hinterwand der Pyramide wird lediglich bis zu einer dünnen Knochenbedeckung medial des Porus acusticus internus aufgeschliffen, soweit sie nicht bereits vom Tumor aufgebraucht wurde.

Durch einen neurochirurgischen Partner wird die Arachnoidea von der intraduralen Tumoroberfläche in kleinen Schritten abgehoben (Abb. 6.**78**).

Operationen bei Tumoren des Mittelohres und seiner Umgebung 191

Abb. 6.**78**
1 N. petrosus major (abgetrennt)
2 A. meningea media
3 N. mandibularis
4 A. carotis interna
5 M. pterygoideus lateralis
6 aufsteigender Unterkieferast
7 A. maxillaris
8 N. glossopharyngeus
9 A. carotis interna
10 N. vagus
11 N. hypoglossus
12 N. accessorius
13 V. jugularis
14 N. facialis, nach unten verlagert
15 Bulbus jugularis mit intakter Pars nervosa und abgestopftem Sinus petrosus inferior
16 Nervus-cochlearis-Stumpf
17 Sinus sigmoideus
18 arachnoidale Verklebungen
19 Sinus petrosus superior
20 Dura an der Pyramidenrückfläche

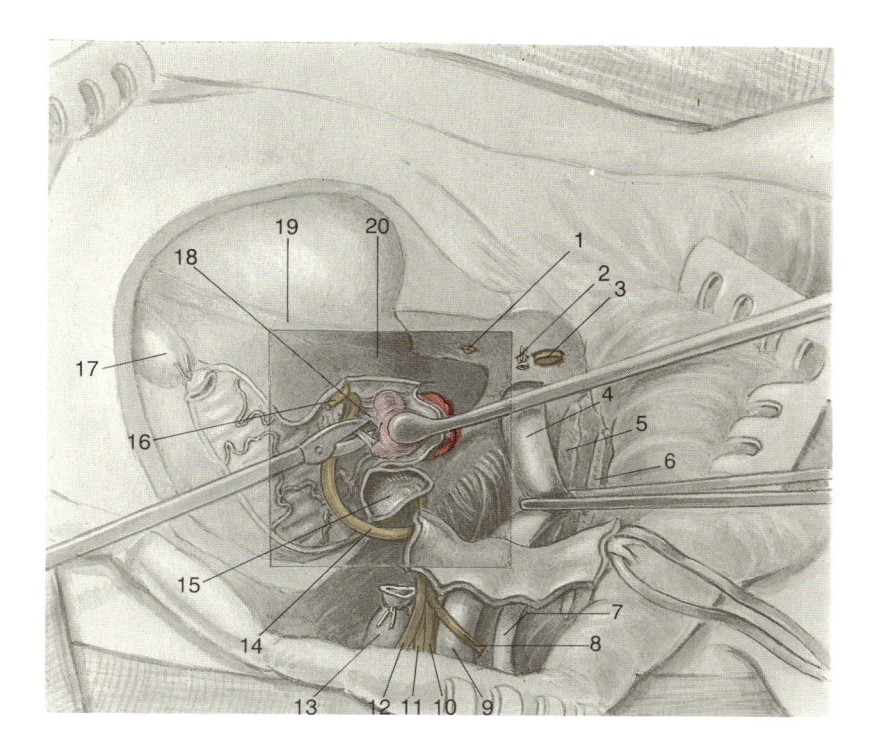

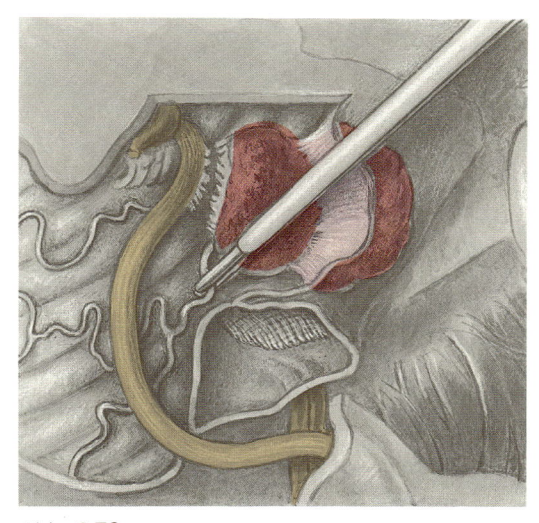

Abb. 6.**79**

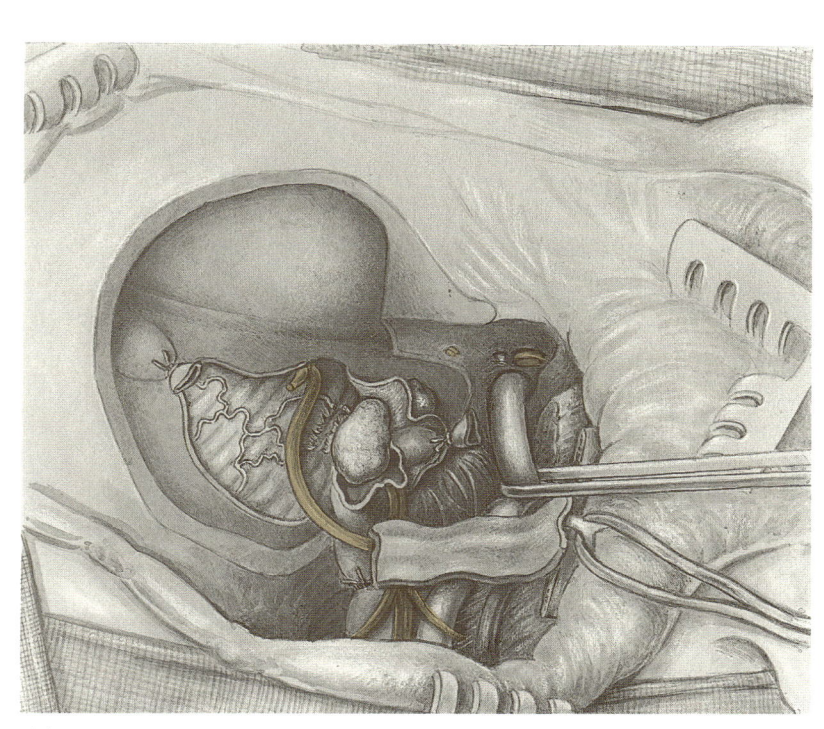

Abb. 6.**80**

In den Tumor einziehende Gefäße lassen sich bipolar koagulieren, der Tumor wird schrittweise z. B. vom N. facialis und auch vom N. trigeminus abgehoben. Die Nn. cochlearis und vestibularis setzt man eben lateral des Hirnstamms ab (Abb. 6.**79**).

Bei ausgedehnten Tumoren zeigen sich z. T. innige Verbindungen zwischen den arteriellen Gefäßschlingen in der hinteren Schädelgrube und der Tumoroberfläche. Diese Verwachsungen lassen sich mit der Arachnoidea vom Tumor lösen. Diese Arterien sind zu erhalten. In den Tumor hineinziehende kleine Abzweigungen werden jedoch bipolar koaguliert. Der Tumor wird so schrittweise von seinen intrakraniellen Kontakten gelöst und mit dem kaudalen Anteil des Sinus sigmoideus und Bulbus jugularis nach lateral geschlagen. Die kaudalen Hirnnerven lassen sich dabei in der Pars nervosa des Foramen jugulare erkennen (Abb. 6.**80**).

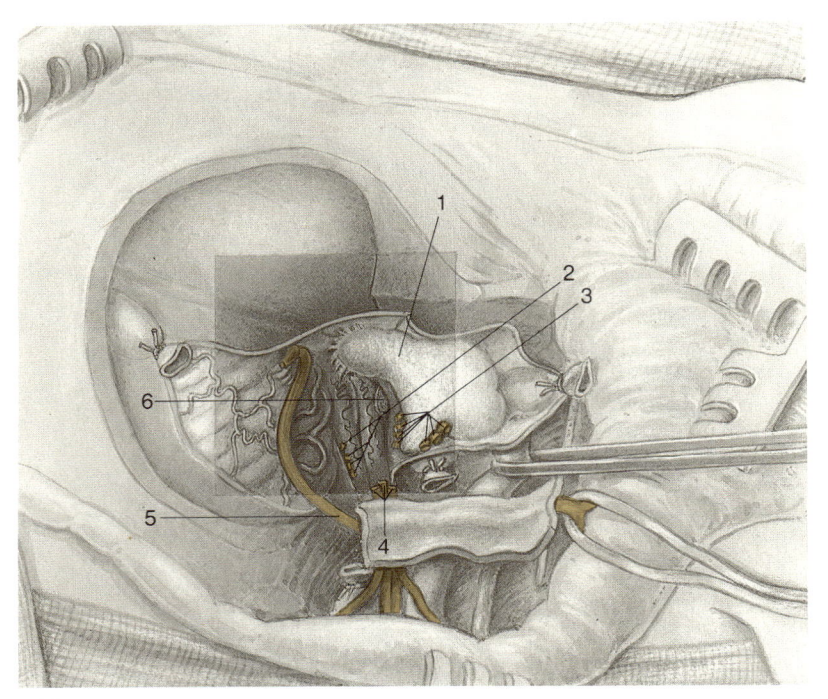

Abb. 6.**81**

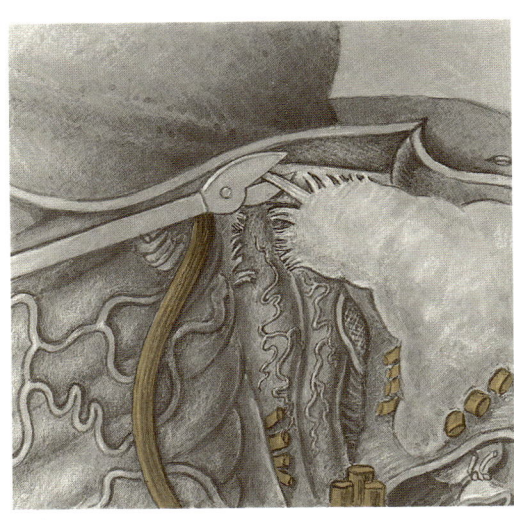

Abb. 6.**82**

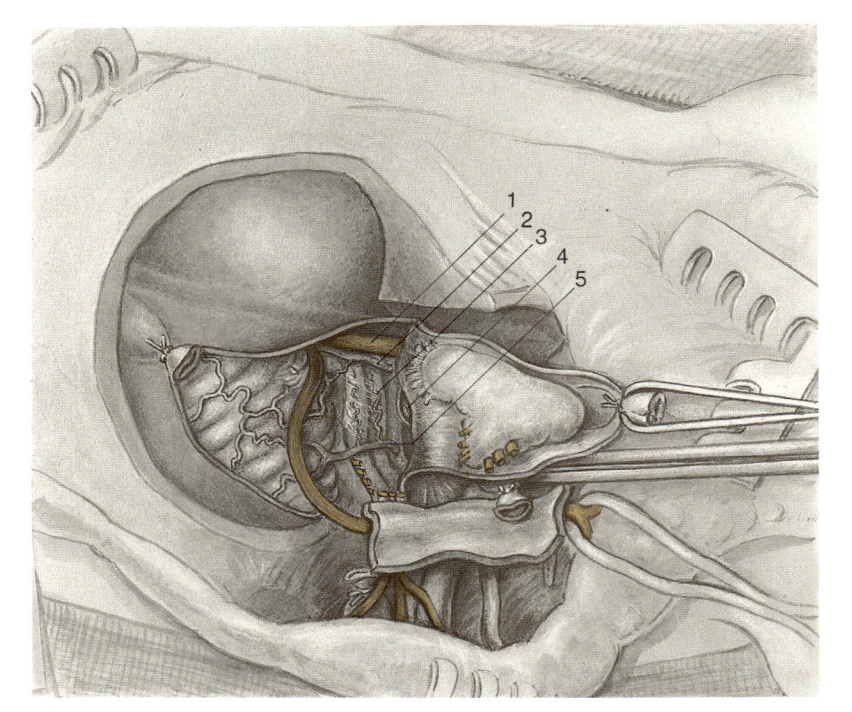

Abb. 6.**83**

Abb. 6.**81**
1 Tumor mit durchwanderter Dura und Sinus sigmoideus
2 zentrale Stümpfe kaudaler Hirnnerven
3 kaudale Hirnnerven im Tumor
4 periphere Stümpfe kaudaler Hirnnerven
5 N. facialis
6 abgestopfter Sinus petrosus inferior

Abb. 6.**83**
1 N. trigeminus
2 A. cerebelli anterior inferior
3 A. basilaris
4 abgestopfter Sinus petrosus inferior
5 A. cerebelli posterior inferior

Sind diese Nerven vom Tumor durchwachsen und gelingt es nicht, intakte Nervenbündel zu isolieren, so sind die Nerven IX, X und XI intradural vor ihrem Eintritt in das Foramen jugulare zu durchtrennen (Abb. 6.**81**).

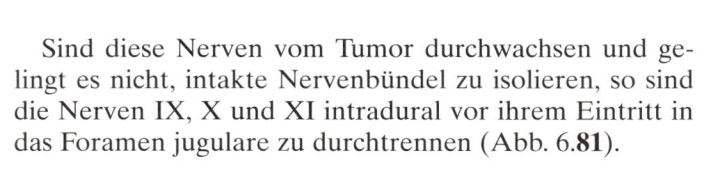

Auf diese Weise wird der Tumor insgesamt mobil und läßt sich in das Felsenbein hineinwälzen (Abb. 6.**82**).

Die medialen Tumorgrenzen in der Pyramidenspitze oder am Klivus werden in gleicher Weise präpariert und Schritt für Schritt aus der Umgebung gelöst. Der N. abducens und der Tentoriumschlitz werden sichtbar. Es zeigen sich der N. oculomotorius und gelegentlich ein kurzer Abschnitt der A. basilaris sowie abzweigende Hirnarterien (Abb. 6.**83**).

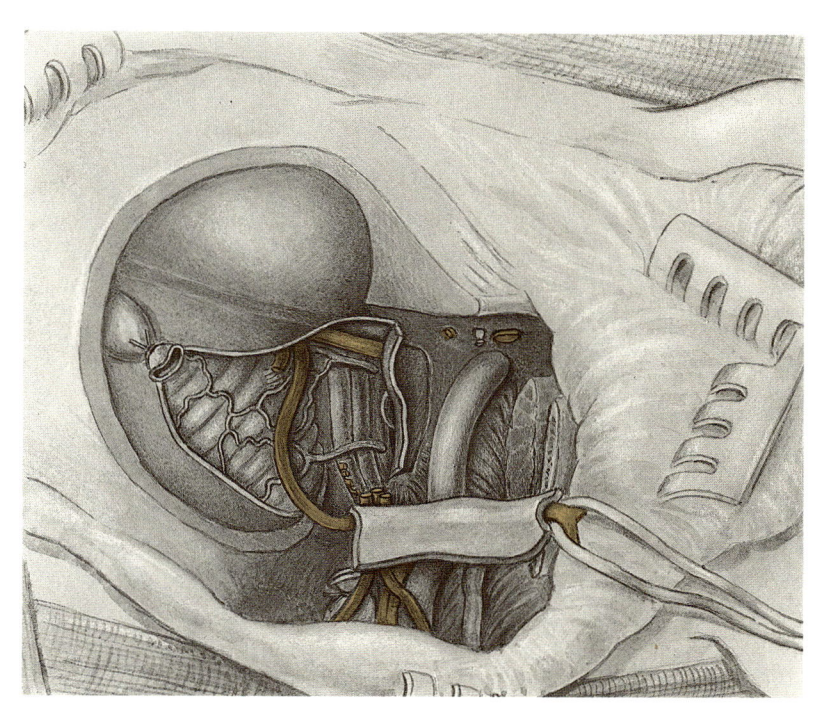

Operationen bei Tumoren des Mittelohres und seiner Umgebung   193

Abb. 6.**84**

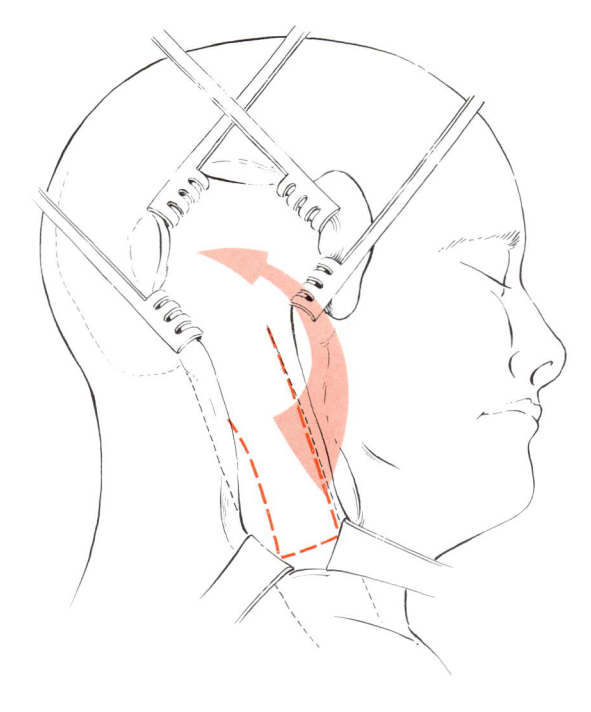

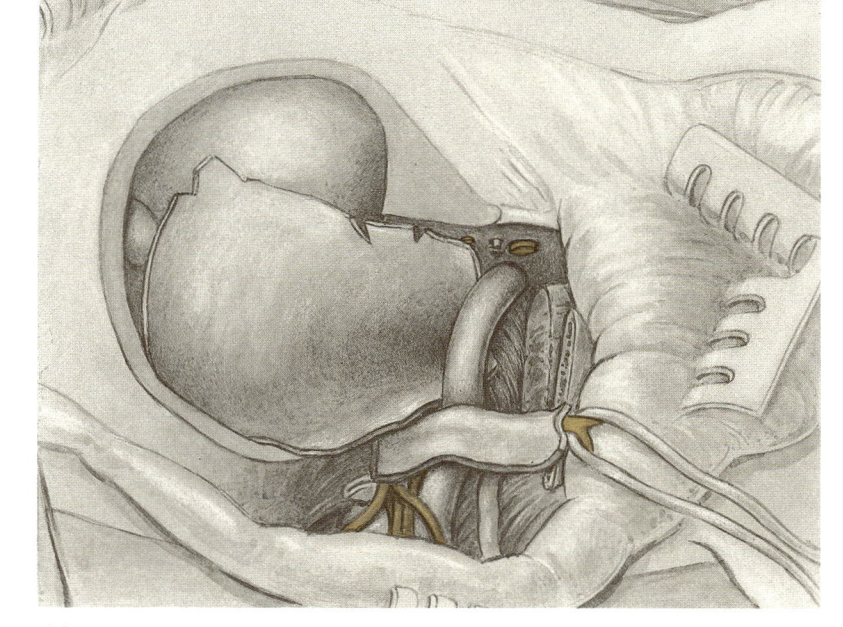

Abb. 6.**85**   Abb. 6.**86**

Nach Entnahme aller Tumoranteile wird das Operationsfeld begrenzt: vorn durch die A. carotis interna, medial durch den Klivus und die Hirnnerven III und IV sowie die A. basilaris. Etwas lateral liegen der N. abducens und der N. trigeminus und noch weiter lateral und kaudal verlagert der N. facialis (Abb. 6.**84**).

Das Operationsfeld wird verschlossen, entweder durch die Implantation eines großen Stücks Bauchfett oder durch das Einschwenken eines an der retroaurikulären Haut gestielten Teils des M. sternocleidomastoideus, der ausreichend weit kaudal am Hals großenteils umschnitten wurde (Abb. 6.**85**). Vor der Einlagerung von Bauchfett oder M. sternocleidomastoideus wird der große Duradefekt an der Hinterfläche der Pyramide mit konservierter Dura und Fibrinkleber überklebt (Abb. 6.**86**).

194 Eingriffe bei Tumoren des Mittelohres und der seitlichen Schädelbasis

Abb. 6.87
1 Nn. VII und VIII, durchtrennt im inneren Gehörgang
2 durchtrennter Jochbogen
3 A. meningea media
4 N. mandibularis
5 Tumor mit Bulbus jugularis
6 A. carotis interna
7 A. maxillaris
8 N. glossopharyngeus
9 N. vagus
10 N. hypoglossus
11 N. abducens
12 V. jugularis
13 Sinus sigmoideus
14 Dura an der Pyramidenrückfläche
15 Watte auf dem Kleinhirn

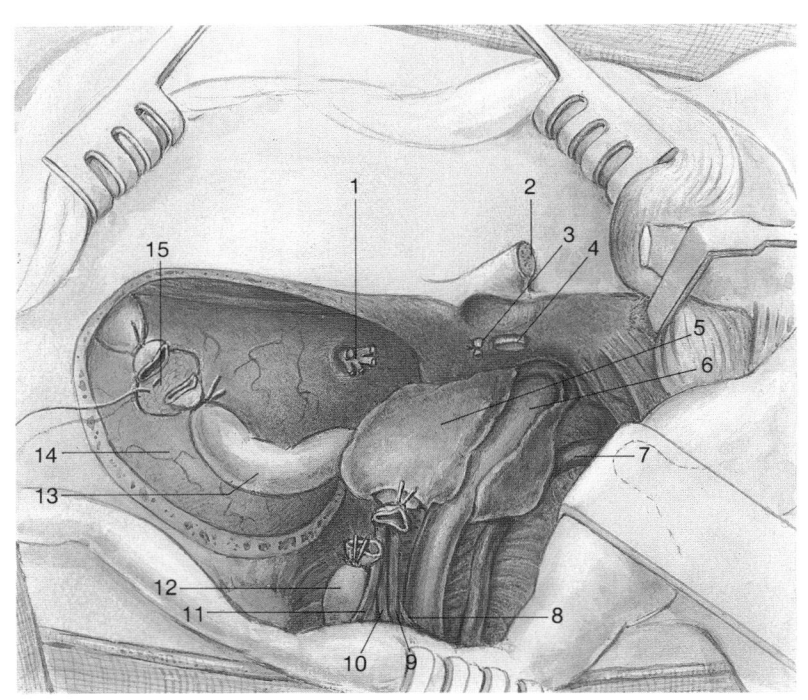

Abb. 6.87

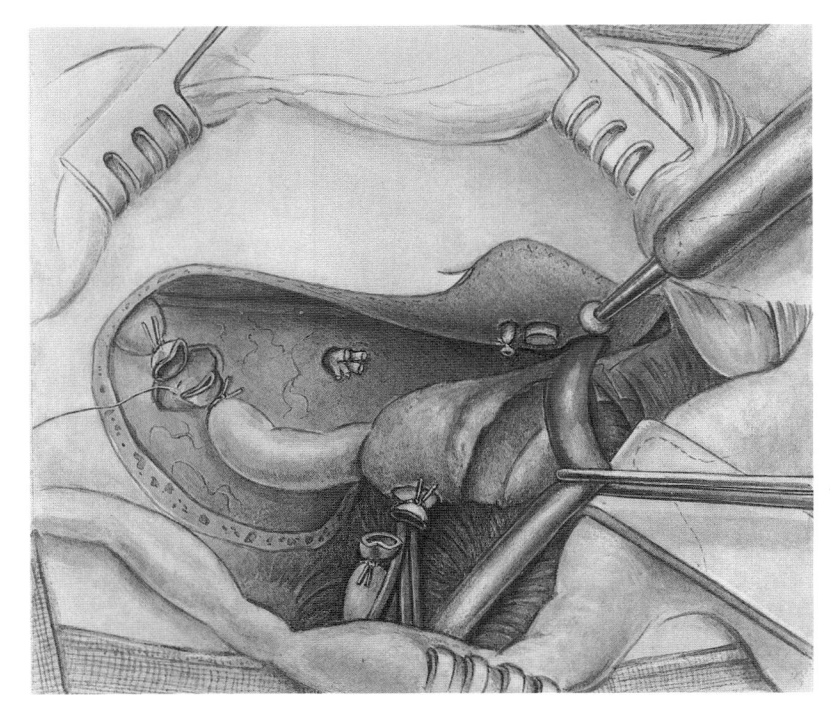

Abb. 6.88

Modifikationen

Eine Modifikation ergibt sich nach Fisch durch die Ausführung dieses Eingriffs ohne ausgedehnte neurochirurgische Trepanation der mittleren und hinteren Schädelgrube mit Einblickwinkel in die Pyramide etwas weiter vorn. Dazu wird der Unterkiefer weiter nach vorn unten disloziert und die Basis des Jochbogens reseziert. Wie nach der Darstellung des Foramen lacerum (Abb. 6.63 und 6.64) wird die gesamte Hinterfläche der Pyramide unterhalb des inneren Gehörgangs bis zum Bulbus jugularis und Sinus petrosus inferior zugänglich (Abb. 6.87).

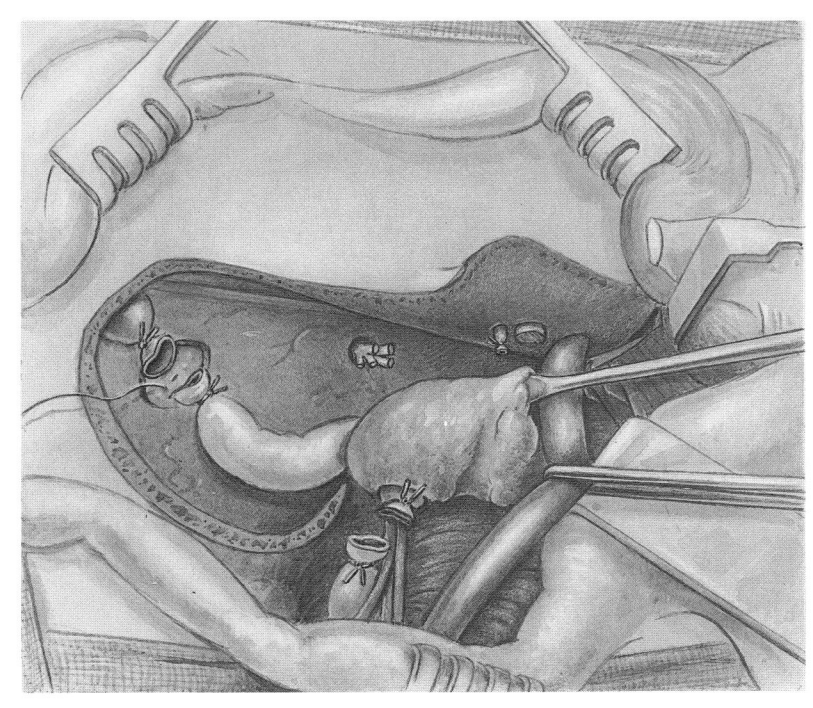

Operationen bei Tumoren des Mittelohres und seiner Umgebung   195

Abb. 6.**89**

Abb. 6.**90**
1   A. meningea media
2   N. mandibularis
3   N. abducens im Sinus cavernosus
4   N. trochlearis im Sinus cavernosus
5   Fossa pterygopalatina
6   Tubenknorpel
7   Lamina medialis mit M. pterygoideus medialis
8   Lamina lateralis mit M. pterygoideus lateralis
9   M. pterygoideus lateralis, teilweise reseziert
10 M. pterygoideus medialis

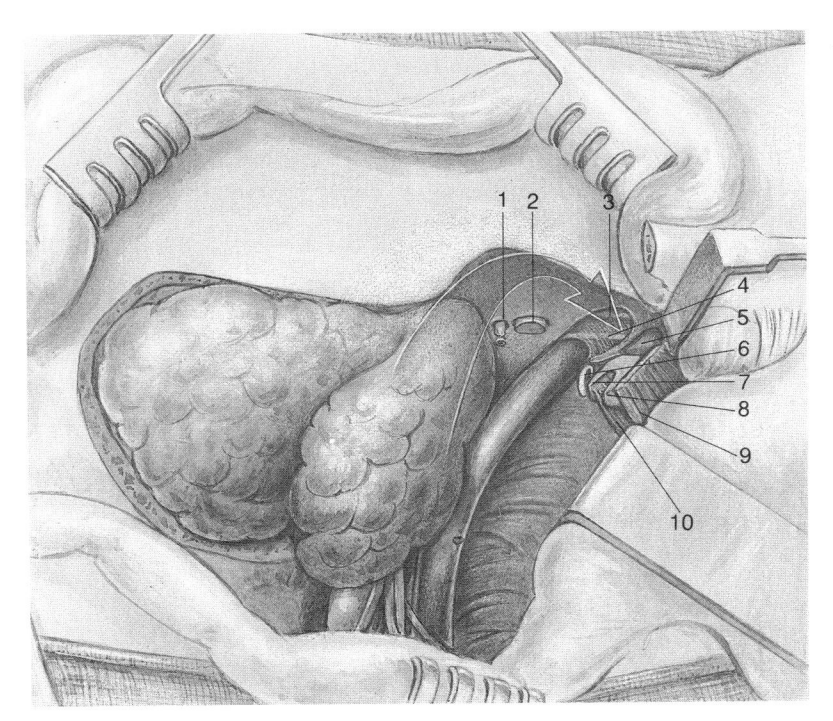

Abb. 6.**90**

Nach gleichartiger Präparation und Resektion des Tumors aus der hinteren Schädelgrube, wie oben beschrieben, wird auch auf diesem Zugang eine gute Übersicht über die hintere Schädelgrube erzielt. Dabei erfolgt die Lösung von der A. carotis interna schrittweise mit ausgiebiger Knochenresektion unter der mittleren Schädelgrube (Abb. 6.**88** und 6.**89**). Die laterale Wand des Sinus cavernosus wird dargestellt. Die Nn. abducens und trochlearis werden sichtbar. Das Operationsfeld wird mit Bauchfett aufgefüllt (Abb. 6.**90**).

Bezugs- und Gefahrenpunkte

Hier sind Blutungsquellen außerhalb des eigentlichen Tumors zu beachten, nämlich der Sinus sigmoideus, der Sinus petrosus inferior, der Sinus petrosus superior und Kleinhirnvenen, die oberhalb des Porus acusticus internus in den Sinus petrosus superior ziehen (V. petrosa). Zusätzlich sind Blutungen aus Hirnarterien zu kontrollieren, deren Äste in den Tumor hineinziehen. Die Manipulationen an der Kleinhirnoberfläche, insbesondere am Flocculus, der sich den Tumoren sehr leicht anlegen kann, ist langsam und unter Auflage von armierten, feuchten Wattescheiben vorzunehmen, um Schädigungen zu vermeiden.

Regeln, Tricks und typische Fehler

Vorteilhaft ist eine zuverlässige präoperative Embolisierung des Tumors. Hat er die A. carotis interna infiltriert, so ist eine präoperative Balloneinlage zur eventuellen Okklusion zu diskutieren. Der venöse Abfluß aus dem Intrakranialraum ist präoperativ zu analysieren, da eine Ligatur des Sinus sigmoideus vorgenommen werden muß. Mit neuroradiologischen Techniken ist zusätzlich die Tumorausdehnung nach kaudal zu bestimmen, da die Grenzen zu den Weichteilen unter der Schädelbasis gelegentlich intra operationem recht schwer festzulegen sind.

Nachbehandlung

In Absprache mit evtl. beteiligten Neurochirurgen und den Anästhesisten wird die medikamentöse Nachbehandlung auf der Intensivstation festgelegt. Regelmäßig ist eine Nachbeatmung für einige Stunden, die Gabe von Corticoiden und eine Kontrolle des Gerinnungsstatus erforderlich.

Postoperative Komplikationen

Nach den oben beschriebenen ausgedehnten Operationen kommt es gelegentlich über die früher genannten postoperativen Komplikationen hinaus zur Ausbildung von Liquorkissen außerhalb des Duraraumes. Zur Behandlung ist lumbale Liquordrainage und ein lokaler, nicht zu stark komprimierender Druckverband, z. B. durch Auflage dikker steriler Schaumstoffplatten aus Verpackungsmaterialien, angezeigt.

Blutungen im Operationsfeld sind ggf. durch Nachoperationen zu beherrschen.

Funktionelle Folgezustände

Wenn präoperativ noch eine Hörleistung bestanden hat, ist sie postoperativ zwangsläufig erloschen. Gelegentlich können, wenn das Vestibularorgan noch teilweise erhalten war, postoperativ über Monate dauernde Gleichgewichtsstörungen den Patienten beeinträchtigen. Wurden die kaudalen Hirnnerven (IX, X und XI) zusätzlich geschädigt, was nur gelegentlich zu vermeiden ist, können bei präoperativ regelrechter Larynxfunktion neben einer Heiserkeit auch schwerwiegende Schluckstörungen auftreten, die eine Schlucklähmungsoperation nach Denecke erfordern.

Alternative Methoden

Als alternative Methoden sind die Bestrahlungsbehandlung, evtl. Embolisationen oder auch eine Kombination von beiden zu nennen. Solche Alternativen sollten nur diskutiert werden, wenn die Operation aus Gründen einer Multimorbidität des Patienten nicht in Betracht zu ziehen ist oder wenn voraussagbar eine wesentliche Verschlechterung der Lebensqualität durch die Operation bewirkt würde. Dies ist z. B. der Fall bei beidseitigen Tumoren, wenn nach der Operation einerseits nur noch eine A. carotis interna zur Verfügung stehen sollte.

Eingriffe bei bösartigen Mittelohrtumoren

Präoperative Diagnostik

Über die präoperative Diagnostik bei gutartigen Tumoren hinaus ist bei Vorliegen eines bösartigen Tumors in der seitlichen Schädelbasis, also im Felsenbein, ein allgemeines Tumorstaging erforderlich.

Indikationen

Bei bösartigen Mittelohrtumoren ergibt sich eine Operationsindikation nicht nur unter dem Aspekt der vollständigen Resektion des Tumors im Gesunden, sondern auch, um eine Volumenverkleinerung der malignen Erkrankung zu bewirken, die eine eventuelle Nachbestrahlung effektiver machen kann. Eine radikale Tumorresektion soll durchgeführt werden, wenn sie ohne unerträgliche zusätzliche Funktionseinbußen möglich erscheint. In vielen Fällen wird es sich nur um Teilresektionen handeln.

Operationsprinzipien

Wenn eine komplette Tumorentfernung geplant wird, sollte im Gesunden um den Tumor herum präpariert werden. Er wird möglichst in einem Stück entnommen.

Vorbereitung zur Operation

Die Lagerung erfolgt wie bei den gutartigen Tumoren (s. S. 159).

Operationen bei Tumoren des Mittelohres und seiner Umgebung

Abb. 6.**91**
1. Knochenkanten nach Jochbogenresektion
2. M. pterygoideus lateralis
3. Fossa pterygopalatina
4. A. carotis interna
5. Tubenknorpel
6. Kiefergelenkskopf
7. heruntergeschlagener Jochbogen
8. Parotis
9. M. sternocleidomastoideus
10. N. facialis
11. V. jugularis
12. Processus styloideus
13. A. meningea media
14. N. mandibularis

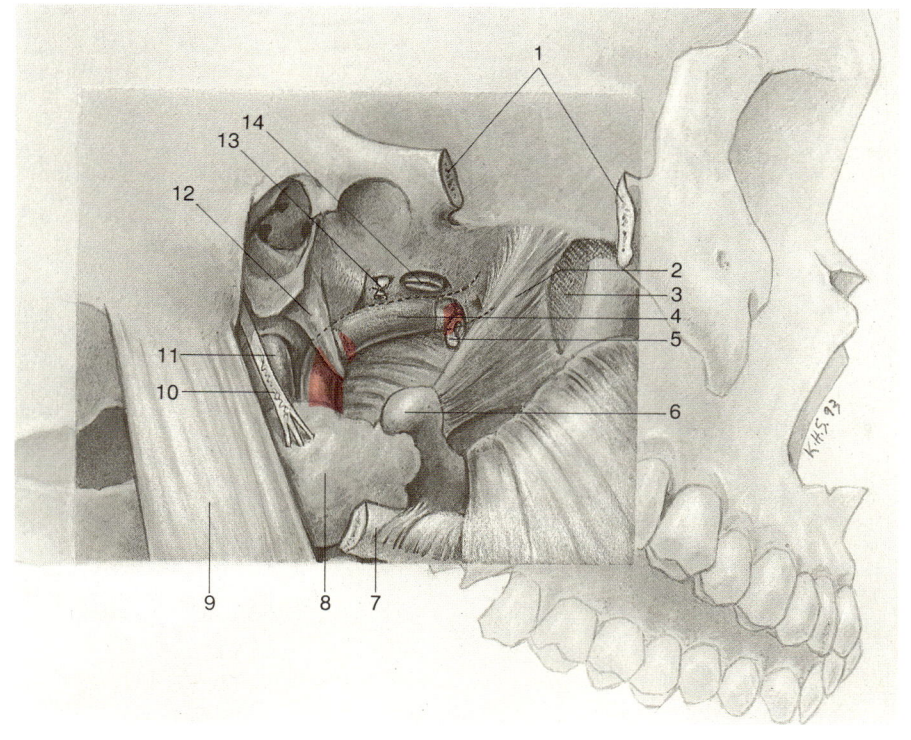

Abb. 6.**91**

Anästhesie

Die Operation wird in Allgemeinnarkose durchgeführt.

Operationstechnik

Der Zugangsweg, der die größte Verbreitung gefunden hat und otochirurgisch geschulten Hals-Nasen-Ohren-Ärzten am geläufigsten ist, ist der Zugang zur Fossa infratemporalis Typ C nach Fisch (Abb. 6.**91** und 6.**92**).

Fisch faßt die entscheidenden operativen Schritte folgendermaßen zusammen:

- Ausgiebige retroaurikuläre und temporale Hautinzision.
- Der R. frontalis des N. facialis wird exponiert.
- Der Jochbogen wird zusammen mit dem Temporalismuskel nach unten geschlagen. Es erfolgt eine subtotale Petrosektomie.
- Die A. meningea media und der R. mandibularis des N. trigeminus werden durchtrennt. Der aufsteigende Unterkieferast wird nach kaudal verlagert.
- Der Processus pterygoideus und der umgebende Knochen an der Schädelbasis werden abgeschliffen und entfernt.
- Der R. maxillaris des N. trigeminus wird durchtrennt.
- Die A. carotis interna wird vom Foramen caroticum bis zum Foramen lacerum am Sinus cavernosus exponiert.

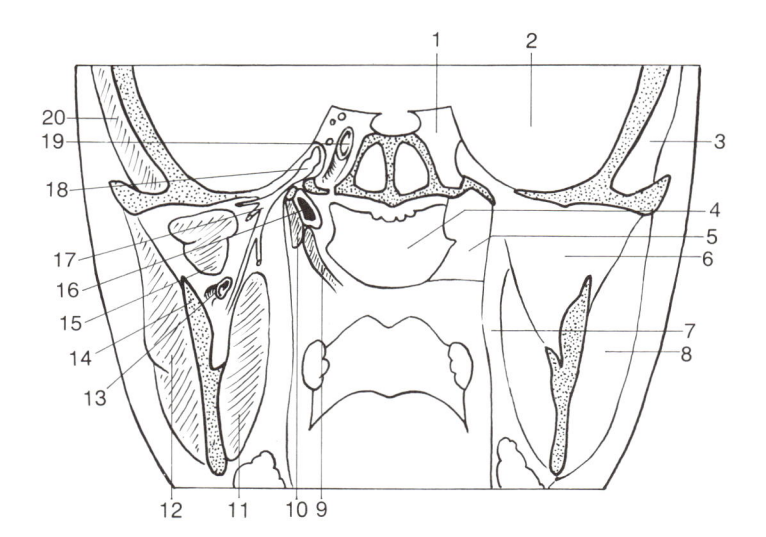

Abb. 6.**92**
1. Sinus cavernosus
2. mittlere Schädelgrube
3. Fossa temporalis
4. Nasopharynx
5. perituberaler Raum
6. Fossa infratemporalis
7. Parapharyngealraum
8. Masseterraum
9. M. levator veli palatini
10. M. tensor veli palatini
11. M. pterygoideus medialis
12. M. masseter
13. A. maxillaris
14. Unterkiefer
15. M. pterygoideus lateralis
16. Tube
17. N. mandibularis
18. N. trigeminus
19. A. carotis interna
20. M. temporalis

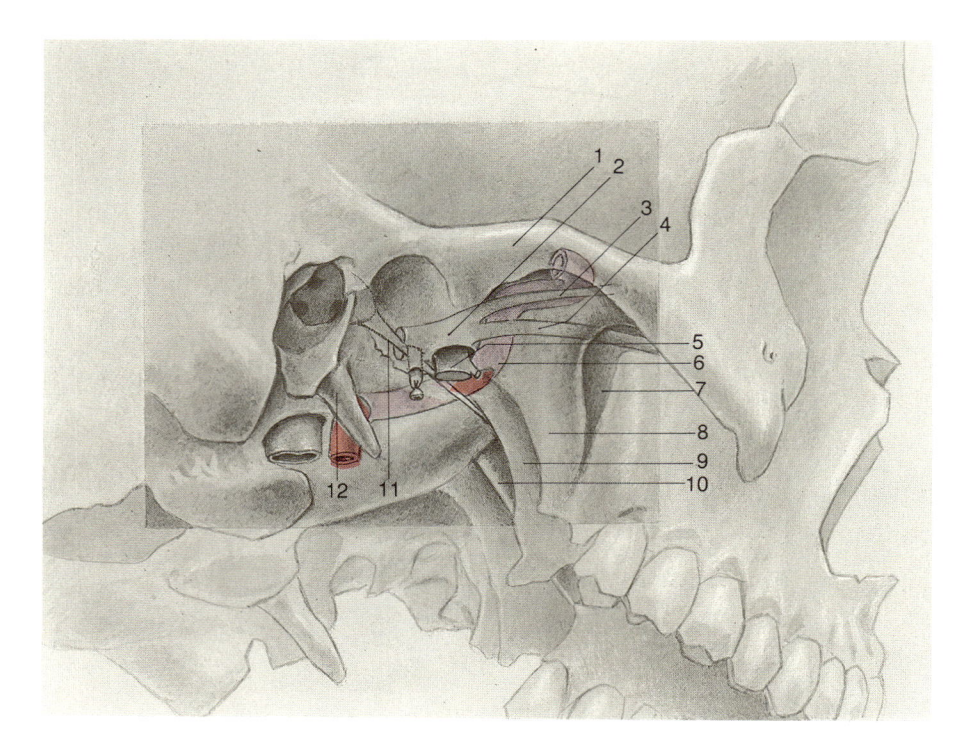

Abb. 6.**93**
1 Jochbogen
2 Ganglion Gasseri
3 N. V1
4 N. V2
5 N. V3
6 A. carotis interna
7 Fossa pterygopalatina
8 Lamina lateralis processus pterygoidei
9 Lamina medialis processus pterygoidei
10 Vomerhinterkante
11 Tube
12 Processus styloideus

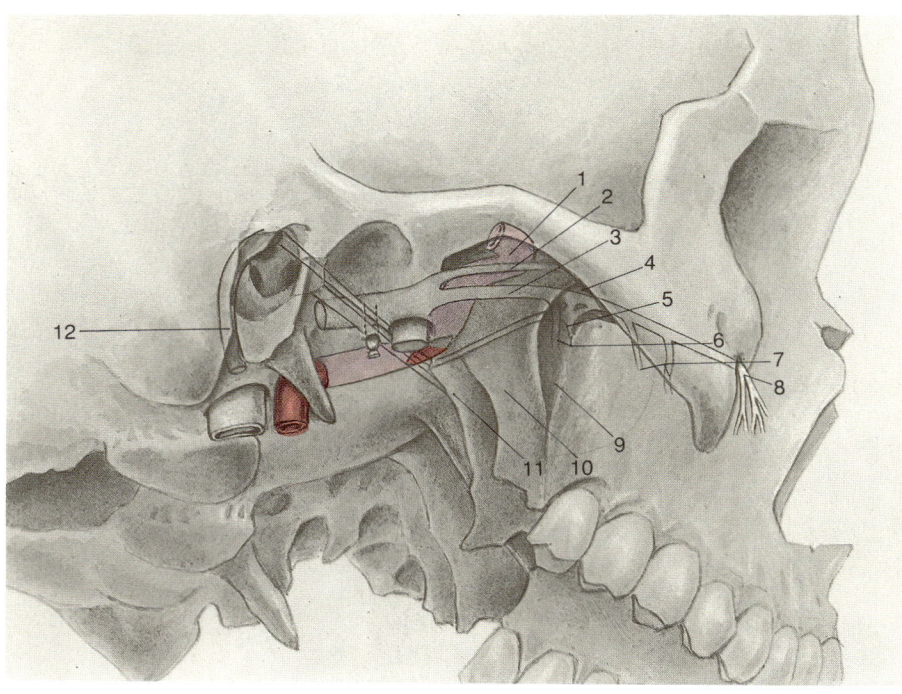

Abb. 6.**94**
1 A. carotis interna
2 N. V1
3 N. V2
4 Fissura orbitalis inferior
5 Ganglion sphenopalatinum
6 Nn. palatini
7 Nn. alveolares
8 N. infraorbitalis
9 Fossa pterygopalatina
10 Lamina lateralis processus pterygoidei
11 Lamina medialis processus pterygoidei
12 N. facialis

- Es resultiert eine Exposition der gesamten Fossa infratemporalis, der Fossa pterygopalatina und der parasellären Region sowie des Nasopharynx für die Entfernung des Tumors.
- Der Jochbogen wird in seine ursprüngliche Position zurückverlagert und hier, z. B. durch Drahtnähte, fixiert.
- Die entstandene Operationshöhle wird mit gestielten Weichteillappen vom M. temporalis, von der Retroaurikularregion oder vom M. sternocleidomastoideus verschlossen.

Der Zugang erfolgt in der Transversalebene etwas weiter von unten als bei den bisher geschilderten Operationen. Aus diesem Grunde ist eine besonders weite Kaudalverlagerung des Unterkiefers erforderlich. Die notwendigen anatomischen Landmarken, die für die saubere Durchführung dieses Eingriffs notwendig sind, ergeben sich aus den Abb. 6.93–6.**100** nach Fisch.

Operationen bei Tumoren des Mittelohres und seiner Umgebung

Abb. 6.**95**
1 A. carotis interna
2 N. opticus
3 A. ophthalmica
4 Fissura orbitalis superior
5 N. oculomotorius
6 N. V1
7 N. abducens
8 N. V2
9 N. Vidianus
10 N. petrosus superior
11 Processus pterygoideus
12 Foramen ovale
13 N. V3
14 A. meningea media
15 N. petrosus superior
16 Ganglion geniculi
17 Vomerhinterkante
18 eröffnete Keilbeinhöhle
19 Sella

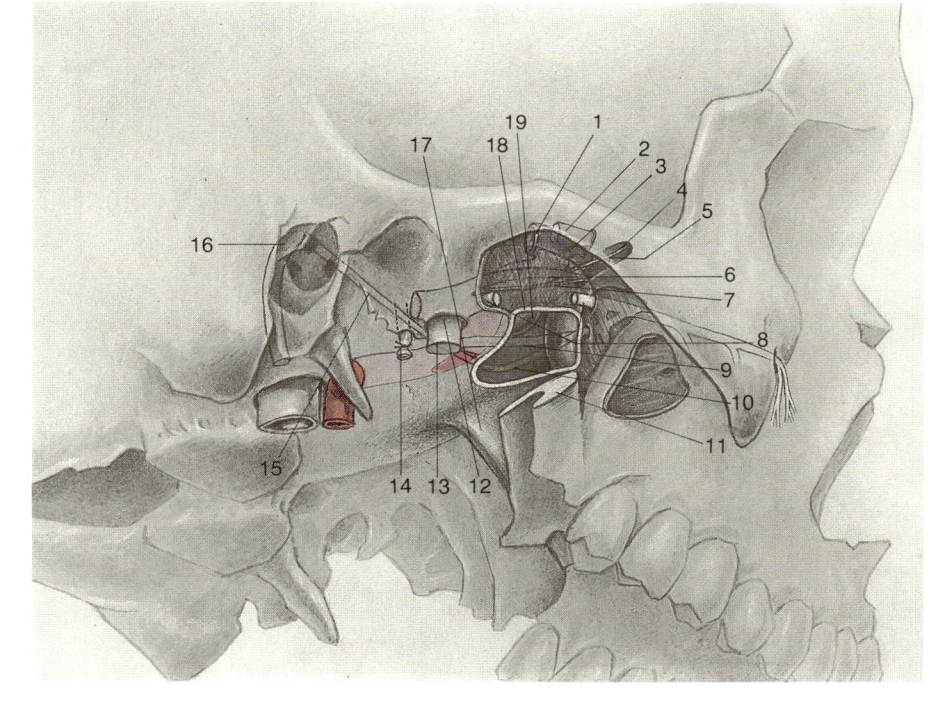

Abb. 6.**96**
1 M. pterygoideus lateralis
2 M. pterygoideus medialis

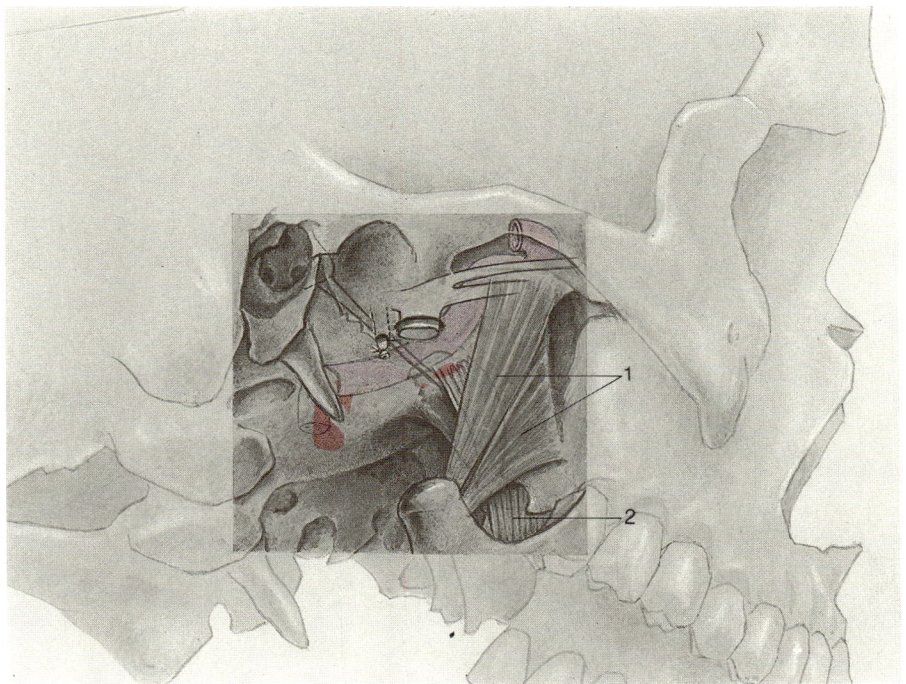

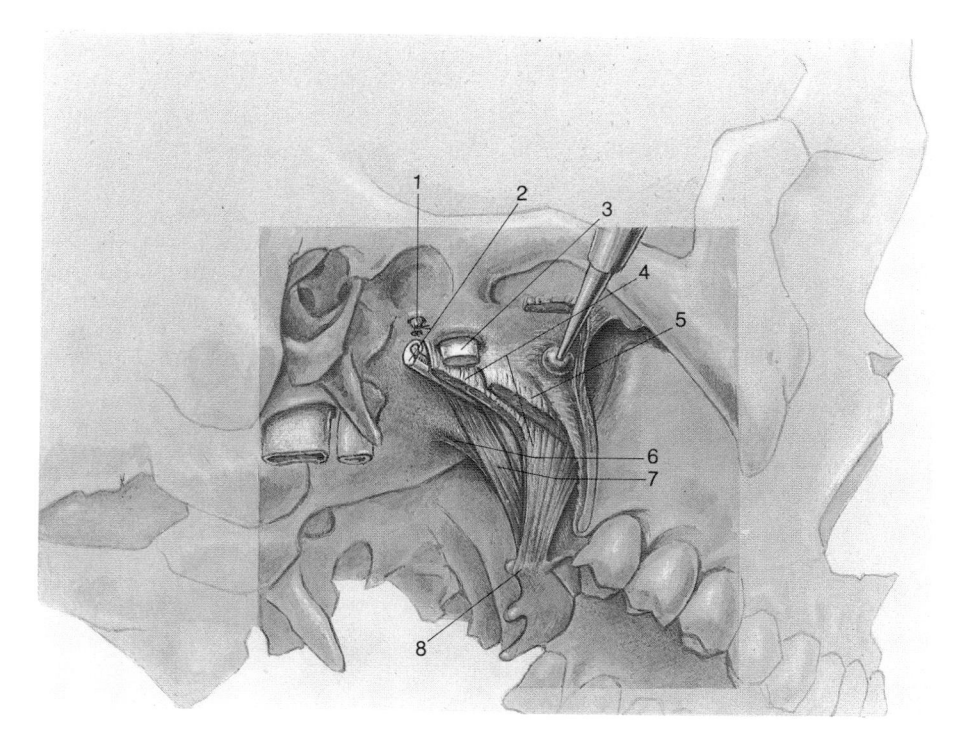

Abb. 6.**97**
1 A. meningea media
2 Tubenknorpel
3 N. V3
4 M. tensor veli palatini
5 M. pterygoideus medialis
6 Vomerhinterkante
7 M. levator veli palatini
8 Hamulus

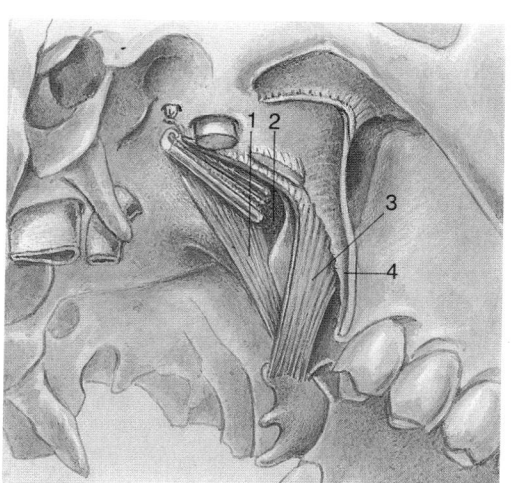

Abb. 6.**98**
1 eröffneter Nasopharynx
2 M. levator veli palatini
3 M. tensor veli palatini
4 weitgehend abgeschliffener Processus pterygoideus

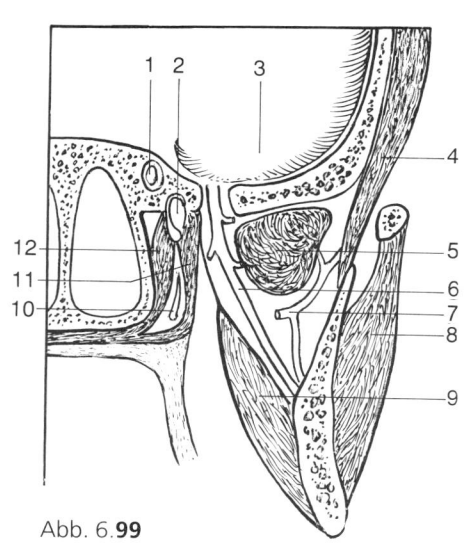

Abb. 6.**99**
1 A. carotis interna
2 Tube
3 mittlere Schädelgrube
4 M. temporalis
5 M. pterygoideus lateralis
6 N. mandibularis
7 A. maxillaris
8 M. masseter
9 M. pterygoideus medialis
10 Processus pterygoideus
11 M. tensor veli palatini
12 M. levator veli palatini

Abb. 6.**98**

Abb. 6.**99**

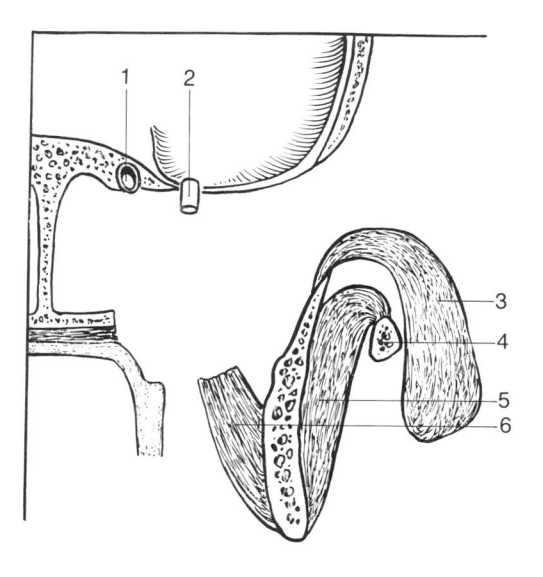

Abb. 6.**100**
1 A. carotis interna
2 N. mandibularis
3 M. temporalis
4 verlagerter Jochbogen
5 M. masseter
6 M. pterygoideus medialis

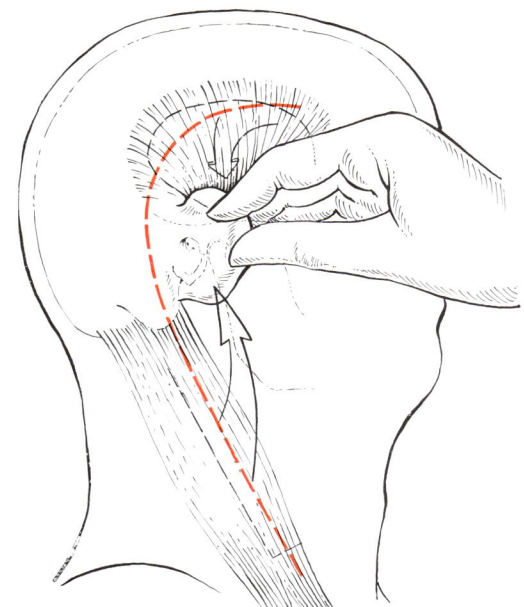

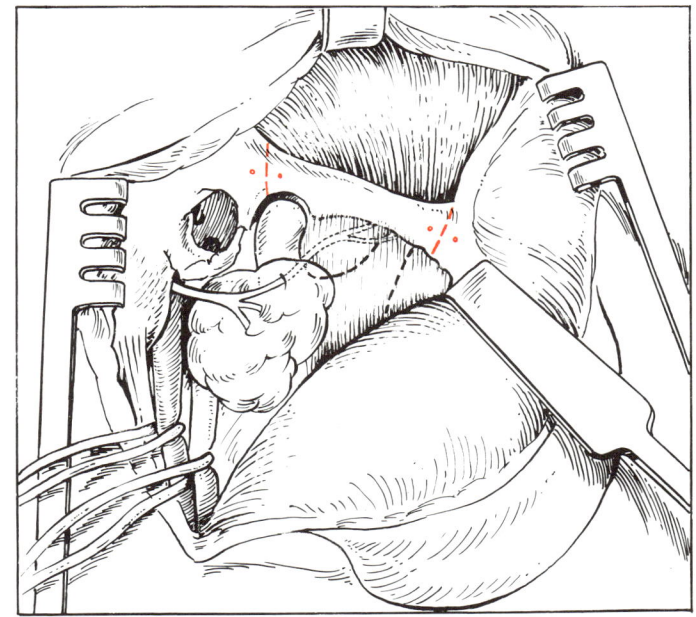

Operationen bei Tumoren des Mittelohres und seiner Umgebung 201

Abb. 6.**101**

Abb. 6.**102**

Nach der Hautinzision (rot), die gegenüber früheren Inzisionen weiter nach vorn in die Stirn hineinreicht (Abb. 6.**101**), folgt das Vorpräparieren der Haut und der oberflächlichen Weichteile nach vorn unten. Der Jochbogen wird unter Schonung des R. frontalis n. facialis durchtrennt und nach kaudal mobilisiert. Zur späteren Refixierung können Bohrlöcher für die Drahtschlingen vor der Mobilisierung eingebracht werden (Abb. 6.**102**). Es folgt die früher beschriebene subtotale Resektion des Felsenbeins, aber ohne Fazialismobilisierung im tympanalen oder mastoidalen Verlaufsanteil jedoch mit weiterer Exposition der Fossa infratemporalis nach vorn und nach medial (Abb. 6.**103**).

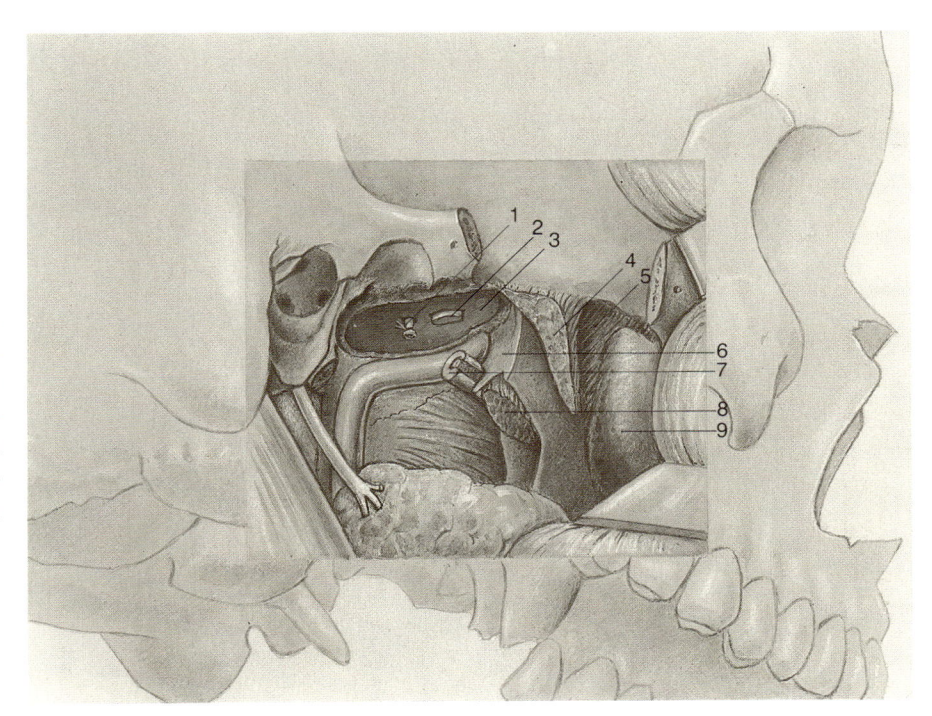

Abb. 6.**103**
1 A. meningea media
2 N. mandibularis
3 Dura der mittleren Schädelgrube
4 Rest des M. pterygoideus lateralis
5 Fossa pterygopalatina
6 Wurzel des Processus pterygoideus
7 Tube
8 Rest des M. pterygoideus medialis
9 Kieferhöhlenhinterwand

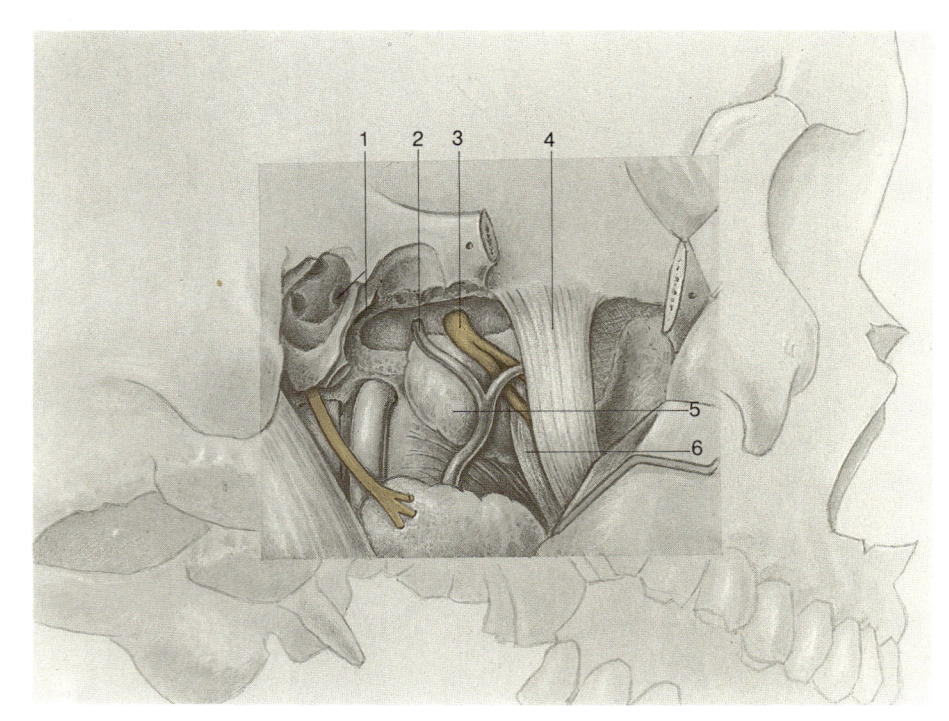

202 Eingriffe bei Tumoren des Mittelohres und der seitlichen Schädelbasis

Abb. 6.**104**
1 knöcherne Tube
2 A. meningea media
3 N. mandibularis
4 M. pterygoideus lateralis
5 Tumor
6 M. pterygoideus medialis

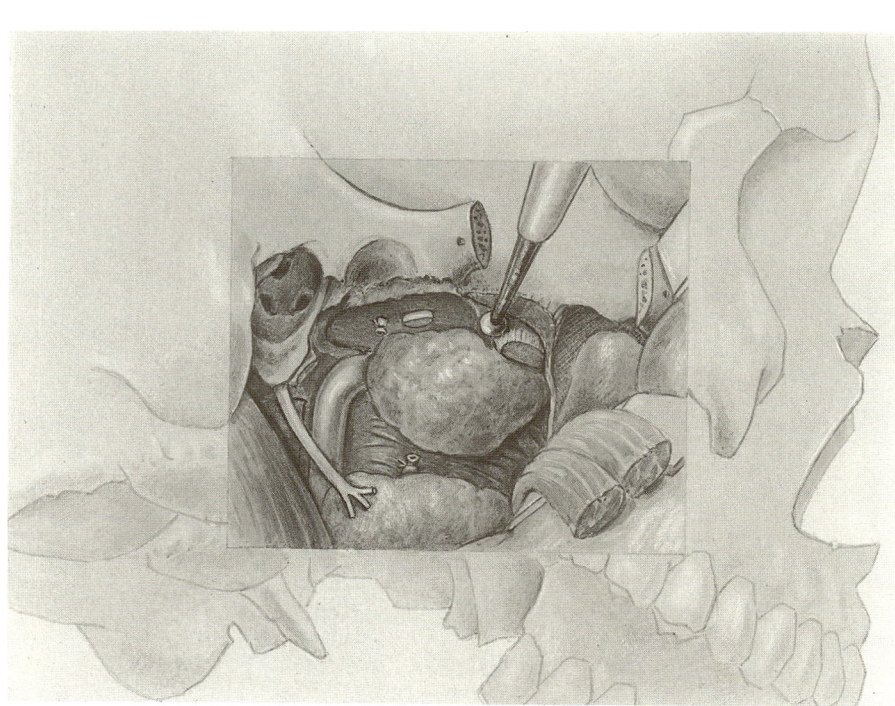

Abb. 6.**105**

Um den Unterkiefer ausreichend nach kaudal mobilisieren zu können, wird das Kiefergelenk eröffnet. Schrittweise wird weiter in die Tiefe präpariert, die A. meningea media und der N. mandibularis des Trigeminus werden identifiziert und durchtrennt. Bei der weiteren Präparation schließt die Resektion die Tuba Eustachii ein. Der Processus pterygoideus wird weitgehend abgetragen (Abb. 6.**104** und 6.**105**).

Der Tumor wird medial aus der Seitenwand der Choane und des Epipharynx nach kranial umschnitten (Abb. 6.**106**).

Der Einblick in den Epipharynx ist damit eröffnet (Abb. 6.**107**).

Der Tumor läßt sich auch nach kaudal aus den Weichteilen auslösen. Die A. maxillaris interna wird ligiert (Abb. 6.**108**).

Operationen bei Tumoren des Mittelohres und seiner Umgebung   203

Abb. 6.**106**
1 A. meningea media
2 N. mandibularis
3 Vomerhinterkante
4 Choane
5 Tube im Tumor
6 verlagerte Pterygoidmuskeln

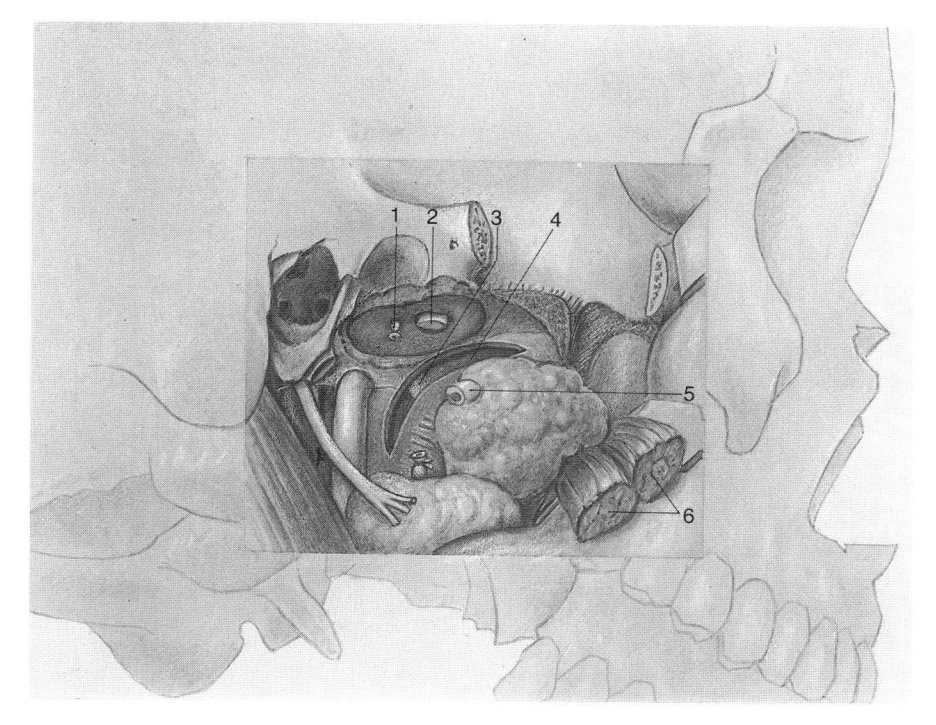

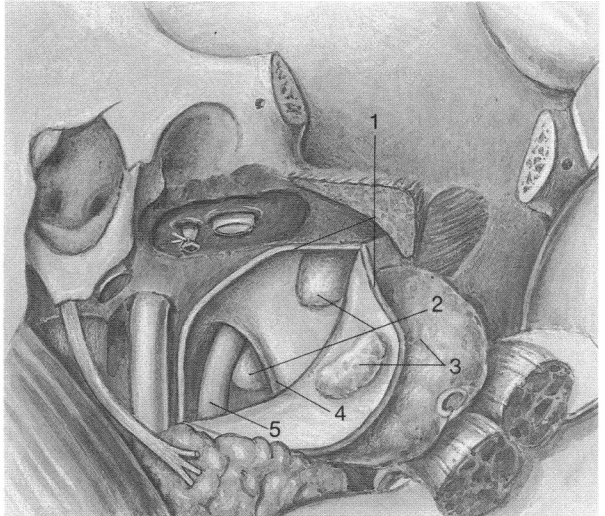

Abb. 6.**107**
1 Inzisionsrand zur Eröffnung des Nasopharynx
2 hintere Muschelenden
3 Tumor
4 Vomerhinterkante
5 Nährsonde

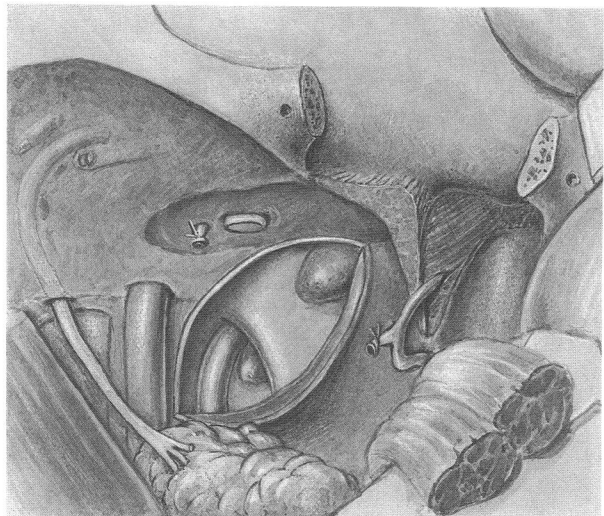

Abb. 6.**108**

Zum Wundverschluß wird der M. temporalis in die Fossa infratemporalis eingelagert (Schema Abb. 6.**101**, schwarze Fläche), und der Jochbogen wird am Orbitarand wieder fixiert. Die Mastoidspitze und der Knochen hinter dem Sinus sigmoideus werden so weit abgetragen, daß eine flache Höhle nach Teil-Petrosektomie entsteht, die mit den umgebenden Weichteilen obliteriert werden kann (Abb. 6.**109**). Die Haut wird mehrschichtig vernäht, und es folgt die Einlage einer Saugdrainage.

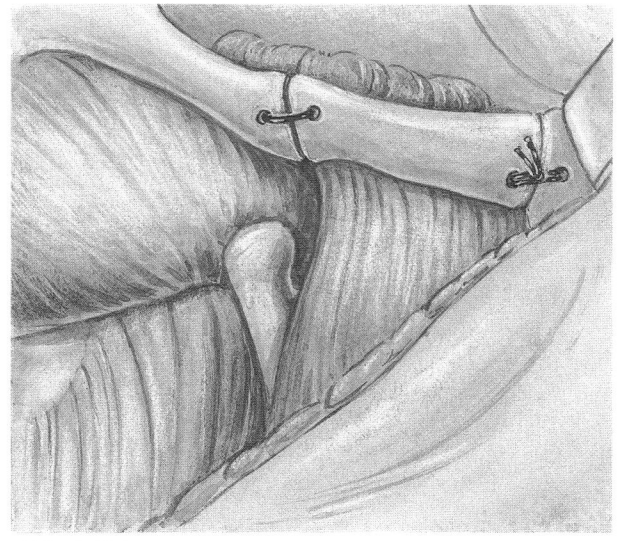

Abb. 6.**109**

Modifikationen

Die Fossa infratemporalis läßt sich ohne ausgedehnte Verlagerung des Unterkiefers bei kranialerem Einblickwinkel mit neurochirurgischer Technik ebenfalls ausgiebig explorieren. Tumoren sind in ähnlicher Weise wie oben beschrieben zu entfernen. Das Prinzip des Eingriffs besteht darin, daß eine ausgedehnte parietale Trepanation vorgenommen wird, so daß sich der Temporallappen des Gehirns anheben läßt. Der Boden der mittleren Schädelgrube, also das Dach der Fossa infratemporalis, wird abgetragen und der Tumor nach unten in die Fossa temporalis hinein und ggf. auch bis in den Epipharynx verfolgt.

Transmaxillär sind sowohl für den Zugang nach Fisch als auch für den neurochirurgischen Zugang gelegentlich Zusatzoperationen erforderlich, wenn ein Tumor auch in die Kieferhöhle und die Siebbeinregion eingebrochen ist. Bei bösartigen Tumoren wird mit dem Ziel einer kompletten Sanierung regelmäßig eine zusätzliche postoperative Radiotherapie indiziert.

Bezugs- und Gefahrenpunkte

Besondere Bezugspunkte für die Orientierung sind der R. mandibularis im Foramen ovale und der Processus pterygoideus, der eine weite Eröffnung der seitlichen Pharynxwand blockiert, solange er nicht ausgiebig abgeschliffen wurde. Die A. carotis interna im hinteren Teil des Operationsfeldes gebietet naturgemäß eine hohe Aufmerksamkeit, um hier versehentliche Verletzungen zu vermeiden.

Regeln, Tricks und typische Fehler

Diese Liste wurde von Fisch zusammengestellt und ist frei übersetzt:

- Der Arbeitsraum, den der Typ-C-Zugang zur Schädelbasis gewährleistet, vergrößert sich erheblich, wenn möglichst viel Knochen vom Boden der mittleren Schädelgrube abgeschliffen wird.
- Wenn der Kiefergelenkfortsatz nicht reseziert werden soll, ist die maximale Verlagerung nach kaudal für etwa 4 cm möglich. Bei dem Eingriff in der Fossa infratemporalis handelt es sich also um eine anspruchsvolle mikrochirurgische Operation.
- Wenn die Tuba Eustachii nicht infiltriert ist, kann es gelingen, diese Struktur zu erhalten. Auf diese Weise wird eine spätere Belüftung des Mittelohres ermöglicht.
- Wenn eine Tumorinfiltration lateral am Foramen caroticum besteht, so ist diese Arterie unterhalb davon am Hals im Gesunden zu identifizieren.
- Bei diesem Zugang sollte der N. facialis in seinem mastoidalen und tympanalen Verlauf von Knochen bedeckt bleiben, um die Verletzungsgefahr für ihn zu reduzieren.
- Auch der Fazialisstamm zwischen Foramen stylomastoideum und der Parotis sollte nicht unnötigerweise freigelegt werden. Auf diese Weise bleibt er hier geschützt im umgebenden Bindegewebe.
- Retraktoren oder andere Instrumente, die abgestützt werden, sollten den Nervus-facialis-Stamm nicht beeinträchtigen, auch wenn die Aufmerksamkeit des Operateurs in die Tiefe des Zugangsweges gerichtet ist.
- Die Entfernung der Kiefergelenkpfanne und des Gelenkdiskus führt nicht zu einer wesentlichen Störung der Kaufunktion, solange der Kondylus erhalten wird.
- Die Lamina medialis des Processus pterygoideus stellt die Seitenwand der Choane dar.
- Das Dislozieren des Unterkiefers nach kaudal wird wesentlich erleichtert durch die Ligatur der A. meningea media und den N. mandibularis.
- Das Foramen ovale und das Foramen spinosum sind in Wirklichkeit etwa 5 mm lange Kanäle, die am Boden der mittleren Schädelgrube ausgedünnt werden.
- Die Durchtrennung des N. mandibularis führt nicht zu einer permanenten Sensibilitätsstörung an Zunge und Kinn. Eine Funktionswiederkehr wird nach 6–12 Monaten bemerkt.
- Gut eingekapselte Anteile eines juvenilen Nasopharynx-Angiofibroms können aus den unteren Anteilen der Fossa infratemporalis durch Extraktion und sanfte Mobilisation an den Tumorrändern entnommen werden.
- Wenn ein Tumor wichtige Landmarken in der Fossa infratemporalis verdeckt, so muß eine Reduzierung des Tumorvolumens durch intrakapsuläre Verkleinerung erfolgen.
- Äste der A. maxillaris in der Fossa infratemporalis sollten vor der Durchtrennung zuverlässig koaguliert werden. Sie retrahieren sich sonst in die Weichteile, und ihre Blutung läßt sich wesentlich schwieriger stillen.
- Tumoren medial der A. carotis interna können dieses Gefäß nach lateral drücken, so daß eine enge Nachbarschaft zum Tubenknorpel resultiert und eine Separierung schwierig werden kann.
- Der N. Vidianus wird in der Fossa pterygopalatina kaudal und ventral des N. maxillaris aufgesucht.
- Beim infratemporalen Zugang Typ C wird die Nasenhöhle vor der Lamina medialis des Processus pterygoideus eröffnet, um möglichst im gesunden Gewebe vor dem Tumor in das Lumen zu gelangen.
- Reicht ein Malignom im Pharynx sehr weit nach kaudal, so ist beim Zugang Typ C eine zusätzliche Pharynxeröffnung von unterhalb des Kiefergelenks anzulegen.
- Der Wiederverschluß der Pharynxöffnung erfolgt am besten durch das Einschwenken des Temporalismuskels.
- Reicht ein Tumor in die mittlere Schädelgrube und in die Parasellarregion hinein, so sollte er nicht en bloc reseziert werden. Es empfiehlt sich, erst den Tumor aus der mittleren Schädelgrube zu entfernen und danach die Parasellarregion zu präparieren.

- Der N. abducens liegt unmittelbar unter dem Tumor in der Parasellärregion auf dem Sinus cavernosus. Er kann hier leicht verletzt werden.
- Die Hypophyse kann dargestellt werden, wenn ein Tumor in die Keilbeinhöhle eingebrochen ist.
- Die Exposition der Parasellarregion erfordert eine extradurale Anhebung des Temporallappens, um hier eine ausreichende Übersicht zu bekommen. Eine Blutung aus dem Sinus cavernosus sollte durch Einpressen von Muskelstückchen ggf. unter Zusatz von Fibrinkleber zum Stillstand gebracht werden. Dieses Vorgehen ist nur dann schwierig, wenn das Keilbein durch frühere Operationen bereits teilweise entfernt wurde. Wenn ein Tumor die Carotis interna im Felsenbein oder auch den Sinus cavernosus infiltriert, sollte eine Ballonokklusion möglich sein.
- Große intrakranielle Anteile eines Tumors aus der Fossa infratemporalis sollten am besten in einer zweiten, neurochirurgischen Sitzung entfernt werden. Die Risiken einer Liquorfistel und einer aufsteigenden Meningitis werden dadurch reduziert.
- Bösartige Tumoren, die den Sinus cavernosus infiltrieren, werden einer Radiotherapie unterzogen.
- Eine intraoperative Saugdrainage sollte nur eingelegt werden, wenn die Tuba Eustachii sicher verschlossen wurde.

Nachbehandlung

Die Nachbehandlung besteht in der üblichen Intensivüberwachung. Die Nasenrachentamponade wird nach ca. 3–5 Tagen entfernt.

Postoperative Komplikationen

Blutungen, Liquorfisteln und Infektionen sind frühzeitig zu diagnostizieren und entsprechend zu behandeln.

Funktionelle Folgezustände

Es kommt zu einer Depression der Gewebe in der Ohrregion wegen der subtotalen Felsenbeinresektion. Zusätzlich bestehen Sensibilitätsausfälle, die sich aber im Laufe der Zeit bessern. Im Verhältnis zu der ausgedehnten Resektion sind negative funktionelle Folgezustände als milde zu bezeichnen.

Alternative Methoden

Als alternative Methoden bei der Behandlung bösartiger Erkrankungen kommen die reine Radiotherapie oder eine kombinierte Radio-/Chemotherapie in Betracht.

Literatur

Denecke, H. J.: Operative Korrektur des Schluckaktes. In Denecke, H. J.: Die oto-rhino-laryngologischen Operationen im Mund- und Halsbereich. Springer, Heidelberg. Operationslehre V/3, 1980 (S. 678–690)

Fisch, M., D. Mattox: Microsurgery of the Skull Base. Thieme, Stuttgart 1988

Lang, J.: Clinical Anatomy of the Posterior Cranial Fossa. Thieme, Stuttgart 1991

Lang, J.: Klinische Anatomie des Ohres. Springer, Heidelberg 1992

Poch Broto, J., J. Traserra, E. Garcia-Ibánez, P. Clarós, R. Avellaneda: Cirugia de la Base del Craneo. In: Ponencia Oficial del XV Congreso Nacional, Editorial Garsi, Madrid 1993

Samii, M., W. Draf: Surgery of the Skull Base. Springer, Heidelberg 1989

Sekhar, L., J. Janecka: Surgery of Cranial Base Tumors. Raven Press, New York 1993

7 Eingriffe am intrakraniellen N. facialis bis zum Foramen stylomastoideum

Wolfgang Draf

Das Herausfinden der Ursache einer peripheren Fazialisparese ist Voraussetzung für die Indikationsstellung operativer Maßnahmen. Dies kann einfach sein wie bei Mißbildungen und Traumen. Die ätiologische Klärung kann aber auch Schwierigkeiten bereiten, wie bei latenten entzündlichen Veränderungen, bei der sog. idiopathischen Fazialisparese und bei versteckt liegenden Tumoren. Die Diagnose Bell-Parese darf erst gestellt werden, nachdem alle anderen Ursachen einer akut einsetzenden Fazialislähmung ausgeschlossen wurden. Die Vorgeschichte und entsprechende Labordiagnostik sind oft hilfreich.

In jedem Fall bedeutet die mehr oder weniger ausgeprägte Fazialisparese mit der damit verbundenen Entstellung eine einschneidende Belastung des Patienten in der Kommunikation mit dem privaten und beruflichen Umfeld.

Diagnostik

Klinische Untersuchungsbefunde

Zu unterscheiden sind *supranukleäre zentrale Schädigungen* des N. facialis (Cortex und Capsula interna, Operculum, extrapyramidale Bahnen, Mittelhirn, Pons) und *infranukleäre (periphere) Läsionen* (Fazialiskern, Kleinhirnbrückenwinkel, Schädelbasis mit innerem Gehörgang, Ganglion geniculi mit tympanomastoidalem Verlauf, extrakranieller, extratemporaler Fazialis, Abb. 7.1). Die zentrale Lähmung ist in der Regel spastisch, d. h., daß das Gesicht in Ruhe symmetrisch erscheint. Häufig ist die Stirn wegen der von beiden Seiten für diesen Bereich sich kreuzenden supranukleären Fasern normal beweglich. Bei Schädigung des Fazialiskerns und der darunterliegenden Nervenanteile ist die schlaffe Lähmung mit auch in Ruhe deutlich sichtbarer Gesichtsasymmetrie vorherrschend.

Zur vergleichbaren Festlegung des Lähmungsgrades und der Verlaufsbeobachtung haben sich bei uns als relativ strenge Parameter *Pareseindex* und *Defektheilungsindex*

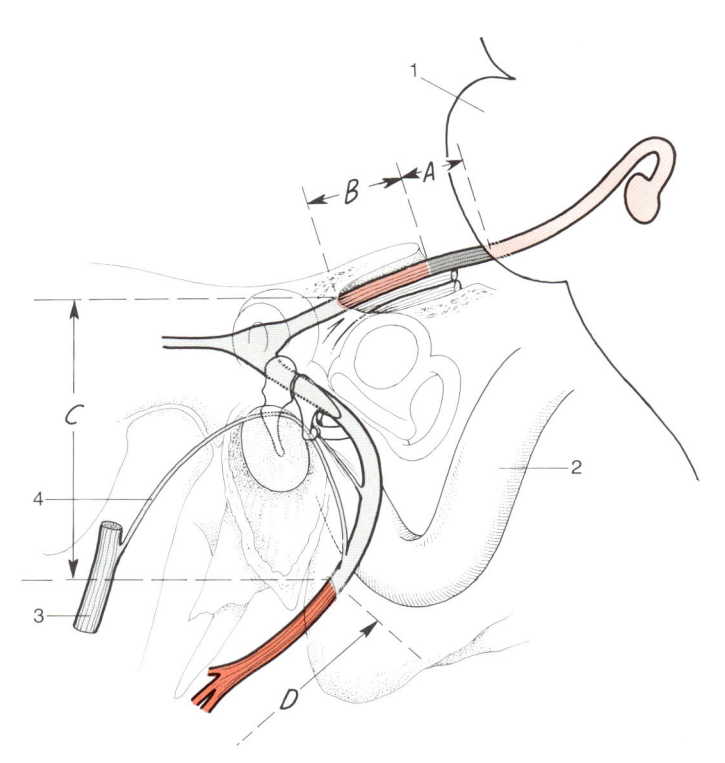

Abb. 7.**1** Verlaufsabschnitte des N. facialis.
A Kleinhirnbrückenwinkel-Segment
B Meatus acusticus internus
C Der Falloppio-Kanal
D Der extratemporale Bereich
1 Pons
2 Sinus sigmoideus
3 N. lingualis
4 Chorda tympani

nach Stennert bewährt (Stennert 1977). Darüber hinaus gibt es noch andere Vorschläge zur Dokumentation von Fazialisausfällen und Erholung (Einzelheiten bei May 1986).

Topodiagnostik

Für die Therapieentscheidung ist neben der Art der *Sitz der Läsion* ausschlaggebend. Dieser wird bestimmt durch eine differenzierte neurologische Untersuchung, die Gleichgewichtsdiagnostik sowie eingehende audiometrische Untersuchungen einschließlich Hirnstammaudiometrie und Stapediusreflexprüfung umfaßt. Ergänzend kommen Tränensekretionstest nach Schirmer, Geschmacksprüfung und Speichelsekretionsuntersuchungen hinzu. Ihre Aussagekraft ist jedoch eingeschränkt.

In jüngster Zeit gewinnt die Kernspintomographie einschließlich Kontrastmittelgabe zur exakten Bestimmung des Sitzes der Nervenläsion zunehmend an Bedeutung.

Elektrodiagnostik des N. facialis

Einen hohen Stellenwert hat die Elektrodiagnostik für die Bestimmung des Ausmaßes einer Nervenschädigung durch idiopathische Fazialisparese, bei Mißbildungen, Traumen, Entzündungen und Tumoren sowie für die Prognose der idiopathischen Fazialislähmung und die Indikationsstellung zu dekomprimierenden Eingriffen bei diesem Lähmungstyp. Zur Durchführung benötigt man aufwendige Apparaturen und zur korrekten Interpretation eingehende Kenntnisse der Elektrophysiologie von Nerven. Die Zusammenarbeit mit Neurologen ist empfehlenswert.

Größere praktische klinische Bedeutung haben gewonnen

- der Maximumstimulationstest (MST nach May, Harvey, Marovitz u. Mitarb. 1971),
- die Elektroneuronographie (Fisch u. Esslen 1972), besser evozierte Elektromyographie (EEMG) genannt (Blumenthal u. May) und
- die Elektromyographie (EMG).

MST und EEMG erlauben die Differenzierung zwischen Neurapraxie und axonaler Degeneration peripherer motorischer Neurone. Die Beurteilung von Zunahme und Erholung einer Lähmung sind durch wiederholte Untersuchungen möglich. Die Elektromyographie gibt Hinweise auf die Wiederkehr der Nervenfunktion, bevor dies klinisch sichtbar sein kann. Nachteilig ist, daß faßbare Veränderungen auch mit MST und EEMG im Mittel erst 72 Stunden nach Beginn der Lähmung dokumentiert werden können. Im EMG erscheinen pathologische Fibrillationen nach ausgeprägten Nervenverletzungen frühestens 8 Tage nach Verletzung. Die Variationsbreite der Gesichtsnervenantworten auf elektrische Reize ist ein weiteres einschränkendes Moment. Seitenvergleiche sind von größter Bedeutung.

Radiologische Diagnostik

Konventionelle Übersichtsaufnahmen und Tomographie

Konventionelle Übersichtsaufnahmen des Felsenbeins (z. B. Schüller, Stenvers, Wullstein, Meyer u. a.) haben heute allenfalls orientierende Bedeutung. Die damit verbundene Strahlenbelastung ist nur noch gerechtfertigt, wo modernere Untersuchungsmethoden nicht zur Verfügung stehen und die Entscheidung zur Weiterleitung der Patienten in Zentren mit entsprechender Ausrüstung erleichtert werden soll. Genauere Informationen zur Lokalisation einer Gesichtsnervenverletzung z. B. bei Mißbildungen, Traumen, Entzündungen und Tumoren sind lediglich von der konventionellen Tomographie zu erwarten (Mündnich u. Frey 1959; Reisner u. Gosepath 1973; Valvassori u. Buckingham 1975). Allerdings entspricht die dadurch mögliche Bildgebung nicht mehr dem heute erforderlichen Standard.

Computertomographie (CT) und Kernspintomographie (magnetic resonance imaging = MRI)

Für die detaillierte Darstellung des Fazialisverlaufs im Os temporale ist heute die *Hochauflösungs-Computertomographie* im Dünnschichtverfahren (2–4-mm-Schichten) zu fordern. Durch multiplanare Rekonstruktion kann die knöcherne Umgebung des N. facialis mit entsprechenden pathologischen Veränderungen in allen Abschnitten dokumentiert werden (Haas u. Kahle 1988; Valvassori u. Buckingham 1975). Darüber hinaus sind endokranielle Raumforderungen vor allem nach Kontrastmittelgabe gut zu identifizieren.

Die *Kernspintomographie* erlaubt insbesondere nach Kontrastmittelgabe die knochenüberlagerungsfreie Identifizierung auch kleiner tumoröser Veränderungen (z. B. intrameatale Akustikus- und Fazialisneurinome). Sie ist in dieser Hinsicht der Computertomographie überlegen. Nicht selten müssen beide Verfahren ergänzend eingesetzt werden. Knöcherne Strukturen sind besser in der Computertomographie darstellbar. Die Möglichkeiten der Kernspintomographie für die Fazialisdiagnostik sind noch nicht vollständig ausgelotet (Valvassori u. Mitarb. 1988; Traxter u. Mitarb. 1989). Weitere wichtige Entwicklungen sind zu erwarten. Für die Topodiagnostik gewinnt sie zunehmend an Bedeutung. Die Zusammenarbeit und ständige Diskussion mit dem Radiologen ist empfehlenswert.

Aufklärung

Die sog. *Aufklärung* ist in der derzeitigen medikolegalen Situation oft zentraler Punkt im gerichtlichen Verfahren. Es empfiehlt sich, Verständnis zu haben für den Wunsch der meisten Patienten, umfassend informiert zu sein und beim Vorliegen verschiedener Behandlungsmöglichkeiten auch eine gewisse Wahlfreiheit auf der Basis ausreichender Kenntnisse zum speziellen Problem zu haben.

Aufklärung sollte gründlich und emotionslos sein. Dies ist nur möglich, wenn der Operateur das gesamte Spektrum der Eingriffe bei einer Fazialisparese beherrscht.

Es hat sich bewährt, Ätiologie, Pathogenese und Sitz der Gesichtsnervenläsion und die damit verbundene Rekonstruktionsproblematik anhand eines anatomischen Schemas zu erläutern. Schwierig kann das Patientengespräch nach iatrogenen Schädigungen sein. In einer offenen Information muß Verständnis für die spezielle pathologisch-anatomische Situation geweckt werden, die zur Verletzung des N. facialis durch einen anderen Operateur oder den Aufklärenden selbst geführt haben. Negative Äußerungen über den Voroperateur nutzen weder diesem noch dem Patienten, oder demjenigen, dem sich der Patient zur Wiederherstellung der Gesichtsnervenfunktion anvertraut hat! Vor der Besprechung des Eingriffs am N. facialis selbst müssen dem Patienten, der sich von einer Operation meist sehr viel verspricht und dazu drängt, unmißverständliche Hinweise zur Indikationsstellung und zu den Erfolgschancen gegeben werden. Die Indikation zu dekomprimierenden Eingriffen am N. facialis (s. S. 215 ff) ist besonders problematisch: Verständlich ist für den Patienten, daß in ausgewählten Fällen durch einen erfahrenen Operateur das Ausmaß der Defektheilung reduziert werden kann.

Die *Erfolgschancen* einer End-zu-End-Anastomose oder freien Nerventransplantation nach heute geltendem mikrochirurgischen Standard liegen bei etwa 80% zufriedenstellender klinischer Ergebnisse. Eine Restitutio ad integrum ist nach Nervenrekonstruktion nicht möglich. Mit willkürunabhängigen spastischen Zuckungen und Mitbewegungen muß gerechnet werden. Letztere sind um so ausgeprägter je zentraler die Schädigung gelegen ist.

Die meist geringen sensiblen Defizite, welche durch die Entnahme von Spendernerven (z. B. Plexus cervicalis, N. suralis) entstehen, sind ebenfalls darzulegen.

Erst 1–2 Jahre nach Durchführung einer Nervenrekonstruktion ist eine abschließende Beurteilung des Ergebnisses möglich. Für den Patienten sichtbare erste Regenerationszeichen können je nach Abstand des Defekts zur Gesichtsmuskulatur frühestens nach 3 Monaten registriert werden. Die Geschwindigkeit der Regeneration ist nicht eindeutig altersabhängig. Eine postoperative Nachbestrahlung hat keinen bleibenden negativen Effekt auf die Nervenregeneration.

Es empfiehlt sich, bereits im Aufklärungsgespräch, den Patienten für die postoperative Übungsphase zu motivieren. Übungen der Gesichtsmuskulatur haben erst einen Sinn, wenn Regenerationszeichen (motorische Zuckungen und beginnende Willkürbeweglichkeit) sichtbar werden. Ein spezieller Übungsbogen hat sich bewährt. Sinn und Nutzen einer Elektrobehandlung der Gesichtsmuskulatur sind umstritten. Patienten, die dies ausdrücklich wünschen, sollte man nicht daran hindern.

Durch mehrfache Videodokumentation, die der statischen Photodokumentation überlegen ist, wird der Patient an den Ausgangszustand der Lähmung erinnert und zu Eigenübungen angeregt. Die Videodokumentation der Nervenrekonstruktion kann bei medikolegalen Auseinandersetzungen ein wertvolles Dokument sein.

Indikationen

Für die fundierte Indikationsstellung zu Operationen am N. facialis sind eingehende diagnostische Maßnahmen unerläßlich. Die Differenzierung von Früh- oder Spätlähmung nach Trauma ist bei bewußtlosen Patienten nicht möglich. Zur Beurteilung des Ausmaßes der Fazialisschädigung kann ohne Nachteile bis zum Aufwachen aus der Bewußtlosigkeit gewartet werden. Im Zweifelsfall sollte man sich für die mikrochirurgische, schonende Revision des Nervs entscheiden.

Absolute Indikationen

Sofortparese nach Traumen

Bei Kombinationen von Felsenbeintraumen mit Gesichtsweichteilverletzungen gilt: Sofortige Nervenrevisionen im Gesicht sind indiziert, wenn es sich um tiefe Schnittverletzungen im Bereich der Glandula parotis handelt. Zurückhaltung ist empfehlenswert bei mehr oberflächlichen und weiter peripher gelegenen Riß-Schürf-Wunden, da hier die Durchtrennung einzelner Fazialisäste durch das Anastomosennetz oft weitgehend kompensiert wird. Traumafolgen sollten durch chirurgische Maßnahmen nicht verschlimmert werden (s. auch Eingriffe am extratemporalen N. facialis).

Die gesicherte intraoperative Nervenverletzung

Hierzu sind die unabsichtliche Läsion beim Arbeiten in der Nähe des Nervs und die unvermeidbare Nervenunterbrechung, z. B. bei Entfernung von Tumoren, zu zählen. Jede Nervenirritation, die eine spontane Restitutio ad integrum nicht erwarten läßt, bedarf der präzisen Analyse und ggf. rekonstruktiver Maßnahmen. Diese müssen von einem Operateur mit ausreichender Erfahrung in der Fazialischirurgie vorgenommen werden.

Postoperative Fazialislähmung

Läßt sich eine postoperative Gesichtsnervenlähmung nicht eindeutig durch einen vorübergehenden Schwellungszustand erklären und durch abschwellende Maßnahmen schnell bessern, muß revidiert werden, andernfalls sind medikolegale Konsequenzen zu befürchten. Ggf. sollte sich der Voroperateur nicht scheuen, den Patienten in noch kompetentere Hände zu geben.

Fazialisparese bei Mittelohrentzündungen

Bei Otitis media acuta genügt häufig die Paukenhöhlenentlastung durch Parazentese. Ist die Mastoiditis als Komplikation eingetreten, sind weitergehende dekomprimierende Maßnahmen im Sinne der Mastoidektomie und Paukenhöhlenrevision erforderlich.

Bei Otitis media chronica (meist Cholesteatom) sollte die möglichst frühzeitige Sanierung des Ohres mit der Nervenfreilegung kombiniert werden, bevor irreversible Schäden im Sinne der Axonotmesis oder Neurotmesis mit unvermeidbarer nachfolgender Defektheilung eingetreten sind.

Relative Indikationen

Traumatische Spätparese

Man wird sich für eine operative Nervenrevision entscheiden, wenn die Elektrodiagnostik schwerwiegende Schäden anzeigt und im klinischen Verlauf keine Besserungstendenzen sichtbar sind. Computertomographisch nachgewiesene Stufenbildungen im Verlauf des knöchernen Kanals erleichtern den Entschluß zur operativen Freilegung und das Auffinden der Defektstelle. Die Kernspintomographie erlaubt vielfach eine bildliche Darstellung des Läsionsbereichs.

Idiopathische Fazialislähmung

Bei der idiopathischen Fazialislähmung sind operative dekomprimierende Maßnahmen selten und nur dann indiziert, wenn eine komplette Fazialislähmung ohne Besserungstendenz vorliegt und die elektrophysiologischen Untersuchungen fehlende Willkürinnervation sowie ausgeprägte Degenerationszeichen objektivieren. Dazu sind Verlaufskontrollen erforderlich.

Irreversible Teillähmungen

Die Entscheidung zu operativen Maßnahmen ist in solchen Fällen immer schwierig. Die erreichbaren Besserungsmöglichkeiten sind im eingehenden Gespräch mit dem Patienten möglichen operationsbedingten Verschlechterungen gegenüberzustellen. Grundsätzlich beinhaltet die einfache Freilegung und epineurale Neurolyse des Nervs durch den erfahrenen Operateur keine allzu großen Gefahrenmomente.

Operative Möglichkeiten im intrakraniellen und intratemporalen Verlauf des N. facialis

In Abhängigkeit vom Sitz der Schädigung und dem Intervall zwischen Verletzungseintritt und Zeitpunkt der operativen Versorgung stehen zur Rehabilitation einer Fazialisparese unterschiedliche Techniken zur Verfügung:

1. Dekompression des Nervs,
2. direkte Fazialisrekonstruktion,
3. indirekte Fazialisrekonstruktion,
4. sekundäre plastisch-rekonstruktive Maßnahmen.

Gegebenenfalls können direkte und indirekte Fazialisrekonstruktion miteinander kombiniert werden („Diversifikation", Stennert 1979).

In speziellen Fällen ist die Kombination von direkten oder indirekten Nervenrekonstruktionen mit sekundären plastisch-rekonstruktiven Maßnahmen erforderlich. Nach präziser Indikationsstellung können die Methoden der direkten, der indirekten Fazialisrekonstruktion und auch sekundär-plastisch rekonstruktive Maßnahmen für sich allein zu einem befriedigenden Erfolg führen (s. Bd. 1/II, Kap. 16). Bei einzelnen Patienten müssen sie jedoch zu einem umfassenden Konzept der Rehabilitation des Gesichts nach Fazialisparese zusammengefügt werden. Im Einzelfall ist der oder den Methoden der Vorzug zu geben, die das günstigste Resultat bei möglichst geringen operationsbedingten Nachteilen ermöglichen.

Die Festlegung des Zeitpunkts rekonstruktiver Maßnahmen am Gesichtsnerv kann einfach, aber auch sehr schwierig sein. Dies liegt daran, daß es nicht immer leicht ist, das Ausmaß einer posttraumatischen oder postoperativen Läsion zu bestimmen bzw. die Möglichkeiten der spontanen Regeneration im voraus richtig einzuschätzen.

Elektrophysiologische Verlaufskontrollen und vor allem die klinische Beobachtung sind gefragt, wenn das Ausmaß der Nervenschädigung nicht klar definiert werden kann. Dies gilt vielfach nach Tumorentfernung, aber auch nach fortbestehender Fazialisparese infolge entzündlicher Erkrankungen, sofern die Ursache der Läsion beseitigt ist. Kontrovers wird nach wie vor diskutiert, wie lange nach Eintritt einer ausgeprägten Fazialisparese notwendige rekonstruktive Maßnahmen noch sinnvoll sind. Im allgemeinen werden die Chancen nach mehr als einem Jahr als ungünstig und nach mehr als zwei Jahren als ausgesprochen schlecht eingeschätzt, während die Unterschiede im funktionellen Ergebnis bei Sofortversorgung von Nervendefekten einerseits und der verzögerten Rekonstruktion 6–8 Wochen nach dem Trauma als nicht nennenswert unterschiedlich angesehen werden. Wir selbst tendieren nach Nervenunterbrechung – vorausgesetzt, daß die technischen und personellen Möglichkeiten gegeben sind – zur definitiven primären Sofortversorgung. Dies gilt insbesondere, wenn der extratemporale Bereich des N. facialis mit beteiligt ist. Das Auffinden von Nervenstümpfen in den Wangenweichteilen kann Wochen nach dem Trauma größere Schwierigkeiten bereiten als die Nervenwiederherstellung selbst.

Kommt der Patient nach Monaten oder Jahren zum Arzt wegen einer Rehabilitation des gelähmten Gesichts, so muß neben der Anamnese hinsichtlich der Entstehung der Lähmung das Ergebnis der elektrophysiologischen Tests den Ausschlag geben, ob der Versuch einer operativen Kontinuitätswiederherstellung der Nervenleitung im Hinblick auf einen noch funktionsfähigen muskulären Apparat sinnvoll ist oder besser von vornherein sekundär plastisch-chirurgische Maßnahmen ins Auge zu fassen sind. Aus experimentellen und klinischen Erfahrungen wissen wir, daß nach Durchtrennung des N. facialis einer Seite in einigen Fällen durch kollaterale Innervation die Voraussetzung dafür gegeben ist, daß die paretischen Muskeln teilweise von der anderen Seite her innerviert werden. Klinisch kann trotz Vorliegens dieser Tatsache eine vollständige Lähmung vorhanden sein. Der Versuch der direkten oder indirekten Nervenrekonstruktion wäre aber gerechtfertigt, da noch funktionsfähige Muskulatur vorhanden ist (Samii u. Draf 1989; dort auch weitere Literatur).

Operationstechniken

Grundsätzliche operative Techniken

Verlaufsabschnitte des N. facialis nach chirurgischen Gesichtspunkten

Die Dicke der Bindegewebshülle um den N. facialis nimmt von zentral nach peripher hin zu. Daraus ergibt sich umgekehrt proportional eine abnehmende Empfindlichkeit gegenüber mechanischen Irritationen von zentral nach peripher. Aus dieser unterschiedlichen Empfindlichkeit auf mechanische Reize, der Verschiedenheit des Transplantatlagers und der diversen chirurgischen Zugänge läßt sich der periphere Anteil des N. facialis von zentral nach peripher in 4 Abschnitte einteilen:

1. Kleinhirnbrückenwinkelsegment,
2. meataler Verlaufsabschnitt (im Meatus acusticus internus),
3. intratemporaler Verlaufsabschnitt (im Falloppio-Kanal),
4. extratemporaler Bereich.

Unmittelbar nach seinem Austritt aus dem Hirnstamm ist der N. facialis auf einer Strecke von 2 mm lediglich von zentralen Gliazellen umgeben. Erst danach wird er von Schwann-Zellen begleitet (Lang 1989). Im Falloppio-Kanal und extratemporalen Bereich nimmt die epi- und perineurale Bindegewebsschicht so an Dicke zu, daß sich daraus ein tatsächlicher Schutz gegenüber mechanischer Irritation ergibt. Sowohl im Kleinhirnbrückenwinkel als auch im inneren Gehörgang ist der N. facialis den rhythmischen Bewegungen des Transplantatbetts Liquorraum ausgesetzt, was für die Durchführung von Anastomosen zu berücksichtigen ist. Der Verlaufsabschnitt im Falloppio-Kanal ist hinsichtlich der technischen Durchführung und der Ernährung eines Transplantats am günstigsten. Das Transplantatbett ist unbeweglich, so daß zur Fixierung eines Interponats auf Nähte des öfteren verzichtet werden kann. Auch im extratemporalen Bereich ist die Ernährungssituation für ein Transplantat sehr gut, einem gewissen Bewegungsfaktor muß durch ausreichende Länge des Nervenkabels Rechnung getragen werden. Hinsichtlich der chirurgischen Zugangswege zu den einzelnen Verlaufsabschnitten ergeben sich Überschneidungen: Das Kleinhirnbrückenwinkelsegment und der meatale Fazialisabschnitt im inneren Gehörgang sind sowohl vom lateralen subokzipitalen Zugang als auch über den transtemporalen, extraduralen und bei taubem Ohr über den translabyrinthären Weg zu erreichen. Den Falloppio-Kanal kann man in seinem labyrinthären Anfangsabschnitt um das Ganglion geniculi ebenfalls transtemporal extradural, aber auch transmastoidal zugänglich machen. Bei schlechter Pneumatisation muß zur Erreichung des Ganglion geniculi nach einer Mastoidektomie gelegentlich die Gehörknöchelchenkette abgebaut werden. Bei Tiefstand der Dura ist das Ganglion geniculi auf diesem Wege und auch über den äußeren Gehörgang (s. S. 218) u. U. nicht zu erreichen. Der extratemporale Fazialisanteil wird entweder entsprechend vorgegebener Weichteilverletzungen oder über eine Schnittführung wie zur Parotidektomie (s. S. 226) dargestellt.

Gewinnung von Transplantaten zur Nervenrekonstruktion

Transplantate zur Wiederherstellung der Kontinuität des N. facialis müssen nach Ablösung des Epineuriums (Abb. 7.**2** und 7.**3**) im Kaliber dem Gesichtsnerv entsprechen. Weiterhin sollte ein Implantat in ausreichender Länge bereitgehalten werden. Für die Rekonstruktion des extratemporalen Verlaufsabschnitts ist oft eine Verzweigung des Transplantats wünschenswert. Schließlich sollten durch die Transplantatentnahme möglichst geringe funktionelle und ästhetische Nachteile für den Patienten entstehen.

Besonders geeignet sind vom Kaliber her Äste des Plexus cervicalis, hier insbesondere der N. auricularis magnus sowie der N. suralis mit eventuellen Verzweigungen. Aus der Nähe zum Operationsgebiet ergeben sich gewisse Vorteile für den Plexus cervicalis (Abb. 7.**4**). Allerdings können von hier nur Transplantate mit limitierter Länge um maximal 10 cm gewonnen werden. Nach Entfernung maligner Tumoren der betreffenden Kopf-Hals-Region sollte die Entnahme eines Transplantats vom Plexus cervicalis der Gegenseite erfolgen. Die zusätzliche Schnittführung im Halsbereich ist bei entsprechender Nahttechnik kaum sichtbar. Die dadurch bedingten Sensibilitätsstörungen im Ohrmuschel- und Halsbereich beeinträchtigen den Patienten erfahrungsgemäß nicht wesentlich.

Mit der Entnahme des N. suralis steht ein kalibergerechtes, bis zu 40 cm langes und nicht selten auch mit Verzweigungen zu gewinnendes Transplantat zur Verfügung. Seine Entnahme führt zu relativ geringfügigen Sensibilitätsverlusten am seitlichen Fußrand (Abb. 7.**5** und 7.**6**): Für die Gewinnung des Transplantats ist eine gewisse Erfahrung notwendig. Die Vor- und Nachteile der großen Distanz von Spenderbereich und Empfängerbett halten sich die Waage.

Als Vorteil ist zu sehen, daß zur Verkürzung der Operationszeit die Präparation am N. facialis und die Transplantatentnahme simultan erfolgen können und onkologische Gesichtspunkte nicht zu berücksichtigen sind. Als Nachteil kann gesehen werden, daß für eine unvorhergesehene Transplantatentnahme zusätzliche sterile Abdeckungen nötig werden.

Operationstechniken 213

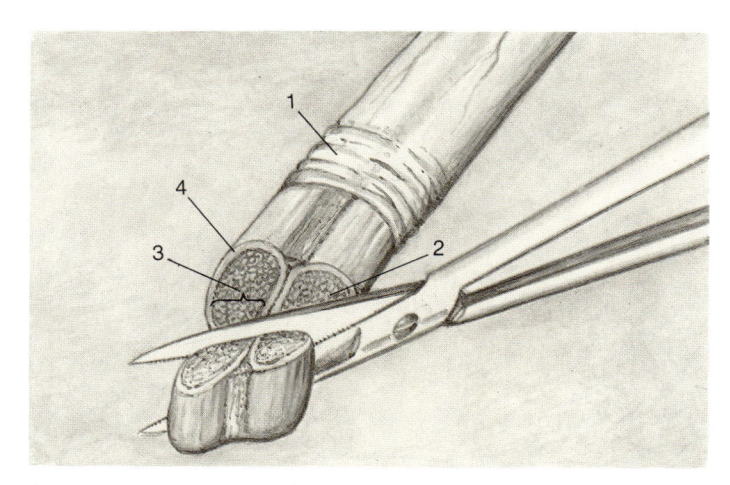

Abb. 7.**2** und 7.**3** Technik der mikrochirurgischen Nervenanastomose.

Abb. 7.**2** Das Epineurium ist einige Millimeter reseziert. Die Faszikel werden mit der gezähnten Schere angefrischt.
1 Epineurium
2 Axonbündel
3 Faszikel
4 Perineurium

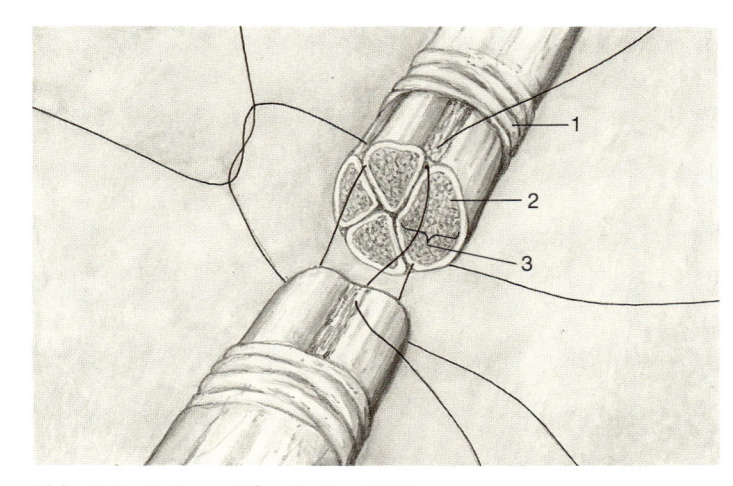

Abb. 7.**3** Perineural-faszikuläre Nähte.
1 Epineurium
2 Perineurium
3 Faszikel

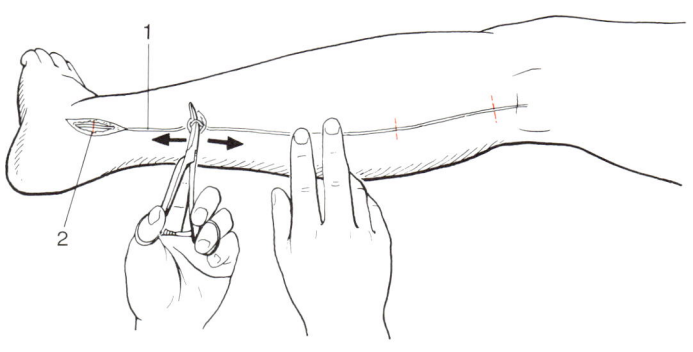

Abb. 7.**5** Entnahme des N. suralis.
1 N. suralis
2 Malleolus lateralis

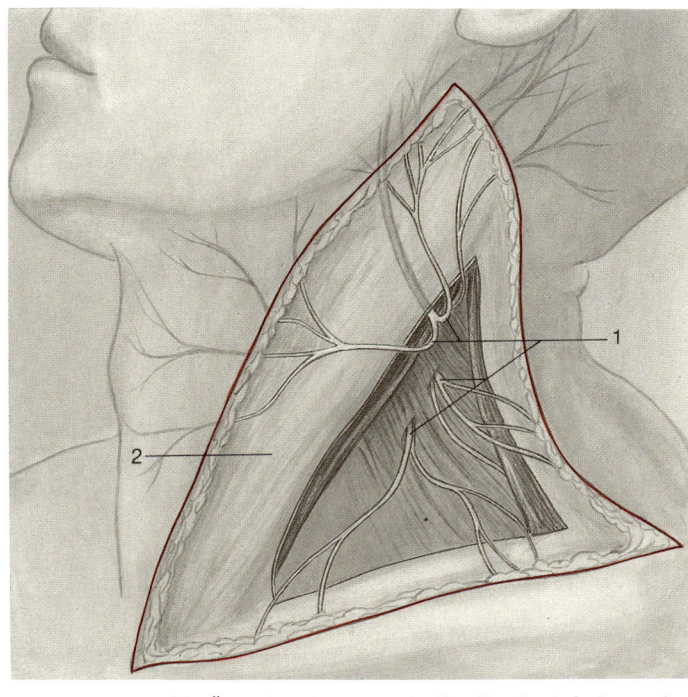

Abb. 7.**4** Sensible Äste des Plexus cervicalis, die als einfaches oder auch verzweigtes Nerventransplantat zur Verfügung stehen.
1 Plexus cervicalis
2 M. sternocleidomastoideus

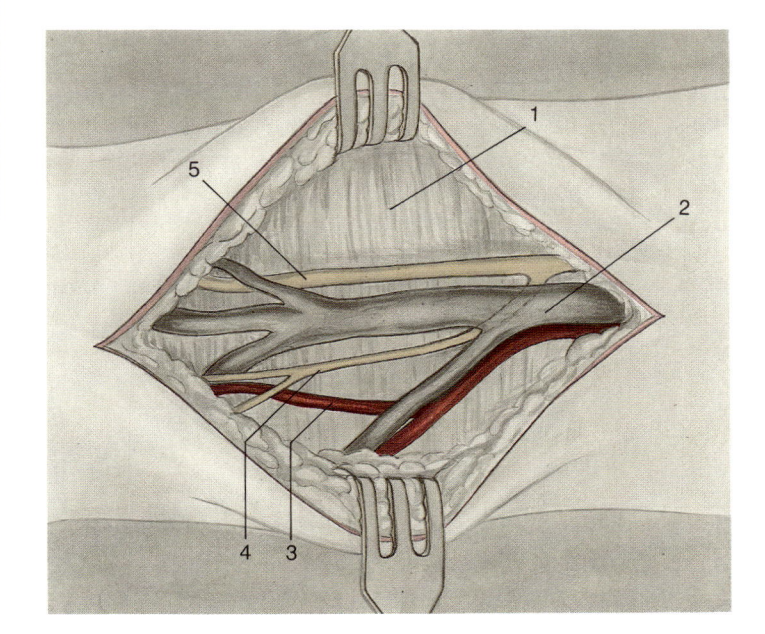

Abb. 7.**6** Topographisch-anatomische Situation dorsal des Malleolus lateralis (linke Seite).
1 Malleolus lateralis
2 V. saphena parva
3 A. peronea
4 Ast des N. suralis
5 N. suralis

Transplantatentnahme vom Plexus cervicalis
(Abb. 7.4)

Bei extrakraniellen Eingriffen an der lateralen Schädelbasis ist die Gewinnung eines Transplantats meist von der bereits vorhandenen Schnittführung möglich. Ggf. muß diese entlang des Hinterrandes des M. sternocleidomastoideus nach kaudal verlängert werden. Ist nur ein kurzes Transplantat erforderlich, kommt man mit einer retroaurikulären Schnittführung vom oberen Ohrmuschelansatz bis zur Mastoidspitze aus. Unmittelbar subkutan kann der N. auricularis magnus dargestellt und je nach erforderlicher Länge bis zum Erb-Punkt am Übergang vom mittleren zum oberen Drittel des Hinterrands des M. sternocleidomastoideus verfolgt werden. Benötigt man ein verzweigtes Transplantat, sucht man zunächst einen dicken Ast aus C2, durchtrennt ihn möglichst weit zentral und entnimmt ihn mit seinen peripheren Verzweigungen einschließlich des N. auricularis magnus.

Entnahme des N. suralis (Abb. 7.5 und 7.6)

Der N. suralis kann in Rücken- oder Bauchlage des Patienten gewonnen werden. In Bauchlage ist die Präparation etwas einfacher, andererseits ist die Umlagerung von Rücken- in Bauchlage etwas zeitraubend. Deshalb führen wir sie meist in Rückenlage des Patienten durch. Am Übergang vom mittleren zum vorderen Drittel einer gedachten Verbindungslinie zwischen der Spitze des Kalkaneus und des Malleolus lateralis wird eine nach vorn konkave Hautinzision parallel zur hinteren Zirkumferenz des Calcaneus gelegt. Man findet den Hauptstamm des Nervs im allgemeinen etwas vor und medial der V. saphena parva (Abb. 7.6). Allerdings ist daran zu denken, daß man hier zunächst auch auf Äste des etwas weiter zentral gelegenen Hauptstamms des N. suralis stoßen kann. Der Nerv wird im Inzisionsbereich stumpf freigelegt und mit einer Moskitoklemme unterfahren. Durch vorsichtigen Zug an dieser Klemme und Palpation 10–15 cm oberhalb des Malleolus lateralis seitlich der hinteren Mittellinie des Unterschenkels kann man sich hinsichtlich des weiteren Verlaufs des Nervs nach kranial orientieren. In dieser Höhe erfolgt eine weitere, jetzt am günstigsten horizontale Inzision. Nach stumpfer Präparation wird der Nerv wiederum mit einer Klemme angehoben und durch Zug an der unteren Klemme sicher identifiziert. Die durch das Epineurium durchscheinende Längsfaserung des Nervs verhindert Verwechslungen mit der V. saphena parva. Je nach erforderlicher Länge des Transplantats kann nun in ein oder zwei weiteren Stufen bis zur Teilungsstelle der beiden Bäuche des M. gastrocnemius präpariert werden. In dieser Höhe zieht der Nerv in die Tiefe vor den M. gastrocnemius, so daß man ihn im allgemeinen nicht weiter verfolgen wird. In der gewünschten Höhe kann der Nerv durchtrennt und durch Zug mit den Moskitoklemmen aus seinem Bett herausgezogen werden. Bei großen Verzweigungen in Nervenmitte – kenntlich durch einen kräftigen Widerstand beim Versuch, den Nerv herauszuziehen – müssen diese durch zusätzliche horizontale Inzisionen dargestellt und abgesetzt werden, um den Hauptstamm des Transplantats bei der Extraktion nicht gravierend zu verletzen. Die Hautinzisionen werden abschließend schichtweise vernäht und der Unterschenkel durch einen elastischen Verband komprimiert.

Technik der Nervenanastomosierung

Vor allem drei Faktoren sind es, welche die Überlegenheit der mikrochirurgischen Technik gegenüber der Nervenrekonstruktion mit dem bloßen Auge bedingen (Samii 1975):

1. präzise Bestimmung des Ausmaßes der Nervenläsion,
2. optimale Nervenadaptation,
3. Verringerung des chirurgischen Traumas durch die Benutzung von Mikroinstrumenten und extrem dünnem Nahtmaterial (10–0).

Vor Einführung der mikrochirurgischen Nervenanastomosierung wurde die optimale Adaptation der Nervenstümpfe durch epineurale Einzelkopfnähte versucht. Obwohl damit eine präzise Adaptation des Nervs möglich ist, kann es durch Stauchung, Abknickung und Verschiebung einzelner Faszikel zur erheblichen Reduktion der Zahl der in der Peripherie ankommenden Axone kommen (Abb. 7.7). Für den N. facialis ist zu berücksichtigen, daß in keinem seiner Abschnitte eine mit peripheren Nerven vergleichbare, durch ausgeprägte bindegewebige Umscheidung bedingte faszikuläre Struktur vorhanden ist. Insbesondere im intratemporalen Anteil ist die klassische, von Millesi inaugurierte faszikuläre Naht im strengen Sinne nicht praktikabel (Millesi 1969). Vielmehr muß versucht werden, die größere Faszikelanzahl im Nerventransplantat an die monofaszikuläre Struktur des zentralen Fazialisstumpfes optimal anzupassen.

Operative Technik

Sowohl am Nervenstumpf als auch am Transplantat werden die ersten 1–2 mm des Epineuriums, soweit vorhanden, mit einem gezähnten Mikroscherchen reseziert (Abb. 7.2 und 7.3). Anschließend schafft man durch Resektion der aus den Perineuriumscheiden hervorquellenden Nervenbündel glatte Schnittflächen an den zu anastomosierenden Nervenenden. Die Nervennaht ist unmittelbar anzuschließen, um ein erneutes Hervorquellen der Axonbündel zu vermeiden. In Abhängigkeit von der Anastomosestelle am N. facialis besteht im Kleinhirnbrückenwinkel wegen des geringen Anteils an der bindegewebigen Umhüllung lediglich eine monofaszikuläre Struktur, die bis zum Foramen stylomastoideum zwar eine deutlich dickere Epineuriumumhüllung, durch perineurale Segmentierung jedoch in der Regel nicht mehr als zwei bis maximal drei unter dem Mikroskop als faszikuläre Substrukturen identifizierbare Einheiten aufweist. Als Nahtmaterial benutzen wir einen nicht resorbierbaren, monophilen Faden 10–0. Mit der Nadel wird die bindegewebige Scheide um die Faszikelbündel erfaßt. Bei Anastomosen am N. facialis

Operationstechniken 215

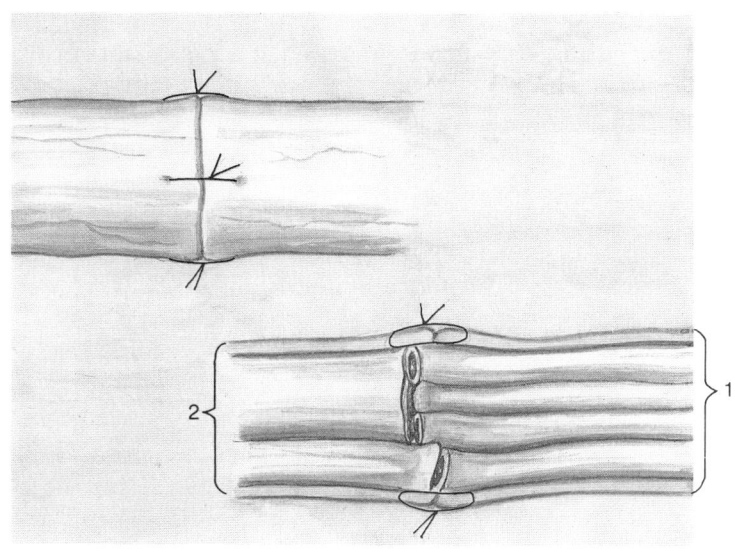

Abb. 7.**7** Die rein epineurale Naht beinhaltet die Gefahr des Verstauchens und Verschiebens der Faszikel, so daß das Durchwachsen der zentralen Nervenfasern in die Peripherie unmöglich wird.
1 Nerventransplantat
2 N. facialis

resultiert in der Peripherie letztlich eine perineurale bzw. interfaszikuläre Naht, während meatal und im Kleinhirnbrückenwinkel eine Entfernung des Epineuriums nicht in Frage kommt. Neben einer präzisen Adaptation der Nervenstümpfe ist für den funktionellen Erfolg von entscheidender Bedeutung, daß die Nahtstelle völlig spannungsfrei ist. Im Zweifelsfall ist es besser, ein autogenes Nerventransplantat zu interponieren und damit zwei Anastomosestellen zu haben, als eine End-zu-End-Anastomose unter Spannung vorzunehmen (Samii 1975).

Spezielle operative Techniken

Im Bereich des intrakraniellen und intratemporalen Verlaufsabschnitts des N. facialis stehen die Methoden der direkten Fazialisrekonstruktion im Vordergrund. Sie lassen die günstigsten Ergebnisse hinsichtlich Willkür *und* emotionaler Motorik erwarten. Die Methoden der indirekten Fazialisrekonstruktion werden im allgemeinen extratemporal durchgeführt und deshalb in diesem Kapitel nicht behandelt. Sie sind hinsichtlich des funktionellen und ästhetischen Ergebnisses als Techniken der zweiten Wahl aufzufassen, während die sekundär plastisch-rekonstruktiven Maßnahmen (s. Bd. 1/II, Kap. 16) erst an dritter Stelle zu diskutieren sind. Allerdings ist auch zu berücksichtigen, daß zwischen den verschiedenen Methoden einer Gruppe noch beträchtliche Unterschiede hinsichtlich des zu erreichenden funktionellen Resultats und der operativ bedingten Nachteile für den Patienten bestehen.

Im folgenden werden die praktisch wesentlichen Methoden der Fazialisfreilegung im Kleinhirnbrückenwinkel und im intratemporalen Verlaufsbereich und die rekonstruktiven Möglichkeiten beschrieben. Der Schwerpunkt liegt in der operativen Behandlung des N. facialis selbst und nicht in der Darstellung des jeweiligen Zugangs. Technische Einzelheiten der verschiedenen Zugangswege sind in den speziellen Kapiteln der Warzenfortsatz- und Mittelohrchirurgie sowie der Chirurgie des inneren Gehörgangs und des Kleinhirnbrückenwinkels nachzulesen.

Einfache Nervenrevision

Indikationen

Die einfache Nervenrevision kommt in Betracht, wenn nach Unfällen oder operativen Eingriffen überraschenderweise eine Fazialisparese zutage tritt, die vom Unfallmechanismus und den radiologischen Befunden her nicht zu erklären ist und deren Ausmaß aufgrund der elektrophysiologischen Tests so ausgeprägt ist (s. oben), daß eine Nervenfreilegung, z. B. zur Beseitigung einer Einquetschung oder eines Knochenfragments, Geschwindigkeit und Qualität der Gesichtsnervenerholung positiv beeinflussen kann.

Operationsprinzip

Gezielte Freilegung des N. facialis im Bereich, in dem die Irritation zu erwarten ist, ggf. mit Beseitigung von Knochensplittern und Festlegen des Schädigungsausmaßes. In vielen Fällen wird diese einfache Nervenrevision zu weitergehenden Maßnahmen wie Dekompression oder Nervenrekonstruktion führen. Deshalb sollte sie nur von einem in der Fazialischirurgie versierten Operateur vorgenommen werden, um unnötige Zweit- oder Dritteingriffe zu vermeiden.

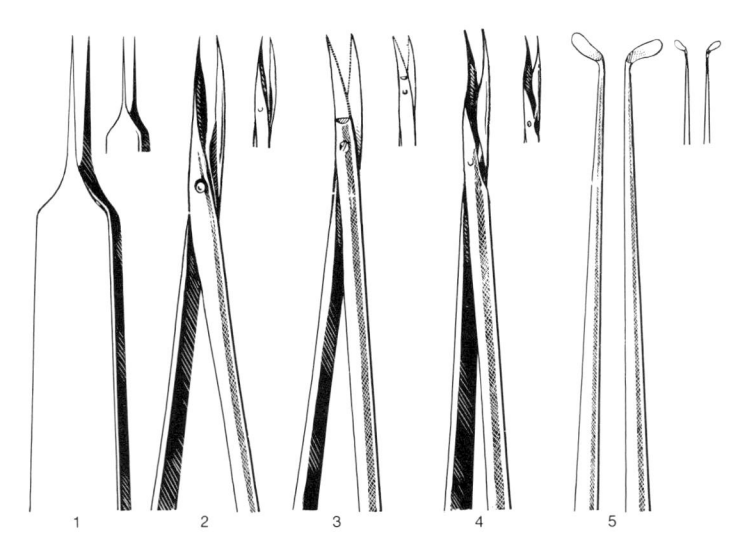

Abb. 7.**8** Auswahl mikrochirurgischer Instrumente für die Nervenanastomosierung bzw. -freilegung.
1 Uhrmacherpinzette
2 Nervenfaßzange
3 gezähnte Schere
4 Nadelhalter
5 Nervenexkavatoren (nach rechts und links)

Spezielle Instrumente:

Mikro-Ohrinstrumente einschließlich schneidender Bohrer und Diamantfräsen, Fazialisexkavatoren, Mikronerveninstrumentarium mit Mikrofaßzange, gezähnten und ungezähnten Mikroscherchen, Uhrmacherpinzetten, Mikronadelhalter (Abb. 7.**8**).

Nahtmaterial: Monophiles nicht oder langsam resorbierbares Nahtmaterial 10–0, in Einzelfällen Fibrinkleber.

Dieses Instrumentarium ist für alle im folgenden geschilderten Techniken zweckmäßig, so daß hier nur einmal darauf eingegangen wird. Nervenreizgeräte sind nicht erforderlich, da die anatomischen Landmarken zum Aufsuchen des Gesichtsnervs im intrakraniellen und intratemporalen Verlauf zur Nervenidentifizierung ausreichen.

Anästhesie

Grundsätzlich sind Freilegungen des N. facialis im tympanalen und mastoidalen Verlaufsabschnitt in Lokalanästhesie möglich. Nicht zuletzt im Hinblick auf mögliche Erweiterungen des Eingriffs Richtung innerer Gehörgang oder Transplantatentnahme und auf Wunsch der Patienten führt man sie heute meist in Allgemeinnarkose (Neuroleptanalgesie) mit zusätzlicher lokaler Infiltration durch ein Lokalanästhetikum mit Vasokonstringens-Zusatz durch. Die Blutdruckwerte sollten systolisch zwischen 80 und 100 mmHg liegen, um möglichst günstige Sichtbedingungen zu gewährleisten. Als lokale Maßnahmen zur Verringerung einer Blutung hat sich das Einbringen von Topostasinlösung (Schobel) bewährt, so daß das direkte Einbringen von Adrenalinlösung mit der Möglichkeit der bekannten Nebenwirkungen nur noch selten erforderlich ist.

Operationstechnik

Die einfache Freilegung des N. facialis ist in den verschiedenen Abschnitten Teil der im folgenden geschilderten Eingriffe, so daß hier nicht weiter darauf eingegangen werden soll.

Dekompression und Neurolyse des N. facialis

Eine Druckentlastung des Gesichtsnervs ist indiziert nach Traumen, in seltenen Fällen bei der Bell-Parese, bei ausgeprägten Entzündungen im Bereich des Felsenbeins wie z. B. der schweren Otitis media acuta, insbesondere spezifischen Formen der chronischen Mittelohrentzündung, beim Cholesteatom oder auch bei der nekrotisierenden Otitis externa, bei Kompression des Nervs durch Tumoren und schließlich zur Beseitigung des durch vaskuläre Kompression am Hirnstamm bedingten Hemispasmus facialis. Trotz Einsatzes aller modernen diagnostischen Hilfsmittel ist nicht immer von vornherein sicher, ob im speziellen Fall eine Freilegung des Gesichtsnervs ausreichend oder seine Rekonstruktion notwendig ist.

Die klassische transmastoidale Fazialisdekompression (Bonnel 1927; Wullstein 1958)

Indikationen

Siehe S. 209.

Operationsprinzip

Komplette Freilegung des N. facialis in seinem mastoidalen und tympanalen Verlaufsanteil bis zum Ganglion geniculi einschließlich Schlitzens des Epineuriums.

Lagerung. Wie zur Tympanoplastik mit Mastoidektomie. Der Kopf mit dem Oberkörper liegt etwas höher als der übrige Körper. Der Kopf ist zur Gegenseite gedreht und deutlich überstreckt.

Operationstechnik

(Abb. 7.**9** und 7.**10**)

Zunächst wird eine ausgedehnte Mastoidektomie (s. S. 80) mit Entfernen der Kortikalis bis in Höhe der Dura der mittleren Schädelgrube sowie laterodorsal bis an den Sinus sigmoideus vorgenommen. Nach Darstellung des Aditus ad antrum mit dem Amboß und dem lateralen Bogengang wird die knöcherne Schale das mastoidalen Fazialisver-

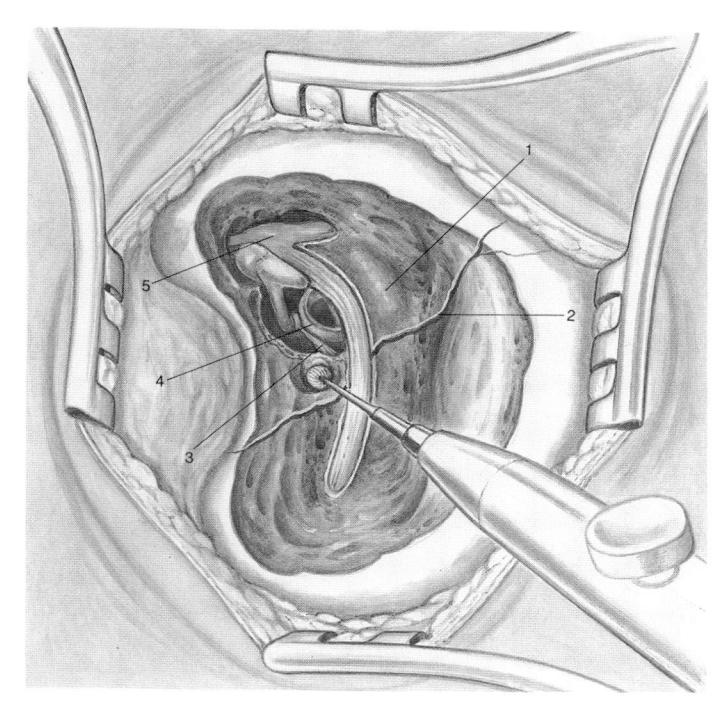

Abb. 7.**9** und 7.**10** Transmastoidale Fazialisdekompression unter Erhaltung der Gehörknöchelchenkette.

Abb. 7.**9** Der N. facialis ist freigelegt bis zum Ganglion geniculi unter Erhaltung der Kette, bei *guter* Pneumatisation. Ausgedehnte Mastoidektomie, Frakturspalt unterhalb des Bogengangs. Die Dura steht hoch. Der Knochen um das Foramen stylomastoideum ist etwas ausgedehnter wegzunehmen. Das Ganglion geniculi liegt an der Spitze der Projektion des Abstands der Stapesschenkel, wenn dieser nach vorn vor den vorderen Stapesschenkel angelegt wird.
1 lateraler Bogengang
2 Fraktur
3 Stapediussehne
4 Stapes
5 Ganglion geniculi

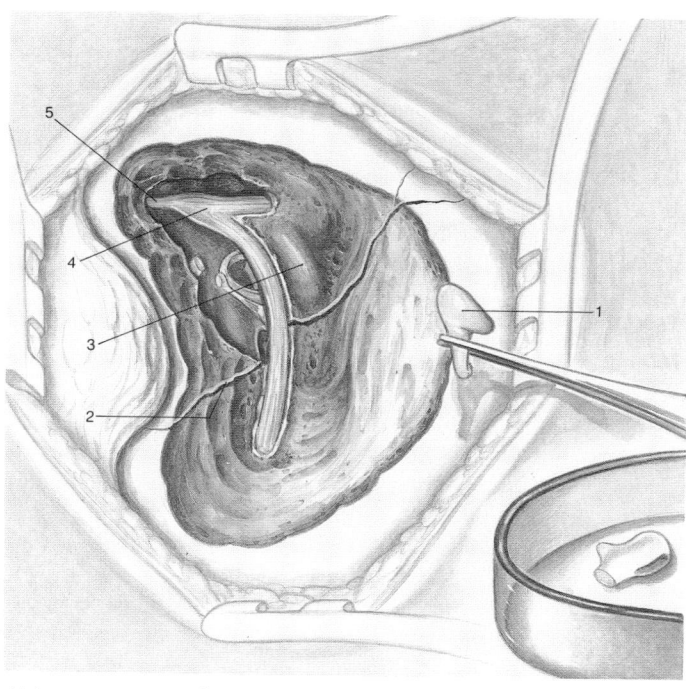

Abb. 7.**10** Der N. facialis nach Abbau der Gehörknöchelchenkette, freigelegt bis zum Ganglion geniculi. *Schwache* Pneumatisation. Hammerkopf und Amboß entfernt. Typ-III-Erhöhung.
1 Amboß
2 Fraktur
3 lateraler Bogengang
4 Ganglion geniculi
5 N. petrosus major

laufs zunächst kaudal der Spitze des kurzen Amboßfortsatzes identifiziert. Je ausgedehnter die Pneumatisation, desto dünner ist die den N. facialis bedeckende Knochenschale. Gelegentlich kann bei Vorliegen einer sog. Pogany-Zelle eine Dehiszenz des Fazialiskanals vorliegen. Nähert man sich mit der Fräse dem eigentlichen Fazialiskanal, schimmert die Nervenscheide unter dem Mikroskop weißlich durch. Entsprechend dem Nervenverlauf läuft auf der Scheide ein größeres arterielles Gefäß. Von der Erfahrung des Operateurs wird es abhängen, ob die Knochenwegnahme bis in die Nähe der Fazialisknochenschale mit der Rosenfräse oder von Anfang an mit einer Diamantfräse durchgeführt wird. In jedem Fall sollte mit einer steten Auf- und Abbewegung des Bohrers ohne allzu viel Druck unter ständiger Spülung gearbeitet werden, damit in Nervennähe eine Überhitzung vermieden wird. Es ist daran zu denken, daß gelegentlich ein atypischer Verlauf des N. facialis vorliegen kann (Helms 1981). Nach Darstellung der knöchernen Fazialisschale bis zum Foramen stylomastoideum, das in der Regel am vorderen Ende der durch den Anfang des M. digastricus oft zustande kommenden, in das Mastoid vorspringenden Leiste liegt, wird der Knochen um das Foramen stylomastoideum etwas ausgedehnter weggenommen. Mit der Diamantfräse dünnt man anschließend die knöcherne Fazialisschale vor, über und hinter dem Nerv aus, so daß sie später leicht abzuheben ist. Nach Freilegung des mastoidalen Fazialiskanals wird nun der Chorda-Fazialis-Winkel zwischen Chorda tympani und dem N. facialis so ausgefräst, daß das Amboß-Steigbügel-Gelenk mit dem Steigbügel und der tympanale Fazialisverlauf sichtbar werden. Medial des langen Amboßfortsatzes gelangt man bis nahe an das Ganglion geniculi. Soll dieses sicher erreicht werden, was insbesondere bei der idiopathischen Fazialisparese und in einer Vielzahl von laterobasalen Frakturen zu fordern ist, wird dies bei guter Pneumatisation unter Erhaltung der Kette durch Präparation entlang der knöchernen Durabedeckung der mittleren Schädelgrube von oben her möglich sein (Abb. 7.9). Bei mäßiger Pneumatisation und tiefstehender Dura muß die Gehörknöchelchenkette am Amboß-Steigbügel-Gelenk unterbrochen, der Amboß extrahiert und der Hammerkopf abgestanzt werden, um zum Ganglion geniculi zu kommen. Am Schluß des Eingriffs erfolgt eine Tympanoplastik Typ III mit Steigbügelerhöhung in der Regel durch den Amboßkörper (Abb. 7.**10**). Dies sind die beiden Möglichkeiten zur Darstellung des Ganglion geniculi, das in einem Abstand vom vorderen Steigbügelschenkel nach vorn zu finden ist, welcher der Distanz zwischen den beiden Steigbügelschenkeln entspricht. Nach Ausdünnung der fazialen Knochenschale auch im tympanalen Bereich, wo sich ebenfalls spontane Dehiszenzen finden können, wird die knöcherne Bedeckung über dem gesamten N. facialis schrittweise mit Tellermesser, House-Löffel und Exkavatoren abgehoben. Bei Frakturen werden evtl. eingespießte Knochensplitter entfernt. Den Abschluß der Operation bildet die Schlitzung der Nervenscheide mit dem Sichelmesser, einem scharfen Mikroscherchen oder einem Mikromesser. Vor allem um das Foramen stylomastoideum ist dabei ein relativ dicker Bindegewebsring zu durchtrennen, bis die Nervenfaszikel sichtbar werden. Eine Traumatisierung der Nervenbündel beim Saugen kann vermieden werden, wenn der Sauger auf die den Nerven abdeckende Hirnwatte aufgesetzt wird. Kam es während der Operation zu einer stärkeren Blutung, empfiehlt sich das Einlegen eines Silikondrainageröhrchens für einige Tage. Meist kann darauf verzichtet werden. Nach Wiedervereinigung des die Kortikalis bedeckenden Periosts mit dem häutigen Gehörgang zur Verhinderung einer Gehörgangseingangsstenose erfolgt der schichtweise Wundverschluß mit subkutanen Einzelknopfnähten und einer einfachen überwendlichen fortlaufenden Hautnaht.

Ist das Ohr, z. B. nach einer laterobasalen Fraktur, irreversibel ertaubt, kann die Mastoidektomie zur Labyrinthektomie erweitert und auf diesem Wege der N. facialis bis in den Kleinhirnbrückenwinkel verfolgt werden (s. S. 224). Der übliche Ohrdruckverband schließt die Operation ab.

Postoperative Maßnahmen

Der Ohrverband kann am zweiten postoperativen Tag, die eventuell eingelegte Lasche 3 Tage nach der Operation entfernt werden. Sobald sich klinisch Zeichen einer Erholung der Nervenfunktion einstellen, muß der Patient zu Übungsbehandlungen der verschiedenen Gesichtspartien angeleitet werden. Zur Frage der Elektrisierungsbehandlung wurde bereits Stellung genommen (s. S. 209).

Fehler, Gefahren und operative Tricks

Der kurze Amboßschenkel zeigt auf den Fazialiskanal! Kraniodorsal liegt der Bogengang. Er sollte keinesfalls eröffnet werden. Die graue Linie nach Ausdünnung seiner Knochenschale ist das letzte Warnzeichen. Während der Bohrarbeit am Nerv selbst ist auf ständige ausgiebige Spülung zu achten, um eine Überhitzung zu vermeiden. Beim Trauma sollte stets der gesamte tympanale und mastoidale Nervenverlauf freigelegt und bei Fehlen eines pathologischen Befundes auch das labyrinthäre Segment mit Ganglion geniculi entlastet werden, bei gutem Hörvermögen über die transtemporale extradurale Freilegung, bei ertaubtem Ohr weiter translabyrinthär. Je nach Nervenbefund ist zu entscheiden, ob die Dekompression ausreichend ist oder rekonstruktive Maßnahmen vorzunehmen sind.

Dekompression des Ganglion geniculi durch den äußeren Gehörgang (Helms 1976)

Indikation

Die isolierte Dekompression des Ganglion geniculi empfiehlt sich für die idiopathische Fazialislähmung, sofern es sich um einen der seltenen Fälle handelt, bei der die klinischen und elektrophysiologischen Kriterien für eine Operationsindikation erfüllt sind (s. S. 210). Hier ist der Knochenkanal des N. facialis am engsten, so daß ein Schwellungszustand besonders schnell zur Neurapraxie und zur Axonotmesis führen kann (Fowler 1956; Helms 1976).

Operationsprinzip

Gezielt wird von einem möglichst umschriebenen Zugang her die bei der idiopathischen Fazialisparese entscheidende Engstelle um das Ganglion geniculi entlastet.

Lagerung. Der Patient liegt in Rückenlage. Der Kopf ist zur Gegenseite gedreht und, ähnlich wie bei der Otoskleroseoperation, nicht überstreckt.

Anästhesie

Der Eingriff wird in Lokalanästhesie mit Sedierung vorgenommen, nur auf besonderen Wunsch des Patienten in Vollnarkose mit zusätzlicher lokaler Infiltration.

Operationstechniken 219

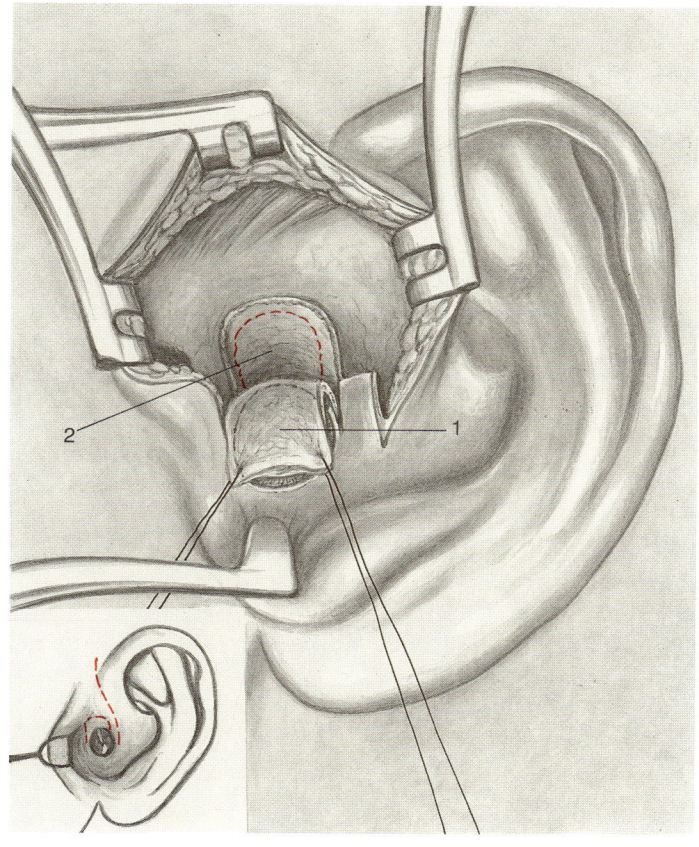

7.11

7.12

Abb. 7.11 bis 7.13   Dekompression des Ganglion geniculi über den äußeren Gehörgang (Helms 1976).

Abb. 7.11   Schnittführung eingezeichnet (Übersicht).

Abb. 7.12   Enauraler Hilfsschnitt mit superiorem tympanomeatalem Lappen. Areal der Knochenwegnahme mit rotem Raster.

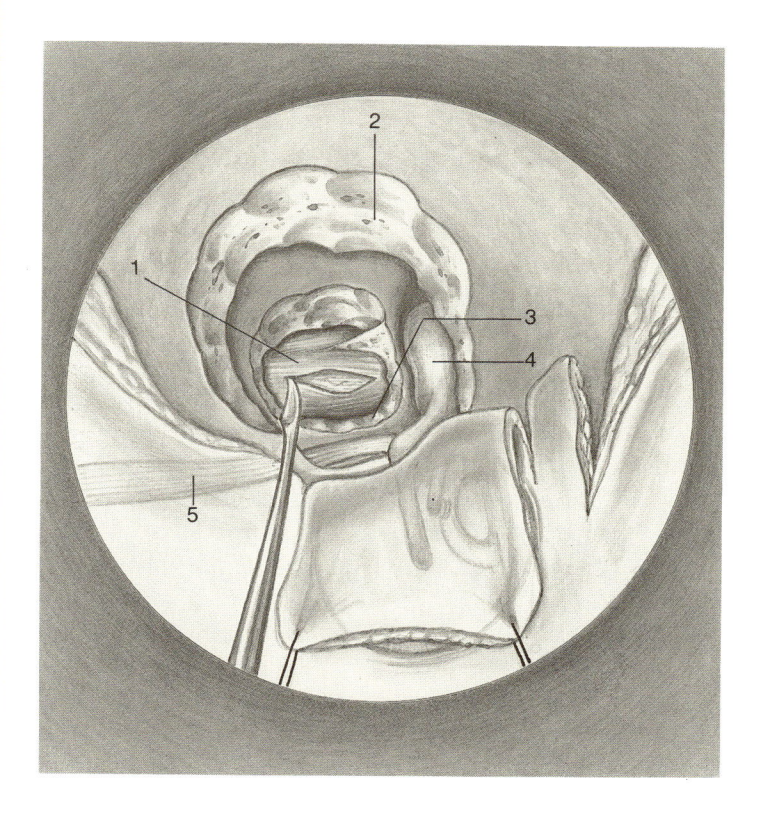

Abb. 7.13   Ganglion geniculi vor dem Hammerkopf freigelegt.
1   Ganglion geniculi
2   laterale Kuppelraumwand
3   knöcherner tympanaler Fazialiskanal
4   Hammerkopf
5   M. tensor tympani

Operationstechnik

(Abb. 7.11 und 7.12)

Nach einem enauralen Hilfsschnitt (Abb. 7.11) wird in der oberen Zirkumferenz des Gehörgangs ein am Trommelfell gestielter oberer tympanomeataler Gehörgangslappen gebildet (Abb. 7.12). Nach Darstellung des Hammerkopfes und Entfernen des vorderen Anteils des Anulus osseus zwischen 12 und 3 Uhr mit der Fräse erfolgt schrittweise vor dem Hammerkopf in der Tiefe die Ausdünnung der lateralen knöchernen Begrenzung um das Ganglion geniculi. Bei guter Pneumatisation müssen vorher einige kleinere Zellen eröffnet werden. Das Ganglion geniculi wird sicher dadurch identifiziert, daß vorn der Abgang des N. petrosus major und hinten der Beginn des tympanalen N. facialis zur Darstellung kommen (Abb. 7.13). Die hintere Begrenzung des Operationsfeldes bildet der Hammerkopf, die untere Begrenzung das vordere Hammerband, kranial die knöcherne Begrenzung zur Dura der mittleren Schädelgrube und nach vorn die Vorderwand der Paukenhöhle.

Die Nervenscheide um das Ganglion geniculi wird geschlitzt. Nach Zurückschlagen des tympanomeatalen Lappens und seiner Schienung mit zwei Silikonfolien, Auffüllen des äußeren Gehörgangs mit Schwammtamponade und Naht des enauralen Hilfsschnitts sowie dem Ohrverband ist der Eingriff abgeschlossen.

Postoperative Maßnahmen

Der Ohrverband wird am zweiten postoperativen Tag abgenommen, die Schwammtamponade sowie die Siliconfolien können am 6. postoperativen Tag entfernt werden.

Fehler, Gefahren und operative Tricks

Der Operateur muß sich vor dem Eingriff am CT orientieren, ob die Dura ausreichend hoch steht, um von lateral her das Ganglion geniculi erreichen zu können. Der tympanomeatale Lappen sollte am Trommelfell zwischen 9 und 3 Uhr breit gestielt sein. Läßt sich ein Einriß des Trommelfells nicht vermeiden, kann es mit einem Faszienstückchen unterfüttert werden. Dann wird die Schwammtamponade erst drei Wochen nach dem Eingriff entfernt. Ein Berühren des Hammerkopfes mit der Diamantfräse ist wegen der Gefahr des Innenohrtraumas zu vermeiden. Wählt man die Diamantfräse so groß wie möglich und so klein wie nötig, ist das Verletzungsrisiko geringer.

Vor- und Nachteile

Unsere eigenen Erfahrungen stimmen mit denen von Helms (1976) überein. Im Vergleich zur klassischen Fazialisdekompression ist diese Operation für den geübten Operateur relativ einfach, mit einer geringen Morbidität verbunden und vor allem hinsichtlich der Gehörknöchelchenkette das Ganglion geniculi sicher zu erreichen. Allerdings kann dem weniger geübten Operateur die Orientierung in dem Bereich vor dem Hammerkopf zunächst schwerfallen.

Alternativen

Klassische transmastoidale Fazialisdekompression.

Die vollständige meato-labyrintho-tympanomastoidale Fazialisfreilegung (Fisch 1973, 1979)

Indikation und Operationsprinzip

Die Freilegung des N. facialis im inneren Gehörgang und im labyrinthären Anteil des Falloppio-Kanals über die mittlere Schädelgrube auf dem extraduralen, transtemporalen Weg sowie in gleicher Sitzung auch der tympanalen und mastoidalen Verlaufsstrecke über eine Mastoidektomie ist am häufigsten bei ausgedehnten Felsenbeinfrakturen indiziert, sofern das Hörvermögen noch erhalten ist.

Bei der Bell-Parese exponiert Fisch den N. facialis im inneren Gehörgang und im labyrinthären Teil des Falloppio-Kanals. Läßt sich durch die intraoperative Neuronographie die Läsion in diesem Bereich objektivieren, wird der Eingriff mit der Schlitzung des Epineuriums am Ganglion geniculi abgeschlossen. In 6% der Fälle ist dies nach Fisch nicht der Fall, so daß in gleicher Sitzung transmastoidal die Freilegung des N. facialis erfolgt. Beim Zoster oticus genüge die transtemporale Freilegung.

Operative Technik

Bei diesem Eingriff handelt es sich um die Kombination des transtemporalen extraduralen Zugangs zur lateralen mittleren Schädelbasis (s. S. 223) sowie der transmastoidalen Fazialisdekompression (s. S. 216), so daß hier auf eine nochmalige Beschreibung verzichtet werden kann.

Die vaskuläre Dekompression des N. facialis im Kleinhirnbrückenwinkel (Janetta 1967, 1970)

Auf die Möglichkeit einer gefäßbedingten Kompression des N. facialis im Kleinhirnbrückenwinkel für die Pathogenese des Fazialisspasmus wurde bereits von Campbell u. Keedy (1947) sowie Gardner (1962) hingewiesen.

Erst nach Einführung des Operationsmikroskops konnte Jannetta der systematischen mikrochirurgischen Dekompression des VII. Hirnnervs zum Durchbruch verhelfen. Seine hervorragenden Ergebnisse sind inzwischen von zahlreichen Autoren bestätigt worden.

Der Hemispasmus facialis gilt heute als gesicherte Indikation zur mikrochirurgischen Exploration des Kleinhirnbrückenwinkels mit vaskulärer Dekompression des Nervs. Der Eingriff ist im Gegensatz zu den sonst üblichen Operationsverfahren beim Hemispasmus facialis nicht destruktiv und, was vor allem wichtig ist, kausal, da damit die Ursache der Gesichtszuckungen, nämlich die Irritation des Nervs an seiner Austrittszone nahe dem Hirnstamm durch Gefäßeinwirkung, beseitigt wird. Jannetta u. Mitarb. (1978) konnten auch bei 6 Patienten durch vaskuläre Dekompression des VIII. Hirnnervs im Kleinhirnbrückenwinkel bei der sog. ménièreähnlichen vestibulokochleären Dysfunktion Erfolge erzielen. Die Bestätigung durch andere Autoren steht hier noch aus (ausführliche Diskussion bei Samii u. Draf 1989; dort auch weitere Literatur).

Operationsprinzip

Freilegung des N. facialis unmittelbar an seiner Austrittsstelle am Hirnstamm mit Identifizierung der den N. facialis irritierenden, meist arteriellen Gefäßschlingen der A. cerebelli inferior posterior und A. cerebelli inferior anterior. Diese Gefäße werden isoliert und zwischen ihnen und dem N. facialis ein Muskeltransplantat interponiert. Die Freilegung des Kleinhirnbrückenwinkelsegments des N. facialis kann über den erweiterten extraduralen transtemporalen Zugang (Wigand u. Mitarb. 1982) oder wohl häufiger über den lateralen subokzipitalen Weg erfolgen.

Rekonstruktive Maßnahmen am N. facialis vom Kleinhirnbrückenwinkel bis zum Foramen stylomastoideum

End-zu-End-Anastomose und Nerventransplantation im Kleinhirnbrückenwinkel

Operationsprinzip

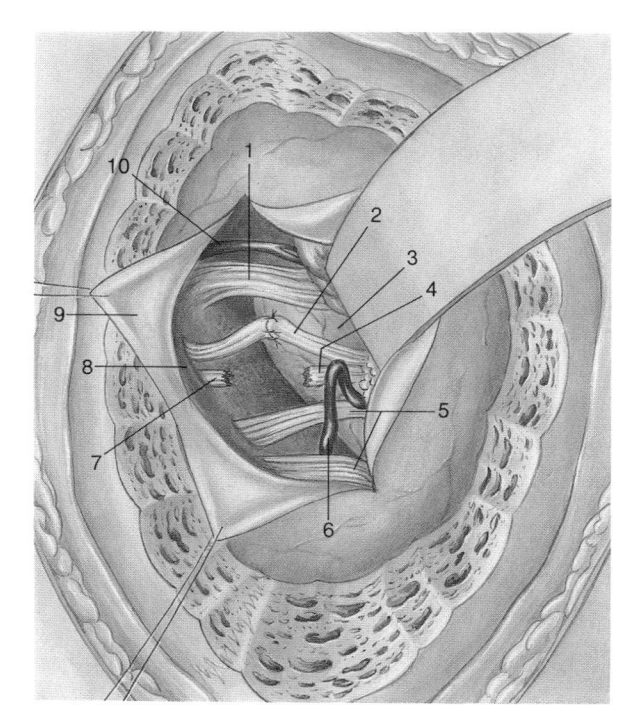

Eine End-zu-End-Anastomose des N. facialis im Kleinhirnbrückenwinkel kann notwendig werden, wenn trotz vorsichtigster Präparation bei Entfernung eines großen Kleinhirnbrückenwinkeltumors über den subokzipitalen Zugang der stark gedehnte und ausgedünnte Nerv nicht erhalten werden kann. Wegen der dehnungsbedingten Nervenverlängerung wird die End-zu-End-Anastomose nach Entfernung des Tumors möglich, sofern es gelungen ist, den proximalen und distalen Stumpf aufgrund der topographisch-anatomischen Situation eindeutig zu identifizieren (Abb. 7.14): Ist dies nicht gelungen, erscheint auch die Reizung des fraglichen peripheren Stumpfes nur von geringem Nutzen, da wegen der verschiedenen Anastomosen zwischen den im inneren Gehörgang befindlichen Nerven eine Zuckung der Gesichtsmuskulatur auszulösen ist, ohne daß dies eine sichere Gewähr für die Identifikation wäre. Inwieweit neueste Reizgeräte, z. B. nach Brackmann (Brackmann-EMG-System) hier einen Fortschritt darstellen, ist abzuwarten (Leonetti u. Mitarb. 1989).

Wegen der Elongation des Nervs durch das Tumorwachstum kann bei einer Kontinuitätsunterbrechung und einem Substanzverlust von etwa 1–1,5 cm nach der Tumorentfernung immer noch eine End-zu-End-Naht ohne Spannung durchgeführt werden. Die Ergebnisse der Nervennaht des N. facialis im Kleinhirnbrückenwinkel sind zufriedenstellend (Samii 1981). Sie ist allen anderen Ersatzeingriffen überlegen und deshalb eine lohnenswerte Aufgabe.

Nach Anfrischen der Nervenenden genügen im allgemeinen eine, maximal zwei Nähte zur Adaptation. Wegen der Pulsationen im Kleinhirnbrückenwinkel ist es zweckmäßig, soweit möglich, die Anastomose am Hirnstamm oder am Porus des inneren Gehörgangs aufzulegen oder temporär durch Unterfütterung mit einer Schwammtamponade abzustützen.

Bei größeren Defekten im Kleinhirnbrückenwinkel kann auch ein Nerventransplantat interponiert werden, sofern zentraler und peripherer Stumpf sicher identifiziert sind (Abb. 7.15).

Abb. 7.**14** End-zu-End-Anastomose des N. facialis im Kleinhirnbrückenwinkel.
1 N. trigeminus
2 N. facialis
3 Pons
4 Stumpf des N. vestibulocochlearis
5 kaudale Hirnnerven
6 A. cerebelli inferior anterior
7 Stumpf des N. vestibulocochlearis
8 Meatus acusticus internus
9 Dura
10 V. petrosa

Intrakranielle-intratemporale Anastomose

Im Bestreben, nach Einführung des Operationsmikroskops die Erhaltung bzw. Rekonstruktion des N. facialis stets in das operative Konzept mit einzubeziehen, wurde für Fälle, in denen eine End-zu-End-Anastomose nicht möglich ist, die neue Technik der intrakraniellen-intratemporalen Anastomose in neurootochirurgischer Zusammenarbeit seit 1975 entwickelt (Samii 1977; Draf 1980; Draf u. Samii 1982). Sie stellt eine Vereinfachung der Dottschen intrakraniellen extratemporalen Fazialisrekonstruktion dar (Dott 1958) und ist indiziert, wenn der periphere Stumpf des N. facialis vor dem Eintritt in den inneren Gehörgang nicht eindeutig geortet werden kann.

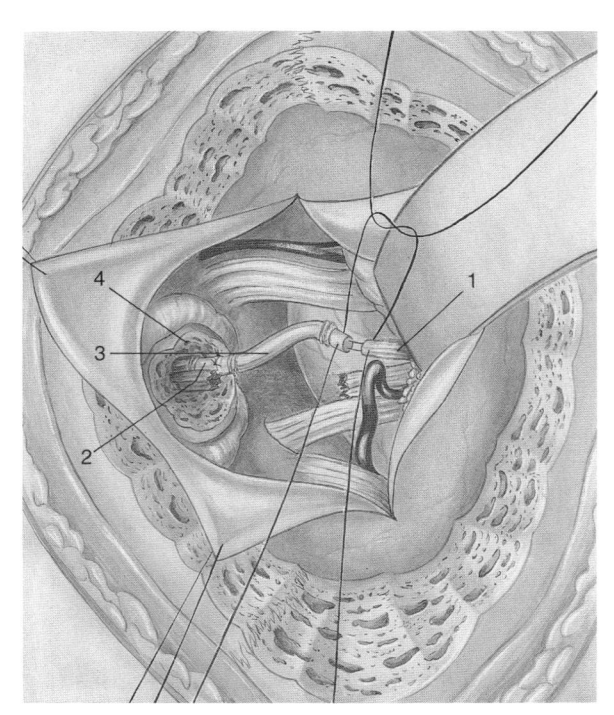

Abb. 7.15 Fazialisrekonstruktion durch freies Nerventransplantat im Kleinhirnbrückenwinkel.
1 Zentraler Fazialisstumpf
2 peripherer Fazialisstumpf
3 Transplantat
4 Meatus acusticus inferior

Operationstechnik

(Abb. 7.16)

Meist gelingt es, bei Entfernung auch großer Akustikustumoren, einen adäquaten zentralen Fazialisstumpf am Hirnstamm von 1–1,5 cm darzustellen. Dann wird ein etwa 5 cm langes, autologes Nerventransplantat aus dem N. suralis entnommen (s. S. 213) und mit dem zentralen Stumpf des N. facialis am Hirnstamm durch ein bis zwei Nähte anastomosiert (Abb. 7.16). Bereits vorher wurde im Sinus-Dura-Winkel ein etwa 1 cm² großes Areal der hinteren Felsenbeinfläche abgeschliffen, so daß das Transplantat vom subokzipitalen Zugang her durch eine schräg geführte Durainzision in das Mastoid geführt werden kann. Die Durchtrittsstelle kann von endokraniell her mit kleinen Muskelstückchen unter Zuhilfenahme des Fibrinklebers abgedichtet werden. In gleicher Sitzung und bei gleicher Position des Patienten erfolgt durch den Otochirurgen eine weite Mastoidektomie von einer zusätzlichen retroaurikulären Schnittführung aus. Der mastoidale Verlauf des N. facialis bis zum Foramen stylomastoideum wird freigelegt, unterhalb des lateralen Bogengangs durchtrennt und unter Schaffung einer neuen Knochenrinne Richtung Sinus-Dura-Winkel nach dorsal verlagert. Das bereits über die Durainzision in das Mastoid eingelagerte Nerventransplantat zieht man unter Kontrolle der Anastomose im Kleinhirnbrückenwinkel weiter durch. Dabei wird ein ausreichender Spielraum für die intrakranielle Anastomose zur Auflagemöglichkeit auf den Hirnstamm belassen und das Transplantat mit dem peripheren Hauptstamm des N. facialis durch 1–2 mikrochirurgische Nähte vereinigt (Abb. 7.16). Auch vom Mastoid her kann die Durchtrittsstelle des Transplantats mit Muskel- oder Fettstückchen zur Verhinderung einer Liquorfistel zusätzlich gesichert werden. Mit dem Verschluß der Dura und der Weichteildeckung der Kraniotomiewunde sowie der mastoidalen Öffnung wird der Eingriff abgeschlossen. Bei entsprechender Organisation verlängert sich der Eingriff zur Entfernung eines Akustikusneurinoms um nicht mehr als eine Stunde. In Anbetracht der ausgezeichneten Ergebnisse lohnt sich diese zusätzliche Investition.

Nervenrekonstruktion im inneren Gehörgang

Nach der transtemporalen oder translabyrinthären Sanierung von Schädelbasisfrakturen oder der Entfernung von Tumoren kann die eventuelle Kontinuitätsunterbrechung des N. facialis bei gedehntem Nerv durch eine einfache End-zu-End-Anastomose im inneren Gehörgang, bei Substanzverlusten bis 1 cm durch End-zu-End-Anastomose nach Verlagerung und Annäherung der Fazialisstümpfe unter Ausnutzung der natürlichen Krümmung im Sinne der Rerouting-Technik (Bonnel 1927; Fisch 1969, 1970) oder durch Interposition eines Nerventransplantats erfolgen. Von entscheidender Bedeutung ist, daß die Anastomosen jeglicher Art spannungsfrei erfolgt sind. Bei entsprechender Technik ergeben sich funktionell keine Unterschiede zwischen der End-zu-End-Anastomose und der Interposition eines Nerventransplantats.

Extraduraler transtemporaler Zugang

Operationstechnik

Das Vorgehen bei der End-zu-End-Anastomose im inneren Gehörgang unterscheidet sich nicht grundsätzlich von dem im Kleinhirnbrückenwinkel. Auch hier ist die bindegewebige Nervenumscheidung außerordentlich dünn.

Einzelheiten der extraduralen transtemporalen Freilegung des inneren Gehörgangs finden sich auf S. 213.

Das Rerouting wird in der Weise durchgeführt, daß der von oben her dargestellte zentrale Stumpf aus dem labyrinthären Teil des Falloppio-Kanals ebenso wie der von oben her freigelegte tympanale Verlaufsanteil des Gesichtsnervs mobilisiert und nach Fräsen eines neuen Knochenkanals unter Verkürzung der Wegstrecke miteinander durch Nähte vereinigt werden (Abb. 7.17). Gelegentlich kann ein einfaches Aneinanderlegen der Nervenstümpfe, die dann durch das körpereigene Fibrin miteinander verkleben, genügen.

Operationstechniken 223

Abb. 7.**16** Die intrakranielle-intratemporale Anastomose.
Kleinhirnbrückenwinkel und Felsenbein mit Mastoid.
1 Nervus-suralis-Transplantat
2 zentraler Fazialisstumpf
3 A. cerebelli inferior anterior
4 kaudale Hirnnerven
5 Fettwürfel
6 mastoidaler N. facialis
7 Anastomose
8 Meatus acusticus internus
9 V. petrosa
10 N. trigeminus

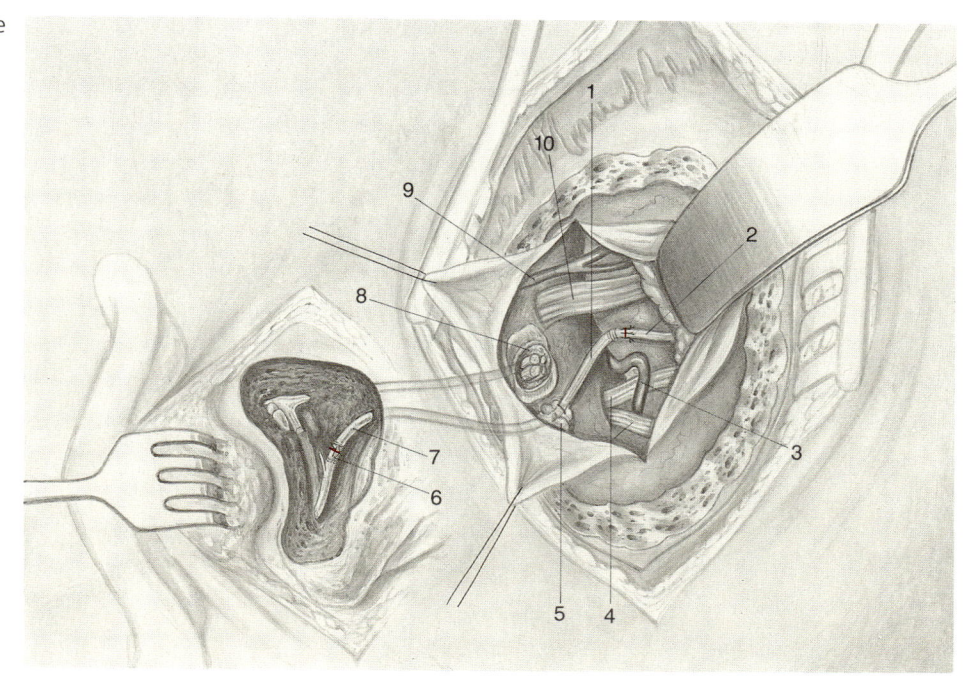

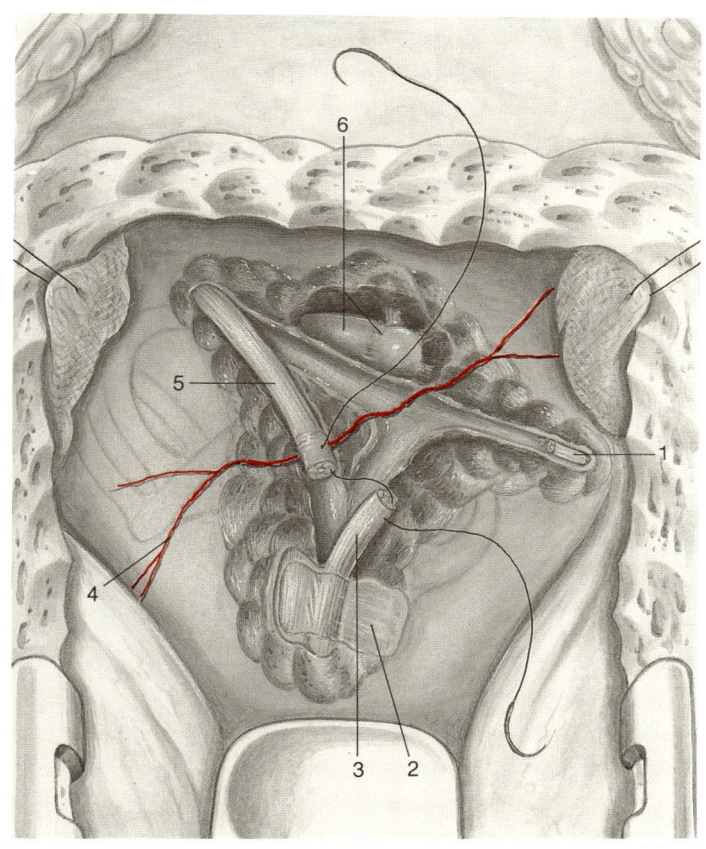

Abb. 7.**17**

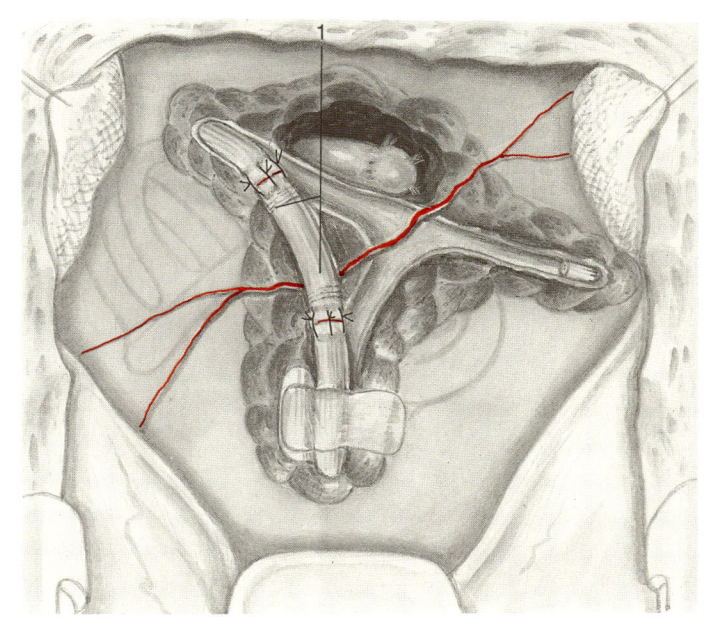

Abb. 7.**18**

Abb. 7.**17** und 7.**18** Fazialisrekonstruktion im inneren Gehörgang über den extraduralen transtemporalen Zugang.

Abb. 7.**17** Rerouting.
1 N. petrosus superficialis major
2 Dura, innerer Gehörgang
3 N. facialis, labyrinthäres Segment
4 Fraktur
5 N. facialis, tympanales Segment
6 Hammer und Amboß

Abb. 7.**18** Defektüberbrückung durch freie Nerventransplantation.
1 Nervus-auricularis-Transplantat

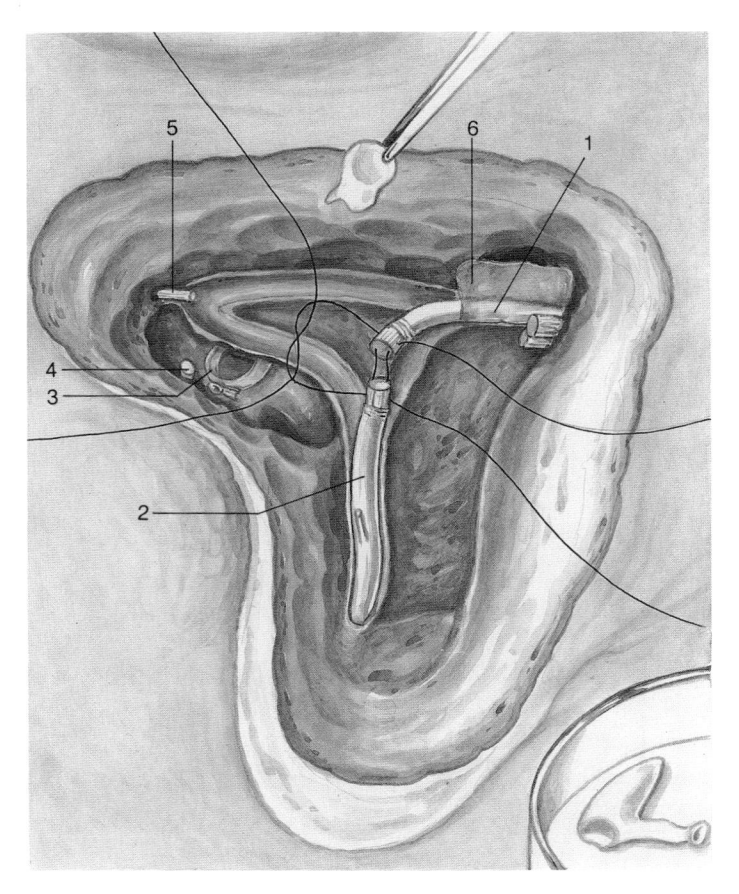

Abb. 7.**19** und 7.**20** Fazialisrekonstruktion im inneren Gehörgang über den translabyrinthären Zugang.

Abb. 7.**19** Rerouting erster Schritt.
1 N. facialis zentral
2 N. facialis, mastoidales Segment
3 Stapes
4 Hammergriff
5 N. petrosus superficialis major
6 Dura, innerer Gehörgang

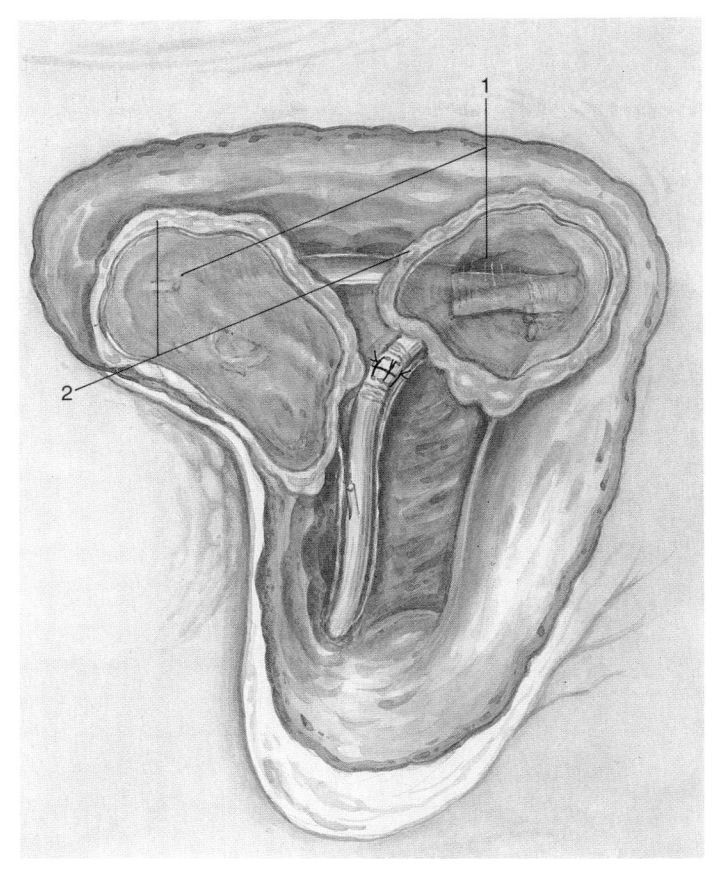

Abb. 7.**20** Rerouting vollendet.
1 konservierte Dura
2 Fibrinkleber

Besteht ein durch Rerouting nicht überbrückbarer Defekt, muß ein Autonerventransplantat eingepaßt werden (Abb. 7.**18**).

Translabyrinthärer Zugang

Operationstechnik

Im Prinzip ähnlich ist das Vorgehen, wenn der innere Gehörgang auf translabyrinthärem Weg eröffnet wurde (s. S. 293). Das entscheidende Problem ist die Identifizierung des zentralen Fazialisstumpfes gegenüber den Stümpfen des N. vestibularis superior, inferior und N. cochlearis. Spaltet man die Dura der hinteren Schädelgrube von der hinteren Poruslippe genügend weit nach lateral und dorsal bis kurz vor den Sinus sigmoideus, bekommt man einen ausreichend weiten Einblick in den Kleinhirnbrückenwinkel, um die anterior des Eintritts des N. vestibulocochlearis am Hirnstamm gelegene Austrittsstelle des N. facialis eindeutig identifizieren zu können und damit den richtigen Stumpf zu anastomosieren. Der periphere Fazialisstumpf kann nach Abtrennung des N. petrosus major am Ganglion geniculi mit dem freigelegten tympanalen und mastoidalen Verlaufsanteil nach dorsal verlagert und mit dem zentralen Stumpf im Meatus acusticus internus nach Schaffung eines neuen, schräg nach dorsal verlaufenden knöchernen Fazialiskanals anastomosiert werden (Abb. 7.**19** und 7.**20**).

Die Mobilisierung des peripheren Fazialis wird durch Abbau der Gehörknöchelchenkette unter Belassung des Stapes erleichtert.

Ist ein Rerouting nicht möglich, wird in der bereits geschilderten Technik ein ausreichend langes freies Nerventransplantat, meist vom Plexus cervicalis, zur Überbrückung der Defektstrecke benutzt. Zwischen dem beweglichen zentralen Stumpf und dem Transplantatanfang im in-

Operationstechniken 225

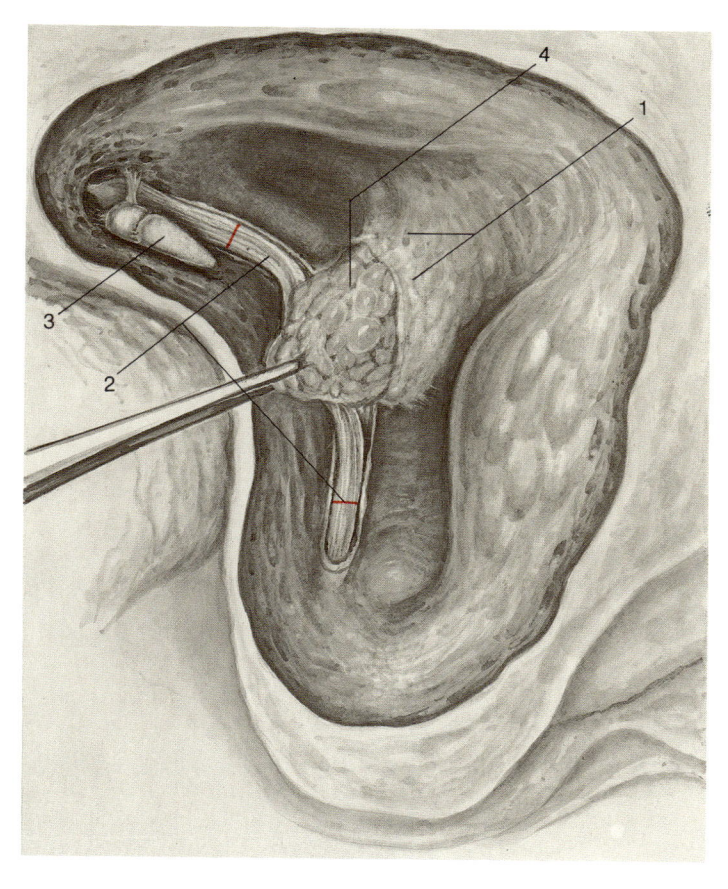

Abb. 7.**21** und 7.**22** Tympanomastoidale Rekonstruktion des N. facialis.

Abb. 7.**21** Neurinom des N. facialis wird entfernt, entstehender Defekt angedeutet.
1 Neurinomkapsel
2 Nervus-facialis-Resektat
3 Amboß
4 Neurinom

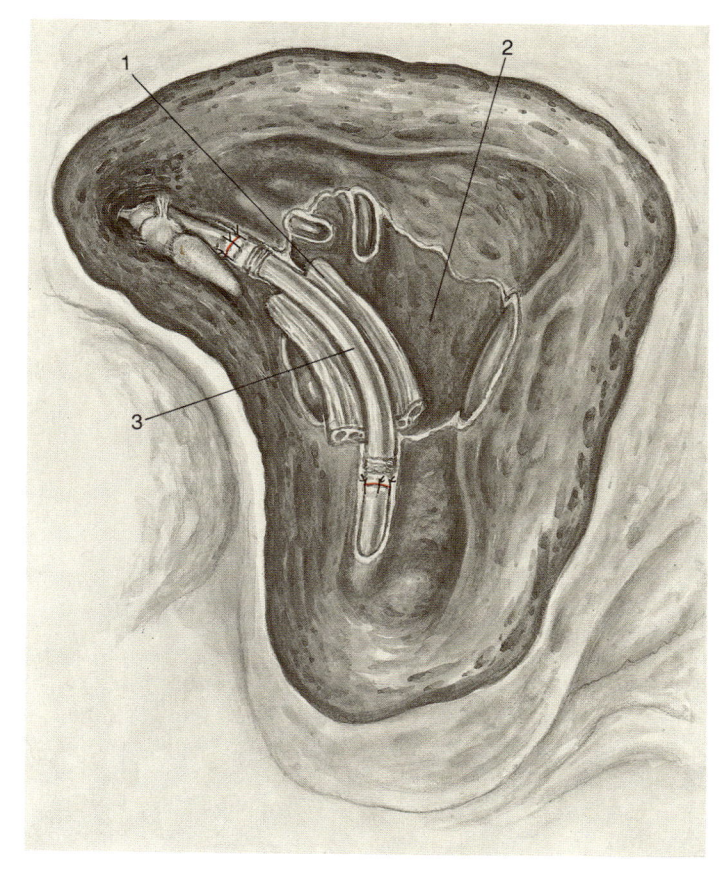

Abb. 7.**22** Autonerventransplantat interponiert.
1 Muskeltransplantat
2 Dura, hintere Schädelgrube
3 Nervus-auricularis-magnus-Transplantat

neren Gehörgang ist eine Adaptation durch Naht erforderlich; im stabilen knöchernen Transplantatbett genügt oft eine einfache Aneinanderlagerung der Nervenstümpfe im Sinne einer meatomastoidalen Anastomose. Der innere Gehörgang muß zum Mastoid hin durch Aufkleben von Faszie oder konservierter Dura gut abgeschlossen werden. Abschließend wird das von Schleimhaut vollständig befreite Mastoid durch Einlegen und Verkleben von frischen Abdominalfettwürfeln obliteriert, um eine nasale Liquorrhoe über die Tube mit der Gefahr einer aufsteigenden endokraniellen Infektion zu verhindern.

Tympanomastoidale Rekonstruktion des N. facialis
(Abb. 7.**21** und 7.**22**)

Ausgedehnte laterobasale Frakturen oder auch die Entfernung eines Tumors, z. B. eines Fazialisneurinoms (Abb. 7.**21** und 7.**22**) im tympanomastoidalen Verlauf des Nervs, können zu einem größeren Defekt führen. Bei Unfällen ist häufig die Gehörknöchelchenkette disloziert und zusätzlich ein Duradefekt vorhanden. Neben der Rekonstruktion der Gehörknöchelchenkette und Versorgung des Duradefekts wird zwischen dem zentralen Ende im tympanalen Bereich und dem peripheren Stumpf im mastoidalen Anteil ein freies Nerventransplantat in den bestehenden oder zu rekonstruierenden Knochenkanal eingepaßt. Zwei Blutstropfen genügen, um mit dem körpereigenen Fibrin für eine ausreichende Stabilität der Anastomosen zu sorgen.

Intratemporale-extratemporale Rekonstruktion

Gelegentlich bereitet die Rekonstruktion des Fazialishauptstamms Schwierigkeiten, wenn die Läsion von kranial/mastoidal oder von kaudal/extratemporal bis in das Foramen stylomastoideum hineinreicht. Dies gilt insbesondere dann, wenn der Operateur nicht gleichzeitig mit der intramastoidalen und extratemporalen Fazialistopographie vertraut ist. Dann ist eine fachübergreifende Zusammenarbeit empfehlenswert. Die Nervendurchtrittsstelle am Foramen stylomastoideum sollte jedenfalls nicht die Ursache für insuffiziente Anastomosen sein, wenn es nicht gelungen ist, zentral und distal normal aussehende Fazialisstümpfe zu präparieren.

Operationstechnik

(Abb. 7.**23**, 7.**24** und 7.**25**)

Liegt nach Unfällen oder Tumorentfernungen (wie in den Abbildungen) die Hauptläsion des Fazialisstamms extratemporal, wird zunächst dieser Bereich freigelegt. Für den Hautschnitt nutzt man evtl. vorgegebene Narben aus oder benutzt eine Schnittführung wie zur Parotidektomie. Dazu inzidieren wir vom Oberrand des Tragus entlang der Ohrmuschel bis zum Ansatz des Ohrläppchens. Die Inzision biegt in einem Winkel von 90° nach kaudal um und läuft zunächst entlang des Vorderrandes des M. sternocleidomastoideus, dann nach vorn umbiegend in einer Hautfalte aus. Als Landmarken zur extratemporalen Identifizierung des Fazialishauptstamms bevorzugen wir den vorderen Ansatz des M. sternocleidomastoideus, den Ansatz des hinteren Biventerbauchs am Mastoid sowie die Spitze des knorpeligen Gehörgangs (Pointer nach Conley 1975). Der Fazialishauptstamm liegt unmittelbar kranial der genannten Muskelansätze, medial des hinteren Biventerbauchs und bei hochgezogener Ohrmuschel etwa 10 mm medial der Spitze des knorpeligen Gehörgangs. Bei breitflächiger Präparation durch Ablösen der vom knorpeligen Gehörgang zur Parotiskapsel führenden Bindegewebsfasern bis zum Ansatz der Muskeln entsteht eine gute Übersicht (Abb. 7.**23**). Ist der Hauptstamm des N. facialis sichtbar gemacht, wird er bis zu seinen Verzweigungen, erforderlichenfalls auch darüber hinaus, dann unter Mitnahme des oberflächlichen Parotislappens freipräpariert. Es folgt die Beurteilung des Nervs mit dem Mikroskop. Stellt sich heraus, daß der Nerv bis in das Foramen stylomastoideum defekt bzw. pathologisch verändert ist, bieten sich zwei Präparationsmöglichkeiten an: Entweder man verfolgt den Fazialishauptstamm unter schrittweiser Wegnahme des Knochens unmittelbar vom Foramen stylomastoideum weiter nach kranial (Abb. 7.**24**). Wegen des starken Bindegewebsrings um das Foramen stylomastoideum kann dies Schwierigkeiten bereiten. Dann empfiehlt es sich, von retroaurikulär her in typischer Weise eine Mastoidektomie durchzuführen, wie bei der Fazialisdekompression (s. S. 216). Der Fazialis wird in seinem mastoidalen Verlauf

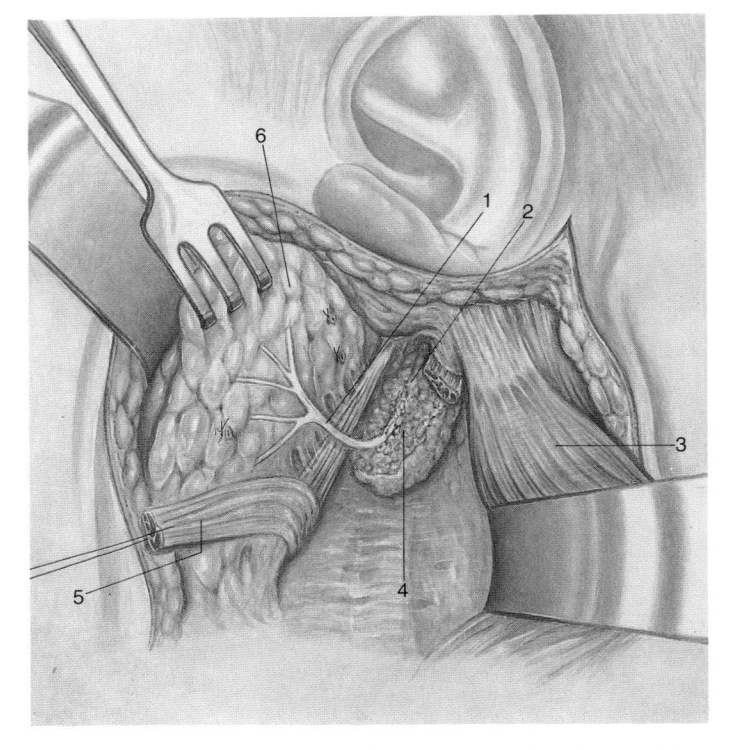

Abb. 7.**23** bis 7.**25** Intratemporale-extratemporale Rekonstruktion des N. facialis.

Abb. 7.**23** Fazialishauptstamm mit Glomus-faciale-Tumor, extratemporal bis zum Foramen stylomastoideum freigelegt.
1 Hauptstamm des N. facialis
2 Glomus-faciale-Tumor
3 M. sternocleidomastoideus
4 Glomustumor
5 hinterer Biventerbauch
6 Glandula parotidea

freigelegt und von kranial her mit seinem Übergang zum extratemporalen Anteil unter breitem Abtragen des Knochens um das Foramen stylomastoideum isoliert. Dazu ist es notwendig, den dicken Bindegewebsring im Foramen stylomastoideum zu durchtrennen. Nach Resektion des pathologischen Fazialisanteils und Darstellung eines gesunden zentralen sowie peripheren Stumpfes wird vom Mastoid zum extratemporalen Fazialisstamm ein Nerventransplantat eingesetzt und durch Nähte fixiert (Abb. 7.**25**). Bei Tumoren, die den N. facialis infiltriert haben, ist die mikroskopisch kontrollierte Resektion mit Schnellschnittdiagnostik von größter Bedeutung.

Das Mastoid wird in typischer Weise mehrschichtig verschlossen, extratemporal wird eine Easy-flow-Drainage, die eine kapilläre Lasche ohne Sog darstellt, eingelegt und ein Kopfverband für 5 Tage angepaßt.

Abb. 7.**24** Entfernung der Mastoidspitze und Darstellung des N. facialis im Mastoid.
1 Mastoidhöhle

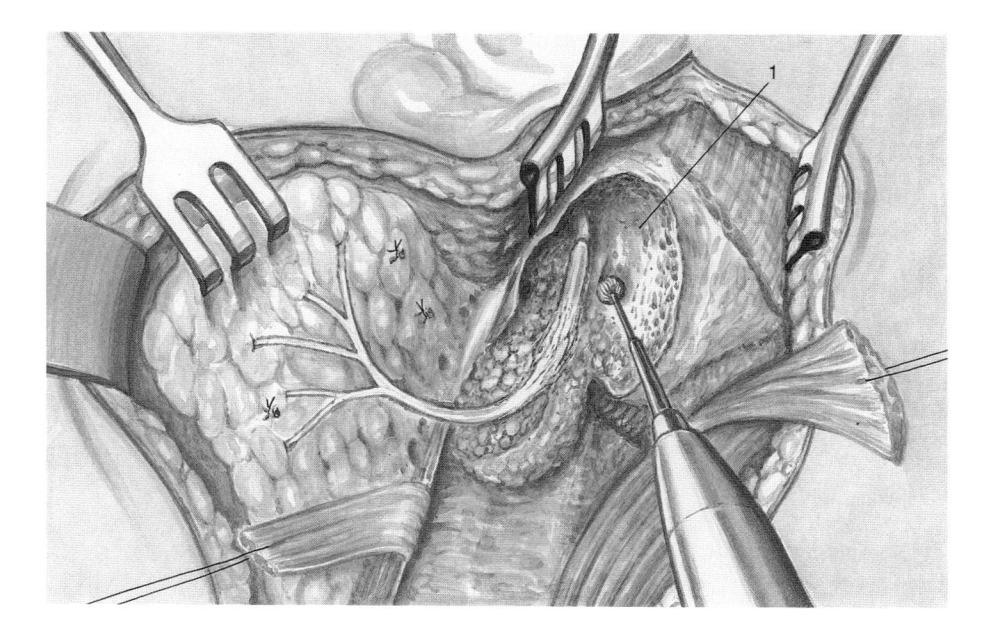

Abb. 7.**25** Einsetzen eines freien Nerventransplantats.
1 Nervus-suralis-Transplantat

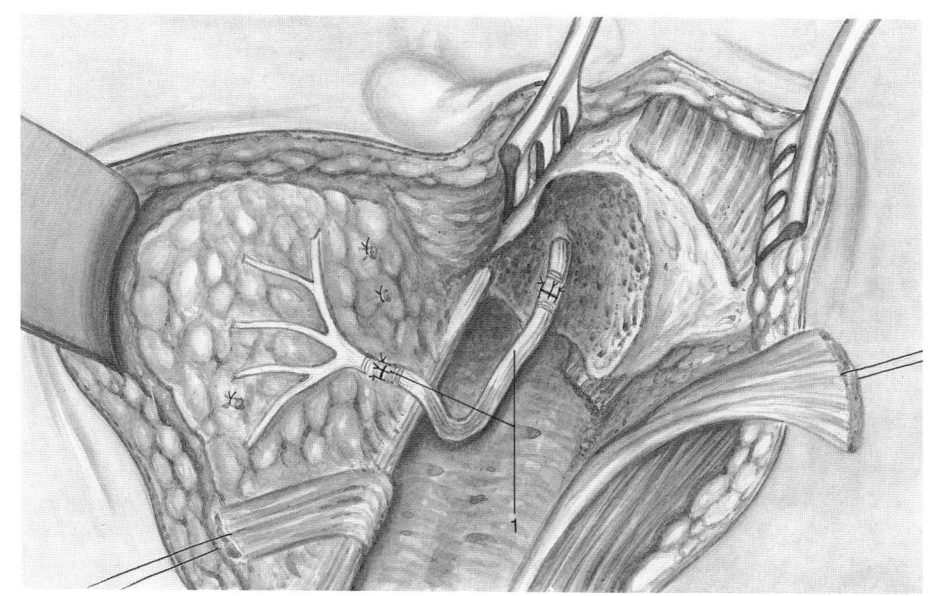

Schlußbemerkungen

Bewußt wurden alle Verlaufsabschnitte des N. facialis unmittelbar vom Austritt aus dem Hirnstamm bis zum Foramen stylomastoideum und in der Übergangszone zwischen intra- und extratemporalem Verlaufsabschnitt mit den Möglichkeiten der Dekompression und Rekonstruktion abgehandelt, um auch fachübergreifendes Verständnis zu erreichen und Zusammenarbeit zu stimulieren. Die Patienten sind dankbarer, wenn ein komplexes Gesichtsnervenproblem, falls erforderlich, durch verschiedene Fachdisziplinen in einem Arbeitsgang gelöst werden kann, als wenn dies in verschiedenen Operationsschritten erfolgt. Nicht zuletzt sind dadurch auch bessere funktionelle und ästhetische Ergebnisse zu erreichen.

Literatur

Blumenthal, F., M. May: Electrodiagnosis. In May, M.: The Facial Nerve. Thieme Inc., New York 1986

Dott, N. M.: Facial paralysis. Restitution by extrapetrous nerve graft. Proc. Soc. Med. 51 (1958) 900–902

Draf, W.: Zur Beurteilung des Transplantatlagers bei der autogenen Nerventransplantation im HNO-Bereich. In Hierholzer, G., H. Zilch: Transplantatlager und Implantatlager bei verschiedenen Operationsverfahren. Springer, Berlin 1980 (S. 147 ff)

Draf, W.: Intracranial-intratemporal Anastomosis of the Facial Nerve after Cerebellopontine Angle Tumor Surgery. In Graham, M. D., W. F. House: Disorders of the Facial Nerve. Raven, New York, 1982 (pp. 441–449)

Draf, W.: Rehabilitation des gelähmten Gesichts. In Naumann, H. H., E. R. Kastenbauer, E. Tardy jr.: Kopf- und Halschirurgie, Bd. 1/II Chirurgie des Gesichts, 2. Aufl., Thieme, Stuttgart 1995

Fisch, U.: Transtemporal surgery of the internal auditory canal. Report of 92 cases, techniques, indications und results. Advanc. Oto-Rhino-Laryngol. 17 (1970) 203

Haas, J. P., G. Kahle: Wie kann heute das Felsenbein am besten radiologisch dargestellt werden? HNO 36 (1988) 89–101

Helms, J.: The trans-meatal approach to the geniculate ganglion. Acta oto-rhino-laryngol. belg. 30 (1976) 84–89

Helms, J.: Variations of the course of the facial nerve in the middle ear and mastoid. In Samii, M., P. Jannetta: The Cranial Nerves. Springer, Berlin 1981 (p. 391)

Jannetta, P. J.: Microsurgical exploration and decompression of the facial nerve in hemifacial spasm. Curr. Top. Surg. Res. 2 (1970) 217–220

Lang, J.: Surgical anatomy of the skull base. In Samii, M., W. Draf: Surgery of the Skull Base. Springer, Berlin 1989 (p. 82)

May, M.: The Facial Nerve. Thieme Inc., New York 1986

Millesi, H.: Wiederherstellung durchtrennter peripherer Nerven und Nerventransplantation. Münch. med. Wschr. 52 (1969) 2669–2674

Samii, M.: Modern aspects of peripheral and cranial nerve surgery. In Krayenbühl, H.: Advances and Technical Standards in Neurosurgery, Vol. 2. Springer, Vienna 1975

Samii, M.: Panel discussion management of facial nerve in intracranial tumors. In Fisch, U.: Facial Nerve Surgery. Kugler, Amstelveen, The Netherlands and Aesculapius, Birmingham AL 1977 (p. 475)

Samii, M.: Preservation and reconstruction of the facial nerve in the cerebellopontine angle. In Samii, M., P. Jannetta: The Cranial Nerves. Springer, Berlin, New York 1981

Samii, M., W. Draf: Surgery of the Skull Base. Chapt. Facial Nerve and Skull Base Surgery. Springer, Berlin 1989

Stennert, E.: Combined approach in extratemporal facial nerve reconstruction. Clin. plast. Surg. 6 (1979) 481–486

Traxler, M., N. Gritzmann, J. Kramer, Mch. Grasl, P. Ch. Hajek: Der intratemporale Verlauf des N. facialis in der Magnetic-Resonance-(MR-)Darstellung. HNO 37 (1989) 19–22

Wigand, M. E., T. Haid, M. Berg, G. Rettinger: The enlarged transtemporal approach to the cerebellopontine angle. Technique and indications. Acta otorhinolaryngol. ital. 2 (1982) 571–582

8 Operationen bei Stapesankylose

Hans H. Naumann, Eberhard Wilmes

Die häufigste Ursache einer Stapesankylose ist die *Otosklerose*. Eine *kausale* Therapie steht nicht zur Verfügung. Immerhin läßt sich die *otosklerotische Stapesankylose* mit der begleitenden Schalleitungsstörung operativ in einem sehr hohen Prozentsatz beheben. Diese *symptomatische* Therapie ist dann aussichtsreich, wenn – bei noch ausreichender Innenohrleistung – der Knochenumbauprozeß klinisch vorwiegend den Schallübertragungsapparat und die Region der Innenohrfenster im Mittelohrbereich in Mitleidenschaft gezogen hat.

Zwei unterschiedliche *operative Prinzipien* können hierfür eingesetzt werden:

- Die Wiederherstellung einer ungestörten Funktion von Gehörknöchelchenkette und Labyrinthfenstern (z. B. durch eine Stapedektomie)
- und andererseits sehr selten die Umgehung von Ossikulakette und ovalem Fenster und die Anlage eines neuen Schallzugangs zum Innenohr (z. B. durch eine Fensterungsoperation entweder im horizontalen Bogengang [s. S. 254] oder im Promontorium [s. S. 126]).

Als Prinzip wurden sowohl die Steigbügeloperation (Kessel 1978; Miot 1890) als auch die Fenestration (Passow 1897) bereits Ende des vergangenen Jahrhunderts erdacht. Da seinerzeit jedoch wichtige Voraussetzungen für einen dauerhaften Erfolg noch nicht gegeben waren (Antibiotika; geeignete optische und instrumentelle Hilfsmittel), konnten sich diese Verfahren damals noch nicht bewähren.

Reif für den Routineeinsatz wurde die Fensterungsoperation durch die Arbeit von Lempert, der seinerseits auf den Ergebnissen von Holmgren, Sourdille u. a. aufbaute.

Etwa zwanzig Jahre lang war die Fenestration die Methode der Wahl bei der otosklerotischen Stapesfixation; ihre klinische Bedeutung wurde dann zurückgedrängt durch die Wiederaufnahme der Chirurgie direkt am fixierten Steigbügel und seiner Fußplatte (Rosen: indirekte und direkte Mobilisation; Stapedolyse) und schließlich durch den teilweisen oder totalen Ersatz von Stapes und/oder Fußplatte (Shea, Heermann; Schuknecht u. a.).

Heute ist die *Stapesoperation* die Methode der Wahl. Nachdem zunächst die *komplette* Entnahme des Steigbügels von den meisten Operateuren bevorzugt wurde, hat in den letzten Jahren die *partielle* Steigbügelentfernung zunehmend Anhänger gefunden. Begründet wird dies mit der für das Innenohr schonenderen operativen Technik und der statistischen Aussage, daß die postoperative Innenohrleistung nach *partieller* Stapedektomie noch etwas besser sei als nach *kompletter* Steigbügelentfernung (McGee 1981). Nach bisheriger Erfahrung scheinen Wiederverschlüsse des ovalen Fensters nach partieller Stapedektomie nicht häufiger aufzutreten als nach kompletter. Andererseits kann es, abhängig von der pathologisch-anatomischen Situation, doch auch notwendig sein, den Stapes komplett zu entfernen.

Für die *partielle* Stapedektomie werden je nach Autor verschiedene Bezeichnungen verwendet, z. B. „Stapesplastik", „Stapedotomie", „Stapesersatzplastik", „Piston-Verfahren", „small fenestra technique". Im Rahmen dieses Kapitels wird folgende Nomenklatur verwendet:

- *Partielle Stapedektomie* für die heute zumeist eingesetzte Technik der teilweisen Entfernung von Steigbügelstrukturen (hinterer Schenkel; Teile der Fußplatte) in Verbindung mit deren Ersatz;
- *komplette Stapedektomie* für die klassische komplette Entnahme des Steigbügels samt der ganzen Fußplatte und der Ersatz durch geeignete Materialien.

Beide operativen Techniken werden im folgenden dargestellt.

Sehr selten kommen Situationen vor (z. B. bei Mißbildungen), in denen auch noch eine *Fensterung* indiziert werden kann. Deshalb wird auch die Technik der klassischen Fenestration kurz beschrieben.

Stapedektomie

Präoperative diagnostische Maßnahmen

Erhebung einer sorgfältigen *Anamnese* (auch Familienanamnese!) und des otoskopischen Befundes. Achten auf evtl. generalisierte Knochenerkrankungen (z. B. Osteopsathyrose bzw. Osteogenesis imperfecta bzw. Van-der-Hoeve-De-Klejn-Syndrom; Morbus Paget; Akromegalie usw.).

Prüfung der *Tubendurchgängigkeit*.

Differentialdiagnostische Abgrenzung gegen Seromukotympanon, Hammerkopfankylose, Zustand nach Trauma (Kettenluxation, Ossikelfraktur), Adhäsionen, Mittelohrmißbildung (Kette, Fenster), Tubenbelüftungsstörungen.

Genaue *audiologische Untersuchung* (Tonschwellen- und Sprachaudiogramm [mehrfach!]; Impedanzmessung; Stapediusreflex.

Röntgenuntersuchung (Aufnahmerichtung nach Schüller); evtl. hochauflösendes CT zur Beurteilung der Kette und des ovalen Fensters (bei Mißbildungen) sowie zum Nachweis einer „Kapselotosklerose" [cochlear otoscerosis].

Ausschalten von *rhinologischen Erkrankungen*.

Feststellung der *Operations- und ggf. Narkosefähigkeit*.

Im Rahmen der präoperativen Untersuchung wird der Patient über die allgemeine Prognose dieser Eingriffe und über die Prognose in seiner speziellen Situation unterrichtet. Man sollte ihm z. B. sagen, daß mit einer Verschlechterung des Hörvermögens bei einem unter 100 Patienten gerechnet werden muß (bei Revisionsoperationen erheblich höher) und daß stärkere postoperative Beschwerden bei weniger als zehn von 1000 Operierten zu erwarten sind. – Auf die Möglichkeit des Fortbestehens oder gar des Auftretens eines Ohrgeräusches und/oder einer meist vorübergehenden einseitigen Geschmacksstörung (Chorda tympani) sollte er ebenfalls hingewiesen werden.

Indikationen

- Typische Fensterotosklerose mit Fixierung des Steigbügels in verschieden starkem Ausmaß.
- Otosklerose bzw. Ringbandfixation bei Otitis media chronica (als Zweiteingriff) (s. Kap. 4).
- Bei Osteogenesis imperfecta (Osteopsathyrose).
- Bei bestimmten Formen der Mittelohrmißbildungen (s. Kap. 3).
- Bei Tympanosklerose, welche die Entfernung des Steigbügels notwendig macht (in der Regel als Zweitoperation).

Weitere, die Indikation beeinflussende Kriterien:
- Das *Lebensalter*. Eine Stapedektomie kann schon bei jungen Patienten (z. B. 12 Jahre) ausgeführt werden. Nach oben hin ist altersmäßig keine Grenze gesetzt, solange das Operationsrisiko nicht wegen anderer Erkrankungen unzumutbar erhöht wird.

Audiologische Kriterien:

- Stärke der Mittelohrkomponente: Ab 15 dB Mittelohrkomponente bzw. bei negativem Rinne-Stimmgabelversuch bei 500 und 1000 Hz, höhere Dringlichkeit bei 20–30 dB Mittelohrkomponente und mehr.
- Rasches Zunehmen der Schalleitungskomponente.
- Bei *einseitiger* Otosklerose: Stapedektomie nur dann, wenn ein nutzbarer Hörgewinn zu erwarten ist. Wegen des Richtungshörens und des stereophonen Hörens ist allerdings auch eine einseitige Otosklerose in der Regel eine Indikation zur Operation.
- Stärke einer vorgegebenen Innenohrschädigung: Ein operativer Eingriff ist auch dann oft noch nützlich, wenn zwar das spontane Hörvermögen auf diesem Ohr auch nach dem Eingriff noch unbefriedigend bleibt, aber ein Hörgerät dann besser ausgenutzt werden kann (Diskriminationsgewinn).
- Berücksichtigung der Carhart-Senke (= scheinbarer Knochenleitungsabfall, der mit Anlegen eines neuen Schallzugangs zum Innenohr verschwindet. Bei Stapesankylose durchschnittliche Werte des präoperativen Knochenleitungsverlustes: Bei 512 Hz 5 dB, bei 1024 Hz 10 dB, bei 2048 Hz 15 dB, bei 4096 Hz 5 dB).
- Seitenwahl. Bei beidohriger Otosklerose wird in der Regel das schlechtere Ohr zuerst operiert bzw. das Ohr, das den größeren Diskriminationsverlust aufweist, wenn hier Aussicht auf einen nützlichen Hörgewinn besteht.
- Das zweite Ohr sollte frühestens sechs Monate nach der Operation des ersten Ohres operiert werden.
- Wenn bei der ersten Operation eine starke Innenohrreaktion oder Schwindel usw. aufgetreten waren, sollte man mit der Operation des zweiten Ohrs länger als sechs Monate warten und dann ein möglichst schonendes Verfahren (partielle Entfernung der Fußplatte bzw. Stapedotomie [s. S. 238]) wählen. Unter Umständen verbietet sich sogar ein Eingriff auf dem zweiten Ohr.
- Starke Ohrgeräusche: Es ist nicht vorherzusagen, ob Ohrgeräusche durch die Operation verschwinden oder nicht. Die Chance einer Besserung der Ohrgeräusche durch den Eingriff liegt bei maximal 50%.
- Bei einseitig taubem Ohr muß besondere Vorsicht bezüglich der Prognose walten. In diesen Fällen ist eine ausführliche Aufklärung des Patienten auch über die Möglichkeit einer Ertaubung auf dem zu operierenden Ohr notwendig. Ein Eingriff auf dem einzig noch hörenden Ohr bei taubem Gegenohr sollte bezüglich seiner Notwendigkeit stets sehr sorgfältig überlegt werden. Unter Umständen ist es weniger riskant, auf dem noch hörenden Ohr ein Hörgerät tragen zu lassen.

- *Revisionsoperation.* Eine Indikation hierzu ist bei atypischem Verhalten des Innenohres unmittelbar nach der Operation (anhaltender Schwindel, Hörverlust) oder bei erneutem Auftreten einer Mittelohrkomponente gegeben. Eine operative Revision kann auch indiziert sein, wenn postoperativ anhaltender Schwindel besteht (Fistel oder zu lange Stapesprothese). Siehe hierzu S. 250 (Revisionsoperation).
- Eine Revisionsoperation wegen einer ungenügenden Hörverbesserung sollte nicht vor Ablauf von sechs Monaten nach der ersten Operation ausgeführt werden.

Kontraindikationen

- Sehr schlechte Innenohrleistung oder rasches Absinken der Innenohrleistung.
- Kombination von Otosklerose und echtem Morbus Ménière.
- Nicht durch Substitutionstherapie vorbehandeltes Blutungsübel.
- Erheblicher Innenohrabfall nach einer vorausgegangenen Stapesoperation.
- Akute entzündliche Veränderungen im Bereich des äußeren Ohres und/oder des Mittelohres.
- Ein offenes oder chronisch entzündetes Mittelohr. Erst Abdecken und sechs Monate oder länger mit der Stapedektomie warten, bis sich die Verhältnisse in der abgedeckten Pauke normalisiert haben.

Operationsprinzip

Partielle Stapedektomie

Nach Eröffnung des Mittelohres Isolieren und Entfernen der Suprastruktur (beide Schenkel und Stapesköpfchen) des fixierten Steigbügels aus der ovalen Nische. Anlegen einer Öffnung im hinteren Anteil der Fußplatte und Einsetzen einer Stapesprothese. Abdecken des Vestibulums. Verschluß des Mittelohres.

Alternativen: Alleinige Perforation der Fußplatte mit Entfernen der Stapessuprastruktur. Die Öffnung der Fußplatte ist nur geringgradig größer als der Stempel der Teflonprothese (Stapedotomie).

Komplette Stapedektomie

Nach Eröffnen des Mittelohres Isolieren und Entfernen des gesamten fixierten Stapes aus der ovalen Nische. Verschluß des offenen Vestibulums durch Bindegewebe o. ä. Interposition eines geeigneten Stapesersatzes zwischen langen Amboßschenkel und Abdeckung des Vestibulums.

Vorbereitung zur Operation

Am Tag vor der Operation. Sorgfältige mechanische Reinigung des Gehörgangs und ggf. Stutzen der Vibrissen im Gehörgang; jedoch keine antibiotische oder chemische Lokal- oder Allgemeinbehandlung.

Prämedikation. Abhängig von der Art der geplanten Anästhesie (Einzelheiten s. Kap. 1).

Am Operationstag. Im Operationssaal: Abwaschen des äußeren Ohres und seiner Umgebung mit farbloser antiseptischer Lösung (z. B. Merfen, Dibromol, Merthiolat 1:1000, 70%iger Alkohol). Fixieren und Abdecken der zurückgeschlagenen Kopfhaare in der Ohrmuschelumgebung mit Pflasterstreifen oder Operationsfolie.

Anlegen der Lokalanästhesie (wegen der gefäßverengenden Wirkung auch dann, wenn in Allgemeinanästhesie operiert werden soll). Injektionstechnik s. S. 2 und Abb. 8.3). Einlegen eines mit antibiotischer Lösung getränkten Gazestreifens in den Gehörgang. Nochmaliges Abwaschen der Ohrmuschel und deren Umgebung mit antiseptischer Lösung.

Spezielle Instrumente. Operationsmikroskop, Bohrmaschine, bipolare Elektrokoagulation und mikrochirurgisches Instrumentarium (in Auswahl). Siehe Kap. 4, S. 69.

Für die Steigbügelchirurgie speziell nützlich:
Kleiner Wundspreizer für enaurale Eingriffe;
Knochenlöffel;
abgewinkelte und gerade Rundschnitt-("Teller"-)Messer;
Schleimhautküretten;
Sichelmesser;
Mikroperforator;
gekrümmte Präpariernadeln;
verschieden lange Häkchen 45° (zweckmäßige Hakenlänge: 0,3 und 0,6 sowie 1 mm);
verschieden lange, feinste Häkchen 90° (zweckmäßige Hakenlänge: 0,3; 0,6; 1; 2 mm);
feine und feinste Sauger auf Handstück mit Saug-Unterbrechungs-Vorrichtung; feinstes Doppellöffelchen;
feines, glattmäuliges Alligator-Faßzängelchen ("Krokodilmaul") zum Einführen der Drahtprothese;
feinste Diamantbohrer mit Imperator-Lagerung (0,5 mm, 1 mm und 2 mm Bohrkopfdurchmesser);
vorgefertigte Stapesprothesen aus Tantaldraht oder rostfreiem Stahldraht nach H. P. House in verschiedenen Größen (4 mm, 4,5 mm, 5 mm, 5,5 mm, 6 mm Länge) (Abb. 8.1a);
Platinband-Teflon-Prothese, Durchmesser 0,4 oder 0,6 oder 0,8 mm (je nach individueller anatomischer Situation und angewandter Technik; meist verwendete Länge: 4,5 mm) (Abb. 8.1b).
Schließzängelchen nach McGee für die Drahtprothesen (Abb. 8.1c);
Meßstab zur Bestimmung der Distanz zwischen langem Amboßschenkel und Ebene des ovalen Fensters (Abb. 8.2).

Abb. 8.1

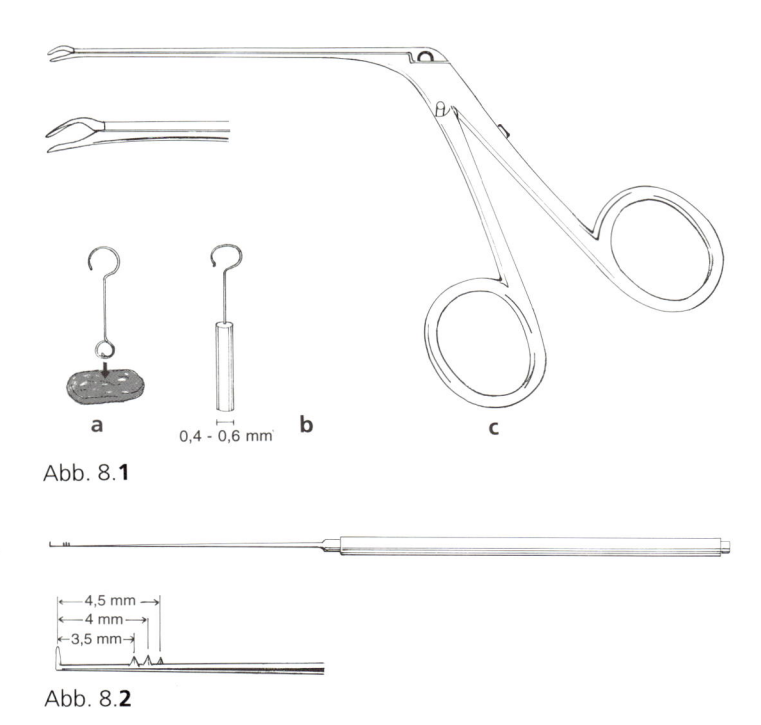

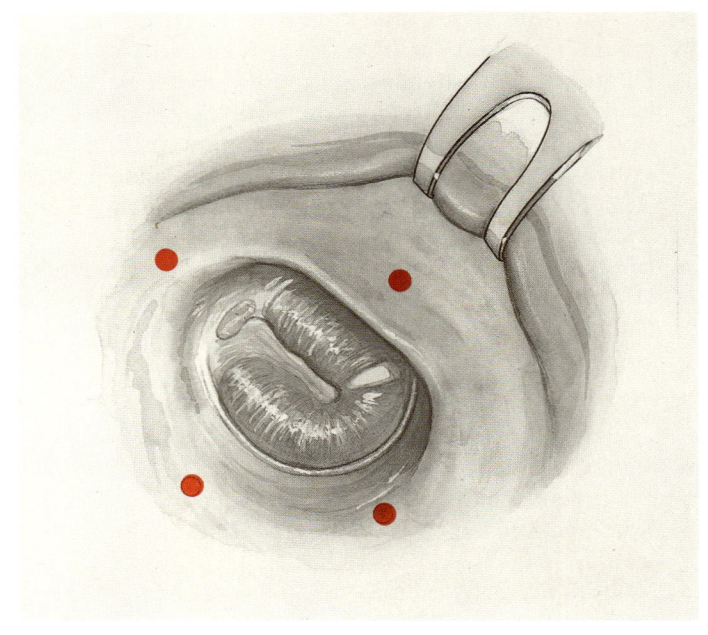

Abb. 8.2

Abb. 8.3

Zweckmäßige Anästhesie

Eine Stapedektomie kann sowohl in Lokalanästhesie in Kombination mit einer Basissedierung als auch in Allgemeinnarkose (dann am besten Intubationsnarkose) ausgeführt werden.

Die Blutungsneigung kann bei beiden Alternativen gleichermaßen geringgehalten werden, denn notfalls kann eine eventuelle stärkere Blutungsneigung bei der Intubationsnarkose entweder durch zusätzliche Blutdrucksenkung oder einige Tropfen Suprarenin (1:100 000) auf die Schleimhaut der Pauke sehr effektiv herabgesetzt werden (cave: Innenohrschaden).

Lokalanästhesie

Eine sehr zuverlässige und intensive Dämpfung durch Prämedikation mit der Möglichkeit, diese notfalls zu vertiefen und zu verlängern, ist eine wesentliche Voraussetzung.

Die Lokalanästhesie sollte bereits *vor* dem Abdecken angelegt werden, um ihre Vorteile voll auszunutzen. Als Anästhesielösung dient 2% Lidocain mit Suprareninzusatz oder 1% Ultracain mit Suprarenin 1:200 000.

Technik

Mit einer feinen, kurz angeschliffenen und abgewinkelten Nadel wird entsprechend Abb. 8.3 an vier Stellen des Gehörgangs (rote Punkte in der Abbildung) je ein Depot mit 0,2–0,5 ml der Anästhesielösung gesetzt. Es ist wichtig, im Gehörgang den Nadelanschliff parallel zur Knochenoberfläche zu halten, um die Flüssigkeit unter die Gehörgangshaut und nicht teilweise in das Gehörgangslumen zu spritzen und Blutblasen zu vermeiden. Nicht zu viel Anästhetikum instillieren, da die entstehenden Flüssigkeitspolster das Gehörgangslumen einengen!

Allgemeinanästhesie

Auch bei Verwendung z. B. einer Intubationsnarkose werden zur Herabsetzung der Blutungsneigung die angegebenen Lokalanästhesiedepots gesetzt (allerdings mit geringerer Flüssigkeitsmenge). (Einzelheiten zur Narkosetechnik s. Band 1, I, Kap. 1.)

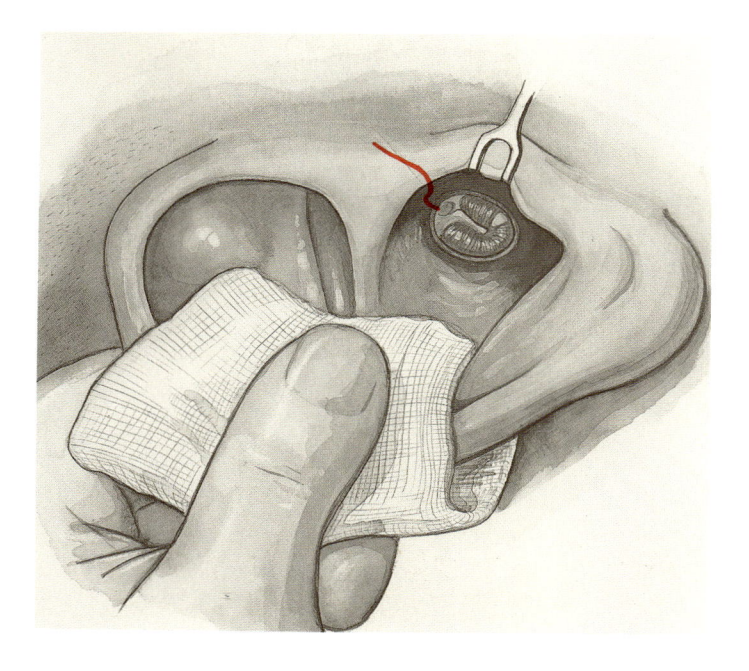

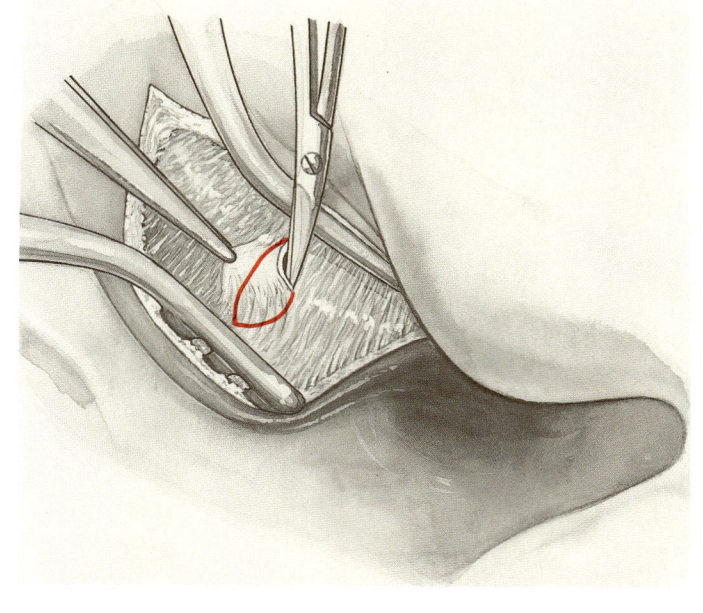

Abb. 8.**4**

Abb. 8.**5**

Operationstechnik

Hautinzision nach Heermann (Incisura supratragica) entsprechend Abb. 8.**4** und 8.**5**. Sie dient zur Erweiterung des Gehörgangseingangs und zugleich zur Entnahme von lockerem Bindegewebe für den späteren Verschluß des ovalen Fensters (Abb. 8.**22**, 8.**34**, 8.**35**).

Das entnommene Bindegewebsstückchen wird bis zur Verwendung in Ringer-Lösung aufbewahrt.

Blutende Gefäße werden mit einer feinen Pinzette gefaßt und elektrokoaguliert.

Der Knorpel des äußeren Ohres sollte nirgends freiliegen oder gar durch die Inzision verletzt werden!

Unabhängig von diesem erweiterten Eröffnungsschnitt, der bei engen Verhältnissen noch etwas in den Gehörgang hinein verlängert werden kann, erfolgt nun die *Bildung des tympanomeatalen Lappens.* Dazu legt man mit einem scharfen (!), nicht zu kleinen Rundschnittmesser eine Inzision entsprechend Abb. 8.**6** (gestrichelte Linie) an.

Das Messer durchtrennt die Haut bis auf den Gehörgangsknochen. Die entstehende bogenförmige Inzision sollte mit einer maximalen Distanz von 5–8 mm vom Trommelfell entfernt liegen, damit auch dann noch genügend Haut zum Paukenverschluß zur Verfügung steht, wenn für den Zugang zur ovalen Nische viel Knochen von der hinteren oberen Gehörgangswand abgetragen werden mußte.

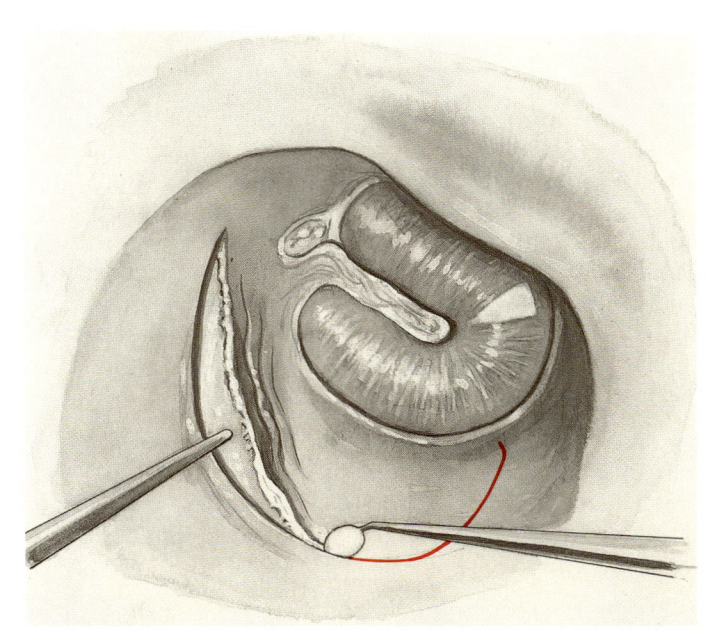

Abb. 8.**6**

Abb. 8.**7**

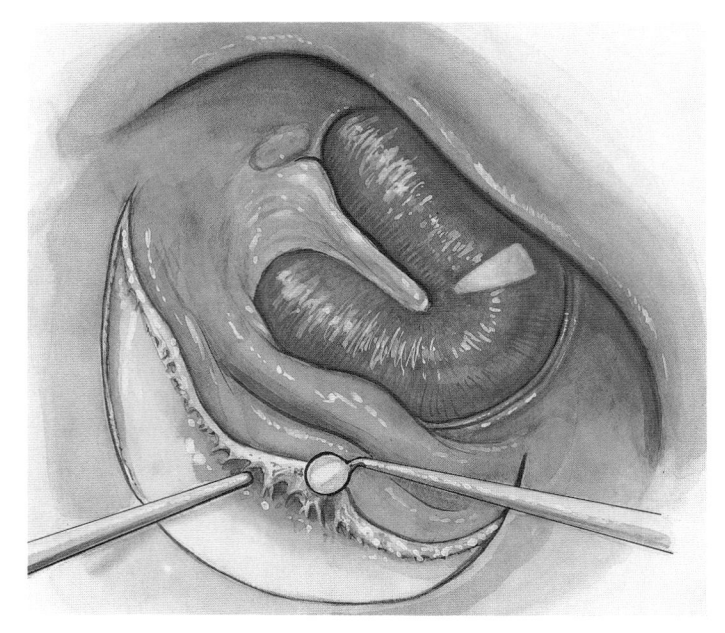

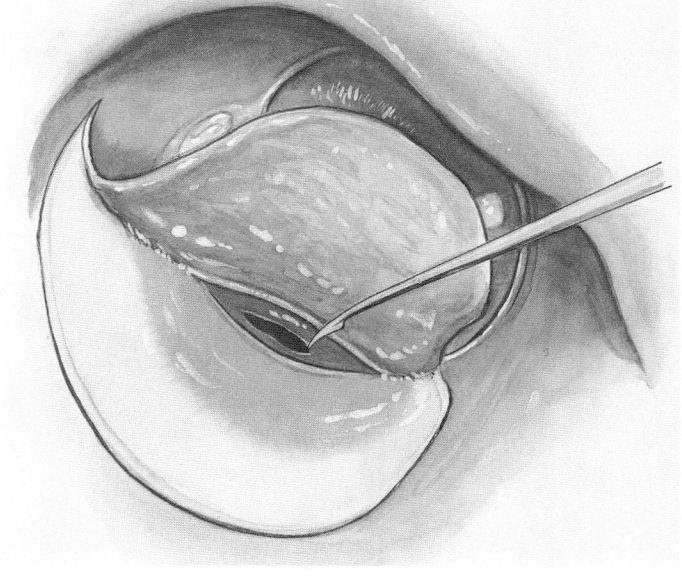

Abb. 8.**8**

Mit einem abgewinkelten Rundschnittmesser wird die Gehörgangshaut vorsichtig in Richtung auf den Anulus fibrocartilagineus des Trommelfells vom Knochen abgeschoben (Abb. 8.**7**). Weder der freiwerdende Hautlappen noch das Trommelfell dürfen dabei eingerissen werden. Man tastet sich vorsichtig mit dem Rundschnittmesser oder einem Elevatorium durch den Bereich des Sulcus tympanicus, indem man hier den Anulus fibrocartilagineus (= „Anulus fibrosus") auslöst.

Paukenwärts kommt nun in der Regel noch eine 1–2 mm breite Knochenzone, ehe sich die Paukenschleimhaut als zarte, gespannte und transparente Membran darstellt. Mit einem Sichelmesserchen wird diese Membran parallel zum Anulus fibrocartilagineus durchtrennt und damit die Paukenhöhle eröffnet (Abb. 8.**8**).

In die geschaffene Lücke wird ein Elevatorium eingeführt und das Trommelfell aus seinem Falz (Sulcus tympanicus) vorsichtig nach oben und unten herausgehebelt. Die Auslösung des Trommelfells erfolgt so weit, wie dies für einen guten Zugang zur ovalen und Einblick auf die runde Nische notwendig ist (Abb. 8.**9**)*.

Der entstandene tympanomeatale Lappen wird in Richtung vordere Gehörgangswand geklappt (Abb. 8.**10**). In der Regel bleibt er in dieser Position ohne weitere Fixierungshilfen liegen. Ist die Trommelfellmobilisierung nicht ausreichend weit erfolgt oder ist der tympanomeatale Lappen besonders steif, so muß das Trommelfell noch etwas weiter ausgelöst werden und/oder der vorgeklappte tympanomeatale Lappen durch ein kleines Stückchen feuchten Gelatineschwamm in der gewünschten Position fixiert werden.

Die Chorda tympani kann unmittelbar dem Anulus fibrocartilagineus anliegen, aber auch hinter dem Knochen der hinteren Gehörgangswand verborgen sein oder frei durch die Pauke verlaufen. Ihre Identifikation gelingt leicht durch Präparieren mit einem Sichelmesserchen oder einer Präpariernadel. Die Chorda tympani sollte nach Möglichkeit erhalten bleiben, was in 90% der Fälle gelingt. Je nach anatomischen Verhältnissen genügt es, die Chorda etwas in Richtung auf den Hammergriff beiseite zu schieben oder aber – falls sie sonst den Zugang zur ovalen Nische nicht ausreichend freigibt – sie mit einem Elevatorium etwas in Richtung Hammergriff zu dehnen (Abb. 8.**10**). Eine Durchtrennung der Chorda darf nur bei äußerst ungünstiger anatomischer Situation – also nur ausnahmsweise – erfolgen.

Für einen ausreichenden Zugang zu Steigbügel und ovalem Fenster ist es in der Regel notwendig, etwas Knochen im Bereich der hinteren oberen Gehörgangswand zu entfernen. Das Ausmaß dieser Knochenabtragung richtet sich wiederum nach der anatomischen Situation. Man kann dafür einen feinen starren Löffel verwenden. Eleganter und nicht zeitraubender ist jedoch die Verwendung eines feinen Diamantbohrers (Abb. 8.**10**).

---

* In Abb. 8.9 und der folgenden Bildserie ist das Trommelfell unten aus Gründen einer klaren Darstellung relativ weit ausgelöst.

Abb. 8.**9**

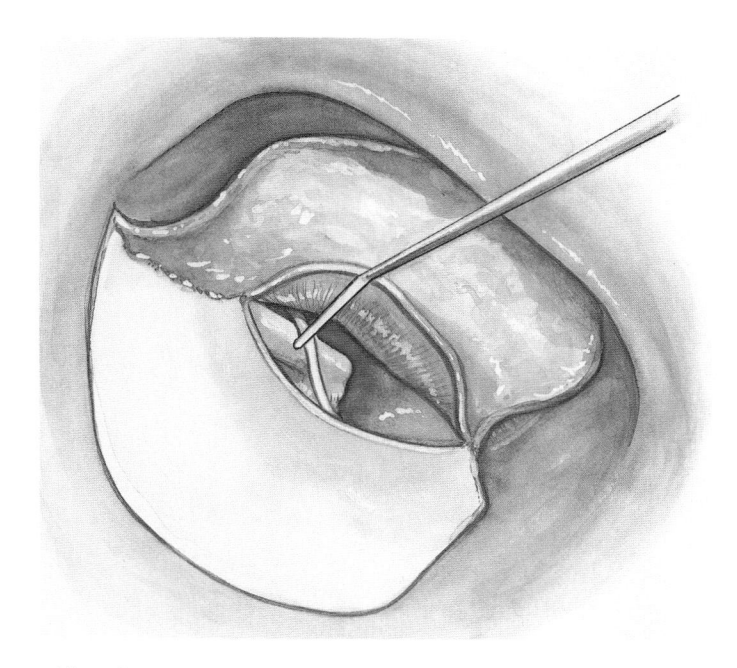

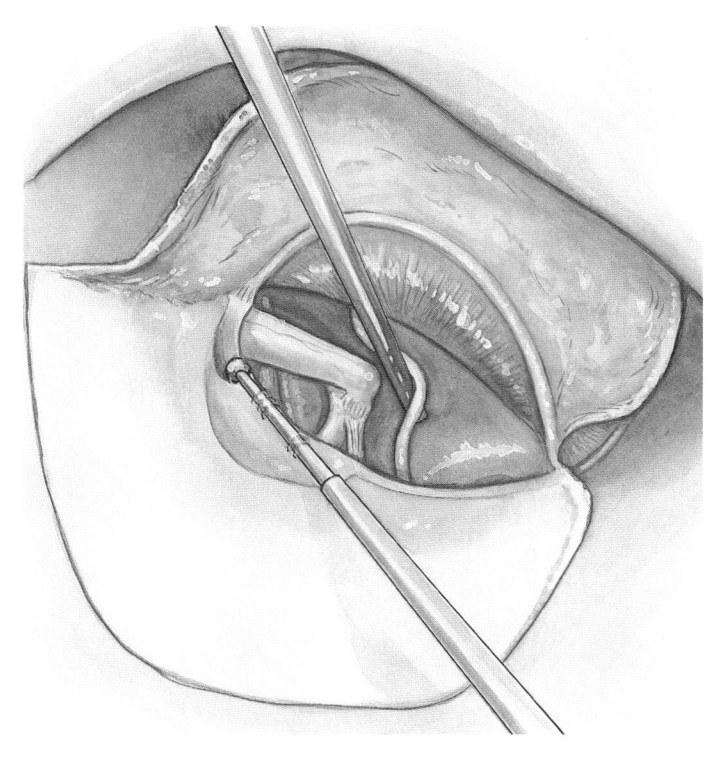

Abb. 8.**10**

Beim Abtragen des Knochens mit dem Diamantbohrer ist auf folgendes zu achten:

- Es muß stets mit genügend Flüssigkeit im Bohrbereich gearbeitet werden (Vermeidung von Knochenerhitzung und folgender Nekrose).
- Das tympanale Tubenostium sollte durch Gelatineschwämmchen vorübergehend verschlossen werden.
- Der Bohrstaub muß sorgfältig abgesaugt werden.
- Der Bohrerkopf sollte nicht groß sein, damit der tiefer liegende lange Amboßschenkel oder die Chorda tympani von ihm nicht berührt werden (evtl. mit kleinerem Bohrkopf beginnen und dann einen größeren nehmen).
- Tympanomeataler Lappen und Chorda tympani müssen mit einer feinen Saugkanüle o. ä. vom Bohrbereich ferngehalten werden (Abb. 8.**10**).
- Beim Erweitern der Knochenlücke nach unten muß besonders auf die Austrittsstelle der Chorda tympani geachtet werden, damit diese nicht beschädigt wird.

Die Knochenresektion ist dann ausreichend, wenn man entsprechend Abb. 8.**11** einen Überblick über die folgenden Strukturen hat:

1. Die Sehne des M. stapedius und den Processus pyramidalis,
2. den Fazialiskanal, den langen Amboßschenkel und das Amboß-Steigbügel-Gelenk,
3. den hinteren Schenkel des Steigbügels samt seinem Übergang in die Fußplatte.

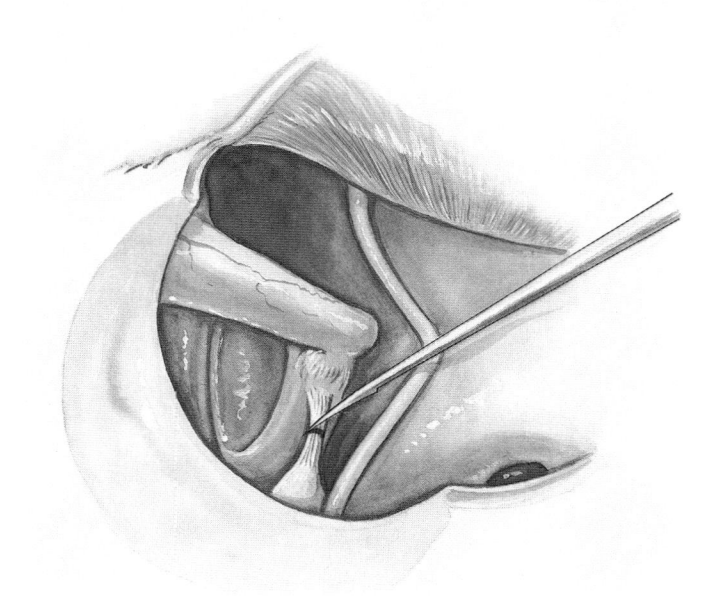

Abb. 8.**11**

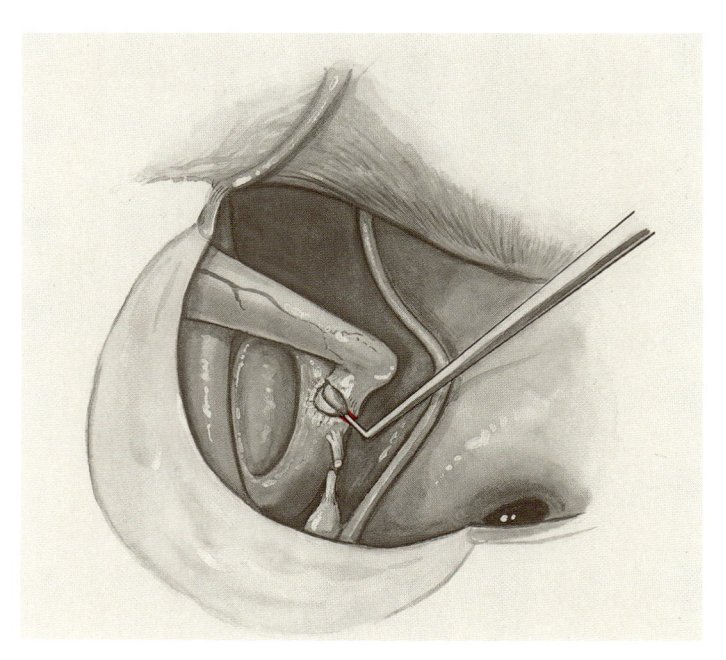

Abb. 8.**12**

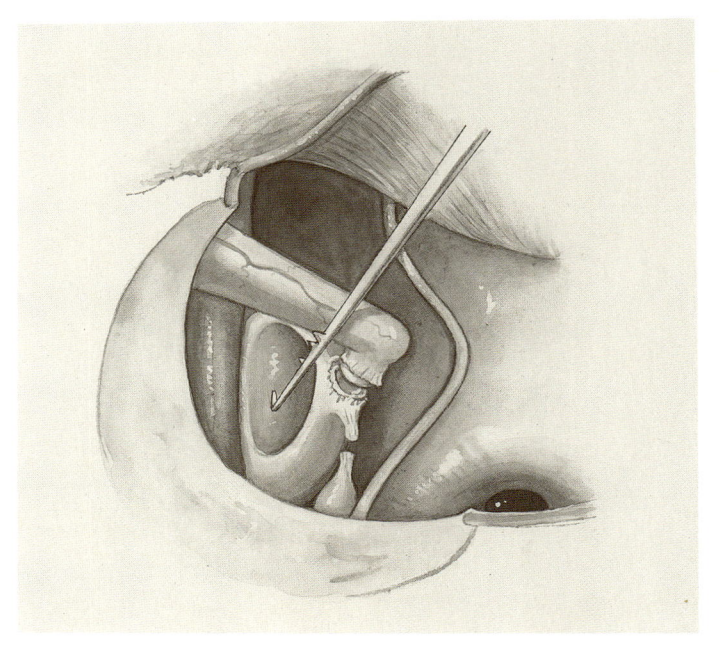

Abb. 8.**13**

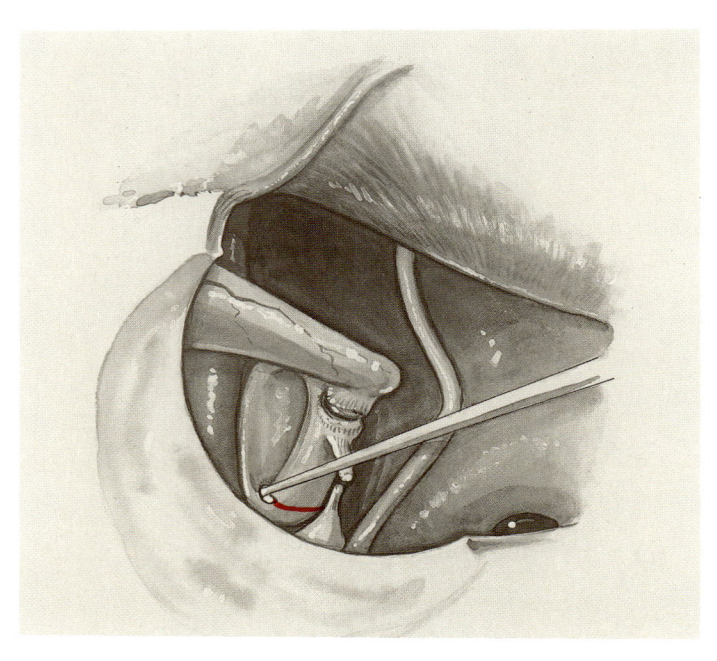

Abb. 8.**14**

Kettenkontrolle

Durch eine leichte Seitwärtsbewegung des langen Amboßfortsatzes überzeugt man sich von der Fixation des Steigbügels. Dabei wird gleichzeitig die Beweglichkeit der Kette im Epitympanon kontrolliert und eine Hammerkopffixation ausgeschlossen.

Es folgt nun die Durchtrennung der Sehne des M. stapedius mit einem Sichelmesser (Abb. 8.**11**).

Falls der Processus pyramidalis stark vorspringt und den Blick auf das ovale Fenster behindert, kann man ihn und den Sehnenansatz mit einem Diamantbohrer abtragen.

Zu diesem Zeitpunkt gibt man 1–2 Tropfen Suprarenin 1:100 000 mit einer stumpfen Kanüle in die ovale Nische und saugt den Überstand wieder ab. Damit erreicht man, daß es später beim Entfernen der Schleimhaut im Nischenbereich nicht oder fast nicht blutet.

Anschließend durchtrennt man vorsichtig das Amboß-Steigbügel-Gelenk mit einem 90°-Häkchen, einem feinen Sichelmesser oder einem entsprechend kleinen abgewinkelten Tellermesserchen (Abb. 8.**12**).

Nach Messung der Distanz zwischen langem Amboßschenkel und Fußplatte (Abb. 8.**13**) wird eine geeignete Prothese ausgewählt. Die Pistonprothesen sollten etwa 0,2–0,3 mm in das Vestibulum hineinreichen, während die Bindegewebsdrahtprothese das Niveau der Fußplatte gerade erreichen soll.

Als nächster Schritt folgt die Trennung der Stapessuprastruktur von der Steigbügelfußplatte. Man verwendet dazu ein sehr feines Tellermesserchen, das man – entsprechend Abb. 8.**14** – am Fuß des hinteren Stapesschenkels, also unmittelbar oberhalb der Fußplatte, von der Fazialisseite her ansetzt und mit dem man den Stapesschenkel durch Schneid- und/oder Kippbewegungen in Richtung Promontorium frakturiert. Dies muß vorsichtig geschehen, um die Fußplatte möglichst nicht zu diesem Zeitpunkt schon mit zu mobilisieren. Sollte sich am hinteren Schenkel ein größerer Otoskeloseherd befinden und der vordere Stapesschenkel normal gestaltet sein, kann die Durchtrennung der Suprastruktur auch am vorderen Schenkel beginnen, wobei allerdings die freie Sicht auf den Arbeitsbereich durch den Steigbügelbogen mehr oder weniger behindert sein kann.

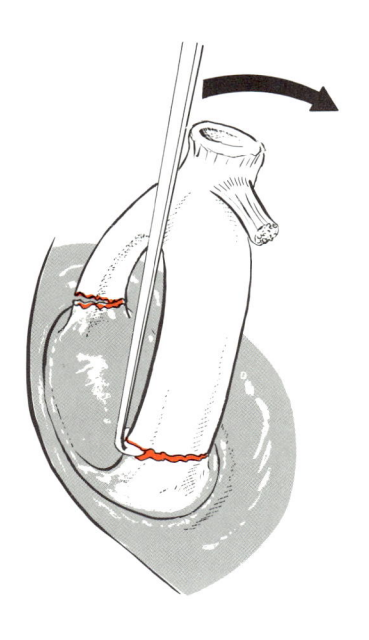

Abb. 8.**15**

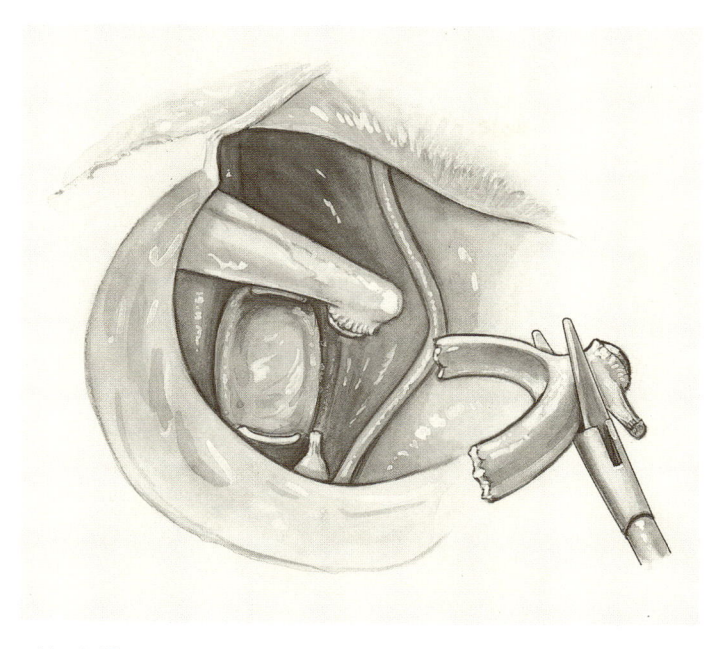

Abb. 8.**16**

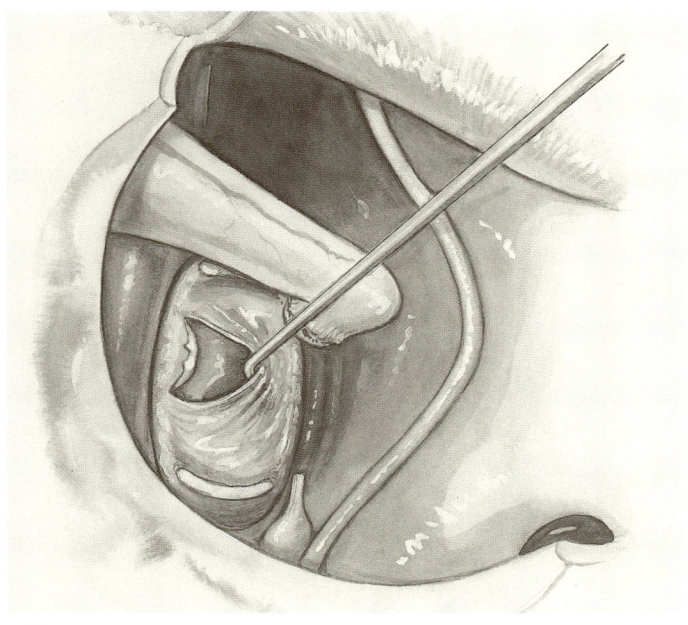

Abb. 8.**17**

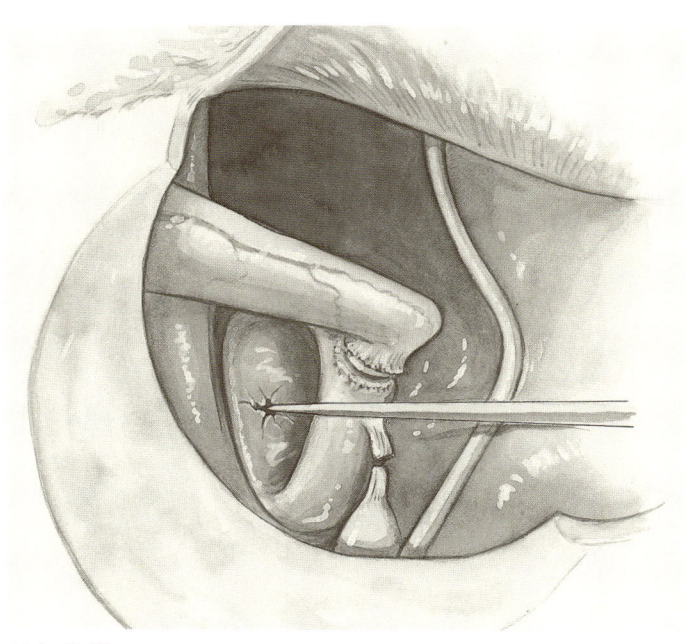

Abb. 8.**18**

Nach Durchtrennen eines der beiden Schenkel genügt es meist, mit dem Tellermesserchen den Steigbügelbogen in Richtung Promontorium zu drücken. Dabei bricht dann der zweite Schenkel an geeigneter Stelle durch. Notfalls hilft man mit einem 90°-Häkchen o. ä. etwas nach (Abb. 8.**15**).

Die nun isolierte Suprastruktur des Steigbügels läßt sich mit einem Häkchen, einer Faßzange oder auch mit dem Sauger entfernen (Abb. 8.**16**).

Im Regelfall ist jetzt die Nische des ovalen Fensters gut zu übersehen und der Blick auf die Stapesfußplatte frei (Abb. 8.**16**).

Es folgt die Entfernung der die Fußplatte bedeckenden Schleimhaut. Hierfür und für die folgenden Manipulationen im Fußplattenbereich verwendet man zweckmäßigerweise eine stärkere optische Vergrößerung.

Wie Abb. 8.**17** erkennen läßt, wird die Schleimhaut aus dem Fensterbereich mit einem feinen 45°-Häkchen entfernt, indem man über der Fußplatte die Schleimhaut anreißt und in Richtung auf den Fußplattenrand bzw. die Wände der Nische abschiebt. Ist die Schleimhaut dick, wird sie nach ihrer Mobilisation bis in die Nischenwand hinein (Abb. 8.**18**) mit einem feinen Faßzängelchen oder Doppellöffelchen abgetragen. Ist die Mukosa hingegen

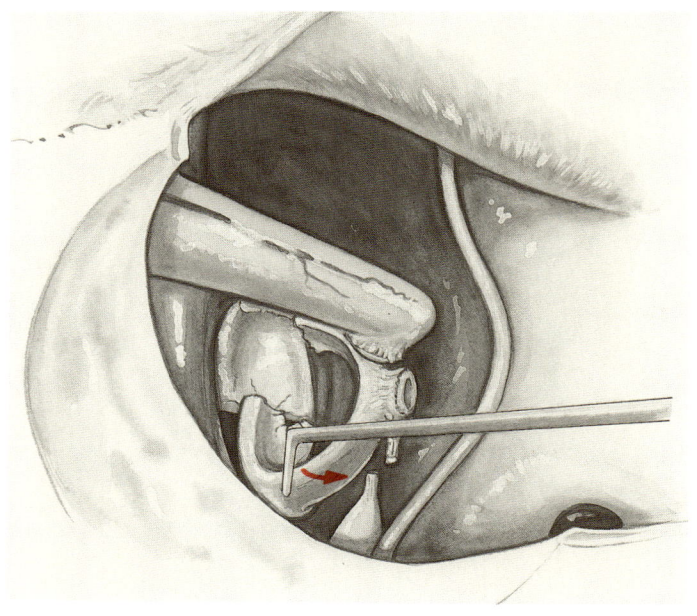

Abb. 8.**19**

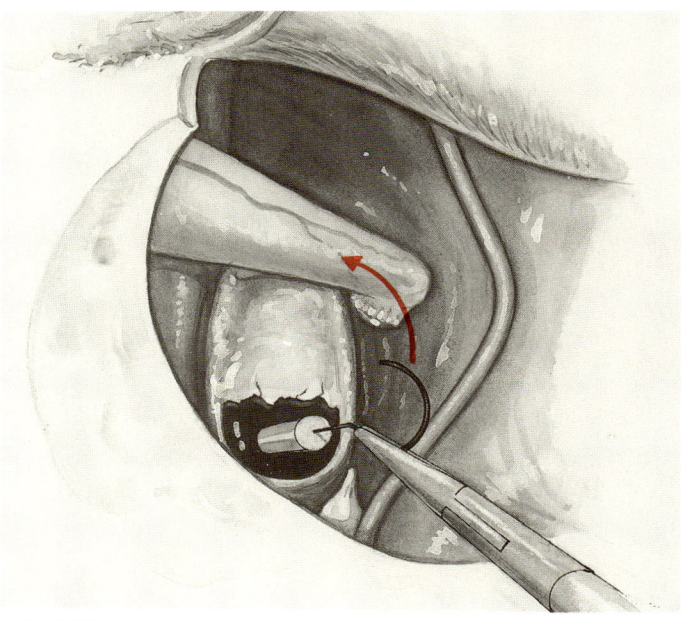

Abb. 8.**20**

sehr zart, so genügt es, sie einfach vom Fußplattenbereich wegzuschieben.

Blutet es bei der Schleimhautentfernung, legt man nach der Entnahme der Mukosa für einige Minuten ein in Suprarenin 1:100000 getränktes Stückchen Gelatineschwamm in die ovale Nische und wartet das Sistieren der Blutung ab. – Ist die Fußplatte schon beweglich, verwendet man am besten Gelatineschwamm ohne Suprarenin.

Für die *partielle* und die *komplette* Stapedektomie ist die Operationstechnik von hier ab streckenweise *verschieden*.

Partielle Stapedektomie

A. Entfernen des hinteren Fußplattendrittels

Die Fußplatte wird mit dem Perforator oder der Nadel an der Grenze zwischen hinterem und mittlerem Fußplattendrittel perforiert. Meist entstehen eine oder mehrere Frakturlinien (Abb. 8.**18**).

Das mobile hintere Drittel der Fußplatte wird in einem oder mehreren Fragmenten entfernt. Um unnötige Splitterungen der Fußplatte zu vermeiden, empfiehlt es sich, zum Herausheben statt feiner Haken ein feines Tellerelevatorium (nach Plester) zu verwenden, das durch die breitere Arbeitsfläche die Zug- und Hebelkraft günstiger auf das gesamte Fußplattenfragment verteilt (Abb. 8.**19**). Das herausgehebelte Fußplattenstück wird sofort aus der Fensternähe geschoben und dann mit einem feinen Faßinstrument entfernt.

Manche Operateure führen die Perforation der Fußplatte *vor* Entfernen der Stapessuprastruktur durch. Erst dann wird die Stapessuprastruktur analog dem oben geschilderten Vorgehen entfernt, wobei das hintere Viertel bis Drittel der Fußplatte zusammen mit dem hinteren Schenkel aus der ovalen Nische herausgehoben wird. Auf diese Weise erübrigt sich das gesonderte Herausheben der Fußplatte.

Die Prothese wird mit einem Hechtmaulzängelchen gefaßt, so daß Zange und die Längsachse der Prothese einen stumpfen Winkel bilden (Abb. 8.**20**).

Nun folgt das Einsetzen der Prothese in das eröffnete Vestibulum.

Das Verschlußzängelchen nach McGee (s. Abb. 8.**2c**) wird so eingeführt, daß die beiden Maulteile exakt die noch offene Öse der Prothese umgreifen. Mit der anderen Hand hebt und fixiert man mittels eines 90°-Häkchens den langen Amboßschenkel, so daß dieser dem Schließinstrument etwas entgegengeführt wird und beim Schließvorgang ein festes Gegenlager bildet (Abb. 8.**21**). Nun erfolgt mit der McGee-Zange der Verschluß der Prothesenöse. Man führt dies ohne jegliche Gewaltanwendung oder Verkantung (Frakturgefahr!) sehr zart und nur so weit durch, daß die geschlossene Öse konzentrisch den langen Amboßschenkel umgibt (Abb. 8.**21**). Sie soll keinesfalls auf den Amboßschenkel Druck ausüben (Gefahr der Nekrose!), aber andererseits dem Knochen so dicht anliegen, daß kein Totraum entsteht.

Die Abdichtung zum Vestibulum erfolgt mit kleinen Bindegewebsstückchen, die zu Beginn des Eingriffs entnommen wurden (Abb. 8.**22**).

Ist die *gesamte Fußplatte* vor ihrer Durchtrennung *beweglich* geworden (floating footplate), muß mit äußerster Vorsicht vorgegangen werden, um zu verhindern, daß die mobile Fußplatte ins Vestibulum absinkt. Bisweilen gelingt es, mit einem feinen Alligator-Zängelchen oder einem Häkchen den Stumpf eines der abgesetzten Steigbügel-

Stapedektomie   239

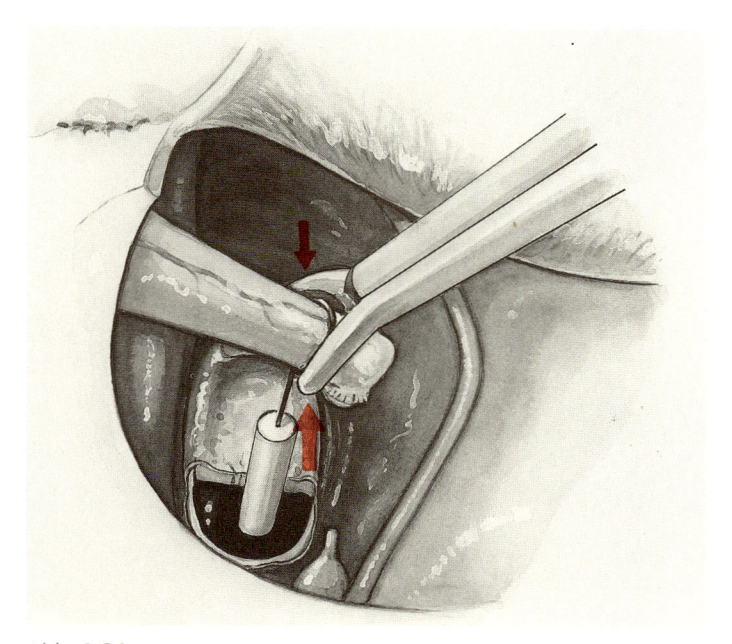

Abb. 8.**21**

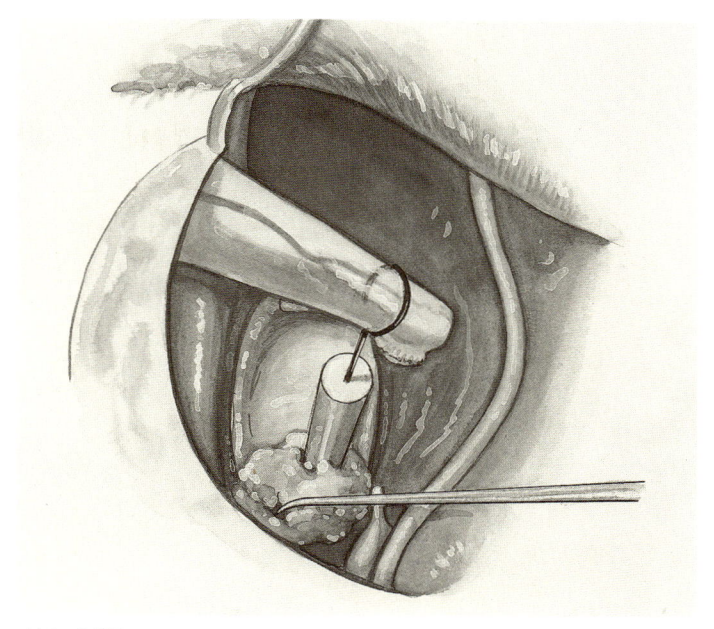

Abb. 8.**22**

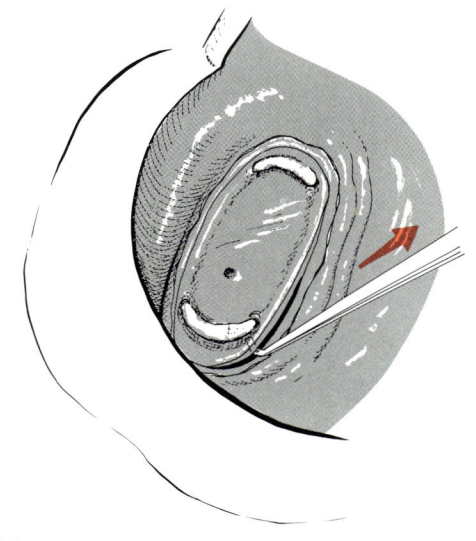

Abb. 8.**23**

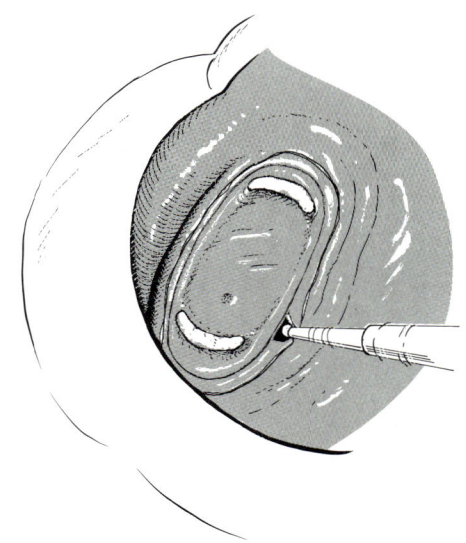

Abb. 8.**24**

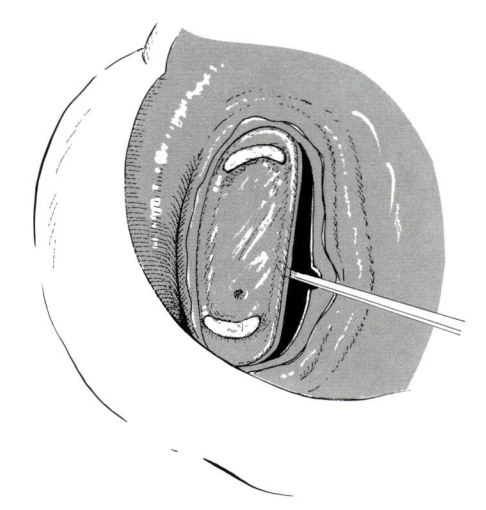

Abb. 8.**25**

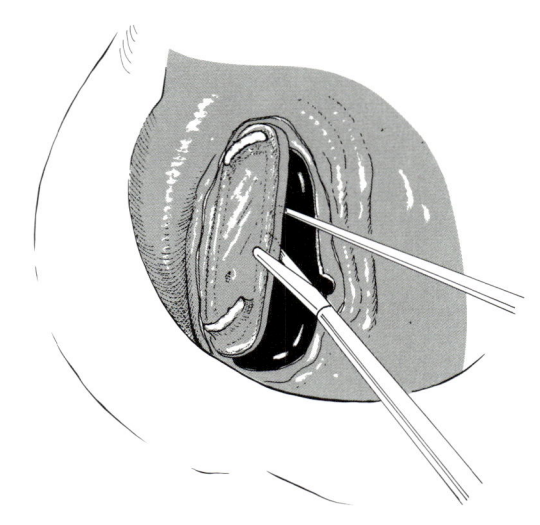

Abb. 8.**26**

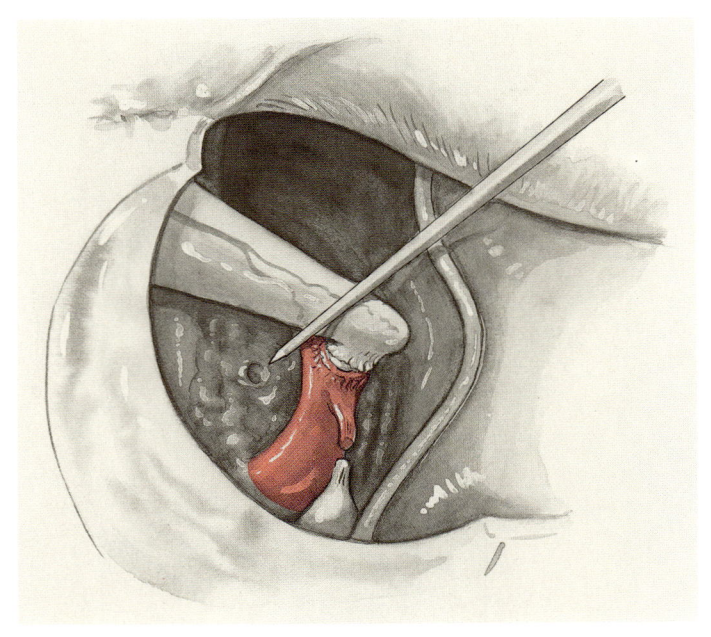

Abb. 8.**27**

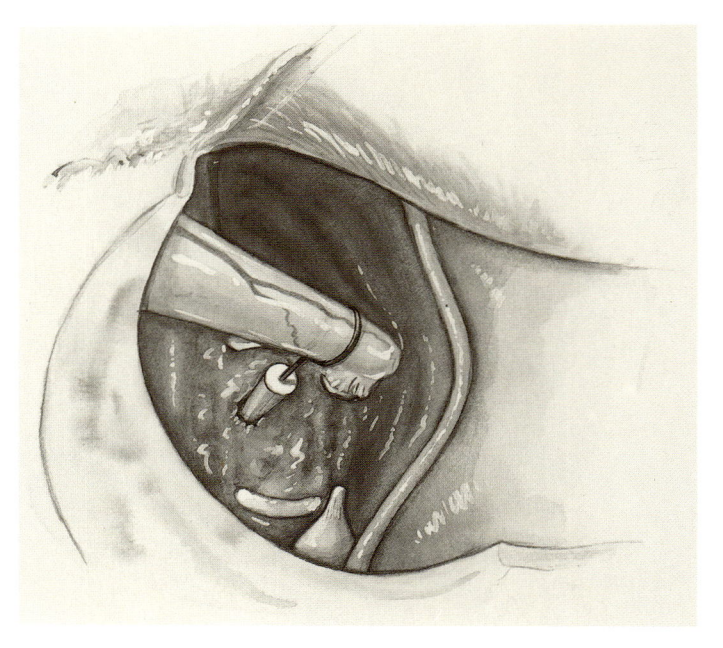

Abb. 8.**28**

schenkel zu fassen und an diesem „Henkel" die Fußplatte aus dem ovalen Fenster herauszumanipulieren (Abb. 8.**23**).

Ist dies nicht möglich, legt man ein kleines Vestibulumfenster an der promontorialen Seite des ovalen Fensters mit einem feinen Diamantbohrer an (Abb. 8.**24**), über welches dann ein 90°-Häkchen unter die Fußplatte geführt werden kann (Abb. 8.**25**). Auf diese Weise gelingt es meist die Fußplatte aus dem Fensterniveau herauszuheben (Abb. 8.**26**).

B. Stapedotomie

Unter dem Gesichtspunkt, das Innenohr bei der Schaffung eines neuen Schallzutritts so wenig wie möglich zu belasten, hat zunächst Shea 1963 eine Technik angegeben, bei der lediglich ein Loch in der Fußplatte angelegt wird, in welchem ein mit dem langen Amboßschenkel verbundener Teflon-Stempel – „Piston" (Abb. 8.**1b**) – hin- und herschwingen und die Schallwellen auf die Innenohrflüssigkeit übertragen kann. Andere Autoren (Guilford, Schuknecht, Fisch) haben das Prinzip aufgegriffen, Material, Stempelform und Methodik variiert und gleichfalls sehr gute und dauerhafte Ergebnisse vorzuweisen. *Diese Technik eignet sich in besonderem Maße bei extrem dicker Fußplatte.*

Technik. Diese Methode unterscheidet sich zu Beginn der Operation nicht von dem im Vorstehenden geschilderten Standardverfahren. Es wird statt der partiellen Entfernung der Fußplatte die alleinige Perforation (ohne Entfernung von Fußplattenanteilen!) durchgeführt. Die Eröffnung des Vestibulums erfolgt meist *vor* Entfernung der Steigbügelsuprastruktur durch leichtes Drehen mit einem Perforator (Abb. 8.**27**). In der Öffnung muß ein Teflon-Piston mit einem Durchmesser von 0,4 mm unbehindert schwingen können (Abb. 8.**28**). Ein entsprechend vorgefertigter Piston wird in die Öffnung der Fußplatte gebracht und mit seiner Drahtöse am Amboßschenkel befestigt, wie dies auf S. 239 ausführlich beschrieben wurde. Zur Abdichtung der Fußplattenperforation legt man etwas lockeres Bindegewebe um das Piston auf die Fußplatte.

Komplette Stapedektomie

Prinzip. Die gesamte Fußplatte des fixierten Steigbügels wird aus der ovalen Nische entfernt, das offene Vestibulum mit Bindegewebe verschlossen und der Steigbügel durch eine geeignete Prothese ersetzt.

Technik. Entfernen der Steigbügelsuprastruktur und Entfernen der die Fußplatte bedeckenden Schleimhaut wie oben angegeben. Dann wird mit einer Präpariernadel, besser jedoch mit einem geraden feinen Messerchen („Fußplattenmesser") die noch fixierte Fußplatte an ihrer dünnsten Stelle, also in der Regel etwa in der Mitte durch mehrere vorsichtige Stiche quer durchtrennt. In der Regel sind dann die beiden Fußplattenanteile so beweglich, daß ihre Entfernung mit einem feinen 90°-Häkchen gelingt (Abb. 8.**29**, 8.**30**, 8.**31**).

Sollten zusätzliche kleinere Fußplattenreste noch am Ringband hängen, so werden sie jetzt durch vorsichtiges Unterfahren mit einem 90°-Häkchen aus dem Fensterniveau herausgekippt und entfernt (Abb. 8.**32**).

Stapedektomie 241

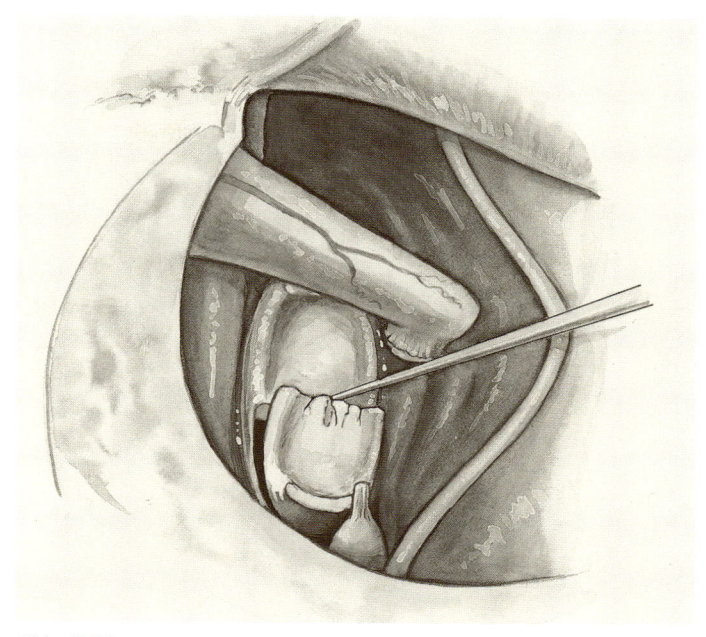

Abb. 8.**29**

Abb. 8.**30**

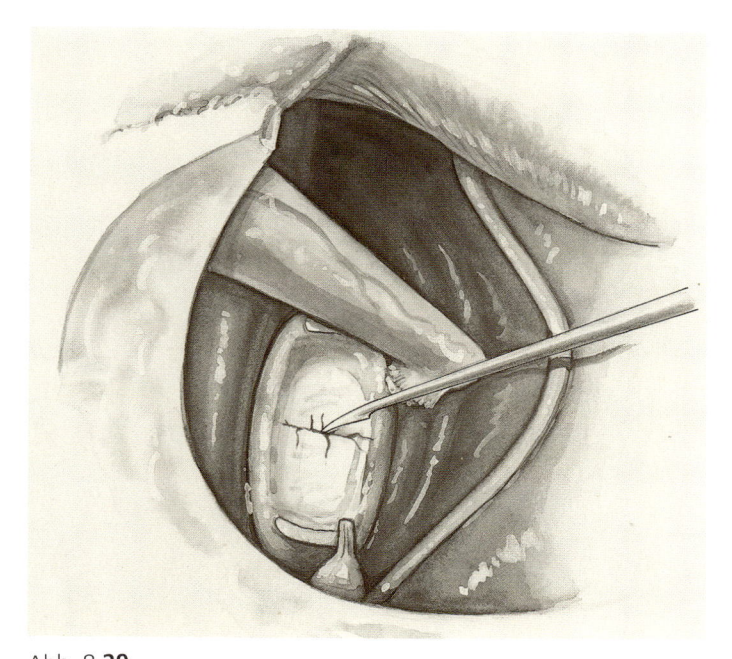

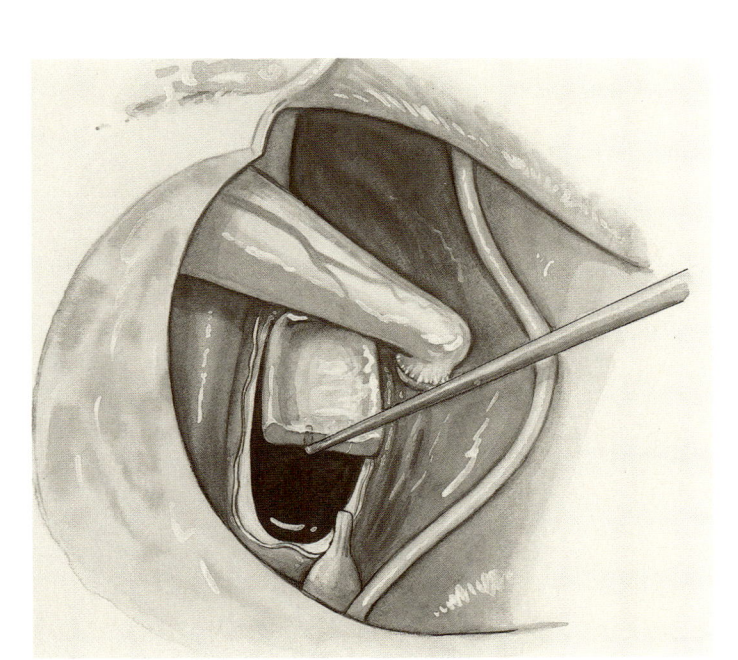

Abb. 8.**31**

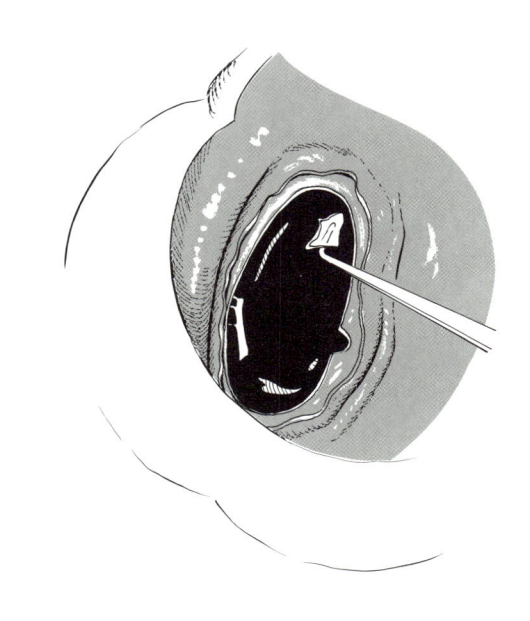

Abb. 8.**32**

Operationen bei Stapesankylose

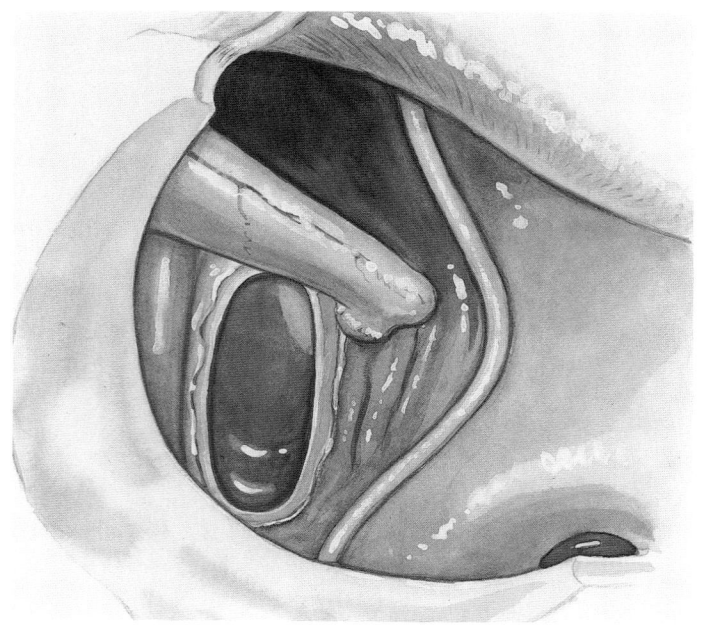

Abb. 8.**33**

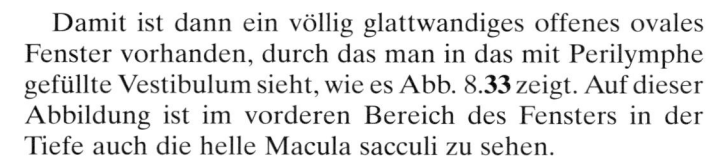

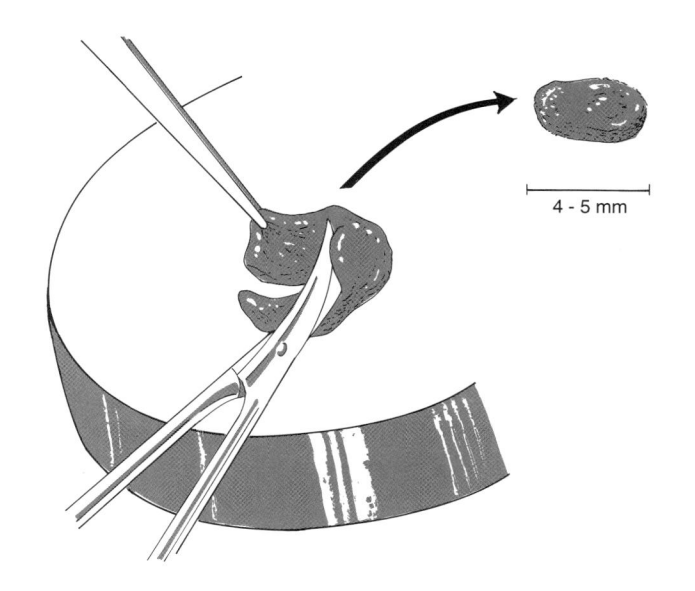

Abb. 8.**34**

Damit ist dann ein völlig glattwandiges offenes ovales Fenster vorhanden, durch das man in das mit Perilymphe gefüllte Vestibulum sieht, wie es Abb. 8.**33** zeigt. Auf dieser Abbildung ist im vorderen Bereich des Fensters in der Tiefe auch die helle Macula sacculi zu sehen.

Sobald die Fußplatte entfernt ist, wird das offene ovale Fenster so schnell wie möglich mit einem vorbereiteten Bindegewebsstück verschlossen. Dieses sollte zweckmäßigerweise schon vor Eröffnung des Vestibulums vorbereitet sein (Abb. 8.**34**). Es wird mit Hilfe einer Präpariernadel und eines sehr kleinen Tellermessers so auf das ovale Fenster plaziert, daß es das Fenster – rundherum etwas überlappend – zuverlässig abdeckt (Abb. 8.**35**).

Vor der Wahl der einzusetzenden Drahtprothese ist es wiederum zweckmäßig, die Distanz mit einem Meßstab zu messen. Nach dem ermittelten Meßwert wird eine vorgefertigte Drahtprothese ausgesucht, mit dem McGee-Zängelchen am langen Amboßschenkel fixiert (Abb. 8.**36**, 8.**37**, 8.**38**) und so weit wie möglich in Richtung auf das freie Ende des langen Amboßschenkels geschoben.

Sollte der Prothesenfuß – etwa beim Verschluß der Öse – verrutscht sein, lassen sich Stellungsfehler entsprechend Abb. 8.**39** mit zwei 90°-Häkchen jetzt noch korrigieren.

Das weitere Vorgehen ist bei der partiellen und bei der kompletten Stapedektomie praktisch gleich.

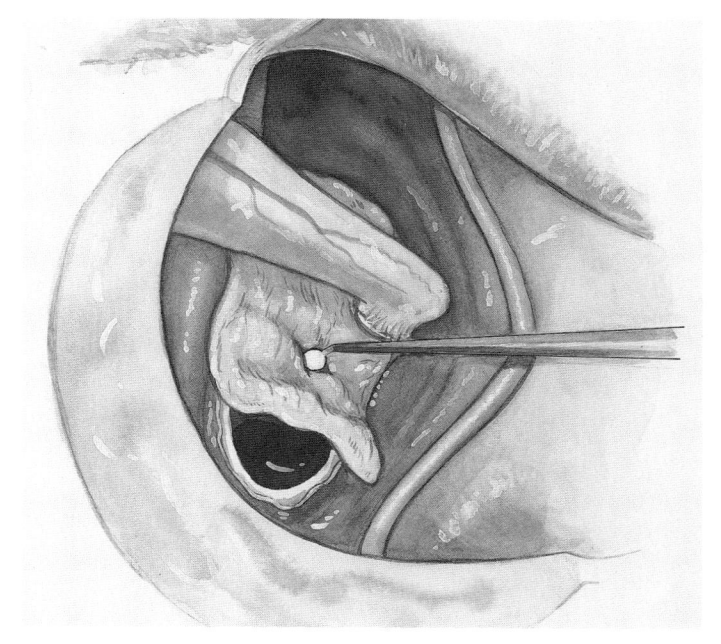

Abb. 8.**35**

Stapedektomie 243

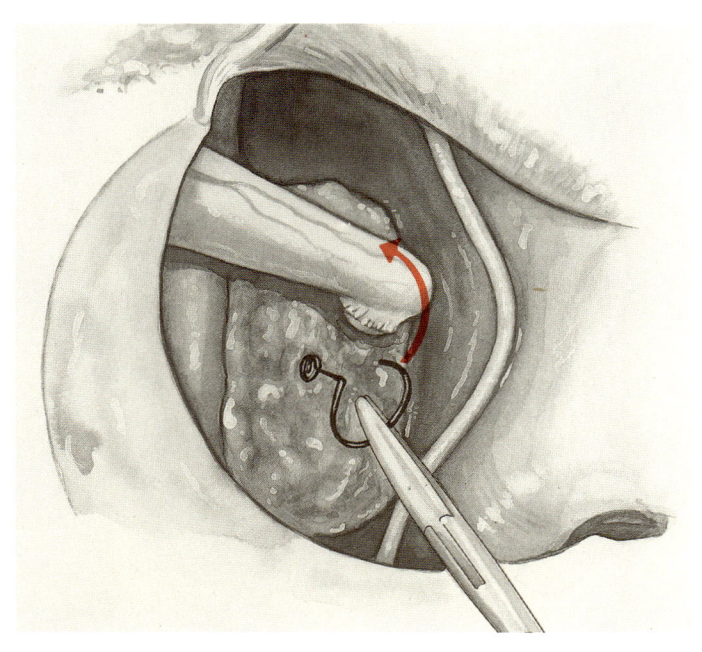

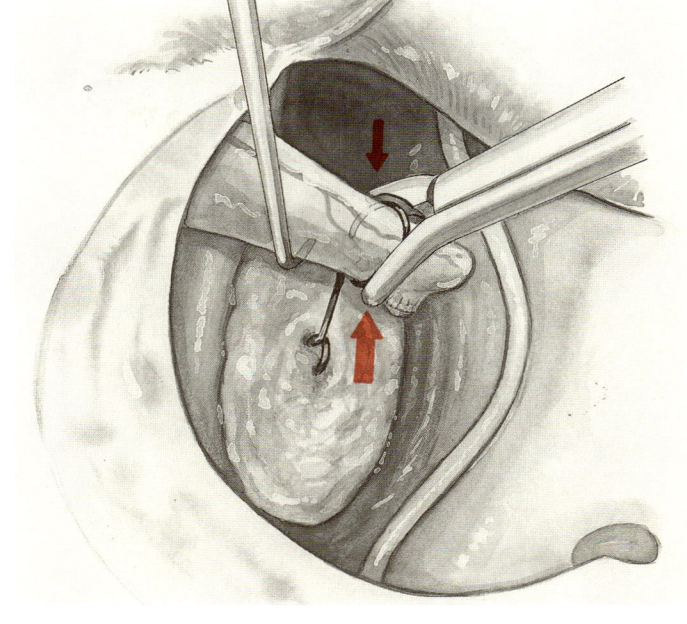

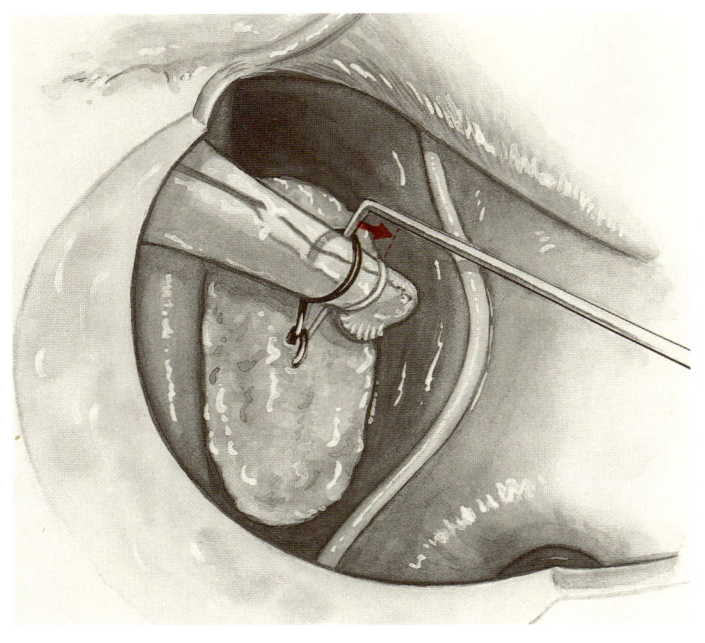

Abb. 8.**36**

Abb. 8.**37**

Abb. 8.**38**

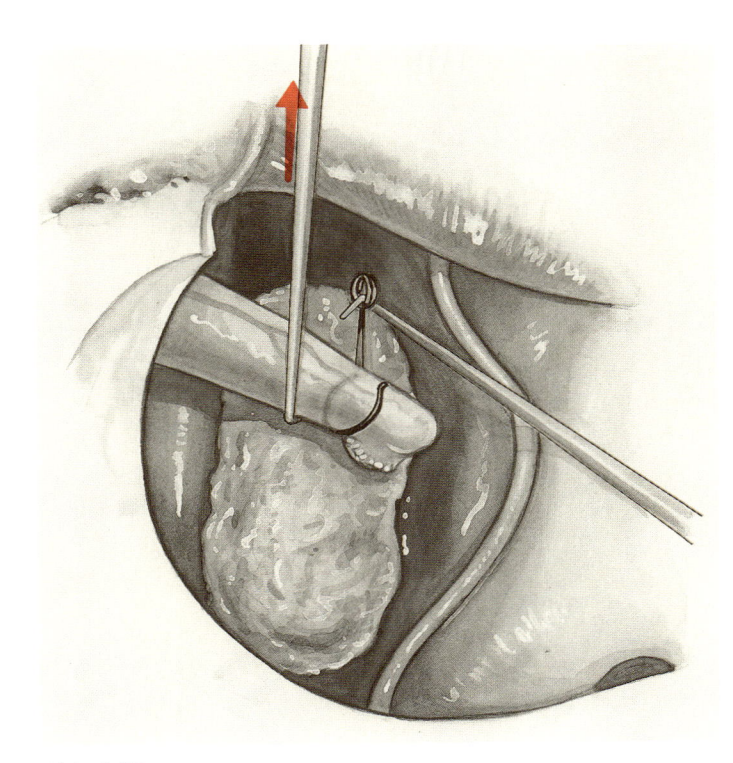

Abb. 8.**39**

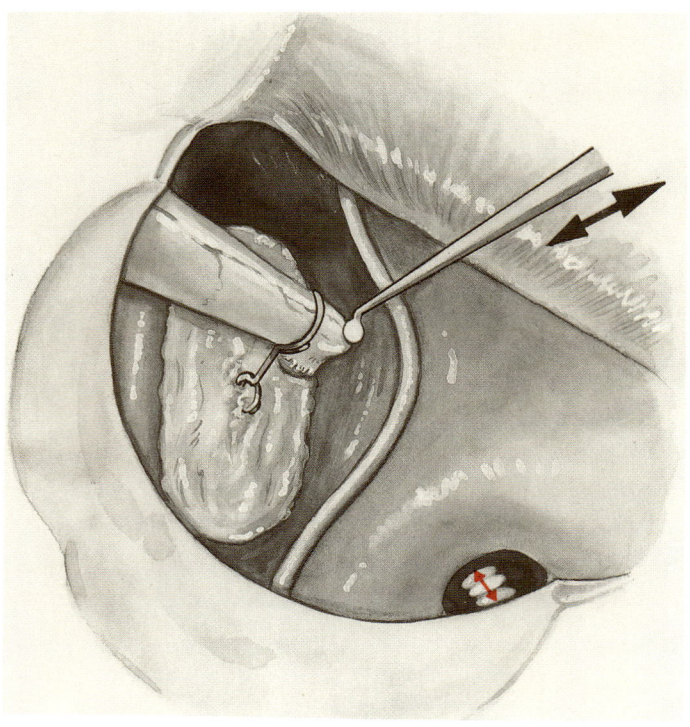

Abb. 8.**40**

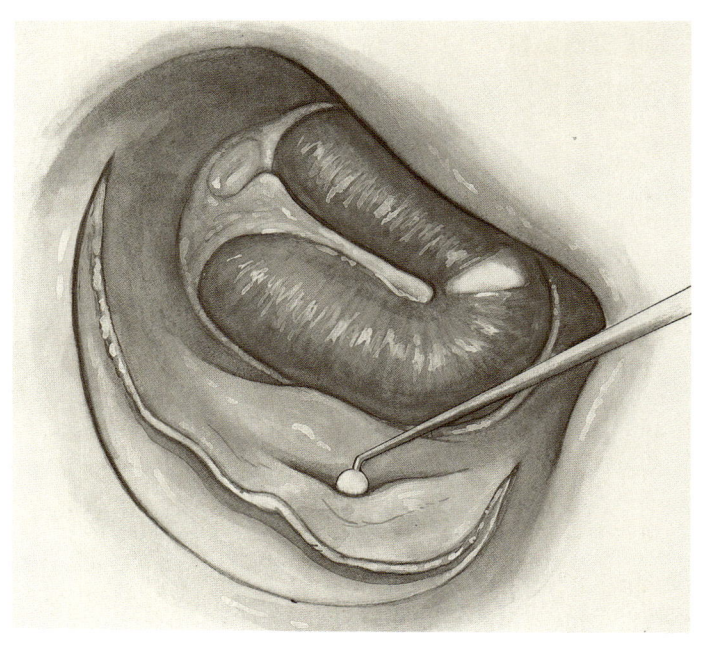

Abb. 8.**41**

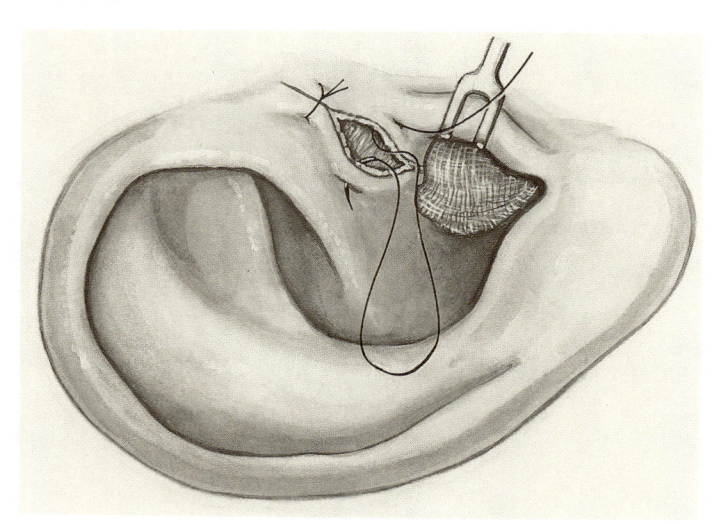

Abb. 8.**42**

Abschluß der partiellen und/oder kompletten Stapedektomie

Vorsichtig wird jetzt unter leichter Berührung des Amboßschenkels mit einer Kürette o. ä. und gleichzeitiger Beobachtung der Nische zum runden Fenster geprüft, ob der „Wechseldruck" (= „Reflex im runden Fenster") positiv ist (Abb. 8.**40**). Fällt diese Probe negativ aus, muß im Bereich der Kette nach der Ursache der mangelhaften Schallübertragung gesucht und diese eliminiert werden, vorausgesetzt, daß die Nische zum runden Fenster frei ist.

Nach sorgfältigem Absaugen von Blutkoagula, Knochensplittern usw. aus dem Paukenbereich wird der tympanomeatale Lappen dann reponiert und damit das Mittelohr wieder verschlossen (Abb. 8.**41**).

Mit feinem Sauger und Kürette läßt sich der Lappen so anpassen, daß das Trommelfell ohne Falten ausgespannt liegt und die anschließende Gehörgangshaut – den Knochendefekt zuverlässig überbrückend – sicher auf der knöchernen Gehörgangswand anliegt.

Es folgt die Tamponade des Gehörgangs. Zu diesem Zweck wird – am Trommelfell beginnend – der Gehörgang mit in Antibiotikalösung getränkten Gelatineschwammstückchen etwa bis zum Übergang vom inneren zum mittleren Drittel des Gehörgangs ausgefüllt. Nach außen zu wird die Tamponade durch Einbringen von kleinen, z. B. in Antibiotikumsalbe getränkten Gaze-Stückchen von etwa 1 cm² Größe fortgesetzt bis zum inneren Ende der Eröffnungsinzision. Diese wird nun zunächst durch 2–3 feine Hautnähte verschlossen (Abb. 8.**42**) und dann der restliche Gehörgang mit fortlaufender Salbentamponade aufgefüllt, wobei man gleichzeitig die Eröffnungsinzision mit abdeckt (Abb. 8.**43**).

Das Ohr wird schließlich durch einen Ohrverband geschützt, wie dies aus Abb. 8.**44** hervorgeht.

Modifikationen und operative Alternativen

Abgesehen von den oben im Detail dargestellten alternativen Operationstechniken der *partiellen* und der *kompletten Stapedektomie* sind im Laufe der Jahre zahlreiche weitere Modifikationen für Operationen bei Stapesankylose angegeben worden. Sie haben sich nicht allgemein durchsetzen können und werden deshalb in diesem Rahmen nicht berücksichtigt.

Einige spezielle Techniken, die bei besonderen Situationen vorteilhaft sein können und zuverlässige Ergebnisse liefern, werden im folgenden kurz besprochen.

Abb. 8.**43**

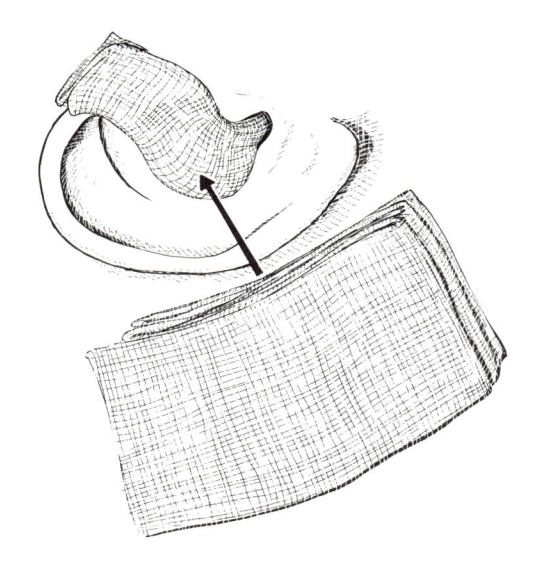

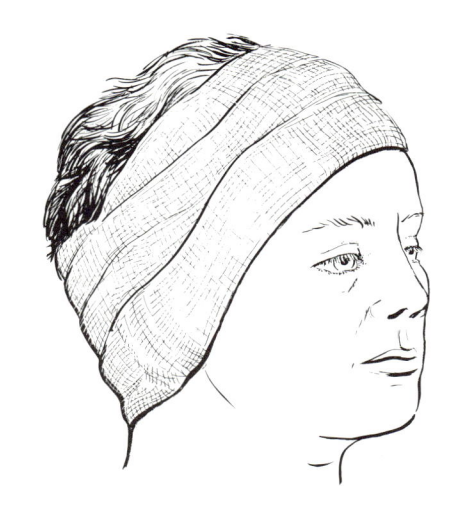

Abb. 8.**44**

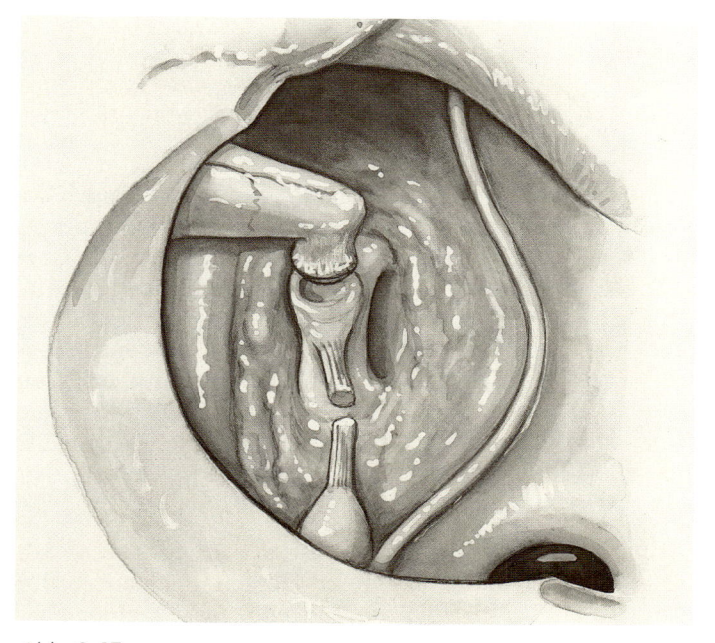

Abb. 8.**45**

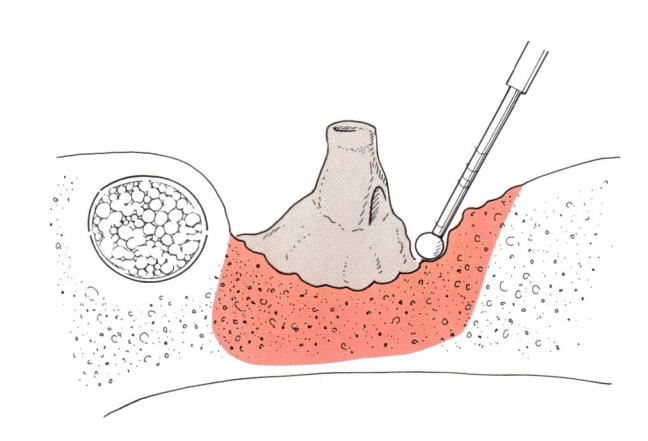

Abb. 8.**46**

1. Vorgehen bei extrem dicker Fußplatte bzw. bei obliterierter ovaler Nische

In diesen Situationen gibt es zwei Wege. Der eine, der die Verwendung eines Pistons vorsieht, ist auf S. 239 (s. Stapedotomie) näher beschrieben. Die Alternative hierzu besteht darin, den überschüssigen otosklerotischen Knochen im Nischen- und Fußplattenbereich vorsichtig zu entfernen, bis das Fußplattenniveau und die ursprüngliche Gestalt der Nische in etwa wieder hergestellt sind.

Technik. Die Ausgangssituation ist in Abb. 8.**45** dargestellt.

Mit einem sehr feinen Diamantbohrer wird durch vorsichtiges, flächiges Arbeiten allmählich der otosklerotische Osteophyt so abgetragen, daß die ursprünglichen Konturen der ovalen Nische wieder entstehen. Abb. 8.**46** zeigt dieses Vorgehen schematisch.

Sobald man dabei das vermutliche Niveau der früheren Fußplatte erreicht, versucht man unter ständigem Spülen und Saugen und unter höherer optischer Vergrößerung den Fußplattenbereich so weit plan abzutragen, bis dieser Knochenbereich bläulich durchschimmert (Abb. 8.**46**). Ein vorzeitiges Eröffnen des Vestibulums sollte vermieden werden, um Bohrstaub nicht in die Perilymphe gelangen zu lassen.

Wichtig bei diesem Abtragen mit dem Bohrer sind folgende Punkte:

- Feinste diamantisierte Kugelbohrer verwenden, die exakt konzentrisch arbeiten, also nicht „schlagen"; Durchmesser des Bohrkopfes: 0,5 und 1 mm;
- großflächig arbeiten, nicht in die Tiefe bohren;
- Bohrarbeit erst beenden, wenn ein etwa normal konfiguriertes, homogen bläulich schimmerndes Fußplattenareal dargestellt ist.

Nun wird wie bei dem Standardverfahren (s. S. 240) der Fußplattenbezirk mit einem Fußplattenmesser (analog Abb. 8.**29**) sowohl in querer Richtung als auch mehrmals entlang der Fußplattenbegrenzung inzidiert und frakturiert (Abb. 8.**29**) und nach Mobilisierung der Fußplattenfragmente mit deren vorsichtiger Entfernung begonnen. Dies kann sich trotz der vorausgehenden Mobilisierung schwierig gestalten, weil in diesen Fällen die Fußplattenfragmente oft sehr fest mit dem knöchernen Fensterrahmen verbunden sind. Weiteres Vorgehen wie auf S. 242 beschrieben.

Diese Methode erfordert eine sichere Hand und viel operative Erfahrung. Sie ist mit *zwei Unsicherheitsfaktoren* belastet:

a) Sobald im Bereich der Fußplatte der Bohrer verwendet werden muß, kann es zu einem Abfall der Innenohrleistung („sensorineural hearing loss") kommen, auch dann, wenn der Bohrer äußerst schonend und mit niedrigster Drehzahl verwendet wurde.
b) Wenn man im Bereich eines mehr oder weniger aktiven Otoskleroseherdes mit dem Bohrer arbeitet und vom Ringband nichts mehr erhalten ist, besteht eine erhöhte Wahrscheinlichkeit, daß es über kurz oder lang zu einem knöchernen Wiederverschluß des ovalen Fensters kommt.

2. Vorgehen bei enger ovaler Nische

Abgesehen davon, daß es schon im Rahmen der normalen anatomischen Variationsbreite weite und enge Nischen gibt, kann eine abnorme Verengung, speziell auch des Nischeneinganges, durch einen überhängenden N. facialis oder eine sich stark vorbauchende Promontorialwand vorkommen.

Technik. Ein *vorspringender Fazialiswulst* (Abb. 8.**47**) ist dabei das schwierigere Problem. Man könnte zwar mit einem feinen Diamantbohrer den zur ovalen Nische hin gelegenen Teil der Knochenwand des Canalis facialis ohne Bedenken abtragen. Der Knochen in diesem Bereich ist jedoch nur sehr dünn, so daß hierdurch nicht viel Platz ge-

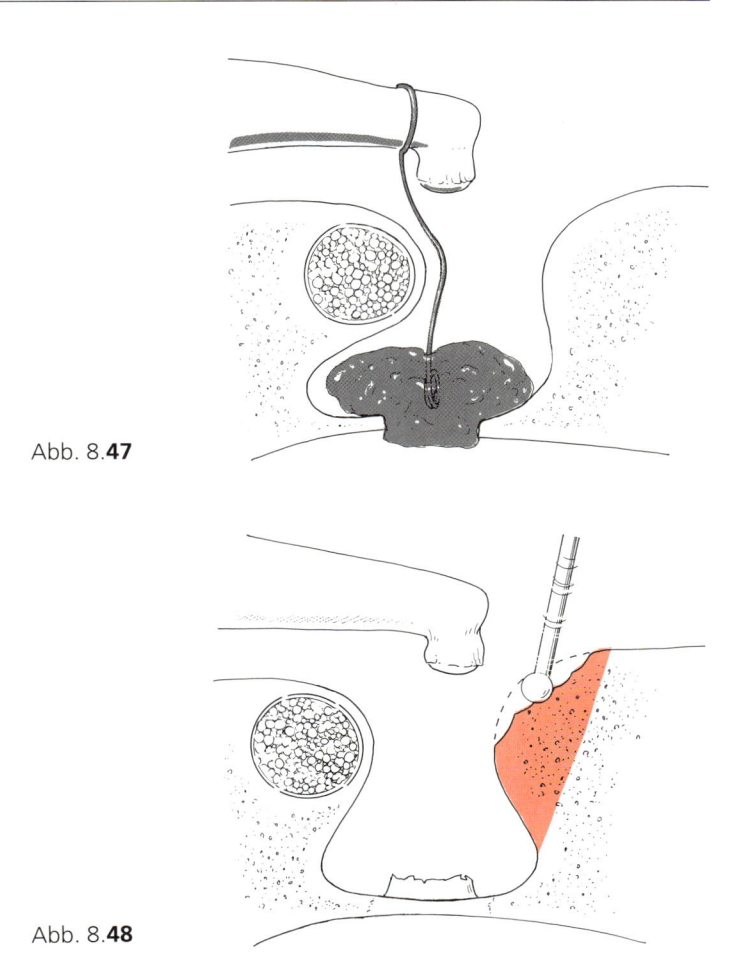

Abb. 8.**47**

Abb. 8.**48**

wonnen wird, zumal sich der Nerv in die entstandene Knochenlücke vordrängt. Dazu kommt, daß bisweilen der N. facialis in dem fraglichen Bereich keine Knochenschale besitzt, so daß hier nichts abgetragen werden kann. Um trotzdem eine zuverlässige Schallübertragung zu erreichen, muß man nach Eröffnung und Abdeckung des ovalen Fensters – was sich bei sehr enger Nische schwierig gestalten kann! – eine etwas längere Drahtprothese verwenden, die so gebogen wird, daß sie dem vorspringenden Fazialiswulst ausweicht, ohne ihn oder sonstige Wandstrukturen der Nische zu berühren. Abb. 8.**47** zeigt das Prinzip.

Eine *überhängende Promontorialwand* hingegen läßt sich ohne Bedenken mit einem feinen Diamantbohrer (niedrige Drehzahl!) flächig abtragen – entweder noch bevor die Stapessuprastruktur entfernt ist oder aber danach, jedoch *bevor* die Arbeit an der Fußplatte beginnt. Das Vorgehen ist im Prinzip in Abb. 8.**48** dargestellt. Beim Abtragen des Promontorialknochens muß vermieden werden, die Scala tympani der Schnecke zu eröffnen!

3. Otosklerose im Bereich der runden Nische

Sehr selten kommt es vor, daß der Zugang zum runden Fenster durch Otosklerosewucherungen verlegt ist. Dies kann mit einer Stapesfixation kombiniert oder auch unabhängig davon der Fall sein. Bei gleichzeitiger Stapesfixation wird man zunächst eine typische Stapedektomie ausführen und dann prüfen, ob im Bereich der runden Nische die Wechseldruckprüfung positiv ausfällt. Hierfür genügt es, daß nur noch ein schmaler Spalt im Bereich der Nische durchgängig ist. Bei positivem Wechseldruck sollte man an der runden Nische möglichst nicht manipulieren und sich abwartend verhalten.

Ist andererseits die runde Nische – mit oder ohne Otosklerose im Bereich des ovalen Fensters – durch Osteophyt völlig verlegt (*sehr* selten!), sollte man vorsichtig die Promontorialwand in diesem Bereich mit einem Diamantbohrer abtragen. Dabei muß man sich daran erinnern, daß die Membran des runden Fensters sehr dünn ist und sehr verschieden zum Promontorium liegen kann! Sie kann z. B. praktisch in gleicher Höhe wie die Promontorialwand verlaufen, aber auch tief in die Nische zurückgelagert sein. Es kommt darauf an, bei der Abtragung der das runde Fenster verlegenden knöchernen Wucherungen die Fenstermembran nicht zu verletzen. Sollte es doch zu einer Verletzung der Membran kommen, muß das runde Fenster sofort mit etwas lockerem Bindegewebe oder mit Mittelohrschleimhaut abgedeckt werden.

4. Fixierung der Kette an mehreren Stellen

Eine durch Otosklerose bedingte Fixierung der Gehörknöchelchenkette außerhalb des Bereichs der ovalen Nische ist extrem selten. Andererseits kann eine Otosklerose jedoch auch kombiniert sein mit einer Otitis media chronica und ihren Folgen oder mit mehr oder weniger ausgeprägten Mißbildungen im Mittelohrbereich. Dementsprechend findet man gelegentlich – hinter geschlossenem Trommelfell – auch Kombinationen einer otosklerotischen Fußplattenfixation mit Adhäsionen, Tympanosklerose oder Knochenbrücken, die etwa im Kuppelraum zusätzlich die Kettenfunktion blockieren. Um diese nicht zu übersehen, ist vor Abschluß einer Stapedektomie auch die Prüfung der Beweglichkeit von Hammer und Amboß sowie des Wechseldruckes (vom Hammergriff her zu prüfen!) wichtig. In der Regel fällt dem Operateur bei einer Mehrfachfixation der Kette nach Durchtrennung des Amboß-Steigbügel-Gelenkes bereits auf, daß die Beweglichkeit des langen Amboßschenkels eingeschränkt ist. Eine solche Rigidität des Amboßschenkels ist ein starkes Indiz für eine zusätzliche Fixationsstelle zwischen Trommelfell und Gelenkfortsatz des langen Amboßschenkels, meist im Bereich des Kuppelraumes. Der Kettenverlauf muß in solchen Fällen – beginnend mit einer sparsamen Eröffnung des Kuppelraumes – durch Fortnahme eines Teiles der lateralen Kuppelraumwand – optisch und instrumentell überprüft werden.

Deckt die Untersuchung eine solche zusätzliche mechanische Behinderung auf und läßt sich das Hindernis nicht durch Manipulationen an der Kette etwa mit Präpariernadeln zuverlässig entfernen, so wird zunächst die Stapedektomie bis einschließlich der Abdeckung des eröffneten ovalen Fensters mit Faszie oder Bindegewebe ausgeführt. Zur Umgehung der fixierten Kette muß zusätzlich nun eine *Malleo-Vestibulopexie* angelegt werden.

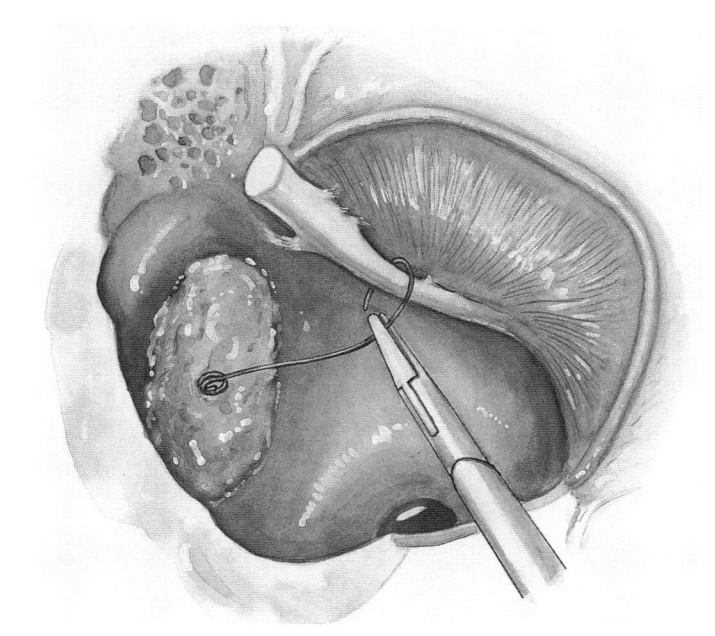

Abb. 8.**49**

Technik. Das Trommelfell wird oben etwas weiter ausgelöst, bis der Hammerhals zugänglich ist.

Kleine Bezirke der lateralen Kuppelraumwand können zusätzlich zur Kontrolle des Recessus epitympanicus entfernt werden. Der Hammerhals wird nun mit einer Hammerkopfstanze oder einem konisch zulaufenden Diamantbohrer durchtrennt. Man entfernt dann Amboß und Hammerkopf aus dem Epitympanon.

Der Hammergriff wird nun vorsichtig vom Processus lateralis bis etwa zum Umbo membranae tympani vom Trommelfell separiert. Abb. 8.**49** zeigt die Situation nach dieser Ablösung des Trommelfells.

Man mißt die Entfernung zwischen Hammergriff und bindegewebiger Abschlußplatte des ovalen Fensters und fertigt sich – falls keine vorgefertigten Prothesen entsprechender Länge zur Verfügung stehen – eine passende Stahldrahtprothese an. Das für den Hammergriff bestimmte Prothesenende wird in Form einer länglichen Schlinge geformt, nicht als Öse (Abb. 8.**49**). Diese Prothesen müssen in der Regel etwas länger (5,5–6,5 mm) sein als jene, welche am Amboß befestigt werden.

Das Prothesenende wird so über den isolierten Hammergriff gehängt, wie es Abb. 8.**49** zeigt. Die Drahtschlinge wird geschlossen und dann möglichst weit in Richtung auf den kurzen Hammerfortsatz nach oben geschoben (Abb. 8.**50**).

Den Fuß der Prothese setzt man auf die Mitte des Bindegewebspolsters über dem ovalen Fenster und vergewissert sich, daß nun ein stabiler Leitmechanismus vom Trommelfell zum ovalen Fenster gewährleistet ist (Abb. 8.**51**). Das weitere Vorgehen entspricht dem auf S. 244 geschilderten Standardverfahren.

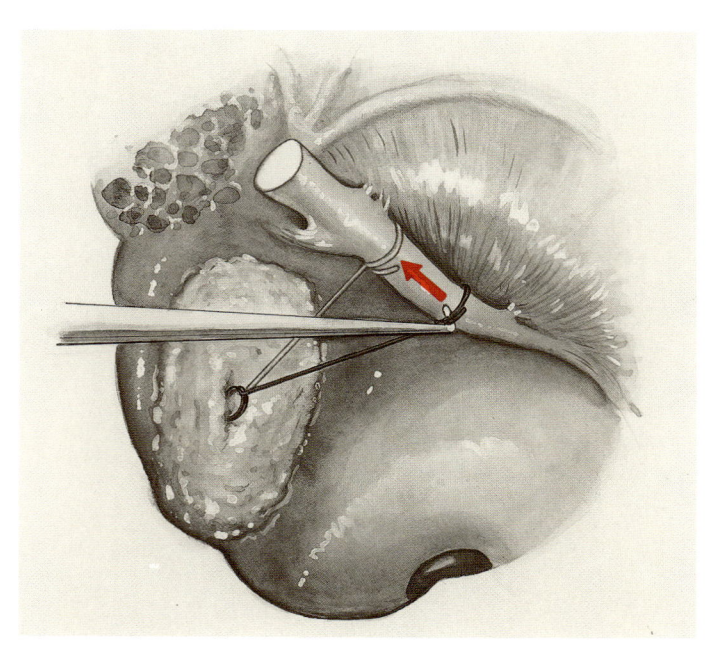

Abb. 8.**50**

Alternative: Fensterung im Bereich des Promontoriums (s. Kap. 4, S. 126).

5. Verknöcherte Sehne des M. stapedius

Gelegentlich findet man mit oder ohne Fußplattenfixation auch eine Verknöcherung der Sehne des M. stapedius. Bei einer gleichzeitigen Stapesankylose bedingt dies keine Änderung der oben geschilderten Technik, da die Stapediussehne ohnehin durchtrennt werden muß. Ist die Steigbügelfixierung jedoch lediglich durch die Verknöcherung der Stapediussehne hervorgerufen, genügt es, die Stapediussehne mit einem feinen Diamantbohrer zu resezieren und durch Kürzung dafür zu sorgen, daß sie nicht wieder zusammenwachsen kann. Eine Stapedektomie ist in diesen Fällen selbstverständlich nicht notwendig, dagegen kann das Abschleifen der Eminentia pyramidalis zweckmäßig sein.

6. Mißbildungen im Bereich der Gehörknöchelchenkette

Eine Stapesankylose kommt bisweilen kombiniert mit Mißbildungen der Gehörknöchelchenkette vor. Dabei *kann* eine Otosklerose zusätzlich beteiligt sein. Das Vorgehen richtet sich nach dem Zustand von ovalem Fenster, Kette, Trommelfell und Pauke (s. Kap. 3 und 4). Bei auf die Kette beschränkter Mißbildung genügt es oft, lediglich eine Stapedotomie, evtl. kombiniert mit einer Malleo-Vestibulopexie, auszuführen. Ist andererseits das ovale Fenster überhaupt nicht angelegt, ist zu überlegen, ob eine Fensterung am horizontalen Bogengang nicht schonender ist – vorausgesetzt, das runde Fenster ist funktionsfähig.

7. Intraoperative Komplikationen

Zu den intraoperativen Komplikationen gehört die *schwimmende Fußplatte* (s. S. 239) und das *Liquordrucklabyrinth*.

Bei letzterem kommt es nach Eröffnen des ovalen Fensters zu einem profusen *Flüssigkeitsaustritt*. Dabei handelt es sich nicht nur um Perilymphe, sondern auch um Liquor cerebrospinalis. Es wird vermutet, daß dieses Phänomen bei abnorm weitem Aquaeductus cochleae („Oozer") und bei Mißbildungen mit einem Defekt im inneren Gehörgang („Gusher") vorkommt (Schuknecht u. Reisser 1988). In einem solchen Fall sollte intraoperativ eine Kopfhochlagerung des Patienten vorgenommen werden und das Nachlassen des Liquorflusses abgewartet werden. Der Verschluß des ovalen Fensters erfolgt mit einem größeren Bindegewebsstück, das mit adäquatem Druck in der ovalen Nische fixiert wird.

8. Die Revisionsoperation

Obgleich der Prozentsatz guter Dauerergebnisse nach einer Stapedektomie sehr hoch liegt (mehr als 90%), gibt es Fälle, bei denen entweder schon in der postoperativen Heilungsphase oder auch erst nach Wochen, Monaten oder Jahren erneut eine erhebliche Schalleitungskomponente nachzuweisen ist.

Als *Indikation* für eine Revision gelten:

- Plötzlich auftretendes, erhebliches Ohrgeräusch.
- Verdacht auf Frühgranulom.
- Zunehmende oder fluktuierende Mittel- oder (selten) Innenohrschwerhörigkeit.
- Andauernder oder intermittierender Schwindel.

Die häufigsten Ursachen für Mißerfolge bei der Stapeschirurgie sind in der Tab. 8.**1** von Plester u. Mitarb. zusammengefaßt.

Eine operative Revision sollte *frühestens drei bis sechs Monate* nach der Erstoperation erfolgen (Ausnahme: Verdacht auf Frühgranulom; s. unten).

Die Gefahr einer Innenohrschädigung bei einer Reoperation ist deutlich höher als bei einer Erstoperation! Shea rechnet mit 10% Ertaubungen nach einer Revisionsoperation im Bereich des ovalen Fensters!

Frühgranulom

Die Entwicklung eines Frühgranuloms ist wegen der Gefährdung des Innenohrs gefürchtet.

Unter dem klinischen Bild eines Hörsturzes mit oder ohne vestibulären Reizerscheinungen kommt es zwischen

Tabelle 8.1 (nach Plester, Hildmann, Steinbach 1989).

Symptome von Rezidiven nach Stapesoperationen	Zahl der Fälle	Prozent
1. Gelockerte Prothese (ungenügende Befestigung oder teilweise Nekrose des langen Amboßfortsatzes)	208	20,00
2. Gelockerte Prothese infolge völliger Nekrose des langen Amboßfortsatzes	57	5,48
3. Adhäsion im ovalen Fenster, dadurch veränderter Sitz der Prothese	217	20,86
4. Durch Adhäsion im Mittelohr eingeschränkte Beweglichkeit des Trommelfells	115	11,06
5. Fistel im Bereich des ovalen Fensters	52	5,00
6. Knöcherner Wiederverschluß des ovalen Fensters	101	9,71
7. Zu kurze Prothese	94	9,04
8. Zu lange Prothese	76	7,31
9. Vorausgegangene Teilstapedektomie oder Mobilisierung und erneute Fixation	60	5,77
10. Granulationen im ovalen Fenster	28	2,69
11. Hammerkopffixation	13	1,25
12. Verschluß des runden Fensters	9	0,87
13. Cholesteatom	6	0,58
14. Gebrochene Drahtprothese	4	0,38
Gesamt	1040	100,00

dem 5. und 17. postoperativen Tag zu einem raschen Absinken der Innenohrleistung. Beim Weber-Versuch wird in das nicht operierte Ohr lateralisiert. Plötzlich treten Schwindel und sehr unangenehme Ohrgeräusche auf.

Dringend angezeigt ist jetzt die systemische Gabe von Glucocorticoiden und Antibiotika. Falls unter dieser Therapie innerhalb 24 Stunden keine Besserung eintritt, ist die sofortige operative Revision indiziert. Typisch sind massive Granulationen in der ovalen Nische.

Histologische Untersuchungen ergaben, daß es sich bei solchen Frühgranulomen um Fremdkörperreaktionen im Bereich der ovalen Nische handelt.

Fazialisparese

Eine Fazialislähmung gehört zu den ausgesprochen seltenen Komplikationen bei und nach einer Stapedektomie. Eine sofort nach der Operation festgestellte Lähmung dürfte, wenn sie nach Abklingen der Wirkung der Lokalanästhesie anhält, durch eine instrumentelle Verletzung des Nervs bedingt sein. Sie erfordert die *sofortige* Revision des Nervenverlaufs.

Eine erst nach einigen Tagen auftretende Fazialislähmung ist prognostisch günstiger. Sie dürfte durch ein vorübergehendes Ödem im Bereich des Nervs verursacht sein und bedarf keiner weiteren Behandlung.

Kettenluxation

Sollte eine Kettenluxation (abnorme Beweglichkeit des Ambosses, z. B. durch zu grobes Arbeiten bei der Erstoperation) die Ursache für die Kettenunterbrechung sein, ist eine Malleo-Vestibulopexie indiziert (s. auch S. 247).

Spannungsphänomen

Ausdruck dieses Phänomens ist eine erhebliche Gehörverbesserung nach Paukenbelüftung (Valsalva). Das Hörvermögen verschlechtert sich wieder nach Schlucken *(Wechselgehör)*. Verursacht ist dieses Wechselgehör durch eine Lockerung der Prothese am langen Amboßschenkel infolge ungenügender Befestigung oder durch eine Arrosion des langen Amboßfortsatzes.

Durch den Valsalva-Versuch bewegt sich das Trommelfell und der lange Amboßfortsatz nach lateral und erhält dadurch engen Kontakt zur Prothese. Hieraus resultiert eine vorübergehende Hörverbesserung.

Eine erneute, zuverlässige Befestigung der Prothese führt zu stabiler Gehörverbesserung.

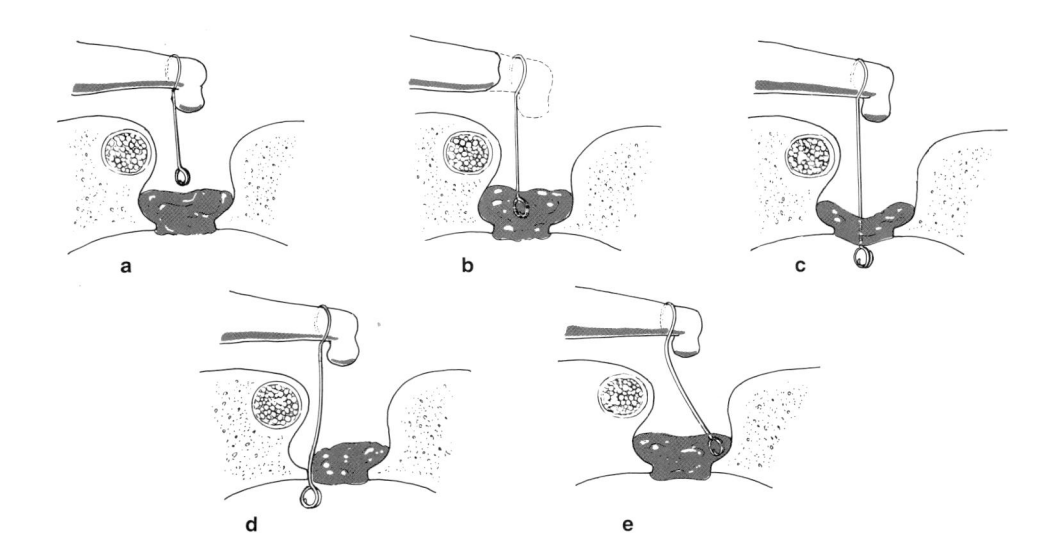

Abb. 8.51

Relativ selten findet man einen atrophischen bzw. bindegewebig umgewandelten peripheren Anteil des langen Amboßschenkels und dementsprechend eine Unterbrechung zwischen Kette und Steigbügelprothese (s. Abb. 8.**51b**). Es kann gelingen, die Öse der vorhandenen Prothese so am Stumpf des Amboßschenkels zu befestigen, daß eine solide Verbindung wiederhergestellt wird. Andernfalls muß die vorhandene Prothese ganz entfernt (s. u.) und durch eine längere und individuell geformte neue Prothese, die zum Amboßrest guten Kontakt ermöglicht, ersetzt werden. Ist dies unmöglich, muß eine Malleo-Vestibulopexie ausgeführt werden. Amboßnekrosen sind übrigens häufiger bei den in der Anfangszeit der Stapeschirurgie verwendeten relativ plumpen Polyäthylenprothesen als bei Drahtprothesen beobachtet worden.

Fehlerhafte Position der Prothese

Eine fehlerhafte Position der Prothese bei partieller Stapedektomie unter Verwendung eines Draht-Teflon-Pistons ist äußerst selten. Häufiger ist die Verschiebung einer Bindegewebe-Drahtprothese (insbesondere bei kompletter Stapedektomie), bei der das Ende der Prothese dem Rand des ovalen Fensters aufsitzt (Abb. 8.**51e**). Typisch ist eine mittel- oder hochgradige Schalleitungsschwerhörigkeit.

Am häufigsten ist eine zu kurze Prothese (Abb. 8.**51a**) Ursache einer postoperativ anhaltenden Schwerhörigkeit. Bei der durchzuführenden Revision muß die Prothese entfernt und durch eine neue Prothese adäquater Länge ersetzt werden.

Die Entfernung einer Piston-Prothese ist in aller Regel gefahrlos für die Innenohrleistung. Dagegen besteht bei einer Bindegewebe-Draht-Prothese die Möglichkeit, daß das Bindegewebe mit den Innenohrstrukturen verwachsen ist. Hier darf auf keinen Fall die Prothese einfach aus der ovalen Nische entfernt werden. Die alte Prothese muß durchtrennt werden. Die Abdeckung der ovalen Nische wird als Ganzes belassen.

Die neue Prothese (z. B. Piston-Prothese) wird dann nach Bildung einer kleinen Öffnung in der bindegewebigen Abdeckung – möglichst im Bereich des hinteren Viertels des ovalen Fensters eingesetzt. So wird gleichzeitig sichergestellt, daß es unter der bindegewebigen Abdeckung nicht zu einem knöchernen Wiederverschluß des ovalen Fensters kommt.

Zu lange Prothese

Die Entfernung zwischen dem langen Amboßfortsatz und der Fußplatte variiert zwischen 3,9 und 5 mm. In der Mehrzahl aller Otosklerosen hat sich eine Prothesenlänge von etwa 4,5 mm bewährt. Eine zu lange Prothese kann in direkten Kontakt mit Sakkulus oder Utrikulus kommen und zu anhaltendem Schwindel mit Ohrgeräuschen führen (Abb. 8.**51c, d**).

Erneuter Verschluß des ovalen Fensters

Ist das *ovale Fenster* unter dem Bindegewebe erneut total *knöchern verschlossen,* löst man, wie eben dargestellt, die Membran schrittweise weiter von der knöchernen Unterlage. Mit einem feinen Diamantbohrer entfernt man nun den neuen Osteophyt so weit, bis er etwa in den Umrissen der ehemaligen Fußplatte bläulich durchschimmert. Das weitere Vorgehen ist auf S. 240 und 245 beschrieben.

Perilymphfistel

Leitsymptome sind ein wechselndes Gehör auf dem operierten Ohr und zeitweilige leichte vestibuläre Erscheinungen. Eine Fistel kann sich schon unmittelbar nach der Operation, aber auch erst nach mehreren Monaten manifestieren. Ihre Entstehung scheint weitgehend abhängig zu sein von der verwendeten Technik, dem verwendeten Abdeckmaterial für das ovale Fenster und dem verwendeten Material für die Stapesprothese.

Stapedektomie 251

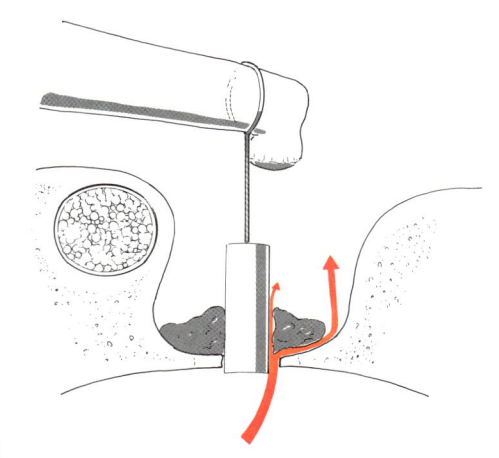

Abb. 8.52

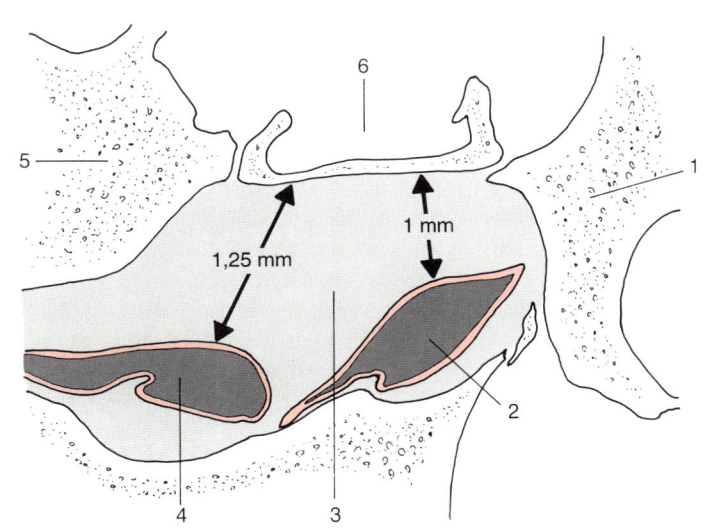

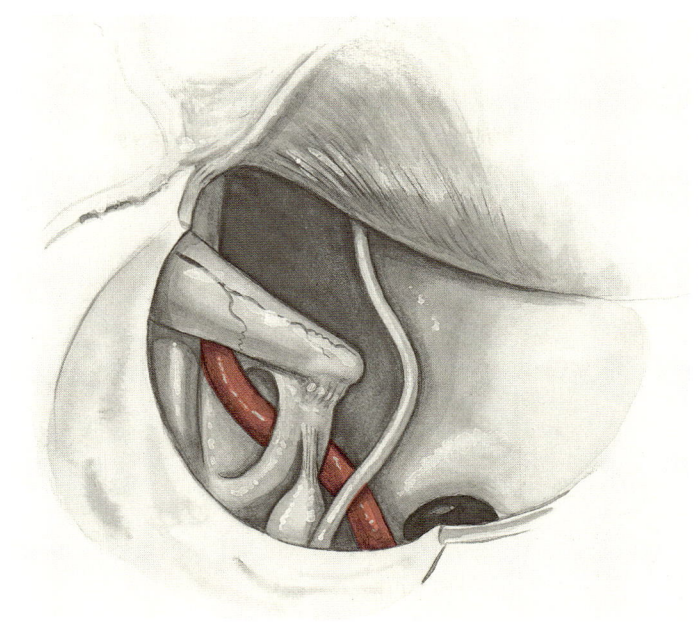

Abb. 8.53

Abb. 8.54
1 ventrale Wand der ovalen Nische (Promontorium)
2 Sakkulus
3 Vestibulum
4 Utrikulus
5 dorsale Wand der ovalen Nische
6 Stapes

Das *operative Vorgehen* bei Verdacht auf eine Perilymphfistel: Kontrolle der ovalen Nische bzw. der Ränder der Abdeckung des ovalen Fensters (Abb. 8.52). Falls Liquoraustritt festgestellt wird, frischt man die Abdeckung an der undichten Stelle an und verstärkt durch zusätzliches Bindegewebe. Im ungünstigsten Falle, also bei größerer klaffender Fistel, muß die gesamte Bindegewebsabdeckung des ovalen Fensters (s. o.) entfernt und durch eine neue, zuverlässig überlappende und abdeckende Bindegewebslage ersetzt werden.

Bezugs- und Gefahrenpunkte

- Die Austrittsstelle der *Chorda tympani* an der knöchernen hinteren Gehörgangswand.

- *Persistierende A. stapedia,* die als Dysplasie selten beobachtet wird. Der typische Verlauf dieses Gefäßes geht aus Abb. 8.53 hervor, die zeigt, daß die persistierende Arterie in der Regel aus dem Paukenkeller aufsteigt, am Promontorium entlang nach oben verläuft und zwischen den Schenkeln des Steigbügels zum N. canalis facialis zieht. Ist eine persistierende A. stapedia vorhanden, sollte statt einer Stapedektomie eine Fensterungsoperation ausgeführt werden (s. S. 254).

Einige Meßwerte

Die Länge der Fußplatte ist durchschnittlich beim Erwachsenen 3 mm, die Breite 1,5 mm.

Die Entfernung vom langen Amboßschenkel zur Fußplatte beträgt im Durchschnitt 4 mm, sie kann jedoch in relativ weiten Grenzen variieren. Sie ist bei Frauen in der Regel etwas geringer als bei Männern.

Die Distanz zwischen Hammergriff und Fußplatte ist im Durchschnitt 1–1,5 mm länger als die zwischen Amboßschenkel und Fußplatte.

Von chirurgischer Relevanz für die Stapedektomie sind die Beziehungen des häutigen Labyrinths zum ovalen Fenster (s. Abb. 8.54).

In die vordere Hälfte der Fenestra ovalis projiziert sich ein Teil des Sakkulus, während der Utrikulus in Nachbarschaft zur dorsalen Begrenzung des ovalen Fensters tritt. Bei Eingriffen an der Stapesfußplatte sind Sakkulus und Utrikulus gefährdet. Prothesen sollten im „freien Teil des Vestibulums", also hinten unten, plaziert werden, da hier der Abstand zum Utrikulus am größten ist.

Distanz zwischen Stapesfußplatte und Sakkulus: 1 mm.

Distanz zwischen Stapesfußplatte und Utrikulus: 1,25 mm (nach Anson u. Donaldson).

Regeln, Tricks und typische Fehler

1. Bei der Stapedektomie ist es, wie bei den meisten Operationen im Kopf- und Halsbereich, sehr nützlich und zeitsparend, wenn der Operateur es sich angewöhnt, alle Instrumente mit gleicher Sicherheit sowohl mit der rechten als auch mit der linken Hand („ambidexter") führen und benutzen zu können.
Instrumentführende Hände müssen stets abgestützt und Instrumente, speziell Bohrer, vor einem unbeabsichtigten Abrutschen gesichert werden.
2. Instrumente sollten nie in Richtung auf den N. facialis arbeiten, sondern von ihm weg. Dies ist vor allem auch bei der Arbeit mit dem Bohrer zu beachten.
3. Es ist zweckmäßig, während der einzelnen Phasen der Stapedektomie die optische Vergrößerung zu wechseln. Eine schwache Vergrößerung wird man bei allen Phasen des Eingriffs bis hin zur Arbeit an der Fußplatte sowie nach Abdecken des ovalen Fensters einsetzen, für die Arbeit an der Fußplatte und am offenen Fenster erhöht eine stärkere Vergrößerung erheblich die Sicherheit!
4. Die Instrumente sollten speziell im Bereich der Kette und der ovalen Nische nie mit Kraftanwendung geführt werden (Luxations- und Frakturgefahr!).
5. Die Prüfung des Wechseldruckes, die – je nach pathologischer Situation – während des gesamten Eingriffs nur ein- bis zweimal ausgeführt werden sollte, muß so behutsam wie möglich geschehen.
6. Bei der Bildung des tympanomeatalen Lappens ist besondere Vorsicht beim Identifizieren und Auslösen des Anulus fibrocartilagineus angezeigt, weil es hierbei leicht zu einem Einriß des Trommelfells kommen kann.
7. Das Trommelfell muß so weit herausgelöst werden, daß der Paukenbereich gut einzusehen ist. Arbeiten durch einen schlitzförmigen und damit ungenügenden Zugang ist nicht nur schwieriger, sondern auch gefährlicher.
Es erleichtert den späteren Operationsverlauf, wenn man schon nach Beiseiteklappen des Trommelfells über eine stumpfe Kanüle 1–2 Tropfen Suprareninlösung 1:100000 in die ovale Nische instilliert, weil hierdurch zeitgerecht für eine maximale Blutleere im Bereich der ovalen Nische gesorgt wird. Überschüssige Flüssigkeit sollte sofort wieder abgesaugt werden.
8. Ist es versehentlich zu einer Luxation des Hammer-Amboß-Gelenkes ohne nennenswerte Dislokation des langen Amboßschenkels gekommen (abnorme Beweglichkeit des langen Amboßschenkels), so kann man den Eingriff weiterführen, weil es bei einer lediglich leichten Verletzung dieses Gelenkes in der Regel zu einer folgenlosen Ausheilung kommt. Ist jedoch der ganze Amboß aus seiner Lage luxiert, so muß er entfernt werden; eine Malleo-Vestibulopexie ist dann notwendig.
9. An die Eröffnung des ovalen Fensters darf erst gegangen werden, wenn eine sorgfältige und zuverlässige Blutstillung ausgeführt wurde. Gelegentlich blutet es dann trotzdem bei der Eröffnung der Fußplatte aus am Rande gelegenen Knochengefäßen oder aus dem Otoskleroseherd. Man wartet in einem solchen Falle, bis sich über dem Vestibulum ein Blutkoagel gebildet hat und entfernt dieses dann vorsichtig mit einem feinen Sauger (schwacher Sog!) oder einem 90°-Häkchen, das jedoch nicht tiefer als bis auf das Fußplattenniveau geführt werden darf. Bei einer *schwachen* Blutung genügt es oft auch, das eröffnete Vestibulum so rasch wie möglich mit dem vorbereiteten Bindegewebsstück abzudecken.
10. Bevor das ovale Fenster eröffnet wird, ist der Saugschlauch mit einem sehr feinen Sauger (Handstück mit Fingerplatte und Nebenluftbohrung) zu armieren und die Leistung der Saugpumpe herabzusetzen.
11. Bei offenem ovalem Fenster darf der Sauger nie in den Fensterbereich selbst gehalten werden. Falls Flüssigkeit abgesaugt werden muß, sollte die Spitze eines sehr feinen Saugröhrchens weit ab vom vorderen Fenster im Paukenkeller plaziert werden.
12. Der zur Abdeckung des ovalen Fensters bei kompletter Stapedektomie vorzubereitende Bindegewebspfropf darf weder zu dick noch zu groß sein. Wer noch nicht genügend Erfahrung hat, sollte *vor* Entnahme der Fußplatte das Bindegewebsstück einpassen. Es ist allerdings auch gefährlich, die bindegewebige Abschlußplatte zu klein zu machen, weil sie dann teilweise ins Vestibulum sinkt und es zu einer Liquorfistel kommen kann.
13. Man sollte es vermeiden, den gesamten Stapes mit der intakten Fußplatte in einem Stück zu entfernen, weil hierdurch unnötig starke hydraulische Kräfte auf den Innenohrbereich einwirken können (Saugwirkung).
14. Beim Entfernen von festhaftenden Teilen der Fußplatte aus dem ovalen Fenster dürfen die entsprechenden hakenförmigen Instrumente nur sehr vorsichtig gehandhabt werden, weil die Haken sonst abbrechen und ins Vestibulum sinken können. Ist es zu einem solchen Mißgeschick gekommen, sollte man nicht versuchen, das abgebrochene Metallstück aus dem Vestibulum herauszuholen. Man sollte es liegenlassen.
15. Falls es zum Abrutschen einer flottierenden Fußplatte ins Vestibulum hinein gekommen ist, sollte man nicht versuchen, sie mit Instrumenten aus ihm herauszumanipulieren. Man wartet am besten, bis sich das Vestibulum randvoll mit Perilymphe gefüllt hat, kann dann evtl. einen Tropfen Blut auf das offene ovale Fenster aufbringen, wartet, bis dieses geronnen ist, und kann das Koagel schließlich vorsichtig absaugen. Die lockere Fußplatte kann u. U. am Koagel hängen. Gelingt dies nicht, sollte man die Fußplatte im Vestibulum belassen und den Eingriff wie bei einer normal verlaufen-

den Stapedektomie fortführen. Es kann sein, daß Patienten, bei denen die Fußplatte im Vestibulum verblieben ist, postoperativ für längere Zeit Schwindelerscheinungen haben. Erfahrungsgemäß verschwinden diese Gleichgewichtsstörungen jedoch allmählich im Laufe der folgenden Monate.

16. Bei Verwendung eines Teflon-(Platinband-)Pistons ist es bei sehr dicker Fußplatte wichtig, daß der geschaffene Kanal genau in der Achse der Schwingbewegung des Pistons verläuft. Notfalls kann man durch eine leichte Biegung des Drahtteiles der Prothese die Stellung des Pistons noch korrigieren.

17. Ist es zu einer Perforation des Trommelfells gekommen, wird diese durch Unterlegen eines Stückchens lockeren Bindegewebes oder eines Fasziestückes verschlossen und dann das Trommelfell in seine endgültige Lage zurückverlagert (s. Kap. 4).

Postoperativer Verlauf

- Abhängig vom subjektiven Wohlbefinden kann der Patient vom ersten postoperativen Tag an aufstehen; bei Zeichen einer Labyrinthreizung (Nystagmus infolge Einblutens in das Vestibulum, Manipulation in der ovalen Nische etc.) sollte die Bettruhe so lange eingehalten werden, bis die Labyrinthzeichen abgeklungen sind.
- Für 8 Tage sollte das Schneuzen unterlassen und möglichst auch das Niesen verhindert werden.
- Der erste Verbandwechsel erfolgt am 5.–6. postoperativen Tag. Nach Entfernen des Verbandes und regelrechter Wundheilung wird der Gehörgang lediglich mit Salbe gepflegt.
- In den ersten postoperativen Tagen täglich Kontrolle des Nystagmus und Prüfen der Stimmgabel-Lateralisation (Weber-Versuch mit der c^2- und c^3-Stimmgabel). Bei Verdacht auf eine Innenohrreaktion evtl. tägliches Prüfen der Knochenleitungskurve.
- Bei anhaltender Labyrinthreizung bzw. Absinken der Knochenleitung (Verdacht auf Labyrinthitis, Fremdkörperreaktion oder ähnliches) empfiehlt sich die Gabe von durchblutungsfördernden Infusionen, Antibiotika sowie eine zusätzliche Corticoidtherapie. Antiverginosa helfen die Beschwerden zu mindern.
- Die Entlassung aus der stationären Behandlung kann – bei normalem Heilungsverlauf – bereits am 3. Tage erfolgen. Es empfiehlt sich jedoch, die stationäre Behandlung in der Regel bis zum 1. Verbandwechsel auszudehnen.
- Nach etwa 10 Tagen darf der Patient ein Verkehrsflugzeug wieder benutzen.
- Das Gehör entwickelt sich auf dem operierten Ohr unterschiedlich schnell (am schnellsten bei der Pistontechnik bzw. bei der partiellen Stapedektomie; länger dauert es bei der kompletten Stapedektomie). Ursache einer geringen Schalleitungskomponente von ca. 10 dB kann ein Hämatotympanon sein. Leichte Abfälle der Knochenleitung im Bereich der hohen Frequenzen sind postoperativ nicht selten nachzuweisen. Im Verlauf der ersten postoperativen Monate steigt die Knochenleitung in der Regel wieder an.

Die Patienten müssen darüber informiert werden, daß ihr Gehör in den ersten postoperativen Wochen noch schwanken kann, um sich nach etwa sechs bis acht Wochen auf dem endgültigen Stand zu stabilisieren. Die *„Hall-Komponente"*, die die Patienten postoperativ oft irritiert, verliert sich in der Regel innerhalb der ersten sechs bis acht Wochen. Die Patienten müssen auch darauf hingewiesen werden, daß sie z. B. im Großstadtverkehr durch diese Hall-Komponente unsicher werden können und damit auch stärker gefährdet sind.

- Haarewaschen, Schwimmen usw. kann bei normalem Heilungsverlauf nach 14 Tagen wieder ausgeführt werden.

Funktionelle Folgezustände

Ein plötzlicher Innenohrabfall kann auch noch Monate und Jahre nach der Operation auftreten. Starke Schwankungen des atmosphärischen Drucks, Tieftauchen, sehr intensive Sonnenbestrahlung, Erkältungen und ähnliche Einwirkungen können dem vorausgehen, doch ist ein kausaler Zusammenhang nicht immer wahrscheinlich zu machen, zumal die Pathogenese eines solchen Innenohrabfalls noch unklar ist.

Falls die Mittelohrkomponente postoperativ stetig zunimmt, sollte eine Revision erwogen werden.

Man schätzt, daß Ohrgeräusche, die präoperativ bestanden, in etwa der Hälfte der Fälle durch die Operation gebessert oder zum Verschwinden gebracht werden.

Vestibuläre Erscheinungen sind normalerweise postoperativ nicht zu erwarten. Bei stark vegetativ stigmatisierten Patienten kann es in der unmittelbaren postoperativen Phase zu Schwindelerscheinungen kommen. Auch bei einer Liquorfistel können zeitweilig Gleichgewichtsstörungen (Unsicherheitsgefühl) auftreten.

Man kann nicht sicher voraussagen, ob die Innenohrleistung nach einer Stapedektomie stabil bleibt oder im Lauf der Zeit weiter absinkt (z. B. bei Vorliegen einer sog. „Kapselotosklerose" [cochlear otosclerosis]).

Nach starker Dehnung der Chorda tympani oder auch nach Durchtrennung dieses Nervs kann es zum teilweisen Ausfall oder zu Veränderungen des Geschmacksvermögens (vorderer Quadrant der gleichseitigen Zungenhälfte) sowie zu lästiger Trockenheit im Mund kommen (Speicheldrüseninnervation). In der Regel wird aber auch eine völlige Durchtrennung der Chorda tympani – selbst auf beiden Seiten! – von den Patienten auf Dauer kaum als erheblich störend empfunden. Nur in weniger als 10% dieser Fälle sind bleibende, stark störende Beschwerden zu erwarten.

Fensterungsoperation

Die Fensterungsoperation wird heute nur noch sehr selten ausgeführt. Es gibt jedoch Situationen, in denen eine Fenestration auch heute noch zweckmäßig sein kann – etwa bei bestimmten Formen der *Mittelohrmißbildung* (s. „Indikationen"). Aus diesem Grunde wird die operative Technik im folgenden kurz dargestellt.

Präoperative diagnostische Maßnahmen

Entsprechend den heute geltenden, sehr speziellen Indikationen (s. u.) gehört – zusätzlich zu den auf S. 230 aufgeführten Punkten – zu den diagnostischen Maßnahmen auch noch eine möglichst detaillierte Befragung nach vorausgegangenen Eingriffen zum Zwecke der Hörverbesserung (Operationsbericht, Verlauf usw.), eine Vestibularisprüfung und eine differenzierte Röntgenuntersuchung des Mittelohrbereichs (hochauflösendes CT usw.).

Indikationen

Die Fensterung – ein- oder zweizeitig – kann sozusagen als Ultima ratio in Frage kommen:

- Nach – evtl. wiederholten – erfolglosen Eingriffen am ovalen Fenster, vor allem
- bei maligner jugendlicher obliterierender Otosklerose im Bereich der ovalen Nische (anstelle einer Revisionsoperation),
- bei schwerer Tympanosklerose,
- in Kombination mit der operativen Behandlung schwerer Mittelohrmißbildungen, wenn es nicht möglich ist, die beiden Innenohrfenster in zuverlässiger Weise in den Dienst der Hörverbesserung zu stellen,
- bei die ovale Nische total verlegendem N. facialis,
- unter Umständen bei persistierender A. stapedia (s. S. 251).

Kontraindikationen

- Schalleitungsschwerhörigkeit mit weniger als 40 dB Hörverlust,
- Patienten mit Berufen, bei denen besondere Anforderungen an das Gleichgewichtsorgan gestellt werden,
- Infektion des äußeren oder Mittelohres.

Operationsprinzip

Da der Schallzutritt zum Innenohr über das ovale Fenster aus einem der oben genannten Gründe nicht möglich oder nicht zuverlässig zu sichern ist, wird am horizontalen Bogengang ein „neues ovales Fenster" (Lempert) angelegt.

Vorbereitung zur Operation

Siehe S. 230.

Spezielle Instrumente

Operationsmikroskop, Bohrmaschine, Elektrokoagulation und übliches mikrochirurgisches Instrumentarium.

Für die eigentliche Arbeit am Bogengangsfenster sind folgende Instrumente nützlich:

Nach rechts und links arbeitende kurze und längere, „gekröpfte" sog. „Exkavatoren" (s. Abb. 8.55);
Spülsauger;
Hammerkopfstanze;
spezielle Wundsperrer für rechts und links (Abb. 8.56).

Zweckmäßige Anästhesie

Eine Fensterungsoperation kann – nach zuverlässiger Prämedikation – in Lokalanästhesie und Basisdämpfung ausgeführt werden. Der Allgemeinnarkose (Intubationsnarkose) ist bei dieser Art von Eingriffen jedoch der Vorzug zu geben.

Operationstechnik

Einzeitiges enaurales Vorgehen (Standardverfahren nach Lempert, Shambaugh)

Entsprechend Abb. 8.57 beginnt die Inzision (Shambaugh) am Ohrmuschelansatz oben, zieht dann zwischen Helix und Tragus nach unten, umfährt die hintere Zirkumferenz des Gehörgangseingangs und endet vor dem Sulkus zwischen Tragus und Antitragus (Abb. 8.57).

Es folgt nun die Bildung des großen *tympanomeatalen Lappens* (Sourdille), der nach Anlegen des Bogengangfensters dieses zuverlässig decken muß. Man inzidiert mit einem geraden Tellermesser – knapp vor dem Trommelfell beginnend und nach außen ziehend – mit einem geraden Schnitt die Haut am Boden des Gehörgangs (beim rechten Ohr etwa zwischen 6.00 und 7.00 Uhr). Der Schnitt geht bis auf den Knochen und endet außen am Ende des knöchernen Gehörgangs, wo er auf das untere Ende der Eröffnungsinzision stößt (Abb. 8.58).

Eine zweite Gehörganginzision beginnt wieder unmittelbar vor dem Trommelfell, jedoch diesmal (für das rechte Ohr) zwischen 3.00 und 4.00 Uhr. Die Inzision läuft ebenfalls bis auf den Knochen nach außen und dann bis zur Eröffnungsinzision, wie aus Abb. 8.57 ersichtlich.

Fensterungsoperation 255

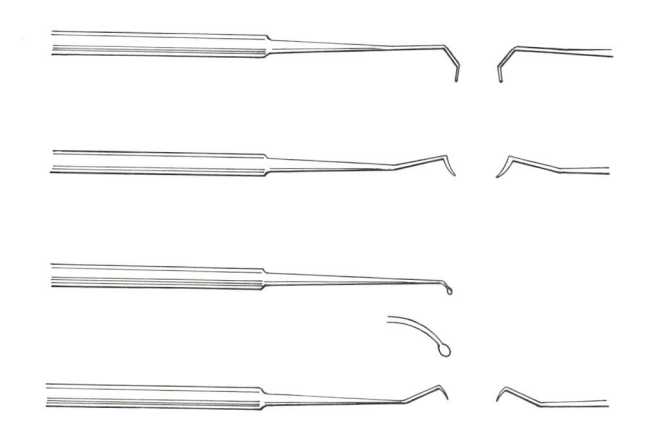

Abb. 8.**55**

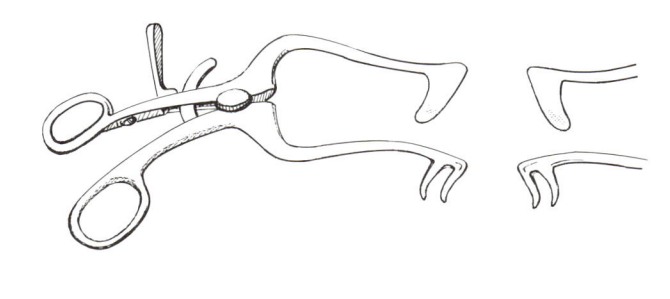

Abb. 8.**56**

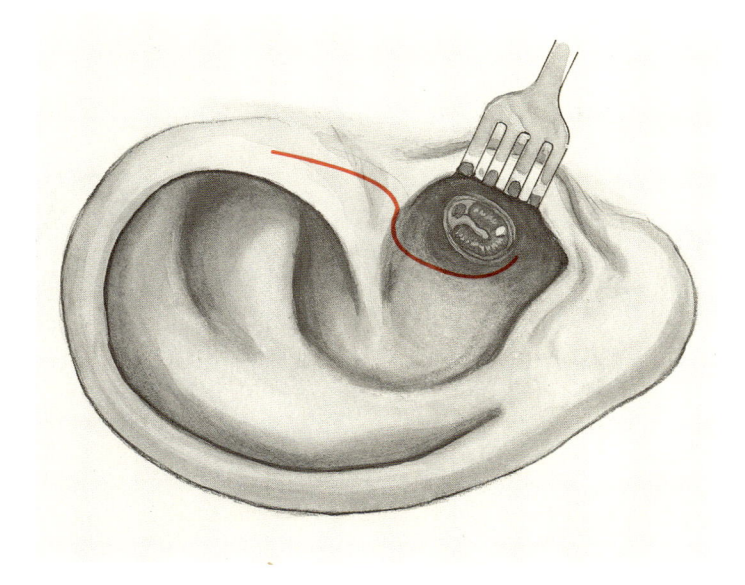

Abb. 8.**57**

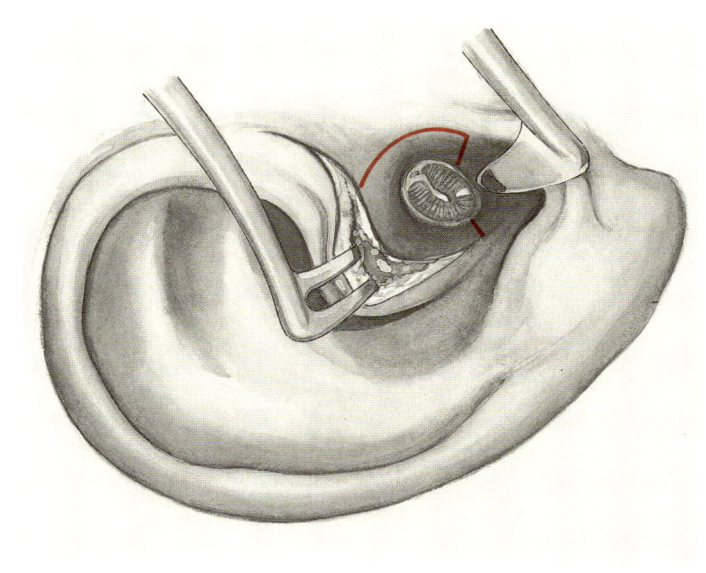

Abb. 8.**58**

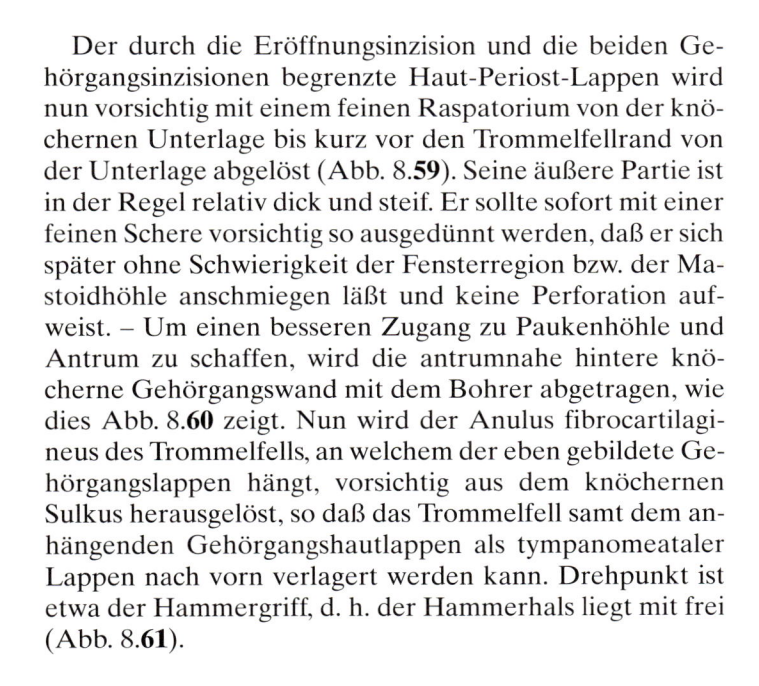

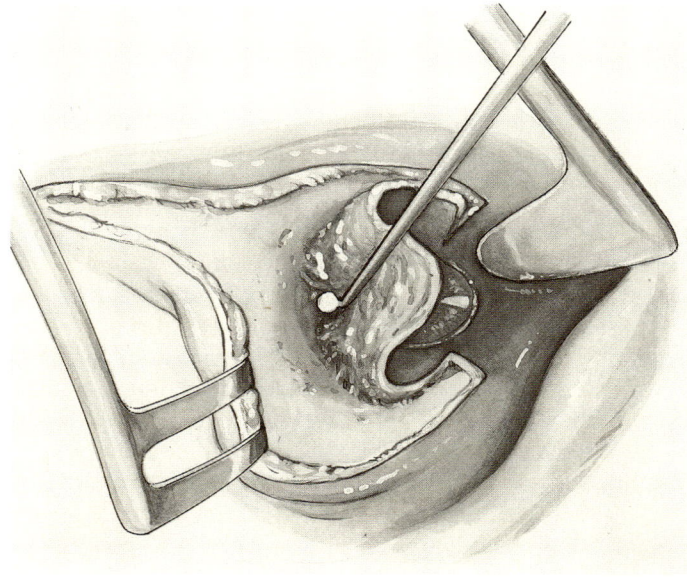

Der durch die Eröffnungsinzision und die beiden Gehörgangsinzisionen begrenzte Haut-Periost-Lappen wird nun vorsichtig mit einem feinen Raspatorium von der knöchernen Unterlage bis kurz vor den Trommelfellrand von der Unterlage abgelöst (Abb. 8.**59**). Seine äußere Partie ist in der Regel relativ dick und steif. Er sollte sofort mit einer feinen Schere vorsichtig so ausgedünnt werden, daß er sich später ohne Schwierigkeit der Fensterregion bzw. der Mastoidhöhle anschmiegen läßt und keine Perforation aufweist. – Um einen besseren Zugang zu Paukenhöhle und Antrum zu schaffen, wird die antrumnahe hintere knöcherne Gehörgangswand mit dem Bohrer abgetragen, wie dies Abb. 8.**60** zeigt. Nun wird der Anulus fibrocartilagineus des Trommelfells, an welchem der eben gebildete Gehörgangslappen hängt, vorsichtig aus dem knöchernen Sulkus herausgelöst, so daß das Trommelfell samt dem anhängenden Gehörgangshautlappen als tympanomeataler Lappen nach vorn verlagert werden kann. Drehpunkt ist etwa der Hammergriff, d. h. der Hammerhals liegt mit frei (Abb. 8.**61**).

Abb. 8.**59**

Abb. 8.**60**

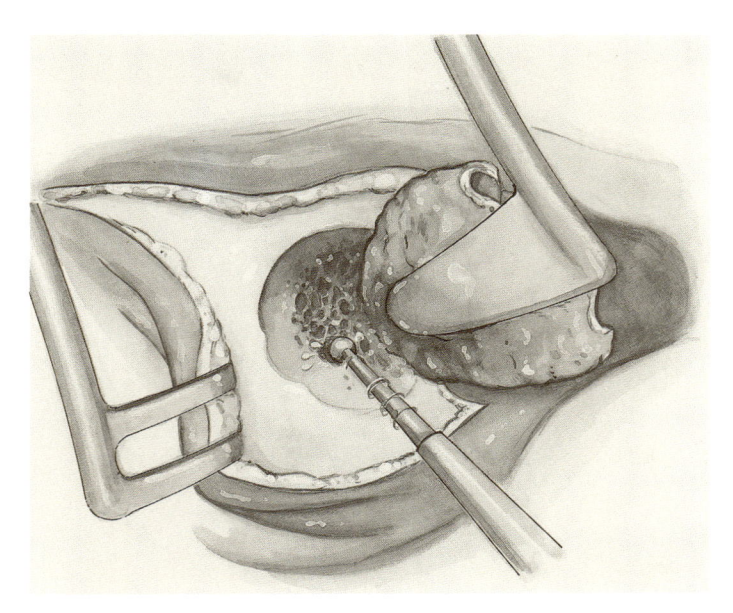

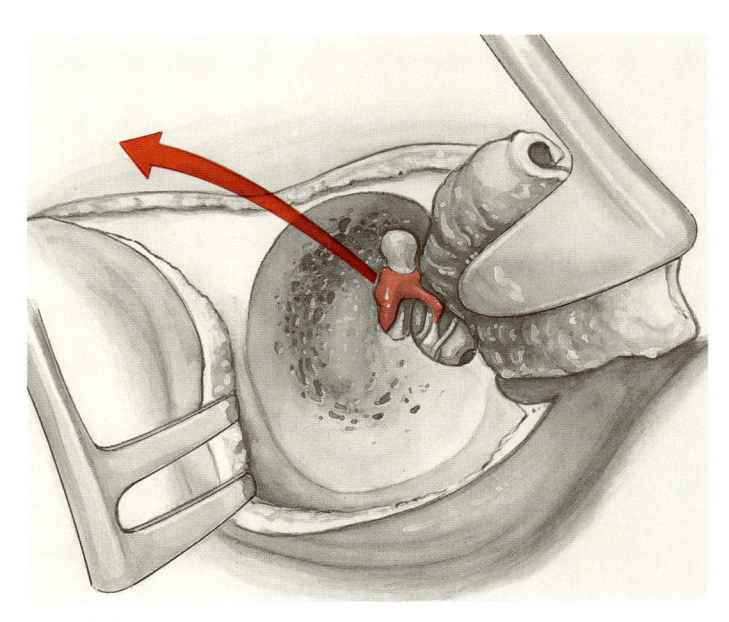

Abb. 8.**61**

Den nach vorn geschlagenen tympanomeatalen Lappen hält man mit einem geeignet geformten Wundsperrer bis zur Abdeckung des neuen Fensters an die vordere Gehörgangswand fixiert, wie dies aus Abb. 8.**61** hervorgeht.

Von der freiliegenden knöchernen hinteren Gehörgangswand aus wird nun das Zellsystem des Mastoids so weit mit dem Bohrer geöffnet und ausgeräumt, daß das Antrum und die Region des horizontalen Bogengangs gut sichtbar und zugänglich werden.

Als nächster Schritt folgt die Entfernung der lateralen Kuppelraumwand und die Abtragung der „Brücke" bis auf das Niveau des Gehörgangsbodens. Damit liegen nun der Kuppelraum mit Hammer und Amboß, die Chorda tympani und der den lateralen Bogengang enthaltende Knochenblock frei (Abb. 8.**61**).

Nach Durchtrennung des Hammer-Amboß-Gelenkes mit einer Präpariernadel oder einem Sichelmesser wird der Amboß entnommen (Abb. 8.**61**), anschließend der Hammerhals mit einer Hammerkopfstanze durchtrennt und der Hammerkopf ebenfalls entfernt (Abb. 8.**62**).

Damit ist nun ausreichend Platz geschaffen, um unter guter Sicht die Arbeit am Bogengang beginnen zu können und nach Fertigstellung des Fensters den vorbereiteten tympanomeatalen Lappen ohne Hindernis über die Bogengangsregion breiten zu können. Man probiert in diesem Stadium der Operation zweckmäßigerweise, ob der tympanomeatale Lappen sich tatsächlich gut einpassen läßt. Spannt er noch oder bilden sich Falten, muß evtl. vorn oben am Trommelfellrand die Lappenbasis noch etwas mobilisiert werden. Der Lappen wird nach dieser „Anprobe" wieder nach vorn unter den Wundsperrer genommen.

Während der bisherige Teil des Eingriffs unter schwacher optischer Vergrößerung ausgeführt wurde, empfiehlt es sich, nun eine stärkere Vergrößerung zu verwenden.

Mit einem Rosen-Bohrer entfernt man rund um den kompakten Knochen des horizontalen Bogengangs (= knöcherne Labyrinthkapsel) die benachbarten pneumatischen Zellen (Vorsicht vor N. facialis!), bis der Bogengangsblock als gewölbter weißer Knochenkomplex über die Umgebung etwas herausragt (Abb. 8.**63**). Nun beginnt die „Enchondralisation" (Shambaugh) des horizontalen Bogengangs. Sie wird mit Diamantbohrern verschiedener Größe ausgeführt. Unter ständiger und reichlicher Bewässerung (Spülsauger) schleift man zunächst mit einem größeren Diamanten (2–3 mm Durchmesser des Bohrerkopfes) den Knochen der Labyrinthkapsel über dem Bogengang flächig und plan allmählich tiefer, wie dies aus Abb. 8.**64** hervorgeht*.

Abb. 8.**64** zeigt, in welcher Ausdehnung dieses Planschleifen erfolgen soll. Die Schleifebene wird – stets unter reichlicher Bewässerung – nun vorsichtig so weit abgesenkt, bis eine feine graue Linie durch den Knochen durchschimmert (Abb. 8.**65**). Diese Linie kennzeichnet das Lumen des knöchernen Bogengangs, das allerdings in diesem Stadium noch nicht eröffnet werden darf!

Unter starker optischer Vergrößerung und kontinuierlicher Spülung wird nun mit einem feinen Diamantbohrer (1 mm Bohrerkopfdurchmesser) allmählich die sog. Ku-

---

* Die schematische Darstellung der Enchondralisation (Abb. 8.**64** und folgende) geht auf Schemata von H. L. Wullstein zurück.

Fensterungsoperation 257

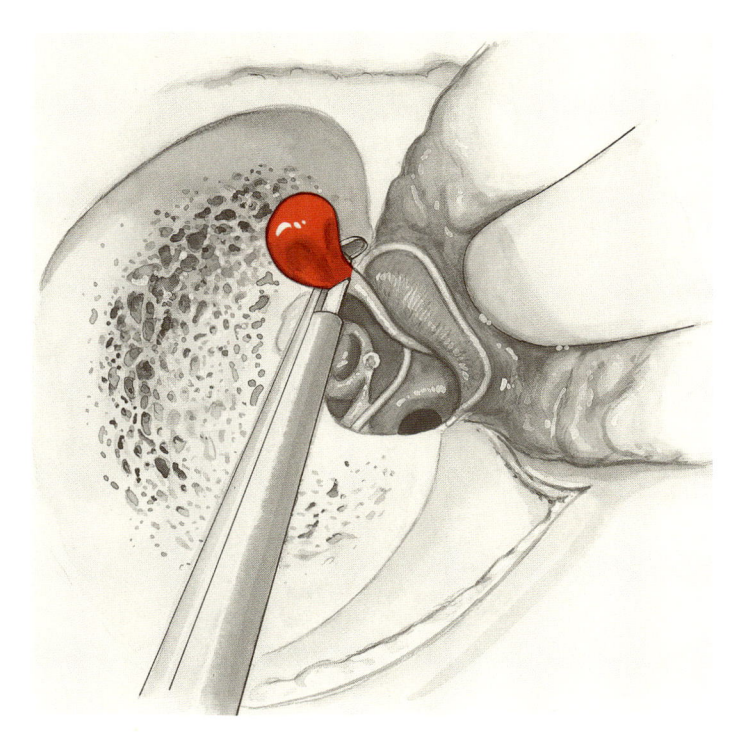

Abb. 8.**62**

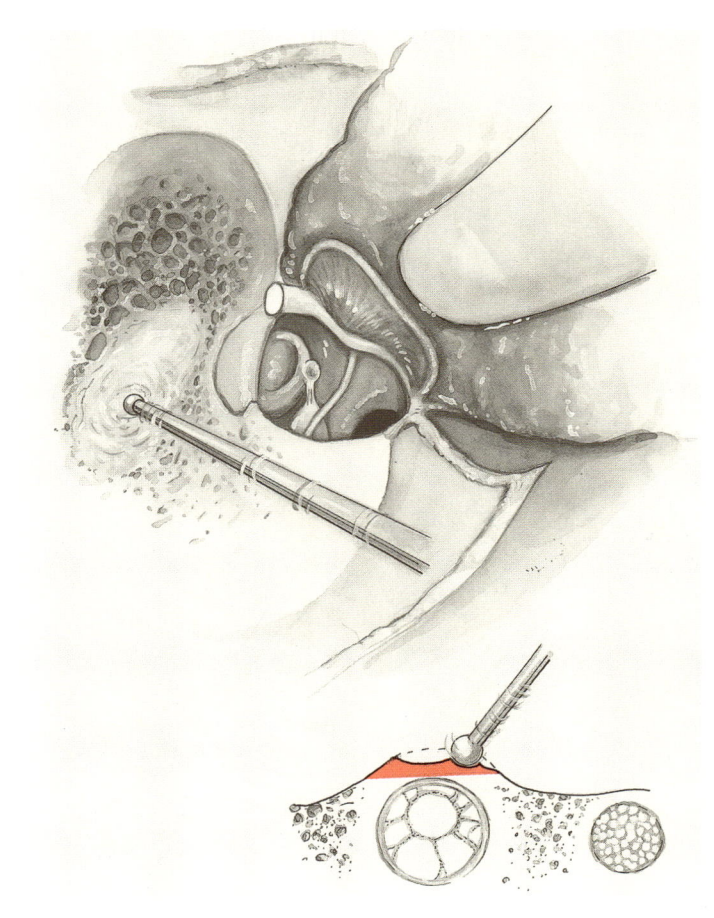

Abb. 8.**63**

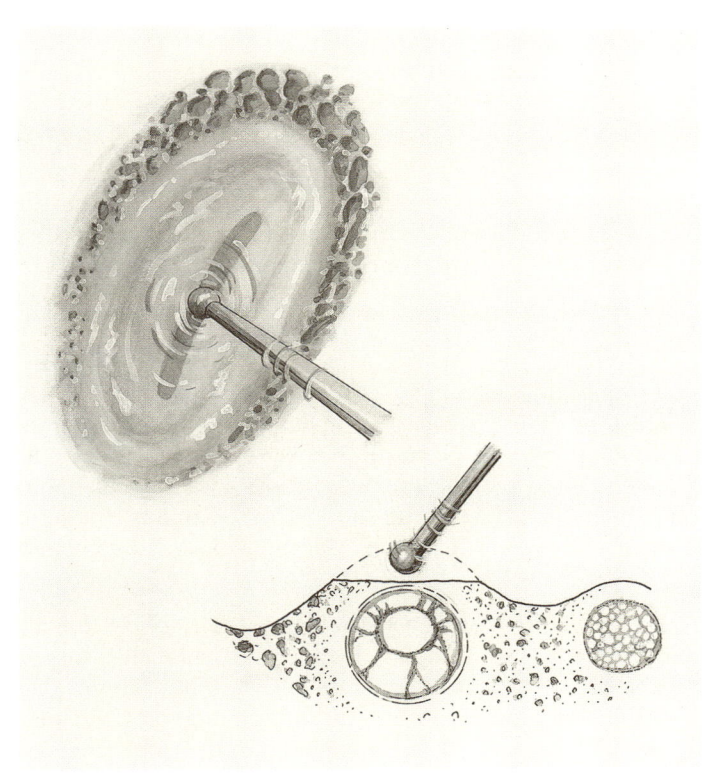

Abb. 8.**64**

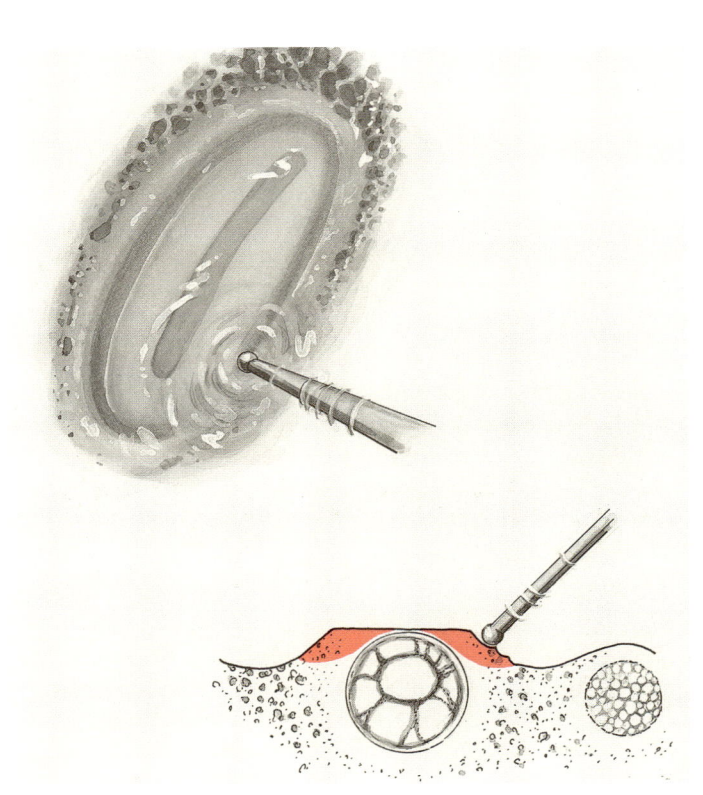

Abb. 8.**65**

Abb. 8.**66**

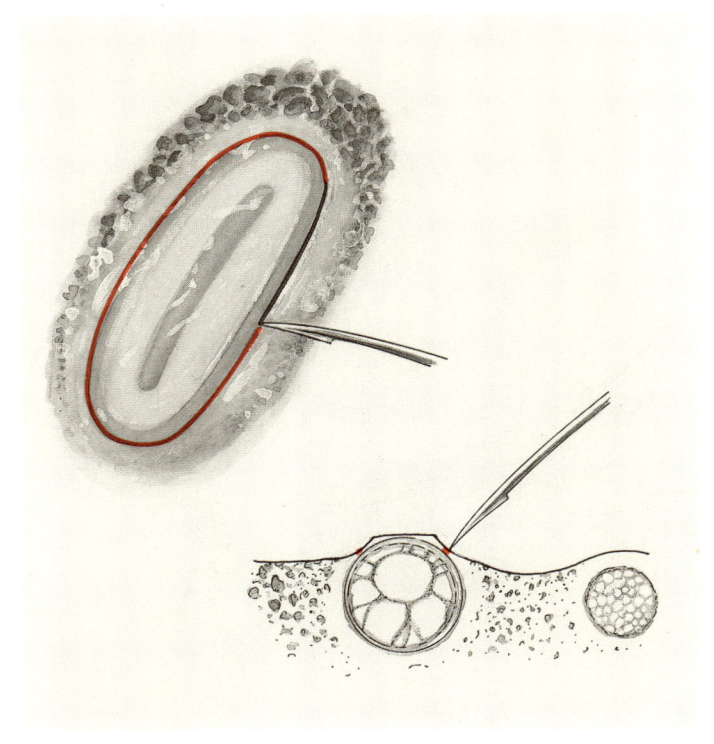

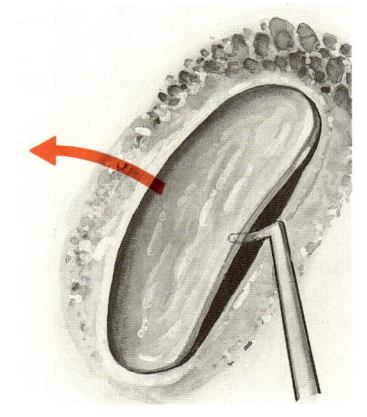

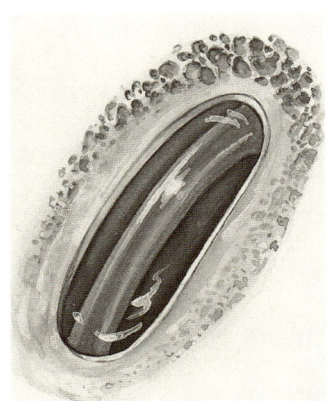

Abb. 8.**67**

Abb. 8.**68**

pula aus dem Bogengangsmassiv herausgearbeitet, wie dies aus den Abb. 8.**66** zu entnehmen ist. Man umfährt mit dem feinen Diamanten ständig in einigem Abstand von der grauen Linie das Lumen des knöchernen Bogengangs und bildet damit allmählich eine das Bogengangslumen rundherum umgebende Knochenrinne (Abb. 8.**66**).

Dabei entsteht eine das Bogengangslumen deckelartig überwölbende „Kupula" (Lempert). Zugleich wird die seitliche Wand des Bogengangs mehr und mehr ausgedünnt, so daß das Bogengangslumen schließlich von zwei parallelen, intensiv grau erscheinenden Linien begleitet wird.

Die zuerst erscheinende graue Linie *über* dem Bogengangslumen sollte nur schwach durchschimmern, die zwei parallel hierzu *am Rand* des Bogengangslumen verlaufenden, etwas tiefer liegenden grauen Linien sind bei richtiger Anlage dunkler getönt (s. Abb. 8.**66**, „double blue line technique").

Abschließend werden die beiden parallelen dunklen grauen Linien sowohl über der Ampulle (also fazialisnah) als auch am hinteren Ende des künftigen Fensters (also zum Mastoid hin) durch je eine querverlaufende bogenförmige Rinne verbunden. Abb. 8.**66** zeigt diese Situation. Die grauen Linien sollten nicht zu eng beieinander liegen (Kupula wird zu flach), aber auch nicht so weit, daß die Kupula mehr als die halbe Zirkumferenz des knöchernen Bogengangs einnimmt.

In diesem Stadium muß für eine zuverlässige Blutstillung des Operationsbereiches gesorgt werden. Dies geschieht zweckmäßigerweise mit einem Diamantbohrer, mit dem sich die blutenden Knochengefäße leicht „zuschmieren" lassen.

Der Operationsbereich wird jetzt noch einmal sorgfältig von Knochenstaub usw. durch gründliches Ausspülen und Absaugen gesäubert. Weitere Spülungen sollten dann für den Rest der Operation nicht mehr verwendet werden („trockene" Fensterung nach Lempert).

Wenn die graue Linie rundherum deutlich und gleichmäßig herausgearbeitet ist, ritzt man in diesem Bereich mit einem Sichelmesserchen vorsichtig den Knochen ein (Abb. 8.**66**).

Von der Seite des N. facialis her kann man nun in die entstandene Fissur einen geeigneten Exkavator einsetzen und mit einer Hebelbewegung die gesamte Kupula in einem Stück – etwa wie einen Sargdeckel – absprengen (Abb. 8.**67**).

Damit ist das neue Fenster gebildet. Man sieht in ihm als zartgraues Band den Endolymphschlauch liegen (Abb. 8.**68**). Das Fenster sollte etwa eine Länge von 4–6 mm und eine Breite in Ampullennähe von 0,9–1 mm haben (Wullstein). Dabei sollte der Endolymphschlauch nicht über die Fensterränder hervorragen, sondern mit einem Scheitel etwa in Höhe des Niveaus der Fensterränder liegen (Abb. 8.**68**).

Fensterungsoperation

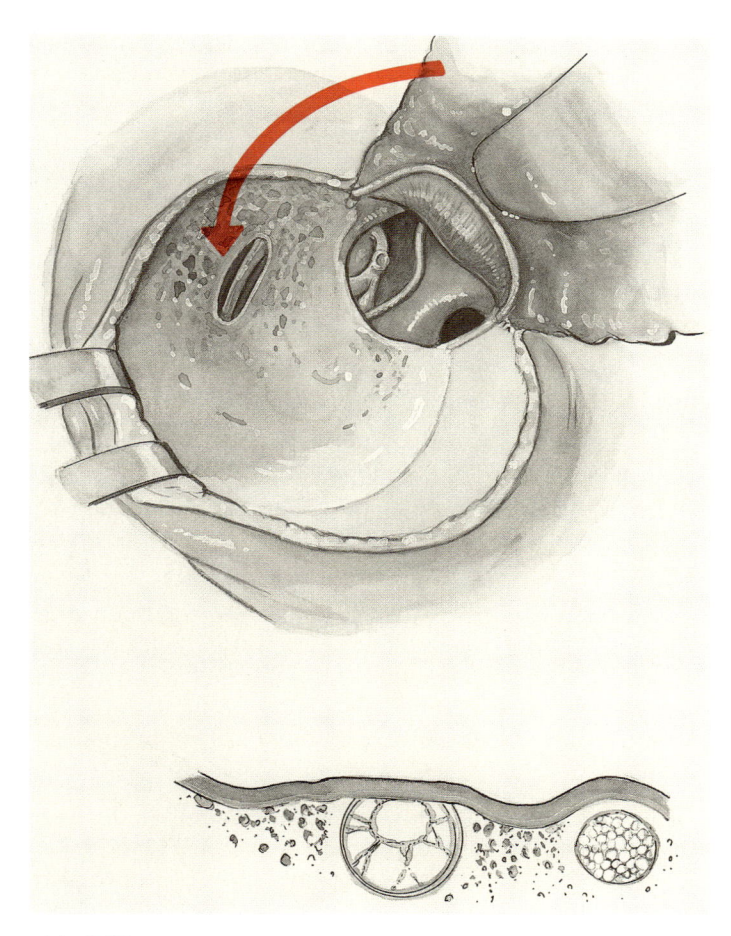

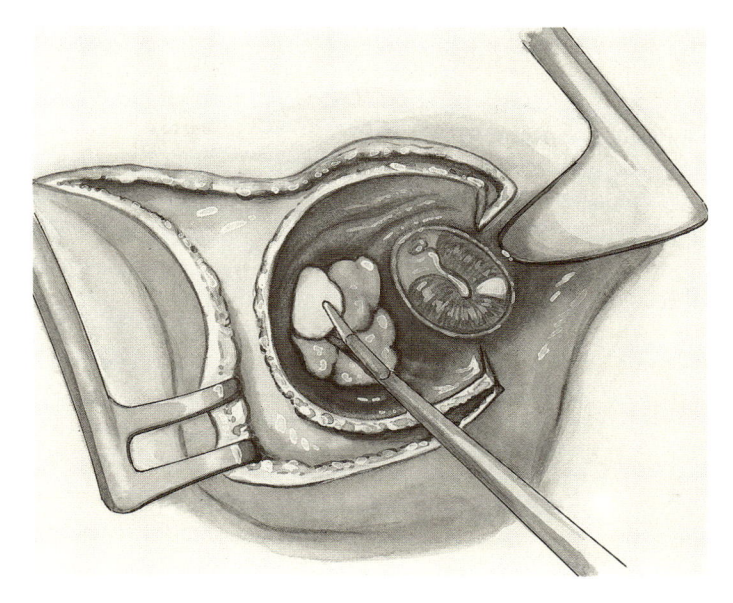

Abb. 8.**70**

Abb. 8.**69**

Am Rande zurückgebliebene Knochensplitterchen können mit Präpariernadeln oder feinen Häkchen noch aus dem Fensterbereich vorsichtig entfernt werden, ausgedehnte Manipulationen im offenen Bogengangslumen müssen jedoch unterlassen werden!

Nun wird der schon eingepaßte, temporär nach vorn geschlagene tympanomeatale Lappen über die Bogengangsregion geschlagen und damit das Bogengangsfenster zuverlässig verschlossen (Abb. 8.**69**).

Der Lappen wird mit einer Lage in Antibiotikum getränkten Gelatineschwammes (Abb. 8.**70**) und dann mit fortlaufender Salbentamponade auf die Fensterregion auftamponiert und über dem offenen Fenster etwas „invaginiert". Die restliche eröffnete Mastoidhöhle wird, soweit evtl. notwendig, mit Faszie und/oder Haut abgedeckt und dann ebenso wie der Gehörgang mit dieser Streifentamponade gleichmäßig, aber nicht zu fest ausgefüllt.

Es folgen einige adaptierende Nähte im Bereich des Gehörgangseingangs. Dann wird die fortlaufende Salbentamponade des Gehörgangseingangs und der Koncha abgeschlossen.

Die Ohrmuschel bedeckt man mit gepolsterten Kompressen und legt schließlich einen typischen Ohrverband an.

Bezugs- und Gefahrenpunkte

Der N. facialis verläuft nahe am Bogengang. Beim Anlegen der Kupula ist er gefährdet, wenn man sich nicht vorher über seinen Verlauf orientiert hat.

Wenn es beim Knochenabschleifen in der Nähe des Fazialisverlaufs stärker blutet, ist dies ein Zeichen, daß man sich unmittelbar an der Nervenscheide befindet.

Die Knochendicke über dem Lumen des Bogengangs beträgt durchschnittlich 2 mm.

Regeln, Tricks und typische Fehler

1. Beim Anlegen eines „Standardfensters"

Der tympanomeatale Lappen wird zu schmal oder zu kurz angelegt. Er deckt dann nicht mit ausreichender Sicherheit das Bogengangsfenster ab.

Wenn der tympanomeatale Lappen nach Sourdille versehentlich abreißt, kann er als freies Transplantat verwendet werden. In diesem Fall wird er nach teilweiser Desepithelisation des Trommelfells mit seinem Rand diesem aufgelagert; der nicht mehr im Anulus fibrocartilagineus fixierte Teil des Trommelfells wird mit in Antibiotikum getränkten Gelatineschwammstückchen zur Stabilisierung unterlegt.

Die Unterlage des tympanomeatalen Lappens muß absolut sauber und frei von Knochenstaub sein, dies besonders im Bereich des neuen Fensters, damit hier keine Knochenneubildung angeregt wird (Shambaugh).

Bei einer versehentlichen Perforation des tympanomeatalen Lappens im Trommelfellbereich wird die Perforation mit Faszie unterlegt. Eine Perforation, die später in den Bereich des Mastoidknochens zu liegen kommt, ist unerheblich. Befindet sich die Perforation jedoch im Bereich des Lappens, der die Fistel decken soll, muß der tympanomeatale Lappen entweder als freies Transplantat gehandhabt und entsprechend gedreht werden oder aber der Defektbereich mit etwas Faszie unterlegt werden, damit ein sicherer Abschluß des offenen Fensters gewährleistet ist.

Vor Beginn der Bildung des Bogengangsfensters sollten die Nische des ovalen Fensters und des runden Fensters kontrolliert werden.

Bei vorausgegangener Otitis media chronica und/oder Tympanoplastik muß die Tubendurchgängigkeit präoperativ besonders kritisch geprüft und sichergestellt sein.

Beim Absetzen des Hammerkopfes kann es durch Hebelwirkung zur Beschädigung des Trommelfells kommen.

Vor Anlegen des Bogengangsfensters müssen die runde Nische und das Ostium der Ohrtrompete gründlich von Knochenstaub und Blutkoagel usw. gesäubert werden.

Maßnahmen bei Verletzung des N. facialis s. Kap. 5 und 7.

Maßnahmen bei Verletzung der Dura s. Kap. 5.

Maßnahmen bei Verletzung des Sinus sigmoideus s. Kap. 9.

2. Arbeit am Bogengang und Anlegen des neuen Fensters

Die gesamte Bohrarbeit muß unter ständiger Spülung zur Vermeidung unnötiger Hitzeentwicklung erfolgen. Das Abschleifen des Bogengangs und das Bilden der Kupula sollten unter einem genügend hohen Flüssigkeitsspiegel erfolgen. Die Spülflüssigkeit selbst soll – speziell beim Operieren in Lokalanästhesie – beim Austritt aus dem Spülrohr Körpertemperatur haben. Als Spülflüssigkeit dient Ringer-Lösung oder Locke-Lösung. Sobald die Kupula fertig zum Absprengen vorbereitet ist, sollte *keine* Spülung mehr erfolgen.

Die Bohrarbeit am Bogengang und die Bildung der Kupula soll flächig erfolgen. Man beginnt mit relativ großen Bohrkopfdurchmessern, um dann bei der Bildung der ovalen grauen Kontur die feinste Bohrergröße (1 mm Bohrkopfdurchmesser) zu verwenden. Für die Arbeit am Bogengangsmassiv sind Diamantbohrer geeignet.

Es hat sich bewährt, die erste Absenkung des Bogengangsknochens bis zum Erscheinen der ersten grauen Linie mit „Schraffier"-Bewegungen auszuführen, die quer zur Bogengangsachse liegen. *Nach* Erscheinen der grauen Linie verläuft die Arbeitsrichtung des Bohrers parallel zur Bogengangsachse.

Beim Absenken des Labyrinthknochens zwischen Bogengangslumen und N. facialis ist besonders auf den Verlauf des Nervs zu achten!

In Fazialisnähe ist der Bohrer immer parallel zum Fazialisverlauf, nie senkrecht zu ihm zu führen.

Falls der N. facialis sehr nahe am Bogengang verläuft, kann das Fenster etwas zur Traktusnische hin, also in Richtung hintere Schädelgrube, verlagert werden.

Die „Phase des offenen Fensters" sollte so kurz wie möglich sein, d. h., der deckende Lappen oder das deckende Transplantat soll so bereit liegen, daß nach Absprengen der Kupula das Fenster sofort verschlossen werden kann.

Instrumente dürfen nicht in den Perilymphraum oder gar an den Endolymphschlauch geführt werden. Lediglich am Fensterrand hängende kleine Knochensplitterchen können instrumentell entfernt werden, ohne daß das Instrument dabei nennenswert in den Perilymphraum eintaucht.

Der Scheitel des Endolymphschlauchs muß in der Fensterebene liegen, damit er mit dem deckenden Hautlappen verwachsen kann und eine Reossifikation nach Möglichkeit verhindert wird.

Das Bogengangsfenster muß so lang und breit wie möglich angelegt werden, um einem Wiederverschluß vorzubeugen.

Etwaige geringe Blutungen aus dem knöchernen Fensterrand läßt man spontan zum Stehen kommen.

In der Nähe des Bogengangs und des N. facialis keine Elektrokoagulation verwenden.

Notfalls läßt sich ein Bogengangsfenster auch mit einem nicht zu dünnen Thiersch-Lappen zuverlässig decken.

3. Mastoidhöhle

Wenn eine Mastoidhöhle angelegt werden muß, sollte das in der Form geschehen, daß auch postoperativ alle Stellen der Höhle vom Gehörgang aus gut zu übersehen sind und keine Überhänge und toten Winkel entstehen.

Beim Anlegen einer Mastoidhöhle soll der Fazialissporn bis auf den Gehörgangsboden abgesenkt werden. Kanten oder Stufen in diesem Bereich oder an anderer Stelle der Höhle müssen vermieden werden.

Zur Auskleidung der Mastoidhöhle und zum Abdecken eines evtl. angeschnittenen, nicht restlos entfernten Zellsystems dient ein Faszien- oder Periosttransplantat (s. Kap. 4). Auch Vollhaut heilt zuverlässig ein; weniger zuverlässig ist Spalthaut.

Die für die Tamponade der Höhle, speziell auch für die Fixierung der Fensterabdeckung vorgesehenen Gelatineschwammstückchen dürfen nicht zu feucht sein. Nach ihrer Tränkung in Antibiotikumlösung sollten sie gut ausgepreßt werden, so daß sie wieder formbar und saugfähig sind.

In Fenster- und Antrumnähe darf der Operationsbereich nicht zu eng gestaltet werden. Es muß ein birnen- oder ballonförmiger Hohlraum entstehen, in welchem sich der tympanomeatale Lappen bzw. das Transplantat überall gut anlegen kann.

Nachbehandlung

- Für zehn Tage Antibiotikaschutz.
- Für drei Tage Bettruhe mit Fixierung des Kopfes durch zwei seitlich liegende Sandsäckchen. Falls stärkere vestibuläre Reizsymptome bestehen, sollte die Bettruhe bis zu deren völligem Abklingen fortgesetzt werden.
- Dauer der stationären Behandlung: in der Regel eine Woche.
- Die Packung in der Höhle und im Gehörgang kann zwei Wochen unberührt liegen bleiben. Danach ist sie vorsichtig zu entfernen. Will man mit der Entfernung des Verbandes nicht so lange warten, kann bereits nach 8 Tagen der erste Verbandwechsel erfolgen; man muß aber dann sicherstellen, daß in den folgenden 14 Tagen eine sachgerechte tägliche Pflege des Operationsbereichs möglich ist.
- Bei größeren zurückbleibenden Mastoidhöhlen ist in mehrmonatigem Abstand eine ärztliche Kontrolle und Säuberung notwendig, vor allem, um eine Dermatitis zu verhindern.
- Innerhalb der ersten 8 Tage sollten die Patienten nicht schneuzen und möglichst wenig niesen.
- In den ersten postoperativen Tagen sind täglich die Lateralisation mit der Stimmgabel (Weber-Versuch) und evtl. Nystagmus zu kontrollieren.
- Eine erste Tubendurchblasung kann mit schwachem Druck nach 10 Tagen erfolgen.
- Bei starkem Schwindel gibt man entsprechende Medikamente wie Dramamine, Haloperidol, Vomex A, Valium, Psyquil u. ä.
- Bei unmittelbar nach der Operation vorhandener Fazialisparese muß der Nerv zur Entlastung sofort aufgesucht werden. Bei Fazialisparesen, die erst nach einem Intervall von einigen Tagen nach der Operation entstehen, kann ohne aktive Maßnahmen abgewartet werden.

Funktionelle Folgezustände und postoperative Komplikationen

Im Gegensatz zur Stapedektomie treten nach Fensterung relativ oft vestibuläre Reizerscheinungen für einige Tage oder sogar Wochen auf.

Im Normalfall bleibt, da die Kettenfunktion für die Überleitung des Schalls auf das neue Fenster nicht ausgenutzt werden kann, nach einer Fensterung eine Mittelohrkomponente von etwa 25 dB zurück.

Andererseits kann sich die Carhart-Senke (s. S. 230) in Gestalt einer typischen Verbesserung der Knochenleitung in bestimmten Frequenzen positiv auf die Hörverbesserung auswirken.

Bei einem gefensterten Ohr ist nicht nur der in der Regel auch nach einer Stapedektomie zu beobachtende Halleffekt unmittelbar postoperativ vorhanden, es kann darüber hinaus eine gewisse Lärmempfindlichkeit auch dauernd bestehen bleiben.

Auch das sog. Tullio-Phänomen kann bisweilen beobachtet werden: Schwindelerscheinungen bei starker Schalleinwirkung.

Patienten mit einer Fensterung sind im allgemeinen für Lärmarbeit nicht geeignet und dürfen nicht tauchen (kalorischer Reiz auf das nur von Haut bedeckte Peri- und Endolymphsystem).

Literatur

Anson, B. J., J. A. Donaldson: Surgical Anatomy of the Temporal Bone and Ear, 2nd ed. Saunders, Philadelphia 1973

Bailey, H. A. T., J. J. Pappas, S. S. Graham: Small fenestra stapedectomy. A preliminary report. The Laryngoscope 91 (1981) 1308–21

Baron, S. H.: Persistent stapedial artery, necrosis of the incus and other problems which have influenced the choice of technique in stapes replacement surgery in otosclerosis. Laryngoscope (St. Louis) 73 (1963) 769

Beck, C., J. Bader: Ein Beitrag zur feineren Anatomie des menschlichen Innenohres. Arch. Ohr-, Nas- u. Kehlk.-Heilk. 181 (1963) 245

Beickert, P.: Otosklerose. In Berendes, J., R. Link, F. Zöllner: Hals-Nasen-Ohren-Heilkunde, Bd. III/1. Thieme, Stuttgart 1965

Bellucci, R. J.: Trends and profiles in stapes surgery. Ann. Otol. 88 (1979) 708–13

Causse, J., J.-B. Causse: Surgeon's workshop. Eighteen-year report on stapedectomy. II. postoperative therapy. Clin. Otolaryngol. 5 (1980) 329–37

Derlacki, E. L.: Revision stapes surgery. Laryngoscope 95 (1985) 1047

Farrior, B., S. S. Rophie: Fenestration of the horizontal semicircular canal in congenital conductive deafness. Laryngoscope 95 (1985) 1025

Fisch, U.: Stapedektomie oder Stapedotomie? HNO 27 (1979) 361–7

Fisch, U., N. Dillier: Technik und Spätresultate der Stapedotomie. HNO 35 (1987) 252–4.

Fisch, U., N. Dillier: Stapedotomie: Technik und Langzeitresultate. ORL 10 Huber, Bern 1987

Gristwood, R. E.: The surgical concept for otosclerosis. Advanc. Oto-Rhino-Laryngol. 39 (1988) 52

House, H. P.: Early and late complications of stapes surgery. Otology 78 (1963) 606–13

Kessel, J.: Über das Mobilisieren des Steigbügels durch Ausschneiden des Trommelfelles, Hammers und Ambosses bei Undurchgängigkeit der Tube. Arch. Ohrenheilk. 13 (1878) 69

Krmpotić-Nemanić, J., W. Draf, J. Helms: Chirurgische Anatomie des Kopf-Hals-Bereiches. Springer, Berlin 1985

Lempert, J.: Fenestra nov-ovalis: A new window for the improvement of hearing in cases of otosclerosis. Arch. Otolaryngol. 34 (1941) 880

McGee, T. M.: Comparison of small fenestra and total stapedectomy. Michigan: Panel on stapes surgery, 1981

Miglets, A. W., M. M. Paparella, W. H. Saunders: Atlas of Ear Surgery. Mosby, St. Louis 1986

Nager, F. R., M. Meyer: Die Erkrankungen des Knochensystems und ihre Erscheinungen an der Innenohrkapsel des Menschen. Karger, Berlin 1932

Passow, H.: Diskussion zu R. Panse. Verh. dtsch. Otol. Ges. 6 (1897) 143

Pedersen, C. B.: The use of a small fenestra technique with the Fisch piston in the surgical treatment of otosclerosis. J. Laryngol. Otol. 101 (1987) 542–547

Plester, D., V. C. Cousins: Otosclerosis: its modern surgical management. Brit. J. clin. Pract. 40 (1986) 401

Plester, D., H. Hildmann, E. Steinbach: Atlas der Ohrchirurgie. Kohlhammer, Stuttgart 1989

Rosen, S.: Mobilization of the stapes to restore hearing in otosclerosis. N. Y. J. Med. 53 (1953) 2650

Schuknecht, H. F.: Stapedectomy. Little, Brown, Boston 1971

Schuknecht, H. F., C. Reisser: The morphologic basis for perilymphatic Gushers and Oozers. Advanc. Oto-Rhino-Laryngol. 39 (1988) 1–12

Shambaugh, G. E., M. E. Glasscock: Surgery of the ear, 3rd ed. Saunders, Philadelphia 1980

Shea, J. J.: The Teflon piston operation for otosclerosis. Laryngoscope (St. Louis) 73 (1963) 508

Shea, J. J.: Thirty years of stapes surgery. J. Laryngol. Otol. 102 (1988) 14

Smith, M. F., M. L. Hopp: 1984 Santa Barbara state-of-the-art symposium on otosclerosis. Ann. Otol. Rhinol. Laryngol. 95 (1986) 1

Wullstein, H. L.: Operationen zur Verbesserung des Gehörs. Thieme, Stuttgart 1968

Yanagisawa, E., G. Gardner: The Surgical Atlas of Otology and Neuro-otology. Grune & Stratton, New York 1983

9 Chirurgische Behandlung otogener endokranieller Komplikationen

Konrad Fleischer

Otogener Extraduralabszeß – Otogene Meningitis

Ursachen – Überleitungswege

Kommt es im Zuge einer bakteriell bedingten Zerstörung im duranahen Zellsystem des Schläfenbeins (Mastoiditis, Petrositis) oder bei einem dort gelegenen bakteriell infizierten Cholesteatom zur Eiteransammlung über der harten Hirnhaut, liegt ein *Extraduralabszeß* (Pachymeningitis externa) vor. Der Abszeß kann der Dura der mittleren oder der hinteren Schädelgrube, dort auch dem Sinus (episinöser Abszeß), aufliegen. Fast immer ist die Knochenplatte über der Dura (Tabula interna) zerstört, der Abszeß also gut erkennbar, gelegentlich führt aber nur eine feine Knochenfistel durch die Tabula interna zum Eiterherd, der dann leicht übersehen wird. Die Dura ist meist mit Granulationen bedeckt. Aus dem Extraduralabszeß können sich jederzeit weitere Komplikationen (Meningitis, Sinusthrombose, subdurales Empyem, Hirnabszeß) entwickeln.

Bei der otogenen *Meningitis* (Leptomeningitis) sind die weichen Hirnhäute in weitem Umfang bakteriell befallen. Als otitische Ursprungserkrankungen und als jeweilige Überleitungswege (Abb. 9.1) kommen in Betracht:

- Eine bakterielle akute Mittelohrentzündung schon im Beginn (Frühmeningitis). Die Überleitungswege für die Erreger von Mittelohrschleimhaut zur Hirnhaut können verbindende Gefäße oder Knochendehiszenzen sein. Vor allem kann die Erregerinvasion über Frakturspalten nach einer Schläfenbeinfraktur, die Jahre zurückliegen kann, erfolgen, dies womöglich wiederholt (rezidivierende Meningitis).
- Eine Mastoiditis oder Petrositis: Die Überleitung erfolgt über einen zur Dura vordringenden Einschmelzungsherd, oft mit einem epiduralen Abszeß als Zwischenstation. Wichtig sind hier die im paralabyrinthären Zellgebiet und in der Pyramidenspitze entstandenen ostitischen Prozesse (Abb. 9.1).
- Ein Mittelohrcholesteatom, das bis zur Dura vorgedrungen und bakteriell durchsetzt ist.

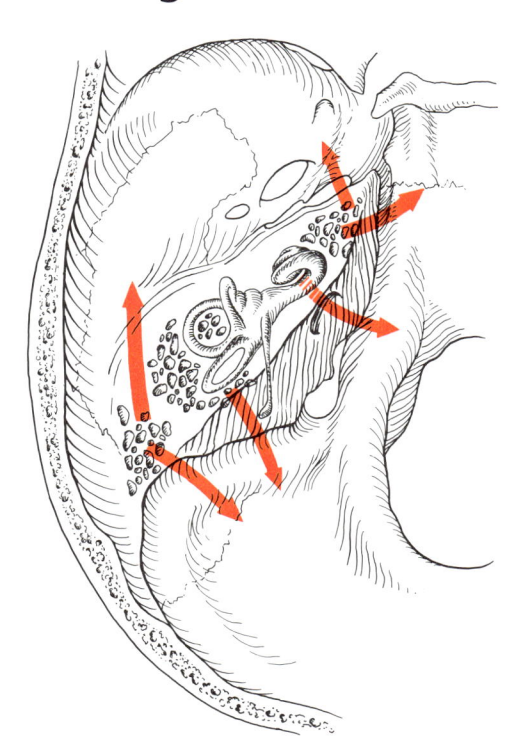

Abb. 9.**1** Entstehung einer Meningitis aus den pneumatischen Zellen des Schläfenbeins und aus dem Labyrinth. Mittlere Schädelgrube oben, hintere Schädelgrube unten.

- Die eitrige Labyrinthitis, die ihrerseits Folge einer akuten oder knochenzerstörenden chronischen Mittelohrentzündung ist. Der Überleitungsweg vom Labyrinth zur Hirnhaut ist der innere Gehörgang oder der Saccus endolymphaticus. Diese *labyrinthogene Meningitis* geht mit einem vollständigen Funktionsausfall des Labyrinths einher, sie kann schon Stunden nach einem bakteriellen Labyrintheinbruch einsetzen, seltener auch als Spätkomplikation, wenn die Labyrintherkrankung zu Knochennekrosen geführt hat.

Eine chronische Mittelohr-Schleimhauteiterung (Kennzeichen: die zentrale Trommelfellperforation) kommt als Ursache einer Meningitis erfahrungsgemäß nicht in Betracht, es sei denn, ihr liegt eine larvierte Mastoiditis zugrunde.

Präoperative diagnostische Maßnahmen

Ein *Extraduralabszeß* wird präoperativ kaum jemals nachgewiesen. Er kann vermutet werden, wenn Kranke mit einer Mastoiditis oder einem Mittelohrcholesteatom über klopfenden Halbseitenkopfschmerzen klagen. Da dann bei dem für die Schläfenbeinerkrankung typischen Trommelfellbefund eine klare Operationsindikation gegeben ist, erscheinen weitergehende diagnostische Nachweisversuche (hochauflösende Computertomographie) nicht angebracht. Bei der Operation ist ein pulsierender Eiteraustritt aus dem eröffneten Schläfenbein typisch.

Die *Meningitis,* deren klinische Symptome hier nicht näher zu besprechen sind (Kopfschmerz, Erbrechen, Temperaturanstieg, Klopfempfindlichkeit des Schädels, Nackensteifigkeit, Kernig- und Brudzinski-Phänomen, Opisthotonus) ist durch die Liquoruntersuchung diagnostisch zu sichern (über Technik der Liquorentnahme und die Gefahren dabei s. Bd. I, Kap. 10). Für die otogene, stets bakteriell bedingte Meningitis ist bei stark getrübtem Liquor, der unter erhöhtem Druck steht, eine Pleozytose mit meist erheblichen Werten von mehreren 100/3 bis zu vielen 1000/3 Zellen typisch. Granulozyten herrschen vor, die Pandy-Probe ist positiv, das Gesamteiweiß stark vermehrt.

Immer sollte versucht werden, die Erreger im Liquor zu bestimmen und die Resistenzverhältnisse zu klären, um die stets gebotene Antibiotikatherapie wirksam zu gestalten. Bei antibiotisch behandelten Meningitiden kann der Liquor steril sein.

Eine Meningitis muß dann als otogen angesehen werden, wenn die genannten Ursprungserkrankungen im Schläfenbein vorliegen. Zu beachten ist dabei, daß die otoskopischen und röntgenologischen Befunde einer Mastoiditis oder Petrositis infolge einer Beeinflussung durch die Wirkung vorab gegebener Antibiotika wenig deutlich sein können und daß bei verschleppten Krankheitsverläufen die initiale Otitis Monate zurückliegen kann. Für die Diagnose einer labyrinthogenen Meningitis ist eine Ertaubung bei vollständigem Vestibularisausfall neben der Ohranamnese und dem entsprechenden Trommelfellbefund zu fordern.

Schwierigkeiten bereitet erfahrungsgemäß die Abgrenzung zur *Virusmeningitis.* Sie ist nicht als otogen aufzufassen, sondern Teilmanifestation einer virogenen Allgemeinerkrankung. Dabei erkranken meist die Schleimhäute der Luftwege und mit ihnen nicht selten auch die der Mittelohren. Dann kann fälschlich eine akute, bakteriell bedingte Otitis als Meningitisursache angenommen werden. Allerdings kann sich bei einer Virusotitis eine sekundäre bakterielle Besiedelung ergeben, z. B. bei der Grippeotitis. Für die Virusmeningitis ist die meist geringe Zellzahl im Liquor bei lymphozytärem Bild typisch, die nicht bakteriell überlagerte Virusotitis führt nicht zur Trommelfellperforation, sie ist meist beidseitig, eine Parazentese fördert keinen Eiter zutage.

Diagnostische Probleme ergeben sich auch, wenn eine nicht otogene Pneumokokkenmeningitis mit einer parallel dazu ablaufenden Pneumokokkenotitis einhergeht. Schließlich kann auch eine Zostererkrankung mit einer Effloreszenz am Trommelfell und meningealer Reizung fälschlich für eine otogene Meningitis gehalten werden.

Operationsindikation

Trotz der eindrucksvollen Wirkung einer geeignet dosierten und der Erregerbeschaffenheit angepaßten Antibiotikatherapie auf die bakteriell bedingte, otogene Meningitis kann auf die chirurgische Sanierung der Ursprungserkrankung im Schläfenbein nicht verzichtet werden. Das gilt selbstverständlich für das Cholesteatom, aber auch für mastoiditische bzw. petrositische Eiterherde, die im Einschmelzungsbezirk des Knochens infolge der dortigen Gefäßarmut antibiotisch nicht mit Sicherheit zu sanieren sind. Der Verzicht auf eine operative Bereinigung würde die Gefahr eines weiteren bakteriellen Nachschubs zm Endokranium heraufbeschwören, von weiteren Folgen für das Mittel- und Innenohr ganz abgesehen.

Auch die Frühmeningitis sollte nicht allein konservativ behandelt werden, da es gilt, Überleitungswege aufzudecken (z. B. einen Frakturspalt) und ein späteres Rezidiv zu verhüten.

Somit stellt eine als otogen erwiesene Meningitis eine klare Indikation zur ohrchirurgischen Intervention dar. Es sei nicht verschwiegen, daß von diesem Grundsatz mitunter abgewichen wird und daß – außer beim Cholesteatom – auch bei alleiniger konservativer Therapie Ausheilungen möglich sind. Es bleiben aber dann ein Risiko und der Zwang zur sorgfältigen Langzeitbeobachtung des Kranken. Der Entschluß zur Operation und der damit erreichbaren Heilungssicherheit wird durch den Umstand erleichtert, daß der Eingriff bei sachgemäßer Ausführung heute nicht mehr eine gefahrvolle Belastung für den Kranken mit sich bringt.

Wenn es der Zustand des Kranken erlaubt, ist die Operation sogleich nach Klärung der Zusammenhänge auszuführen. Wird der Otologe erst nach einer erfolgreichen antibiotischen Meningitisbehandlung zugezogen, sollte er darauf dringen, daß die sanierende Operation nicht unterlassen wird, wenn auch nur die geringsten Zeichen einer fortbestehenden, möglicherweise larvierten entzündlichen Erkrankung im Schläfenbein vorliegen.

Operationsprinzip

Aufgabe der Operation ist es, alle erreichbaren Eiterherde oder Cholesteatomanteile aufzudecken und zu beseitigen und so das weitere Eindringen bakteriellen Materials zum Endokranium zu unterbinden. Diesem Ziel dienen die Eröffnung und Ausräumung der infizierten Schläfenbeinareale und die ausgedehnte Freilegung der Dura im Gebiet der vermuteten Überleitung zur mittleren oder hinteren Schädelgrube. Damit sollen etwaige nicht erfaßte, noch vom Knochen der Tabula interna bedeckte epidurale Eiterungen erfaßt werden.

Vorbereitung zur Operation

Die Vorbereitung des Kranken (Lagerung, Abdeckung des Operationsfeldes usw.) wird wie bei jeder sanierenden Schläfenbeinoperation vorgenommen (s. Kap. 4). Das zu diesen Eingriffen erforderliche Instrumentarium bedarf keiner Ergänzung.

Zweckmäßige Anästhesie

Die geeignetste Narkoseform ist die Intubationsnarkose. Sie erlaubt bei Relaxation eine geringe Narkosetiefe und gibt bei etwaigen meningitisch bedingten Atemstörungen die Möglichkeit zur Beatmung.

Zwar ist der Eingriff auch in Lokalanästhesie möglich, er kann dann jedoch bei unruhigen Kranken erschwert sein, länger dauern und so eine größere Belastung mit sich bringen.

Atemdepressive Prämedikations- und Narkosemittel (Barbiturate, Morphin) sind zu vermeiden oder aus besonderer Indikation im Einvernehmen mit dem Anästhesisten anzuwenden.

Operative Technik

Der Sanierung des bakteriellen Ausgangsprozesses im Schläfenbein dienen je nach Befund die Mastoidektomie, die Radikaloperation in ihren Modifikationen und die Pyramideneingriffe. Bei der labyrinthogenen Meningitis ist immer die Eröffnung und Ausräumung des funktionslosen Labyrinths angezeigt. Zur Technik aller dieser Eingriffe wird auf Kap. 4 verwiesen.

Für jede wegen einer endokraniellen Komplikation erforderlichen Ohroperation gilt:

- Es sollte der retroaurikuläre Zugang gewählt werden. Nur er gibt die Gewähr, daß auch bei ausgedehnten oder unerwartet schwierig gelagerten Verwicklungen genügend Handlungsfreiheit besteht.
- Die Sanierung des Ursprungsprozesses, also die Mastoid-, Pyramiden- oder Labyrinthoperation soll zunächst zu Ende geführt werden, ehe man sich der Komplikation, hier der Revision der Dura, zuwendet.
- Tympanoplastische Maßnahmen, durch die der Eingriff verlängert werden könnte, verbieten sich. Sie müssen ggf. in einem Zweiteingriff nach Abheilung der Komplikation vorgenommen werden. Hingegen sollen da, wo es möglich ist, die für eine spätere hörverbessernde Operation verwertbaren Elemente (Ossikulareste, Trommelfellteile, Paukenschleimhaut) geschont werden.
- Das Operationsmikroskop, für die Feinarbeit bei wichtigen Phasen (Arbeit an der Dura und im perilabyrinthären Gebiet) unverzichtbar, soll nicht ausschließlich benutzt werden, da dann die Übersicht über das Gesamtgebiet des erkrankten Schläfenbeins beeinträchtigt ist und die Operationsdauer bedenklich verlängert ist.

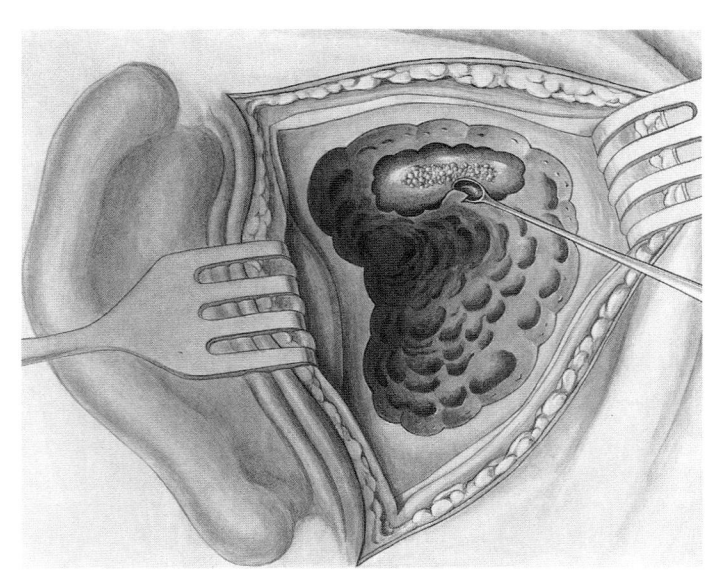

Abb. 9.2 Freilegen der mit Granulationen bedeckten Dura.

Extraduralabszeß

Ist die sanierende Operation zu Ende geführt, wird die zumeist schon freiliegende, mit Granulationen bedeckte Dura angegangen. Man verdünnt mit der Fräse die in der Umgebung des Abszesses noch erhaltenen Teile der Tabula interna („Duraplatte") und unterfährt sie dann mit einem kleinen Knochenlöffel, die Wölbung der Dura zugewandt, oder mit einem Elevatorium und bricht vorsichtig kleinste Knochenstückchen heraus, bis in der Umgebung des Abszeßgebietes ein etwa 5 mm breiter Streifen normal beschaffener Dura freiliegt (Abb. 9.2). So ist die Gewähr gegeben, daß nicht Ausläufer des Abszesses unter verbliebenen Anteilen der Duraplatte fortbestehen.

Sodann wird das Granulationsgewebe auf der Dura sorgfältig gemustert. Findet sich keine Fistel, keine Eiterabsonderung durch die Dura und keine schwärzlich verfärbte Duranekrose als Hinweise auf eine subdurale Eiterung bzw. einen Hirnabszeß, sollen die Granulationen unberührt bleiben, um eine Störung der Abriegelung der Entzündung zu vermeiden. Im anderen Falle ist wie beim Hirnabszeß (s. S. 267) zu verfahren.

Die Operation wird nach Einlage eines antibiotisch getränkten Mullstreifens in die Knochenhöhle, der zum unteren Mundwinkel, bei einer Radikaloperation in den Gehörgang, herausgeleitet wird, beendet. Wenn keine weiteren Komplikationen vorliegen, kann die retroaurikuläre Wunde geschlossen werden.

Meningitis

Wurde bei der vorausgehenden sanierenden Operation die Überleitungsstelle der Eiterung der Dura zweifelsfrei aufgedeckt (granulierende Ostitis bis zur Dura, epiduraler Abszeß, infiziertes Cholesteatom bei freiliegender Dura), kann man sich darauf beschränken, die betroffene Region der Hirnhaut, wie vorangehend beschrieben, bis ins Gesunde freizulegen. Ist dagegen der Ort der Durainfektion nicht zu ermitteln, müssen fingernagelgroße Duraanteile sowohl der mittleren wie auch der hinteren Schädelgrube freigelegt werden, um versteckte Eiterherde zu erfassen. Besondere Sorgfalt ist dabei im perilabyrinthären Bezirk und im Winkel zwischen Sinus und Labyrinthmassiv (*Trautmann*-Dreieck) erforderlich.

Nach Dünnschleifen der Dura wird diese in der oben besprochenen Weise mit einem kleinen Knochenlöffel in kleinen Stückchen herausgebrochen. Auch die Verwendung feiner Knochenzangen ist möglich. Keinesfalls dürfen Knochensplitter zwischen Dura und Knochenplatte verbleiben. Mit einem feinen Elevatorium drängt man sodann noch die Dura der hinteren und der mittleren Schädelgrube vom Knochen des Labyrinthblocks ab und prüft, ob hier in der Nähe der perilabyrinthären Zellen und des Saccus endolymphaticus epidurale Eiterherde vorliegen. Abschließend wird die Knochenhöhle, wie oben beschrieben, mit einem Mullstreifen versorgt und verschlossen.

Fehler

- Die Dura ist nicht ausgiebig genug freigelegt worden, Überleitungswege wurden nicht unterbrochen und epidurale Eiterherde nicht aufgedeckt. Eine labyrinthogene Meningitis wurde nicht erkannt und die Eiterung im toten Labyrinth nicht ausgeräumt.
- Beim Herauslösen von Knochenstückchen der Tabula interna zur Freilegung der Dura wurde diese verletzt. Ist die Läsion geringfügig und entleert sich kein Liquor oder dieser nur tropfenweise, genügt es, antibiotisch getränkte Gelitastückchen aufzulegen und die Höhle mit einem Mullstreifen auszulegen. Die Liquorrhoe pflegt in wenigen Tagen zu versiegen. Nur große Duraöffnungen bedürfen der Naht oder der Abdeckung mit einem unter die Knochenränder geschobenen Faszienstück.
- Es wurde ein von der Meningitis überlagerter Hirnabszeß bzw. ein subdurales Empyem übersehen. Manchmal werden entsprechende Symptome erst deutlich, wenn sich eine meningitisch bedingte Bewußtseinstrübung zurückbildet.

Nach- und Zusatzbehandlung

- Ein in die Operationshöhle eingelegter Drainagestreifen kann am 2. oder 3. Tag entfernt werden, wenn sich die Meningitis zurückbildet und keine Wundheilungsstörung eingetreten ist. Andernfalls ist ein Wechsel der Drainage erforderlich.

- Der Kranke sollte unter den Bedingungen der Intensivpflege (Überwachung von Atmung, Kreislauf und Nierenfunktion) behandelt werden.
- Von entscheidender Bedeutung ist die hier nicht zu erörternde antibiotische Behandlung. Sie ist, wo es möglich ist, der Erregerresistenz anzupassen. Die Blut-Liquor-Schranke wird von den meisten Antibiotika bei geeigneter Dosierung überwunden.
- Je nach Schwere der Meningitis und nach der Höhe der Zellzahl im Liquor ist die Lumbalpunktion im Abstand von einigen Tagen zu wiederholen.
- Nach Rückgang der Meningitissymptome und Aufhellung des Bewußtseins muß auf das mögliche Hervortreten von Symptomen eines Hirnabszesses geachtet werden (neurologischer Befund, Augenhintergrund, ggf. CT bzw. MRI).

Otogener Hirnabszeß

Entstehung – Ursprungserkrankung – Lage

Etwa 30% aller Hirnabszesse werden als oto- oder rhinogen aufgefaßt. Im Gegensatz zu metastatisch oder embolisch entstandenen oder traumatisch hervorgerufenen Abszessen entwickeln sie sich im kontinuierlichen Übergreifen der bakteriellen Infektion vom Knochen des Schläfenbeins über die Dura auf das Gehirn, sie sind also Überleitungsabszesse. Dieser für die Beurteilung eines Operationsbefundes wichtige Umstand erklärt, warum dabei fast immer die Dura am Eintrittsort verändert gefunden wird. Oft liegt gleichzeitig ein epiduraler Abszeß vor. Es wird damit auch verständlich, warum otogene Hirnabszesse duranahe liegen.

Bedingt durch die unterschiedliche Gefäßversorgung der Hirnregionen entwickelt sich ein solcher Abszeß nach einer anfänglichen Enzephalitis vornehmlich in der weißen Substanz, dicht unter der Rinde (Abb. 9.3). Form und Größe sind variabel (kugel-, röhren-, spalt- oder fingerförmig), auch multiple und gekammerte Abszesse sind nicht selten. Ältere Abszesse sind von einer Kapsel umgeben, bei frischen bestimmen Begleitenzephalitis und Hirnödem Symptome und Prognose. Beschränkt sich die Eiteransammlung auf einen abgeschotteten Abschnitt des subduralen Raumes, spricht man vom *subduralen Empyem*. Dieses kann die Hirnsubstanz verdrängen, aber auch einbeziehen (Rindenabszeß). Eine Unterscheidung kann schwierig sein.

Als Ausgangserkrankung kommen in Betracht:
- eine chronische Otitis mit Cholesteatom, dieses am häufigsten,
- eine Mastoiditis oder Petrositis, diese seltener,
- eine eitrige Labyrinthitis.

Der otogene Hirnabszeß kann sich im Schläfenlappen wie auch im Kleinhirn entwickeln. Im *Schläfenlappen* ist vornehmlich das Gebiet der 2. und 3., in der Nachbarschaft des Schläfenbeins gelegenen, Windung betroffen. Große Abszesse können sich weiter ausdehnen und in das Unterhorn

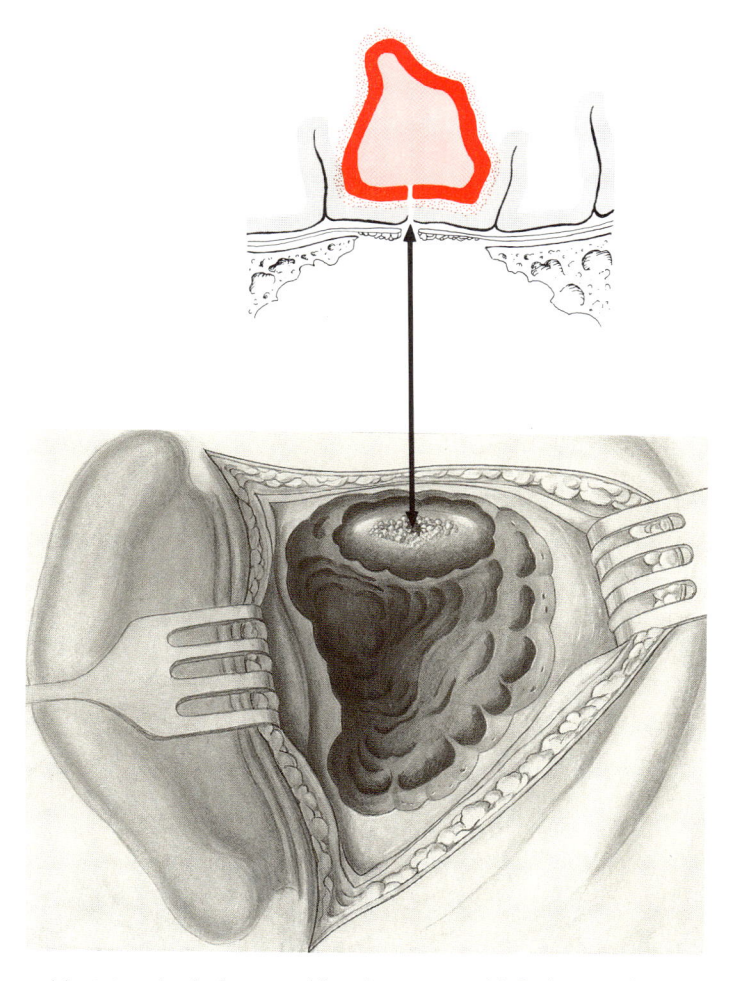

Abb. 9.**3** Fistelnder Durchbruch eines Schläfenlappenabszesses durch die freigelegte, mit Granulationen bedeckte Dura. Schematisch: die Lagebeziehung des rindennahen Abszesses zur Dura.

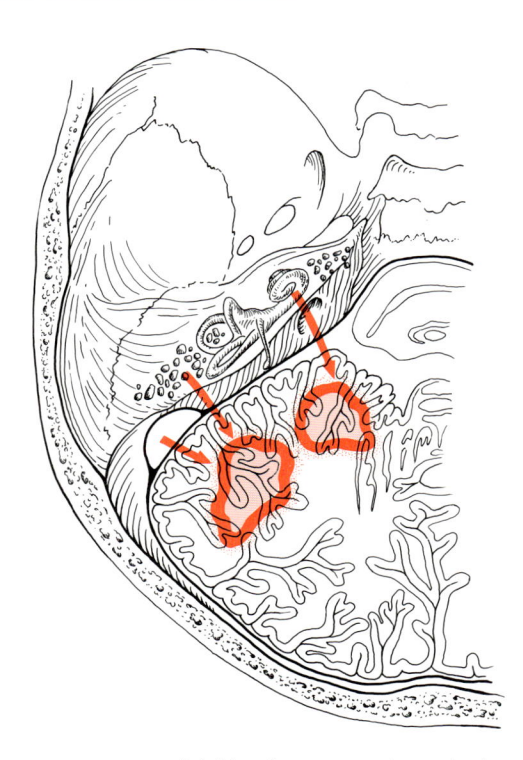

Abb. 9.4 Lage von Kleinhirnabszessen. Lateral (unten) die Abszeßentstehung aus dem Warzenfortsatz und dem Sinus, medial (oben) aus dem Labyrinth über den inneren Gehörgang.

des Seitenventrikels einbrechen. Der otogene *Kleinhirnabszeß* kann lateral-okzipital in der Nachbarschaft zum Trautmann-Dreieck gelegen sein, auch kann sich dort im Anschluß an eine Sinusthrombose nach Durchwanderung des inneren Sinusblattes ein Abszeß entwickeln. Nimmt hingegen der Abszeß seinen Ausgang von einer Eiterung im Labyrinth oder von paralabyrinthären Zellen, entsteht er medial-rostral im Kleinhirn, mithin in einer schwerer zugänglichen Region und in gefährlicher Nähe vital wichtiger Hirnareale (Abb. 9.**3** und 9.**4**).

Präoperative Diagnostik

Zerebrale Allgemeinsymptome. Dem Verdacht auf einen otogenen Hirnabszeß muß nachgegangen werden, wenn zur Ohrerkrankung eine zerebrale Symptomatik hinzutritt. Diese kann anfangs gering sein (Kopfschmerz, Schläfrigkeit und Teilnahmslosigkeit sowie Erbrechen ohne Nausea). Breitet sich der Abszeß aus, werden diese Symptome bei zunehmendem Hirndruck deutlicher (Benommenheit, Bewußtlosigkeit, Pulsverlangsamung).

Da der Abszeß über die Hirnhaut entsteht, sind im Liquor nahezu immer eine geringe Zellerhöhung und Eiweißvermehrung zu finden. Bei Vorliegen eines erhöhten Hirndrucks – am Augenhintergrund stellt sich ein Papillenödem oder eine Stauungspapille dar – besteht bei der lumbalen oder okzipitalen Liquorentnahme bekanntlich die Gefahr einer Einklemmung der Kleinhirntonsillen. Dann sollte der Liquor durch Ventrikelpunktion gewonnen werden.

Herdsymptome: Bei Menschen mit der üblichen Seitendominanz, also bei Rechtshändern, ruft der *Schläfenlappenabszeß* typische Herderscheinungen nur dann hervor, wenn er auf der linken Seite entstanden ist. Es besteht eine Wortfindungsstörung (amnestische Aphasie). Rechts gelegene Abszesse bleiben ohne diese Erscheinung. Bei Linkshändern ist es umgekehrt. Ausgedehnte Abszesse können darüber hinaus vielfältige neurologische Befunde hervorrufen (kontralaterale Fazialisparesen, Augenmuskellähmungen, Pyramidensymptome). Ist die obere Temporalwindung einbezogen, können sich Wortverständnisstörungen einstellen (sensorische Aphasie).

Beim Kleinhirnabszeß findet man eine zerebellare Ataxie, die seitengleich betonte Dysdiadochokinese und eine Fallneigung zur kranken Seite. Es läßt sich ein grobschlägiger Nystagmus zur kranken Seite erkennen, auch rotatorische und vertikale Nystagmen werden gesehen.

Beim Verdacht auf das Vorliegen eines Hirnabszesses ist die Computertomographie (= CT) oder die Magnetresonanztomographie (= MRI) die entscheidende Maßnahme. Damit lassen sich zuverlässig Lage und Ausdehnung des Abszesses bestimmen. Weitere neuroradiologische Verfahren (Ventrikulo- und Angiographie, Szintigraphie) und das EEG treten daneben in den Hintergrund.

Auf die differentialdiagnostisch wichtigen Besonderheiten des sog. „otogenen Hirndrucks", früher auch als „otitischer Hydrozephalus" bezeichnet, wird später eingegangen (S. 271).

Operationsindikation – Operationsprinzip

Immer ist die chirurgische Behandlung eines otogenen Hirnabszesses zwingend geboten. Im Einzelfall muß entschieden werden, in welcher Reihenfolge die Maßnahmen am Abszeß einerseits und an der Ursprungserkrankung andererseits vorgenommen werden sollen.

Stets ist dann vorrangig der Abszeß selbst anzugehen, wenn die durch ihn hervorgerufene klinische Symptomatik, also die raumfordernde Wirkung des Abszesses, im Vordergrund steht. Im neurochirurgischen Vorgehen wird bei genauer Bestimmung der Abszeßlokalisation (CT und/oder MRI) von einem abseits vom kranken Schläfenbein gelegenen Trepanationsloch aus der Abszeß punktiert und drainiert bei gleichzeitiger massiver Antibiotikaanwendung. Bei Abszessen mit deutlicher Kapselbildung kann dieser nachfolgend nach osteoplastischer Kraniotomie exstirpiert werden. Die otochirurgische Sanierung des Ursprungsprozesses folgt dann in einer zweiten Sitzung.

In den Fällen, bei denen Hirndruckzeichen fehlen, kann auch primär die Schläfenbeinoperation vorgenommen werden. Sie verfolgt das Ziel, mit der primären Ausräumung des bakteriellen Ausgangsherdes einen weiteren Nachschub infektiösen Materials zum Endokranium zu unterbinden.

Die nachfolgende Schilderung einer Abszeßbehandlung im Zuge der Schläfenbeinoperation („auf dem Wege, auf dem der Abszeß entstanden ist" [Körner] Abb. 9.5 und 9.6) ist heute nur noch angebracht, wenn bei einer Ohroperation ein duranaher Hirnabszeß, erkennbar an einer fistelnden Eiterung aus der krankhaft veränderten Dura, zufällig entdeckt wird und wenn die äußeren Umstände die Hinzuziehung des Neurochirurgen und eine neuroradiologische Diagnostik unmöglich machen. Nur dann wird eine vom operierten Schläfenbein ausgehende Punktions- und Instillationsbehandlung (geschlossene Behandlung) oder die Drainage des Abszesses (offene Behandlung) ihre Berechtigung haben. Hierbei spielt der erwähnte Umstand eine Rolle, daß otogene Hirnabszesse duranahe gelegen sind, daß also der Weg zum Abszeß nicht durch gesundes Hirngewebe führt.

Vorbereitung zur Operation und Anästhesie

Siehe S. 265.

Spezielle Instrumente

Zusätzlich zu den für die Ohroperation benötigten Instrumenten sind zur Abszeßbehandlung bereitzuhalten:

- Hirnpunktionskanülen, gerade und gebogen, mit Mandrin und Abstandsmarkierung, auch die Cushing-Punktionskanüle wird benutzt.
- Drainagematerial (PVC-Schlauch, perforierte Glasröhrchen).

Operative Technik

Punktionsbehandlung. Finden sich bei der sanierenden Ohroperation verdächtige Duraveränderungen, die auf einen Hirnabszeß hinweisen, insbesondere unter einem epiduralen Abszeß gelegene schwärzlich-gelbliche Verfärbungen der Hirnhaut mit einer Fistel und Eiteraustritt, wird zunächst die Dura, wie oben beschrieben, in der Umgebung der Veränderung bis weit ins Gesunde freigelegt. Nach Desinfektion der Dura mit einem Antiseptikum wird am Ort der Fistel mit der Hirnpunktionskanüle eingegangen und diese 1–1,5 cm weit vorgeschoben. Tritt nach Entfernen des Mandrins kein Eiter aus, wird eine Spritze mit zwischengeschaltetem Schlauchstück angesetzt und langsam bei *geringem* Sog aspiriert (Abb. 9.5). (Gefahr der Ventrikelruptur bei großen Schläfenlappenabszessen.) Zur Aufdeckung von Kleinhirnabszessen mit medialer Lage wird die Verwendung einer gebogenen Punktionskanüle erforderlich.

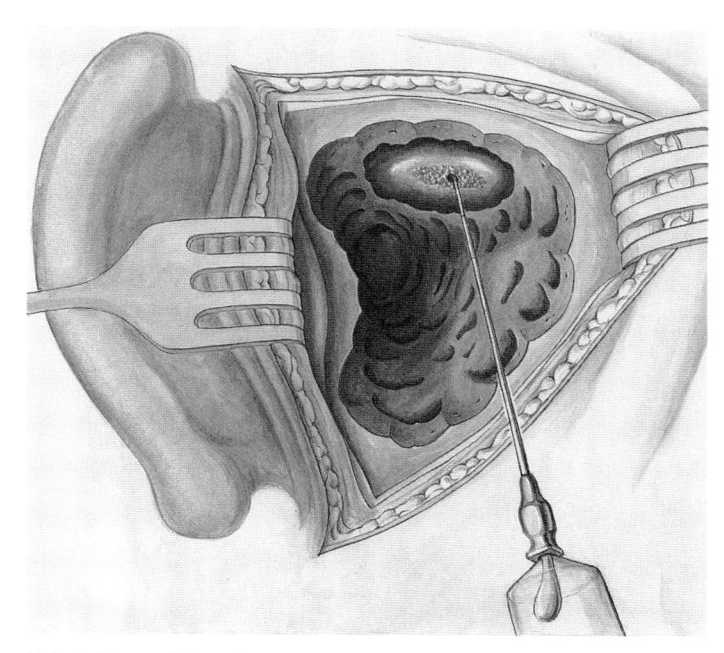

Abb. 9.5 Punktion der Durchbruchsstelle eines Schläfenlappenabszesses.

Wird der erwartete Abszeß gefunden, ist der Eiter zur bakteriologischen Untersuchung und zur Resistenzbestimmung aufzubewahren. Man füllt dann, ohne die Lage der Nadel zu verändern, körperwarme Antibiotikalösung in geringerer Menge als der aspirierte Eiter ein. Hierbei ist jeder Druck zu vermeiden.

Für das weitere Vorgehen bei der geschlossenen Abszeßbehandlung gibt es keine feste Regel. Erholt sich der Patient und schwinden die Hirnsymptome, kann eine weitere Punktion unterbleiben. Im anderen Fall kann die Punktion am folgenden oder übernächsten Tag wiederholt werden. Findet sich dann immer noch reichlich Eiter, kommt die Abszeßbehandlung in Betracht, dies auch dann nur, wenn aus äußeren Umständen eine neuroradiologische Abklärung und ein Konsilium mit dem Neurochirurgen nicht möglich sind.

Deckt die erste Punktion – allenfalls ergänzt durch eine oder zwei flache Punktionen im angrenzenden Gebiet – keinen Abszeß auf, sollten die früher üblichen tiefen, fächerförmigen Punktionen, die die Gefahr einer Infektion gesunden Hirngewebes mit sich bringen, unterbleiben. Hier sind dann weitere diagnostische Verfahren erforderlich.

Drainagebehandlung. Entleert sich der Abszeß nur ungenügend, wird die Dura an der Punktionsstelle mit einem Sichelmesserchen durchtrennt und kreuzförmig mit einem Knopfmesser eröffnet, um dann ein schlankes Killian-Spekulum vorsichtig bis zur Punktionsstelle einzuführen und

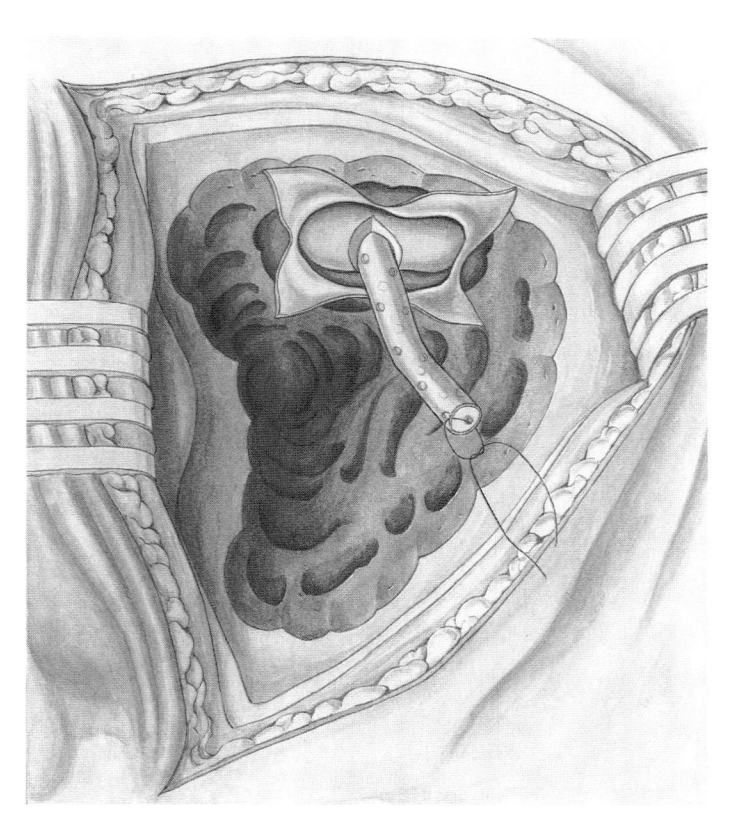

Abb. 9.6 Drainage eines Schläfenlappenabszesses.

zu spreizen. Der Abszeßeiter wird dann am Spekulum, nicht dagegen im Abszeß selbst, abgesaugt und nun der Abszeß durch Einführen des mit Faden oder Sicherheitsnadel gesicherten Röhrchens drainiert (Abb. 9.6). Es kann nützlich sein, bei der offenen Abszeßbehandlung den Kopf des Patienten aufzurichten, da dann sich der eröffnete Abszeß besser entfalten und entleeren kann (Herrmann).

Nach der Operation bleibt die Wunde offen. Um einen Druck des abschließenden Ohrverbandes auf das liegende Röhrchen zu vermeiden, ist es vorteilhaft, um die Ohrregion, die Ohrmuschel einbeziehend, einen mit Mullbinden umwickelten Wattering zu legen, über dem dann die Abdeckung durch den fixierten Verband erfolgt.

Fehler und Gefahren

Die geschilderten Maßnahmen sind, wie erwähnt, nur dann angebracht, wenn ein Abszeß unerwartet bei einer Ohroperation gefunden wurde und eine Zusammenarbeit mit dem Neurochirurgen sowie eine moderne bildgebende Diagnostik *nicht* möglich sind.

Bei allen operativen Maßnahmen muß jede unnötige Hirntraumatisierung vermieden werden, sie sind mit größter Behutsamkeit und leichter Hand vorzunehmen. Jedes „forsche Draufgängertum" ist zu vermeiden.

Bei großen Schläfenlappenabszessen besteht die Gefahr der Ventrikelruptur. Diese Komplikation wird gefördert durch die Druckabnahme im Abszeß während der Punktion oder Drainage. Das Ereignis kündigt sich an durch eine Verschlechterung des Krankheitsbildes (vermehrtes Erbrechen, Bewußtseinsverlust). Die Liquorzellzahl steigt an. Bei der offenen Behandlung erkennt man an der Durchfeuchtung des Verbandes, daß Liquor in die Abszeßhöhle austritt. Gelegentlich kann auch Luft in die Hirnkammern angesaugt werden, erkennbar im Röntgenbild an einem Pneumenzephalon.

Nach einer offenen Abszeßbehandlung kann es zu einem Hirnprolaps kommen. Diese Komplikation ist die Folge einer fortbestehenden Hirnschwellung, häufig im Zusammenhang mit weiteren Abszessen oder abgeschotteten Abszeßbuchten. Hier ist die weitere Abklärung, zugleich auch eine intensive Osmotherapie angebracht. Der Prolaps sollte nicht abgetragen werden, seine Rückbildung kann lange Zeit erfordern, bis an eine Duraplastik gedacht werden kann. Auch da ist das neurochirurgische Konsilium unerläßlich.

Nachbehandlung

Ist die geschlossene Abszeßbehandlung erfolgreich verlaufen, kann man sich darauf beschränken, die Tamponade der Wundhöhle im Abstand von 2–3 Tagen zu wechseln, um dann schließlich den sekundären Wundverschluß anzuschließen. Die Frage, ob der dann annehmbar sterile Abszeßbalg noch einer Exstirpation bedarf, ist vom Neurochirurgen zu beantworten.

Nach Drainagebehandlung soll bei gutem Befinden des Patienten nach 2–3 Tagen, sonst am folgenden Tag, die Durchgängigkeit des Röhrchens überprüft und Sekret abgesaugt werden. Versiegt die Absonderung, kann das Röhrchen entfernt werden. Die Duralücke schließt sich dann im Granulationsprozeß.

Erforderlich ist immer die Überwachung des Patienten unter den Bedingungen der Intensivstation (Atmung, Kreislauf, Elektrolyte, Nierenfunktion), eine Osmotherapie zur Bekämpfung des Hirnödems und eine hochdosierte, der Erregerempfindlichkeit angepaßte Gabe von Antibiotika.

Otogene Sinusthrombose

Entstehung – Verlauf

Greift eine knochenzerstörende Schläfenbeinerkrankung – eine Mastoiditis, Pyramidenerweiterung oder ein infiziertes Cholesteatom – auf einen der dem Schläfenbein anliegenden Hirnblutleiter über, so kann sich nach einer anfänglichen Wandschädigung im Inneren des Sinus ein Thrombus entwickeln. Wenn er dann bakteriell durchsetzt wird und abgelöste, infizierte Thrombenteile kontinuierlich in die Blutbahn gelangen, entwickelt sich eine Sepsis.

Die Erkrankung kann von allen ohrnahen Abschnitten des Blutleitersystems (Abb. 9.7) ihren Ausgang nehmen, zumeist vom Sinus sigmoideus, seltener auch von den Pyramidenblutleitern, ungewöhnlich ist eine primäre Thrombose des Bulbus v. jugularis. Der Thrombus kann sich durch Anlagerung retrograd bis in den Sinus transversus und halswärts bis in die V. jugularis interna ausbreiten. Über die Pyramidenblutleiter ist dann auch eine otogene Thrombose des Sinus cavernosus möglich. Die Erkrankung ist selten auch durch einen Kleinhirnabszeß kompliziert, ein Schläfenlappenabszeß ist durch Beteiligung von Arachnoidalvenen (Labbé-Vene) möglich.

Präoperative Diagnostik

Sepsiszeichen. Mit der Einschwemmung infizierter Emboli in die Blutbahn treten intermittierende (septische) Temperaturen auf mit hohen Fieberschüben und wiederholten Schüttelfrösten. Im Blut herrscht eine Linksverschiebung mit Aneosinophilie vor, die Milz ist vergrößert. Die Krankheitserreger können in der Blutkultur ermittelt werden, sofern nicht die antibiotische Behandlung das Bakterienwachstum unterdrückt. Ist septisches Material in die Lunge gelangt, können Lungenabszesse auftreten, gelangt es in den großen Kreislauf, sind Abszesse in allen Organen möglich.

Lokalbefunde. Auf die otogene Natur der Sepsis ist zu schließen, wenn nach Anamnese, otoskopischem und röntgenologischem Befund eine der genannten bakteriellen Schläfenbeinerkrankungen zu finden ist. Ein obturierender Thrombus kann durch die Angiographie oder die retrograde Jugularvenographie nachgewiesen werden. Eine Liquorpunktion zeigt häufig eine leichte Pleozytose, beim Druck auf die V. jugularis interna der erkrankten Seite erhöht sich, anders als auf der gesunden Seite, die Tropfenfolge aus der Punktionsnadel nicht (Kindler-Zeichen). Massive Blutabflußstörungen bei ausgedehnten Thromben haben eine Stauungspapille zur Folge.

Otogener Hirndruck. Zu erwähnen ist hier als Folge offensichtlich blander und ausgedehnter Thrombenbildungen in mehreren Blutleitern einer Seite ein seltenes, unter der Einwirkung der Antibiotika aber doch gehäuft auftretendes Krankheitsbild des otogenen Hirndrucks (auch als

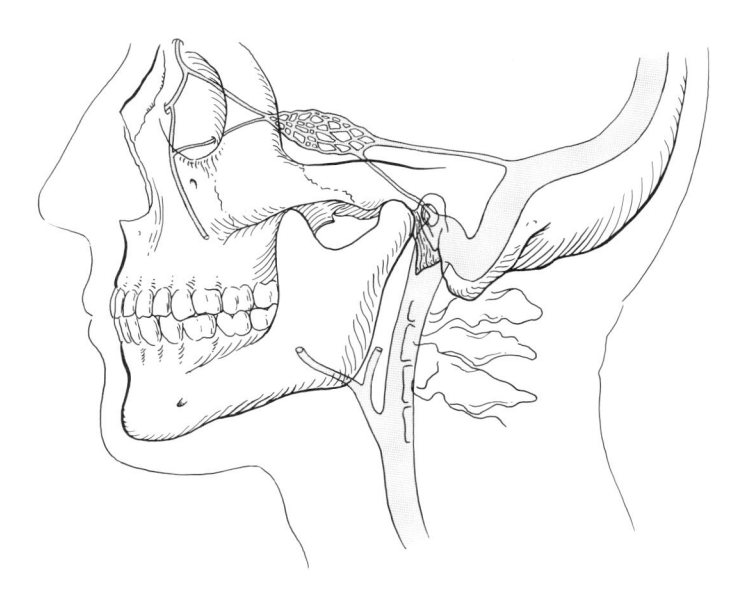

Abb. 9.7 Lage der Blutleiter am Schläfenbein mit V. jugularis interna.

„otitic hydrocephalus" [Symonds] bezeichnet). Es kommt zu einer bedrohlich zunehmenden Stauungspapille beiderseits und zu einer einseitigen Abduzensparese. In vielen Fällen ist dann anzunehmen – und vereinzelt auch operativ bestätigt –, daß eine otogene Sinusthrombose abgelaufen war, die spontan oder antibiotisch beeinflußt abheilen konnte. Otochirurgische Schritte sind dann nicht mehr notwendig, ggf. aber erfordert die Stauungspapille, die sich ebenso wie die Augenmuskellähmung nur langsam zurückbildet, wegen der Gefahr für das Sehvermögen eine druckentlastende Kraniotomie.

Operationsindikation

Da ein destruierender Eiterherd im Schläfenbein – vom Cholesteatom ganz zu schweigen – medikamentös nicht zuverlässig zu sanieren ist, ist bei der Annahme einer otogenen Sepsis die Operation geboten, dies auch zur Abklärung eines nur vermuteten Zusammenhangs zwischen Ohrerkrankung und Sepsis. Da aber eine geeignet dosierte Antibiotikatherapie offensichtlich die Ausbreitung der Sepsis hemmt, sofern die Ursprungserkrankung im Schläfenbein beseitigt ist, ist es berechtigt, am Sinus selbst abgestufte Maßnahmen anzuwenden.

Operationsprinzip

Es gilt, nach Beseitigung der Ursprungskrankheit den streuenden, infizierten Thrombus aus dem Blutstrom zu beseitigen und die weitere Einschwemmung septischen Materials zu verhindern.

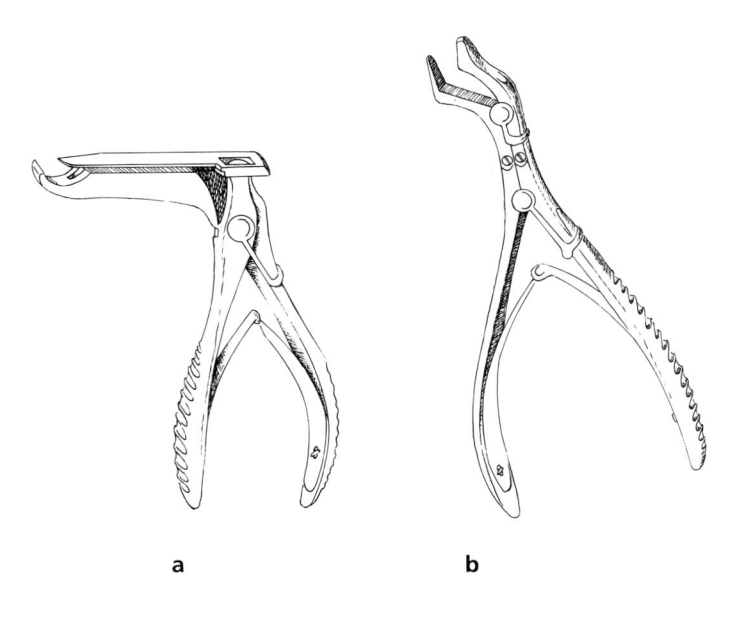

Abb. 9.8 Brüningssche (a) und Beyersche (b) Sinusstanze.

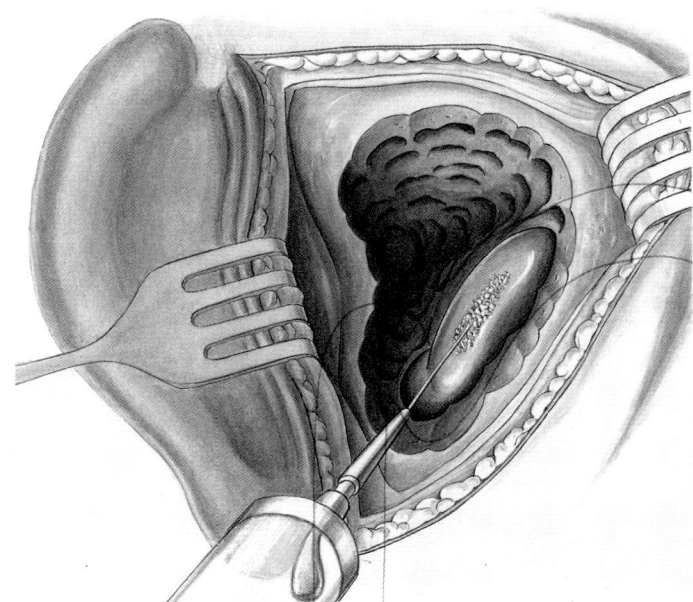

Abb. 9.9 Punktion des erkrankten Sinus sigmoideus.

Vorbereitung zur Operation

Siehe S. 80.

Zweckmäßige Anästhesie

Da es bei der Sinuseröffnung zur Luftaspiration kommen könnte, ist die Intubationsnarkose mit der Möglichkeit zur Überdruckbeatmung die geeignetste Anästhesieform. Ist eine Lokalanästhesie unumgänglich, muß dieser Möglichkeit durch besondere Vorsicht in dieser Phase Rechnung getragen werden.

Vorbereitung zur Operation

- Die Notwendigkeit, gelegentlich den Sinus weit nach okzipital freizulegen, läßt es ratsam erscheinen, die Rasur weiter als gewöhnlich auszudehnen.
- Der Umstand, daß bei der Sinusoperation ein größerer Blutverlust entstehen kann, macht die Bereitstellung von Plasmaexpandern und/oder Blutkonserven erforderlich.

Spezielle Instrumente

Die für die Behandlung der Ausgangserkrankung erforderlichen Instrumente (s. Kap. 4) sind zu ergänzen durch:

- die Beyersche oder die Brüningssche Sinusstanzen, diese sind vorteilhaft, aber nicht unbedingt erforderlich (Abb. 9.8);
- ein besonders kräftiges Absauggerät mit verschieden kalibrierten Saugern;
- durch vorbereitete, 2 cm breite Mullstreifen, die am Ende zu erbsen- bis bohnengroßen Tamponadekugeln aufgerollt sind.

Operative Technik

Die otochirurgische Sanierung ist stets abzuschließen, ehe mit der Arbeit an dem als krank erkannten Blutleiter begonnen wird. Die dort dann ggf. notwendigen Tamponaden würden sonst die Fertigstellung der Ohrhöhle behindern.

Sinusfreilegung

Fast immer ist die knöcherne Sinusschale in mehr oder weniger großem Umfang zerstört, der Blutleiter liegt am Grund eines episinösen Abszesses frei, seltener führt eine Fistel zum kranken Sinus. Die Sinuswand ist verdickt und mit Granulationen bedeckt, häufig findet man schwärzliche Nekrosen, auch einen pulsierenden Eiteraustritt. Die Grenzen zwischen Sinus und angrenzender Dura sind oft nicht mehr deutlich zu erkennen.

Die bedeckende restliche Knochenschale über dem Sinus wird mit der Fräse dünngeschliffen. Dann bricht man Stück für Stück die Reste der Schale mit dem Knochenlöffel heraus, auch eine Sinusstanze ist geeignet. So wird nach und nach der Sinus nach proximal und distal freigelegt, bis an den Rändern wieder die normale, bläuliche Sinuswand in einer Breite von 1/2 cm freiliegt. Das muß u. U. weit nach okzipital erfolgen. Die Erweiterung des retroaurikulären Schnittes zum T-Schnitt kann dann erforderlich sein. Auch bulbuswärts kann die Freilegung bis auf das 2. Knie des Sinus sigmoideus notwendig werden. Es ist außerordentlich wichtig, sich bei der Freilegung des Sinus ein klares Bild von seinem Verlauf zu machen, damit bei einer nachfolgenden Eröffnung des Sinusrohres nicht die angrenzende, oft gleichfalls veränderte Dura verletzt wird und eine Tamponade exakt über dem Sinus angebracht werden kann.

Abb. 9.**10** Absaugen des Thrombus aus dem Sinus.

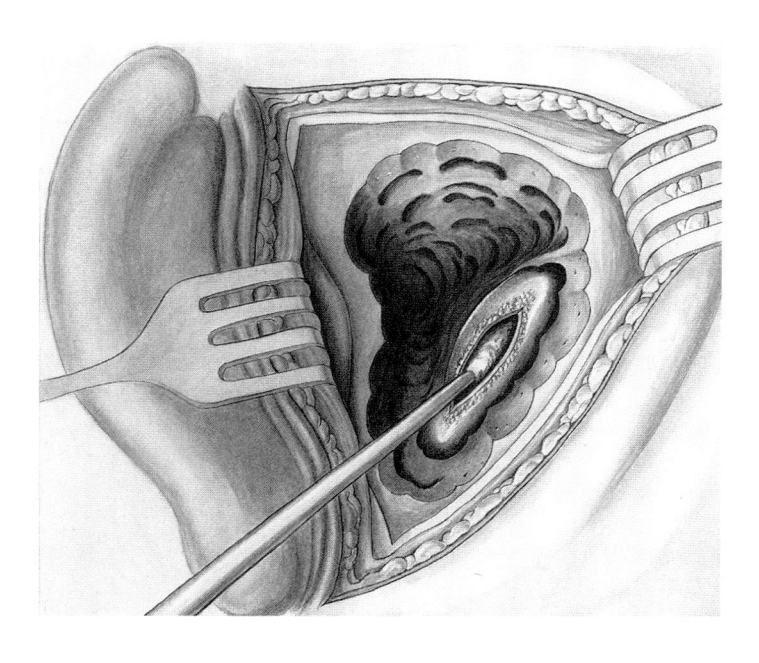

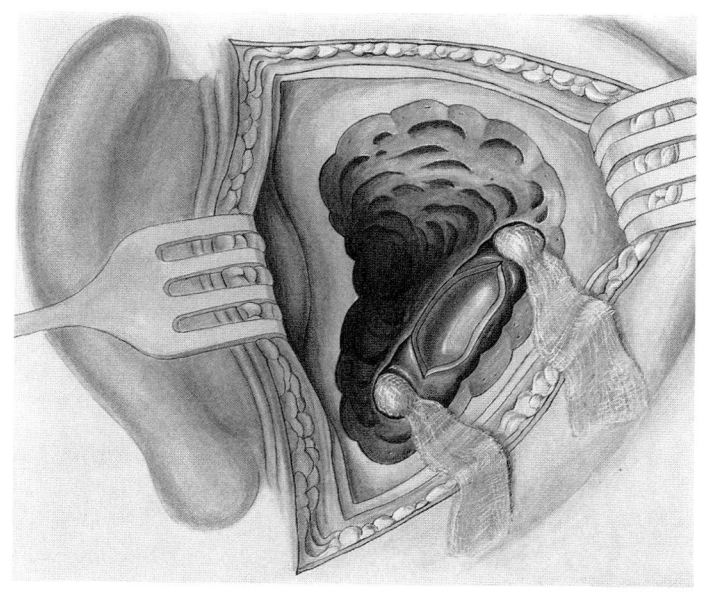

Abb. 9.**11** Tamponade des eröffneten Sinus.

Sinuspunktion

Nach Desinfektion der kranken Sinuswand wird mit einer kurz abgeschliffenen, dicken Kanüle, die auf eine Injektionsspritze aufgesetzt ist, der Sinus punktiert. Man sticht am Ort der stärksten Wandveränderung ein und kann bei unklarem Befund die Punktion an benachbarten Stellen wiederholen. Die Punktion erfolgt unter ständiger Aspiration tangential und streng in der Verlaufsrichtung des Blutleiters (Abb. 9.**9**). Wurde dieser vorher gut dargestellt, kann eine fälschliche Punktion der Dura vermieden werden. Auch darf bei der Punktion das mediale Sinusblatt nicht durchstochen werden. Zur Abschätzung der Stichtiefe ist allerdings zu berücksichtigen, daß die erkrankte Sinuswand mehrere Millimeter dick sein kann.

Läßt sich reichlich Blut aspirieren, kann angenommen werden, daß das Sinusinnere gesund ist oder allenfalls ein wandständiger Thrombus vorliegt. Dann ist es erlaubt – bei anhaltender Antibiotikagabe –, die Operation abzubrechen und den weiteren Verlauf der Erkrankung abzuwarten. Die Blutung aus der Stichstelle versiegt nach kurzer Tamponade. Die Höhle wird dann mit einem Mullstreifen ausgelegt und die Wunde zu zwei Dritteln geschlossen.

Wurde bei einer Ohroperation ein episinöser Abszeß als unerwarteter Nebenbefund aufgedeckt, ohne daß Sepsiszeichen vorliegen, kann von einer Punktion des Sinus abgesehen werden. Wurde dennoch punktiert und kein Blut aspiriert, sollte gleichfalls von einem weiteren Vorgehen abgesehen werden. Man darf dann annehmen, daß eine aseptische, nicht infizierte Thrombose entstanden ist. Solche Patienten sind postoperativ im Hinblick auf mögliche Sepsiszeichen sorgfältig zu beobachten.

Sinusausräumung

Findet sich ein nicht blutführender Sinus bei deutlichen Sepsissymptomen, wird die Sinusausräumung erforderlich. Man schlitzt die laterale Sinuswand am Ort der Veränderung in einer Länge von 1–2 cm. Der schwärzliche, oft jauchig veränderte Thrombus wird sichtbar. Man führt nun mit der einen Hand einen großkalibrigen Sauger ein und saugt den Thrombus zunächst aus der Hinterhauptsrichtung ab (Abb. 9.**10**). Die andere Hand hält mit einer Pinzette die vorbereitete Tamponadekugel. Ist der okzipitale Teil des Thrombus abgesaugt, strömt sogleich venöses Blut im Strahl aus der Öffnung. Sogleich wird die Tamponadekugel zwischen die freigelegte Sinuswand und den bedeckenden Knochen geschoben (sog. Meier-Whiting-Tamponade, Abb. 9.**11**). Die Blutung steht bei genügend großer Tamponadekugel und exakter Lage. Gelingt es nicht, den Thrombus vollständig abzusaugen, muß der Sinus weiter in Richtung auf das Hinterhaupt freigelegt werden, bis es zum profusen Blutaustritt kommt.

Sodann wird der Thrombus bulbuswärts abgesaugt, bis auch hier Blut nachströmt. Auch hier wird die beschriebene Mullkugeltamponade zwischen Knochen und Sinuswand gelegt. Wo das im kaudalen Verlauf des Sinus nicht sicher möglich ist, kann hier auch vorsichtig die Tamponade im Lumen angebracht werden. Das bereitet keine Schwierigkeiten, da die Blutung weniger massiv zu sein pflegt.

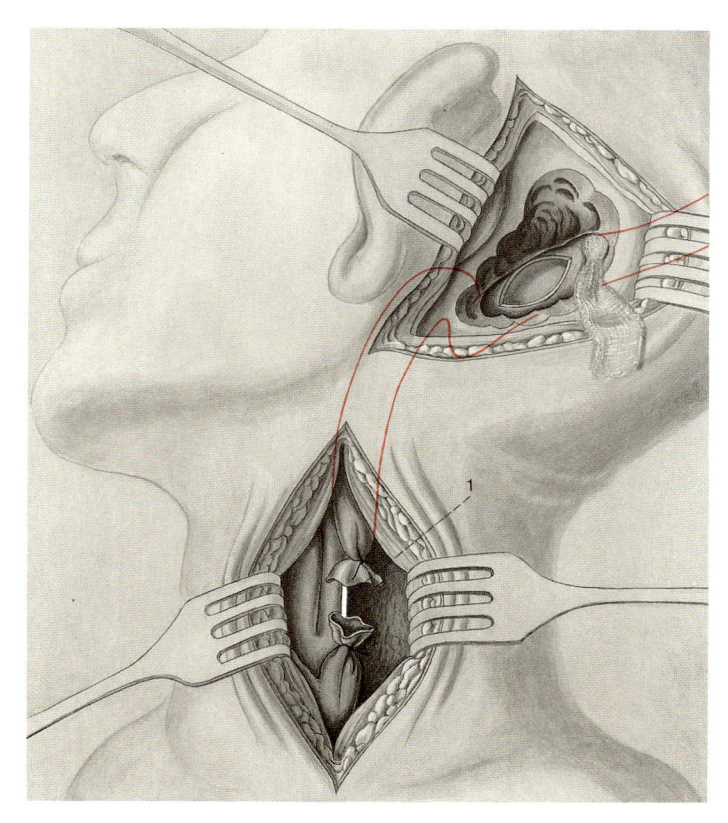

Abb. 9.**12** Unterbindung der V. jugularis interna bei Sinusoperation.
1 N. vagus

Kommt es nicht zum retrograden Blutaustritt, muß angenommen werden, daß der Thrombus bulbuswärts weiter ausgedehnt ist. Hier kann nun die Operation dennoch abgebrochen werden, sofern nicht eitriges Material aus der Tiefe abgesaugt wird, die Ausläufer des Thrombus also als weitere Sepsisquelle angesehen werden müssen.

Anschließend wird noch das nekrotische laterale Blatt des Sinus entfernt, es entsteht eine Rinne (Abb. 9.**11**). Diese, wie die ganze Knochenhöhle legt man mit einem fortlaufenden Mullstreifen aus. Die retroaurikuläre Wunde bleibt offen bis auf den Abschnitt, unter dem die obere Tamponadekugel liegt, die dadurch gut fixiert ist.

Jugularisunterbindung

Sie wird notwendig, wenn, wie beschrieben, ein verbliebener infizierter, zum Bulbus v. jugularis sich erstreckender Thrombus vermutet wird und wenn postoperativ die Sepsissymptomatik fortbesteht. Von einem Längsschnitt durch Haut und Platysma am Vorderrand des M. sternocleidomastoideus wird dieser Muskel freigelegt und nach dorsal gedrängt. Man achte auf die V. jugularis externa, die über den Muskel hinwegzieht. Die jetzt erkennbare Gefäßscheide wird stumpf präpariert, wobei eventuell geschwollene Lymphknoten entfernt werden müssen. Erscheint die nun dargestellte V. jugularis interna bläulich, weich und blutführend, wird sie oberhalb der Einmündung des V. facialis unterfahren, doppelt unterbunden und durchtrennt (Abb. 9.**12**). Dabei ist besonders darauf zu achten, daß der mit der Vene verlaufende N. vagus geschont wird.

Ist die Vene thrombosiert, also derb und rötlich grau verfärbt, sollte die Ligatur weiter kaudal im gesunden Venenabschnitt erfolgen.

Bei exzessivem, sich in die Schlüsselbeingrube erstreckendem Venenthrombus gibt es nach dem Vorschlag von Seiffert die Möglichkeit, den Thrombus abzusaugen. In die Vene wird ein Kunststoffschlauch eingeführt, darüber eine lockere Seidenligatur gelegt und ein kräftiger Sauger angeschlossen. Beim Zurückziehen des Schlauchs löst sich der Thrombus heraus. Sobald er aus der Venenöffnung heraustritt, ist wegen der Gefahr einer Luftaspiration eine Überdruckbeatmung nötig. Die Ligatur wird geschlossen. – Die Erfahrung der letzten Jahrzehnte hat gezeigt, daß diese Maßnahme, wie auch noch weitergehende Manipulationen in der Schlüsselbeingrube, bei Anwendung einer geeigneten Antibiotikatherapie nicht mehr notwendig werden.

Bulbusspülung

Die Bulbusspülung ist allenfalls dann als weiterer Schritt der Behandlung in Betracht zu ziehen, wenn nach der Sinusausräumung bei nicht blutführendem Bulbus trotz der Venenunterbindung und trotz antibiotischer Behandlung das septische Zustandsbild weiter besteht, ein wenig wahrscheinlicher Fall. Man sucht das obere Ende der ligierten V. jugularis auf, führt dort oberhalb der Ligatur einen dünnen Schlauch ein und fixiert ihn mit einer Schlinge. Danach wird bei sanftem Druck Spülflüssigkeit (Antibiotikalösung) eingebracht, bis diese am bulbusnahen Ende des freiliegenden Sinus austritt.

Bulbusoperation

Die beschriebenen, in nacheinander folgenden Schritten angebrachten Maßnahmen bei gleichzeitiger Antibiotikagabe machen die Freilegung des Bulbus kaum jemals notwendig. Das Verfahren wurde in der vorantibiotischen Ära entwickelt (Gruner, Voß). Es sei hier der Vollständigkeit halber angeführt, dies auch deshalb, weil der Zugang zum Bulbus auch aus anderen Gründen, z. B. bei der Behandlung des Glomustumors, von Interesse ist.

Um den Bulbus aufsuchen zu können, vereinigt man zunächst die retroaurikuläre Wunde mit dem zur Unterbindung der V. jugularis gelegten Schnitt. Die Warzenfortsatzspitze wird reseziert und der Kopfnickermuskel ebenso wie der hintere Bauch des M. digastricus abgelöst. Sodann verfolgt man die Halsvene nach kranial und durchtrennt nach doppelter Unterbindung die sie überkreuzende A. occipitalis. Man achte hier auf den M. accessorius, der von oben ventral nach unten dorsal über die Vene hinwegzieht. Ventral der Vene liegen der N. vagus und der N. hypoglossus (Abb. 9.**13**).

Der Zugang zum Bulbus auf diesem Wege – er entspricht der Grunert-Operation – wird jetzt noch behindert durch die nach der Resektion der Mastoidspitze verbliebe-

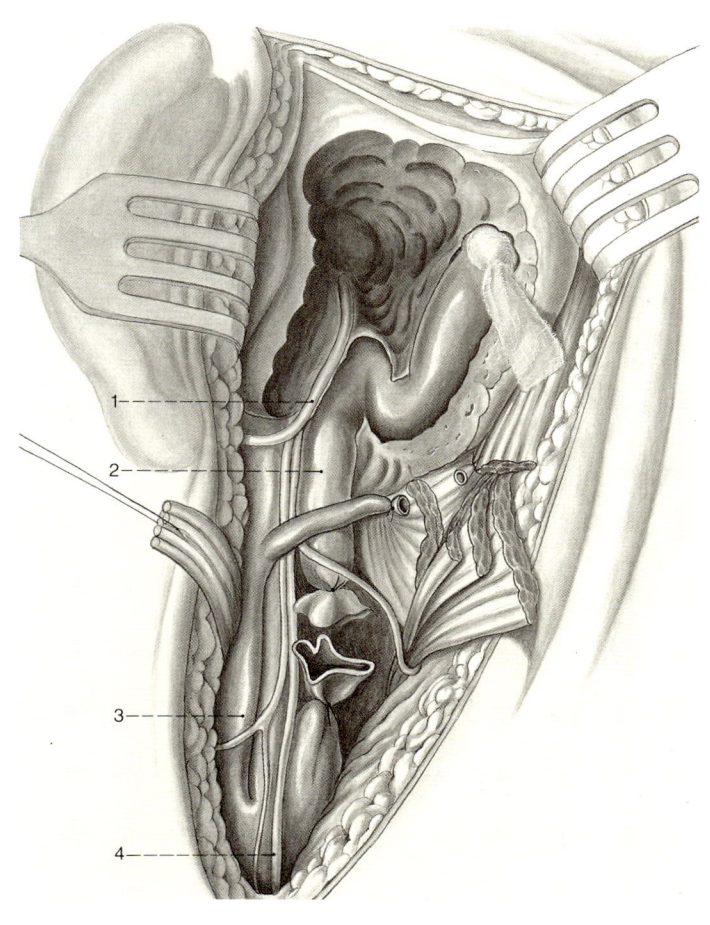

Abb. 9.**13** Freilegen des Bulbus venae jugularis.
1 N. facialis
2 V. jugularis
3 A. carotis interna
4 N. vagus

nen, zur Pars tympanica gehörenden Knochenabschnitte, die die hintere Gehörgangswand und den Boden des Gehörgangs bilden. Sie bergen den N. facialis in sich. Man muß sie teilweise abtragen. Dabei ist es ratsam, zumal bei beengten Verhältnissen, sich den Verlauf des Nervs sichtbar zu machen und ihn etwa vom Abgang der Chorda tympani bis zu seinem Austritt aus dem Foramen stylomastoideum mit der Diamantfräse so weit darzustellen, daß nur noch eine dünne Knochenschale den Nerv bedeckt. (In der Abb. 9.**13** ist er der Anschaulichkeit halber ohne Knochenbedeckung gezeichnet worden.)

Von dorsal kann der Processus transversus des ersten Halswirbels den Zugang zum Bulbus an der Schädelbasis noch behindern. Seine Resektion soll aber nur ausnahmsweise unter strikter Schonung der A. vertebralis erfolgen.

Beim Verfolgen des Sinus von oben her, tangential an der Schädelbasis, wie es Voß angegeben hat, erreicht man nach Verdünnen mit der Diamantfräse und nachfolgender Abtragung der knöchernen Sinusbegrenzung den Bulbus. Ist dieser nach Entfernung der letzten Knochenbrücke am Foramen jugulare frei, kann er nunmehr zusammen mit dem Stumpf der V. jugularis mit dem Sichelmesser geschlitzt werden. Der Thrombus läßt sich mit Sauger und Löffel entfernen. Sollte es aus noch offenen Zuflüssen bluten, muß tamponiert werden. Nach Drainage kann die Wunde partiell oder ganz geschlossen werden.

Fehler und Gefahren

Ein ernster Fehler ist es, bei der Punktion und der Inzision des Sinus sigmoideus diesen zu verfehlen und die Kleinhirndura zu verletzen. Der Blutleiter muß deshalb immer sorgfältig dargestellt werden, bis völlige Klarheit über die Topographie und den Sinusverlauf besteht.

Es ist falsch, die Tamponadekugel *in* das obere Lumen des Sinusrohres zu bringen, da dann die mediale Durawand verletzt werden kann und außerdem beim späteren Entfernen der Tamponade der neugebildete, verschließende Thrombus mit herausgerissen werden kann. Die Tamponadekugel soll vielmehr wie beschrieben zwischen äußerem Sinusblatt und bedeckendem Knochen liegen und das Sinusrohr komprimieren, so daß es dann zur Verklebung der Wände kommen kann.

Auf die Gefahr, daß es beim Ausräumen des Sinus zum Ansaugen von Luft und zu einer Luftembolie kommen kann, wurde hingewiesen. Bei entsprechenden Operationsphasen sind die Überdruckbeatmung und das Flachlagern des Patienten angezeigt.

Nachbehandlung

Die Allgemeinbehandlung der Sepsis verlangt neben einer angepaßten Antibiotikagabe die Überwachung und die Beobachtung von Sepsisfolgen (Kontrolle der Lunge, der Nieren- und Leberfunktion usw.).

Eine thrombolytische Behandlung wird nicht empfohlen, weil sie die gewünschte Obliteration der behandelten Blutleiter behindert.

Die retroaurikuläre Wunde bleibt so weit offen, daß noch ein Zugang zu der Meier-Whitling-Tamponade besteht. Diese kann am 10. Tag entfernt werden. Da dann aber gelegentlich noch eine Sinusblutung auftreten kann, ist diese Maßnahme im Operationssaal vorzunehmen mit der Bereitschaft, sofort erneut zu tamponieren. Sauger, Wundhaken und neue Tamponkugeln sind bereitzuhalten.

Erst wenn sich alle Befunde normalisiert haben, ist ein Verschluß der Wunde angezeigt.

Literatur

Beck, C.: Otogene Sinusthrombose. In Berendes, J., R. Link, F. Zöllner: Hals-Nasen-Ohrenheilkunde in Praxis und Klinik, 2. Aufl., Bd. VI, Thieme, Stuttgart 1980

Blohmke, A., R. Link: Die transmastoidale Zisternendrainage und ihre Bedeutung bei schwerer otogener Meningitis. Acta otolaryngol. 44 (1954) 312

Bradley, P. J., K. P. Manning, M. D. M. Shaw: Brain abscess secondary to otitis media. J. Laryngol. Otol. 98 (1984) 1185

Brand, B., R. J. Caparosa, L. G. Lubic: Otorhinolaryngological brain abscess therapy – past and present. Laryngoscope 94 (1984) 15

Courville, C. B.: Intracranial complications of otitis media and mastoiditis in the antibiotic era. Laryngoscope 65 (1955) 31

Denecke, H. J.: Die otolaryngologischen Operationen. In Zenker, R., G. Heberer, G. Hegemann: Allgemeine und spezielle chirurgische Operationslehre, 2. Aufl., Bd. V. Springer, Berlin 1953

Fremel, F.: Der otogene Hirnabszeß. Mschr. Ohrenheilk. 105 (1971) 8–12

Ganz, H.: Der derzeitige Stand von Klinik und Behandlung der otogenen und rhinogenen Hirnkomplikationen. Otologische Betrachtungen. HNO (Berlin) 20 (1972) 33

Ganz, H.: Otogener Hirnabszeß. In Berendes, J., R. Link, F. Zöllner: Hals-Nasen-Ohrenheilkunde in Praxis und Klinik, 2. Aufl., Bd. VI. Thieme, Stuttgart 1980

Gower, D., W. F. McGuirt: Intracranial complications of acute and chronic infection ear disease, a problem still with us. Laryngoscope 93 (1983) 1028

Grunert, H.: Die operative Ausräumung des Bulbus venae jugularis (Bulbusoperation) in Fällen otogener Pyämie. F. C. W. Vogel, Leipzig 1904

Harpman, J. A.: On the management of otorhinogenic intracranial infections. J. Laryngol. Otol. 69 (1955) 180

Herrmann, A.: Gefahren bei Operationen an Hals, Ohr und Gesicht und die Korrektur fehlerhafter Eingriffe. Springer, Berlin 1968

Kellerhals, B., C. R. Pfaltz: Entstehung und Verlauf otogener endocranieller Komplikationen im Zeitalter der Antibiotika. HNO 17 (1969) 42

Kornmesser, H. J.: Otogene Meningitis. In Berendes, J., R. Link, F. Zöllner: Hals-Nasen-Ohrenheilkunde, 2. Aufl., Bd. VI. Thieme, Stuttgart 1980

Körner, O.: Die ototischen Erkrankungen des Hirns, der Hirnhäute und der Hirnblutleiter, 3. Aufl., Bergmann, München 1902

Mathews, T. J.: Lateral sinus pathology. J. Laryngol. Otol. 102 (1988) 118

Mündnich, K.: Ist der Otologe heute noch zur Behandlung der Hirnabszesse berechtigt? Arch. Ohr-, Nas- u. Kehlk.-Heilk. 183 (1964) 205

Pospiech, J., R. Kalff, T. Polyzoidis, V. Reinhardt, W. Grote, W. Kocks: Intrakranielle Komplikationen entzündlicher Ohrerkrankungen. HNO 63 (1990) 38

Samuel, J., C. M. C. Fernandes: Lateral sinus thrombosis. A review of 45 cases. J. Laryngol. Otol. 101 (1987) 1227

Schadel, A., H. D. Böttcher, H. D. Haverkamp: Computertomographische Diagnostik der epiduralen Abszesse, subduralen Empyeme Meningitiden und Hirnabszesse. Laryngol. Rhinol. Otol. 62 (1983) 164

Seiffert, A.: Zit. bei Denecke (1953)

Shambaugh, G. E.: Surgery of the Ear, 2nd ed. Saunders, Philadelphia 1970

Stroobandt, G., G. Zech, C. Thauvoy, P. Mathurin, C. de Nijs, C. Gilliard: Treatment by aspiration of brain abscess. Acta Neurochir. 85 (1987) 138

Symonds, C. P.: Otitic hydrocephalus. Brain 54 (1931) 55

Voss, O.: Zur operativen Freilegung des Bulbus venae jugularis. Z. Ohrenheilk. 48 (1904) 265

Zülch, K. J.: Neurologische Diagnostik bei endocraniellen Komplikationen von oto-rhinologischen Erkrankungen. Arch. Ohr-, Nase- u. Kehlk.-Heilk. 183 (1964) 1

10 Chirurgie an Labyrinth und innerem Gehörgang bei Gleichgewichtsstörungen

Jan Helms

Sakkotomie

Präoperative diagnostische Maßnahmen

Die Diagnose Morbus Ménière ist eine Ausschlußdiagnose. Es ist deshalb vor der Indikation zu einem operativen Eingriff eine entsprechende Ausschlußdiagnostik vorzunehmen. Durch eine Hirnstammaudiometrie und ggf. eine neuroradiologische Untersuchung ist die Frage nach einer Raumforderung im Kleinhirnbrückenwinkel zu klären. Virusinfektionen, Autoaggressionserkrankungen und andere Infektionen sind auszuschließen. Eine traumatische Genese der Symptome oder auch eine Mittelohrerkrankung ist durch entsprechende Anamnese und den mikrootoskopischen Befund auszuschließen oder zu verifizieren. Evtl. auslösende Erkrankungen auf neurologischem, internistischem oder orthopädischem Fachgebiet werden durch entsprechende Konsiliaruntersuchungen abgeklärt.

Indikationen

Die Indikation zur Sakkotomie ergibt sich bei Hinweisen auf einen Labyrinthhydrops. Dies ist die typische Symptomtrias, wobei das Hörvermögen noch wechselnd stark beeinträchtigt ist, der Tinnitus, der im Zusammenhang mit Schwindelattacken ebenfalls unterschiedlich stark belastet und zusätzlich ein Druck- oder Völlegefühl oder auch eine Verstopfungsempfindung durch den Patienten angegeben wird.

Ein konservativer Behandlungsversuch mit nacheinander getesteten Antivertiginosa, Histaminanaloga, rheologisch wirksamen Substanzen und Calciumantagonisten sollte keine oder eine nur mangelhafte Milderung der Beschwerden erbracht haben.

Die derzeit verfügbaren neurophysiologischen Tests zum Nachweis eines Endolymphhydrops (Elektrokochleographie und ggf. low frequency biasing) sollten, wenn einsetzbar, auf einen Hydrops hinweisen.

Operationsprinzip

Das Prinzip der Operation besteht darin, am Saccus endolymphaticus, also in einer Distanz von über 1 cm von den empfindlichen Sinnesorganen des Labyrinths, eine Druckentlastung herbeizuführen. Um unnötige Traumen bei der Operation zu vermeiden, wie z. B. eine Eröffnung der Dura der hinteren Schädelgrube, eine Schädigung des N. facialis oder eine Bogengangseröffnung, sind detaillierte topographische, am Felsenbein geübte Kenntnisse für die Durchführung der Operation erforderlich. Die engen Lagebeziehungen zwischen Saccus endolymphaticus, Sinus sigmoideus, hinterem Bogengang und N. facialis sind für den chirurgischen Zugang in Abb. 10.**1** und 10.**2** wiedergegeben.

Vorbereitung zur Operation

Zur Vorbereitung erfolgt die Aufklärung des Patienten über Chancen (zwei Drittel bis drei Viertel der Patienten sind 3 Jahre postoperativ ohne Schwindelattacken) und Risiken (wie bei allen Ohroperationen Ertaubung, Tinnitus, Schwindel, Fazialisparese) des Eingriffs sowie die Erläuterung des Prinzips der Operation. Bei Schlafstörungen bietet man am Vorabend der Operation ein Schlafmittel an. Über und hinter dem Ohr wird unmittelbar vor Setzen der Lokalanästhesie ein etwa 2 cm breiter Streifen der Haare rasiert, und mit einem großflächigen, hautfreundlichen Pflaster so abgeklebt, daß Haare auch postoperativ nicht in das Wundgebiet hineinfallen können.

Anästhesie

Der Eingriff wird in Lokalanästhesie vorgenommen. Nur ausnahmsweise ist eine Vollnarkose erforderlich.

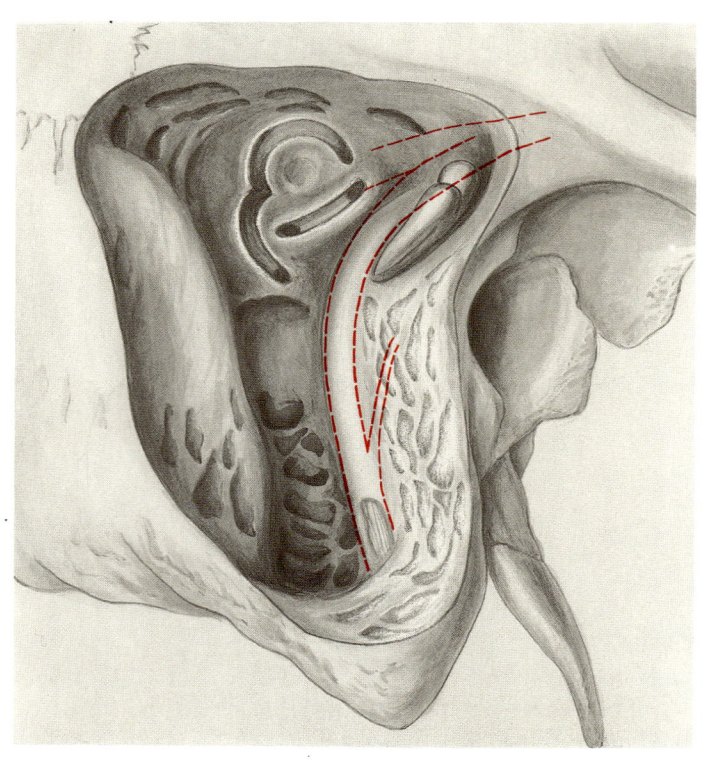

Abb. 10.**1**

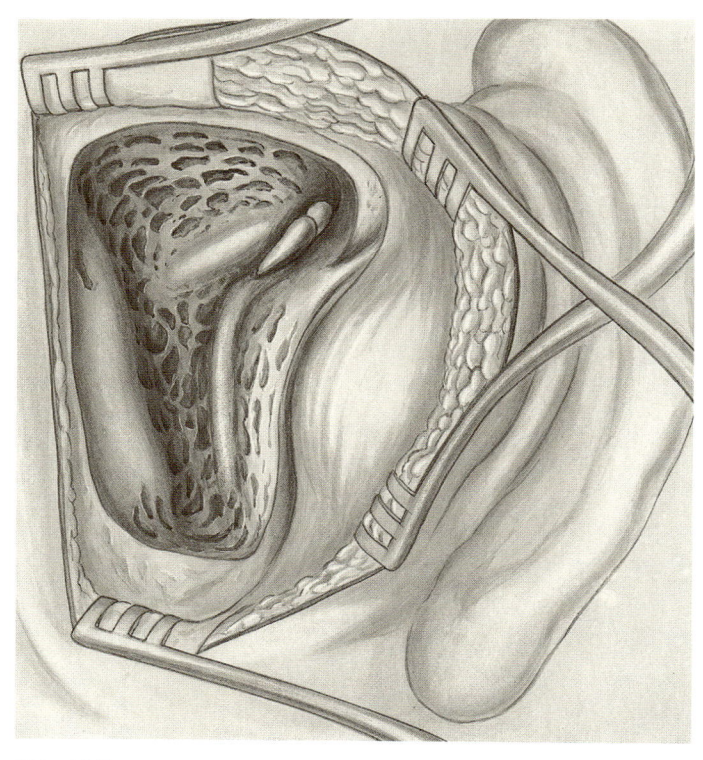

Abb. 10.**3**

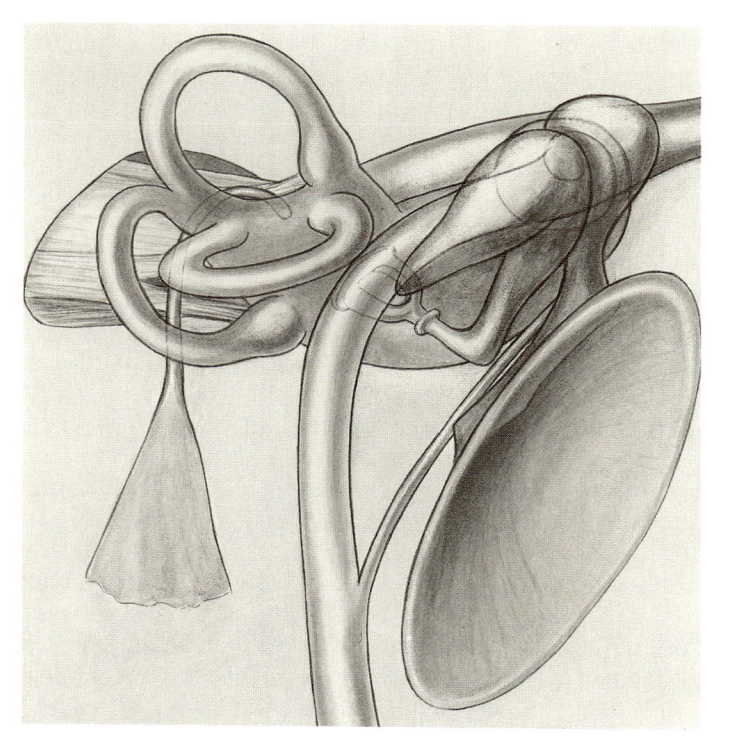

Abb. 10.**2**

Operationstechnik

Das Ohr wird retroaurikulär eröffnet und mastoidektomiert (Abb. 10.**3**). Sobald der horizontale Bogengang eindeutig identifiziert und in seinem Verlauf nachvollziehbar ist, sollte man den Aditus ad antrum mit einem kleinen Stückchen in Antibiotikum getränkten Gelatine abstopfen, um das unnötige Einschwemmen von Bohrmehl in das Mittelohr zu vermeiden. Den horizontalen Bogengang verfolgt man nach dorsal, ohne eine „blaue Linie" zu schleifen. In einer Entfernung von zweimal der Dicke des Bogengangsknochens von seiner weitesten Vorwölbung nach lateral aus nach dorsal trifft man auf die Mitte des hinteren Bogengangs. Er liegt meistens etwa 2 mm mehr medial als die laterale Grenze des horizontalen Bogengangs.

Besteht ein sehr stark vorgelagerter Sinus sigmoideus, so daß er den Zugang zum Trautmann-Dreieck blockiert, so schleift man die knöcherne Sinusschale mit einem großen Diamantbohrkopf nach lateral und medial so weit ab, daß es möglich wird, einen Retraktorspatel einzulegen und damit den Sinus für die Präparation des Sakkus nach dorsal zu halten.

Beim Verfolgen des knöchernen hinteren Bogengangs nach kaudal wird zunehmend dichter am N. facialis geschliffen. Diese enge topographische Lagebeziehung zwischen dem Bogengang und dem obersten Teil des mastoidalen Fazialisverlaufs ist besonders zu beachten, um eine Fazialisverletzung zu vermeiden.

Die Präparation erfolgt medial des Sinus sigmoideus. Dieser sollte nur so weit dargestellt werden, als ein Über-

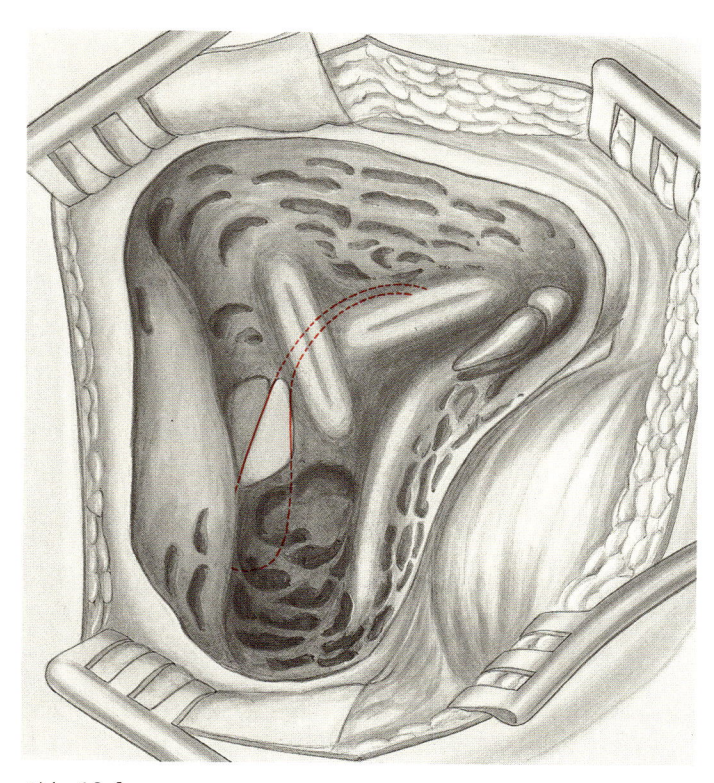

Abb. 10.4

Abb. 10.5a
1 Ductus endolymphaticus
2 Saccus endolymphaticus
3 Zugangsweg

hang den Zugang zur Sakkusregion behindert. Bei Unsicherheiten über den Verlauf des N. facialis unterhalb des horizontalen Bogengangs sollte der Nerv sicherheitshalber dargestellt werden, um eine Schädigung zuverlässig zu vermeiden.

Durch leichtes Schleifen mit dem Diamanten auf dem knöchernen hinteren Bogengang wird dieser ausgedünnt, bis seine „blaue Linie" erkennbar ist (Abb. 10.4). Die „blaue Linie" wird nach kaudal, bis zum tiefsten Punkt des hinteren Gehörgangs verfolgt. Gleichzeitig wird der Knochen an der Pyramidenrückfläche so weit abgetragen, bis die Dura gerade durchschimmert. Die Darstellung der „blauen Linie" des horizontalen Bogengangs ist nicht unbedingt erforderlich. Bei gut pneumatisierten Felsenbeinen wird im unteren Teil des Operationsfeldes, hinter der unteren Hälfte des hinteren Bogengangs, ein nach oben klar begrenzter weißlicher Bereich sichtbar, über dem die Dura bläulich schimmert. Das mehr weißliche Areal ist der Saccus endolymphaticus mit seiner oberen Kante.

Mit zunehmend kleineren Diamantbohrköpfen wird der Knochen hinter der blauen Linie des hinteren Bogengangs und dessen unterer Hälfte weiter abgetragen, und die weißliche Oberkante sowie die laterale Fläche des Saccus endolymphaticus werden so weit wie möglich hinter den hinteren Bogengang verfolgt. In der schematischen Abb. 10.5a sind (1) der Ductus, (2) der Saccus endolymphaticus im Horizontalschnitt, und der Pfeil (3) zeigt den Zugangsweg.

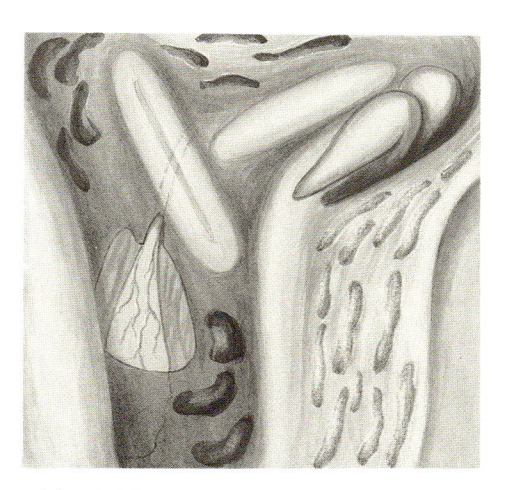

Abb. 10.5b

In etwas mehr als der Hälfte der Fälle läßt sich ein intratemporaler Anteil des Saccus endolymphaticus darstellen (Abb. 10.5b). Er entspricht der Pars rugosa. Bei den übrigen Patienten ist die Verdickung der Dura unter der hinteren Hälfte des Bogengangs zu erkennen.

Abb. 10.**6**

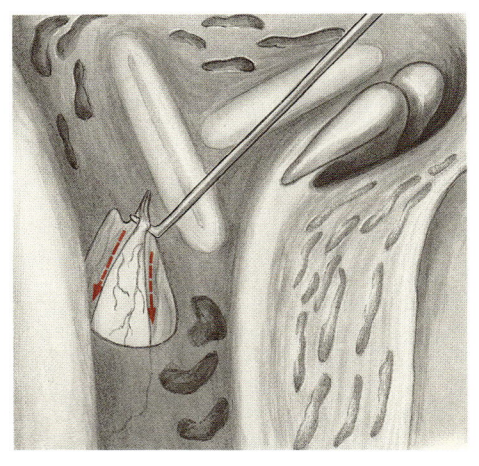

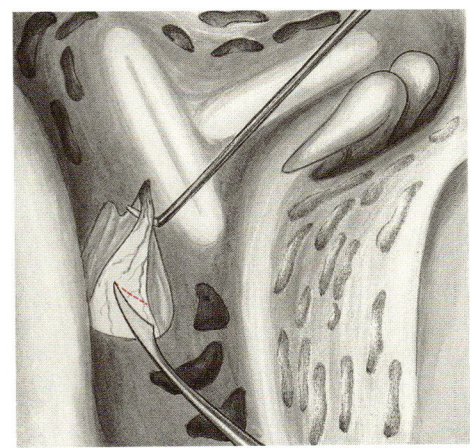

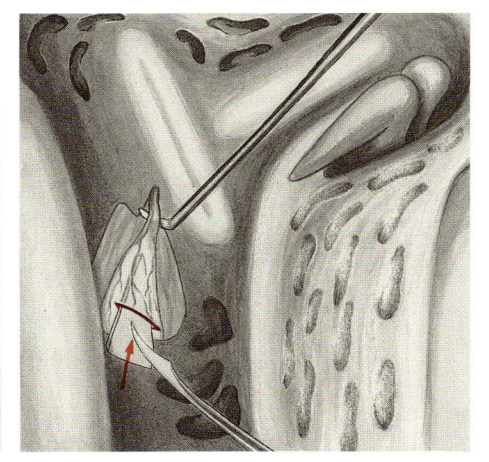

Abb. 10.**7**

Abb. 10.**8**

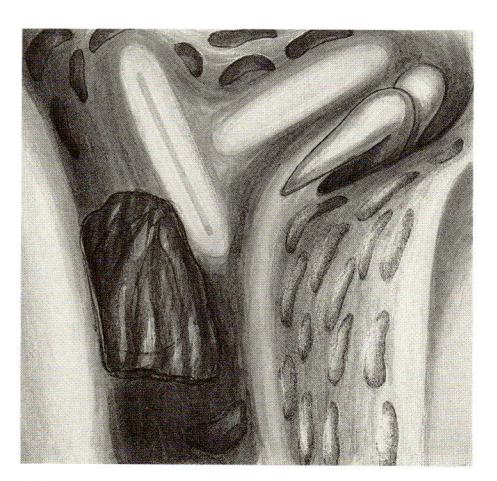

Abb. 10.**9**

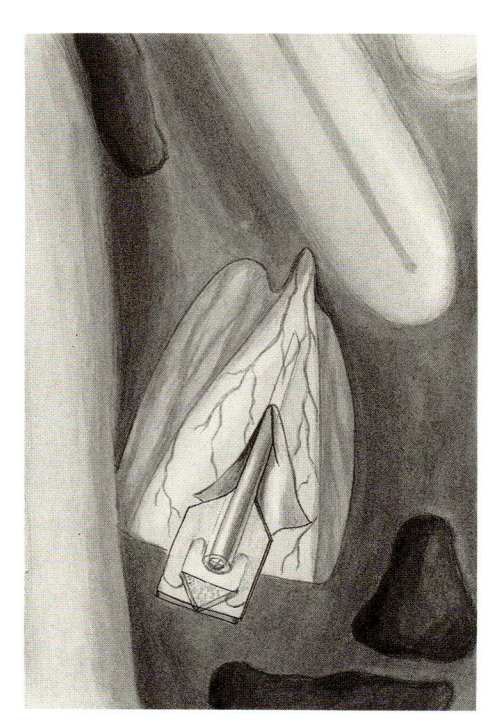

Abb. 10.**10**

Die laterale Wand des Saccus endolymphaticus ist unterschiedlich dick und haftet unterschiedlich fest an der korrespondierenden Knochenoberfläche im Felsenbein. Das Schleifen an der Grenze zum Saccus endolymphaticus muß feinfühlig vorgenommen werden, damit das Lumen nicht vorzeitig eröffnet wird. Es läßt sich nach einem Bohrertrauma schlechter identifizieren.

Ist eine eindeutige Darstellung der intratemporalen Anteile des Saccus endolymphaticus ohne Zerstörung der lateralen Wand gelungen, so läßt sich diese Struktur zur Dura hin verfolgen und von der Dura, mit der sie innig verklebt ist, teilweise lösen (Abb. 10.**6**). Es werden Biopsien möglich und das „wahre Sakkuslumen" (Ahrenberg) läßt sich durch Inzision der lateralen Sakkuswand eröffnen (Abb. 10.**7**).

Eine fehlerhafte Inzision in die Dura der hinteren Schädelgrube ohne Eröffnung des Sakkus, also die Schaffung eines „falschen Sakkuslumens" (Ahrenberg), wird auf diese Weise vermieden.

Nach dem Eröffnen des Sakkuslumens wird eine spitzwinklig geschnittene Silikonfolie in das Lumen eingebracht (Abb. 10.**8**).

Die Folie und der Sakkus können mit fusselfrei retroaurikulär entnommenem Bindegewebe abgedeckt werden. Es wird locker in die Tiefe des Operationsfeldes eingeschoben (Abb. 10.**9**).

Operationsmikroskopisch ist zu kontrollieren, daß weder an der Oberfläche der Silikonfolie noch an den implantierten freien Bindegewebsstückchen Fusseln, Metallpartikel oder sonstige Fremdkörper anhaften, da sich sonst ein Fremdkörpergranulom mit Labyrinthschädigung ausbilden könnte.

Das zu Beginn der Operation in das Antrum eingebrachte Gelatinestückchen wird vollständig abgesaugt. Das Ohr wird mit Subkutan- und Hautnaht wieder verschlossen. Eine Gehörgangstamponade erübrigt sich.

Modifikationen

Statt der einfachen Silikonfolie kann auch ein silikonüberschichtetes Spezialventil in das Lumen des Sakkulus eingelegt werden (Ahrenberg). Es wird mit Heparin aufgefüllt und soll eine kontinuierliche Druckentlastung des Hydrops besser gewährleisten als die Silikonfolie allein (Abb. 10.**10**). Anstelle der Silikonfolie werden auch dünne Katheter oder Folien aus anderem Material verwendet. Die Kunststoffe müssen bioinert und frei von Monomeren sein.

Bezugs- und Gefahrenpunkte

Der Hauptbezugspunkt für die Sakkotomie ist in der Eröffnungsphase der am Boden des Antrums liegende horizontale Bogengang. Nach seiner Identifizierung und Feststellung seiner Verlaufsrichtung kann die Position des Saccus endolymphaticus hinter der unteren Hälfte des hinteren Bogengangs und dorsal des mastoidalen Fazialisverlaufs abgeschätzt werden.

Lediglich bei stark vorgelagertem Sinus sigmoideus ergeben sich gelegentlich Schwierigkeiten, da der Zugang zur Tiefe des Mastoids behindert wird. Es besteht die Gefahr der unkontrollierten Eröffnung des Sinus oder einer Fazialisverletzung, wenn versehentlich zu weit nach vorn präpariert wurde. Das durch den endolymphatischen Hydrops vorgeschädigte und vorbelastete Innenohr wird gegenüber zusätzlichen Traumen als besonders gefährdet angesehen. Ein Eröffnen der Bogengänge ist deshalb zu vermeiden.

Der Operateur sollte um die möglichen Variationen des Fazialisverlaufs wissen, damit bei der Präparation am unteren Anteil des hinteren Bogengangs Traumen dieses Nervs auch bei Vorliegen einer Variation seines Verlaufs vermieden werden.

Regeln, Tricks und typische Fehler

Bei Nachoperationen nach erfolgloser Sakkotomie wurde in der weit überwiegenden Zahl der Fälle festgestellt, daß der Saccus endolymphaticus bei der ursprünglichen Sakkotomie weder erreicht noch drainiert wurde. Die Identifikation wird erleichtert, wenn ausnahmslos die blaue Linie des hinteren Bogenganges dargestellt und bis zur größten Ausdehnung nach kaudal verfolgt wird. Der Labyrinthknochen wird hinter dieser blauen Linie ohne Eröffnung des Perilymphraums abgetragen, und auch der dorsal davor liegende Knochen wird bis zur Dura präpariert. Bei normal pneumatisierten Ohren läßt sich so regelmäßig der intratemporale Teil des Sakkus identifizieren. Bei reduzierter Pneumatisation gelingt dies gelegentlich nicht in der gleichen Weise. Als positive „Kennung" bleibt dann nur die weißliche Verdickung der Dura und zusätzlich der Verlauf von Gefäßen in der lateralen Sakkuswand auf die Pars rugosa und auf den intratemporalen Anteil des Sakkus zu.

Die letzte Knochenschicht auf der lateralen Sakkuswand sollte unter höherer Vergrößerung sehr zartfühlend durch Abschleifen mit kleinen Diamantbohrköpfen erfolgen, um eine zusammenhängende laterale bindegewebige Wand des Sakkus zu erhalten und damit die Identifikation des Sakkuslumens leichter zu ermöglichen.

Das Anlegen eines schlitzförmigen Lumens gelingt naturgemäß nicht nur im eigentlichen Sakkus, sondern auch an jeder beliebigen Stelle der Dura. Die Tatsache, daß sich ein Spaltraum präparieren ließ, beweist also nicht, daß der Sakkus wirklich erreicht wurde.

Nachbehandlung

Über die perioperative einmalige Antibiotikagabe hinaus ist eine differenzierte Nachbehandlung nicht erforderlich. Das Hörvermögen wird täglich mit den Stimmgabeln c^2 und c^3 oder evtl. durch Ableitung eines Knochenleitungsaudiogramms überprüft. Mit der Frenzel-Brille wird ein etwaiger Nystagmus kontrolliert.

Postoperative Komplikationen

Bei fehlerhafter Inzision in der Dura kommt es gelegentlich zur Ausbildung einer Liquorfistel. Ist die Öffnung klein, so wird sie intra operationem durch Einschieben eines Bindegewebsstückchens in den Subarachnoidalraum mit Zurückziehen in Richtung Mastoid verschlossen. Größere Defekte sind nach Druckentlastung des Liquors durch Überkleben mit konservierter Dura und Tamponade im Mastoid, z. B. mit retroaurikulärem Weichteilgewebe oder mit Bauchfett, zu versorgen. Zeigt sich zwei bis fünf Tage nach der Operation ein rasch abnehmendes Hörvermögen, ein Nystagmus oder eine Kombination aus beiden Erscheinungen, ist eine Wiedereröffnung des Ohres unter dem Verdacht eines Fremdkörpergranuloms empfehlenswert. Bei Unsicherheiten sollte eine antiphlogistische und rheologisch wirksame Infusionsbehandlung erfolgen.

Funktionelle Folgezustände

Bei etwa 75% der Patienten bewirkt die Sakkotomie ein Sistieren der Drehschwindelattacken. Die Einflüsse auf die Hörfähigkeit und den Tinnitus sind nicht so positiv. Gelegentlich kommt es zu dramatischen Höranstiegen, die Ertaubungsrate liegt bei etwa 5%. Betroffen sind hierbei insbesondere Patienten mit erheblicher vorbestehender Innenohrschwerhörigkeit.

Bei einem Teil der an sich schwindelfreien Patienten kommt es gelegentlich zu subjektiven Empfindungen, eine Schwindelattacke könnte sich wieder ausbilden, es kommt aber nicht zum Ausbruch der Drehempfindung. In diesen Fällen sollte für einige Monate eine zusätzliche medika-

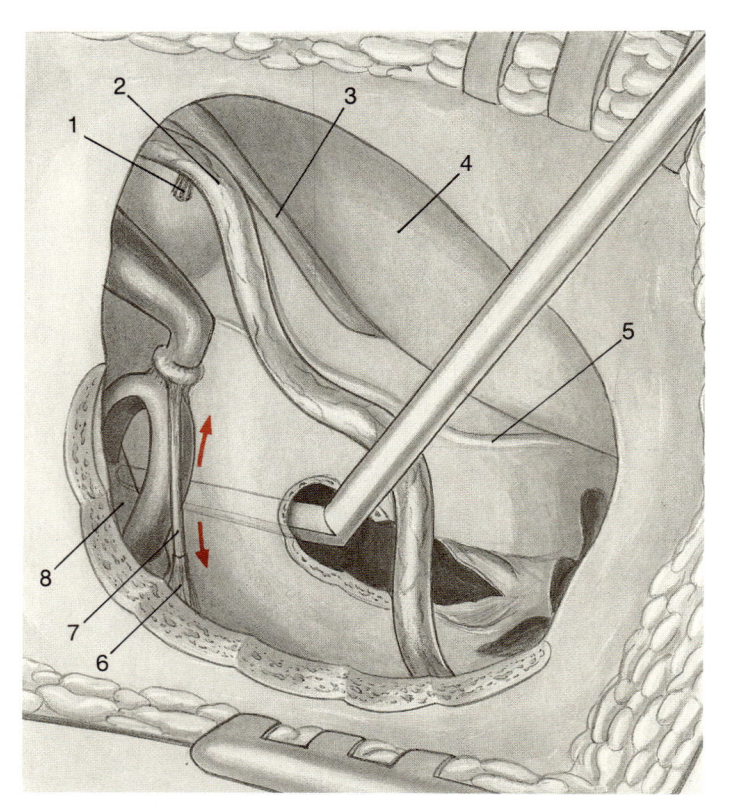

Abb. 10.**11**
1 Sehne des M. tensor tympani
2 Chorda tympani
3 Hammergriff
4 Trommelfell
5 Jacobson-Nerv
6 Proc. pyramidalis
7 Stapediussehne
8 Fußplatte

mentöse Behandlung mit einem Calciumantagonisten, einem Antihistaminikum oder einem anderen für wirksam erachteten Medikament versucht werden.

Alternative Methoden

Als Alternativen zur Sakkotomie sind zahlreiche Verfahren versucht worden.

Die partielle Labyrinthschädigung durch Gentamycin-Einträufelung in das Mittelohr nach Lange ist sicherlich eine Methode, die eine Alternative darstellt. Dabei wird über ein Paukenröhrchen (s. Kap. 4) wiederholt eine definierte Menge von Gentamycin in die Pauke eingebracht. Diese ototoxische Substanz diffundiert vorwiegend durch das runde Fenster und schädigt die vestibulären Sinnesorganellen, in deutlich geringerem Maße die Kochlea. Den detaillierten Angaben von Lange (1977) sollte dabei präzise gefolgt werden. Die Risiken bleiben dann gering.

Die partielle Zerstörung vestibulärer Sinnesorganellen durch die Applikation von Ultraschall oder kryochirurgische Prozeduren haben sich nur zeitweise bewährt. Die Sakkulotomie durch die Fußplatte des Stapes hindurch nach Fick und auch die Modifikation nach Cody sowie das Aufbringen von Kochsalzkristallen auf das runde Fenster nach Arslan haben sich ebenfalls nicht längerfristig durchgesetzt. Eine Besonderheit stellt die Beobachtung von Montandon und auch Arnold dar, daß Patienten, die häufig größere Höhenunterschiede zu überwinden haben und unter einem Morbus Ménière leiden, Symptomenminderung durch das Einlegen eines Paukenröhrchens (s. Kap. 4) ohne weitere Medikation erfahren können.

Ein besonderes Konzept der Entlastung des endolymphatischen Hydrops in den Perilymphraum hinein stellt der endokochleäre Shunt nach Schuknecht dar (Abb. 10.**11**). Dabei wird eine enaurale Eröffnung wie zur Stapedektomie (s. Kap. 8) die Nische des runden Fensters dargestellt. Der knöcherne Überhang vor der runden Fenstermembran wird mit feinem Diamantbohrkopf abgeschliffen, und mit einem 3 mm langen Häkchen wird durch die Membran des runden Fensters und die Lamina spiralis ossea eine permanente Verbindung zwischen Ductus endolymphaticus und Ductus perilymphaticus geschaffen. Die Spitze des Häkchens wird bis unter die Mitte der Fußplatte vorgeschoben, so daß der hydropische Sakkulus im Vestibulum ebenfalls perforiert wird. Diese Methode weist eine deutlich höhere Ertaubungsrate auf als die Sakkotomie.

Labyrinthektomie

Präoperative diagnostische Maßnahmen

Die präoperativen diagnostischen Maßnahmen vor der Labyrinthektomie entsprechen denen für die Sakkotomie.

Indikationen

Die Indikation zur Labyrinthektomie bei Gleichgewichtsstörungen und regelrechtem Mittelohrbefund ergibt sich, wenn das Labyrinth weitgehend ausgefallen ist, wiederholte oder dauernde Gleichgewichtsstörungen die Lebensqualität wesentlich einschränken und dem Patienten die für eine Neurektomie notwendige Allgemeinnarkose nicht zugemutet werden kann.

Die chirurgische Labyrinthektomie, auch in der Kombination mit ototoxischen Medikamenten, schaltet das Labyrinth nicht so zuverlässig aus wie eine Neurektomie.

Operationsprinzip

Das Prinzip der Operation besteht darin, daß möglichst viele labyrinthäre Organellen, also sowohl vestibuläre als auch kochleäre Sinneszellen, entfernt und zerstört werden sollen. Da diese Zerstörung chirurgisch immer inkomplett ist, wird das mechanisch entleerte Labyrinth mit einem ototoxischen Antibiotikum, z. B. Gentamycin, aufgefüllt. Die Verwendung von Alkohol oder anderen schädigenden Substanzen ist nicht zu empfehlen, da sich deren Effekt auch auf den in der Nähe liegenden N. facialis auswirken kann.

Vorbereitung zur Operation

Die Vorbereitung entspricht derjenigen für die Sakkotomie (s. S. 277).

Anästhesie

Der Eingriff wird meist in Allgemeinnarkose durchgeführt, er kann aber auch in Lokalanästhesie vorgenommen werden.

Operationstechnik

Das Ohr wird enaural wie zur Stapedektomie eröffnet. Die Nischen des ovalen und des runden Fensters werden dargestellt (s. Kap. 8). Nach Entfernung des Stapes wird die Knochenbrücke zwischen dem kaudalen Anteil des ovalen Fensters und der Nische des runden Fensters vollständig entfernt, so daß beide Fenster breitflächig miteinander verbunden erscheinen (Abb. 10.12). Mit feinen Häkchen und Zängelchen werden alle erreichbaren Weichteilgewebe aus dem Labyrinth entnommen. Der entstandene ausgesaugte Hohlraum wird, soweit möglich, mit einem ototoxischen Antibiotikum in Pulverform aufgefüllt.

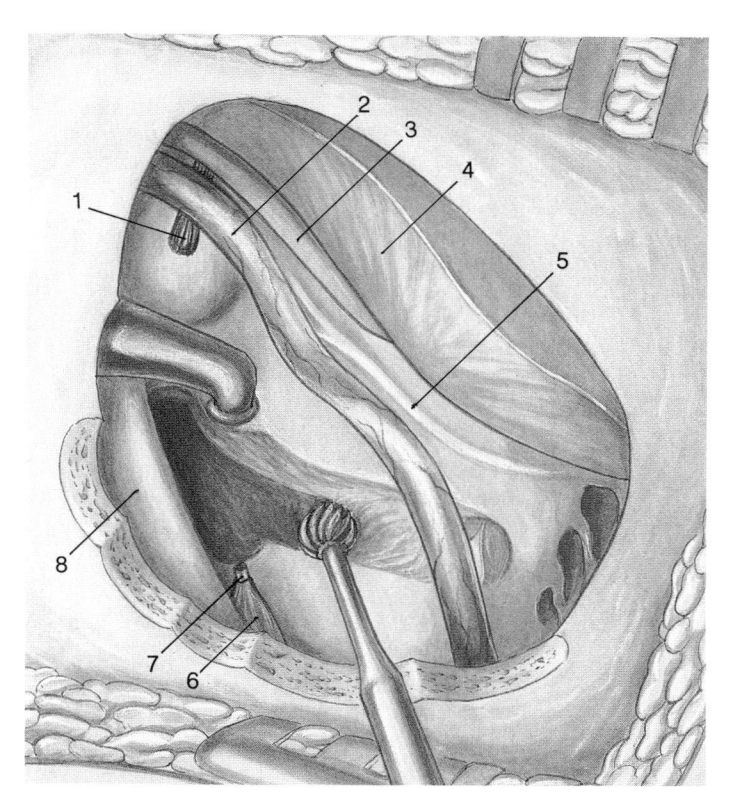

Zum Abschluß des Defektes im Labyrinth wird Faszie oder Perichondrium aufgelegt, und das Trommelfell wird mit anhängendem Gehörgangslappen zurückverlagert. Der weitere Abschluß der Operation entspricht demjenigen nach Stapedektomie (s. Kap. 8).

Abb. 10.**12**
1 Sehne des M. tensor tympani
2 Chorda tympani
3 Hammergriff
4 Trommelfell
5 Jacobson-Nerv
6 Proc. pyramidalis
7 Stapediussehne
8 N. facialis

Modifikationen

Modifikationen des Eingriffs liegen darin, daß z. B. über das Mastoid eine Zerstörung der Bogengänge und des Vestibulums von retroaurikulär vorgenommen werden kann. Der Aufwand ist größer, und der Vorteil, das Trommelfell in seiner Normalposition belassen zu haben, ist wegen der guten Abheilung z. B. nach Stapedektomie vergleichsweise als gering zu werten.

Weitere Modifikationen ergeben sich durch unterschiedliche Möglichkeiten, mit toxischen Substanzen mechanisch nicht erreichbare Strukturen im Labyrinth zerstören zu wollen. Es ist darauf zu achten, daß keine Stoffe verwendet werden, die durch Diffusion in den Fazialiskanal gelangen können und dann diesen Nerv schädigen würden.

Bezugs- und Gefahrenpunkte

Die kritischen Landmarken und Gefahren entsprechen denen der Eröffnungsphase der Stapedektomie (s. Kap. 8).

Zusätzlich muß der Operateur wissen, daß die mediale Wand des Labyrinths durch den Fundus des inneren Gehörgangs gebildet wird und so dünn sein kann, daß der Knochen wegen des dahinter liegenen Liquors bläulich durchschimmert. Eine Verletzung dieser knöchernen Grenze würde zu einer starken Liquorfistel führen. Das Aufschleifen der Knochenbrücke zwischen ovalem und rundem Fenster ist also so vorzunehmen, daß die mediale Labyrinthwand nicht berührt wird.

Regeln, Tricks und typische Fehler

In der Literatur werden 15–40% wiederkehrende Schwindelbeschwerden nach chirurgischer Labyrinthektomie angegeben. Die chirurgische Labyrinthektomie allein sollte deshalb zur Behandlung des Morbus Ménière oder anderer kontinuierlicher Gleichgewichtsstörungen nicht vorgenommen werden. Es sollte immer eine zusätzliche ototoxische Ausschaltung labyrinthärer Sinnesorganellen erfolgen. Als typischer Fehler ist die versehentliche Eröffnung des Fundus meatus acustici interni anzusehen.

Nachbehandlung

Die Nachbehandlung entspricht derjenigen nach Stapedektomie (s. Kap. 8).

Postoperative Komplikationen

Als postoperative Komplikationen kann sich eine Fazialisparese einstellen, wenn Dehiszensen zwischen Labyrinth und Fazialiskanal eine nicht nur chirurgische, sondern auch medikamentöse Schädigung dieses Nervs nach Eingabe toxischer Substanzen ins Labyrinth bewirken. Eine Nachoperation mit Absaugen dieser Medikamente aus dem Labyrinth wäre dann erforderlich.

Funktionelle Folgezustände

Als funktioneller Folgezustand nach sachgemäßer Labyrinthektomie kann, meistens mit einer Latenz von Monaten bis Jahren, eine rezidivierende Schwindelsymptomatik auftreten, die durch eine irreguläre Restfunktion von vestibulären Organellen im zerstörten Labyrinth oder möglicherweise auch durch eine Irritation des Ganglion scarpae hervorgerufen werden. Eine Neurektomie ist dann indiziert.

Alternative Methoden

Als alternative Methoden zur chirurgischen und ototoxischen Labyrinthektomie ist die *Neurektomie* anzusehen. Kann ein Patient die dafür notwendige Allgemeinnarkose nicht tolerieren, so ist eine in Lokalanästhesie durchführbare *kryochirurgische* Ausschaltung oder eine solche durch Anwendung von *Ultraschall* möglich. In beiden Fällen sind die Risiken für den N. facialis besonders zu beachten.

Transtemporale Neurektomie

Präoperative diagnostische Maßnahmen

Die präoperativen diagnostischen Maßnahmen entsprechen denjenigen der Sakkotomie (s. S. 277).

Indikationen

Da es sich bei der Neurektomie um eine definitiv destruierende Operation handelt, kann die Indikation nur gestellt werden, wenn keine andere, funktionserhaltende konservative oder chirurgische Behandlungsmöglichkeit in der gegebenen Situation zur Verfügung steht. Die transtemporale Neurektomie wird durchgeführt, wenn das Hörvermögen erhalten werden soll. Das Risiko für eine operationsbedingte Ertaubung liegt, ähnlich wie bei der Sakkotomie, in der Größenordnung von 5%.

Die Indikation zur Neurektomie ergibt sich nicht nur beim Morbus Ménière, sondern auch bei labyrinthär bedingten Gleichgewichtsstörungen anderer Genese und erhaltenswertem Hörvermögen.

Operationsprinzip

Das Prinzip des operativen Vorgehens besteht darin, unter nur geringfügiger extraduraler Anhebung des Temporallappens, im wesentlichen durch das Felsenbein hindurch, medial des oberen Bogengangs, den inneren Gehörgang zu eröffnen und das Ganglion vestibulare Scarpae zu exzidieren.

Der Einblickwinkel auf die anatomischen Strukturen im Felsenbein ist dabei für den Operateur sehr ungewohnt und speziell trainingsbedürftig.

Die Landmarken und die entsprechenden topographischen Details finden sich in den Abb. 10.13 und 10.14 dargestellt.

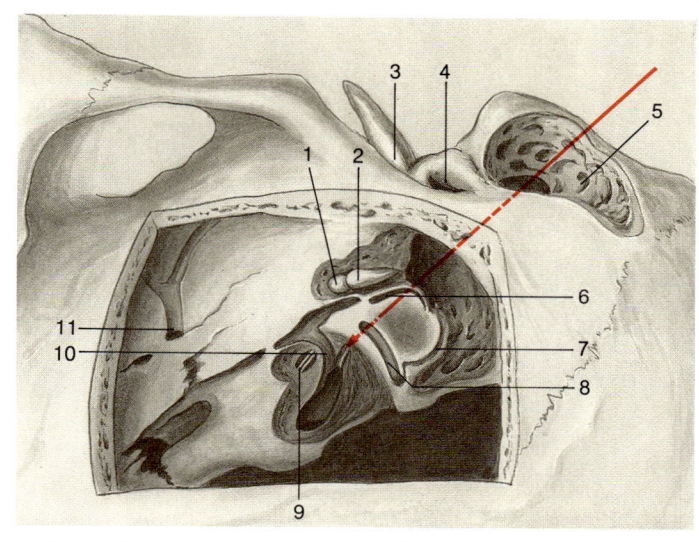

Abb. 10.13
1 Hammerkopf
2 Amboßkörper
3 Proc. styloideus
4 äußerer Gehörgang
5 Mastoid
6 horizont. Bogengang
7 hinterer Bogengang
8 oberer Bogengang
9 Kochlea
10 N. facialis, labyrinth. Verlauf
11 Foramen spinosum

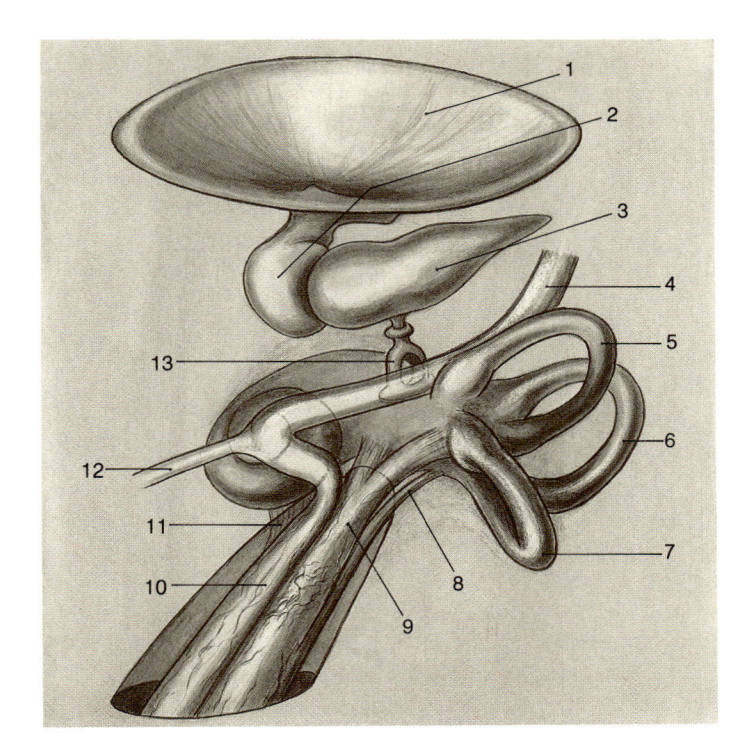

Abb. 10.14
1 Trommelfell
2 Hammerkopf
3 Amboßkörper
4 N. facialis
5 horizont. Bogengang
6 hinterer Bogengang
7 oberer Bogengang
8 N. singularis
9 N. vestibularis sup.
10 N. facialis
11 N. cochlearis
12 N. petrosus major
13 Stapes

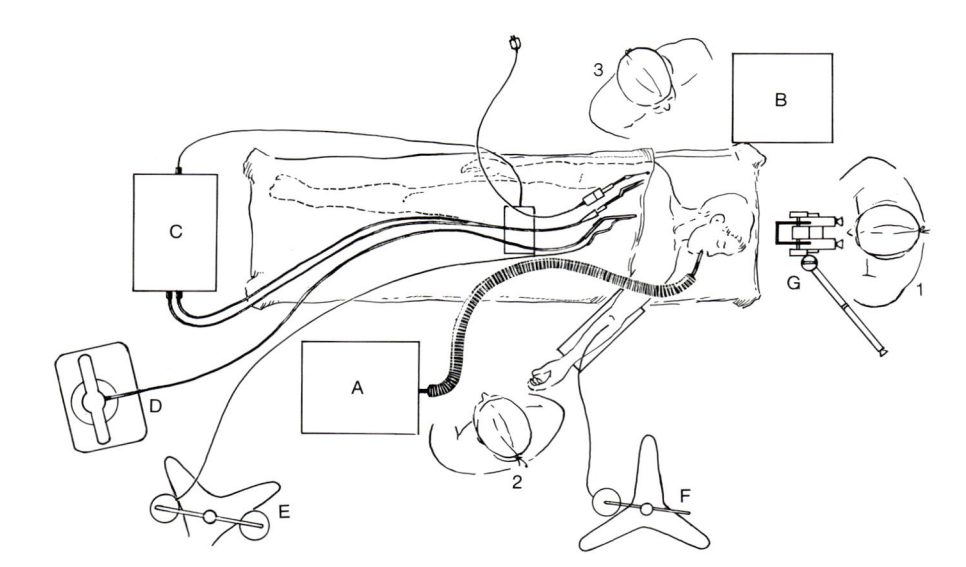

Abb. 10.**15**
1 Operateur
2 Anästhesist
3 Operationsschwester
A Anästhesiegerät
B Instrumententisch
C Koagulation
D Sauger
E Spülflüssigkeit
F Infusionsständer
G Mikroskop

Vorbereitung zur Operation

Unmittelbar vor der Anästhesie wird oberhalb des Ohres ein 10 × 10 cm großes Areal rasiert. Der Patient bekommt, nach Absprache mit dem Anästhesisten, eine Allgemeinnarkose, vorzugsweise eine Neuroleptanalgesie. Zusätzlich wird der Inzisionsbereich mit dem üblichen Lokalanästhetikum einschließlich Suprarenin infiltriert.

Der Patient wird auf dem Rücken gelagert und der Kopf zur Seite gedreht. Dieses Drehen darf nicht übertrieben werden, um Durchblutungsstörungen zu vermeiden. Ggf. ist der Tisch in der Längsachse zu kippen. Zu diesem Zweck werden in der Vorbereitungsphase breite Stützen für Thorax und Becken in der später tiefer liegenden Seite des Operationstisches angebracht.

Bewährt hat sich die in Abb. 10.**15** dargestellte Anordnung der unterschiedlichen Arbeitsgruppen und Tische im OP.

Anästhesie

Der Eingriff wird in Allgemeinnarkose, vorzugsweise in Neuroleptanalgesie, durchgeführt. Diffuse Blutungen werden so minimiert. Um den intrakraniellen Druck zu mindern, der einem leichten Anheben des Temporallappens mit seiner Dura entgegensteht, wird der Patient hyperventiliert. Eine medikamentöse Drucksenkung ist nicht erforderlich. Details finden sich im Kap. Allgemeinanästhesie (s. Band 1/I, Kap. 1).

Operationstechnik

Die Haut wird leicht bogenförmig oberhalb der Jochbeinwurzel, präaurikulär zum Scheitel hin, auf etwa 8–10 cm inzidiert (Abb. 10.**16**). Die Fascia temporalis wird gespalten,

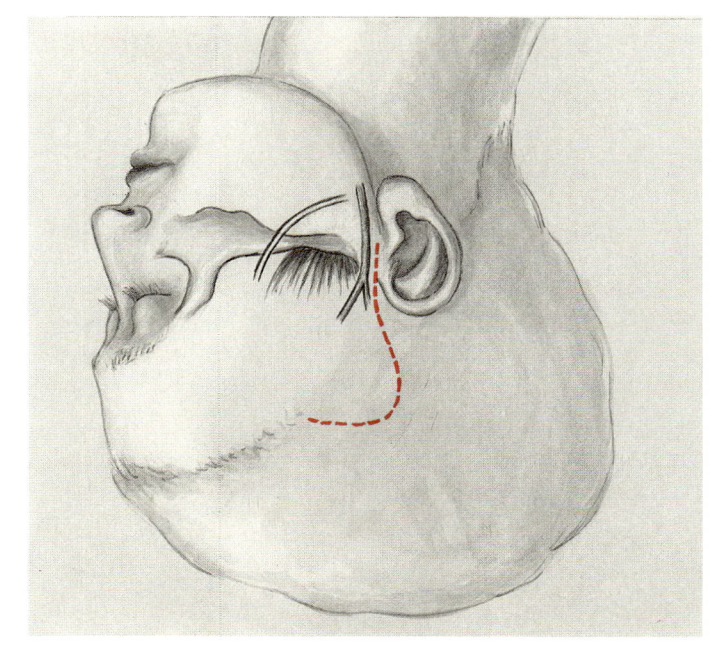

Abb. 10.**16**

ggf. muß die A. temporalis ligiert werden. Eine Koagulation reicht nicht zuverlässig aus, daß nicht doch postoperativ ein großes Hämatom entstehen könnte. Der M. temporalis wird von der Jochbogenwurzel aus vertikal gespalten. Es wird ein kaudal gestielter, dort etwa 2 cm breiter Muskellappen umschnitten, der später in die Trepanation eingebracht wird, und es wird ein freies Temporalismuskelstückchen entnommen, das später den Defekt im inneren Gehörgang verschließt (Abb. 10.**17**).

Nach Abschieben des Periosts von der Felsenbeinschuppe bis zur Sutura parietosquamosa und vollständiger Blutstillung im gesamten Wundbereich durch bipolare Koagulation wird ein breiter Retraktor eingesetzt, so daß

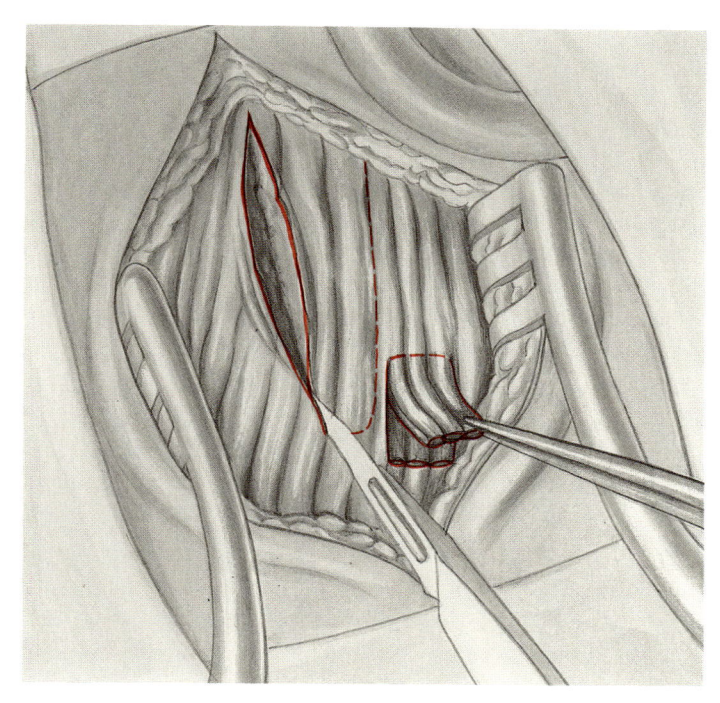

Abb. 10.**17**

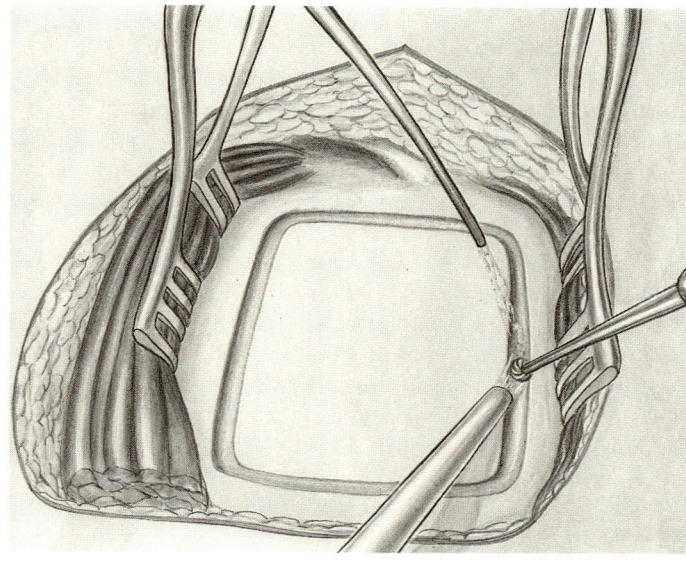

Abb. 10.**18**

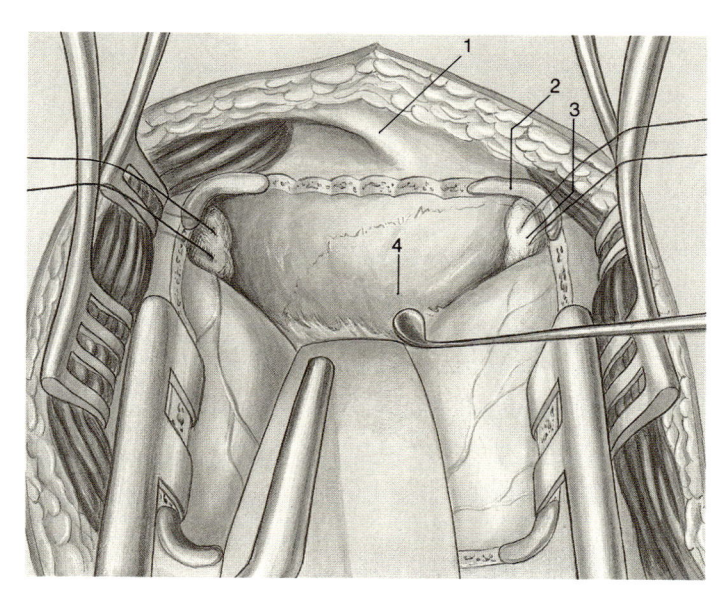

Abb. 10.**19**
1 Jochbogenwurzel
2 Knochenwachs
3 neurochirurgische Watte
4 Boden der mittleren Schädelgrube

sich das Trepenationsareal ohne störendes Weichteilgewebe bearbeiten läßt. Mit einem kleinen Rosenbohrer oder mit einem speziellen Trepanationsinstrument wird, nach Anbringen entsprechender Bohrlöcher, eine Trepanation von etwa 2,5 × 3,5 cm ausgeführt (Abb. 10.**18**). Der Knochendeckel wird abgehoben und, gemeinsam mit dem früher entnommenen Muskelstückchen, in einer trockenen Schale, bedeckt mit einem feuchten Lappen, bis zur Wiederverwendung in einer „feuchten Kammer" konserviert.

Das Aufbewahren in physiologischer Kochsalzlösung ist nicht empfehlenswert, da unnötig eine Elution der Gewebe stattfinden würde.

Die wichtigste Landmarke für die Trepanation ist die Wurzel des Jochbogens. Sie sollte unter der Mitte der Trepanation liegen (1 in Abb. 10.**19**).

Nach bipolarer Blutstillung feiner Äste der A. meningea media und ggf. auch Koagulation dieser Arterie werden die Trepanationsränder mit entsprechenden Stanzen oder Zangen von scharfkantigen Knochenspornen befreit, und die Trepanation wird osteoklastisch nach kaudal bis etwa auf die Höhe des Bodens der mittleren Schädelgrube ausgedehnt. Nach vorn und hinten können in diesem kaudalen Bezirk der Trepanation ausgiebig Knochenstückchen entnommen werden, so daß der Zugang zum Boden der mittleren Schädelgrube breiter eröffnet ist als der kraniale Anteil der Trepanation. Blutungen aus der Spongiosa werden mit der Diamantfräse oder durch Einpressen von Knochenwachs (2 in Abb. 10.**19**) gestillt.

Mit einem nicht zu kleinen Elevatorium, dessen Kante kontinuierlich am Knochen geführt wird, läßt sich die

Dura von der knöchernen Unterlage abschieben. Schrittweise wird sie vom Boden der mittleren Schädelgrube gelöst. Derbe Bindegewebsstränge werden vor der Durchtrennung bipolar koaguliert. Die Präparation erfolgt nach dorsal, bis die Hinterkante bzw. der Sulcus des Sinus petrosus superior an der Hinterkante der Pyramide tastbar ist. Hier eintretende, meist geringfügige venöse Blutungen werden durch Einbringen von Tabotamp und Aufpressen von neurochirurgischer Watte beherrscht (3 in Abb. 10.**19**). Nach vorn erfolgt das Abheben der Dura bis in die Nähe des Foramen spinosum und weiter medial bis über die Nn. petrosus minor und major. Liegt der Hiatus des entsprechenden Knochenkanals nicht allzuweit vor dem Ganglion geniculi, so empfiehlt es sich, die sehr festen Bindegewebsverbindungen zwischen Epineurium des N. petrosus major und der Dura schrittweise etwas nach vorne zu lösen, um an der Pyramidenspitze genügend Platz zu gewinnen und die Dura auch hier vom Planum meatale, also dem Boden der mittleren Schädelgrube, über dem inneren Gehörgang abheben zu können (Abb. 10.**19**). Bei der Präparation nach dorsal wird die Dura von der Eminentia arcuata (4 in Abb. 10.**19**) abgeschoben, und dahinter wird sie jeweils bis zur Pyramidenhinterkante schrittweise gelöst. Zu den Seiten hin wird, nach entsprechendem Anheben der Dura des Temporallappens, jeweils neurochirurgische Watte zwischen die Dura und die Kalotte eingelegt, um eine ständige Massenbewegung des Temporallappens selbst möglichst gering zu halten.

Ist die Eminentia arcuata ausreichend dargestellt und auch das medial davon liegende Planum meatale ausreichend zugänglich, so wird die Retraktorhalterung in die Trepanationsöffnung eingelegt, verschraubt und der Duraretraktor medial des Porus acusticus internus auf den Boden der mittleren Schädelgrube eingestellt sowie in der Retraktorhalterung verspannt. Etwaige, meist venöse, aber durchaus lästige Blutungen an den Seiten des Operationsfeldes unter der Schädelkalotte werden durch Einlage von Tabotamp und Aufdrücken von neurochirurgischer Watte kontrolliert.

Nach Darstellen des Bodens der mittleren Schädelgrube ist als nächste Landmarke die „blaue Linie" des oberen Bogengangs darzustellen (Abb. 10.**20**).

Dazu wird die Eminentia arcuata mit einem mittelgroßen Diamantbohrer unter nur zartem Druck abgeschliffen. Der labyrinthäre Knochen, also der knöcherne obere Bogengang, hat eine etwas gelblichere Farbe als der weißlichrosa erscheinende übrige Felsenbeinknochen. Er ist daran regelmäßig zu erkennen. Zeigen sich beim Aufschleifen der Eminentia arcuata graue Bezirke im Knochen, ist zu differenzieren zwischen einer eventuell sich bereits darstellenden blauen Linie des oberen Bogengangs und pneumatischen Zellen. Hinweise dafür, ob es sich um den Bogengangsknochen oder Zellen handelt, können aus einer Stenvers-Röntgenübersichtsaufnahme entnommen werden. Zeigt sich eine ausgedehnte Pneumatisation, so ist vermutlich der obere Bogengang vom pneumatisierten Felsenbein umgeben.

Bei nur mittlerer oder gar geringer Pneumatisation in der Pyramidenspitze kann der obere Bogengang direkt im Boden der mittleren Schädelgrube liegen, in seltenen Fällen zeigt sich nach dem Abheben der Dura direkt seine „blaue Linie". Noch seltener ist der obere Bogengang nicht vollständig mit Knochen bedeckt, und beim Abheben der Dura besteht die Gefahr eines Einbruchs in den Perilymphraum. Die „blaue Linie" liegt regelmäßig etwa rechtwinklig zur Hinterkante der Pyramide, und sie ist eine längliche Struktur im Gegensatz zu den pneumatischen Zellen, die völlig irregulär ausgebildet sind.

Die Position und der Verlauf der Eminentia arcuata korrespondieren nicht streng mit dem oberen Bogengang. Die Abweichungen zwischen der höchsten Erhebung der Eminentia arcuata und der Position der „blauen Linie" können in mediolateraler Richtung bis zu 5 mm betragen (Abb. 10.**21**).

Beim Schleifen zum Aufsuchen des oberen Bogengangs ist dieser Möglichkeit dadurch Rechnung zu tragen, daß die Eminentia arcuata breitflächig und mit ausreichend großem Diamantbohrkopf abgeschliffen wird. Durch Tasten der Hinterkante der Pyramide unter dem Sinus petrosus inferior läßt sich gewährleisten, daß in antroposteriorer Richtung nicht unnötig weit vorn, also z. B. über dem Kiefergelenk, dem Ganglion geniculi oder dem N. petrosus superior der Felsenbeinboden aufgeschliffen wird. Der Knochen des oberen Bogengangs ist etwa 10–15 mm vor der Hinterkante der Pyramide aufzusuchen.

Wird der Beginn der „blauen Linie" sichtbar, so ist diese nach anterior und posterior zu verfolgen, um sicher zu sein, daß es sich um den oberen Bogengang handelt. Eine punktförmige Darstellung reicht nicht aus.

Medial des oberen Bogengangs liegt das Plenum meatale, und dieses wird unmittelbar medial der „blauen Linie" auf etwa 1,5 × 1 cm breitflächig aufgeschliffen, wobei das jeweils tiefste Eindringen in den Knochen in einem Winkel von etwa 60° (Fisch) über dem N. vestibularis superior zu erfolgen hat. Die Spitze des Winkels ergibt sich aus dem nach vorn, in die Tiefe verlaufenden Abschnitt des oberen Bogengangs über der oberen Ampulle. Erfolgt das Aufschleifen weiter vorn, so sind N. facialis und noch weiter vorn die basale Kochleawindung gefährdet.

Wenn die Dura des inneren Gehörgangs sich darstellt, wird der Knochen primär nach dorsal, Richtung hintere Schädelgrube, weiter abgetragen und nach medial, Richtung Porus, entfernt, um exakt die Verlaufsrichtung des inneren Gehörgangs und seine größte Ausdehnung nach dorsal festzulegen. Die Drehrichtung des Bohrers ist so zu wählen, daß ein unkontrolliertes Hineinspringen in den inneren Gehörgang über eine Knochenkante vermieden wird. Die schleifenden Anteile des Bohrkopfes sollen also vom Knochen auf die Dura des inneren Gehörgangs streichen und nicht umgekehrt.

Abb. 10.**20**

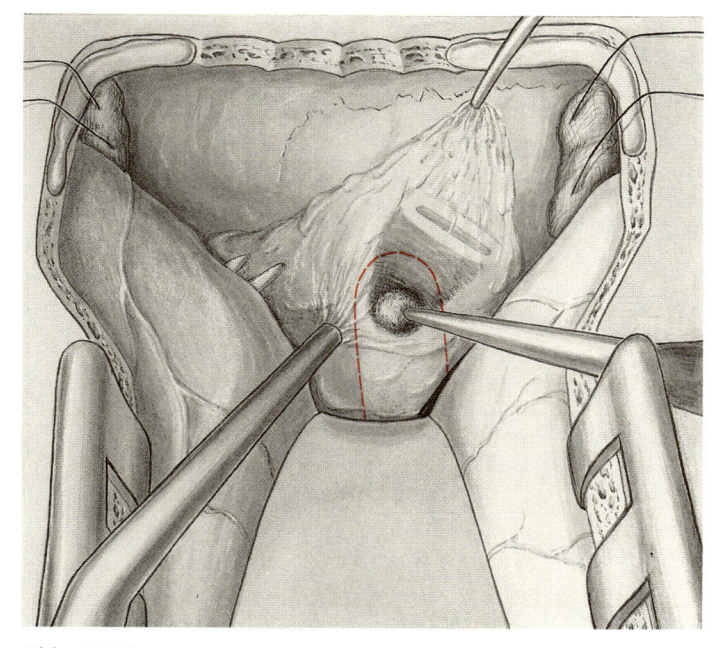

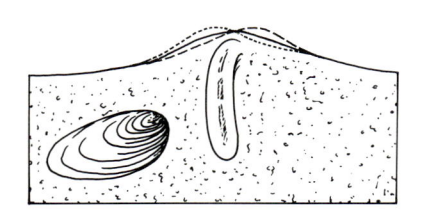

Abb. 10.**21**

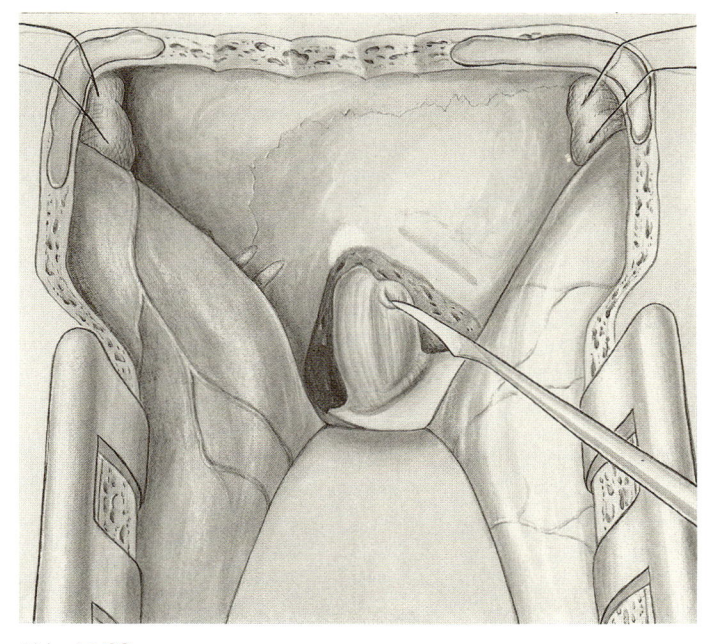

Abb. 10.**22**

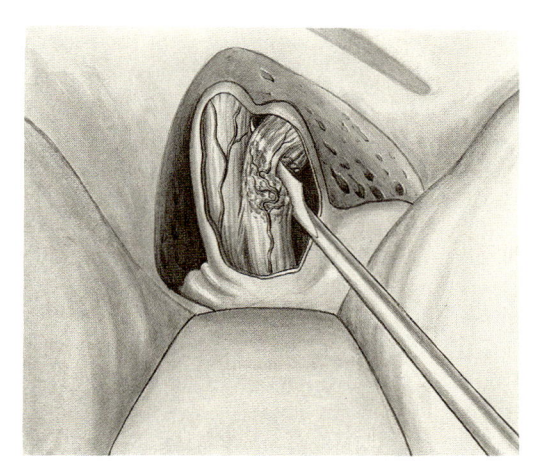

Abb. 10.**23**

Es folgt das Präparieren nach vorn und nach lateral über dem N. facialis bis in Fundusnähe, um die Hinterwand des Eingangs des Fazialiskanals (Bill's Bar) zu identifizieren.

Vor dieser Crista verticalis im oberen Fach des Fundus des inneren Gehörgangs zieht der N. facialis in den Falloppio-Kanal hinein. Dahinter verläuft der N. vestibularis superior.

Für die Neurektomie wird die Dura des inneren Gehörgangs bis in die Nähe des Porus unter Vermeidung von Knochenüberhängen dargestellt (Abb. 10.**22**). Soll z. B. auf transtemporalem Wege ein Akustikusneurinom entfernt werden (s. S. 313), ist bis an den Fundus heranzupräparieren, und die Dura der hinteren Schädelgrube über und hinter dem Porus acusticus internus ist ausgiebig freizulegen (erweiterter Zugang zum inneren Gehörgang nach Wigand).

Nach Identifizierung der Crista verticalis und ausreichender Duraexploration auf den Porus acusticus internus zu wird die Dura über dem N. vestibularis, also im dorsalen Teil des Daches des inneren Gehörgangs, von lateral nach medial geschlitzt (Abb. 10.**22**). Auch feine Blutungen sollten mit niedriger Stromstärke bipolar koaguliert werden, um die Übersicht über das Operationsfeld nicht einzuschränken. Nach wenigen Minuten ist der zuerst stark sprudelnde Liquorstrom aus der Durainzision abgeklungen und die weitere Präparation der Nerven im inneren Gehörgang ist möglich. Wurde die Dura versehentlich im vorderen Anteil des inneren Gehörgangs inzidiert und wird der N. facialis durch den Liquordruck in diese Inzision gespült, so ist sie rasch zu erweitern, um eine Schädigung des Nervs zu vermeiden.

Nach ausgiebiger Eröffnung und partieller Resektion der Dura wird der N. vestibularis superior hinter der Crista verticalis (Bill's Bar) und oberhalb der Crista transversa peripher her ausgelöst (Abb. 10.**23**) und mit einem zarten Sauger nach medial oben gelagert. Angespannt werden dabei die Rr. communicantes zwischen N. facialis und N. ve-

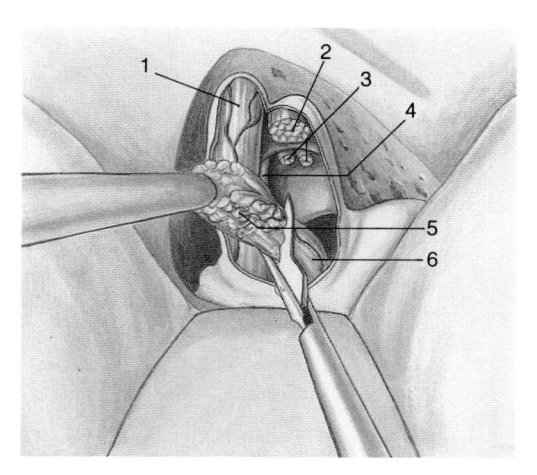

Abb. 10.**24**
1 N. facialis
2 N. vestibularis superior
3 Nn. vestibularis inferiores
4 N. cochlearis
5 Ganglion Scarpae
6 N. vestibularis

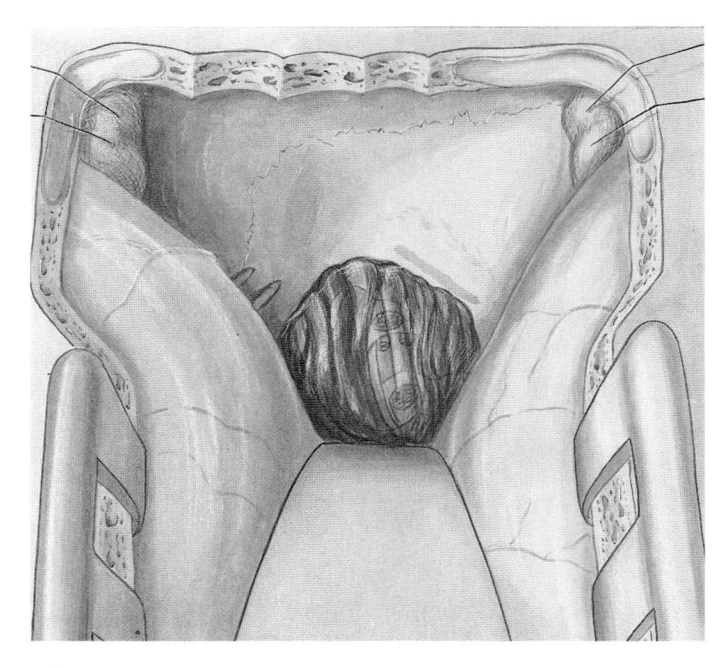

Abb. 10.**25**

stibularis sowie die beiden unteren Äste des N. vestibularis unterhalb der Crista transversa im hinteren Anteil des Fundus. Bei einem Patienten mit typischen Morbus Ménière, der länger besteht, wird das Ganglion vestibulare Scarpae durch seine gelbliche Verfärbung und geschlängelte Gefäße unmittelbar zentral der Absetzungsstelle des N. vestibularis superior deutlich. Die unteren beiden Vestibularisanteile, die ihre Information aus dem Sakkulus und der hinteren Bogengangsampulle beziehen, verlaufen in dieses Areal hinein. Sie werden ebenfalls peripher ausgelöst und gemeinsam mit dem schon mobilisierten Anteil des N. vestibularis nach medial oben gehalten, und es erfolgt die schrittweise Durchtrennung des N. vestibularis zentral seines Ganglions (Scarpae) (Abb. 10.**24**).

Sichtbar sind nach kompletter Resektion der N. facialis vorn oben und der N. cochlearis vorn unten sowie begleitende, direkt dem Nerv aufliegende Gefäße. Meistens gelingt zusätzlich ein Einblick durch den Porus acusticus internus in die hintere Schädelgrube, und es zeigt sich hier oft eine Gefäßschlinge der A. cerebellis inferior anterior.

Hat sich diese Arterie in den inneren Gehörgang hinein vorgewölbt, ist sie mit behutsamen Bewegungen aus dem sie umgebenden arachnoidalen Maschenwerk zu lösen und über den Porus hinaus in die hintere Schädelgrube zu verlagern, um Kompressionserscheinungen im inneren Gehörgang zu minimieren.

Zur Abdichtung des inneren Gehörgangs wird ein eingangs der Operation entnommenes, entsprechend getrimmtes Muskelstückchen, das mit Fibrinkleber bestrichen ist, unter geringem Druck in den Defekt im Boden der mittleren Schädelgrube eingelegt (Abb. 10.**25**).

Der Boden mit der mittleren Schädelgrube wird zusätzlich mit einem Stück konservierter Dura großflächig abgeklebt (Abb. 10.**26**). Dies bewirkt, daß evtl. durch den Retraktor, die Berührung mit dem Bohrer oder durch andere Instrumente entstandene kleine Liquorfisteln in der z. T. sehr zarten Dura des Temporallappens nicht zu einer otogenen Liquorfistel werden können.

Sämtliche neurochirurgische Watte wird entnommen. Das eingepaßte Tabotamp verbleibt in situ. Zur Vermeidung eines postoperativen möglichen extraduralen Hämatoms wird eine Saugdrainage eingebracht (Abb. 10.**26**). Sie bleibt etwa zwei bis drei Tage unter gleichmäßigem, geringem Sog funktionstüchtig.

Zum Auffüllen des osteoklastischen Trepanationsareals am Boden der Trepanation und zur eventuellen Vaskularisierung hier entstehender Narben als Folge einer Hämatombildung wird ein vorn unten gestielter Temporalmuskellappen, der eingangs der Operation umschnitten wurde, in den unteren Trepanationsanteil eingeschwenkt. Es folgt eine kontinuierliche Muskel- und Fasziennaht (Abb. 10.**27**). Die Adaptation der Faszie gelingt wegen der im Lauf der Operation eingetretenen Schrumpfung oft nur inkomplett, aber ausreichend. Mit fortlaufender Subkutannaht und Hautnaht wird das Wundgebiet geschlossen.

Modifikationen

Für die transtemporale Eröffnung des inneren Gehörgangs sind unterschiedliche Hautinzisionen angegeben worden (Abb. 10.**28**).

Weitere Modifikationen bestehen für die Identifikation der Position des inneren Gehörgangs an der Spitze der Pyramide. Sie können dazu Verlauf und Lage des N. petrosus major und die Richtung des Sinus petrosus superior sowie Distanzmessungen zur Kalottenoberfläche verwendet werden.

Abb. 10.**26**

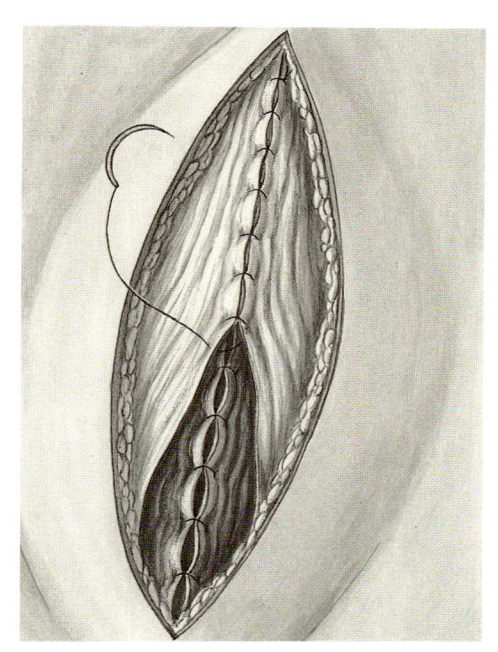

Abb. 10.**27**

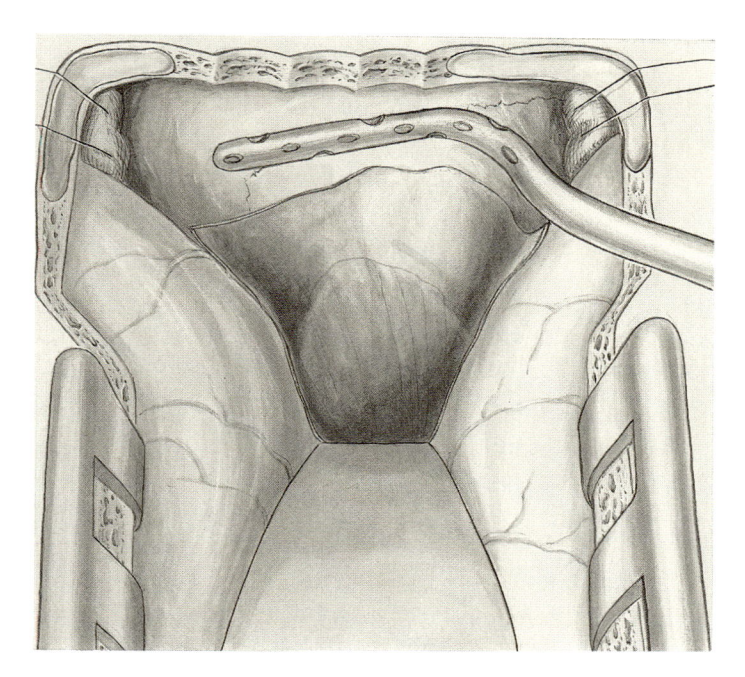

Bezugs- und Gefahrenpunkte

Die wichtigsten Bezugspunkte sind für die Trepanation die Wurzel des Jochbogens, für den inneren Gehörgang die „blaue Linie" des oberen Bogengangs bzw. bei Anwendung der Modifikation entsprechende Landmarken und die Hinterkante der Pyramide unter dem Sinus petrosus superior. Gefahren liegen in einem unerwünschten Eröffnen des oberen Bogengangs, der Kochlea oder in einer Beschädigung des N. facialis. Sollte es zu einer Blutung aus dem Sinus petrosus superior kommen, wird diese durch Einpressen von Tabotamp und neurochirurgischer Watte gestillt.

Bei etwa 10–20% der Patienten ist das Ganglion geniculi nicht oder nur von sehr dünnem Knochen bedeckt. Beim Abheben der Dura vom Boden der mittleren Schädelgrube darf der Druck in diesem Areal auf die Knochenunterlage also nicht zu hoch werden, und es muß an die Präsenz des Ganglion geniculi gedacht werden, damit hier keine Beschädigungen resultieren. Im gleichen Areal können, selten, Pacchioni-Granulationen präparatorische Schwierigkeiten bereiten. Diese gefäßreichen Duraanhänge sind mit der Dura stets fest verbunden, während sich die Dura vom Ganglion geniculi vergleichsweise leicht abheben läßt.

Die Eröffnung des oberen Bogengangs oder der Kochlea oder auch des labyrinthären Anteils des Falloppio-Kanals wird durch exaktes Präparieren mit nur geringem Druck auf die Unterfläche und breitflächiges Schleifen vermieden.

Es ist zu beherzigen, daß medial des Ganglion geniculi und vor dem labyrinthären Verlaufsabschnitt des Falloppio-Kanals die basale Kochleawindung sich dem Boden

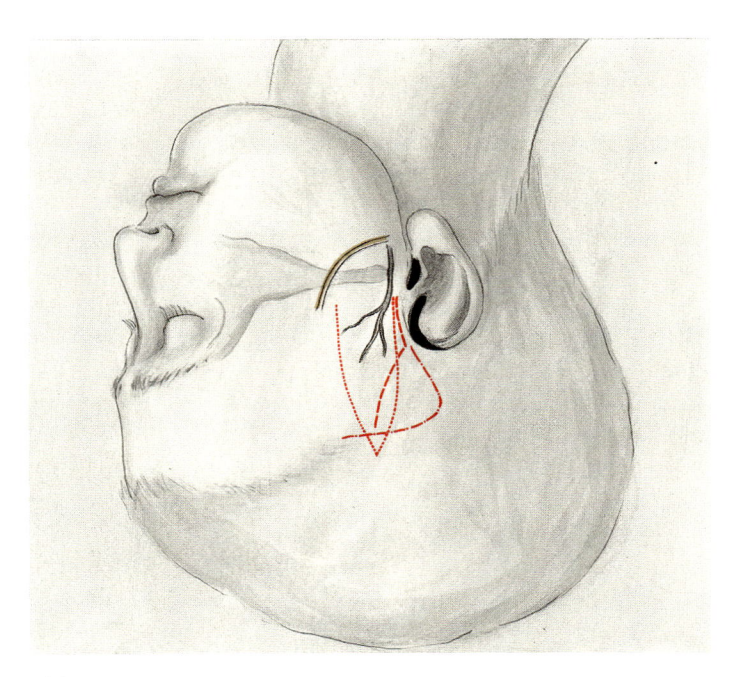

Abb. 10.**28**

der mittleren Schädelgrube sehr stark nähert und daß der N. facialis in diesem ersten Verlaufsabschnitt des Falloppio-Kanals um 1–3 mm unter den Boden der mittleren Schädelgrube ansteigen kann. Sowohl der N. facialis als auch die basale Kochleawindung sind rechtzeitig erkennbar, wenn ausreichend breitflächig, unter guter Spülung und mit nur geringem Druck auf die Unterfläche geschliffen wird. Der Bohrkopf sollte dabei nicht zu klein gewählt werden.

Bei der Präparation an der Pyramidenhinterkante kann der Sinus petrosus superior eröffnet werden. Es handelt sich um einen Blutleiter mit relativ niedrigem Druck, so daß eine kräftige Tamponade mit Tabotamp zur dauerhaften Beherrschung der Blutung ausreicht. Eine Koagulation allein genügt nicht, da dieses Areal, bedingt durch den Retraktor, unter einer gewissen Spannung steht.

Regeln, Tricks und typische Fehler

Beim Schleifen entstehen, ohne eine kontinuierliche Spülung an der Kontaktstelle, zwischen Bohrer und Knochen sehr leicht hohe, den Knochen koagulierende Temperaturen. Insbesondere in der Nähe des Labyrinths und der Nerven im inneren Gehörgang ist deshalb auf eine kontinuierliche Spülung zu achten. Zusätzlich wird durch diese kontinuierliche Spülung bewirkt, daß die Funktionsfähigkeit des Bohrkopfes erhalten bleibt, da sich kein Knochenmehl ansetzen kann.

Eine bipolare Koagulation in unmittelbarer Nähe von Nerven sollte nur mit relativ geringer Stromstärke und unter kontinuierlicher, geringer Spülung erfolgen. Dabei ist zu vermeiden, daß das zu koagulierende Gefäß mit den Spitzen der Koagulationspinzette komprimiert wird. Es könnte zu einer Verklebung mit einer Branche der Pinzette kommen, beim Herausziehen würde das Gefäß an unkontrollierter Stelle ein- oder abreißen können. Die dann notwendige Blutstillung kann sehr kompliziert, zeitraubend und gefährlich werden.

Typische Fehler sind eine nicht optimale Positionierung der Trepanationsöffnung, ein unpräzises Abschieben der Dura vom Knochen, so daß diese unkontrolliert einreißt, und eine unzureichende Blutstillung in der Umgebung des eigentlichen Operationsfeldes, so daß die Übersicht bei der Präparation an Dura und Nerven durch einen blutigen Liquor behindert wird.

Nachbehandlung

Nach einer Eröffnung des Endokraniums, insbesondere unter Neuroleptanalgesie, ist der betreffende Patient regelmäßig etwa sechs Stunden intensiv zu überwachen. Empfohlen wird eine längere, kontrollierte Aufwachphase bis zum nächsten Morgen. In den ersten zwölf Stunden sollte halbstündlich, in den zweiten zwölf Stunden stündlich eine Puls- und Blutdruckkontrolle erfolgen. Der Patient ist für wenigstens zwölf Stunden mit einem Blasenkatheter zu versorgen, und auch eine Atmungsüberwachung ist hilfreich. Die Maßnahmen dienen einer ggf. frühzeitigen Diagnose eines intrakraniellen Hämatoms.

Wegen des, wenn auch nur geringfügigen, Anhebens des Temporallappens wird am Operationstag prophylaktisch eine Corticoidtherapie z. B. mit 3 × 4 mg Fortecortin oder 3 × 25 mg Hydrocortison gegeben, und zur Dämpfung des nach Neurektomie unvermeidlichen erheblichen Schwindelgefühls bekommt der Patient, je nach Beschwerdeintensität, für zwei bis fünf Tage z. B. 4 × 100 Dogmatil.

Postoperative Komplikationen

Als postoperative Komplikationen können sich eine Liquorfistel, ein extrakranielles oder intrakranielles Hämatom und eine zusätzliche Infektion einstellen.

Eine nach transtemporaler Eröffnung des Liquorraums einsetzende Liquorfistel heilt in aller Regel spontan aus. Vor einer Revision sollte wenigstens zwei Wochen zugewartet werden. Zur Milderung der Liquorproduktion kann die Gabe von Lasix versucht werden, evtl. ist für einige Tage eine lumbale Liquordrainage indiziert.

Ein extrakranielles Hämatom resultiert meist aus einer Blutung der A. temporalis oder aus einem ihrer Äste. Kommt nach einem 24stündigen Druckverband eine weitere Schwellung zustande, so ist eine Wundrevision in Narkose empfehlenswert. Bei weiterbestehender Blutung wird sich das Hämatom auch nach intrakraniell fortsetzen und dann die klinische Symptomatik und die Risiken eines Extraduralhämatoms bewirken. Eine intrakranielle Nachblutung sollte nach entsprechender neuroradiologischer Diagnostik gemeinsam mit neurochirurgischen Kollegen diskutiert und erst dann ggf. nachoperiert werden.

Funktionelle Folgezustände

Die Neurektomie führt zu einem Sistieren vestibulärer Informationen aus der operierten Seite. Dies gilt zwangsläufig nur, wenn sämtliche Anteile des N. vestibularis und die zugehörigen Ganglienzellen entfernt wurden. Ist dies wunschgemäß bei der Operation gelungen, wird der Patient für wenige Tage einen starken Schwindel verspüren, der sich etwas in Abhängigkeit des Lebensalters in Wochen, bei älteren Patienten in mehreren Monaten weitestgehend bessert. Das Hörvermögen bleibt bei sachgerecht durchgeführter Operation in 90% der Fälle erhalten. Bei einem Teil der Patienten bessert es sich wieder. Auch das Druck- und Völlegefühl im Ohr sowie der Tinnitus können sich bessern. Eine Voraussage ist jedoch nur mit begrenzter Wahrscheinlichkeit möglich.

Alternative Methoden

Alternativen zur transtemporalen Neurektomie stellen die translabyrinthäre Neurektomie und die retrolabyrinthäre oder retrosigmoidal-subokzipital durchzuführende Neurektomie in der hinteren Schädelgrube dar. Auch die Labyrinthektomie (s. S. 283) ist eine Alternative.

Translabyrinthäre Neurektomie

Präoperative diagnostische Maßnahmen

Die präoperativen Maßnahmen entsprechen denen der transtemporalen Neurektomie (s. S. 285).

Indikationen

Die Indikation zur translabyrinthären Neurektomie ergibt sich, wenn die Bedingungen für die transtemporale Neurektomie (S. 285) erfüllt sind und zusätzlich das Hörvermögen erloschen oder so schwer geschädigt ist, daß eine akustische Kommunikation mit dem Ohr nicht mehr möglich ist.

Operationsprinzip

Das Ganglion vestibulare Scarpae und der N. acusticus werden transmastoidal-translabyrinthär dargestellt und entnommen bzw. durchtrennt.

Vorbereitung zur Operation

Die Vorbereitungen entsprechen denen zur transtemporalen Neurektomie (S. 285), wobei der Patient auf das dauerhafte Erlöschen des Hörvermögens auf der operierten Seite ausdrücklich hingewiesen werden muß.

Die Präparation des Operationsfeldes ähnelt der für eine Mastoidektomie (s. Kap. 4). Die retroaurikuläre Haarrasur wird etwa 1 cm breiter gewählt. Die Anordnung von Patienten und Operateur, instrumentierender Schwester, Anästhesisten und Instrumententischen sowie Zusatzgeräten entspricht derjenigen bei einer Mastoidektomie (s. Kap. 4).

Anästhesie

Der Eingriff wird regelmäßig in Intubationsnarkose vorgenommen. Da, im Gegensatz zur transtemporalen Neurektomie, eine Druckreduktion intrakraniell nicht notwendig ist, bedarf es nicht zwingend einer Hyperventilation. Zusätzlich wird, wie bei der Mastoidektomie, eine lokale Infiltration des Operationsfeldes vorgenommen.

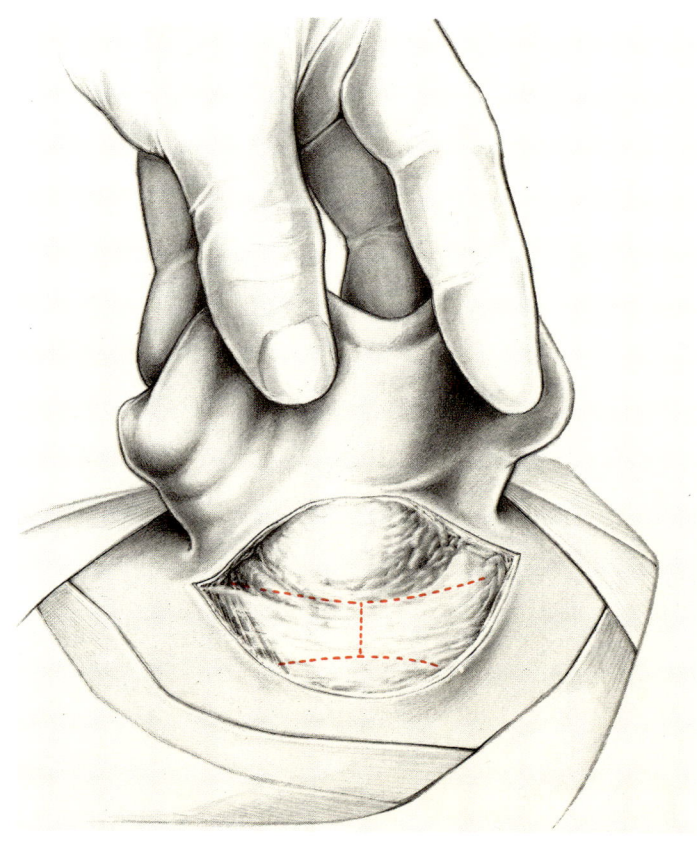

Abb. 10.**29**

Operationstechnik

Wegen der Notwendigkeit, das Mastoid besonders weit aufzuschleifen, wird eine etwas erweiterte retroaurikuläre Inzision gelegt, die es gestattet, die Weichteile spannungsfrei zur Seite zu präparieren (Abb. 10.**29**). Haut- und Subkutangewebe bleiben an der Ohrmuschel gestielt, Periost, Bindegewebe und Muskeln über dem Planum mastoideum werden in Form einer H-Inzision aufgetrennt und nach oben, unten und hinten abgeschoben.

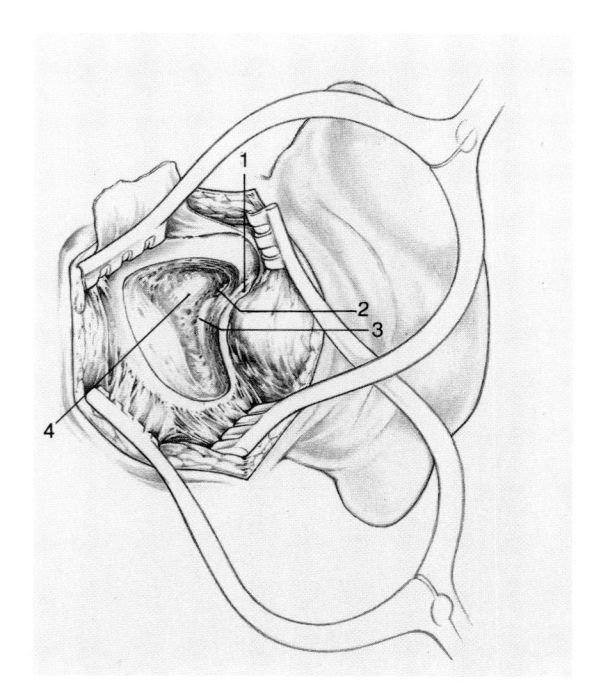

Abb. 10.**30a**
1 Spina supra meatum
2 Amboß
3 Kanal des N. facialis
4 horizontaler Bogengang

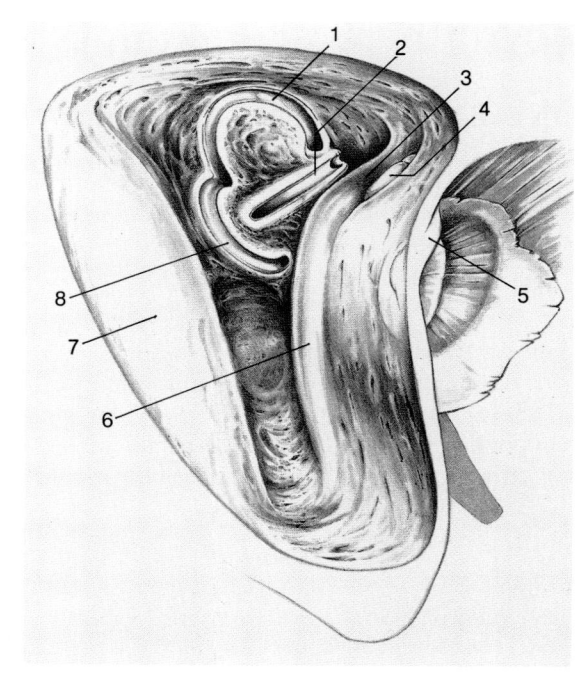

Abb. 10.**30b**
1 oberer Bogengang
2 horizontaler Bogengang
3 Fazialiskanal
4 Amboß
5 Spina supra meatum
6 mastoidaler Fazialiskanal
7 Sinus sigmoideus
8 hinterer Bogengang

Die weitere Präparation des Mastoids entspricht der bei der Sakkotomie (S. 277). Der horizontale hintere und dann auch der obere Bogengang werden eröffnet, so daß ihr Verlauf sichtbar ist. Sie dienen als topographische Landmarken (Abb. 10.**30a** und 10.**30b**).

Der Fundus des inneren Gehörgangs wird zwischen der eröffneten oberen und hinteren Ampulle dargestellt. An der Hinterwand der Pyramide wird der Ductus endolymphaticus im Knochen sichtbar. Er schimmert durch die mediale Wand des Crus commune der Bogengänge hindurch, und sein Eintritt an der Wurzel dieses Crus commune in das Vestibulum wird deutlich (Abb. 10.**31** und 10.**32**).

Der N. facialis wird durch Abschleifen der Bogengänge und mastoidalen Knochen etwa vom Processus cochleariformis bis kurz vor das Foramen stylomastoideum dargestellt. Dabei wird eine dünne Knochenschicht auf dem Nerv erhalten. Sie dient als Schutz gegen ungewolltes Berühren, z. B. mit einem Bohrkopf oder einem Bohrerschaft. Es ist notwendig, den Nerv bis auf eine dünne Knochenschicht zu skelettieren, um den Fundus des inneren Gehörgangs, also die mediale Wand des Vestibulum labyrinthi, darstellen zu können. Dem gleichen Zweck dient das weite Aufschleifen des Sinus-Dura-Winkels weit nach oben und dorsal. Auf diese Weise gelingt ein freier Einblick in den Fundus des inneren Gehörgangs.

Um die hintere Bogengangsampulle über einen breiten Zugangstrichter zu erreichen, ist der Knochen zwischen dem unteren Anteil des N. facialis in seinem mastoidalen Verlauf oberhalb des Foramen stylomastoideum und der Vorderkante des Sinus sigmoideus zu entfernen. Wegen der gelegentlich engen Lagebeziehung beider Strukturen zueinander empfiehlt sich hier die Verwendung von Diamantbohrköpfen in der Nähe des Fazialiskanals und auf dem Sinus sigmoideus. Medial des Sinus wird die knöcherne Hinterwand der Pyramide so dünn geschliffen, daß die Dura ein wenig durchschimmert. Auf diese Weise gelingt es, einen breiten Zugangstrichter in Richtung auf die Pyramidenspitze so aufzuschleifen, daß das spätere Präparieren am inneren Gehörgang erleichtert wird.

Während sich der Fundus des inneren Gehörgangs unmittelbar an die mediale Wand des Vestibulum labyrinthi anschließt, liegt der Porus dieses Knochenkanals weit medial, so daß im hinteren Anteil der Pyramide noch über 1 cm harter labyrinthärer Knochen abgeschliffen werden muß.

In der Nähe des Fundus des inneren Gehörgangs färbt sich, bei zurückhaltendem Schleifen der medialen Wand des Vestibulums und der oberen Bogengangsampulle, der Knochen etwas weißlich. Hier liegen die Durchtrittspunkte des oberen N. vestibularis in den inneren Gehörgang (Mike's dott) (Abb. 10.**32**).

Beim Schleifen medial der hinteren Bogengangsampulle wird ein zarter Nerv sichtbar, der in einem dünnen Knochenkanal (Canalis singularis) (Abb. 10.**33a** und 10.**33b**) in den Fundus des inneren Gehörgangs hineinzieht. Dies

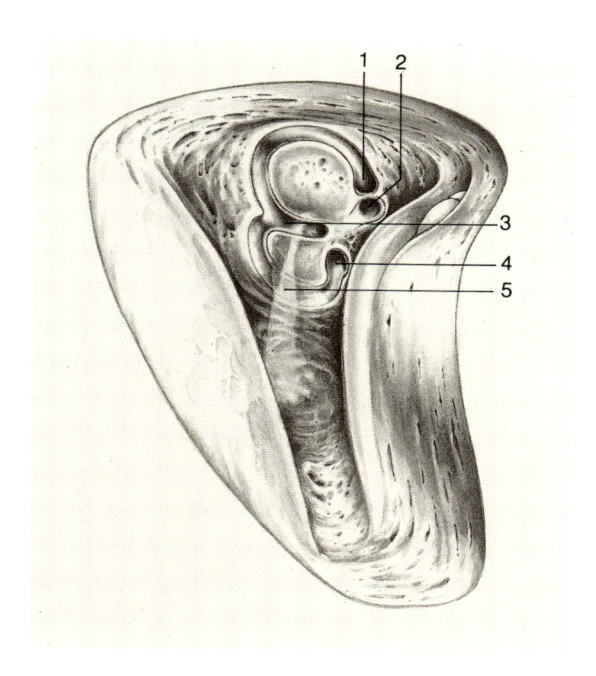

Translabyrinthäre Neurektomie 295

Abb. 10.**31**
1 obere Ampulle
2 horizontale Ampulle
3 Crus commune
4 hintere Ampulle
5 Ductus endolymphaticus

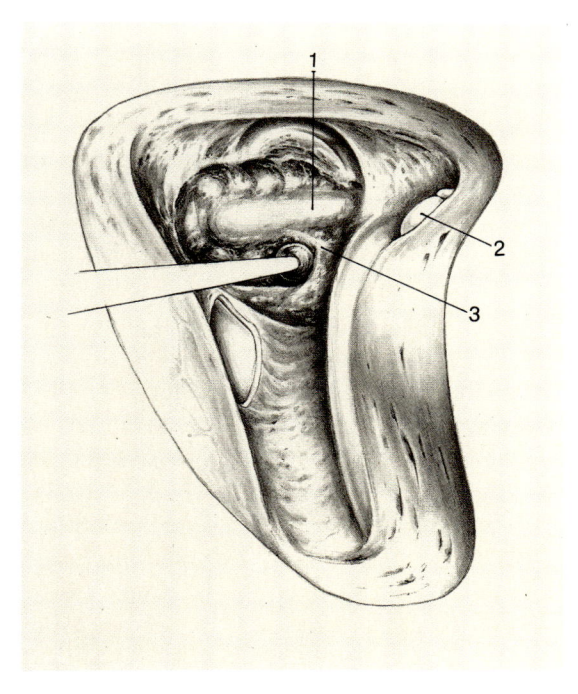

Abb. 10.**32**
1 Ganglion geniculi
2 Saccus endolymphaticus
3 Ductus endolymphaticus
4 Projektion des inneren Gehörgangs (gestrichelt)
5 Mike's dott

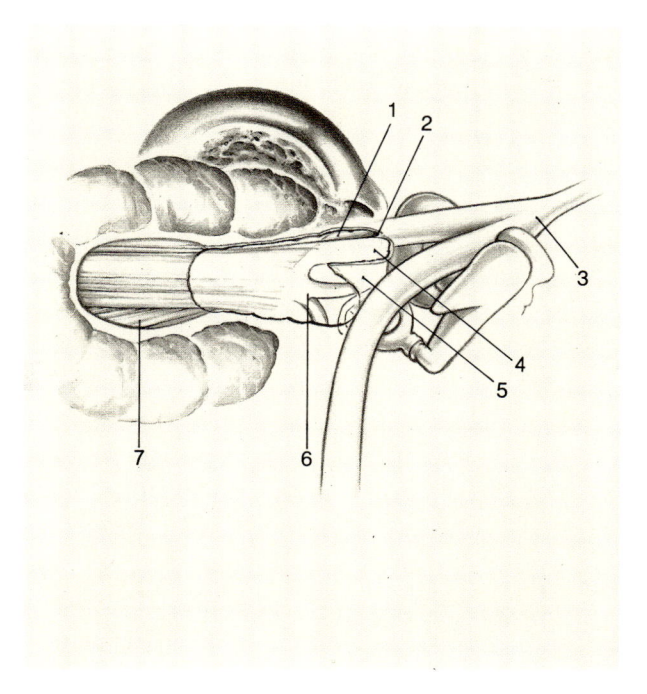

Abb. 10.**33 a**
1 laterale Wand des inneren Gehörgangs
2 Amboß
3 Canalis singularis

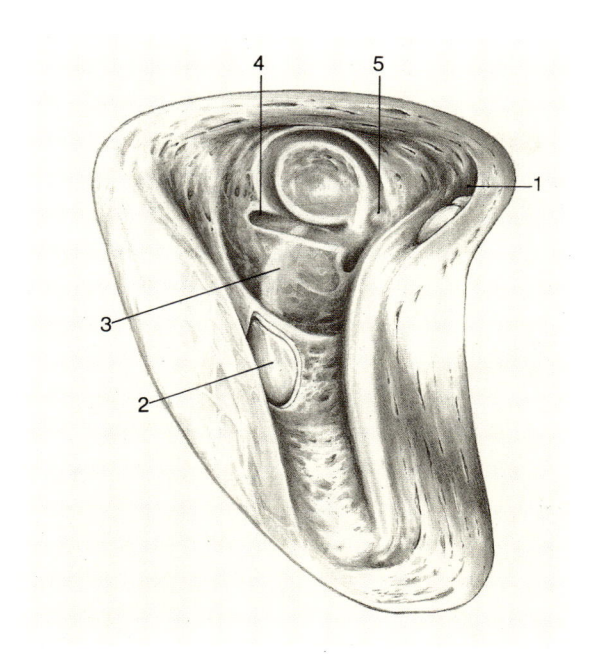

Abb. 10.**33 b**
1 N. facialis
2 Crista verticalis (Bill's Bar)
3 Ganglion geniculi
4 N. vestibularis superior
5 Crista transversa
6 Nn. vestibulares inferiores
7 N. cochlearis

Abb. 10.**34a**
1 N. facialis
2 N. vestibularis superior
3 Crista transversa
4 Nn. vestibulares inferiores
5 Dura

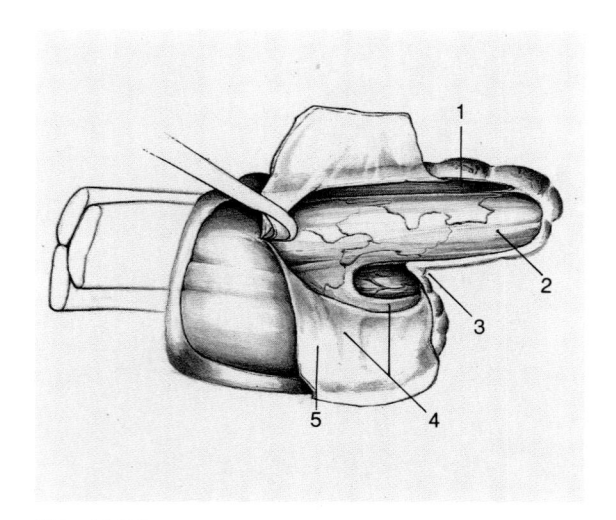

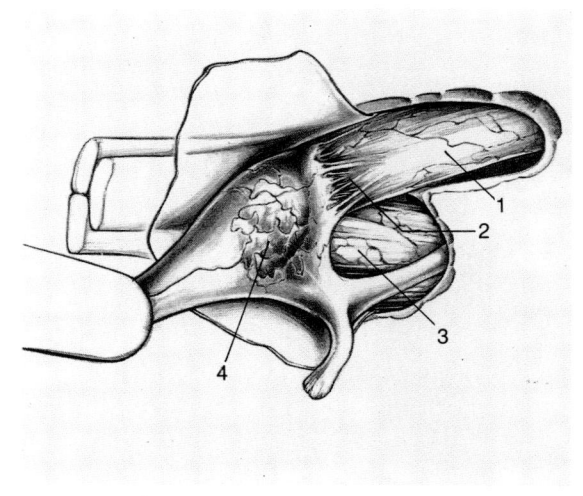

Abb. 10.**34b**
1 N. facialis
2 Rr. communicantes
3 N. cochlearis
4 Ganglion Scarpae

ist der Anteil des Gleichgewichtsnerv, der seinen Ursprung in der hinteren Bogengangsampulle hat (N. singularis). Zwischen der hinteren und der oberen Ampulle liegt die Hinterwand des inneren Gehörgangs in der Nähe des Fundus. Sie wird dargestellt und zur hinteren Schädelgrube hin verfolgt. Die Präparation erfolgt bis in die Nähe des Porus, wobei die Dura an der Hinterwand des inneren Gehörgangs zum Dach und bis zum Boden breitflächig vom Knochen befreit wird (Abb. 10.**35a** und 10.**35b**).

Auf die Darstellung der Dura der hinteren Schädelgrube, lateral des Porus acusticus internus, kann für die Neurektomie verzichtet werden, sie ist aber notwendig, wenn z. B. ein Neurinom entfernt werden soll (Abb. 10.33b).

Nach Anlegen eines ausreichend weiten Zugangstrichters zum inneren Gehörgang und knochenfreier Darstellung der Dura wird diese geschlitzt. Es tritt reichlich Liquor aus. Duragefäße sind mit geringer Stromstärke zu koagulieren.

Die Dura wird aufgetrennt und teilweise reseziert. Der Blick wird frei auf den N. vestibularis und nach geringer Kaudalverlagerung dieses Nervs auf den N. facialis, der im oberen Fach des inneren Gehörgangs hinter die Crista verticalis (Bill's Bar) in den Falloppio-Kanal hineinzieht (Abb. 10.**33b**, Abb. 10.**34a**).

Peripher wird der N. vestibularis superior im Fundus des inneren Gehörgangs oberhalb der Crista ausgelöst und mit schwachem Sauger gefaßt (Abb. 10.**34b**).

Analog dazu folgt die Auslösung der unteren Vestibularisäste unterhalb der Crista transversa (Abb. 10.**35**).

Die Rr. communicantes spannen sich zwischen N. vestibularis und N. facialis an (Abb. 10.**34b**). Sie werden bipolar koaguliert und durchtrennt. Ein zartes, schlingenförmiges Gefäßnetz, das häufig zwischen dem Ganglion Scarpae und den Nn. facialis und cochlearis liegt, wird ebenfalls bipolar koaguliert, wenn es daraus blutet.

Es folgt die Resektion des Ganglion Scarpae, das sich durch eine leicht gelbliche Farbe und geschlängelte Gefäße an seiner Oberfläche identifizieren läßt (Abb. 10.**36**). Der N. vestibularis wird medial dieses Bezirks, am besten mit einer feinen Schere (Neurektomieschere), durchtrennt.

Zentral im N. vestibularis verlaufende Gefäße werden bipolar koaguliert, so daß der Liquor wieder klar wird und eine Übersicht im inneren Gehörgang resultiert. Oberhalb der Crista transversa verläuft der N. facialis, und unterhalb ist der N. cochlearis dargestellt. Mit häkchenförmig gebogenem Instrument oder einem Sichelmesser wird er fundusnahe aus seinen Knochenkanälchen herausgezogen und durchtrennt (Abb. 10.**37**).

Diese Maßnahme allein reicht zur zuverlässigen Unterbrechung kochleär Bahnen aus, da das Ganglion spirale im Modiolus liegt. Für evtl. histologische Untersuchungen läßt sich ein Stückchen N. cochlearis entnehmen (Abb. 10.**38**). Nach vollständiger Präparation ist der N. facialis in seinem natürlichen Verlauf in den Falloppio-Kanal hinein verblieben. Er ist bedeckt mit wenigen zarten Gefäßen. Im unteren Anteil des inneren Gehörgangs sind die zentralen Stümpfe des N. vestibularis und des N. cochlearis sichtbar. Alle Blutungen, auch aus feinen Gefäßen, werden bipolar koaguliert.

Translabyrinthäre Neurektomie 297

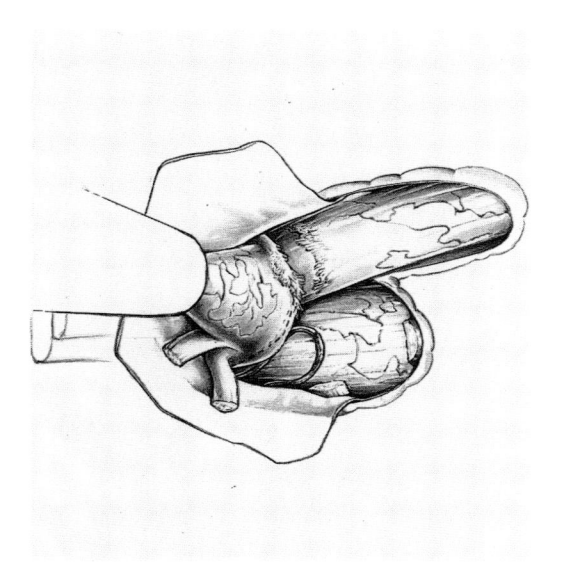

Abb. 10.**35**

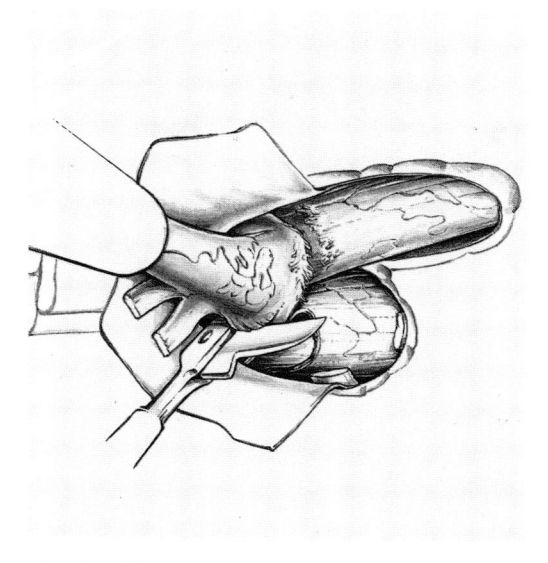

Abb. 10.**36**

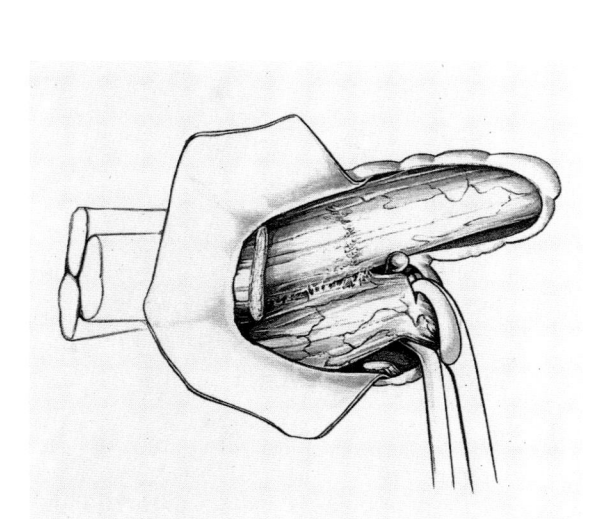

Abb. 10.**37**

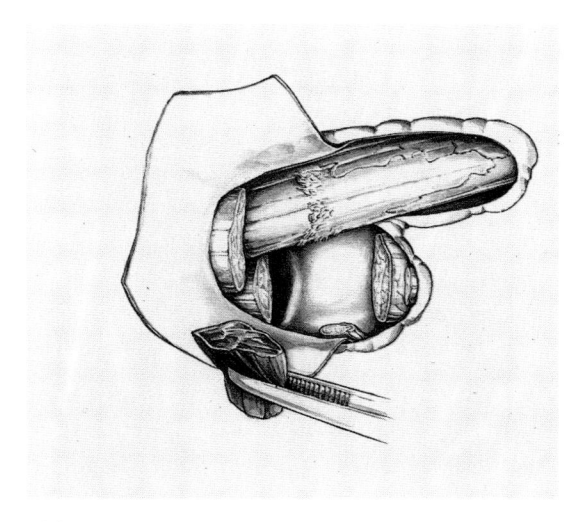

Abb. 10.**38**

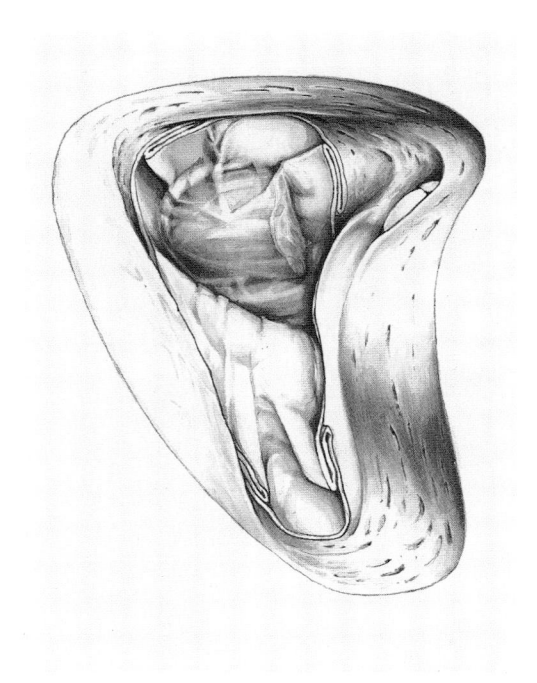

Abb. 10.**39**

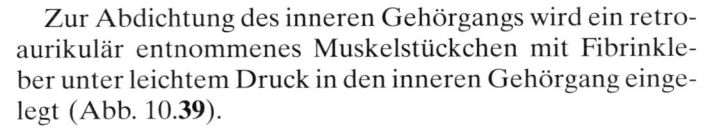

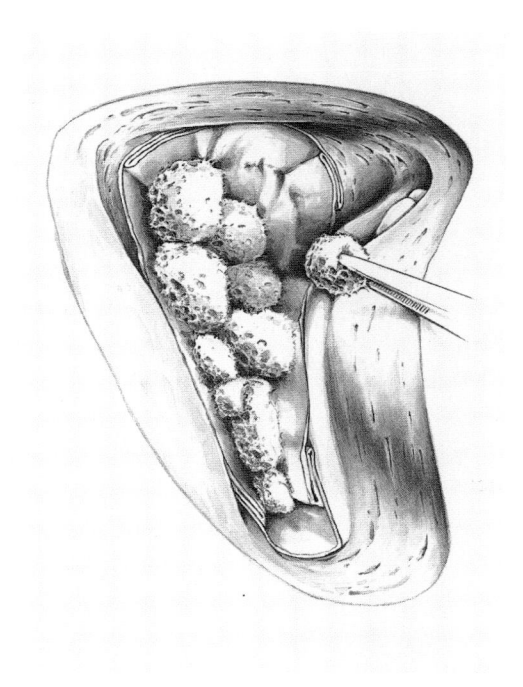

Abb. 10.**40**

Zur Abdichtung des inneren Gehörgangs wird ein retroaurikulär entnommenes Muskelstückchen mit Fibrinkleber unter leichtem Druck in den inneren Gehörgang eingelegt (Abb. 10.**39**).

Das trichterförmig aufgeschliffene Felsenbein wird medial des Antrums bis an den Sinus sigmoideus mit einer gefalteten konservierten Dura ausgelegt, und diese wird ebenfalls mit Fibrinkleber an die knöchernen Wände, die bestehen geblieben sind, angeklebt (Abb. 10.**39**). Der Trichter wird mit stark ausgetrocknetem, antibiotikagetränktem Gelatineschwamm (Vibravenös/Marbagelan) austamponiert, aber so, daß das Antrum, also die Passage zum Mittelohr hin, frei bleibt (Abb. 10.**40**). Bewährt hat sich ein Überdecken der eingeklebten Dura mit Knochenzement, der das Antrum frei läßt und um die Pyramidenspitze liquordicht verschließt.

Wurden größere Anteile der Dura an der Pyramidenhinterfläche, also in der Nähe des Porus des inneren Gehörgangs, mitreseziert, z. B. nach Entfernung eines Akustikusneurinoms, so kann das Mastoid auch mit isoliert entnommenem Bauchfett aufgefüllt werden.

Die in der Eröffnungsphase der Operation angelegten Periost-Bindegewebs-Lappen werden in ihre natürliche Position zurückverlagert und durch feste Nähte mit resorbierbarem Material fixiert (Abb. 10.**41a**).

Es folgen eine Subkutan- und eine Hautnaht sowie ein zirkulärer, leicht komprimierbarer Ohrverband (Abb. 10.**41b**).

Modifikationen

Modifikationen der beschriebenen Technik betreffen nur nachgeordnete technische Details und bedürfen keiner weiteren Beschreibung.

Bezugs- und Gefahrenpunkte

Die Bezugs- und Gefahrenpunkte entsprechen in der Eröffnungsphase denjenigen bei der Sakkotomie beschriebenen (S. 277). Durch Verfolgen des N. facialis unterhalb des Bogengangs nach zentral und Belassen einer dünnen Knochenschicht sowie kontinuierliches Spülen, um eine Hitzeschädigung zu vermeiden, werden die Risiken minimiert.

Bei stark vorgelagertem Sinus sigmoideus, der einen breiten Zugangstrichter zur Spitze der Pyramide behindert, ist dieser, nach entsprechender Entfernung der knöchernen Wandungen seines Halbkanals durch einen Retraktor mit entsprechendem Spateleinsatz, zu reprimieren.

Ein ungewolltes Eröffnen der Dura läßt sich vermeiden, wenn in ihrer Nähe mit möglichst großen Diamantbohrköpfen geschliffen wird.

Regeln, Tricks und typische Fehler

Sie entsprechen denen bei der transtemporalen Neurektomie beschriebenen (S. 285).

Translabyrinthäre Neurektomie 299

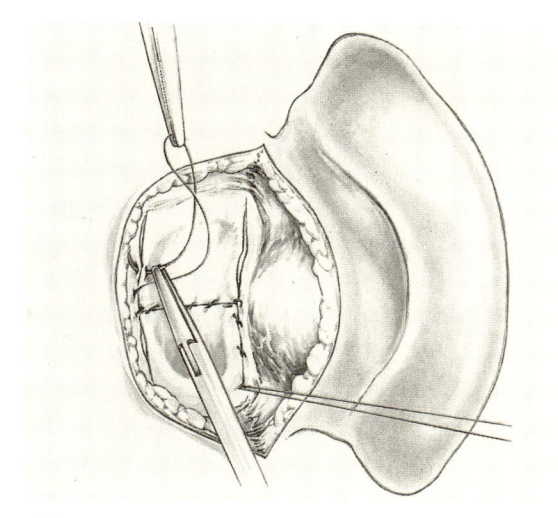

Abb. 10.**41 a**

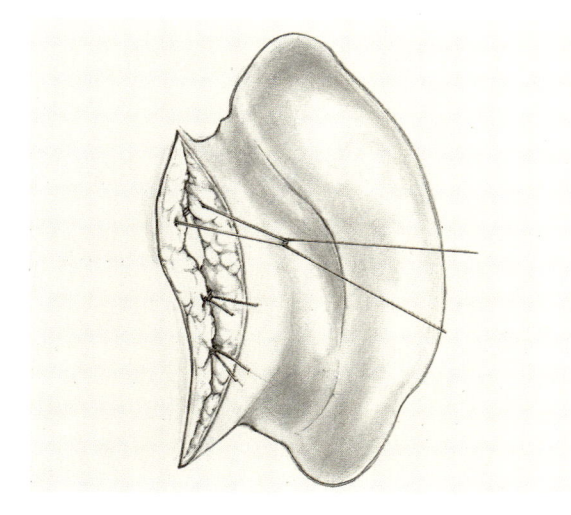

Abb. 10.**41 b**

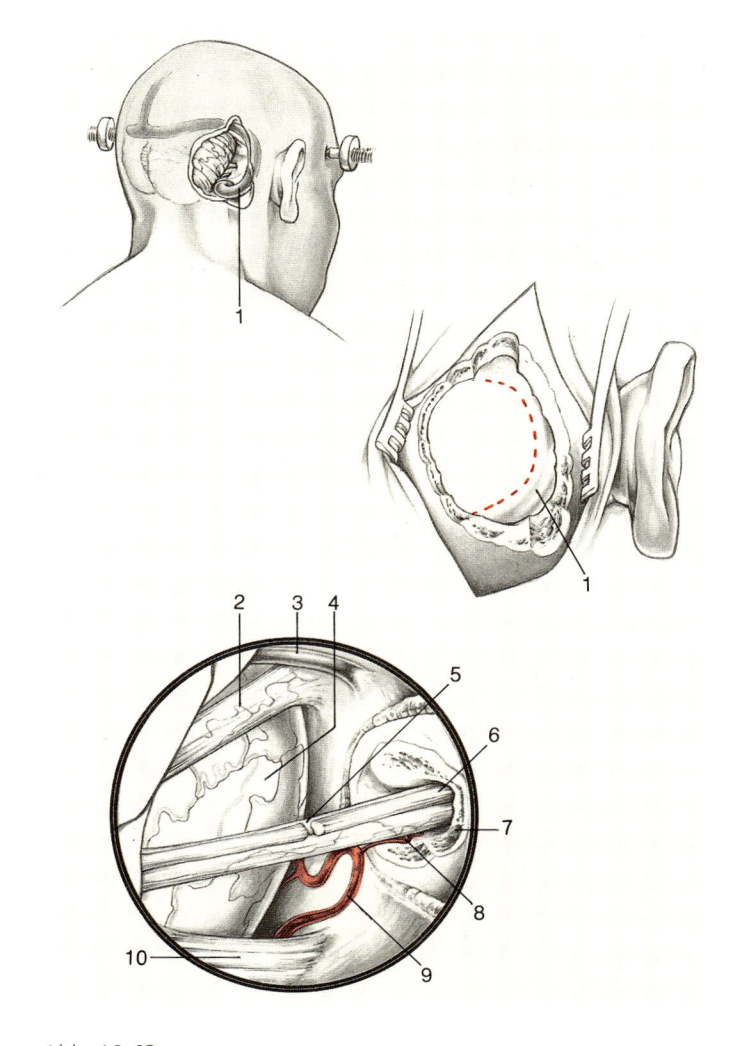

Abb. 10.**42**
1 Sinus sigmoideus
2 N. trigeminus
3 V. petrosa
4 Pons
5 N. facialis
6 N. vestibularis
7 eröffneter innerer Gehörgang
8 Aa. labyrinthi
9 A. cerebellaris ant. inf.
10 Nn. glossopharyngeus, vagus, accessorius

Nachbehandlung

Da der Liquorraum eröffnet wurde und damit ein, wenn auch nur geringes, intrakranielles Blutungsrisiko besteht, sollte eine ausreichend lange postoperative Nachbeobachtung mit Puls- und Blutdruckkontrolle, Blasenkatheter sowie der Gabe von Antivertiginosa vorgesehen werden. Die Gabe von Corticoiden zur Prophylaxe gegen eine Hirnschwellung erübrigt sich, da das Gehirn praktisch nicht verlagert wurde.

Postoperative Komplikationen

Postoperativ können sich eine Liquorfistel oder eine Fazialisparese einstellen. Die Liquorfistel sollte wenigstens 10 Tage lang beobachtet und durch Gabe von z. B. Lasix und ggf. Legen einer Lumbaldrainage behandelt werden. Häufig kommt es zu einem Spontanverschluß. Tritt dies nicht ein, ist eine Nachoperation mit entsprechender erneuter Abdichtung erforderlich.

Die Fazialisparese, die sich Tage nach der Operation ausbildet, hat eine günstige Prognose. Ob eine konservative Behandlung die Prognose verbessert, ist nicht eindeutig zu entscheiden, ggf. kann eine antiphlogistische, rheologisch stimulierende Infusion mit Cortison in absteigender Dosierung und Pentoxifyllin (nach Stennert) gegeben werden.

Funktionelle Folgezustände

Als funktioneller Folgezustand resultiert eine vollständige Elimination der Labyrinthfunktion der operierten Seite.

Schwindelbeschwerden bestehen bei den meisten Patienten mit Morbus Ménière nur wenige Tage. In Abhängigkeit vom Lebensalter können sie aber auch, insbesondere bei nicht Ménière-bedingtem Schwindel, Monate und in Einzelfällen jahrelang geringfügige Beschwerden bereiten.

Alternative Methoden

Eine vollständige Resektion der N. vestibularis und cochlearis gelingt auch bei einem Zugang zu diesen Nerven in der hinteren Schädelgrube (Abb. 10.**42**), z. B. durch den retrolabyrinthären Zugangsweg über das Mastoid oder auch bei entsprechendem subokzipitalen, also retrosigmoidalem neurochirurgischen Vorgehen.

Die Identifikation der einzelnen Nerven ist bei diesem Zugangsweg jedoch nicht so zuverlässig möglich wie im inneren Gehörgang.

Beim transkochleären Vorgehen (Alvarez de Cozar) wird der Fundus des inneren Gehörgangs über einen transmeatalen Zugang nach Resektion des Promontoriums unterhalb des tympanalen und vor dem obersten Anteil des mastoidalen Verlaufsanteils des N. facialis vorgenommen. Der Einblick in den Fundus des inneren Gehörgangs ist naturgemäß orthograd, und damit ist die Identifikation der einzelnen Nerven und des Ganglion Scarpae sowie die Resektion zentral dieses Ganglions schwieriger als bei dem beschriebenen translabyrinthären Vorgehen.

Auch mit einem subokzipital retrosigmoidalen Zugang, wie er üblicherweise von neurochirurgischer Seite zum Kleinhirnbrückenwinkel gewählt wird, können die Hirnnerven VII und VIII dargestellt werden. Die Identifikation der einzelnen Nerven ist jedoch schwieriger als im inneren Gehörgang, da sie ein dichtgepacktes Bündel darstellen und nicht, wie im Fundus des inneren Gehörgangs, durch Knochenleisten voneinander getrennt sind.

Literatur

Arenberg, I. K., J. Stahle: Unidirectional inner ear valve implants: a nondestructive alternative to labyrinthectomy in Menière's disease, Amer. J. Otol. 3 (1981) 9–10

Fisch, U.: Chirurgie im inneren Gehörgang und an benachbarten Strukturen. In Naumann, H. H.: Kopf- und Hals-Chirurgie, Bd. III, Thieme, Stuttgart 1976 (S. 457–543)

Helms, J.: Die chirurgische Therapie des Morbus Menière. Arch. Oto-Rhino-Laryngol. 68 (1985) 68–118

House, W. F., F. D. Owens: Long-term results of endolymphatic-subarachnoid shunt surgery in Menière's disease, J. Laryngol. Otol. 87 (1973) 521–527

Lange, G.: Die intratympanale Behandlung des Morbus Menière mit ototoxischen Antibiotika, Laryngol. Rhinol. Otol. 56 (1977) 409–414

Nadol, J. B.: Menière's Disease. Kugler and Ghedini, 1989. Proceedings of the second Menière's Symposium

Plester, D., H. Hildmann, E. Steinbach: Atlas der Ohrchirurgie. Kohlhammer, Stuttgart 1989

Portmann, G.: The old and new in Menière's disease over 60 years in a retrospect and a look to the future. Otolaryngol. Clin. N. Amer. 13 (1980) 567

11 Die Exstirpation von Akustikusneurinomen über den retrosigmoidalen (lateral-subokzipitalen) Zugang

Madjid Samii

Akustikusneurinom

Das sog. Akustikusneurinom stellt pathohistologisch ein Vestibularisschwannom dar, das typischerweise mit einer Vestibulokochlearis-Funktionsstörung symptomatisch wird. Mit zunehmendem Wachstum werden auch N. trigeminus, N. facialis und kaudale Hirnnerven betroffen. Im Spätstadium kann es infolge Kleinhirnkompression, Hirnstammkompression und Verschlußhydrozephalus zu Sehstörungen und Bewußtseinsstörungen kommen.

Präoperative diagnostische Maßnahmen

Zur klinisch-neurologischen Beurteilung dienen einerseits die genaue Anamnese-Erhebung über Beginn, Verlauf, Dauer und Ausprägung der Symptome, insbesondere von Hörminderung, Hörgeräuschen, Schwindel, sowie andererseits die neurologische Befunderhebung. Diese werden ergänzt durch Funktionstests wie Reintonaudiometrie, Sprachdiskrimination, Vestibularistests, ggf. Fazialisdiagnostik mit EMG oder MEP (motorisch evozierte Potentiale). Zur radiologischen Beurteilung wird ein Kontrast-CT oder Kontrast-MRI angefertigt, das die Tumorausdehnung im inneren Gehörgang, die Beziehung zum Hirnstamm, evtl. Kompression oder Ödem, sowie die Hauptwachstumsrichtung darstellt. Wesentlich ist ferner eine Darstellung der knöchernen Wände der hinteren Schädelgrube im hochauflösenden Knochenfenster-CT zur Beurteilung des in der Regel aufgeweiteten inneren Gehörgangs sowie der Lagebeziehungen des Bogengangsystems und evtl. eines Hochstands des Bulbus jugulare.

Indikationen

Grundsätzlich stellt der Nachweis eines Akustikusneurinoms die Indikation zur operativen Entfernung dar. Je frühzeitiger diese erfolgt, desto geringer sind die Morbidität, insbesondere im Hinblick auf die Hirnnervenfunktionen, und die Mortalität einzustufen.

Der lateral-subokzipitale Zugang zur Entfernung eines Akustikusneurinoms bietet seit Einführung der Mikrochirurgie und vielfältiger weiterer Verbesserungen in den letzten Jahren die umfassendste Möglichkeit, Akustikusneurinome jeglicher Größe zu entfernen bei gleichzeitig guten Chancen, Funktionen zu erhalten.

Operationsprinzip

Bis in die 60er Jahre hinein standen drei Aspekte im Mittelpunkt der Chirurgie zur Entfernung von Akustikusneurinomen:

1. die Tumortotalexstirpation,
2. die Reduktion der Mortalität und
3. die Erhaltung des N. facialis.

Seit Beginn der 80er Jahre ist als viertes wesentliches Ziel die Erhaltung des N. cochlearis hinzugekommen. Sämtliche Aspekte sind auf dem genannten subokzipitolateralen operativen Zugang zu erreichen, da hierbei eine optimale Übersicht über die veränderten anatomischen Verhältnisse gewonnen und strukturell und funktionell nerv- und gefäßerhaltend eine vollständige Tumorresektion ausgeführt werden kann.

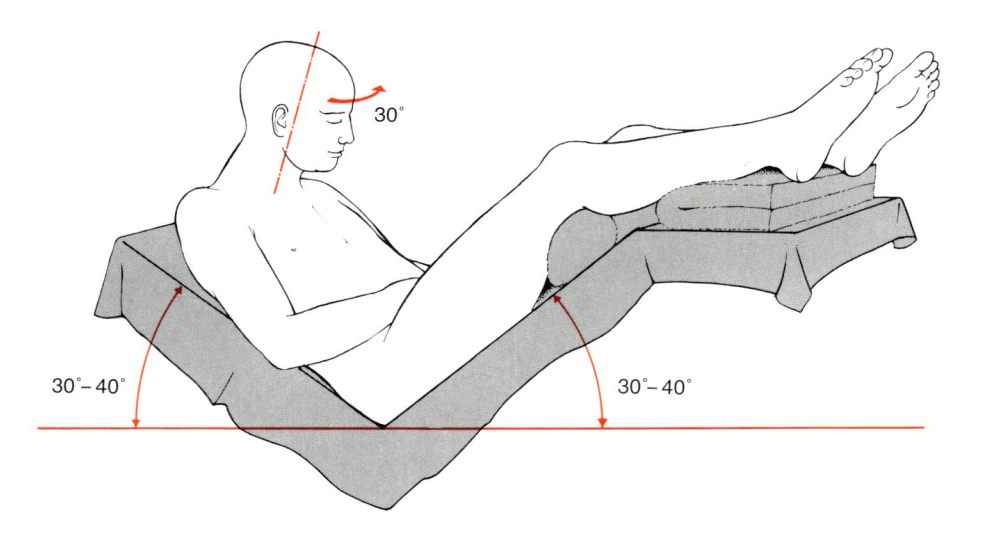

Abb. 11.1

Vorbereitung zur Operation

Lagerung des Patienten

Der anästhesierte und intubierte Patient wird in einer halbsitzenden Position gelagert, bei der der Oberkörper einen Winkel von 30–40° zur horizontalen Ebene betragen soll, ebenso wie die elastisch bandagierten Beine (Abb. 11.1). Nach Anwinkelung der Knie wird der Operationstisch so weit kopfwärts gekippt, daß sich das vorgesehene Operationsfeld auf niedrigerem Niveau befindet als die Füße des Patienten. Die sorgfältige Polsterung sämtlicher Gelenkregionen vor Operationsbeginn ist zum Schutz vor lokalen Nerven- oder Gefäßkompressionen unerläßlich.

Der Kopf des Patienten wird mit einem Mayfield-Dreipunkthalter gefaßt, um 30° anteflektiert und zur Tumorseite rotiert, so daß die tumorseitige Subokzipitalregion von dorsal her gut angehbar exponiert wird (Abb. 11.2). Zugleich ist ein Mindestabstand zwischen Kinnregion und Sternum von wenigstens 2 cm freizulassen und so eine Stauchung oder Kompression von Trachea und V. jugularis zu vermeiden.

Alternativ kann der Patient auch horizontal gelagert werden, entweder in Rückenlage mit zur Gegenseite rotiertem Kopf oder in Seitenlage mit nicht oder nur mäßig rotiertem Kopf. Im Vergleich zu diesen allgemein verbreiteten horizontalen Lagerungsmethoden wird mit der halbsitzenden Lagerung ein entscheidender Vorteil für den Neurochirurgen eröffnet: Anstatt bei der Seitenlagerung mit einer Hand das Operationsfeld ständig von Blut und Spülflüssigkeit freisaugen und nur mit der anderen Hand aktiv den Tumor präparieren und entfernen zu können, ermöglicht die halbsitzende Position das spontane Herauslaufen der Flüssigkeiten aus dem Operationsfeld, so daß der Neurochirurg beidhändig die Tumor- und Nervenpräparation durchführen und gleichzeitig von der sog. „dritten Hand", dem Assistenten, durch Spülung der Operationsregion unterstützt werden kann. Über diesen rein praktischen Aspekt hinaus kann bei dieser Operationstechnik in halbsitzender Position in viel größerem Maße auf die bipolare Koagulation kleinerer Tumorgefäße verzichtet und somit auch für das Nervengewebe schonender operiert werden; ebenso kann das teilweise traumatisierend auf Nervenstrukturen wirkende Absaugen mäßiger eingesetzt werden.

Anästhesie

Neuroanästhesiologische Maßnahmen zur Erkennung, Behandlung und Vermeidung der venösen Luftembolie bei der halbsitzenden Lagerung

Bei der chirurgisch vorteilhaften halbsitzenden Lagerung sind gewisse Nachteile zu berücksichtigen und die ihnen innewohnenden Gefahren durch gezielte Maßnahmen von vornherein zu minimieren. Das Hauptrisiko ist die erhöhte Gefahr einer intraoperativen venösen Luftembolie, die unmittelbar bei Eröffnung des venösen Systems, also vom Hautschnitt an mit Durchtrennung einzelner Venen, droht (Hey u. Mitarb. 1983). Präventiv werden daher routinemäßig folgende Maßnahmen ergriffen:

- Der zentrale Venendruck wird mit Hilfe der beschriebenen Lagerung sowie durch Gabe von Plasmaexpandern angehoben, um den Druckgradienten zwischen Operationsgebiet und Herzen zu verringern (Colohan u. Mitarb. 1985).
- Die Beatmung erfolgt mit positivem endexspiratorischem Druck (PEEP) zur Verringerung der Druckdifferenz zwischen Operationsgebiet und rechtem Vorhof (Pearl 1986; Perkins 1984).

Abb. 11.2

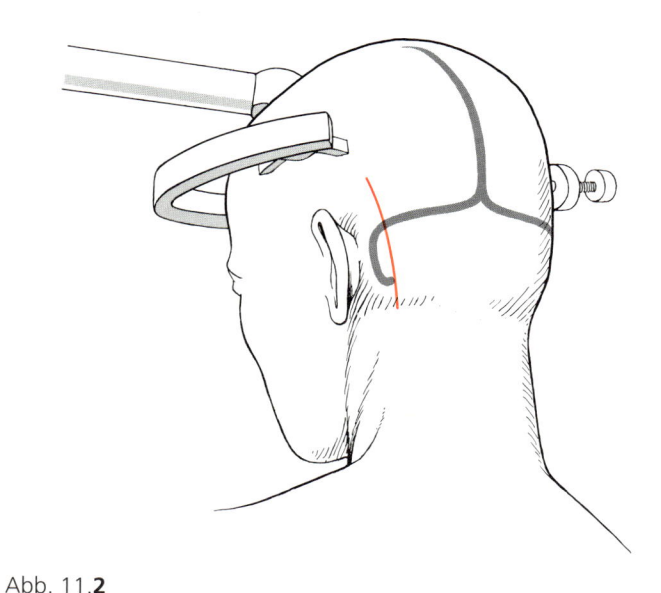

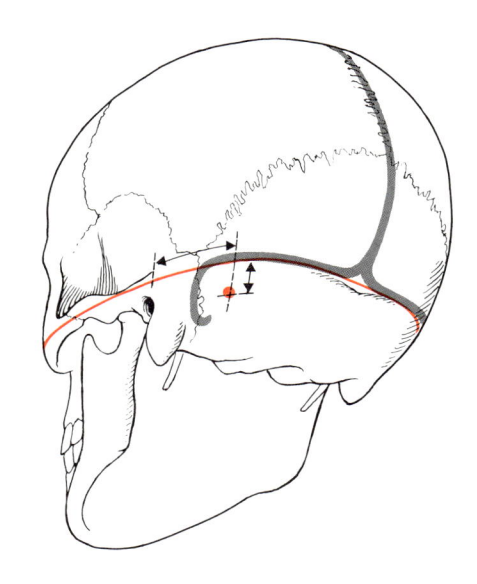

Abb. 11.3

- Mit kontinuierlichem präkordialem Ultraschall-Monitoring können kardiale Flußturbulenzen und somit eine Luftembolie frühzeitig diagnostiziert werden (Furuya u. Mitarb. 1983).
- Die kontinuierliche Registrierung der endexspiratorischen Kohlendioxidkonzentration (Kapnometrie) dient ebenfalls einer raschen Diagnose einer Luftembolie.
- Ein in den rechten Vorhof gelegter zentralvenöser Katheter dient neben der lokalen Druckmessung zur etwaigen Aspiration eingedrungener Luft (Bedford u. Mitarb. 1981).
- Das kontinuierlich abgeleitete Elektrokardiogramm sowie
- die Blutdruckmessung über die A. radialis dienen der kontinuierlichen Kontrolle der Vitalparameter.

Sofern die kontinuierliche Messung der vorher beschriebenen Parameter, das heißt, das intraoperative neuroanästhetische Monitoring, das Eindringen von Luft in das venöse System anzeigt, werden parallel zwei Maßnahmen ergriffen: Um den venösen Druck speziell im Operationsgebiet aktuell zu erhöhen, wird der Operationstisch weiter kopfwärts gekippt, und der Anästhesist komprimiert manuell die Jugularisvene, so daß das zu vermutende venöse Leck vom Chirurgen entdeckt und verschlossen werden kann.

Zur Vermeidung nachteiliger Folgen eingedrungener Luft wird diese möglichst über den Vorhofkatheter abgesaugt; sofern ein Kohlendioxidabfall exspiratorisch auf eine signifikante Einschwemmung von Luft hinweist, wird ggf. mit reinem Sauerstoff beatmet. Die Operation wird erst fortgesetzt, wenn jegliches operativ entstandene venöse Leck sicher verschlossen ist.

Operationstechnik

Hautschnitt

Ein vertikaler Längsschnitt wird 2 cm hinter dem Mastoid retroaurikulär, retromastoidal in einer Länge von 6–10 cm angelegt. Bei der Planung der Hautinzision soll die Lage des Sinus transversus, der zwischen Protuberantia occipitalis externa und äußerem Gehörgang verläuft, mit einbezogen werden. Eine Verschiebung des Hautschnitts nach lateral oder medial um 0,5–1 cm wird von der Hauptwachstumsrichtung und Lokalisation des Tumors abhängig gemacht. Die Ansatzstellen der kurzen Nackenmuskeln werden vom Kraniotomiegebiet abpräpariert.

Kraniotomie

Das initiale Bohrloch zur Anlage einer kleinen osteoklastischen Kraniotomie, ohne Gefährdung des Sinus transversus oder Sinus sigmoideus, wird nach anatomischer Orientierung angelegt (Lang u. Samii): Von der Spina suprameatica bis zur Protuberantia occipitalis externa kann die „Deutsche Horizontale" (DH) angezeichnet werden. 11,5 mm unterhalb der Deutschen Horizontalen und 45–50 mm hinter der Spina suprameatica (45–50 mm bei weiblichen, 50 mm bei männlichen Patienten) wird das Zentrum eines 12-mm-Bohraufsatzes plaziert. Dies führt zur exakten Knocheneröffnung im Übergangswinkel von Sinus transversus und Sinus sigmoideus ohne deren Gefährdung (Abb. 11.3). Von hieraus wird das Bohrloch zu einer Kraniotomie von 3 cm Durchmesser erweitert mit schrittweiser Darstellung des Randes des Sinus sigmoideus und der unteren Kante des Sinus transversus. Sofern die Kraniotomie in der beschriebenen Weise exakt lokalisiert und ausgeführt wird, braucht ihre Größe nicht in Abhängigkeit von der Tumorgröße variiert zu werden.

Abb. 11.4

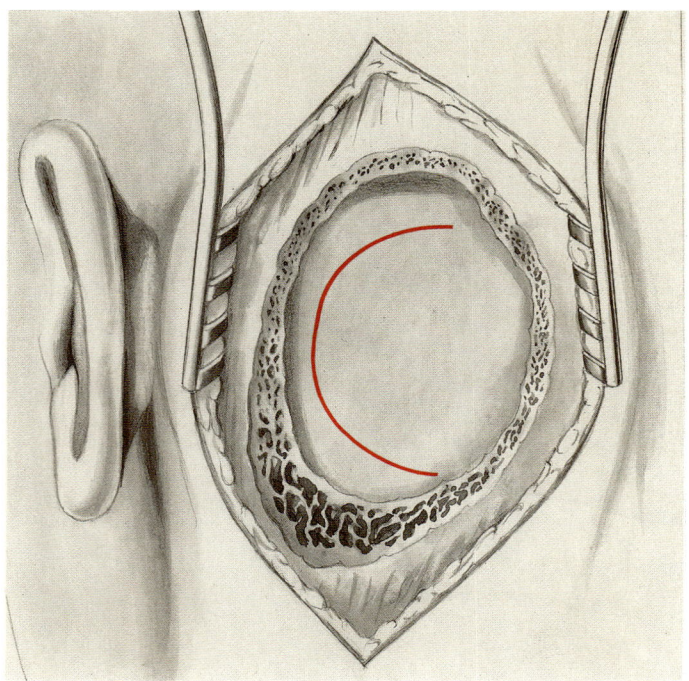

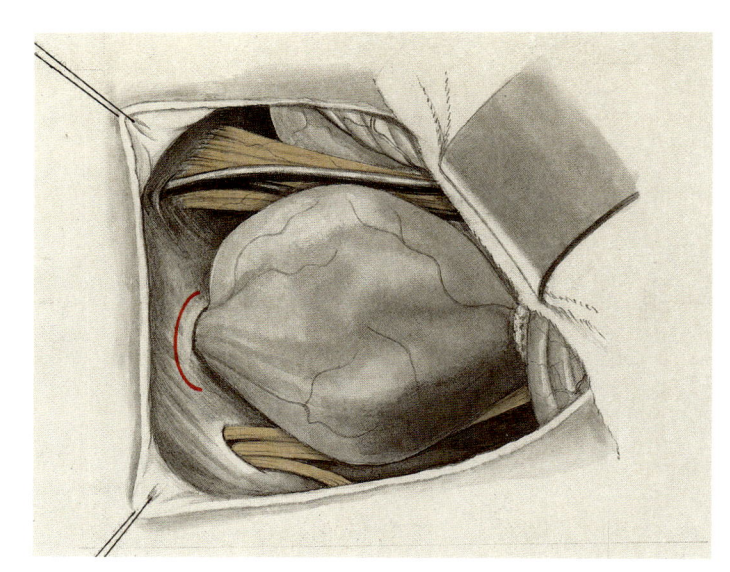

Abb. 11.5

Während der Freilegung des Kraniotomiegebiets und während der Kraniotomie müssen der Anästhesist und der Neurochirurg stets die Gefahr einer Luftembolie berücksichtigen und daher prophylaktisch grundsätzlich eröffnete Emissaria unverzüglich verschließen. Die eröffneten Mastoidzellen sind am Ende der Tumorentfernung mit Muskel- und Fibrinkleber abzudichten, um eine Liquorrhoe aus dem Mastoidzellbereich zu verhindern.

Eröffnung der Dura

Vor Beginn der intraduralen Operationsschritte wird das Operationsgebiet mit Jugulariskompression durch den Anästhesisten auf übersehene eröffnete Venen überprüft und gesichert. Unter dem Operationsmikroskop wird die Dura im 2 mm Abstand vom Sinus sigmoideus und Sinus transversus C-förmig, nach lateral konvex, eröffnet (Abb. 11.4). Die lateralen Duraränder am Sinus sigmoideus werden durch 2 Haltefäden nach lateral gezogen, wodurch der Einblick in das Operationsfeld erweitert wird (Abb. 11.5). Die Cisterna cerebellomedullaris lateralis wird eröffnet. Es fließt reichlich Liquor ab und das Operationsfeld weitet sich. Anschließend wird das Kleinhirn mit Hirnwatte abgedeckt und mit einem Hirnspatel von 2 cm Breite nach medial und oben gehalten.

Eröffnung des inneren Gehörgangs

Die Eröffnung des inneren Gehörgangs zielt auf die Darstellung der lateralen Tumorausdehnung intrameatal und sollte stets an den Anfang der intraduralen Operationsschritte gestellt werden. Zunächst wird die Dura des Felsenbeins dorsal und lateral des inneren Gehörgangs koaguliert und mit einem halbkreisförmigen Schnitt reseziert. Da gelegentlich die A. cerebellaris ant. inf. (= Anterior inferior cerebellar artery [AICA]) an der Dura des Porus mit einer Arterienschlinge haftet, muß diese geschont und ggf. mit der Dura vom Knochen abgelöst und nach medial verlagert werden. Die hintere Lippe des inneren Gehörgangs wird beginnend vom Porus zum Fundus hin mit einem Diamantbohrer abgeschliffen, wobei zu Beginn ein Bohrkopf mit einem Durchmesser von 4–5 mm eingesetzt und dieser dann mit zunehmender Eröffnung des inneren Gehörgangs ständig gegen kleinere Bohrköpfe ausgetauscht wird. Zur Vermeidung einer Hitzeentwicklung und zur Entfernung der abgeschliffenen Knochenpartikel wird kontinuierlich mit Kochsalzlösung gespült.

Tumorresektion

Die Größe des Tumors und seine Lokalisation bestimmen die Verlagerung von Gefäßen und Nerven im Kleinhirnbrückenwinkel. Bei einem ausgedehnten Akustikusneurinom können die Hirnnerven V–XII erheblich verlagert und von Tumorgewebe verdeckt sein. Nach Eröffnung des inneren Gehörgangs wird zunächst die tumorumgebende Dura im inneren Gehörgang eröffnet und soweit wie möglich reseziert. Von Anbeginn der Operation zählt die Iden-

Akustikusneurinom 305

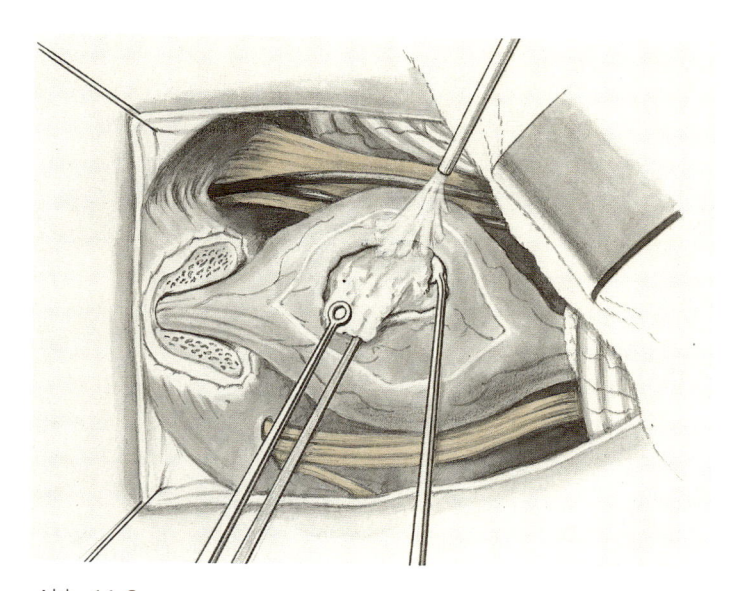

Abb. 11.**6**

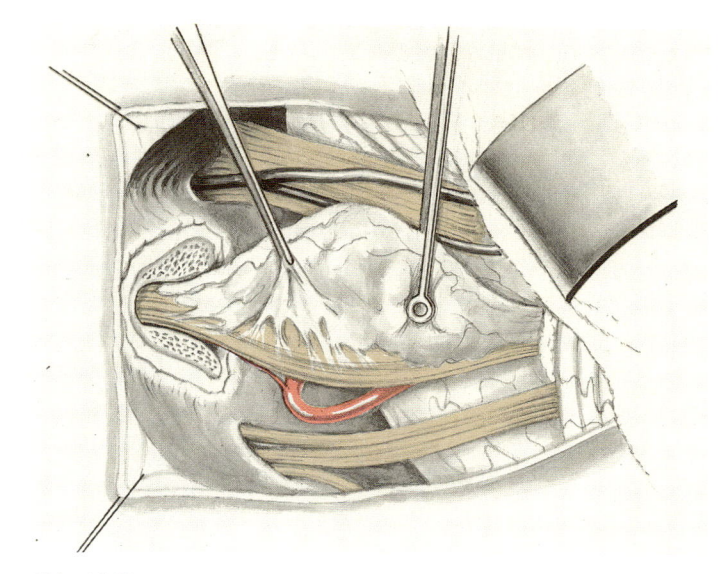

Abb. 11.**7**

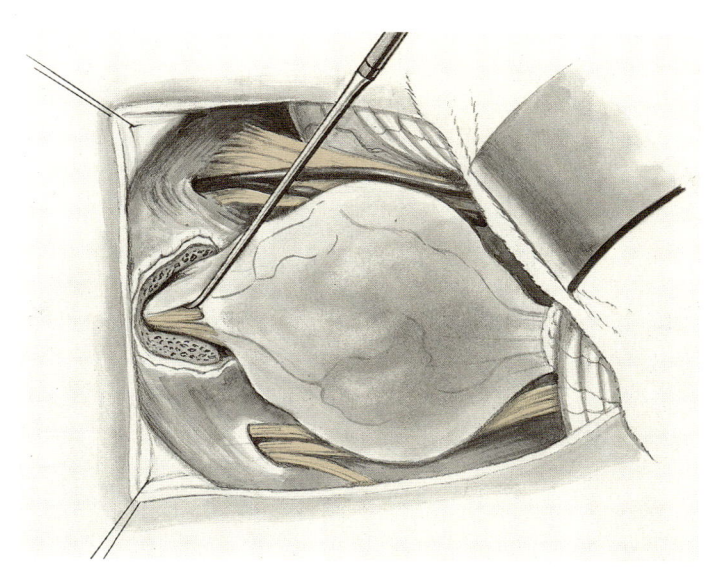

Abb. 11.**8**

tifizierung, Schonung und Erhaltung der AICA zu den wichtigsten Aufgaben bei der Entfernung der Akustikusneurinome. Sofern diese Arterie an der Hinterfläche des Tumors verläuft, muß sie mobilisiert werden, wobei kleinere, zum Tumor ziehende Gefäße koaguliert und durchtrennt werden. Nach Mobilisierung von der Tumorhinterfläche kann diese bipolar koaguliert und an dieser Stelle mit der Tumorentfernung begonnen werden. Durch Enukleation des Tumors wird zunächst eine Minderung des auf die umliegenden Strukturen ausgeübten Druckes erzielt. Sobald eine Druckreduktion und damit eine Abnahme des Spannungszustands der umliegenden Strukturen erreicht ist, kann die Präparation der Tumorkapsel vom Hirnstamm und den umgebenden Hirnnerven um so leichter nachfolgen. Zur Enukleation stehen je nach Gegebenheit entweder verschieden große Tellermesser oder ein sog. CUSA, ein mit Ultraschall zerkleinerndes Gerät, bereit (Abb. 11.**6**). Inwieweit die Enukleation ausreichend vorgenommen wurde, läßt sich anhand der Mobilisierbarkeit der Tumorkapsel feststellen. Die innere Tumorverkleinerung sollte gleichmäßig in alle Richtungen erfolgen, um zugleich eine unkontrollierte Perforation der Tumorkapsel von innen her zu vermeiden. Bei der anschließenden Präparation der Tumorkapsel kommt der Arachnoidalschicht zwischen dem Tumor und seinen Nachbarstrukturen besondere Bedeutung zu. Präpariert man nämlich systematisch an der Arachnoidalschicht entlang, so wird die Wahrscheinlichkeit einer Nervenläsion oder einer Schädigung des angrenzenden Hirnstamms entscheidend reduziert. Hierzu faßt der Operateur die Tumorkapsel mit einer Tumorpinzette und zieht diese leicht an, während er mit einer anatomischen Pinzette die Arachnoidalschicht vorsichtig von der Tumorkapsel löst (Abb. 11.**7**). Zugleich spült der Assistent kontinuierlich mit temperierter Kochsalzlösung, damit die Tumor-Nerven-Grenzschicht kontinuierlich klar sichtbar ist und Mikroblutungen nicht ständig und zeitaufwendig koaguliert werden müssen.

Nach ausreichender Resektion des Tumors in seiner kaudalen Ausdehnung lassen sich auf diese Weise die Hirnnerven IX–XII von der Tumorkapsel ablösen.

Als nächster Schritt sollte die Präparation der Kapsel am Hirnstamm fortgesetzt werden, um hier die Ursprünge des N. vestibulocochlearis und des N. facialis darzustellen. Bei der schichtweisen Präparation des Tumors am Hirnstamm kann die Resektion entlang der Nerven nach rostral fortgeführt werden. Sobald der Hirnstamm vollständig vom Tumorgewebe befreit ist, sollte die Präparation des N. facialis nicht mehr ausschließlich von medial nach lateral in Richtung des Porus acusticus internus fortgesetzt werden. Denn erfahrungsgemäß besteht am Poruseingang eine besonders schwere Adhäsion zwischen dem Tumor und dem N. facialis, so daß diese Präparation erst am Ende erfolgen sollte. Vielmehr empfiehlt sich nun die Präparation im inneren Gehörgang, wobei zunächst der Tumorzapfen lateral aus dem Fundus zu lösen ist (Abb. 11.**8**).

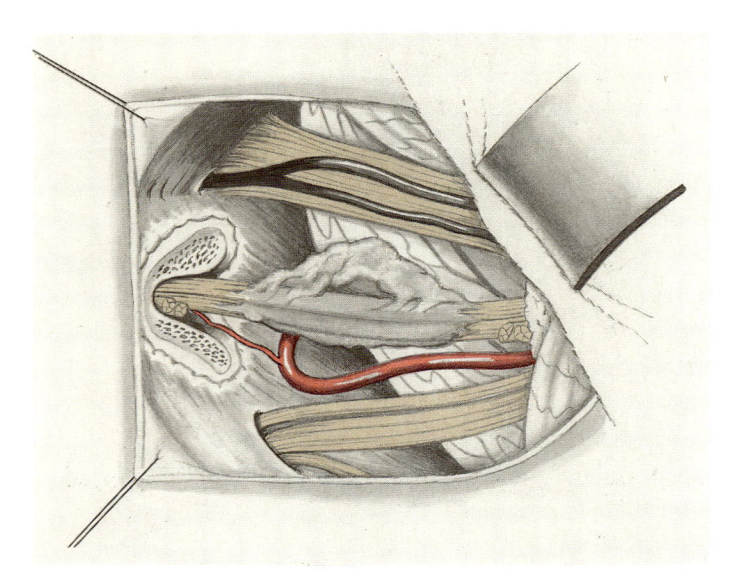

Abb. 11.**9**

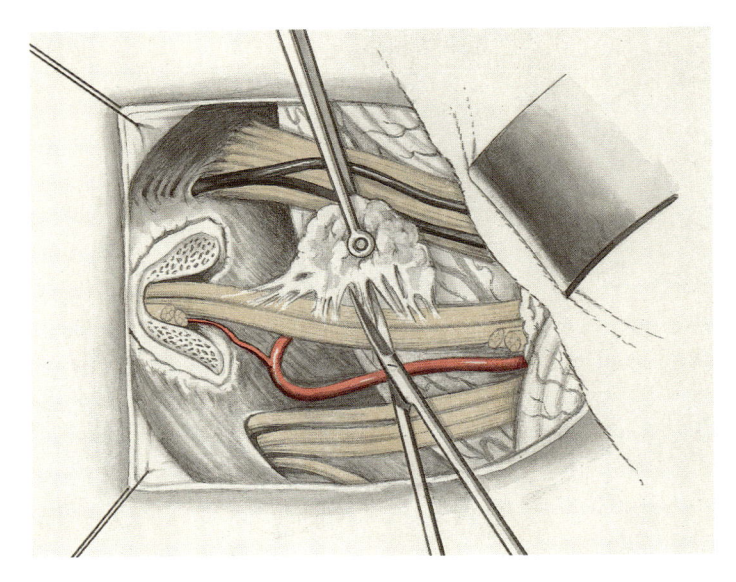

Abb. 11.**10**

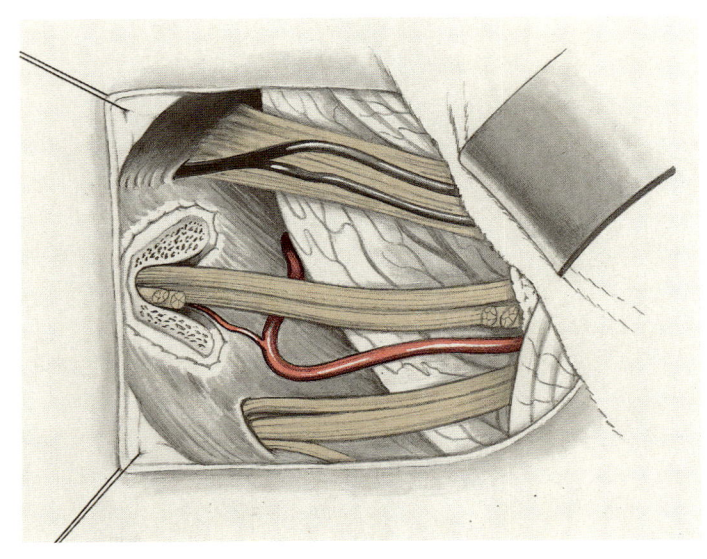

Abb. 11.**11**

Das Neurinom nimmt seinen Ursprung in der Regel vom N. vestibularis (Vestibularisschwannom), welcher bei Nachweis tumoröser Umwandlung im Bereich des Fundus durchtrennt werden kann. Nach Identifizierung des N. facialis ventrokranial im inneren Gehörgang und des N. cochlearis ventrokaudal wird die Tumorresektion in Richtung auf den Kleinhirnbrückenwinkel hin fortgesetzt. Sofern eine besonders ausgeprägte Verwachsung zwischen Tumorkapsel und N. facialis am Porus vorgefunden wird (Abb. 11.**9**), soll der Tumor zunächst verkleinert werden. Somit sind optimale Übersicht und Handlungsspielraum für den Operateur für den schwierigsten Präparationsabschnitt am N. facialis gegeben (Abb. 11.**10**).

Nach vollständiger Tumorentfernung (Abb. 11.**11**) wird der N. facialis unmittelbar distal seines Ursprungs am Hirnstamm elektrisch stimuliert und der Bewegungserfolg entweder durch das Anschauen der Muskelkontraktion im Gesicht oder durch ein Elektromyographie-Monitoring intraoperativ überprüft. Die C-förmige Durainzision wird mit zwei einzelnen und einer fortlaufenden Naht verschlossen (Abb. 11.**12** und 11.**13**). Abschließend folgt der schichtweise Wundverschluß von Muskel, Faszie, Subkutis und Haut.

Modifikationen

Intraoperative Lokalbefunde

Wenngleich Akustikusneurinome neuroradiologisch und pathohistologisch eine eindeutig definierte Tumorart darstellen, sind manche der aufgelisteten Tumorparameter nur intraoperativ intradural beurteilbar und bestimmen entscheidend die Vorgehensweise sowie den Schwierigkeitsgrad der Operation:

- Tumorgröße,
- Ausmaß der Adhärenz zwischen Tumor und Hirnnerven, Gefäßen und Hirnstamm,
- Vaskularisation des Tumors,
- Tumorkonsistenz, ggf. zystische Veränderungen,
- Reaktive perifokale Ödembildung im Bereich des Kleinhirns oder des Hirnstamms,
- Verlagerung des Hirnstamms mit Okklusionshydrozephalus,
- Lagebeziehung und Adhärenz zwischen A. cerebelli inferior anterior (AICA) zum Tumor, zum VII. und VIII. Hirnnerv, zum inneren Gehörgang und zur Dura des Felsenbeins,
- Lagebeziehung und Adhärenz zwischen Tumor und N. trigeminus sowie den kaudalen Hirnnerven,
- Hochstand des Bulbus jugulare.

Bei Berücksichtigung dieser Parameter ist es jedoch grundsätzlich empfehlenswert, einige intradurale Operationsschritte in der vorgehend beschriebenen Art und Rei-

Abb. 11.**12**

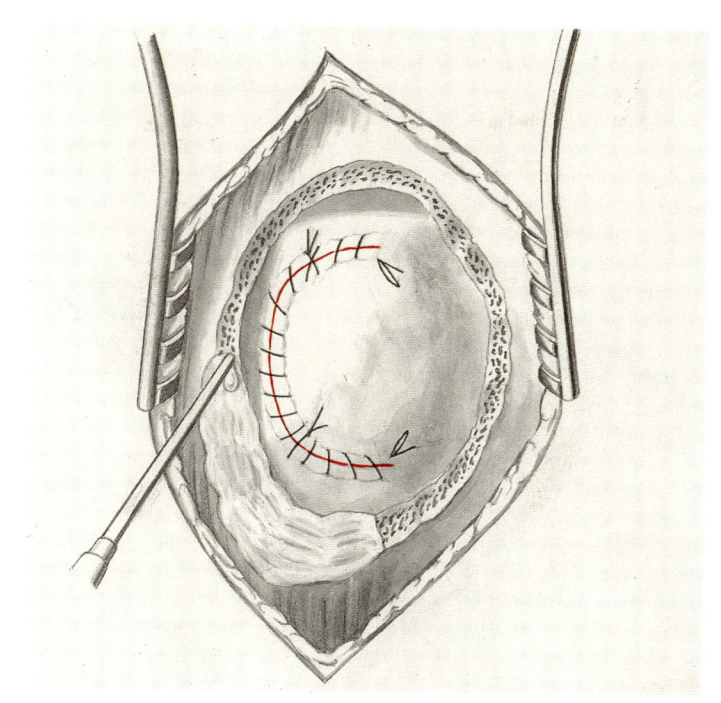

Abb. 11.**13**

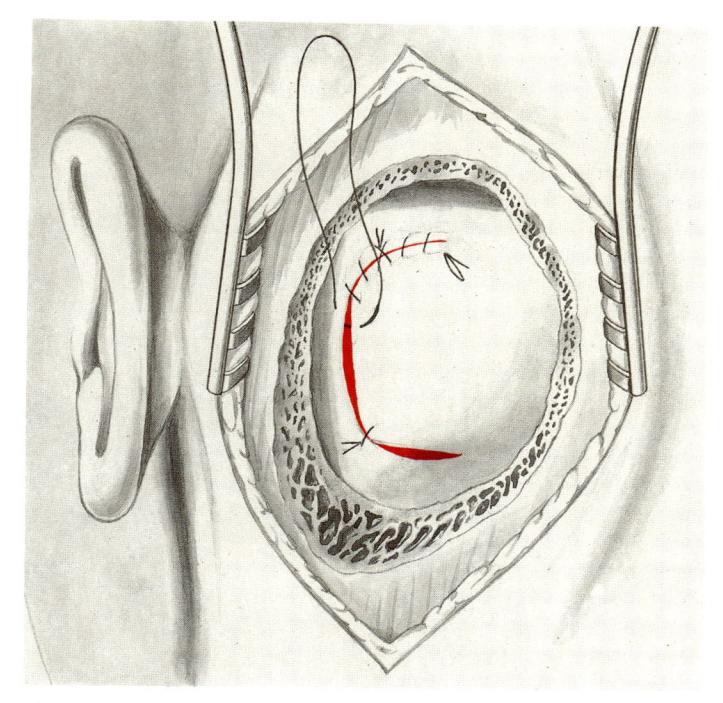

henfolge (s. S. 304) einzuhalten. Auf einige Modifikationen sei kurz eingegangen.

Hochstand des Bulbus jugulare

Bei Vorliegen eines Hochstands des Bulbus jugulare ist eine angemessene Eröffnung des inneren Gehörgangs ohne Darstellung des Bulbus nicht möglich. Hier wird zunächst mit einem Diamantbohrer die knöcherne dorsale Begrenzung des Bulbus abgeschliffen und dieser anschließend nach unten verlagert und evtl. mit einem Muskelstückchen abgedeckt. Das Ausmaß des Bulbus-jugulare-Hochstands variiert stark mit seltenen extremen Formationen, bei denen der Bulbus bis zur Höhe des Daches des inneren Gehörgangs reichen kann (Shao u. Mitarb. 1993).

Diskontinuität des N. facialis und seine Behandlung mit Nervenrekonstruktionen

In etwa 10% der Fälle ist eine so ausgeprägte Adhäsion zwischen dem Tumor und dem N. facialis vorzufinden, daß eine Totalentfernung des Tumors ohne Resektion dieses Fazialisabschnitts nicht möglich ist; sofern man in einem solchen Fall den N. facialis anatomisch erhalten wollte, wäre dies nur um den Preis eines belassenen Tumorrasens auf dem Nerv möglich. In der Regel soll einem Patienten dieses Risiko einer Rezidiventstehung nicht zugemutet werden. Im Sinne der Tumorradikalität wird daher in der Regel der betroffene Nervus-facialis-Abschnitt reseziert (Abb. 11.**14**) und in derselben Sitzung eine Nervenrekonstruktion durchgeführt. Sofern nur ein kleiner Nervenabschnitt fehlt, kann eine spannungsfreie Nerven-End-zu-End-Naht durchgeführt werden. Speziell bei sehr großen Tumoren ist es durch die starke Verdrängung des N. facialis

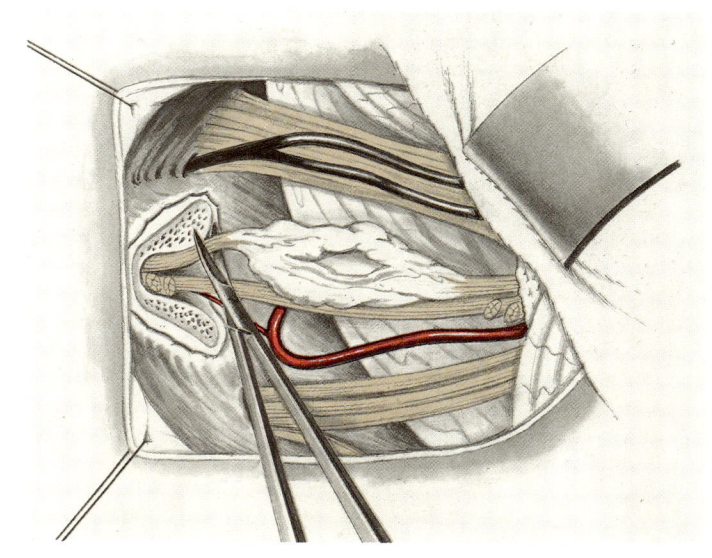

Abb. 11.**14**

oft auch zu einer gewissen Elongation des Nervs gekommen, so daß ein Verlust einer Nervenstrecke von 1 Zentimeter spannungsfrei überbrückt werden kann. Bei größeren Defekten wird eine Nervenrekonstruktion mit Nerventransplantation durchgeführt. Als Spendernerv dient in der Regel die Endstrecke des N. suralis direkt hinter dem Außenknöchel. Sofern ein zentraler und ein peripherer Stumpf des N. facialis im Kleinhirnbrückenwinkel zur Verfügung stehen, kann unmittelbar mit einem 1–3 cm langen Suralistransplantat eine Transplantation im Kleinhirnbrückenwinkel ausgeführt werden (Abb. 11.**15**). Bei größeren Defekten, bei denen der distale Fazialisstumpf nicht im Kleinhirnbrückenwinkel oder eröffneten Gehörgang

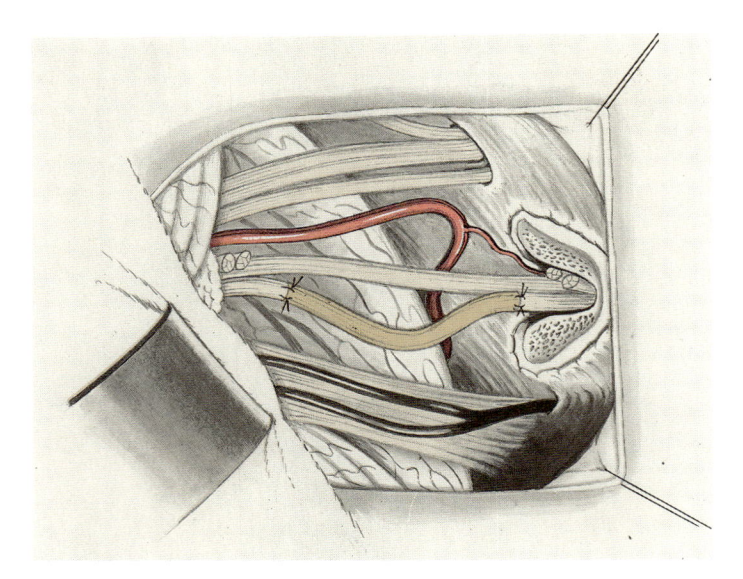

Abb. 11.**15**

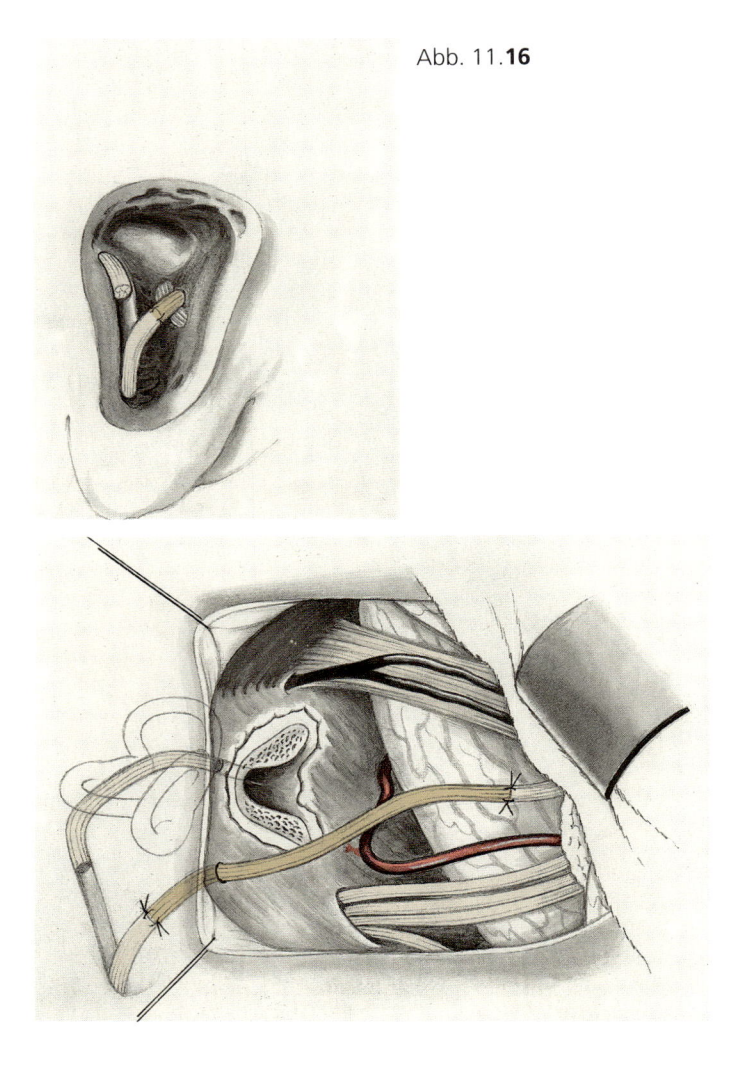

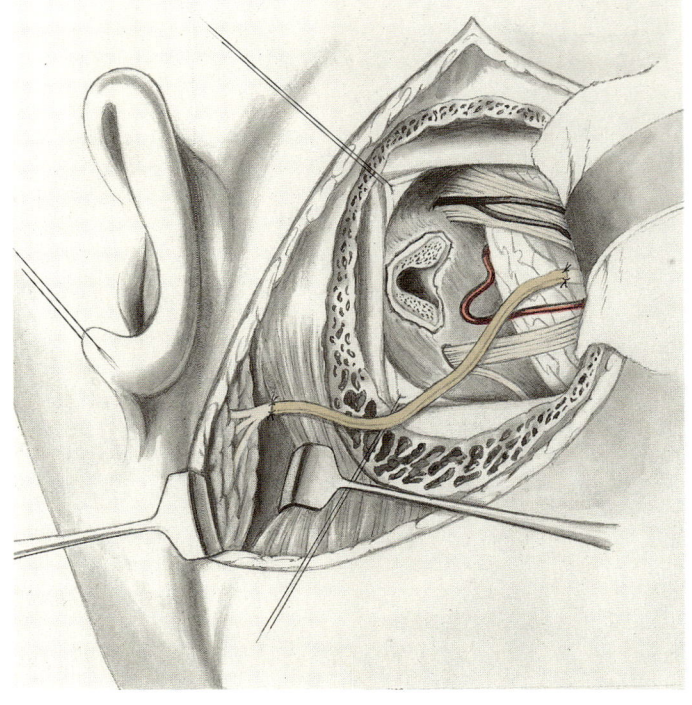

Abb. 11.**16**

Abb. 11.**17**

aufzufinden ist, muß er durch Mastoideröffnung im mastoidalen Segment unterhalb des Ganglion geniculi dargestellt werden, worauf gleichfalls eine Transplantation vom Kleinhirnbrückenwinkel intrakraniell nach intratemporal erfolgen kann. Dieses Transplantat muß nach Anschluß intrakraniell durch eine Durainzision ventral des Sinus sigmoideus zum Mastoid geführt werden (Abb. 11.**16**). Sofern die Anamnese des Patienten Anhaltspunkte für durchgemachte Mastoiderkrankungen, z. B. überstandene häufige Mittelohrentzündungen, Zustand nach Cholesteatomen etc. bietet, sollte der distale Transplantatanschluß nicht im mastoidalen Segment erfolgen, sofern die sog. intrakranielle-extrakranielle Nerventransplantation (Dott 1958) durchgeführt wird, bei der ein 12–15 cm langes Transplantat gleichfalls nach extradural und subkutan untertunnelnd bis zum Foramen stylomastoideum durchgezogen und dann mit dem extrakraniellen Teil des N. facialis zusammengefügt wird (Abb. 11.**17**). Die Vereinigung der Transplantat-Enden erfolgt jeweils mit einer Naht (Faden 10–0) oder mit einem äußerlich aufgebrachten Tropfen Fibrinkleber.

Bezugs- und Gefahrenpunkte

Bei der Eröffnung des inneren Gehörgangs ist diese bis zur lateralen Ausdehnung des Tumors, ggf. bis zum Fundus, fortzuführen.

Jegliche Traumatisierung des Canalis semicircularis posterior oder des Vestibulums ist zu vermeiden, vor allem bei Patienten mit noch vorhandenem Hörvermögen, die bei Eröffnung des vestibulären Systems eine deutliche Hörverschlechterung oder einen Hörverlust trotz erhaltenem N. cochlearis erleiden können. Eine sichere anatomische Landmarke, die dem Operateur die genaue Tiefenlokalisation dieser Strukturen anzeigt, ist über diesen Zugang nicht erkennbar. Die bei dem transtemporalen Zugang zum inneren Gehörgang als Orientierungshilfe dienenden „blue lines" sind wegen der mehr tangentialen Blickrichtung des retrosigmoidalen Zugangs wesentlich weniger zuverlässig erkennbar. Eine gute Orientierung ist jedoch mit der exakten knöchernen Darstellung im Computertomogramm möglich, die die Verhältnisse von Bogengängen, Vestibulum, innerem Gehörgang und Fundus zeigt. Bei einer imaginären Linie vom medialen Rand des Sinus sigmoideus, dem Kraniotomierand also, bis zum Fundus des inneren Gehörgangs, der äußersten lateralen Tumorausdehnung also, ist zu prüfen, inwieweit diese Linie das Vestibulum oder den hinteren Bogengang kreuzt bzw. welche schützende Knochenbrücke zwischen Fundus und Vestibulum erhalten werden kann. Sofern die vestibulären Strukturen lateral der imaginären Linie verlaufen, besteht keine Gefahr bei der knöchernen Darstellung des Fundus. Bei einem mehr medialen Verlauf der vestibulären Strukturen muß der Chirurg vor Operationsbeginn einen medialeren Verlauf dieser Linie festlegen, die die vestibulären Strukturen unbeeinträchtigt und einige Millimeter der hinteren Gehörgangswand verschlossen läßt. Bei der schrittweisen Eröffnung des inneren Gehörgangs wird jeweils mit dem abgewinkelten Tellermesser mit verschiedenen Durchmessern von 1–5 mm Größe der verbleibende Rest der hinteren Gehörgangswand bis zum Fundus ausgemessen (Abb. 11.**18**). Bei wiederholter Messung während der Bohrvorgänge kann die optimale Eröffnung ohne Gefährdung der vestibulären Strukturen ausgemessen werden.

Sofern der Tumor bei einer solchen eingeschränkten knöchernen Eröffnung eine ausgeprägt laterale Ausdehnung in den Fundusbereich aufweisen sollte, besteht zum einen die Möglichkeit, die verbliebene Knochenbrücke zwischen Fundus und Vestibulum mit einem 1-mm-Diamantbohrer zu eröffnen, ausgehend vom inneren Gehörgang zum Vestibulum hin. Zusätzlich können ein Mikrospiegel oder ein Mikroendoskop für diese weit laterale Arbeit eingesetzt werden. Von vornherein sollte in diesen Fällen die Kraniotomie 1 cm nach medial erweitert werden, um einen günstigeren Einblickwinkel von medial her zu erzielen.

Regeln, Tricks und typische Fehler

Die Erhaltung des N. cochlearis gehört heute zum Gesamtkonzept der neurochirurgischen Behandlung von Akustikusneurinomen (Cohen 1981; Lehnhardt 1982; Matthies 1994; Samii 1985; Smith 1977). Dank der dargelegten mikrochirurgischen Operationstechnik gelingt die anatomische Erhaltung des N. cochlearis inzwischen bei der überwiegenden Zahl der Patienten. Dies ist jedoch nicht gleichbedeutend mit funktioneller Integrität, vielmehr hängt der postoperative Funktionszustand des Hörnervs von vielfältigen Parametern ab, unter anderem von der durch die Tumorgröße und Tumorbeschaffenheit erlittenen, bereits vorhandenen präoperativen Beeinträchtigung, der nachweisbaren Qualität des präoperativen Hörvermögens, der nachweisbaren Veränderung der prä- und perioperativ untersuchten akustisch evozierten Potentiale. Eine Analyse der letzten 700 vom Autor operierten Patienten mit Akustikusneurinomen hat gezeigt, daß die funktionelle Erhaltung des N. cochlearis in bis zu 64% gelingen kann, sofern der präoperative Hörverlust die Grenze von 30 dB nicht überschreitet und der Tumordurchmesser einschließlich des intrameatalen Anteils weniger als 30 mm beträgt. Grundsätzlich nimmt die Erhaltungsrate des Hörvermögens mit wachsender Tumorgröße und schlechterem präoperativem Hörvermögen ab. Da somit bei geringer Tumorgröße und gutem präoperativem Hörvermögen die Chancen einer funktionellen Hörnerven-Erhaltung signifikant höher liegen, sollte man insbesondere bei Patienten mit bilateralen Akustikusneurinomen die konservative abwartende Haltung aufgeben und eine frühestmögliche Operation anraten (Samii/Matthies 1995).

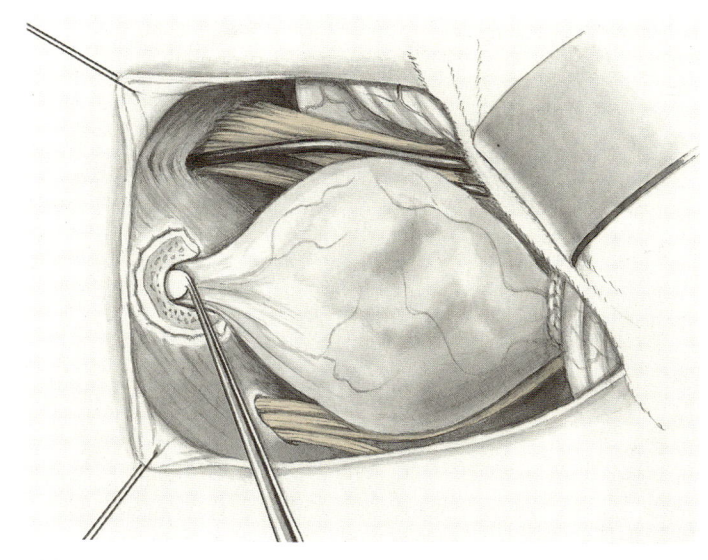

Frühe akustisch evozierte Potentiale

Die kontinuierliche Ableitung der frühen akustisch evozierten Potentiale (FAEP bzw. BAEP, der Hirnstammaudiometrie) wird grundsätzlich bei operativen Eingriffen im Kleinhirnbrückenwinkel durchgeführt. Über Veränderungen wie eine Leitungsverzögerung oder ein Verlust einzelner Wellen, die eine Beeinträchtigung der Kochlea, des Hörnervs, der Hörnervenkerne und -bahnen des Hirnstamms und Mittelhirns anzeigen, wird der Neurochirurg informiert, um die entsprechende Modifikation des mikrochirurgischen Vorgehens durchzuführen.

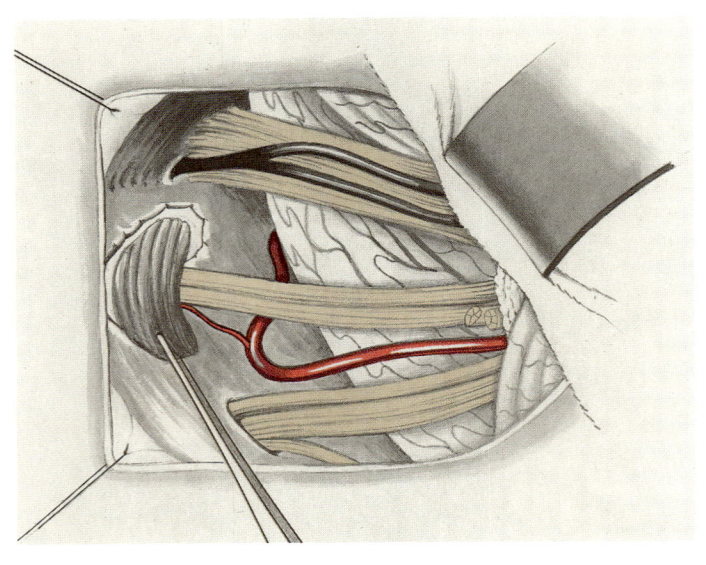

Abb. 11.**19**

Wundverschluß

Bevor nach der vollständigen Tumorentfernung und der elektrophysiologischen Überprüfung des N. facialis die Wunde verschlossen wird, sind einige Kontrollmaßnahmen sinnvoll. Aufgrund des anfänglichen Liquorabflusses kommt es zu einem leichten Deszensus des Kleinhirns mit daraus resultierender Zugwirkung und möglichen kleinen Einrissen der Brückenvenen im Bereich des Tentoriums. Sofern diese unerkannt bleiben, können sie zu postoperativen subduralen Blutungen führen und stellen wahrscheinlich deren häufigste Ursache dar. Daher wird mit der Jugulariskompression am Operationsende die Integrität der Brückenvenen und der sonstigen Venen der Operationsregion überprüft, kleine Einrisse oder Blutungen werden mit bipolarer Koagulation verschlossen.

Die bei der Freilegung des inneren Gehörgangs häufig miteröffneten pneumatischen Zellen sind zur Vermeidung einer Liquorfistel mit Muskelfaszie und Fibrinkleber zu verschließen. Es wird ein entnommenes kleines Muskelfaszienstück zurechtgeschnitten und zum Verschluß mit Fibrinkleber auf dem eröffneten Knochen- und Duradefekt verschließend fixiert (Abb. 11.**19**).

Auf die während der Kraniotomie eröffneten Mastoidzellen werden einige flache Muskelfaszienstückchen mit Fibrinkleber aufgelegt. Sofern die zugenähte Dura an einzelnen Stichkanälen keinen wasserdichten Verschluß aufweist, empfiehlt es sich, hier dünne Muskelstreifen zur Abdeckung aufzulegen und mit Fibrinkleber zu fixieren. Der wasserdichte Duraverschluß dient zur Verhinderung einer epiduralen Liquoransammlung und Vermeidung einer paradoxen Rhinoliquorrhoe durch Mastoidzellen. Auch beim Entfernen der Wundspreizer wird erneut eine Jugulariskompression durch den Anästhesisten veranlaßt, um eine komplette Blutstillung vorzunehmen.

Nachbehandlung

Unmittelbar postoperativ ist der Patient eine Nacht auf der Intensivstation durch neurochirurgisch geschultes Fachpersonal zu überwachen. Die Narkose kann zügig ausgeleitet und die Extubation in der Regel sofort oder im Verlauf von 2 Stunden vorgenommen werden. Damit sind sowohl eine gute klinische Beurteilbarkeit in der frühen postoperativen Phase als auch eine rasche Mobilisierung vom ersten postoperativen Tag an gewährleistet. Frühe postoperative Kontrolluntersuchungen 8–10 Tage nach dem Eingriff beinhalten neurologische Funktionsprüfung, audiometrische Untersuchungen und kraniales Computertomogramm. In der Regel ist der Patient nach 8–14 Tagen entlassungsfähig und nach 2–3 Monaten wieder arbeitsfähig. Klinische und radiologische Langzeitkontrolluntersuchungen sollten nach dem 1., 2. und 5. Jahr erfolgen.

Postoperative Komplikationen

Frühe postoperative Komplikationen sind Nachblutungen innerhalb der ersten 12 Stunden postoperativ und können subdural, epidural oder im Kleinhirnbrückenwinkel lokalisiert sein. Die Inzidenz beträgt ca. 2%. Die engmaschige Überwachung auf der Intensivstation hinsichtlich Hirnnervenfunktionen und Bewußtseinslage führt ggf. zur raschen Erfassung einer Störung und Veranlassung eines Computertomogramms zur sicheren Identifizierung. Die Notwendigkeit einer operativen Revision ist im wesentlichen vom klinischen Zustand des Patienten abhängig zu machen, bei zunehmender Bewußtseinsstörung infolge raumfordernder Blutung oder bei primär gutem postoperativem Erwachen und sekundärem Eintrüben sind die sofortige Hämatomausräumung und Versorgung der Blutungsquelle indiziert.

Eine postoperative paradoxe Rhinoliquorrhoe tritt mit einer Inzidenz von 8–10% innerhalb der ersten zwei postoperativen Wochen auf. Sie ist bedingt durch epidurale Liquoransammlung, die sich über das Mastoid, Mittelohr und schließlich Tuba Eustachii als Rhinoliquorrhoe bemerkbar macht. In der Hälfte der Fälle reicht ein lokaler Kompressionsverband zur Verhinderung dieser Liquoransammlung für 5 Tage aus, bei der zweiten Hälfte dieser Patienten ist zusätzlich eine Lumbaldrainage für 7–10 Tage zur Verminderung des lokalen Liquordrucks in der Heilphase anzuwenden.

Eitrige Meningitiden treten äußerst selten und vorwiegend bei prädisponierten Patienten auf (z. B. Diabetes mellitus).

Funktionelle Folgezustände

Die Funktionserhaltung der Hirnnerven im Kleinhirnbrückenwinkel stellt den Idealfall und das Ziel bei dieser Operation dar, dieses Ergebnis wird zwar in steigendem Maße erzielt, bei vorbestehenden Funktionsminderungen und bei Tumoren mit einem Durchmesser von über 3 cm sind aber in der Regel Funktionseinbußen hinzunehmen. Eine Hörfunktion kann durchschnittlich in 40% der Patienten erhalten werden, auf sehr unterschiedlichem Niveau und in Abhängigkeit von der Vorschädigung. Die Fazialisfunktion ist in 60% unmittelbar postoperativ und in insgesamt 80% nach wenigen Monaten normal. Etwa 10% der Patienten mit anatomischer Erhaltung des N. facialis weisen dennoch eine hochgradige oder komplette Fazialislähmung unmittelbar postoperativ auf, die sich im Verlauf von 1–2 Jahren in der Regel mit unterschiedlichen Defektheilungszuständen erholt. Gelegentlich sind kleine korrigierende plastische Maßnahmen indiziert. Ein geringer Prozentsatz von knapp 2% bedarf einer sekundären sog. Reanimation des N. facialis mit Hilfe eines Spendernervs, idealerweise des N. hypoglossus in Form einer Hypoglossus-Fazialis-Anastomose. Die Fazialis-Reinnervation führt im Verlauf von weiteren 6–12 Monaten zu einem kosmetisch und funktionell sehr befriedigenden Ergebnis. Die Patienten, die intraoperativ mit einer Fazialistransplantation behandelt worden sind, verzeichnen nach einem halben bis einem Jahr erste Reinnervationszeichen der Fazialismuskulatur und weisen langfristig eine befriedigende Fazialisfunktion mit weitgehender Bewegungssymmetrie des Gesichts auf. Etwa 6% der Patienten, bei denen der proximale Fazialisstumpf nicht erhalten werden konnte, werden wenige Wochen postoperativ mit Hypoglossus-Fazialis-Anastomose versorgt mit sehr befriedigendem Funktionsergebnis (Samii/Matthies 1994).

Alternative Methoden und Techniken

Chirurgisch stehen zwei weitere Zugangswege zur Verfügung:

Der *Zugang über die mittlere Schädelgrube* bietet ebenfalls die Möglichkeit der Erhaltung von N. cochlearis und N. facialis und ist bis zu einer Tumorgröße von 2–3 cm anwendbar. Nachteilig ist die notwendige Retraktion des Temporallappens.

Der *translabyrinthäre Zugang* erlaubt die Entfernung von Tumoren jeder Größe, wobei jedoch wegen der Labyrinthdestruktion stets eine Surditas resultiert.

Alternativ zur mikrochirurgischen Totalresektion besteht die Möglichkeit, durch Radiotherapie (Linearbeschleuniger oder Gamma-Knife) das Tumorwachstum von Tumoren bis 3 cm Größe zu beeinflussen. In etwa 60% resultiert ein Wachstumsstop zumindest für die Dauer einiger Jahre, eine sog. „tumor control". 20% der Tumoren zeigen eine Größenreduktion, 20% verändern ihre Wachstumsrate offenbar nicht. Nebeneffekte sind verzögert nach 6–12 Monaten eintretende Fazialislähmung, Trigeminusstörung und Hörminderung bzw. -verlust vermutlich infolge Narbenbildung und Beeinträchtigung der Mikrovaskularisation.

Im Sinne einer *Heilung* besteht daher unverändert das ideale Therapiekonzept in der frühzeitigen kompletten Tumorresektion mit Nervenfunktionserhalt.

Literatur

Bedford, R. F., W. K. Marshall, A. Butler, J. E. Welsh: Cardiac catheters for diagnosis and treatment of venous air embolism, J. Neurosurg. 55 (1981) 610–614

Cohen, N. L.: Preservation of hearing in acoustic neuroma surgery. In Samii, M.: The Cranial Nerves, Springer, Berlin 1981 (pp. 561–568)

Colohan, A. R. T., N. A. K. Perkins, R. F. Bedfor, J. A. Jane: Intravenous fluid loading as a prophylaxis for paradoxical air embolism, J. Neurosurg. 62 (1985) 839–842

Cushing, H.: Tumors of Nervous Acusticus and Syndrome of Cerebellopontine Angle. Saunders, Philadelphia 1917

Dandy, W. E.: An operation for the total removal of cerebellopontine (acoustic) tumors. Surg. Gynecol. Obstet 41 (1925) 129–148

Di Tullio, M. V., et al.: A critical comparison of neurosurgical and otolaryngological approaches to acoustic neuromas. J. Neurosurg. 48 (1978) 1–12

Dott, N. M.: Facial paralysis. Restitution by extrapetrous nerve graft. Proc. roy. Soc. Med. 51 (1958) 900–902

El Azm, M., M. Samii, W. Bini, L. Stanley: Computed Tomographic Studies in Acoustic Neurinomas in Relation to the Vestibular Organ and Hearing Function. Neurinomes de l'Acoustique, aquisitions et controverses, Fraysse, B., Lazorthes, Y., Editions Médicales Pierre Fabre, 1 (1988) 81–89

Furuya, H., T. Suzuki, F. Okumura, Y. Kishi, T. Yefuji: Detection of air embolism by transesophageal echocardiography. Anesthesiology 58 (1983) 124–129

Hey, O., F. Fischer, G. Reinery, U. Steingass, D. Knorre: Erkennung und Verhütung von Luftembolien während neurochirurgischer Eingriffe in sitzender Position. In Ahnefeld, F. W., W. Dick, J. Kilian: Anästhesie in der Neurochirurgie. Springer, Berlin 1983

House, W. F., W. W. Hitselberger: Preservation of the facial nerve in acoustic tumor surgery. Arch. Otolaryngol 88 (1968) 655–658

Krause, F.: Zur Freilegung der hinteren Felsenbeinfläche und des Kleinhirns. Beitr. Klin. Chir. 37 (1903) 728–764

Lehnhardt, E., M. Samii: Neurotologische Diagnostik bei Tumoren der hinteren Schädelgrube – verzögerte akustisch evozierte Potentiale auch auf der Gegenseite, Laryngol. Rhinol. Otol. 61 (1982) 501–504

MacCarty, C. S.: Acoustic neuroma and the suboccipital approach (1967–1972). Mayo Clin. Proc. 50 (1975) 15–16

Matthies, C., M. Samii: Intraoperative monitoring in acoustic neurinoma surgery in the semi-sitting position. Electroenceph. Clin. Neurophysiol. 2 (1993) 105

Matthies, C., M. Samii: Surgical Action and BAEP Monitoring in Acoustic Neurinoma Removal, Proceedings of the First International Skull Base Congress, 1992, Karger 1994

Olivecrona, H.: Acoustic tumors. J. Neurol. Neurosurg. Psychiat. 3 (1940) 141–146

Pearl, R. G., P. Larson: Hemodynamic effects of positive end-expiratory pressure during continous venous air embolism in the dog. Anesthesiology 64 (1986) 724–729

Perkins, N. A. K., R. F. Bedford: Hemodynamic consequences of PEEP in seated neurological patients: Implications for paradoxical air embolism. Anesthesiol. Analg. 63 (1984) 429–432

Rand, R. W., T. Kurze: Facial nerve preservation by posterior fossa transmeatal microdissection in total removal of acoustic tumors. J. Neurol. Neurosurg. Psychiat. 28 (1965) 311–316

Rand, R. W., T. Kurze: Preservation of vestibular, cochlear and facial nerves during microsurgical removal of acoustic tumors: Report of 2 cases. J. Neurosurg. 28 (1968) 158–161

Rand, R. W.: Microneurosurgery for acoustic tumors. Microneurosurgery. Mosby, St. Louis 1969 (pp. 126–155)

Rhoton, A. L.: Microsurgery of the internal acoustic meatus. Surg. Neurol. 2 (1974) 311–318

Rhoton, A. L.: Microsurgical removal of acoustic neuromas. Surg. Neurol. 6 (1976) 211–219

Samii, A.: Retrosigmoidal approach to the posterior cranial fossa. An anatomical study. Acta neurochir. 111(3–4) (1991) 147–153

Samii, M.: Neurochirurgische Gesichtspunkte bei der Behandlung der Akustikusneurinome mit besonderer Berücksichtigung des N. facialis. Laryngol. Rhinol. 58 (1979) 97–106

Samii, M.: Facial nerve grafting in acoustic neurinoma. Clin. plast. Surg. 11 1 (1984) 221–225

Samii, M.: Microsurgery of acoustic neurinomas with special emphasis on preservation of seventh and eighth cranial nerves and the scope of facial nerve grafting. In Rand, R. W.: Microneurosurgery, 3rd ed., Mosby, St. Louis 1985 (pp. 366–388)

Samii, M., K. E. Turel, G. Penkert: Management of Seventh and Eighth nerve involvement by cerebellopontine angle tumors. Clin. Neurosurg. 32, 13 (1985) 242–271

Samii, M., C. Matthies, M. Tatagiba: Intracanalicular acoustic neurinomas. Neurosurgery 29 (1991) 189–199

Samii, M., G. Penkert: Ergebnisse von 110 mikrochirurgischen Akustikusneurinom-Operationen. Europ. Arch. Psychiat. Sci. 234 (1984) 42–47

Samii, M., C. Matthies: Indication, technique and results of facial nerve reconstruction. Acta Neurochir. (Wien): 130 (1994) 125–139

Samii, M., C. Matthies: Hearing preservation in acoustic tumor surgery. Advanc. a techn. Stand. Neurosurg. 22 (1995) 343–373

Shao, K.-N., M. Tatagiba, M. Samii: Surgical management of high jugular bulb in acoustic neurinoma via retrosigmoid approach. Neurosurgery 32 1 (1993) 32–37

Smith, M. F. W., T. P. Clancy, J. S. Lang: Conservation of hearing in acoustic neurilemmoma excision. Trans. Amer. Acad. Ophtalmol. Otolaryngol. 84 (1977) 704

Sterkers, J. M.: Facial nerve preservation in acoustic neuroma surgery. In Samii, M., P. J. Jannetta: The Cranial Nerves. Springer, Berlin 1981 (pp. 451–455)

Tatagiba, M., M. Samii, C. Matthies, M. El Azm, R. Schönmayr: The significance for postoperative hearing of preserving the labyrinth in acoustic neurinoma surgery. J. Neurosurg 77 (1992) 677–694

von Gösseln, H., W. Bini, D. Suhr, M. Samii: The launging position: advantages outweigh risks? In Tos, M., J. Thomson: Acoustic Neuroma, Proceedings of the First International Conference on Acoustic Neuroma, Copenhagen, Denmark, August 25–29, 1991, Kugler Publications, Amsterdam 1992

Yasargil, M. G., J. L. Fox: The microsurgical approach to acoustic neuromas. Surg. Neurol. 2 (1974) 393–398

12 Operation der Akustikustumoren: Zugang über die mittlere Schädelgrube und über das Labyrinth

Derald E. Brackmann

Die folgende Darstellung basiert auf der Erfahrung von 3200 (bis September 1994) operierten Akustikusneurinomen der House-Ear-Clinic (früher Otologic Medical Group) in Los Angeles.

In der Mehrzahl dieser Fälle wurde translabyrinthär, seltener über die mittlere Schädelgrube oder retrosigmoidal operiert. In diesem Kapitel werden die Eingriffe über die mittlere Schädelgrube und die über das Labyrinth detailliert beschrieben.

Operation über die mittlere Schädelgrube

Den Eingriff über die mittlere Schädelgrube für die Entfernung von Akustikustumoren entwickelte William F. House in den frühen sechziger Jahren. Diese Methode stellte sich als sicherer Zugangsweg mit einer minimalen Mortalität und Morbidität heraus.

Diagnostik und präoperative Untersuchungen

Eine zunehmende *einseitige sensorineurale Hörstörung*, *einseitiger Tinnitus* oder *Schwindelanfälle* sind Indikationen für eine neurootologische Untersuchung mit Reinton- und Sprachaudiometrie. Die Ableitung akustisch evozierter Hirnstammpotentiale (AEP) hat andere Methoden bei der Untersuchung in diesem Bereich abgelöst.

Der abschließende Test für ein Akustikusneurinom ist die Magnetresonanztomographie (= MRI) mit Gadolinium als Kontrastmittel. Mit dieser Untersuchungsmethode lassen sich auch kleinste Akustikustumoren erkennen.

Nach Entdeckung eines Akustikusneurinoms gehört zur präoperativen Vorbereitung eine komplette körperliche Untersuchung des Patienten, eine Röntgenthoraxaufnahme, ein EKG und Blutuntersuchungen.

Indikationen

Kleine Akustikustumoren, die nicht mehr als 1 cm in den Kleinhirnbrückenwinkel ragen, stellen die Indikation für einen operativen Zugang über die mittlere Schädelgrube dar. Liegt der Tumor medial und reicht nicht bis zum Fundus des Meatus acusticus internus, bevorzugt man den retrosigmoidalen Zugang. Tumoren, die am distalen Ende des Meatus acusticus internus liegen, erreicht man besser über die mittlere Schädelgrube.

Der Zugang über die mittlere Schädelgrube bietet mehrere Vorteile bei der Entfernung kleinerer, lateral liegender Akustikustumoren.

- Erstens liegt der größere Teil der operativen Maßnahmen extradural und verringert so die Morbidität.
- Zweitens wird das laterale Ende des Meatus acusticus internus freigelegt, und man kann somit den Tumor komplett entfernen. Bei dem retrosigmoidalen Zugang kann das laterale Ende des Meatus acusticus internus nicht mit Sicherheit freigelegt werden, ohne das Labyrinth zu eröffnen.
- Drittens kann man den N. facialis am lateralen Ende des Meatus acusticus internus zuverlässig identifizieren. Dies erleichtert die Separation des Tumors (Brackmann u. Mitarb. 1985).

Für eine das Gehör erhaltende Operation kommen Patienten in Frage, die ein noch ausreichendes Hörvermögen haben und nicht mehr als 40 dB Reintonverlust, bei einer Sprachdiskrimination von mindestens 80%, aufweisen. Sind die Latenzen in den akustisch evozierten Potentialen (AEP) nur gering verlängert, so stellt dies ein günstiges prognostisches Zeichen dar. Der Funktionsverlust des N. vestibularis superior, nachgewiesen durch eine verminderte Reaktion bei der Elektronystagmographie, ist ebenfalls ein günstiges Zeichen und weist auf einen Tumor im oberen Kompartiment des Meatus acusticus internus hin. Tumoren in diesem Kompartiment haben nur selten engen Kontakt mit dem N. cochlearis, verdrängen eher den N. facialis nach vorn und liegen so nur selten unterhalb dieses Nervs.

Operationsziel

Das Operationsziel bei der Entfernung eines Akustikustumors über die mittlere Schädelgrube ist die völlige Tumorexstirpation, ohne das neurologische Defizit zu vergrößern. Man strebt an, das Resthörvermögen zu erhalten und keine Fazialislähmung oder andere neurologische Schäden zu setzen.

Operationsvorbereitung

Lagerung

Der Patient wird in Rückenlage auf dem Operationstisch plaziert, der Kopf ist dabei so gedreht, daß das zu operierende Ohr oben liegt. Eine externe Fixation wird nicht verwandt. Der Operateur sitzt am Kopfteil des Operationstisches. Die weitere Einrichtung im Operationssaal zeigt Abb. 12.1.

Ein Großteil der Kopfhaare muß entfernt werden, da sich die Inzision weit nach oben erstreckt. Der vorzubereitende Bereich reicht fast bis zur Kopfmitte und weit nach vorn und hinten. Die Haut wird mit Betaisodonalösung abgewaschen und mit selbstklebenden sterilen Plastikfolien abgedeckt.

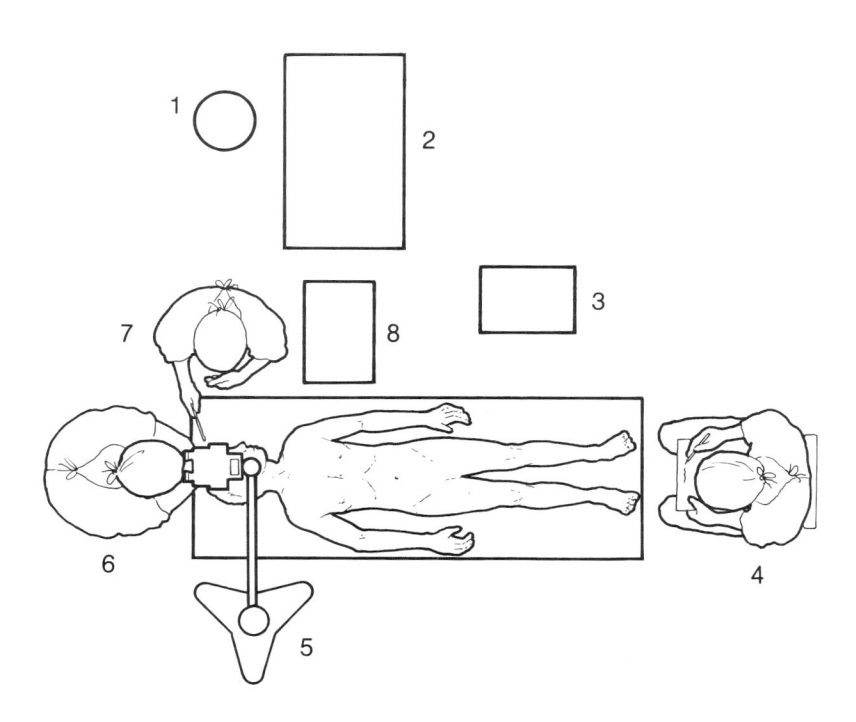

Abb. 12.**1** Anordnung im Operationssaal.
Der Operateur sitzt am Kopfende des Tisches
1 Abwurf
2 Zusatztisch
3 Anästhesiegerät
4 Anästhesist
5 Mikroskopfuß
6 Operateur
7 instrumentierende Schwester
8 Instrumententisch

Operation über die mittlere Schädelgrube 315

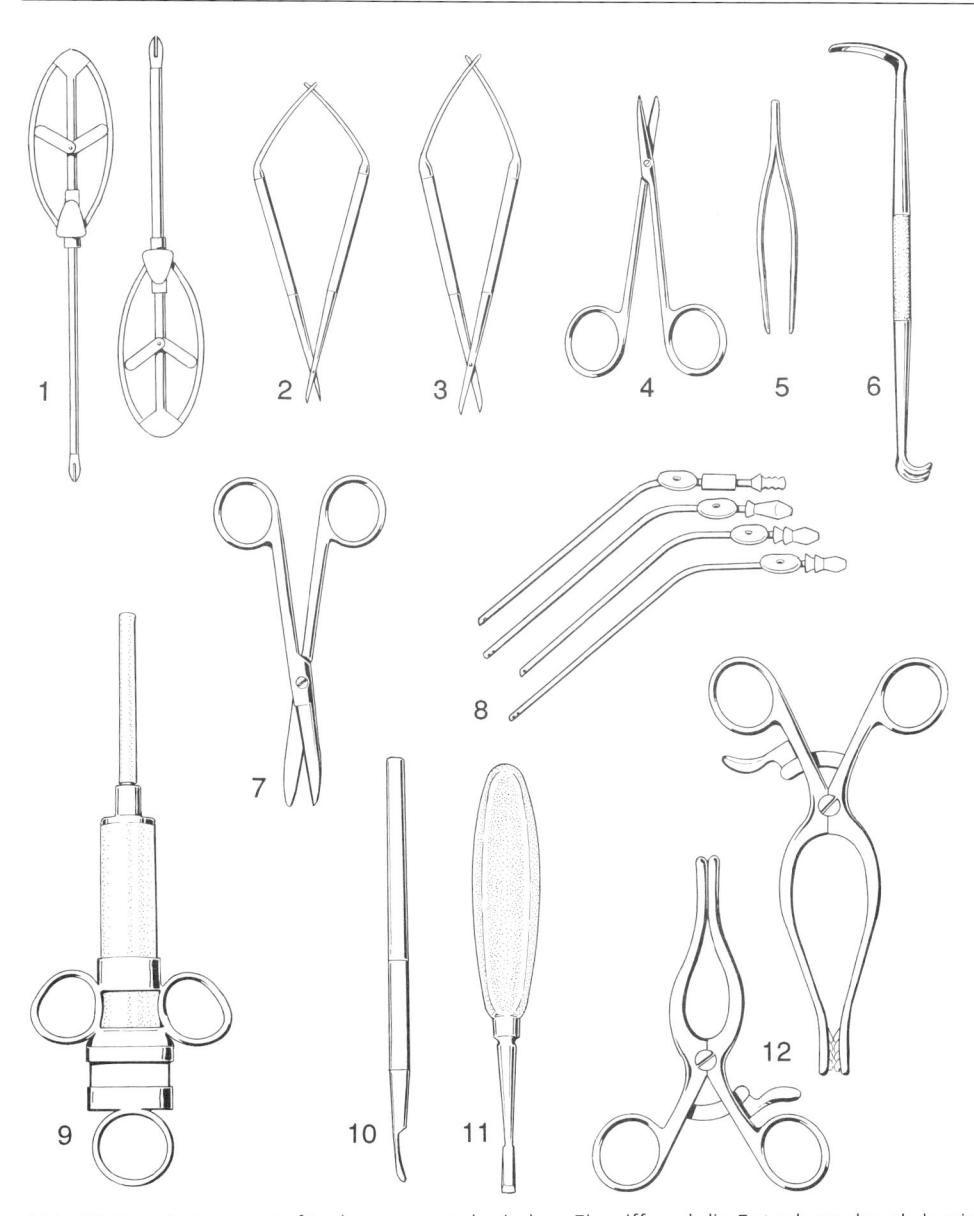

Abb. 12.**2a** Instrumente für den neurootologischen Eingriff und die Entnahme des abdominellen Fettgewebes
1 Clip-Applikator
2 Schere n. Jacobson
3 Schere n. Malis
4 Schere n. Lahey
5 Pinzette n. Adson
6 Retraktor n. Senn
7 Fadenschere
8 Sauger n. Brackmann (2 von jedem)
9 10 ml-Luer-Lock-Spritze
10 Elevatorium n. House
11 Elevatorium n. Lempert
12 Retraktoren n. Weitlander

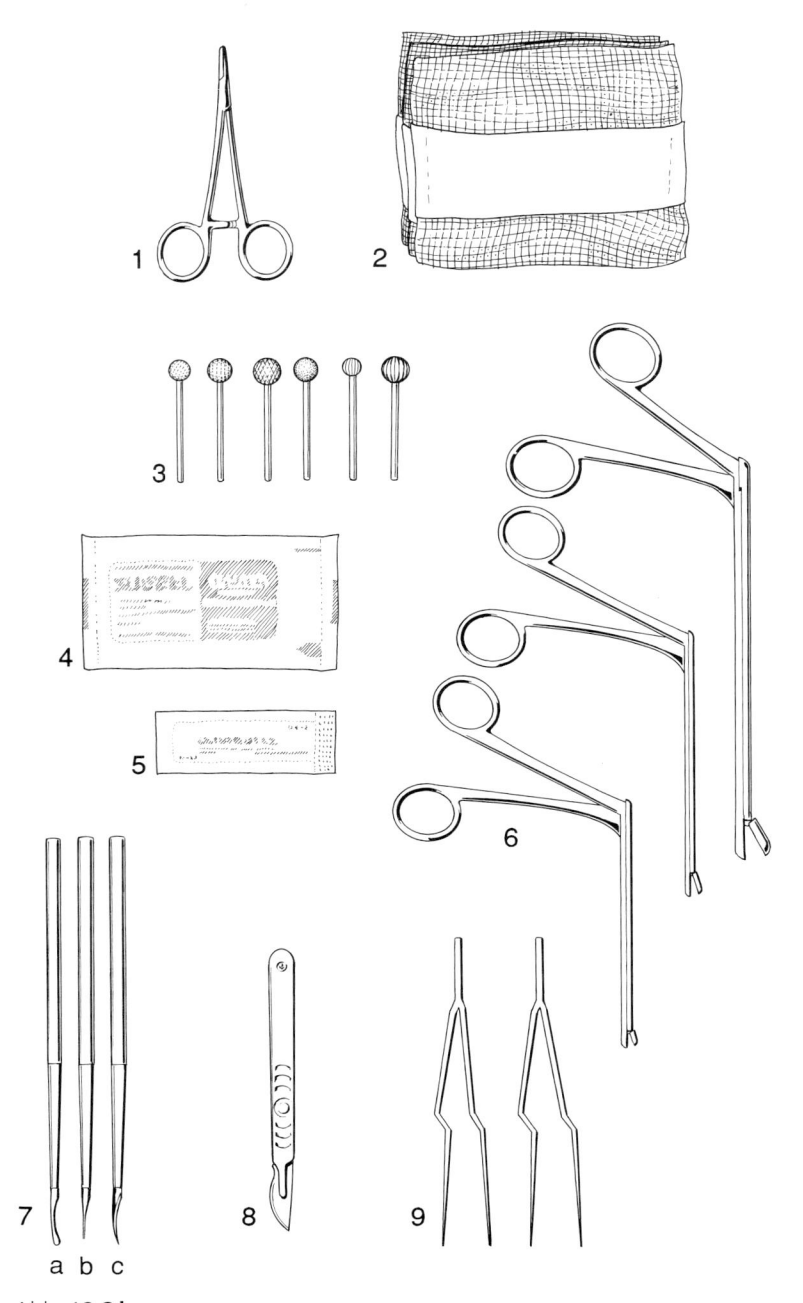

316 Operation der Akustikustumoren: Zugang über die mittlere Schädelgrube und über das Labyrinth

Abb. 12.**2 b**
1 Moskitoklemme n. Halsted
2 Spezialschwamm
3 Fräsen aus Widia und diamantiert
4 Surgicel
5 Knochenwachs
6 Doppellöffel 2, 3, 5 mm
7 a) Anuluselevatorium
   b) Nadel n. Rosen
   c) Sichelmesser
8 Skalpell
9 Kniepinzetten

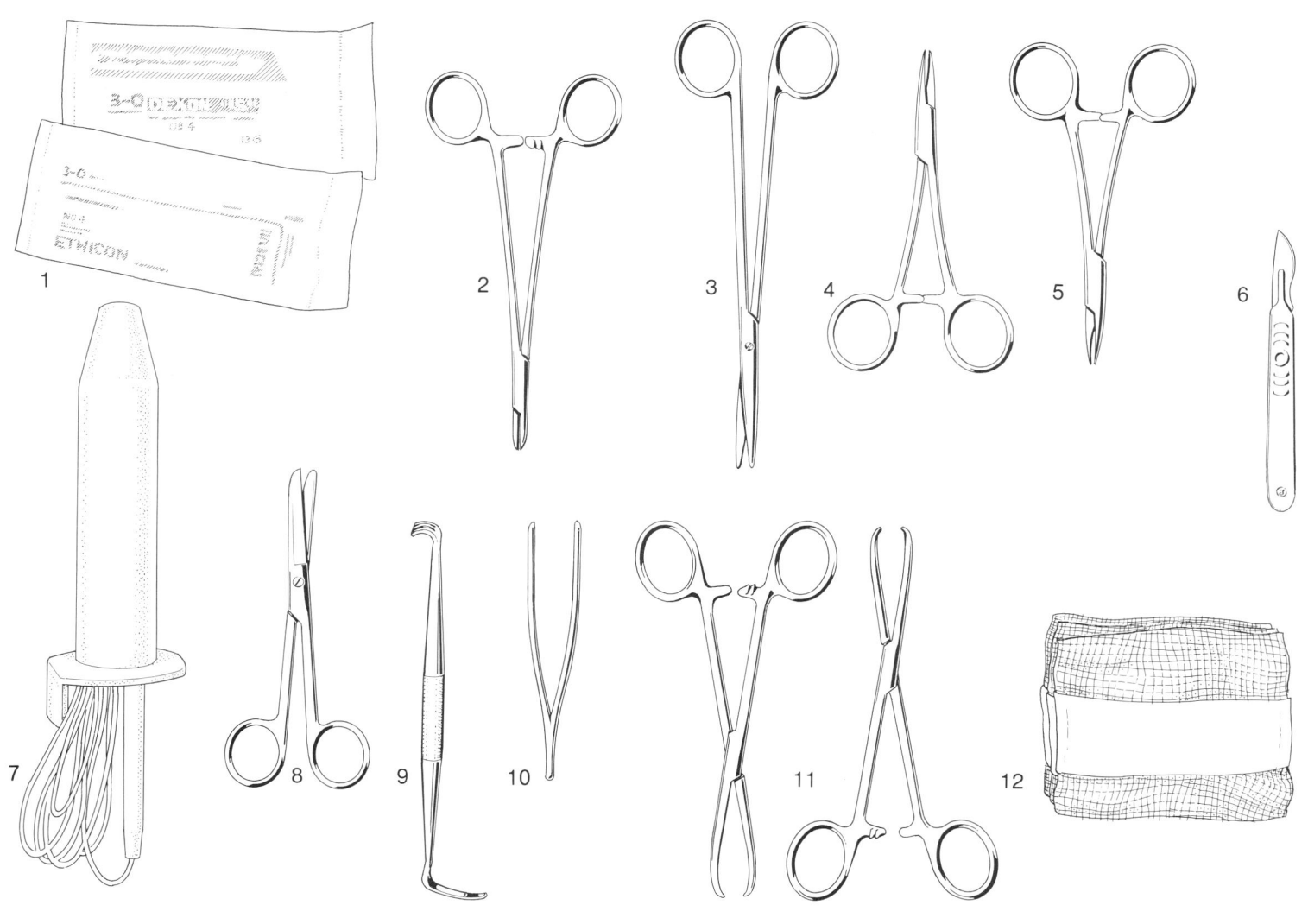

Operation über die mittlere Schädelgrube 317

Abb. 12.2c
1 Nahtmaterial
2 Nadelhalter
3 Schere n. Metzenbaum
4 Moskitoklemme n. Halsted
5 Klemme n. Kelly
6 Skalpell
7 Elektrokoagulation
8 Fadenschere
9 Retraktor n. Senn
10 Pinzette n. Adson
11 Klemmen n. Allis
12 Spezialschwamm

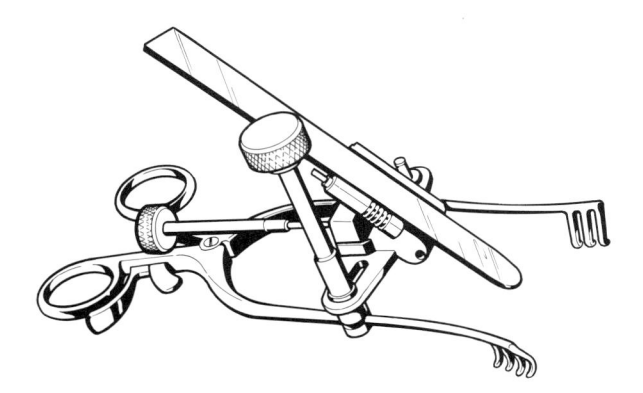

Abb. 12.3 Der House-Urban-Retraktor für die mittlere Schädelgrube. Drei Einstellungen erlauben die exakte Plazierung des Retraktorblattes.

Spezialinstrumente

Die bei neurootologischen Eingriffen verwandten Instrumente zeigt Abb. 12.2. Das einzige Spezialinstrument für den Zugang über die mittlere Schädelgrube ist der House-Urban-Retraktor (Abb. 12.3).

Anästhesie

Dieser Eingriff wird in allgemeiner Intubationsnarkose mit Inhalationsnarkotika durchgeführt. Eine elektrophysiologische Überwachung des N. facialis erfolgt routinemäßig, so daß eine Relaxierung nur für die Anästhesieeinleitung vorgenommen wird.

Ein arterielles Monitoring wird routinemäßig nicht durchgeführt, kann aber bei Patienten mit erhöhtem Risiko notwendig sein.

Operationstechniken

Inzision

Die Inzision für den Zugang zur mittleren Schädelgrube beginnt in der natürlichen Haargrenze etwas vor der Basis der Helix und reicht etwa 7–8 cm nach oben in einem zuerst nach vorn, dann nach hinten verlaufenden Bogen etwa 0,5 cm vor der Helix (Abb. 12.**4**). Die bogenförmige Inzision erlaubt es dem Operateur, die Weichteile weit auseinanderzuziehen, um nach vorn mehr Platz zu haben. Blutende Gefäße werden bipolar koaguliert. Während der Freilegung des Temporalismuskels stößt der Operateur oft auf einen Ast der A. temporalis superior, der ligiert wird, um eine spätere postoperative Blutung und ein Hämatom zu vermeiden (Abb. 12.**5**).

Der Hautschnitt reicht bis auf die Temporalisfaszie. Die stumpfe Präparation mit dem Finger führt auf die Ebene der Temporalisfaszie entlang der Temporalislinie. Dann inzidiert man von hinten nach oben entlang dem Ansatz des Temporalismuskels bis zur Schläfenbeinschuppe (Abb. 12.**6**). Der Temporalismuskel wird vom Knochen abgehoben und nach vorn unten mit einer Haltenaht retrahiert (Abb. 12.**7**). Das Hochschlagen des Temporalismuskels auf diese Weise erhält dessen Nerven- und Blutversorgung, so daß er später als Muskellappen für die untere Gesichtshälfte im Falle einer persistierenden Fazialisparese verpflanzt werden kann. Der Temporalismuskel wird bis zur Temporalislinie hochgeschlagen und mit einem selbsthaltenden Retraktor an Ort und Stelle gehalten.

Die Trepanation und Bildung eines Knochendeckels

Die Kraniotomie wird im flachen Teil des Temporalisknochens durchgeführt (Abb. 12.**8**). Die Öffnung sollte ein Quadrat mit 4 cm Seitenlänge darstellen und zu zwei Dritteln vor und zu einem Drittel hinter dem äußeren Gehörgang liegen. Wichtig hierbei ist es, daß die Kraniotomieöffnung so nahe wie möglich zum Boden der mittleren Schädelgrube angelegt wird. Dazu bedarf es meist einer manuellen Retraktion der Weichteile durch einen Assistenten.

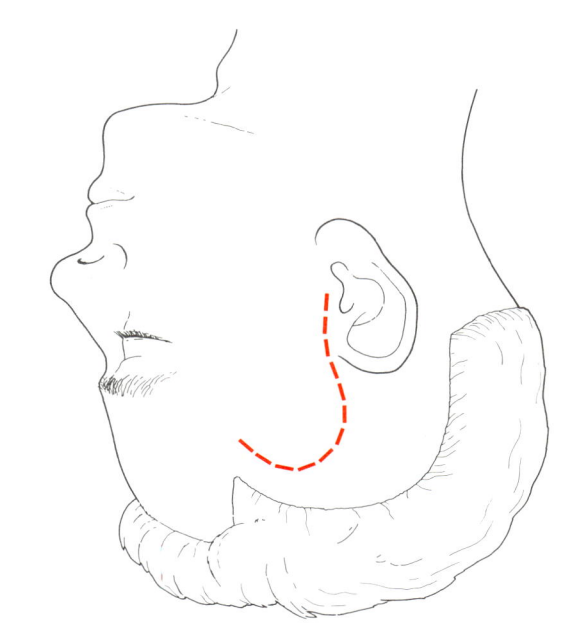

Abb. 12.**4**

Operation über die mittlere Schädelgrube 319

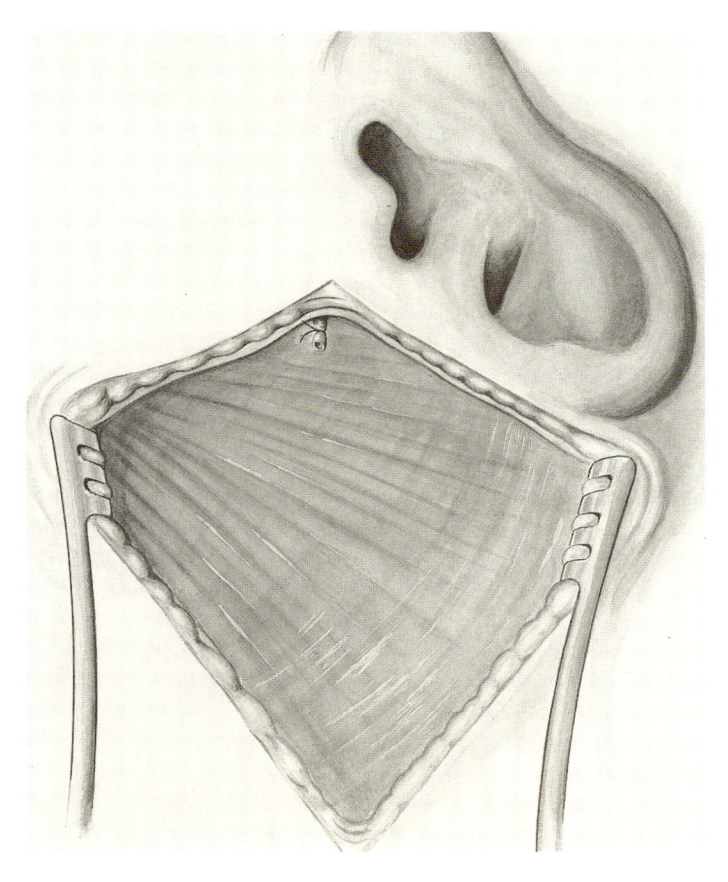

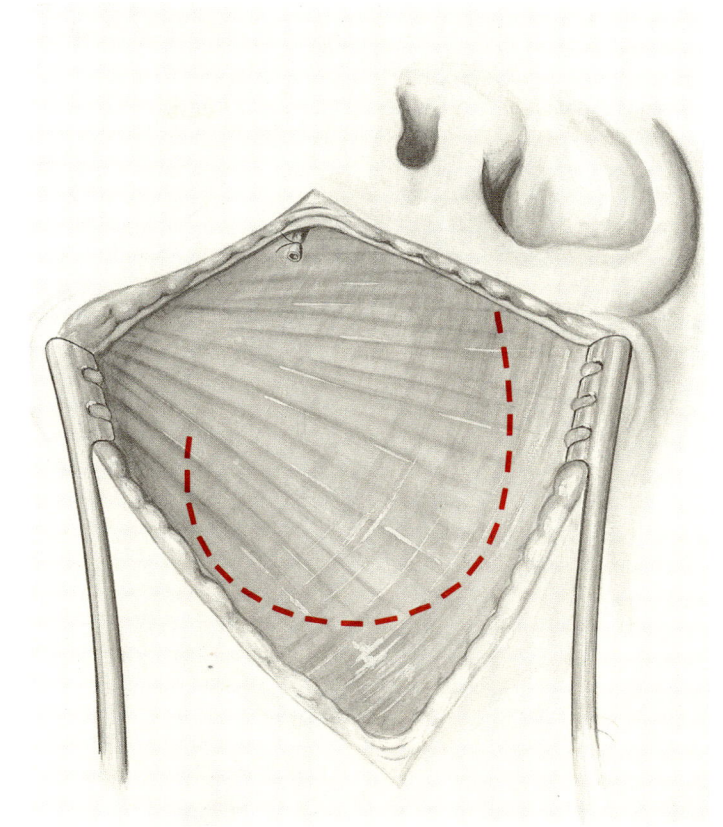

Abb. 12.**5**

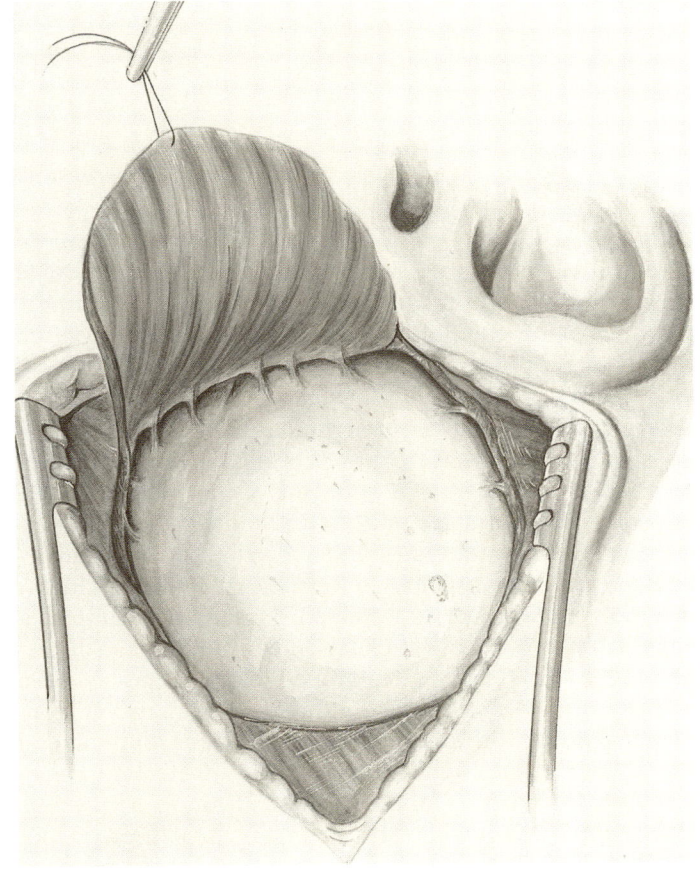

Abb. 12.**6**

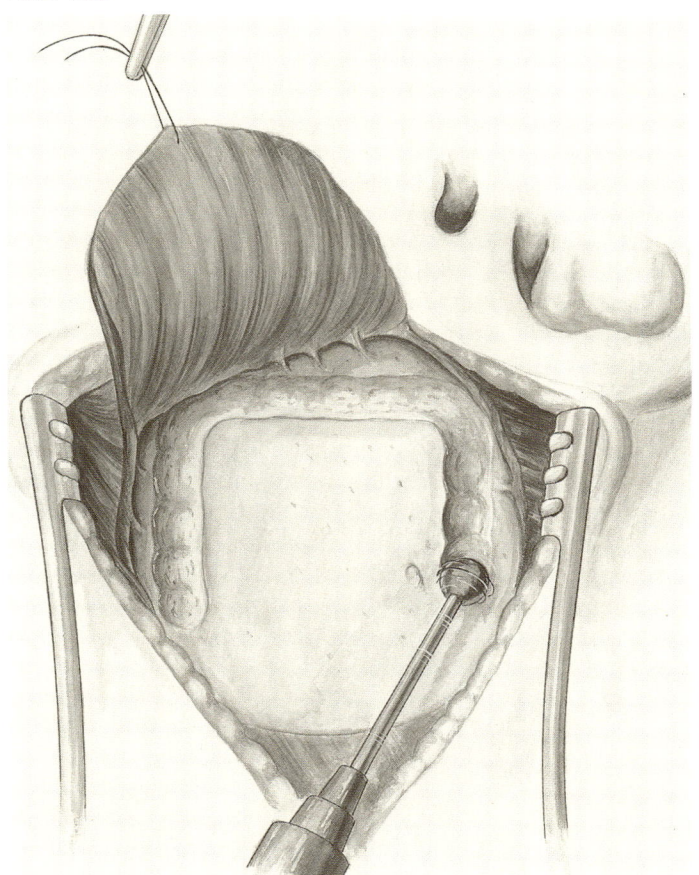

Abb. 12.**7**

Abb. 12.**8**

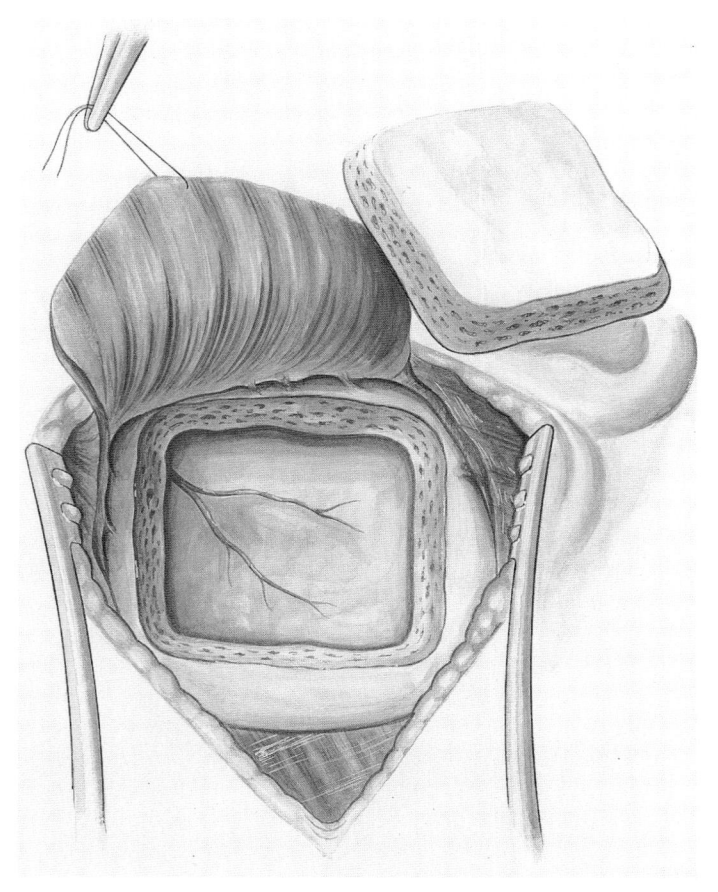

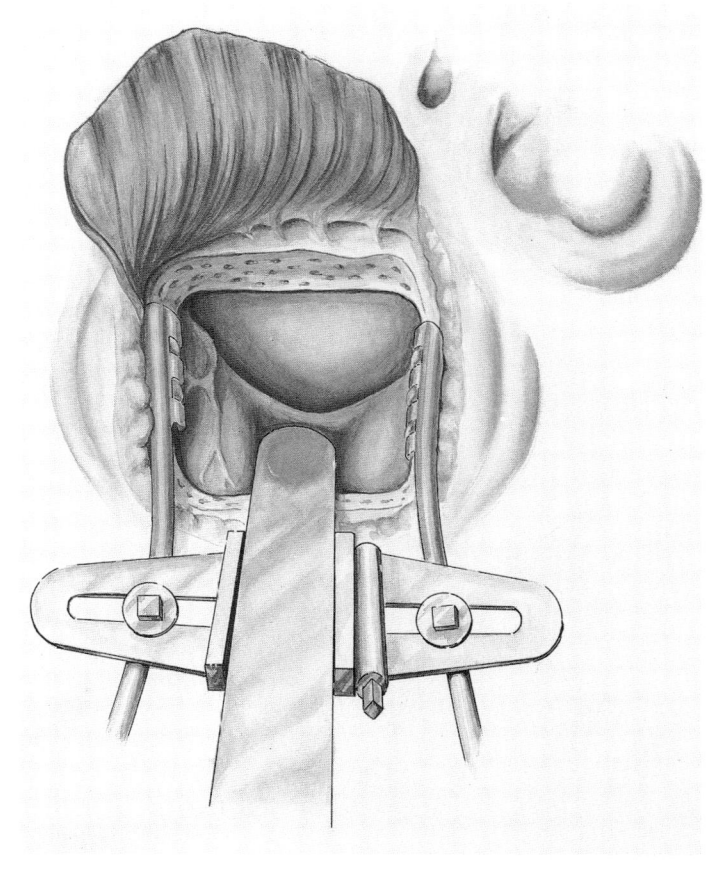

Abb. 12.**9**

Abb. 12.**10**

Man verwendet einen mittleren scharfen Bohrer und ständige Saugspülung. Die Knochenplatte verdickt sich nach oben, je mehr man sich der Parietalnaht nähert.

Wichtig ist, daß man während der Knochenentfernung nicht die Dura verletzt, da es hierbei zu einem Prolaps des Hirngewebes kommen kann. Diesen Prolaps vermeidet man am besten, wenn man eine dünne Knochenschicht über der Dura stehenläßt. Dann kann der Knochen leicht frakturiert und entfernt werden. Wir bevorzugen das Anlegen einer Knochenplatte gegenüber der Anlage eines Bohrlochs, das dann mit der Knochenzange vergrößert werden muß, weil man die Knochenplatte am Ende der Operation wieder einsetzen kann. Somit muß im Inzisionsbereich nicht so stark retrahiert werden und das kosmetische Ergebnis ist besser. Durch das Wiedereinsetzen der Knochenplatte vermindert man auch die Möglichkeit einer Weiterleitung der Gehirnpulsationen zur Hautoberfläche, was kosmetisch unerwünscht ist.

Häufig kommt es zu Blutungen aus dem Knochen, die mit Knochenwachs gestillt werden. Die Ränder der Knochenplatte sollten unbedingt parallel verlaufen. Dies erleichtert das Einlegen des Retraktors. Hat der Operateur die Temporalschuppe fast durchbohrt, verwendet er einen verstellbaren Duraspatel, um die darunterliegende Dura von ihr zu lösen und dann die Knochenplatte zu entfernen. Scharfe Kanten werden geglättet, und die Knochenplatte wird während der Operation in physiologischer Kochsalzlösung aufbewahrt.

Ablösen der Dura

Die Dura wird vom Rand der Kraniotomieöffnung mit einem Elevatorium abgeschoben. Mit der Knochenzange werden alle scharfen Kanten geglättet. Gelegentlich liegt der untere Knochenrand über dem Bogen der mittleren Schädelgrube. Dieser überstehende Knochenrand wird mit der Knochenzange entfernt. Es kommt manchmal zu Blutungen aus Ästen der A. meningea media auf der Duraoberfläche (Abb. 12.**9**). Diese Blutungen werden am besten mit bipolarer Koagulation beherrscht, jedoch sollte man dabei die Dura der mittleren Schädelgrube nicht perforieren. Die Koagulation sollte nur so tief reichen, daß gerade die Gefäße verschlossen werden. Die Dura soll intakt bleiben, da jeder Defekt zu einem Prolaps des Temporallappens führen kann. Ist es zu einem kleinen Einriß gekommen, so sollte er z. B. mit einer Duranaht geschlossen werden, um ein weiteres Einreißen und einen nachfolgenden Prolaps zu verhindern. Nach Lösen der Dura von den Kanten der Kraniotomieöffnung wird der Retraktor eingestellt und fest fixiert. Der Spatel des Retraktors wird an die Dura gelegt, und man beginnt mit dem vorsichtigen Ablösen der Dura vom Boden der mittleren Schädelgrube (Abb. 12.**10**).

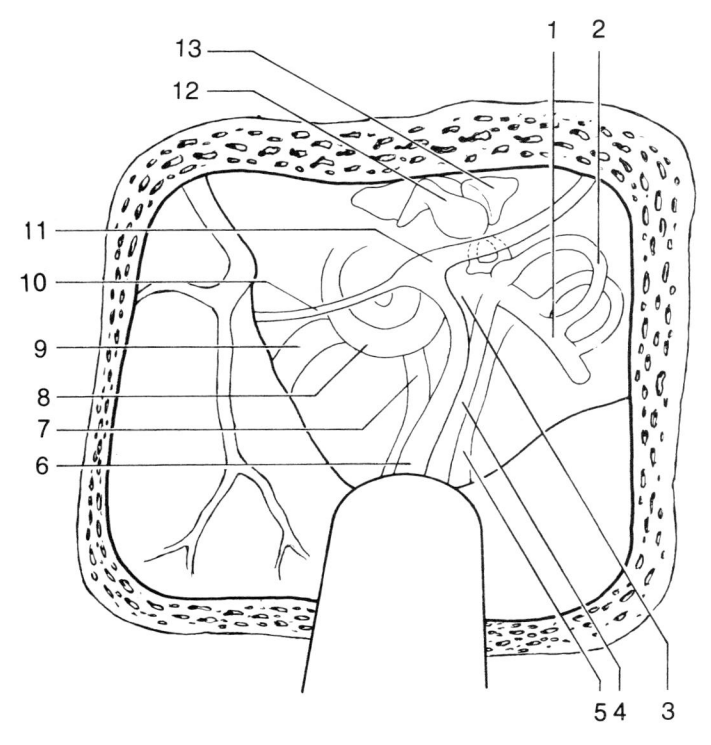

Abb. 12.**11**
1 oberer Bogengang
2 horizontaler Bogengang
3 Bill's Bar
4 N. vestib. sup.
5 N. vestib. inf.
6 N. facialis
7 N. cochlearis
8 Kochlea
9 A. carotis inf.
10 N. petrosus major
11 Ggl. geniculi
12 Hammer
13 Amboß

Der Retraktor besitzt drei Einstellungen, um die gewünschte Position zu erreichen. Bei der ersten Einstellung wird der gesamte Spatelmechanismus in einer Richtung von unten nach oben bewegt. Liegt der Spatel einmal richtig in der Tiefe des Operationsfeldes der mittleren Schädelgrube, sichert man diese Einstellung in der Position, die den größtmöglichen Zugang ergibt, ohne daß der Spatel auf den Oberrand der Kraniotomieöffnung drückt.

Mit dem Ablösen der Dura beginnt man vorsichtig von hinten nach vorn. Nach ihrer Abhebung schiebt man den Spatel weiter vor. Die beiden weiteren Einstellungen werden entsprechend nachjustiert. Eine Einstellvorrichtung gestattet die Bewegung der Spatelspitze des Retraktors von vorn nach hinten. Die andere justiert die Spatelspitze von oben nach unten (s. Abb. 12.**3**).

Die Strukturen innerhalb des Os temporale in der mittleren Schädelgrube sind – von oben gesehen – schematisch in Abb. 12.**11** dargestellt. Der erste Orientierungspunkt, der identifiziert werden muß, ist der kraniale Eintritt der A. meningea media am Foramen spinosum. Diese Stelle markiert die vordere Grenze der Duraablösung. In diesem Bereich blutet es häufig venös. Die Stillung erfolgt, indem ein Stückchen festes Surgicel (Tabotamp) in das Foramen spinosum gedrückt wird.

Beim Vorgehen von dorsal nach anterior wird als erstes die Felsenbeinkante dargestellt. In dieser Kante liegt eine Rinne für den Sinus petrosus superior. Er sollte nicht verletzt werden. Wird er versehentlich eröffnet, kann man die Blutung durch eine Surgiceltamponade stillen.

Die Dura wird vom Boden der mittleren Schädelgrube medial von dorsal nach ventral angehoben. In etwa 5% der Fälle ist das Ganglion geniculi des N. facialis nicht von Knochen bedeckt. Eine blinde oder zu kräftige Lösung der Dura kann in derartigen Fällen zu einer Verletzung des N. facialis führen. Am besten hebt man die Dura vom Os temporale sanft ab und kratzt nicht mit dem Elevator am Knochen der mittleren Schädelgrube.

Mit dem Ablösen von dorsal nach ventral vermeidet man eine Anhebung des N. petrosus major. Wird dieser Nerv mobilisiert und die Präparation geschieht nach dorsal, kann es ebenfalls zu einer Verletzung des Ganglion geniculi und des N. facialis kommen. Von einer Fazialisparese, verursacht durch operativen Zugang zum Ganglion Gasseri über die mittlere Schädelgrube, wird in der Literatur in einer Häufigkeit von bis zu 5% berichtet. Mit einer vorsichtigen Duraablösung und unter Einsatz eines Operationsmikroskops kann man diese Komplikation vermeiden.

Bei der Präparation weiter nach medial trifft man auf die Eminentia arcuata. Oft ist dies ein auffälliger Anhaltspunkt, manchmal ist sie aber nicht zu erkennen. Eine wichtige Landmarke ist der N. petrosus major, der parallel zur Felsenbeinkante vom Ganglion geniculi nach ventral verläuft. Dieser Nerv liegt medial der A. meningea media. Hat

Abb. 12.**12**

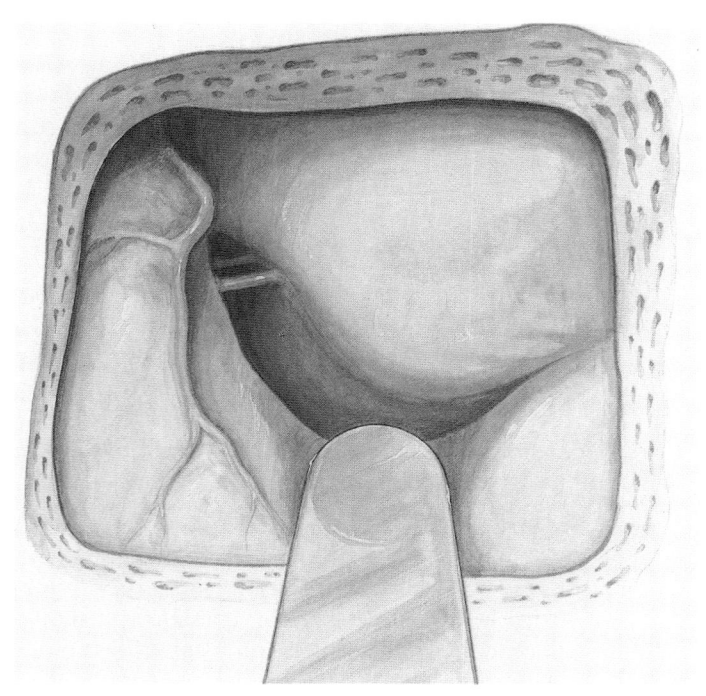

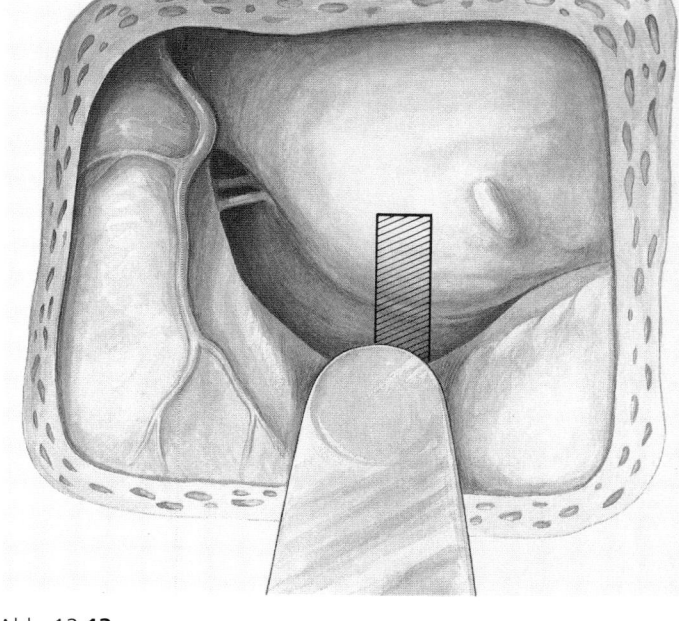

Abb. 12.**13**

man den N. petrosus major identifiziert, verfolgt man seinen Verlauf zum Hiatus des N. facialis, und der Spatel des Retraktors wird entsprechend nachjustiert (Abb. 12.**12**).

Warnen muß man vor einer Druckanwendung auf den knöchernen Boden der mittleren Schädelgrube. Sowohl im Bereich des Tegmen als auch über der A. carotis interna kann der Knochen sehr dünn sein und auch Dehiszenzen aufweisen. Obwohl es bei unseren Fällen zu keiner Verletzung der A. carotis interna kam, sollte man vorsichtig vorgehen, um diese Komplikation zu vermeiden.

In diesem Operationsstadium liegen alle Orientierungspunkte für die mittlere Schädelgrube vor: Es sind dies die A. meningea media, die Eminentia arcuata, der N. petrosus major sowie der Hiatus des N. facialis. Damit ist der Operateur in der Lage, das Abschleifen des Knochens über dem Meatus acusticus internus zu beginnen. Oft stören Blutungen aus kleinen oberflächlichen Gefäßen auf der Dura und vom Boden der mittleren Schädelgrube. Diese Blutungen sind besonders lästig, da sich das Blut in der Tiefe des Operationsfeldes ansammelt, wo die Knochenresektion beginnen muß. Jede dieser Blutungen muß unter Kontrolle gebracht werden. Sickerblutungen kommen gelegentlich spontan zum Stehen. Erst nach kompletter Blutstillung sollte man mit der Operation weiter fortfahren.

Freilegung des Meatus acusticus internus

William House beschrieb ursprünglich die Identifizierung des inneren Gehörgangs durch Aufsuchen des N. petrosus major und Verfolgen dieses Nervs zum Ganglion geniculi. Von dort wurde über das labyrinthäre Segment des N. facialis der innere Gehörgang aufgesucht. Diese Vorgehensweise ist weiterhin nützlich für Eingriffe über die mittlere Schädelgrube bei Prozessen, die den N. facialis betreffen.

Für die Entfernung eines Akustikusneurinoms wird heute eine andere Technik empfohlen. Die Region des inneren Gehörgangs wird im Winkel, gebildet durch den N. petrosus major und die Eminentia arcuata, aufgesucht (Abb. 12.**13**). Die Fräsarbeit beginnt medial der „blueline" mit einem großen Diamantbohrer, bis schließlich die Dura des inneren Gehörgangs freigelegt ist (Abb. 12.**14**). Der Knochen um den inneren Gehörgang wird in einem Winkel von ca. 270° mit dem Diamantbohrer unter kontinuierlicher Saugspülung entfernt. Durch Freilegen der Porusöffnung nach anterior und posterior kann zusätzliche Übersicht gewonnen werden, ohne das Risiko einer Verletzung des posterior liegenden oberen Bogengangs und der anterior liegenden Kochlea (Abb. 12.**15**).

Der innere Gehörgang wird weiter nach lateral zum Fundus verfolgt. Es werden zunehmend kleinere Diamantbohrer verwendet, daraus resultiert eine Verjüngung des operativen Zugangs, so daß am Fundus nur noch die oberen 90° des inneren Gehörgangs freigelegt sind. So kann eine Verletzung der Kochlea oder der Ampulle des oberen Bogengangs vermieden werden. Der proximale Anteil des labyrinthären Verlaufs des N. facialis wird auf eine Länge von ungefähr 3 mm dekomprimiert. Dies verhindert eine Schädigung des Nervs durch eine möglicherweise auftretende Schwellung nach Ablösen des Tumors vom Gesichtsnerv. Der labyrinthäre Abschnitt des N. facialis verläuft annähernd parallel zur Ebene des oberen Bogengangs. Ein

Abb. 12.**14**

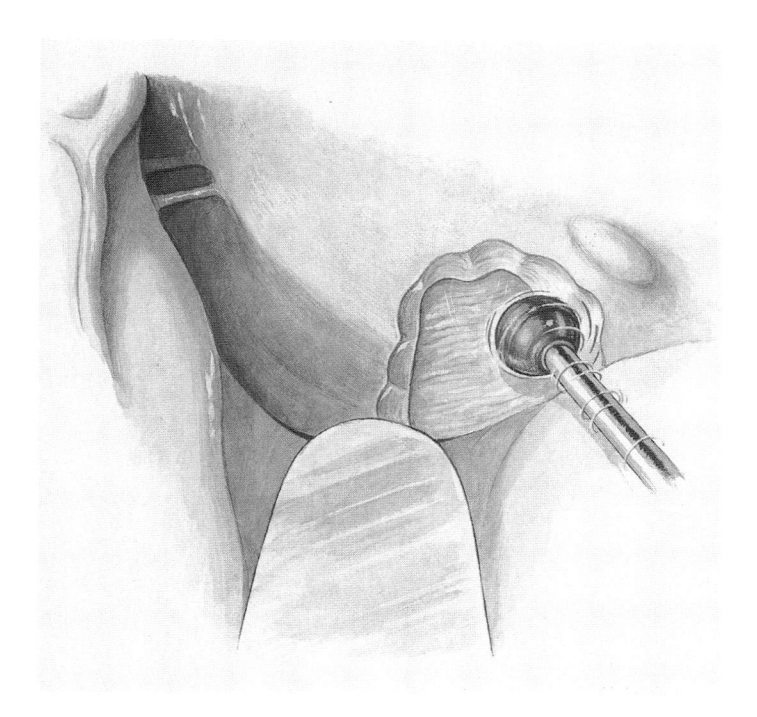

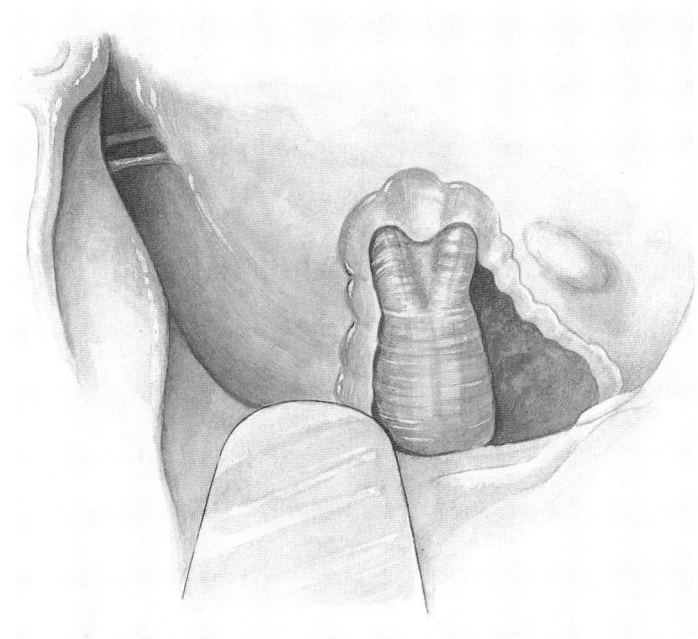

Abb. 12.**15**

kleiner Diamantbohrer ist für die Fräsarbeit in diesem Bereich empfehlenswert, da hier die Ampulle des oberen Bogengangs und das Vestibulum nur wenige Millimeter posterior des N. facialis und die Kochlea wenige Millimeter anterior zu liegen kommen. Ein kontinuierliches Monitoring des N. facialis hilft dem Operateur eine Freilegung des Nervs rechtzeitig zu erkennen.

Die Präparation wird nach posterior fortgesetzt, und die knöcherne Leiste, die den N. facialis vom N. vestibularis superior trennt („Bill's Bar"), wird identifiziert. Hiermit ist die laterale Grenze der Fräsarbeit erreicht. Das Vestibulum liegt unmittelbar lateral von „Bill's Bar". Die letzte Knochenschicht wird besonders langsam entfernt, um die Dura wegen des unmittelbar darunterliegenden N. facialis nicht zu verletzen. Es ist günstig, eine eierschalendicke Knochenschicht über dem gesamten Bereich des inneren Gehörgangs zu belassen, bis die gesamte Fräsarbeit beendet ist. Bei der Operation eines Akustikusneurinoms über die mittlere Schädelgrube muß entsprechend viel Knochen abgetragen werden. Der Sinus petrosus superior liegt frei in der Duraduplikatur der Felsenbeinkante. Sollte es zur Blutung aus dem Sinus kommen, so kann diese durch eine Tamponade mit Tabotamp oder mit Silberclips gestillt werden.

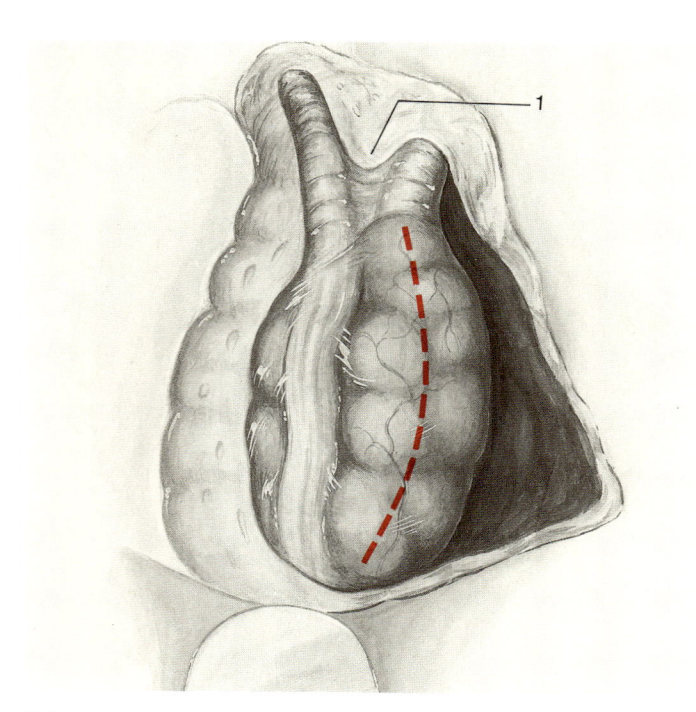

Abb. 12.**16** Der Fundus des inneren Gehörgangs und Bill's Bar sind dargestellt. Der labyrinthäre Anteil des N. facialis wurde dekomprimiert. Die Eröffnung der Dura erfolgt posterior. 1 = Bill's Bar

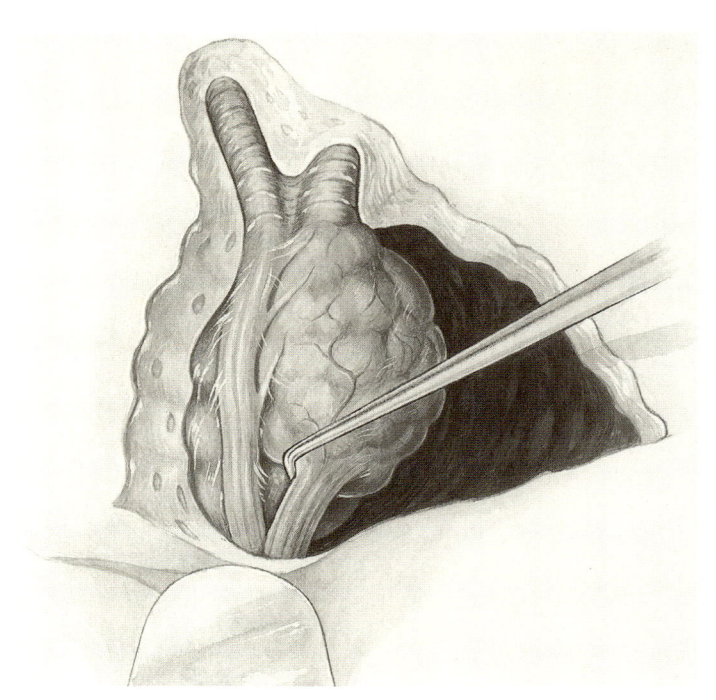

Abb. 12.**17**

Die verbliebene dünne Knochenlamelle über dem inneren Gehörgang wird entfernt und die Dura im posterioren Anteil des inneren Gehörgangs eröffnet (Abb. 12.**16**). Auf diese Weise wird eine Verletzung des anterior verlaufenden N. facialis vermieden. Das Duraläppchen wird vom darunterliegenden Tumor abgehoben und der N. facialis am lateralen Ende des Meatus acusticus internus dargestellt, wo die senkrechte Knochenleiste („Bill's Bar") seine eindeutige Identifizierung erlaubt.

Tumorentfernung

Die wichtigste Arbeit bei der Tumorpräparation ist neben der Tumorentfernung der Erhalt des N. facialis. Unter 25- oder 40facher Vergrößerung werden die Fasern des N. facialis von den anhaftenden Partien des Tumors gelöst. Die starke Vergrößerung erlaubt eine präzisere Präparation mit kleinen Häkchen und Scherchen. Größere Tumoren werden zunächst intrakapsulär verkleinert. Bei kleineren Tumoren kann dieser Schritt entfallen. Der Tumor wird von den übrigen nervalen und vaskulären Strukturen des inneren Gehörgangs getrennt. Die Dissektion des Tumors unterhalb des Kanals erfolgt von medial nach lateral. Dadurch wird ein Zug auf den N. facialis an seinem fixierten Übergang in den labyrinthären Abschnitt verhindert (Abb. 12.**17**). Nach der Ablösung des N. facialis besteht der nächste Schritt in der Separierung des Tumors vom N. cochlearis. Auch hier ist es wichtig, die Dissektion von medial nach lateral durchzuführen, um eine Zugschädigung des Hörnervs an seinem Eintritt in den Modiolus zu vermeiden. Der Nerv teilt sich hier in viele Fasern auf und ist an dieser Stelle sehr verletzlich. Zusätzlich kann durch den Zug eine Unterbrechung der Gefäßversorgung der Kochlea auftreten. Die Präparationsweise ist somit als kritisches Moment bei der Erhaltung des Hörvermögens anzusehen.

Zu Beginn der transtemporalen Akustikusneurinomchirurgie wurden sowohl der obere als auch der untere Gleichgewichtsnerv durchtrennt. Um kein zusätzliches Risiko für die Blutversorgung der Kochlea einzugehen, sollten alle nicht am Tumorgeschehen beteiligten Strukturen geschont werden. Zwar steigt mit dem Belassen von vestibulären Nervenfasern das Risiko für postoperative Gleichgewichtsstörungen. In einem zurückliegenden Fall mußten wir deshalb eine Neurektomie durchführen. Für eine höhere Chance der Hörerhaltung sollte das geringe Risiko derartiger postoperativer Gleichgewichtsstörungen jedoch in Kauf genommen werden (Abb. 12.**18**).

Während der Tumorpräparation wird ggf. die A. cerebelli anterior inferior identifiziert und geschont. Die Arterie kann eine Schlinge unterhalb des N. cochlearis in den inneren Gehörgang ausbilden, oder der Tumor hat sie in den Kleinhirnbrückenwinkel verdrängt. Eine Verletzung dieser wichtigen Arterie muß vermieden werden.

Während der Präparation sollte der Operateur den N. facialis mit der Saugspülung nicht verletzen. Das Risiko läßt sich durch die Verwendung eines gefensterten Saugers vermindern (Abb. 12.**19**) (Brackmann 1977).

Abb. 12.**18**

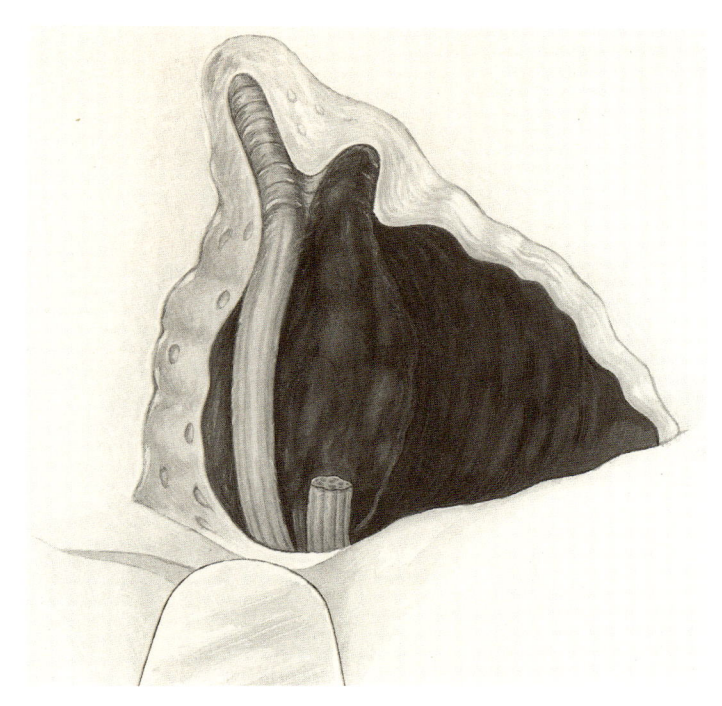

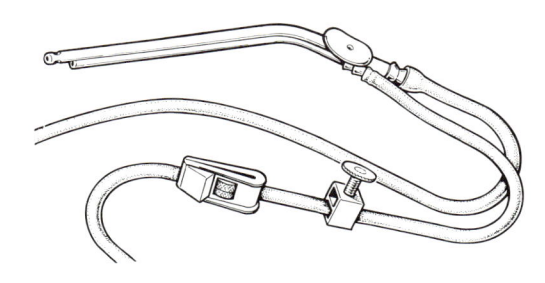

Abb. 12.**19** Neurootologischer Sauger: seitliche Öffnungen bewirken eine Sogentlastung

Nachdem der Tumor insgesamt entfernt wurde, wird ein Stückchen Marbagelan, getränkt mit Papaverin, auf den N. cochlearis im inneren Gehörgang und am Modiolus aufgelegt. Bisweilen benutzen wir Papaverin auch während der Tumorpräparation, falls die direkten Nervenaktionspotentiale des N. cochlearis, die kontinuierlich aufgezeichnet werden, rückläufig sind. Papaverin ist ein nichtspezifisches Relaxans der glatten Muskulatur. Der vasodilatatorische Effekt von Papaverin verbessert sowohl den Blutfluß der Kochlea als auch den des Hörnervs und gilt als wichtige Voraussetzung für den Hörerhalt.

Blutungen aus kleineren Gefäßen kommen während der Spülung gewöhnlich zum Stehen. Größere Gefäße werden bipolar koaguliert.

Kommt es zu einer versehentlichen Verletzung der A. cerebelli anterior inferior, ist die Kontrolle dieser Blutung lebenswichtig. Die Blutstillung auf transtemporalem Wege ist schwierig. Bei unseren Fällen ist es glücklicherweise nie dazu gekommen: sollte es doch einmal vorkommen, kann es notwendig werden, noch mehr Knochen im Bereich des oberen Bogengangs zu entfernen, um einen größeren Durabereich in der hinteren Schädelgrube freizulegen, damit ausreichend Raum für das Legen eines Silberclips geschaffen wird. Läßt sich die Blutung so nicht stillen, müßte man postaurikulär eingehen und den Kleinhirnbrückenwinkel translabyrinthär freilegen, um eine Blutstillung zu erreichen.

Abb. 12.**20**

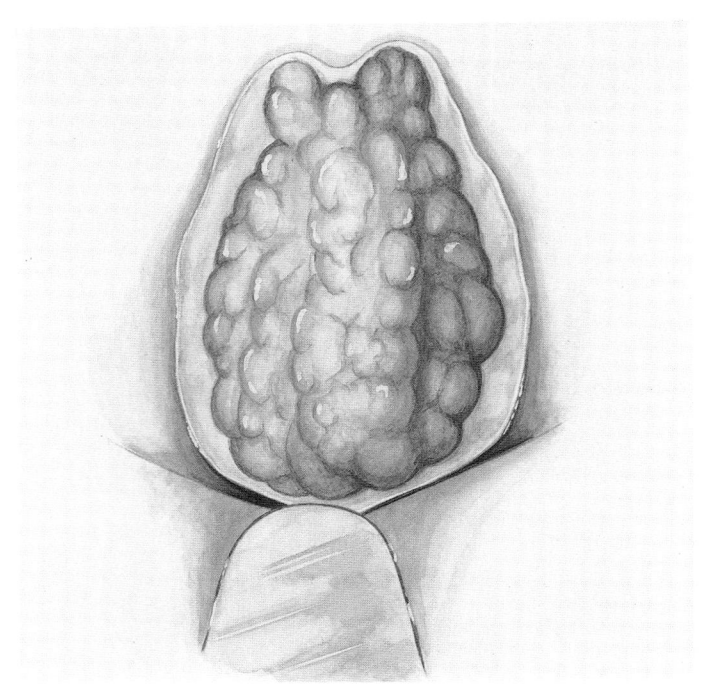

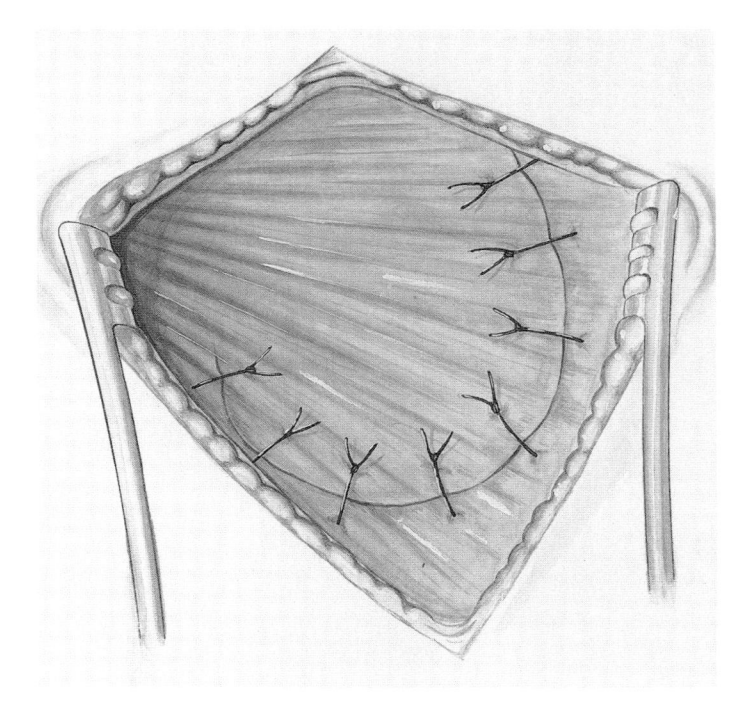

Abb. 12.**21**

Wundverschluß

Man erreicht den Verschluß des Defekts im Meatus acusticus internus durch eine freie Transplantation von Bauchdeckenfettgewebe (Abb. 12.**20**). Der Temporalis-Knochendeckel wird eingepaßt und der Temporalismuskel an seiner Insertion wieder angenäht (Abb. 12.**21**). Subkutangewebe und Haut werden in Schichten verschlossen und ein steriler Verband angelegt. Besteht eine größere Sickerblutung, wird eine Drainage eingelegt.

Chirurgische Anhaltspunkte und Gefahren

- Die eindeutige Identifizierung des N. petrosus major und der Eminentia arcuata ist bei der Orientierung zum Meatus acusticus internus hin notwendig.
- Der Knochen über dem Ganglion geniculi kann kongenital Dehiszenzen aufweisen und dementsprechend kann das Ganglion beim Abheben der Dura verletzt werden.
- Der Knochendeckel muß weit genug nach vorn angelegt werden, damit man den Meatus acusticus internus gut erreichen kann.
- Am Boden des Meatus acusticus internus liegen die Ampulle des oberen Bogengangs und die Kochlea in unmittelbarer Nachbarschaft zum Meatus acusticus internus. Die Präparation muß sich auf das Dach des Meatus acusticus internus beschränken, damit diese Strukturen nicht verletzt werden.

Regeln, Tips und Gefahren

1. Man lege die temporale Kraniotomie weit genug nach vorn, damit wird ein besserer Zugang zum Porus acusticus gewährleistet.
2. Die Hautinzision muß den Stirnast des N. facialis umgehen und dorsal von diesem verlaufen.
3. Eine Verletzung der Dura während ihrer Ablösung vom Boden der mittleren Schädelgrube ist zu vermeiden.
4. Die Verletzung des Ganglion geniculi verhindert man während der Ablösung der Dura, indem man von dorsal-ventral vorgeht.
5. Einem postoperativen epiduralen Hämatom muß durch die sorgfältige Versorgung der epiduralen, arteriellen Gefäße vorgebeugt werden.
6. Das Gehirn sollte nicht übermäßig retrahiert werden. Dies ist bei der Positionierung des Retraktors für die mittlere Schädelgrube zu berücksichtigen.
7. Man vermeide beim Abheben der Dura von der Felsenbeinkante eine Verletzung des Sinus petrosus superior.
8. Der Tumor muß vom N. facialis scharf abgelöst werden.
9. Die A. cerebelli anterior inferior sollte identifiziert und vom medialen Teil des Tumors abgeschoben werden, um eine gefährliche Blutung in die hintere Schädelgrube zu vermeiden.
10. Man präpariere am Fundus nur das Dach des Meatus acusticus internus, damit man den oberen Bogengang oder die Kochlea nicht eröffnet.

Postoperative Versorgung

Der Patient wird postoperativ in der Intensivstation für 24 Stunden mit den üblichen Überwachungsmethoden beobachtet.

Routinemäßig werden Antibiotika postoperativ nicht verabreicht.

Am ersten postoperativen Tag werden der Foley-Katheter, die Nasen-Magen-Sonde und der abdominelle Drain entfernt. Wurde die mittlere Schädelgrube drainiert, sollte zur gleichen Zeit auch dieser Drain entfernt werden.

Die Patienten sollten bald aufstehen – sobald es das Gleichgewichtssystem erlaubt.

Postoperative Komplikationen

Ein epidurales Hämatom ist eine ungewöhnliche postoperative Frühkomplikation. Die Häufigkeit seines Auftretens kann man durch Einlage eines Penrose-Drains vermindern, falls es zu stärkeren Sickerblutungen kommen sollte. Eine sorgfältige Blutstillung ist erforderlich. Patienten mit dieser Komplikation weisen Symptome eines zunehmend erhöhten Hirndrucks auf. Die Behandlung besteht in der sofortigen Entleerung des Hämatoms in der Intensivstation. Dann erst wird der Patient in den Operationssaal gebracht, wo eine endgültige Blutstillung vorgenommen wird.

Als weitere Komplikationen kommen jene in Betracht, die bei allen intrakraniellen Eingriffen vorkommen können, z. B. eine Meningitis. In der Anfangszeit bestand Sorge um eine mögliche Schädigung des Temporallappens durch die Retraktion dieses Hirnabschnittes; bei unseren Patienten stellte dies jedoch kein Problem dar. Wir sahen keine Patienten mit den Symptomen einer Hemiparese oder Aphasie. Hörverlust und Fazialisparese sind hingegen Komplikationen, die bei jeder Entfernung eines Akustikustumors auftreten können.

Alternative Techniken

Eine alternative Methode zur Akustikustumorentfernung mit dem Ziel, das Hörvermögen zu erhalten, ist der retrosigmoidale Zugang. Diese Technik wird in einem anderen Kapitel dieses Bandes eingehend beschrieben. Die Vorteile des Zugangs über die mittlere Schädelgrube sind:

1. Primär eine extradurale Präparation, damit niedrigere Morbidität.
2. Die Möglichkeit der Freilegung des am weitesten distal gelegenen Endes des Meatus acusticus internus und damit verbesserte Chancen, den Tumor vollständig entfernen zu können.
3. Sehr gute Identifizierungsmöglichkeit für den N. facialis am lateralen Ende des Meatus acusticus internus, was die Tumorpräparation in diesem Gebiet erleichtert.

Wenn eine Erhaltung des Hörvermögens nicht angestrebt wird, ist der Zugang über das Labyrinth die Methode der Wahl.

Zusammenfassung

Der Zugang über die mittlere Schädelgrube ist die Methode der Wahl bei der Entfernung kleiner, lateral gelegener Akustikusneurinome.

Zugang über das Labyrinth

Der Zugang über das Labyrinth ist der direkteste Weg zum Kleinhirnbrückenwinkel. Wir sind der Meinung, daß dieser Zugang bei der Entfernung von Akustikustumoren viele Vorteile bietet. Es ist nur eine minimale Dislokation des Kleinhirns erforderlich. Die Möglichkeit einer Freilegung und Präparation auch des lateralen Endes des Meatus acusticus internus gestattet die komplette Tumorentfernung in diesem Bereich sowie eine zuverlässige anatomische Identifizierung des N. facialis (Brackmann u. Mitarb. 1985).

Kommt es zur Durchtrennung des N. facialis bei der Entfernung eines Akustikustumors, so gewährt der Zugang über das Labyrinth die beste Möglichkeit für eine sofortige Wiederherstellung durch eine End-zu-End-Naht oder das Einfügen eines Nerventransplantats (Brackmann u. Mitarb. 1978).

Außerdem – und dies ist am wichtigsten – zeigt dieser Zugang die niedrigste Morbiditäts- und Mortalitätsrate.

Die Mortalität bei diesem Zugang liegt bei 0,4% bei unseren letzten 2300 Fällen.

Der eindeutige Nachteil des Zugangs über das Labyrinth besteht in der Opferung des restlichen Hörvermögens in dem operierten Ohr. Deshalb empfiehlt sich diese Methode für große Tumoren, bei denen die Möglichkeit einer Erhaltung des Hörvermögens ohnehin gering ist.

Diagnose und präoperative Untersuchungen

(Siehe den entsprechenden Abschnitt unter „Zugang über die mittlere Schädelgrube")

Indikationen und Patientenauswahl

Kleine Tumoren bei Patienten mit gutem Hörvermögen, die nicht weiter als 1 cm in den Kleinhirnbrückenwinkel ragen, werden über die mittlere Schädelgrube entfernt. Größere Tumoren bei Patienten mit gutem Hörvermögen entfernt man über den retrosigmoidalen Zugang. Diese Technik ist ideal, wenn sich der Tumor mehr nach medial ausdehnt, nicht im Fundus des Meatus acusticus internus festsitzt und diesen nicht erweitert.

Die Aussicht auf die Erhaltung des Hörvermögens bei Tumoren, die mehr als 2 cm in den Kleinhirnbrückenwinkel ragen, ist schlecht. Für diese Tumoren und für jene mit schlechtem Resthörvermögen wird der Zugang über das Labyrinth gewählt.

Kein Tumor ist zu groß, daß er nicht über den Zugang über das Labyrinth entfernt werden könnte. Bei großen Tumoren muß mehr Knochen hinter dem Sinus sigmoideus abgetragen werden, um einen ausreichenden Zugang zu ihm zu erhalten.

Operationsziel

Das Operationsziel bei einer labyrinthären Entfernung von Akustikustumoren ist die totale Tumorentfernung ohne Zunahme evtl. präoperativer neurologischer Funktionsausfälle, ausgenommen den kompletten Hörverlust.

Operationsvorbereitung

Der Patient wird in Rückenlage operiert. Die Lage des Operationstisches sollte je nach Bedarf leicht einstellbar sein. Der Kopf des Patienten wird auf die Gegenseite gedreht, und in dieser physiologischen Stellung sollte er ohne Fixierung bleiben. Der Operateur sitzt seitlich des Patienten. Diese Position minimiert seine Ermüdung und erlaubt die Abstützung seiner Arme und Hände während der sehr exakt auszuführenden mikrochirurgischen Manipulationen (Abb. 12.**22**).

Instrumente

Man verwendet die üblichen neurootologischen Instrumente (s. Abb. 12.**2**). Ein Spezialinstrument wird auf S. 335 (Abb. 12.**34**) beschrieben.

Anästhesie

Operiert wird in Allgemeinnarkose mit Inhalationsnarkotika. Muskelrelaxantien werden nur zur Narkoseeinleitung gegeben, da eine Überwachung der Aktivität des N. facialis routinemäßig durchgeführt werden muß. Prophylaktische Antibiotika- oder Steroidgaben verwenden wir in der Regel nicht. Bei sehr großen Tumoren können derartige Präparate gegeben werden.

Operationstechniken

Inzision

Das Ohr wird mit Betaisodona abgewaschen und mit Plastikfolien abgedeckt. Etwa 2 cm hinter der Umschlagfalte der Ohrmuschel erfolgt der Hautschnitt (Abb. 12.**23**), der bogenförmig nach vorn verläuft, damit man die Ohrmuschel nach vorn lagern kann. Die nach dorsal ausbiegende Schnittführung ermöglicht den Zugang zum Areal hinter dem Sinus sigmoideus.

Zuerst indiziert man bis auf die Fascia temporalis und präpariert auf dieser Schicht bis zur Linea temporalis. Anschließend werden die Faszie und das Periost entlang der Linea temporalis bis über den Sinus-Dura-Winkel und nach kaudal über den Mastoidknochen bis zur Mastoidspitze inzidiert (Abb. 12.**24**). Man verwendet das Lempert-

Zugang über das Labyrinth 329

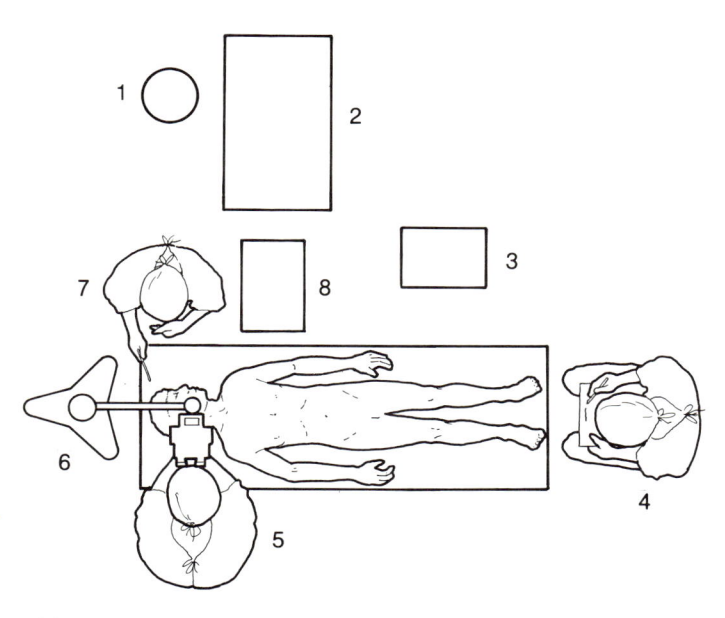

Abb. 12.**22**
1 Abwurf
2 Zusatztisch
3 Elektrokoagulation
4 Anästhesist
5 Operateur
6 Mikroskopfuß
7 instrumentierende Schwester
8 Instrumententisch

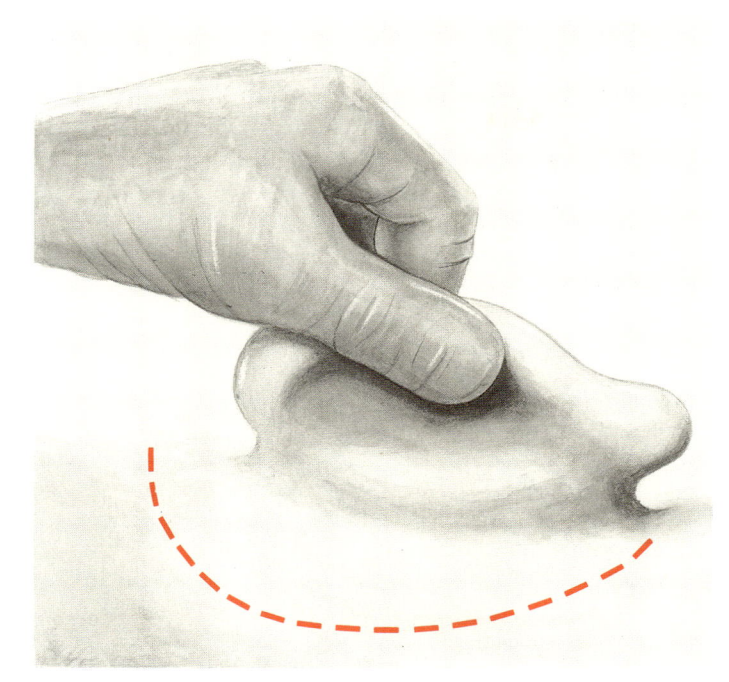

Abb. 12.**23**

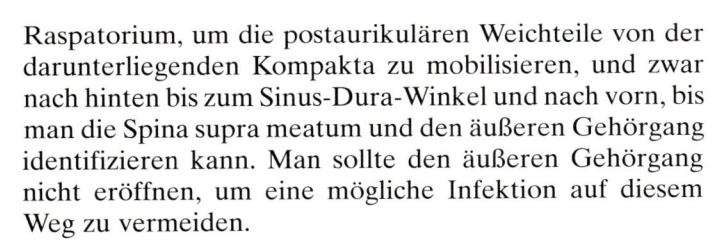

Raspatorium, um die postaurikulären Weichteile von der darunterliegenden Kompakta zu mobilisieren, und zwar nach hinten bis zum Sinus-Dura-Winkel und nach vorn, bis man die Spina supra meatum und den äußeren Gehörgang identifizieren kann. Man sollte den äußeren Gehörgang nicht eröffnen, um eine mögliche Infektion auf diesem Weg zu vermeiden.

Selbsthaltende Wundspreizer werden so eingesetzt, daß die Ohrmuschel nach vorn und der Temporalismuskel nach oben gehalten werden.

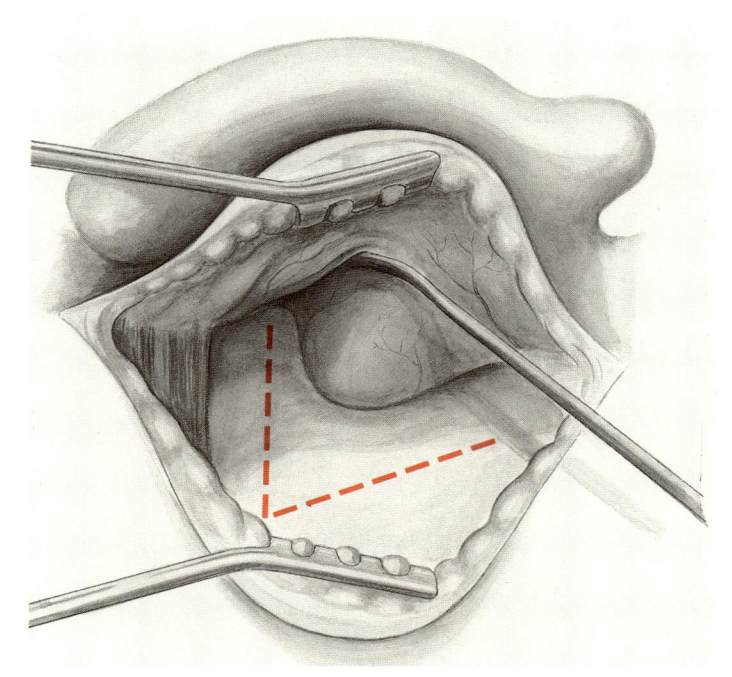

Abb. 12.**24**

Kortikale Mastoidektomie

Nachdem die Kompakta des Mastoids ausreichend freigelegt wurde, trägt man den Knochen unter dauernder Saugspülung mit einem großen Schneidbohrer ab. Man beginnt damit entlang des äußeren Gehörgangs und legt entlang der Linea temporalis eine horizontale Knochenrinne hinter dem äußeren Gehörgang an (Abb. 12.**25**). Der Schnittpunkt beider Inzisionen liegt über dem Antrum mastoideum. Die Identifizierung des Antrum mastoideum und des darin befindlichen lateralen Bogengangs ist der Schlüssel zur folgenden Präparation des Os temporale.

Die Knochenabtragung erfolgt wie zu einer ausgedehnten Mastoidektomie. Die Öffnung muß so groß sein wie möglich. Man identifiziert die Ebene der mittleren Schädelgrube oben und die des Sinus sigmoideus hinten. Die Knochenentfernung wird über dem Sinus sigmoideus bis auf die Dura der hinteren Schädelgrube fortgesetzt. Bei großen Tumoren sollte die Knochenabtragung noch weit hinter den Sinus sigmoideus fortgeführt werden. Manchmal ist es notwendig, den Knochen mit einer Knochenzange oder einem Drillbohrer 2–3 cm hinter den Sinus sigmoideus und nach kaudal bis unter das Kleinhirn zu resezieren. Damit erreicht man eine bessere Dekompression der hinteren Schädelgrube und hat dann mehr Platz für eine Retraktion der Dura nach dorsal. Die Dura sollte nicht verletzt werden. Durch einen Durariß kann das Kleinhirn in den Defekt prolabieren, was einen Infarkt dieses Kleinhirnteils zur Folge haben könnte.

Die Knochenentfernung über dem Sinus sigmoideus muß schonend ausgeführt werden. Verletzt der scharfe Bohrer den Sinus, kommt es zu einer profusen Blutung und der Blutleiter muß mit Lagen hämostyptischer Materialien (Surgicel, Tabotamp) o. ä. abgedichtet werden. Große Emissarvenen nehmen häufig von der Rückseite des Sinus sigmoideus ihren Ursprung. Man kann sie während der Knochenabtragung rechtzeitig identifizieren, weil die Saugspülung den Knochen sauber hält. Wird ein Emissar verletzt, läßt sich die Blutung mit Knochenwachs, Koagulation, Surgicelpackung oder in einigen Fällen mit einer Ligatur des Gefäßes kontrollieren.

Komplette einfache Mastoidektomie

Sobald die superfizielle Kompakta des Mastoids entfernt und der Sinus sigmoideus dargestellt ist, wird das Operationsmikroskop in Stellung gebracht. Die optische Vergrößerung gestattet eine genauere Abtragung des Knochens und Freilegung aller Strukturen des Os temporale. Über dem Sinus sigmoideus und über den Emissarien läßt man eine dünne Knochenschicht stehen, dann wird eine komplette einfache Mastoidektomie bis zur Ebene des horizontalen Bogengangs durchgeführt (Abb. 112.**26**). Dazu wird das Antrum eröffnet und der horizontale Bogengang dargestellt. Dieser Bogengang ist der wichtigste Orientierungspunkt in der Chirurgie des Os temporale.

Sobald seine Position bekannt ist, kann man den Abstand und die dreidimensionale Beziehung zwischen dem N. facialis, dem hinteren und oberen Bogengang abschätzen. Die operative Sicherheit bei der Chirurgie des Os temporale hängt von der genauen Kenntnis der Anatomie dieses Knochens ab und von der Fähigkeit, die Strukturen, auf die man trifft, korrekt zu identifizieren. Diese anatomische Erfahrung und Sicherheit erreicht man nur nach langen fleißigen Präparierübungen am Felsenbein.

Labyrinthektomie

Nachdem die pneumatisierten Zellen des Mastoids bis in die Höhe des horizontalen Bogengangs entfernt wurden, beginnt man mit der Labyrinthektomie. Dazu wird im Sinus-Dura-Winkel entlang dem Sinus petrosus superior der Knochen abgetragen (Abb. 12.**27**). Dieses Gebiet ist am weitesten vom N. facialis entfernt und der Schlüsselpunkt für diesen Präparationsschritt. Die Knochenrinne entlang dem Sinus petrosus superior wird allmählich vertieft und erweitert, bis man auf den eigentlichen Labyrinthknochen stößt. Dann werden der laterale und dorsale Bogengang Schritt für Schritt entfernt. Dabei nähert man sich langsam dem N. facialis, der hier ventralwärts liegt (Abb. 12.**28**). Der laterale Bogengang wird eröffnet, und nun kann man den gemeinsamen Schenkel des oberen und hinteren Bogengangs in der Tiefe erkennen. Den oberen Bogengang verfolgt man bis zu seiner Ampulle. Dann wird das Vestibulum eröffnet und der N. facialis von seinem unteren Knie bis zum Foramen stylomastoideum freigelegt. Der Knochen lateral des N. facialis muß nicht unbedingt entfernt werden. Man legt den Nerv von hinten her frei, wenn zusätzlicher Platz für den Zugang zum Kleinhirnbrückenwinkel benötigt wird.

Zugang über das Labyrinth   331

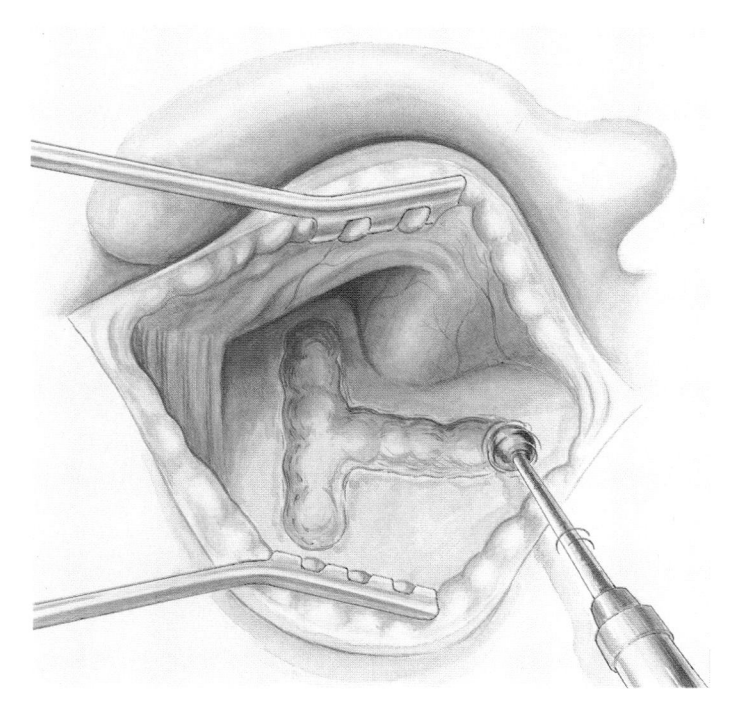

Abb. 12.25

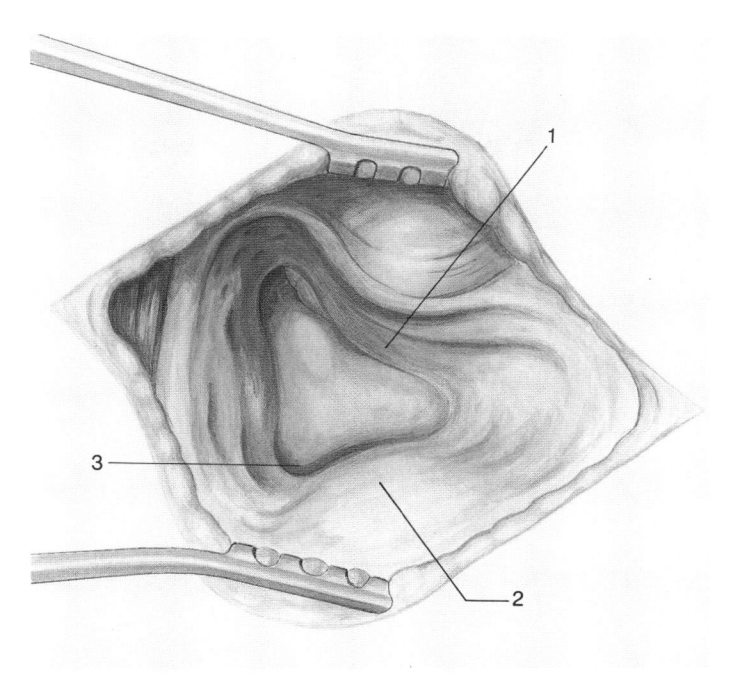

Abb. 12.26
1 Kanal des N. facialis
2 Sinus sigmoideus
3 Sinus-Dura-Winkel

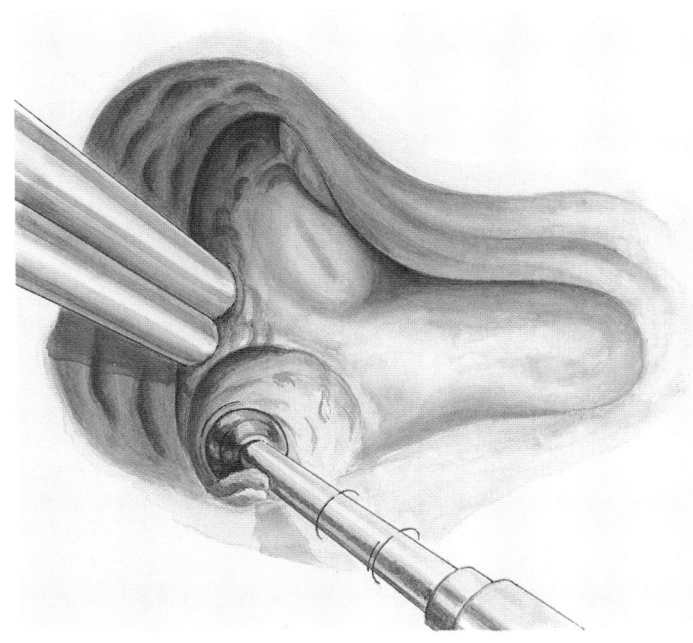

Abb. 12.27

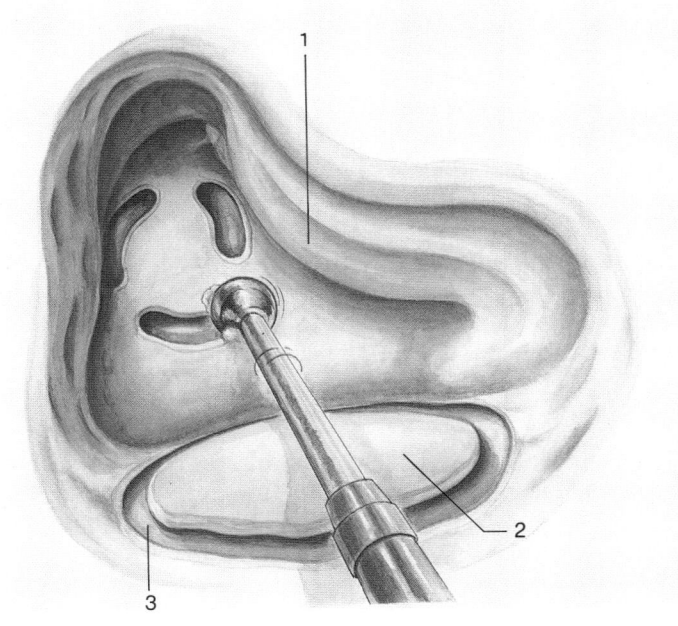

Abb. 12.28
1 Kanal des N. facialis
2 Bill's island
3 Sinus sigmoideus

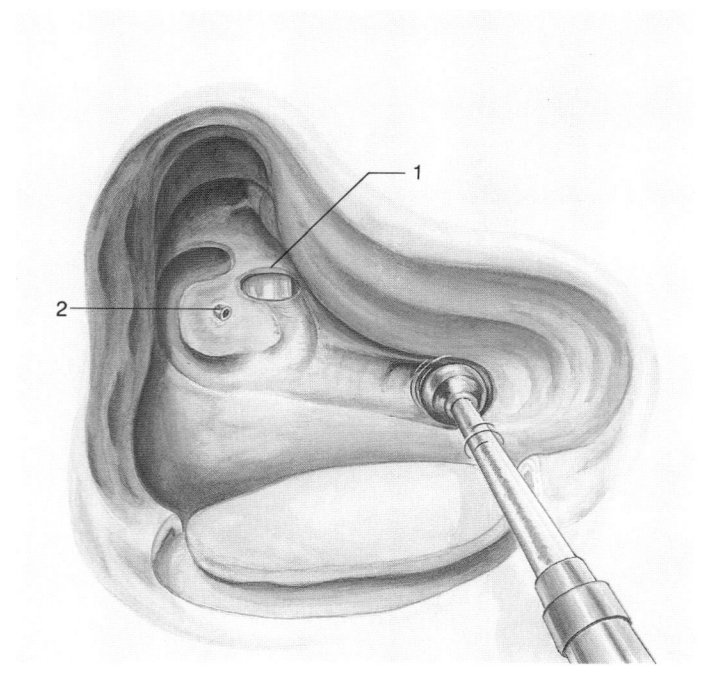

Abb. 12.**29** Der horizontale und der hintere Bogengang sind entfernt, das Vestibulum eröffnet und der N. facialis im tympanalen Verlauf ist skelettiert
1 eröffnetes Vestibulum
2 A. subarcuata

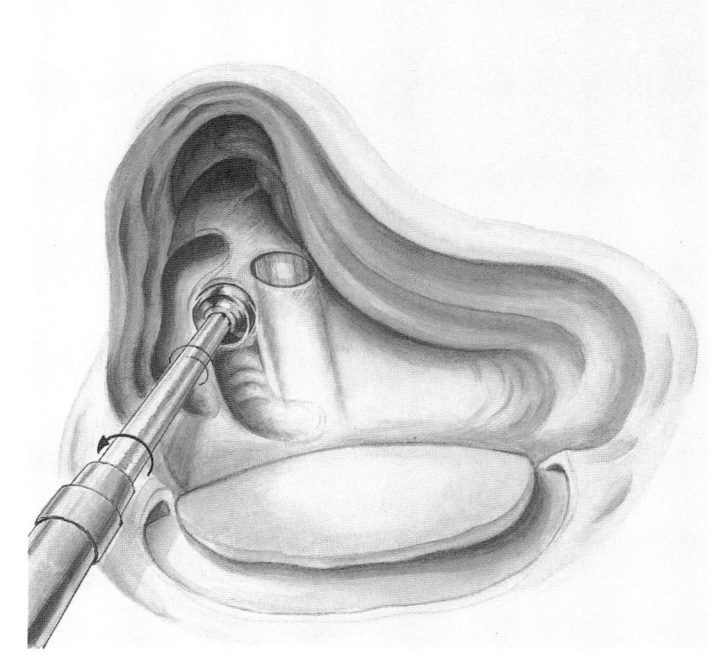

Abb. 12.**30** Aufschleifen des inneren Gehörgangs. Beachte die Drehrichtung der Fräse

Die letzten Knochenschichten entlang und über dem N. facialis beseitigt man mit einem Diamantbohrer. Hat man den Labyrinthknochen hinter dem Nerven entfernt, sollte man für die weitere Knochenabtragung den Diamantbohrer mit seiner seitlichen Zirkumferenz und nicht mit seiner Spitze arbeiten lassen und stets den Bereich zwischen Bohrer und N. facialis im Auge behalten. Damit verringert man das Risiko einer Verletzung des Nervs, die bei dieser Technik ohnehin nur gering ist. Während der Freilegung des N. facialis kann man die Area cribriformis des N. vestibularis superior sehen, der hier in das Vestibulum eintritt. Es ist wichtig, den N. facialis so weit freizulegen, daß man in diesem Bereich das Vestibulum sehen kann (Abb. 12.**29**).

Darstellung des Meatus acusticus internus

Hat man den Knochen des Labyrinths bis zum Vestibulum entfernt, beginnt man mit der Abtragung des Knochens um den Meatus acusticus internus (Abb. 12.**30**; man achte auf die Drehrichtung des Bohrers). Diese Präparation beginnt man entlang dem Sinus petrosus superior, und man vergrößert sie langsam in allen Richtungen auf den Meatus acusticus internus zu. Nach dorsal hin werden die Dura des Meatus sowie die Dura der hinteren Schädelgrube geortet. Der Knochen in diesem Bezirk muß langsam abgetragen werden, wobei man eine dünne Knochenschicht von der Dicke einer Eischale über der Dura des inneren Gehörgangs und der hinteren Schädelgrube stehenläßt, damit keine Weichteile verletzt werden. Die Präparation wird nach kaudal zum Labyrinth mit Entfernung der retrofazialen pneumatischen Zellen fortgesetzt, bis man die Spitze des Bulbus v. jugularis durch den darüberliegenden Knochen schimmern sieht.

Nach der Entfernung des Knochens dorsal des Meatus acusticus internus werden der Aquaeductus vestibuli und der Anfang des Saccus endolymphaticus entfernt. Außerdem entnimmt man den Knochen entlang der Dura der hinteren Schädelgrube unter dem Sinus sigmoideus. Springt der Sinus sigmoideus in die Mastoidhöhle vor, was die Präparation schwierig macht, kann man die dünne Knochenschicht über dem Sinus entfernen, so daß man den Sinus nach dorsal verlagern kann. Es empfiehlt sich, eine Knocheninsel (Bill's island) auf dem Scheitel des Sinus sigmoideus stehenzulassen, um den Blutleiter vor dem Bohrer und vor dem Spülsaugen zu schützen.

Wir vervollständigen zuerst die operative Arbeit im Bereich des kaudalen Teils des Meatus acusticus internus. Dieses Gebiet liegt am weitesten vom N. facialis entfernt, und unserer Meinung nach erleichtert der Abschluß der Präparation hier die Orientierung für die Arbeit im oberen Teil des inneren Gehörgangs. Die Knochenabtragung wird nach medial und nach vorn zwischen dem Bulbus venae jugularis und dem Meatus acusticus internus fortgesetzt, bis man den Aquaeductus cochleae identifizieren kann.

Nicht immer läßt sich dieser Aquaeductus cochleae leicht darstellen. Bei großen Akustikustumoren ist er an seiner medialen Öffnung verlegt, und Liquor cerebrospinalis kann kaum austreten. Der Aquaeductus cochleae gelangt in die hintere Schädelgrube direkt unterhalb des mittleren Teils des Meatus acusticus internus und oberhalb

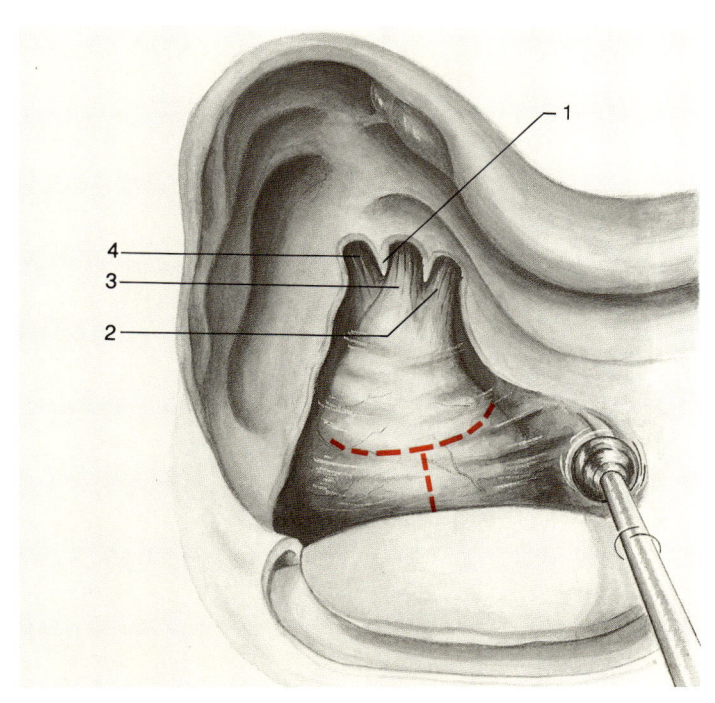

Abb. 12.**31** Identifikation der Nn. vestibulares superior und inferior. Die Crista transversa liegt zwischen diesen Nerven
1 Bill's Bar
2 N. vestib. inferior
3 N. vestib. superior
4 N. facialis

des Bulbus v. jugularis. Er ist ein wichtiger Markierungspunkt, da er die Lage des IX, X. und XI. Hirnnervs in der Pars nervosa des Foramen jugulare vor dem Bulbus der V. jugularis anzeigt. Beschränkt sich die Präparation auf das Gebiet oberhalb des Aquädukts, kann man diese Nerven nicht verletzen.

Hat man den Aquaeductus cochleae identifiziert, wird die Knochenabtragung um den Meatus acusticus internus zum Porus acusticus hin fortgesetzt, bis die gesamte untere Lippe des inneren Gehörgangs entfernt ist. Für diese späte Phase der Präparation verwendet man den Diamantbohrer. Man entfernt nun den Knochen über der Dura der hinteren Schädelgrube, bis der Sinus sigmoideus freigelegt ist. Damit ist die Präparation nach unten komplett.

Anschließend führt man die Knochenabtragung oberhalb und ventral um den Meatus acusticus internus durch. Dies ist eine mühsame Arbeit, weil der N. facialis häufig unter der Dura entlang der anterosuperioren Begrenzung des Meatus acusticus internus verläuft. Der Operateur muß unbedingt darauf achten, mit dem Bohrer nicht in den Meatus acusticus internus zu geraten. Wir bevorzugen hier, den ganzen Porus und den mittleren Abschnitt des Meatus acusticus internus zuerst zu entfernen, und heben uns die Präparation des lateralen Endes des Meatus bis zuletzt auf. Mit dieser Methode wird der N. facialis erst dann freigelegt, wenn die Knochenresektion praktisch abgeschlossen ist.

Die Entfernung der kranialen Lippe des Porus acusticus ist mühsam, jedoch einer der wichtigsten Teile der Präparation. Wird sie nicht vollständig ausgeführt, kommt der N. facialis unter die Knochenkante am Porus zu liegen. Dies erschwert die Identifizierung und Isolierung des Tumors vom Nerv in diesem Bereich erheblich. Man verwendet Diamantbohrer für die weitere Präparation, bis zwei Drittel des Porus acusticus entfernt sind. Dann entfernt man den Knochen weiter nach lateral und legt so das Ende des Meatus acusticus internus frei.

Die Präparation des lateralen Endes des inneren Gehörgangs beginnt darunter. Eine nach unten gerichtete Knochenabtragung legt den N. vestibularis inferior frei. Durch weiteres Abtragen in Richtung nach oben wird die Crista transversa freigelegt. Dann folgt die Darstellung der oberen Begrenzung des Meatus acusticus internus, und schließlich kann man dann den N. facialis identifizieren, wie er aus dem Meatus acusticus austritt und intralabyrinthär weiter verläuft. Eine kleine Knochenleiste (Bill's Bar), die den N. vestibularis superior von N. facialis trennt, ist nun zu erkennen. Damit ist die Präparation um den Meatus acusticus internus herum beendet.

Während der Aufdeckung des Meatus acusticus internus war über den Sinus sigmoideus und der Dura der hinteren und mittleren Schädelgrube eine eierschalendünne Knochenschicht stehengelassen worden. Jetzt wird sie komplett entfernt, und der Operateur kann nun die Dura der hinteren Schädelgrube zur Freilegung des Kleinhirnbrückenwinkels eröffnen (Abb. 12.**31**). Bis zu diesem Zeitpunkt war das gesamte operative Vorgehen extradural mit dadurch bedingter minimaler Morbidität.

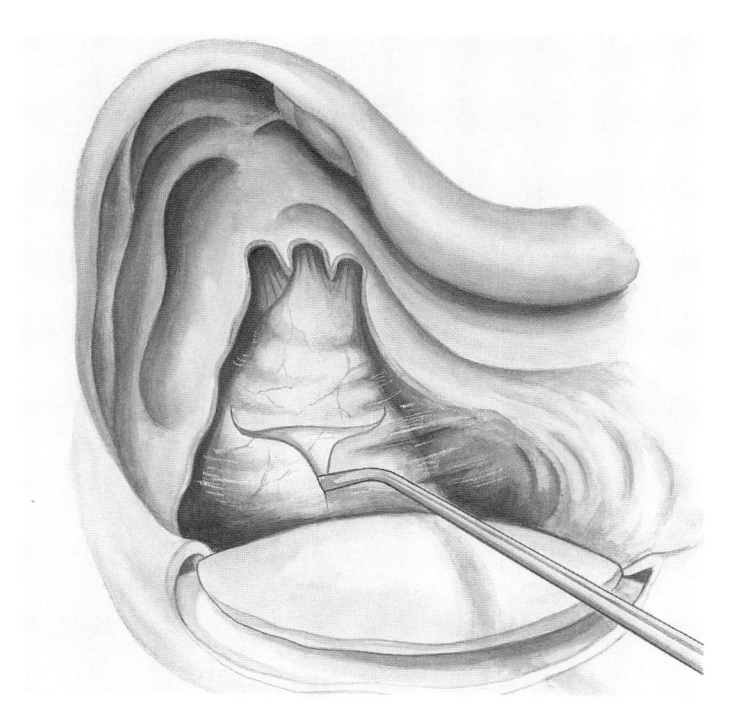

Abb. 12.**32**

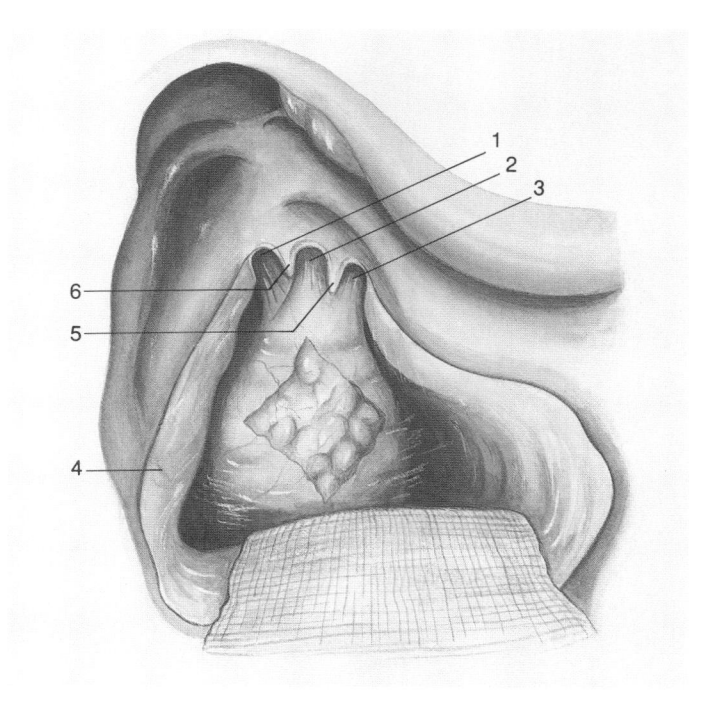

Abb. 12.**33** Identifizierung des N. facialis durch Darstellung von Bill's Bar. Eröffnung der Tumorkapsel
1 N. facialis
2 N. vestib. sup.
3 N. vestib. inf.
4 Dura
5 Crista transversa
6 Bill's Bar

Eröffnung der Dura

Nun wird die Dura der hinteren Schädelgrube über dem mittleren Teil des Meatus acusticus internus inzidiert, um den Tumor freizulegen (Abb. 12.**32**). Die Inzision wird um den Porus acusticus nach oben und nach unten weitergeführt. Man sollte darauf achten, Gefäße an der Tumoroberfläche und vorn oben den N. facialis, der in diesem Bereich direkt unter der Dura liegt, nicht zu verletzen. Dorsal liegt die V. petrosa ebenfalls direkt unter der Dura, und unter Verwendung eines Rosen-Elevators kann man vor der Inzision die darunterliegenden Gefäße von der Dura trennen. Hält man das untere Blatt der Schere knapp unter der Dura, kann man Verletzungen der darunterliegenden Gefäße beim Weiterführen der Inzision vermeiden. Die Duralappen werden nach oben und unten retrahiert und anschließend Wattestückchen dorsal zwischen Tumor und Kleinhirn plaziert.

Oft trifft man im hinteren Bereich des Tumors auf eine Arachnoidalzyste. Die Zyste wird eröffnet und der Bereich zwischen Tumor und Kleinhirn an der Tumorhinterseite freigelegt. Hier geht man mit Wattetupfern vor. Es ist sehr wichtig, diesen Bereich vollständig freizupräparieren, damit lassen sich die größeren Gefäße des Kleinhirnbrückenwinkels vom Tumor separieren. Mit dem Operationsmikroskop gelingt es, diese Grenzschicht genau darzustellen. Die früher häufigen größeren Blutungen bei der Entfernung von Tumoren des Kleinhirnbrückenwinkels lassen sich somit vermeiden.

Zieht man die Dura nach hinten, liegt sie über der V. petrosa, die im Kleinhirn entspringt und in den Sinus petrosus superior im Bereich des Meatus acusticus internus mündet. Gelegentlich kommt es zum Einriß dieser Vene nahe ihrer Mündung in den Sinus petrosus superior, wenn man sie nach dorsal retrahiert.

Blutungen aus dem proximalen Teil der Vene lassen sich mit Clips stoppen. Eine Blutung aus dem Sinus petrosus superior ist wesentlich schwieriger zu stillen. Eine Methode, eine entsprechende Blutstillung auszuführen, ist das Austamponieren des Sinus mit Surgicel. Bei einer anderen Technik wird Surgicel extradural auf die Felsenbeinrinne für den Sinus an der vorderen Grenze des Operationsgebietes aufgebracht. Damit gelingt die extradurale Kompression des Sinus petrosus superior und eine Kontrolle der proximalen Blutung. Eine distale Blutung aus dem Sinus in Richtung Abfluß kontrolliert man mittels Anlegen eines Clips am Sinus im Sinus-Dura-Winkel, zwischen seiner Einmündung in den Sinus sigmoideus und der V. petrosa.

Teilweise Tumorentfernung

Ist der Tumor klein, kann der Operateur von Anfang an versuchen den unteren und oberen Anteil des Tumors zu entwickeln. Bei einem mittelgroßen oder ausgedehnten Tumor ist es besser, mit einer intrakapsulären Entfernung des Tumors zu beginnen, um seine Größe zu reduzieren, ehe man den verkleinerten Tumor entwickelt. Man kon-

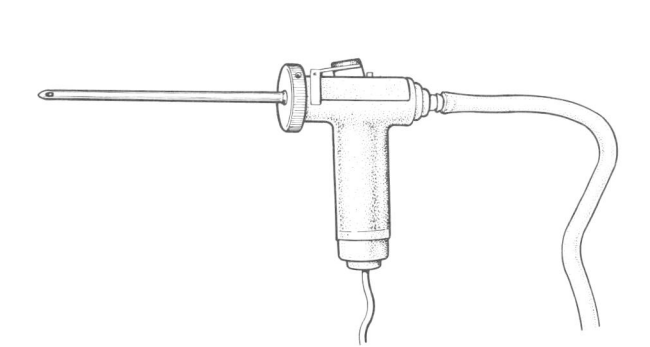

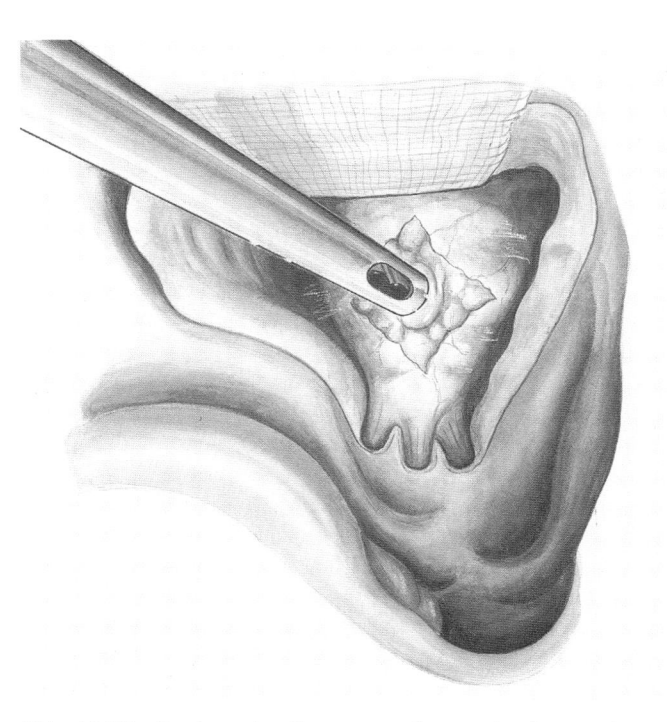

Abb. 12.**34** House-Urban-Dissektor. Das rotierende Blatt zerkleinert das Gewebe. Dies wird gleichzeitig aufgesaugt

Abb. 12.**35** Beginn der Tumorentnahme mit dem rotierenden House-Urban-Dissektor

trolliert als erstes die hintere Oberfläche des Tumors auf Nervenfasern. In seltenen Fällen kann der N. facialis auf der dorsalen Oberfläche des Tumors verlaufen. Hat man festgestellt, daß dort keine Nervenfasern liegen, wird die Tumorkapsel inzidiert (Abb. 12.**33**), und man beginnt mit der intrakapsulären Tumorentfernung mit dem House-Urban-Dissektor (Abb. 12.**34**). Die rotierende Klinge des Dissektors schneidet kleine Gewebsstücke heraus, die durch den Sog in ihn hineingezogen werden. Während der intrakapsulären Tumorentfernung sollte man heftige Bewegungen und Druck auf den Tumor vermeiden, denn dabei kann es zur Dehnung und Verletzung des N. facialis kommen (Abb. 12.**35**).

Tumorisolierung

Ist nun das Tumorinnere weitgehend entleert, setzt man die Darstellung des Tumors nach unten und oben weiter fort. Man verwendet kleine Wattetupfer, um die Tumorkapsel weiter zu entwickeln und umgebende Strukturen von ihr abzuschieben. Eine Verletzung dieser Strukturen vermeidet man am besten durch die Anwendung des gefensterten neurootologischen Saugers. Wenn der Tumor fast gänzlich entleert wurde, senkt sich die Kapsel in das Tumorinnere. Man verfolgt die Oberfläche der Kapsel bis zum Hirnstamm. Wir versuchen, die Hinterfläche des Tumors so weit zu entwickeln, bis man den Hirnstamm sehen kann. In dieser Schicht werden dann vorübergehend Wattestückchen eingelegt.

Nach kaudal versucht man den IX. Hirnnerv zu lokalisieren, den man am besten nahe seinem Austritt medial des Bulbus v. jugularis aufsuchen kann. Bei größeren Tumoren kann der IX. Hirnnerv über die Tumoroberfläche hinweg verlaufen. Dieser Bereich wird dargestellt und der Hirnnerv dann mit Wattetupfern isoliert. Während der Manipulationen am IX. und X. Hirnnerv kommt es oft zu Änderungen der Pulsfrequenz. Treten diese auf, unterbrechen wir die Arbeit an den Nerven und gestatten dem Vegetativum, sich zu erholen.

Oft ziehen große Gefäße um den kaudalen Teil des Tumors herum. Diese müssen von der Tumorkapsel abgeschoben und erhalten werden. Sobald diese untere Tumorpartie bis zum Hirnstamm entwickelt ist, kann man ihn weiter verkleinern und einen Teil der Tumorkapsel entfernen.

Als nächstes wird der kraniale Bereich des Tumors dargestellt. Hier kann man auf die V. petrosa treffen. Sie muß vom Tumor isoliert werden. Der N. facialis liegt für gewöhnlich mehr nach ventral; nicht selten verläuft er aber über die Tumorspitze. Man identifiziert den V. Hirnnerv am medialen oberen Teil des Tumors. Alle diese Strukturen werden von der Tumorkapsel gelöst und mit Wattetupfer aus dem Operationsgebiet gehalten (Abb. 12.**36**; man vergleiche die Tumorgröße mit der in Abb. 12.**33**).

Darstellung des N. facialis

Man legt das laterale Ende des Meatus acusticus internus frei und bestimmt die Verlaufsebene des N. facialis. Während der Knochenabtragung kann man klar die senkrechte Knochenleiste („Bill's Bar") erkennen, die den N. facialis vom N. vestibularis superior trennt. Es wird ein langer feiner Haken lateral dieser Knochenleiste eingeführt, um den N. vestibularis superior zu identifizieren. Der Haken wird vorsichtig nach medial und leicht nach vorn weitergeschoben, bis er über „Bill's Bar" in den Kanal des N. facialis fällt, womit dieser Nerv sicher identifiziert ist. Der Haken wird zurückgezogen, unter den N. vestibularis superior plaziert und nach unten gedreht, so daß man auf diese Weise den N. vestibularis superior aus seinem Kanal ziehen kann (Abb. 12.**37**; man sieht dann den IX. und den V. Hirnnerv in der hinteren Schädelgrube). Zu diesem Zeitpunkt kann man den darunterliegenden N. facialis erkennen und damit ist definitiv die Ebene des N. facialis am lateralen Ende des Meatus acusticus internus festgelegt. Diese Möglichkeit der eindeutigen Identifizierung des Nervs am Ende des inneren Gehörgangs ist einer der Hauptvorzüge des Zugangs über das Labyrinth. Die Aktivität des N. facialis wird routinemäßig intraoperativ überwacht. Der N. vestibularis superior wird über der Crista transversa durchtrennt.

Als nächstes benützt man den Haken zur Entfernung des N. vestibularis inferior und eröffnet die Dura des Meatus acusticus internus an seinem Boden entlang des Tumors. Die Inzision der Dura entlastet den Meatus acusticus internus, so daß der Tumor vorsichtig von hinten vom N. facialis weggezogen werden kann. Man verwendet Rosen-Separator und Haken, um langsam den Operationsbereich zwischen dem N. facialis und dem Tumor darzustellen. Der Tumor wird sacht nach hinten gezogen, um dieses Gebiet freizulegen. Hat man das laterale Ende des N. facialis definitiv identifiziert und vom Tumor separiert, werden alle Tumorreste aus dem Fundus des Meatus acusticus internus entfernt. Der N. cochlearis wird in der Regel mit dem Tumor und dem N. vestibularis entnommen.

Präparation des N. facialis

Meistens ist es verhältnismäßig einfach, den N. facialis innerhalb des Meatus acusticus internus zu präparieren. Beträchtliche Schwierigkeiten entstehen jedoch, wenn man den Porus acusticus erreicht. Adhäsionen an der Tumoroberfläche in Höhe des Porus acusticus machen das Lösen des N. facialis vom Tumor in diesem Gebiet schwierig. Medial dieser Verwachsungen kann man gewöhnlich den N. facialis ohne größere Schwierigkeiten weiter verfolgen. Der Tumor kann bei langstreckigen Verklebungen etwas verlagert werden, um den N. facialis von zentral her nahe am Hirnstamm zu identifizieren. Dann verfolgt man den Verlauf der Nerven von medial nach lateral, bis auch in dieser „schwierigen" Zone Nerv und Tumor separiert sind und man die Entfernung des Tumors am Porus acusticus abschließen kann (Abb. 12.**38**). Die Tumorkapsel wird vom N. facialis gelöst, indem man die Arachnoideaschicht vorsichtig durchtrennt. Während dieser Präparation muß der Operateur vermeiden, den Tumor nach vorn oder medial zu drücken, denn dies würde zu einer Dehnung des N. facialis führen. Es ist besser den Tumor vorsichtig nach hinten und lateral zu ziehen, um eine Zerrung des Nervs zu vermeiden.

Abschluß der Tumorentfernung

Ist der N. facialis vom Tumor bis zum Hirnstamm präpariert, wird die Hauptmasse des Tumors mit dem House-Urban-Dissektor entfernt, so daß nur noch ein kleiner Tumorteil am Hirnstamm zurückbleibt (Abb. 12.**39**). Die Entfernung des Tumorhauptteils ermöglicht eine bessere Sicht in den Tumor-Hirnstamm-Bereich. Die letzte Tumorportion wird unter direkter Sicht vom Hirnstamm abgetragen. Die Adhäsion zwischen Tumor und Hirnstamm sind meist nicht fest, und man kann sie leicht lösen.

Eine Blutung in diesem Bereich läßt sich mit bipolarer Kauterisation kontrollieren. Nur die Gefäße, die tatsächlich in die Tumorkapsel eintreten, werden koaguliert; die anderen werden von der Tumorkapsel abgelöst. Oft begleitet eine kleine Arterie den VIII. Hirnnerv in den Tumor. Eine Blutung aus dieser Arterie kontrolliert man mit einem Clip am Hirnnerv und an der Arterie oder mit bipolarer Kauterisation.

Zugang über das Labyrinth 337

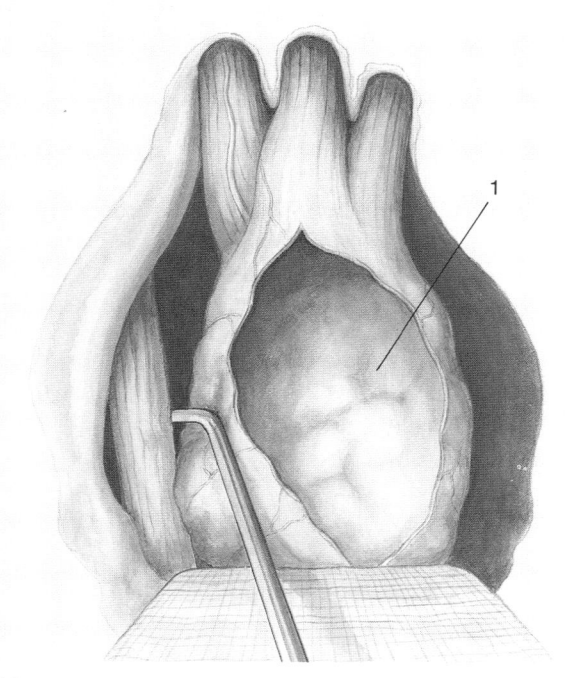

Abb. 12.**36** Der Tumor wurde ausgehöhlt. Nur die Kapsel bleibt stehen
1 restliche Tumorwand

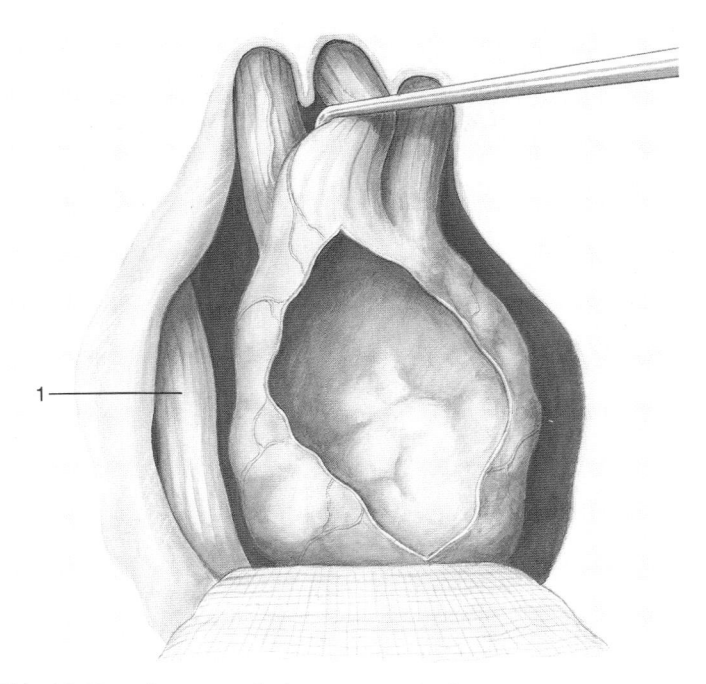

Abb. 12.**37** Die Nn. vestibulares sup. und inf. werden an der Crista transversa durchtrennt. Der N. trigeminus läßt sich in der hinteren Schädelgrube erkennen
1 N. trigeminus

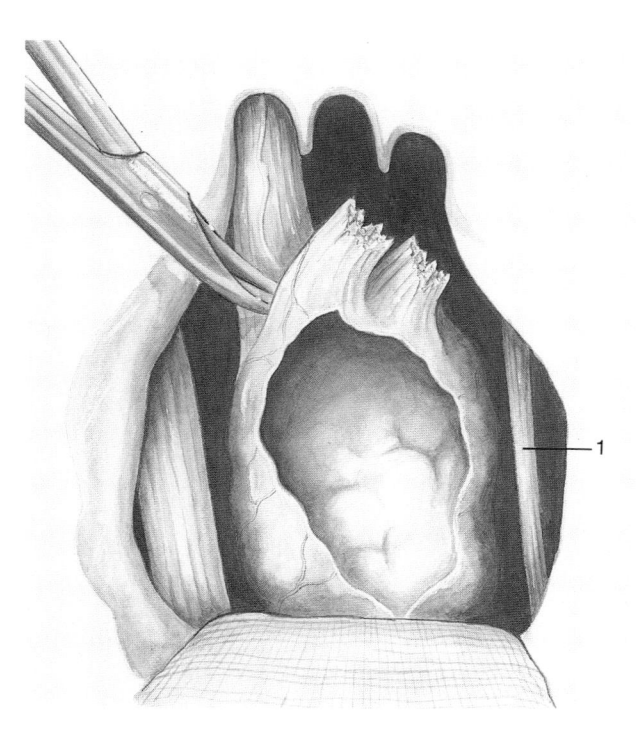

Abb. 12.**38** Die Tumorkapsel wird vorsichtig vom N. facialis unter Durchtrennung von Arachnoidalhüllen abgehoben
1 N. glossopharyngeus

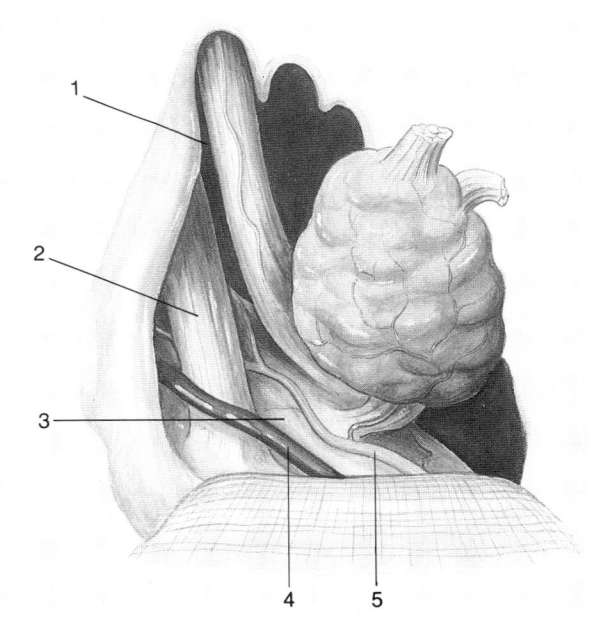

Abb. 12.**39** Die Tumorkapsel wird langsam vom N. facialis separiert
1 Reste der Arachnoidea
2 N. trigeminus
3 Hirnstamm
4 V. petrosa
5 A. cerebelli ant. inf.

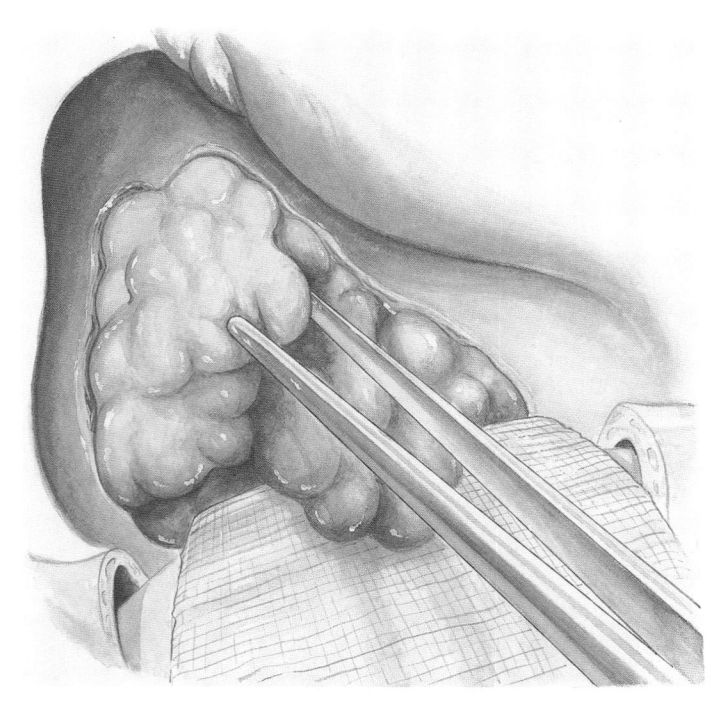

Abb. 12.**40**

Blutstillung und Wundverschluß

Nach der kompletten Tumorentfernung wird die Operationshöhle ausgiebig mit Ringer-Lösung gespült, um jegliches Blutkoagel zu entfernen. Die Wattestückchen werden entnommen, und alle blutenden Gefäße werden mit Clip oder mit der bipolaren Pinzette versorgt. Man muß auf eine vollkommene Blutstillung achten, und dies kann zeitaufwendig und sehr mühevoll sein. Am besten kontrolliert man Blutungen mit Clips oder mit der bipolaren Pinzette, nicht aber mit Surgicel. Größere Mengen von Surgicel sollte man nicht verwenden, da diese Substanz durch Flüssigkeitsabsorption beträchtlich quellen kann und dann Druck auf umliegende Gefäße oder den Hirnstamm ausübt.

Nach Beendigung der Blutstillung wird die Dura vernäht und ein kleines Muskelstück über den verbleibenden Schlitz gelegt. Die Mastoidhöhle wird dann bis zur Oberfläche mit abdominalen Fettstreifen gefüllt (Abb. 12.**40**) und die postaurikuläre Inzision schichtweise vernäht.

Es erfogt eine postoperative Intensivüberwachung.

Modifikationen

Es gibt nur wenige Modifikationen bei dieser von W. House angegebenen Technik. Einige Operateure verwenden einen Ultraschallaspirator, um den Tumor zu verkleinern, andere wiederum benützen den CO_2-Laser für diesen Zweck. Wir haben beide Techniken ausprobiert, ziehen aber den House-Urban-Dissektor oder bei kleineren Tumoren eine Verkleinerung mit großer Kugelzange vor.

Die intraoperative Überwachung der Aktivität des N. facialis bedeutet einen wesentlichen Fortschritt bei dieser Operation.

Chirurgische Anhaltspunkte und Gefahren

Der Sinus sigmoideus kann innerhalb des Os temporale variabel lokalisiert sein. Ein ungewöhnliches Problem beim Zugang über das Labyrinth kann das unbeabsichtigte Einreißen des Sinus sigmoideus oder des Bulbus der V. jugularis darstellen. In den meisten Fällen läßt sich diese Blutung mit einer straffen Surgiceltamponade kontrollieren. Man muß sich aber davor hüten, Surgicel in das Lumen des Sinus zu packen, da ein Teil davon als Embolus in die Lunge gelangen kann. Die Luftembolie ist kein Risiko, da der Patient auf dem Rücken liegt. Der Blutverlust kann jedoch beträchtlich sein.

Blutet es trotz sorgfältiger Applikation von Surgicel weiter (dies erfolgt meist dann, wenn der Einriß im Sinus groß ist), kann es notwendig werden, die Blutungen zusätzlich durch extradurale Surgicellagen im Sinus-Dura-Winkel und durch Unterbindung der V. jugularis interna am Hals unter Kontrolle zu bringen. Die Unterbindung dieser Vene verhütet die Embolie durch Surgicel. Es kann jedoch noch weiter aus dem Sinus petrosus inferior bluten. Diesen Bereich darf man nicht zu fest komprimieren, sonst kann es zu einer Parese der IX., X. und XI. Hirnnerven kommen.

Die senkrechte Knochenleiste („Bill's Bar"), die den N. vestibularis superior vom N. facialis trennt, ist ein kritischer Punkt beim Zugang über das Labyrinth. Man sollte diese Leiste identifizieren, um den N. facialis sicher zu erkennen und mit dem Abheben des N. vestibularis superior und des Tumors beginnen zu können.

Regeln, Tips und Gefahren

- Ein häufiger Fehler ist eine ungenügende Knochenentfernung im Bereich der mittleren und hinteren Schädelgrube, so daß der Überblick zu klein wird. Man sollte eine großzügige Mastoidektomie durchführen, um ausreichend Raum in den tieferen Teilen des Os temporale zu haben.
- Gelingt es nicht, „Bill's Bar" am lateralen Ende des Meatus acusticus internus zu identifizieren, so kann es zu Konfusion über die Lage des N. facialis und zu einer Verletzung dieses Nervs kommen. Am besten identifiziert man eindeutig den N. facialis an seiner normalen Stelle am Fundus des Meatus acusticus internus.
- Eine ungenügende Abtragung des oberen Randes des inneren Gehörgangs verdeckt den N. facialis im Bereich des Porus acusticus. Man muß zwei Drittel des Umfangs des Randes des Meatus acusticus internus entfernen, damit der N. facialis am Porus ausreichend frei liegt.
- Eine äußerst sorgfältige scharfe Trennung des Tumors vom N. facialis ist notwendig, damit man eine Verletzung dieses Nervs vermeidet. Besonders wichtig ist es, keinen von lateral nach medial wirkenden Zug auf den

N. facialis auszuüben, da dieser gegenüber einer Dehnung am Boden des Meatus acusticus internus sehr empfindlich ist. Im Bereich des Porus acusticus hängt der Nerv immer fest am Tumor. Manchmal ist es besser, den N. facialis von zentral her zu identifizieren und dann von medial nach lateral zu präparieren, um im Bereich des Porus acusticus den Tumor vom Nerv abzuheben.
- Die Blutstillung muß mit Sorgfalt durchgeführt werden, um ein postoperatives Hämatom zu vermeiden.

Postoperative Versorgung

Der Patient wird für 36 Stunden in der Intensivstation überwacht. Corticosteroide oder Antibiotika werden nicht routinemäßig eingesetzt. Bei einigen Patienten mit sehr großen Tumoren, die Symptome einer Kleinhirnschwellung aufweisen, geben wir Steroide. Der Mastoidverband bleibt vier Tage liegen, und man instruiert den Patienten, während der frühen postoperativen Phase nichts zu heben oder sich anderweitig anzustrengen.

Komplikationen und deren Behandlung

Obwohl selten, ist die häufigste frühe postoperative Komplikation ein Hämatom am Kleinhirnbrückenwinkel. Dies manifestiert sich mit den Zeichen einer Druckerhöhung im Kleinhirnbrückenwinkel. Man behandelt es noch in der Intensivstation durch sofortige Wundöffnung und Entfernung des Fettgewebes. Ein weiterer Vorteil des Zugangs über das Labyrinth ist, daß der Kleinhirnbrückenwinkel bei dieser ungewöhnlichen Komplikation rasch entlastet werden kann. Dann bringt man den Patienten in den Operationssaal, wo eine vollständige Blutstillung durchgeführt und die Wunde erneut mit abdominellem Fettgewebe verschlossen wird.

Eine Meningitis ist eine ungewöhnliche Komplikation, und man behandelt sie wie üblich mit den entsprechenden Antibiotika nach Kultur und Identifikation des Erregers. Kommt es zu einer Fazialisschwäche, sollte ein Ophthalmologe zugezogen werden. Zuerst wendet man konservative Maßnahmen wie künstliche Tränenflüssigkeit, feuchte Kammer und weiche Kontaktlinsen an. Gelingt es damit nicht, die Hornhaut ausreichend zu schützen, wird eine Lidfeder eingesetzt. Dieser Eingriff wird meist dann nötig, wenn gleichzeitig eine Parese des V. Hirnnervs mit Hornhautanästhesie besteht. Der durchschnittliche Klinikaufenthalt beträgt 7–8 Tage. Man rät dem Patienten, für etwa 3 Wochen nichts Schweres zu heben und sich nicht besonders anzustrengen.

Alternative Techniken

Wie schon vorher erwähnt, sind der Zugang über die mittlere Schädelgrube und der retrosigmoidale Zugang Alternativen zur translabyrinthären Entfernung von Akustikustumoren.

Zusammenfassung

Der Zugang über das Labyrinth ist die Methode der Wahl bei der Entfernung von Akustikustumoren jeder Größe, wenn kein Hörvermögen mehr besteht.

Literatur

Brackmann, D. E.: Fenestrated suction for neuro-otologic surgery, Trans Amer. Acad. Ophthalmol. Otolaryngol. 84 (1977) 975

Brackmann, D. E., et al: Acoustic neuromas: middle fossa and translabyrinthine removal. In Rand, R. W.: Microneurosurgery. Mosby, St. Louis 1985 (pp. 311–334)

Brackmann, D. E., W. E. Hitselberger, J. V. Robinson: Facial nerve repair in cerebellopontine angle surgery. Ann. Otol. Rhinol. Laryngol. 87 (1978) 722–7

Brackmann, D. E., J. R. III. House, W. E. Hitselberger: Technical modifications to the middle fossa craniotomy approach in removal of acoustic neuromas. Amer. J. Otol. 15 (1994) 614–9

House, W. F., C. M. Leutje: Acoustic Tumors Vol. II: Management. University Park Press, Baltimore 1979

Shelton, C., D. E. Brackmann, W. F. House, W. E. Hitselberger: Middle fossa acoustic tumor surgery: Results in 106 cases. Laryngoscope 99 (1989) 405–8

13 Grundzüge neurochirurgischer Eingriffe im Kopfbereich

Frank Marguth † und Vladimir Olteanu-Nerbe

Der Beitrag ist ausgerichtet auf die engen „nachbarschaftlichen" Beziehungen zwischen Hals-Nasen-Ohren-Heilkunde und Neurochirurgie. Er soll als Ratgeber dienen, wenn der Oto-Rhino-Chirurg in neurochirurgisches Fachgebiet gerät und soll über Eingriffe im Randgebiet zwischen den Fächern informieren. So entstand ein Abriß der operativen Zugänge zum Schädelinneren sowie einiger spezieller Operationsverfahren, die von besonderem Interesse für den im Kopfbereich tätigen Arzt sein dürften.

Allgemeine Gesichtspunkte

Instrumentarium

Die moderne Neurochirurgie ist durch den Einsatz des Operationsmikroskops geprägt. Starke Vergrößerung feinster Strukturen, stereoskopisches Sehen und gute Ausleuchtung in der Tiefe stellen die Hauptvorteile des Mikroskops dar. Unter einer großen Anzahl von Mikroskopen, die auf dem Markt angeboten werden, haben sich in der Neurochirurgie die Geräte besonders bewährt, die durch den Einbau elektromagnetischer Bremsen in den verschiedenen Gelenken des Stativs sehr flexibel sind (Fa. Contraves). Zusätzlich besteht die Möglichkeit, während der Operation durch Betätigung eines Mundschalters mit dem Kopf allein Feineinstellungen in der Axial- und Horizontalachse vorzunehmen, eine Eigenschaft, die sich besonders bei langdauernden Operationen als sehr vorteilhaft erweist.

Die Fixierung des Kopfes erfolgt durch den Einsatz des Mayfield-Kopfhalters. Dank eines Dreipunkt-Fixierungssystems und mehrerer Gelenke der Kopfstütze ist eine Immobilisierung des Kopfes in nahezu jeder beliebigen Lage ohne Gefahr einer Druckschädigung der Weichteile (Haut, Ohr, Augen) möglich.

Die für das mikrochirurgische Vorgehen entwickelten Instrumente erlauben ein Präparieren in der Tiefe auf kleinstem Raum. Zu den Pinzetten, Scheren und Häkchen verschiedener Längen und Formen gehören auch die Selbsthaltespatel, welche die menschliche Hand ersetzen.

Für die Blutstillung wird ausschließlich die bipolare Koagulation verwendet. Das Design und die verschiedenen Formen der bipolaren Pinzetten entsprechen im wesentlichen dem der Mikropinzetten, so daß diese zur Zeitersparnis auch zum Präparieren feinster Strukturen benützt werden können.

Als Ergänzung zum Trepan werden in zunehmendem Maße für die Zugänge zur Schädelbasis Mikrobohrer eingesetzt. Diese ermöglichen ein äußerst präzises und gleichzeitig gewebeschonendes Vorgehen.

Zusätzlich zum gängigen Instrumentarium können zur schonenderen Entfernung bestimmter Tumoren auch weitere Behelfsmittel, wie z. B. der Ultraschallzertrümmerer und die Laserstrahlen, eingesetzt werden. Diese Geräte sind jedoch kein Ersatz für eine präzise mikrochirurgische Technik.

Operationsvorbereitung

Patienten mit intrakraniellen raumfordernden Prozessen werden zur Bekämpfung des Hirnödems mit Steroiden vorbehandelt. Die Blutgruppe wird bestimmt und Kreuzblut bereitgestellt.

Das Operationsfeld im Bereich des Haupthaares wird rasiert und gewaschen, die Augenbrauen werden nie rasiert, da dies lange Zeit kosmetisch entstellt.

Zwei große Zugänge, ein peripherer und ein zentraler werden vorbereitet, um auf einen größeren Blutverlust vorbereitet zu sein.

Nach Einleitung der Allgemeinnarkose schützt man die Augen durch Einbringen einer milden Augensalbe und einer Kompresse über die geschlossenen Lider.

Der Kopf wird grundsätzlich mit der Mayfield-Stütze fixiert. Bei seitlicher Lagerung werden Kissen zwischen die Beine gelegt, die Gegend des N. peroneus communis im Bereich des Fibulaköpfchens wird gepolstert. Bei Bauchlagerung des Patienten werden Schultern und Becken durch von den Seiten eingebrachte Unterlagen gestützt und angehoben, um Raum für die Atemexkursionen zu schaffen. Jeder Druck auf die Jugularvenen ist zu vermeiden, da hierdurch der intrakranielle Druck erhöht wird.

Bei Eingriffen im Bereich der hinteren Schädelgrube bietet die sitzende Position des Patienten Vorteile: der Einblick ist besser und der Blutverlust wegen des gesenkten Venendrucks geringer. Nachteile dieser Lagerung sind die Gefahr einer Luftembolie sowie die Entwicklung einer subduralen Blutung im supratentoriellen Raum infolge einer raschen intrakraniellen Druckentlastung.

Nach Anzeichnen des Hautlappens, der wegen der von der Basis nach kranial ziehenden Gefäßversorgung breit zur Basis gestielt werden soll, erfolgt die Injektion eines Lokalanästhetikums oder physiologischer Kochsalzlösung unter die Kopfhaut. Dies trägt durch den komprimierenden Effekt zur Blutstillung bei; günstiger ist die Wirkung bei Zusatz von Oktapressin.

Operationstechnik

Kraniotomie

Supratentorielle osteoplastische Trepanation

Einseitig frontale oder bifrontale Lappenbildungen erfolgen aus kosmetischen Gründen immer im Bereich der behaarten Kopfhaut (Abb. 13.**1** und Abb. 13.**2**). Dabei ist bei der Freipräparierung und beim Aufklappen des Hautlappens besondere Vorsicht angebracht, um eine Verletzung des Nervus-facialis-Stirnastes zu vermeiden. Beim Aussägen des Knochendeckels im Bereich der Stirn muß auf die Stirnhöhle geachtet werden; wenn sich eine Öffnung des Sinus frontalis nicht vermeiden läßt, muß die Höhle nach Entfernung der Schleimhaut sorgfältig gegen den Schädelinnenraum mit Muskel, Periost oder Faszie abgedeckt werden. Bei temporaler und parietaler Trepanation (Abb. 13.**3** und Abb. 13.**4**) ist die Bildung eines Haut-Knochen-Lappens üblich. Beim Okzipitallappen (Abb. 13.**5**) wird der Knochendeckel nach Umschlagen des Hautlappens temporär entfernt. Abb. 13.**6** zeigt die Schnittführung zur Anlage eines frontotemporalen Lappens. Während der Hautinzision werden die Wundränder manuell komprimiert, bis die Klemmen zur Blutstillung angelegt sind (Abb. 13.**7**).

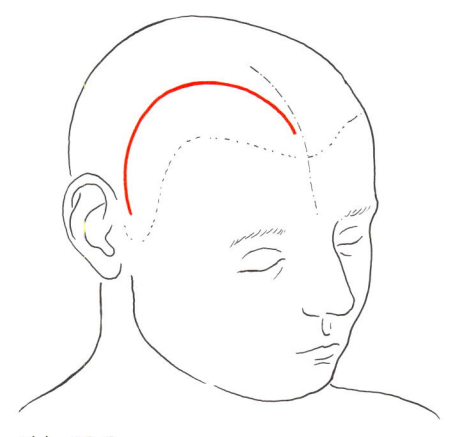

Abb. 13.**1**

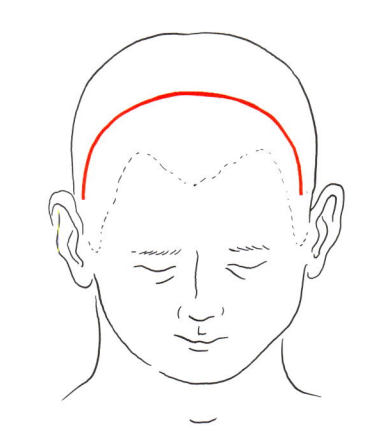

Abb. 13.**2**

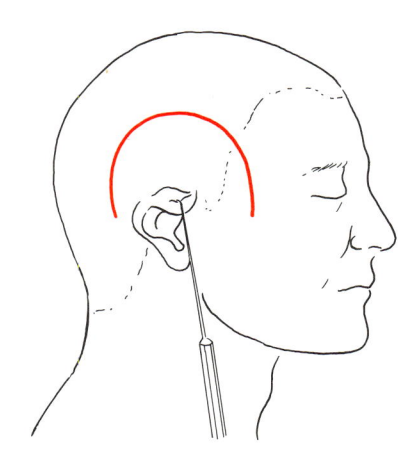

Abb. 13.**3**

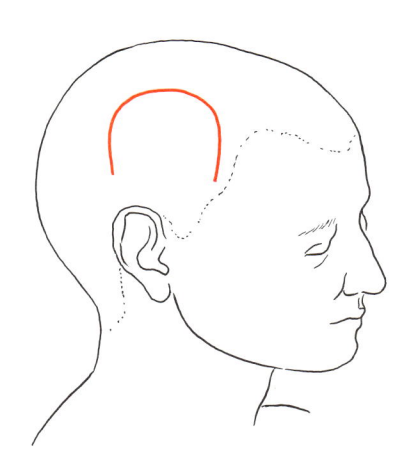

Grundzüge neurochirurgischer Eingriffe im Kopfbereich 343

Abb. 13.**4**

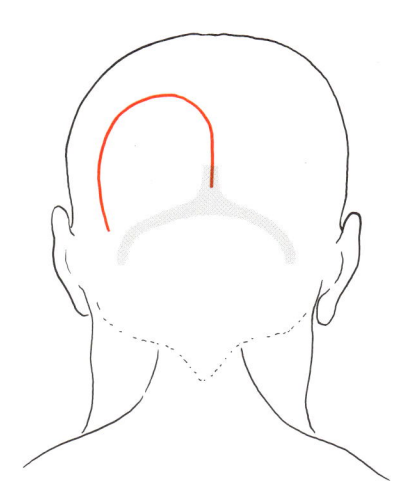

Abb. 13.**5**

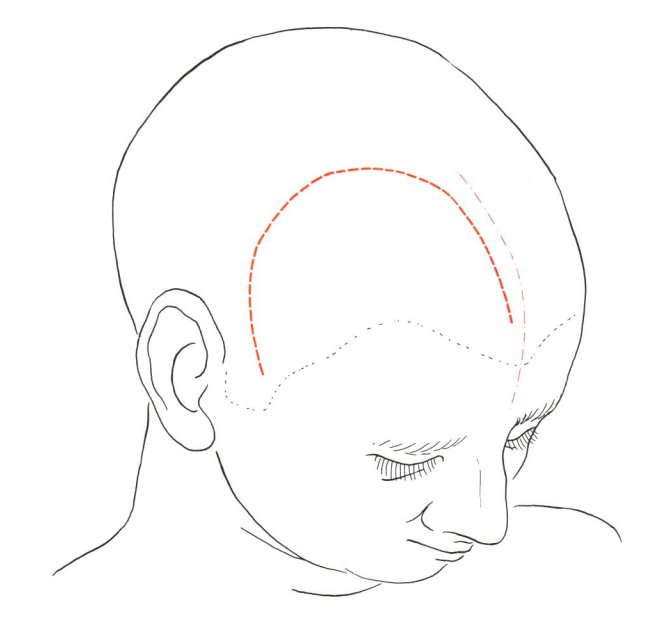

Abb. 13.**6**

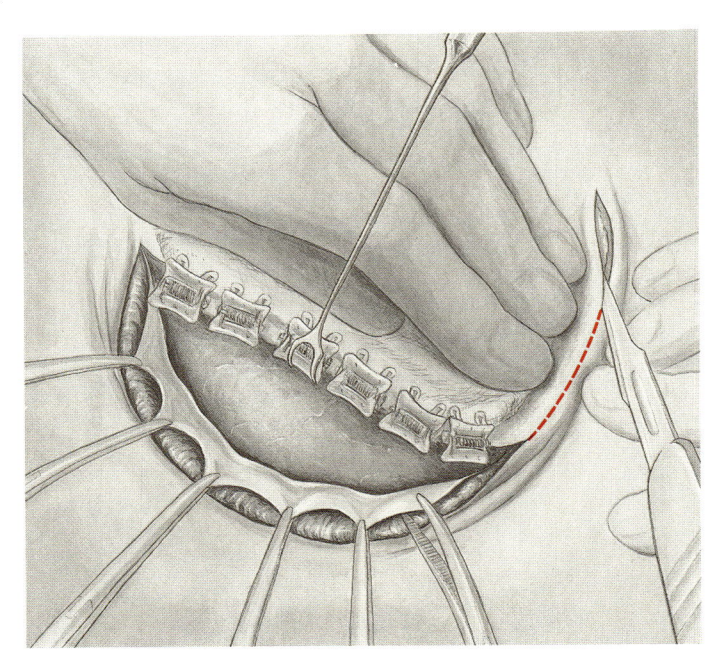

Abb. 13.**7**

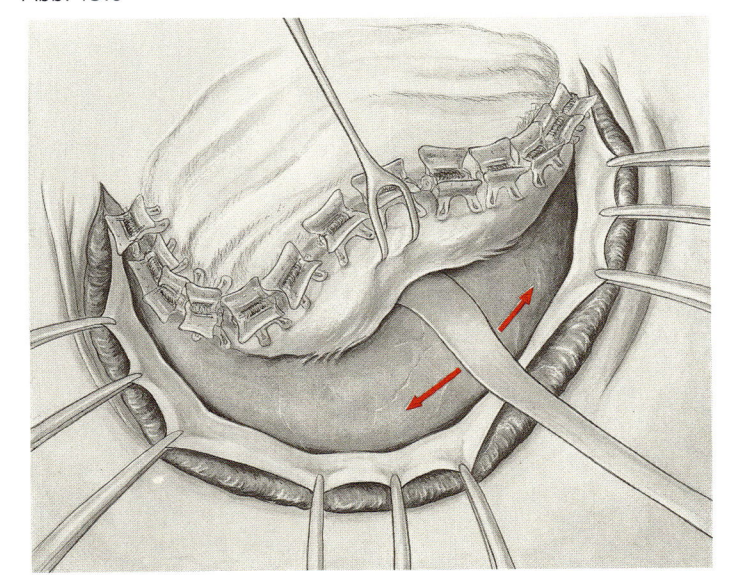

Abb. 13.**8**

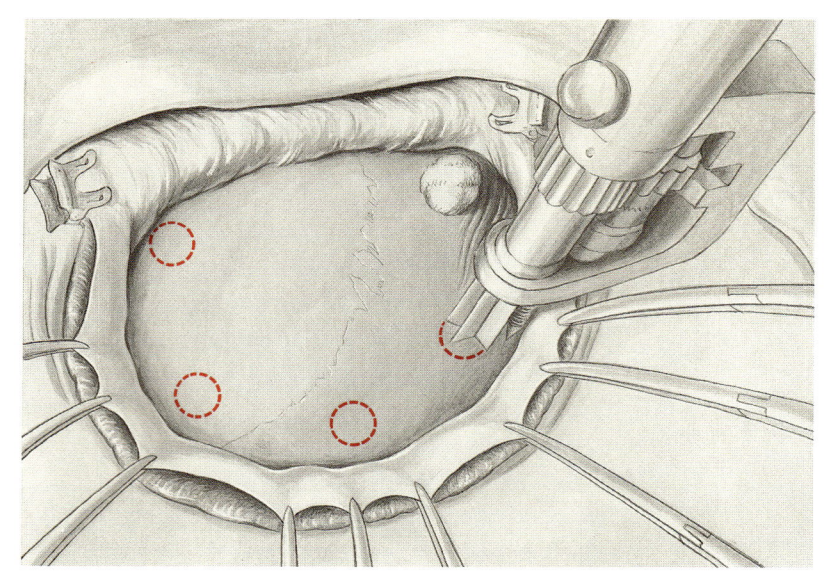

344 Grundzüge neurochirurgischer Eingriffe im Kopfbereich

Abb. 13.**9**

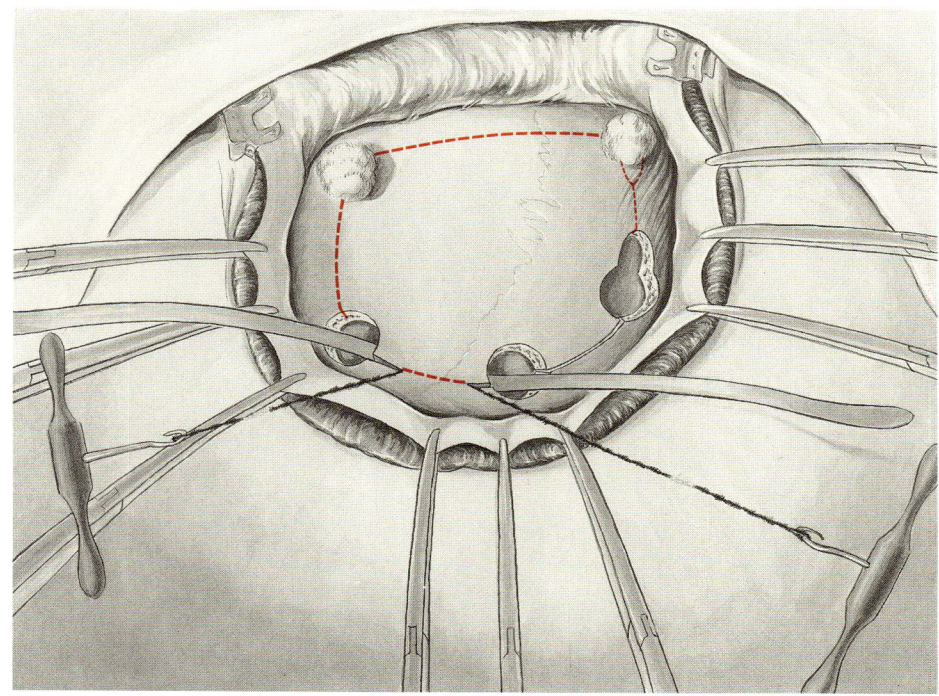

Abb. 13.**10**

Hierfür setzt man die Stille-Klemmen an die Galea und Klammern auf den Rand des Hautlappens. Bei frontalen und temporalen Eingriffen wird die A. temporalis superficialis durch Ligatur versorgt. Bei frontalen und okzipitalen Trepanationen werden Haut und Galea vom Periost abpräpariert (Abb. 13.**8**). Mit dem Trepan legt man nun in gleichmäßigen Abständen Bohrlöcher an (Abb. 13.**9**). Die Abb. 13.**10** zeigt, wie mit der Gigli-Säge ein Knochendeckel ausgesägt wird. Dabei bearbeitet man die Strecken über der A. meningea media und in der Nähe der Sinus durae matris zuletzt so, daß der Knochendeckel bei Auftreten von Blutungen schnell gehoben und das Gefäß versorgt werden kann. Bei frontal und temporal gestielten Lappen wird der Knochendeckel basal mit der Luer-Knochenzange osteoklastisch markiert und dann herausgebrochen (Abb. 13.**11**).

Der ausgesägte Knochendeckel bleibt am M. temporalis gestielt und wird nach außen umgeschlagen (Abb. 13.**12**). Dabei löst man vor der osteoklastischen Erweiterung der Trepanation an der Basis den Temporalmuskel von seiner knöchernen Unterlage ab. Blutungen aus dem Knochen werden durch Einstreichen von sterilem Knochenwachs gestillt (Abb. 13.**13**).

Für die Dauer der Operation wird der Knochendeckel in feuchte Gaze eingepackt. Nach temporal zu kann die Kra-

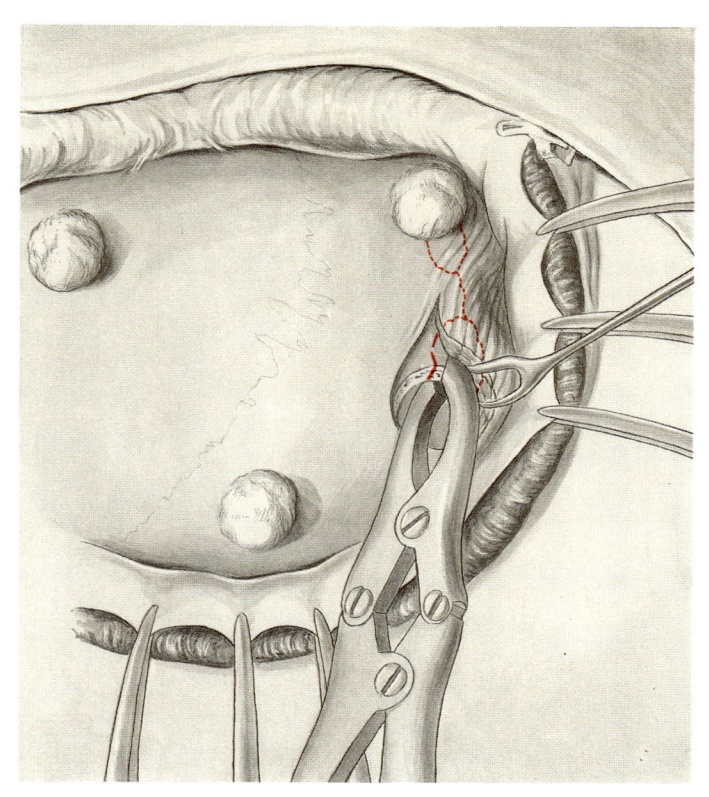

Grundzüge neurochirurgischer Eingriffe im Kopfbereich 345

Abb. 13.**11**

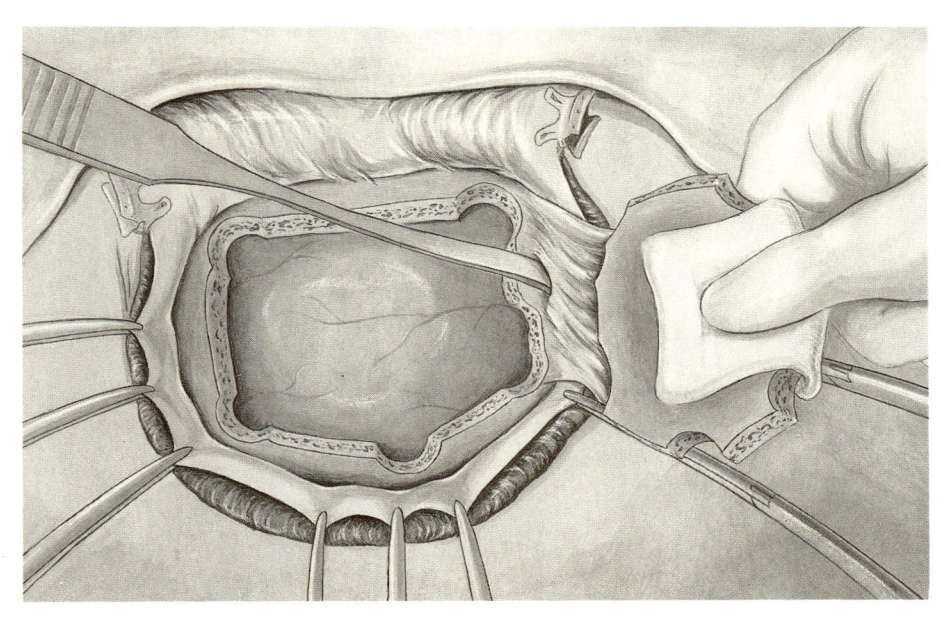

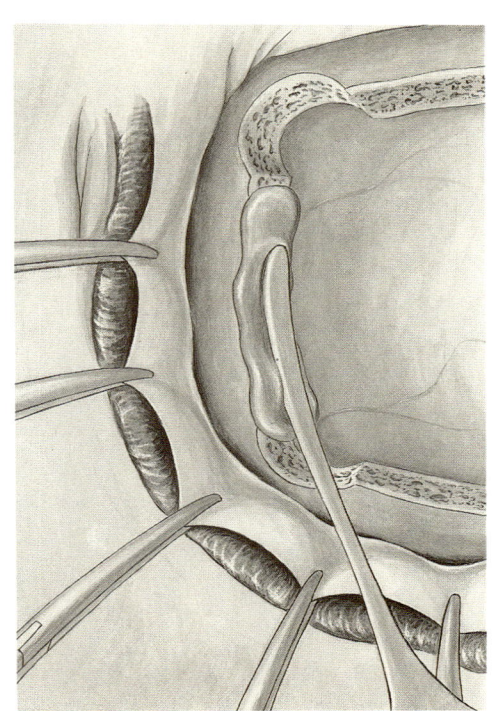

Abb. 13.**12**

Abb. 13.**13**

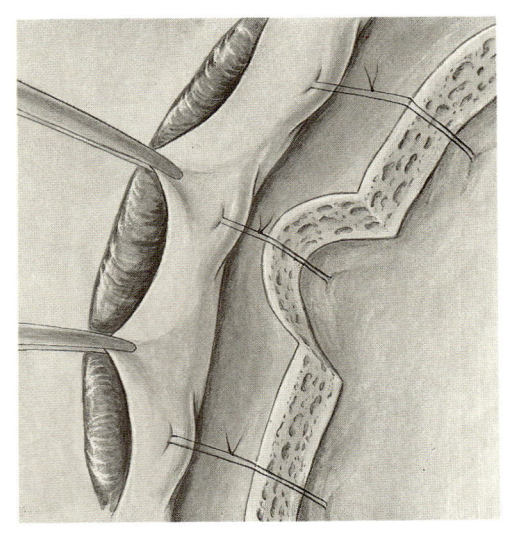

Abb. 13.**14**

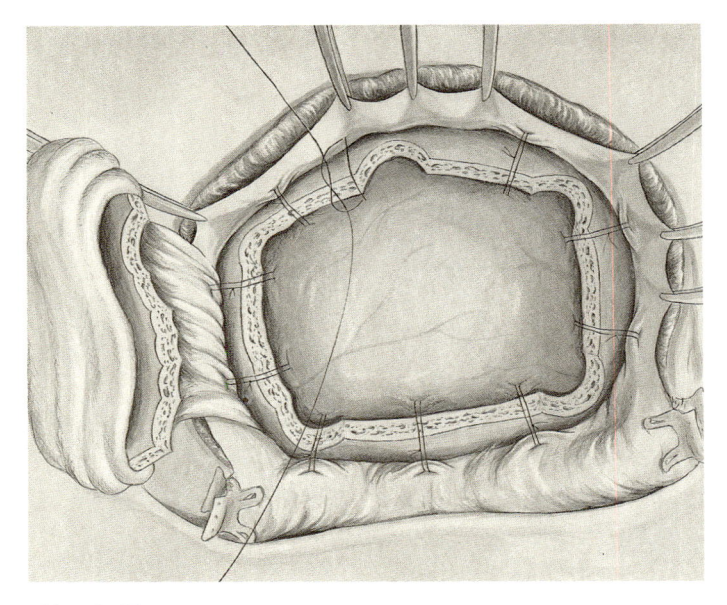

Abb. 13.**15**

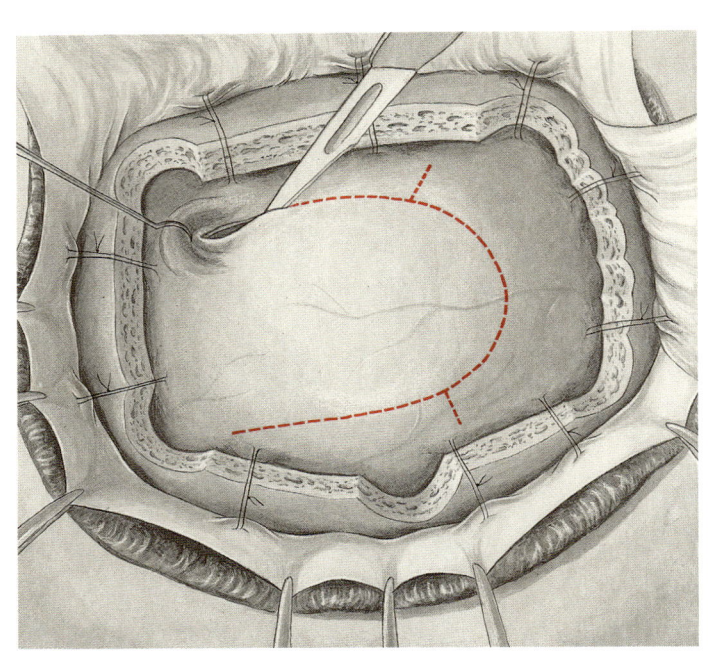

Abb. 13.**16**

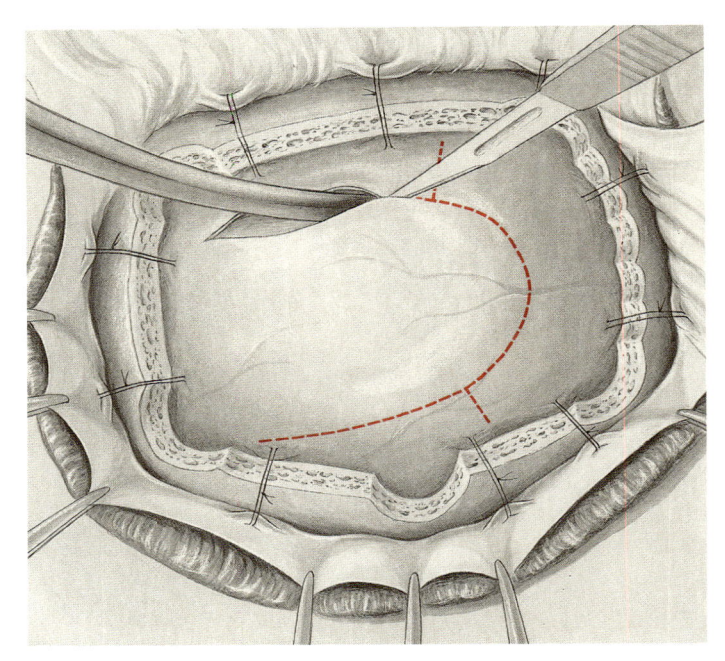

Abb. 13.**17**

niotomie zur Entlastung osteoklastisch erweitert werden. Vor ihrer Eröffnung wird die Dura allseitig sorgfältig am Knochenrand bzw. an das Galea-Periost-Gewebe mit Einzelnähten hochgenäht. Abb. 13.**14** und Abb. 13.**15** zeigen derartige Hochnähte. Dadurch werden Blutungen aus der Dura zum Stehen gebracht und die Ausdehnung epiduraler Nachblutungen über den Trepanationsbereich hinaus vermieden. Haut- und Knochenrand werden mit feuchter Gaze abgedeckt. Dann wird die Dura mit einem Häkchen angehoben und mit einem Skalpell inzidiert (Abb. 13.**16**). Die Öffnung wird mit Skalpell oder Schere erweitert, wobei das darunterliegende Hirngewebe durch eine Rinne oder einen Spatel zu schützen ist (Abb. 13.**17**). Gestielt wird die Dura immer in Richtung auf den Sinus. Kleine Blutungen aus dem Duraschnittrand, die man u. U. erst bei tropfenweiser Spülung mit klarer Flüssigkeit erkennt, werden bipolar koaguliert. Brückenvenen, die vom Hirn zu den Sinus durae matris ziehen, sollen nach Möglichkeit erhalten werden. Blutungen aus Pacchioni-Granulationen oder dem Sinus können in der Regel durch Auflegen von Streifen eines Gelatineschwammes oder vorübergehender Kompression gestillt werden. Unter Umständen muß der Schwamm auf den blutenden Sinus aufgesteppt werden. Aus Abb. 13.**18** und Abb. 13.**19** ist zu entnehmen, wie eine Verletzung der Wand des Sinus sagittalis durch Vernähen mit einem Stück Muskelgewebe oder Gelatineschwamm

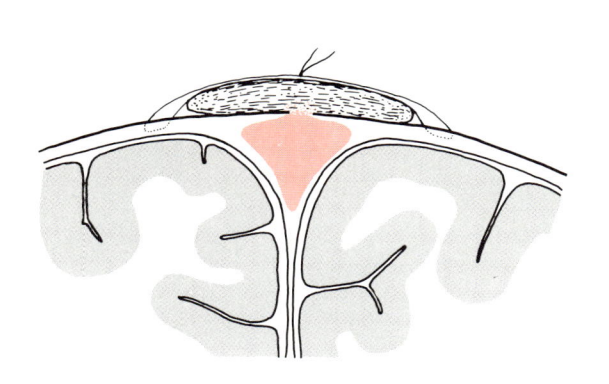

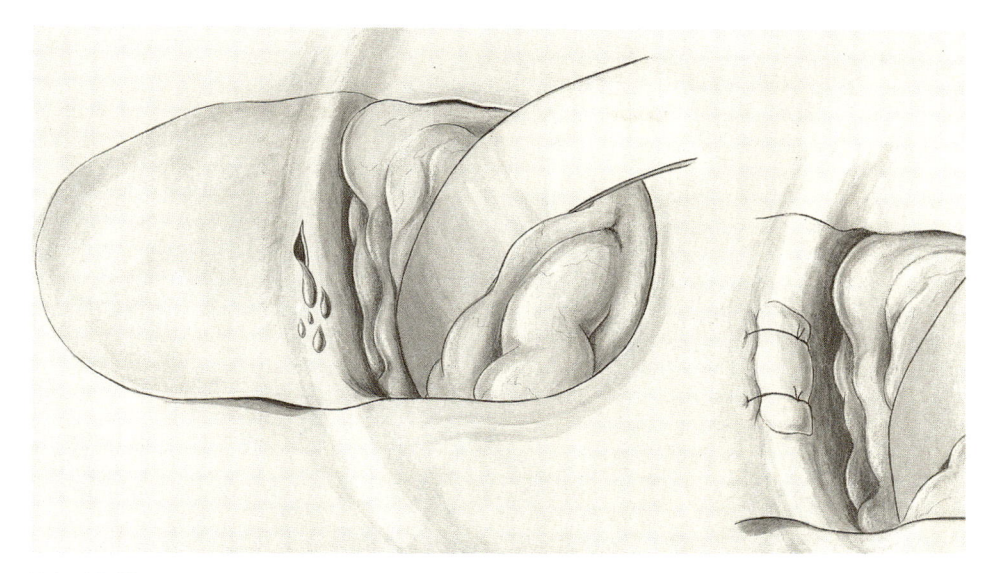

Grundzüge neurochirurgischer Eingriffe im Kopfbereich 347

Abb. 13.**18**

Abb. 13.**19**

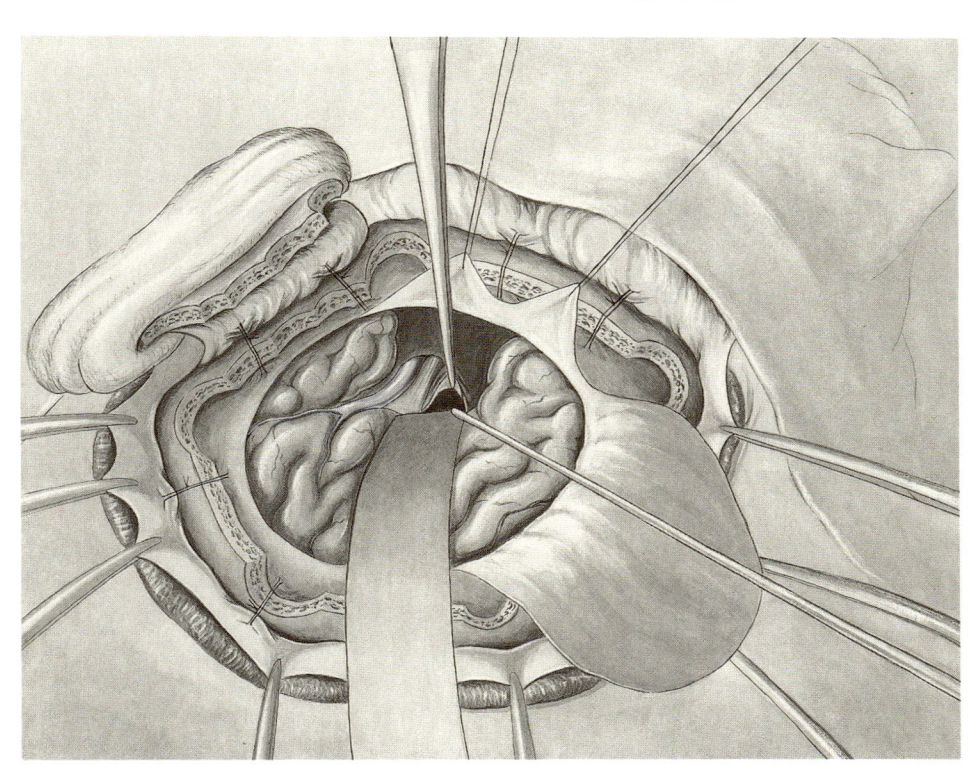

Abb. 13.**20**

versorgt wird. Selten sind Sinusblutungen so stark, daß eine Umstechung des Blutleiters notwendig wird. Der Sinus sagittalis superior kann im vorderen Drittel ohne nachteilige Folgen unterbrochen werden, weiter nach okzipital durchgeführte Unterbindungen führen jedoch in der Regel infolge der Abflußbehinderung zu schweren neurologischen Ausfällen. Extrazerebrale Prozesse werden durch Retraktion des Hirns mit Selbsthaltespateln dargestellt. Preßwatte oder Gelitaschwämmchen zwischen Spatel und Hirn schützen vor Verletzungen des Hirns. In Abb. 13.**20** ist eine linksseitige frontale Trepanation dargestellt. Nach Eröffnung der Dura wird subfrontal vorgegangen und Liquor aus den eröffneten Basalzisternen abgesaugt. In der eröffneten Zisterne erkennt man den linken N. opticus und lateral davon die linke A. carotis interna. Durch das Absaugen von Liquor aus den basalen Zisternen oder Ablassen von Liquor über eine lumbal angelegte Drainage kann Raum für die Darstellung pathologischer Prozesse gewonnen werden. Auch durch dehydrierende Maßnahmen mit hypertonen Lösungen kann die Darstellung intrakranieller extrazerebraler Prozesse erleichtert werden. In der Tiefe des Hirns liegende raumfordernde Prozesse können an der

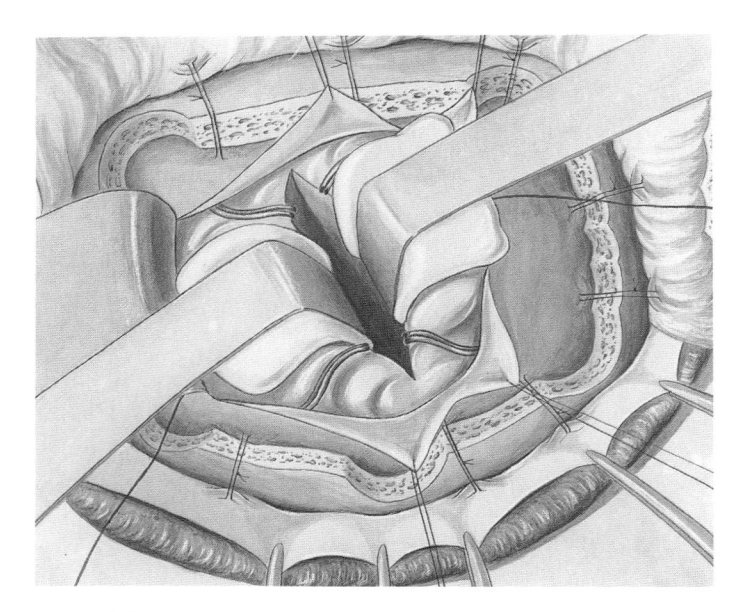

Abb. 13.**21**

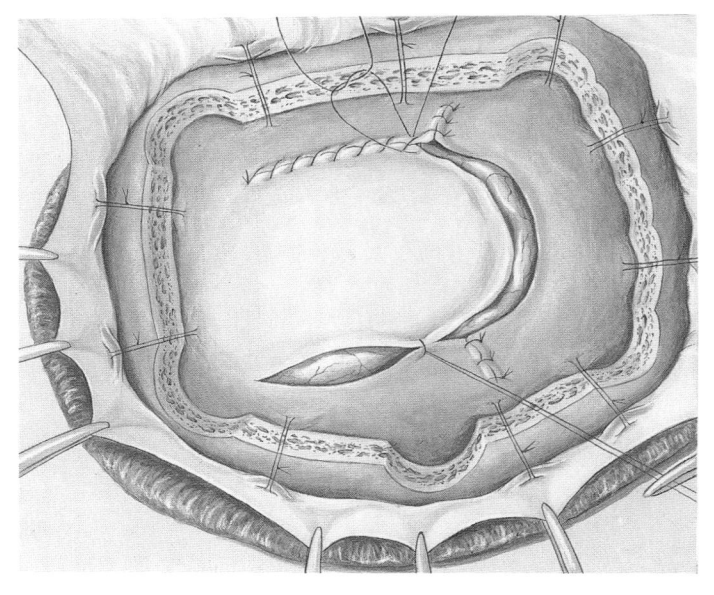

Abb. 13.**22**

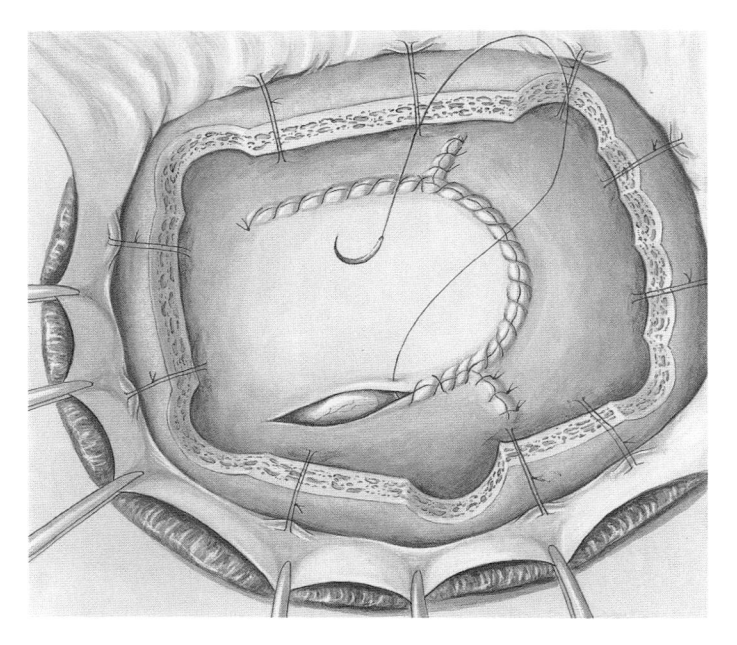

Abb. 13.**23**

Verbreitung der darüberliegenden Gyri sowie durch Palpation der Hirnrinde mit dem befeuchteten Finger lokalisiert werden. Kleine Prozesse, die nicht tastbar sind, können intraoperativ mit Ultraschallsonden oder präoperativ durch stereotaktische Kathetermarkierungen geortet werden.

Der Zugang zur Tumorentfernung wird in der Regel direkt über der Geschwulst unter Schonung größerer Gefäße mit bipolarer, das umliegende Gewebe schonender Koagulation durchgeführt. Zur Schonung der Hirnrinde wird zuerst die Arachnoidea entlang einer Hirnwindung gespalten und dann nach Einsetzen von sehr feinen Selbsthaltespateln in den Arachnoidalraum bis zum raumfordernden Prozeß, praktisch extrazerebral, eingedrungen. Die Hirnrinde in der Nachbarschaft des Zugangs wird durch Auslegen von Hirnwatte geschützt. Wenn kortikale Gefäße unterbrochen werden müssen, werden sie vor der Durchtrennung bipolar koaguliert. Das weitere Vorgehen im Mark erfolgt dann entsprechend Abb. 13.**21** stumpf mit Hilfe von Hirnspateln, die das Mark auseinanderdrängen. Blutungen im Mark werden durch Koagulation gestillt. Feuchte Hirnwatte unter den Spateln komprimiert kapilläre Blutungen und erleichtert die Demarkierung des Gewebes bei Retraktionen. In der Tiefe angewandte Preßwatte ist mit Fäden versehen, die über die Inzision herausgeführt werden. Durch Einträufeln von auf 37 °C aufgewärmte Spülflüssigkeit in die Wundhöhle können Blutungsquellen erkannt werden. Wenn der Ventrikel bei der Operation eröffnet wird, muß die Perforationsstelle für die Zeit des Eingriffs mit Watte abgedeckt werden, wodurch das Eindringen von Blut in das Ventrikelsystem mit der Gefahr eines Verschlußhydrozephalus vermieden wird. Wenn der intrazerebrale Eingriff abgeschlossen ist und alle blutenden Stellen sorgfältig versorgt sind, erfolgt der wasserdichte Verschluß der Dura (Abb. 13.**22** und Abb. 13.**23**).

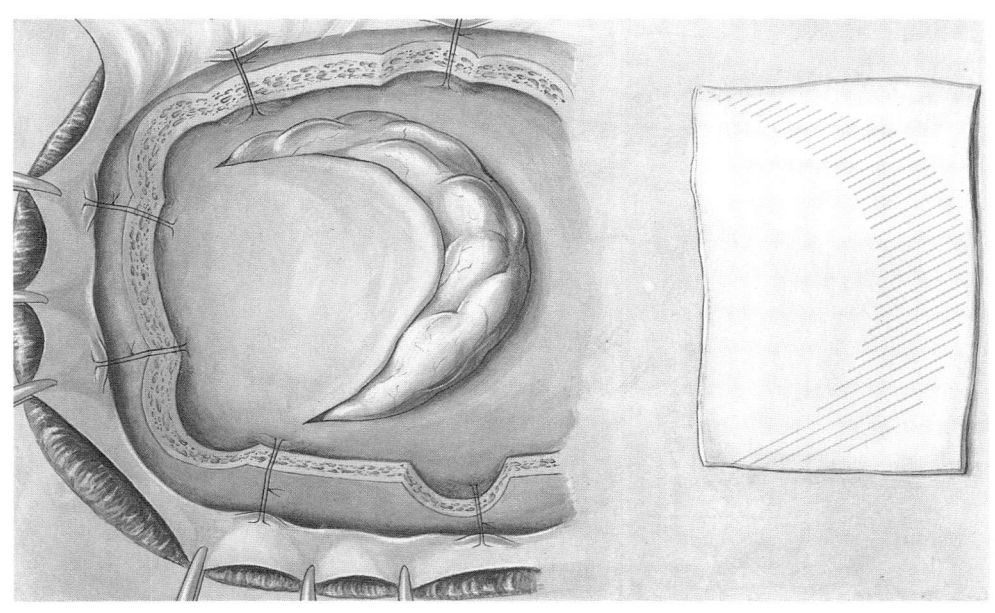

Abb. 13.**24**

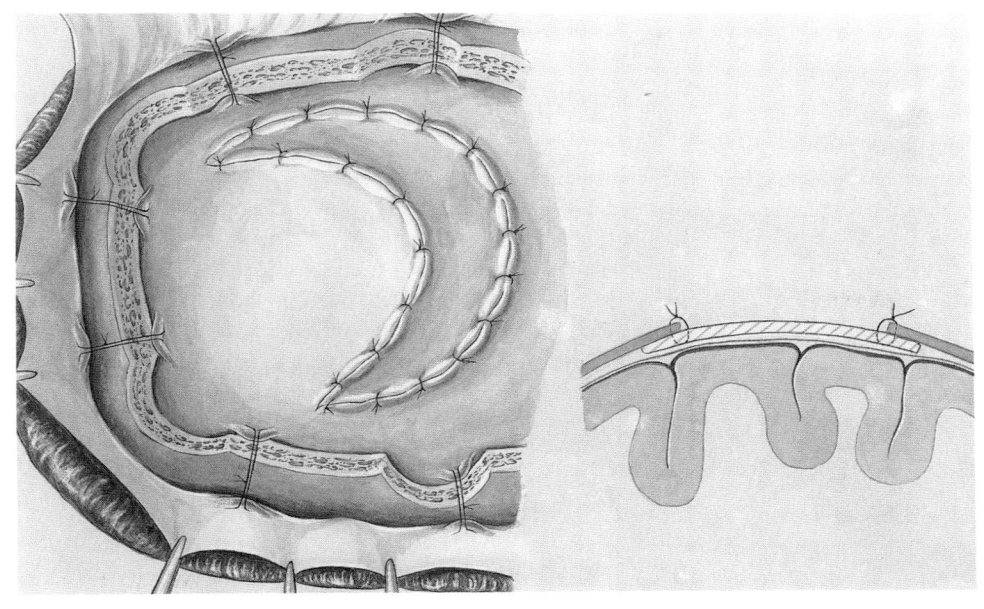

Abb. 13.**25**

Nach Exzision krankhaft veränderter Duraanteile, nach Einreißen einer sehr dünnen Dura oder wenn eine Entlastung durch Erweiterung des intraduralen Raumes notwendig wird, wird der entstandene Duradefekt mit Periost, Fascia lata, lyophylisierter Dura oder in seltenen Fällen mit lyophylisiertem Pferdeperikard rekonstruiert. Das Prinzip einer solchen Duraplastik geht aus den Abb. 13.**24** und Abb. 13.**25** hervor. Der lückenlose Duraverschluß ist zur Vorbeugung von Liquorfisteln wichtig.

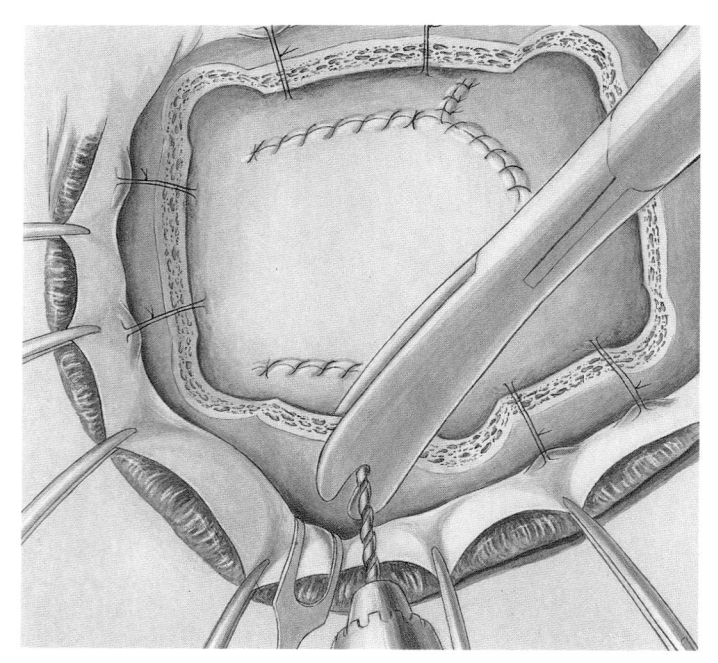

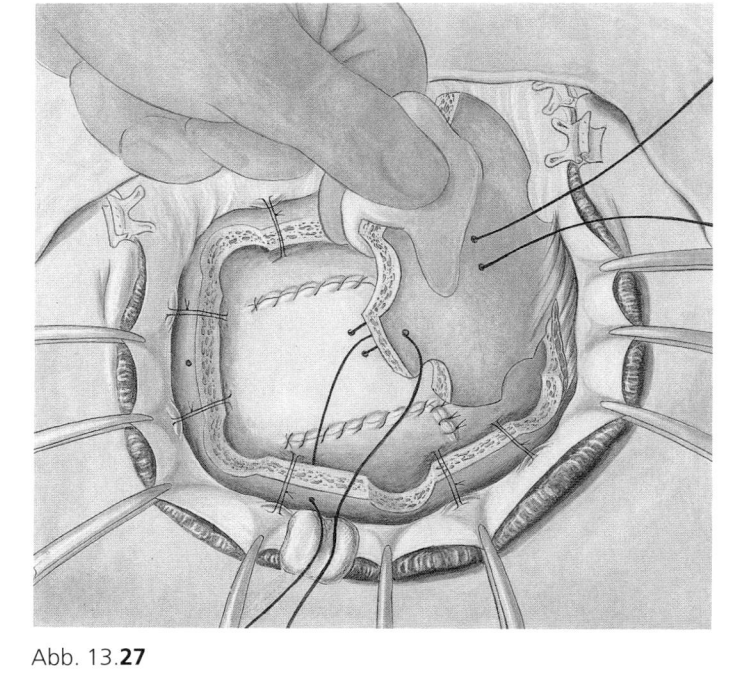

350 Grundzüge neurochirurgischer Eingriffe im Kopfbereich

Abb. 13.**26**

Abb. 13.**27**

An zwei Stellen des Trepanationsrandes und des Knochendeckels werden mit dem Drillbohrer Löcher für die Fixierung des Knochendeckels mit Dexon- oder Seidenfäden angelegt; zum Schutz der Dura wird das Instrument von Okonek unter den Knochenrand geschoben, wie dies aus Abb. 13.**26** zu ersehen ist. Nach Anlegen einer epiduralen Saugdrainage (in der Bildserie nicht dargestellt) wird der Knochendeckel wieder eingefügt und befestigt. Auf Abb. 13.**27** ist der Faden zur Fixierung des Knochendeckels durch die speziell hierfür geschaffenen Löcher geführt. In der Mitte des Knochendeckels erkennt man zwei weitere Bohrlöcher, die zur Hochnaht der Dura am Knochendeckel (sog. Zeltnaht) dienen. Nach Fixation des Knochendeckels wird entsprechend Abb. 13.**28** die Zeltnaht geknüpft. Bei Vorliegen einer Hirnschwellung kann der Knochendeckel vorübergehend zur Entlastung weggelassen werden; er wird steril verpackt, tief gefroren und dann später, nach Abklingen einer Schwellung wieder eingesetzt oder als Modell für eine Schädeldachplastik aus Kunststoff verwendet. Schädeldachdefekte können auch durch den Einsatz von rostfreiem Drahtgitter gedeckt werden. Die Weichteilwunde wird in Schichten verschlossen (Abb. 13.**29**), wobei wir für Muskulatur und subkutanes Gewebe resorbierbares Nahtmaterial verwenden. Die Wunden werden mit einem Pflasterverband abgedeckt.

Infratentorielle osteoklastische Trepanation

Vor operativen Eingriffen in der hinteren Schädelgrube wird in der Regel rechts ein frontales Bohrloch angelegt, die Dura eröffnet und die Hirnoberfläche punktförmig koaguliert; auf diese Weise schafft man die Voraussetzungen für eine Ventrikelpunktion im Falle eines schwellungsbedingten oder durch eine Nachblutung erzeugten Hydrocephalus occlusus. Durch eine prompte Druckentlastung kann dem Auftreten der lebensgefährlichen Mittelhirneinklemmung vorgebeugt werden. Die hintere Schädelgrube wird entweder durch eine mediane (Abb. 13.**30**) (bei den mittelständigen Prozessen) oder paramediane (bei den lateralisierten Prozessen) lineare Schnittführung freigelegt. Eine dritte Möglichkeit ist die laterale, hinter dem Mastoid liegende Freilegung, die für die Eingriffe im Bereich des Kleinhirnbrückenwinkels verwendet wird. Dieser Zugang wird an anderer Stelle des Buches erläutert (Abb. 13.**31** und S. 313 ff).

Nach Abschieben der Muskulatur über der Hirnhautschuppe wird osteoklastisch von Bohrlöchern aus vorgegangen und der Knochen über den Kleinhirnhemisphären reseziert; auch das Foramen occipitale magnum und der hintere Atlasbogen werden routinemäßig entfernt (Abb. 13.**32**). Auf diese Weise kann eine postoperative Einklemmung der Kleinhirntonsillen im Hinterhauptsloch vermieden werden.

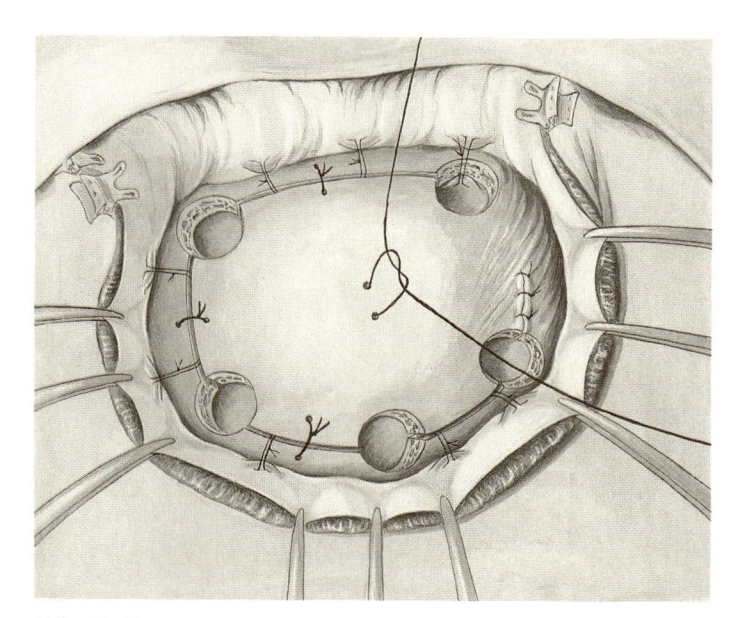

Grundzüge neurochirurgischer Eingriffe im Kopfbereich 351

Abb. 13.**28**

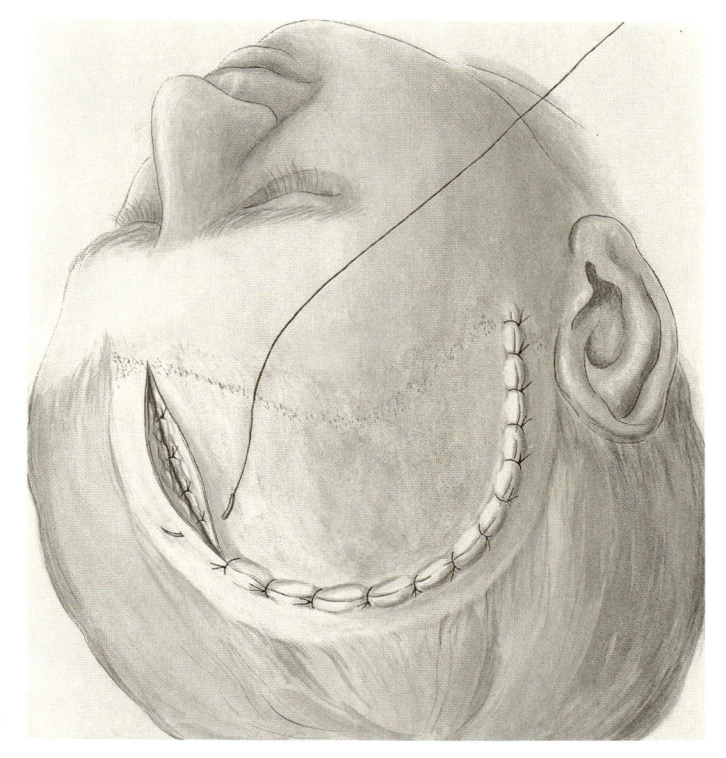

Abb. 13.**29**

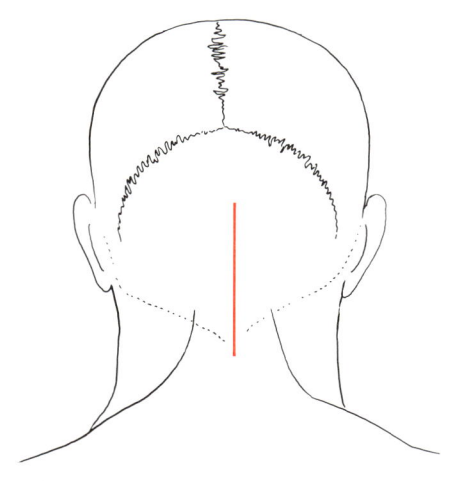

Abb. 13.**30**

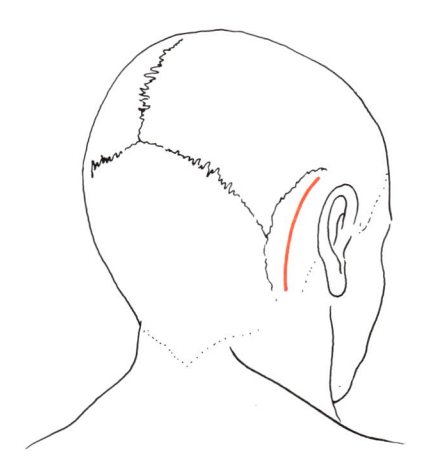

Abb. 13.**31**

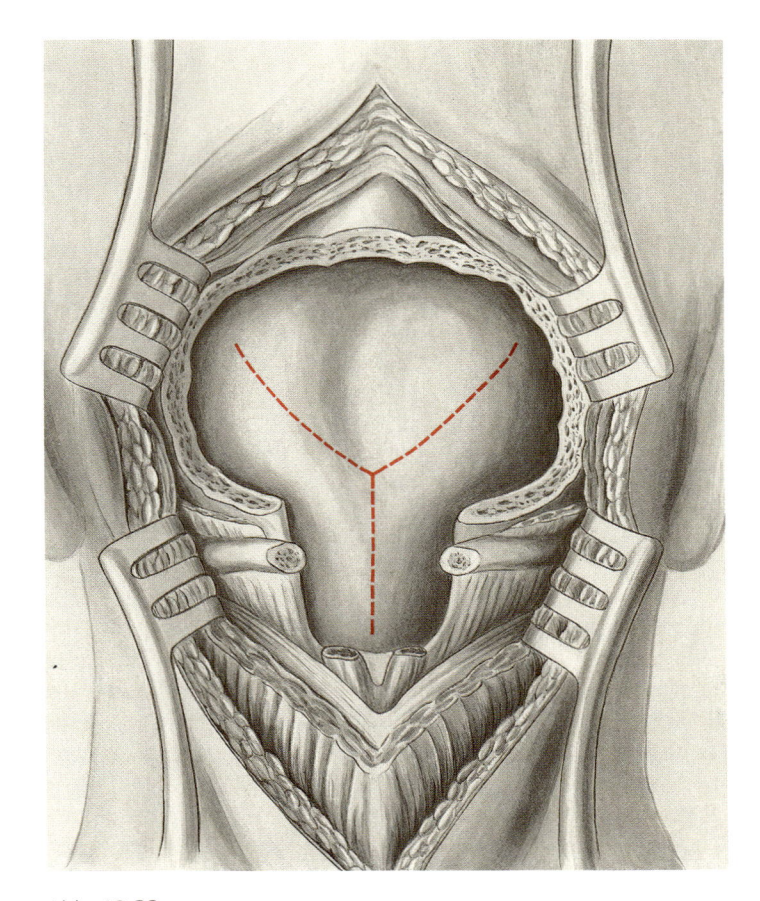

Abb. 13.**32**

Abb. 13.**33**

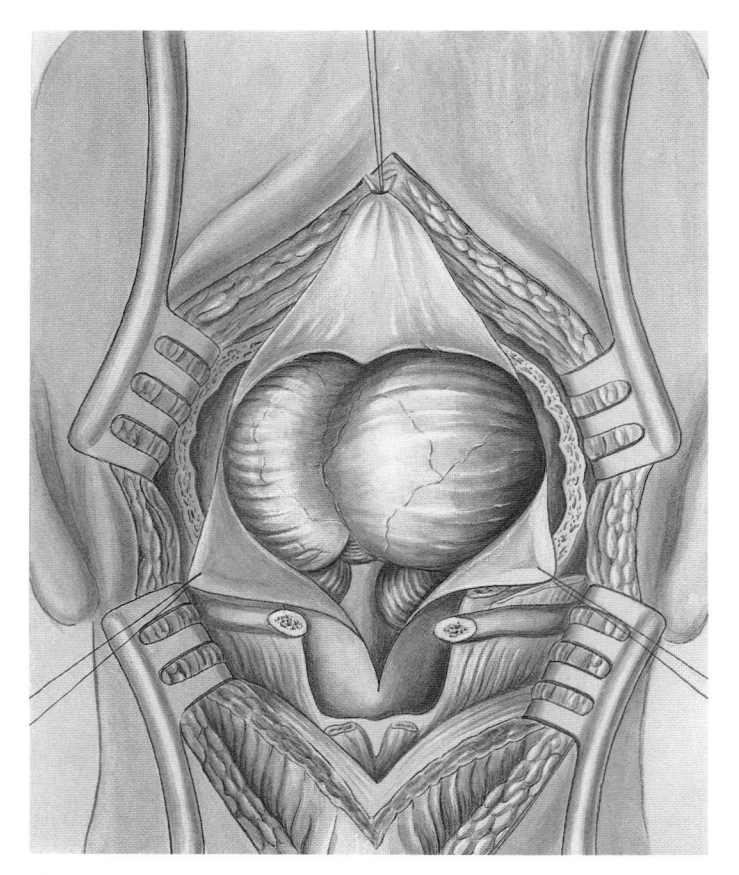

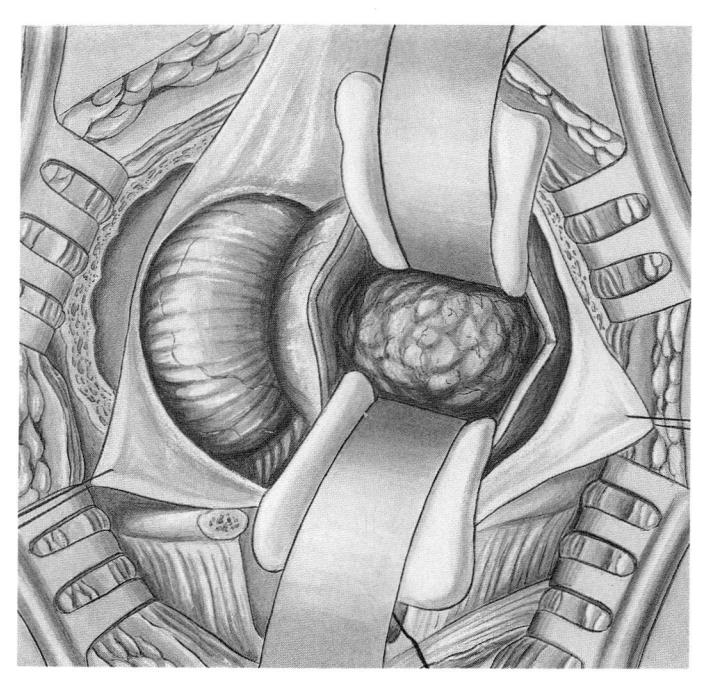

Abb. 13.**34**

Die Dura wird Y-förmig eröffnet (Abb. 13.**32**) und hochgenäht (Abb. 13.**33**). Nach Eröffnung und Hochnaht der Dura liegen die Kleinhirnhemisphären frei. Man erkennt auf Abb. 13.**33** den intrazerebellären Prozeß am Hervortreten der rechten Kleinhirnhemisphäre, der Verlagerung der Mittellinie zur Gegenseite sowie am Tiefstand der rechten Kleinhirntonsille. Nach Inzision der Rinde wird in die Tiefe eingegangen und der raumfordernde Prozeß isoliert (Abb. 13.**34**). Nach dem Eingriff wird die Dura wasserdicht verschlossen.

Besondere Gefahren bei der Freilegung der hinteren Schädelgrube sind: Verletzung der A. vertebralis bei der Wegnahme des Atlasbogens und die Eröffnung des Sinus transverso-sigmoideus oder anderer größerer Venen, die zu lebensbedrohlichen Luftembolien führen können. Eine Erhöhung des exspiratorischen Drucks, wiederholte Kompressionen der Vv. jugulares sowie die in Herzhöhe befestigte Ultraschallsonde dienen zur Vorbeugung bzw. Früherkennung dieser Komplikationen. Durch Eröffnung der Mastoidzellen kann via Mittelohr und Tuba auditiva eine Liquorfistel entstehen; ein Verschluß der Mastoidzellen mit Wachs oder Faszie und Fibrinkleber ist daher geboten.

Bohrlochtrepanation

Frontale Bohrlöcher werden zur Liquorpunktion der Ventrikel bei Anlegen einer externen Liquordrainage, bei Auftreten einer akuten Liquorpassagebehinderung, nach Eingriffen im Bereich der hinteren Schädelgrube, zur Druckentlastung und bei Anlegen von Ventilen benötigt. Sie werden, wenn möglich, auf der Seite der nichtdominanten Hemisphäre, d. h. in der Regel rechtsseitig, angelegt (Abb. 13.**35**). Erweiterte Bohrlöcher werden außerdem in jeder beliebigen Lokalisation (parietal, temporal, okzipital usw.) zur Versorgung der chronischen subduralen Hämatome sowie der intrakraniellen Abszesse (Abb. 13.**36**) angelegt. Ausnahmsweise kommt auch ein erweitertes Bohrloch zur Entfernung von umschriebenen Kontusionsblutungen in Betracht. Frontale Bohrlöcher liegen auf bzw. vor der Koronarnaht, 3–4 cm neben der Mittellinie, die okzipitalen Bohrlöcher auf der Lambdanaht, 3–4 cm neben der Mittellinie (Abb. 13.**37**), die parietalen Bohrlöcher in Höhe des Inions, die temporalen Bohrlöcher je nach Bedarf über dem Ohr oder temporopolar.

Nach der Schnittführung bis auf den Knochen wird ein Bohrloch angelegt (Abb. 13.**38**) und in diesem die Dura

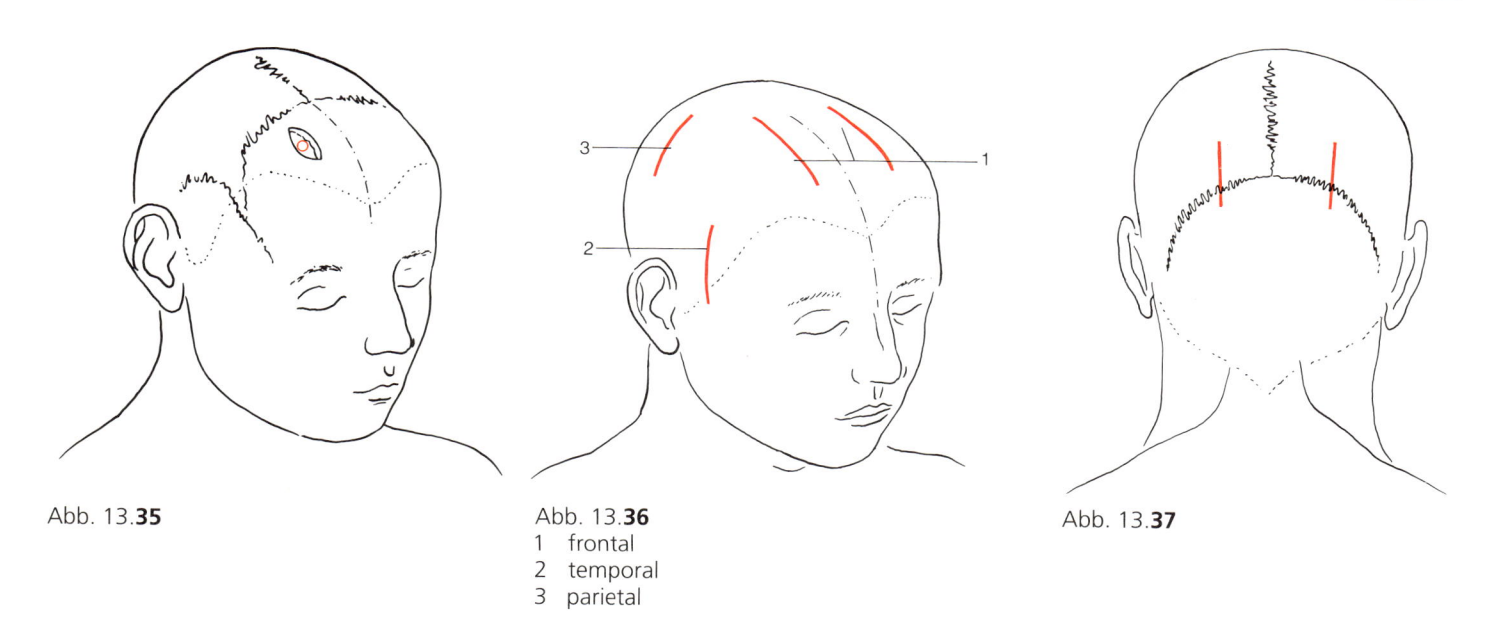

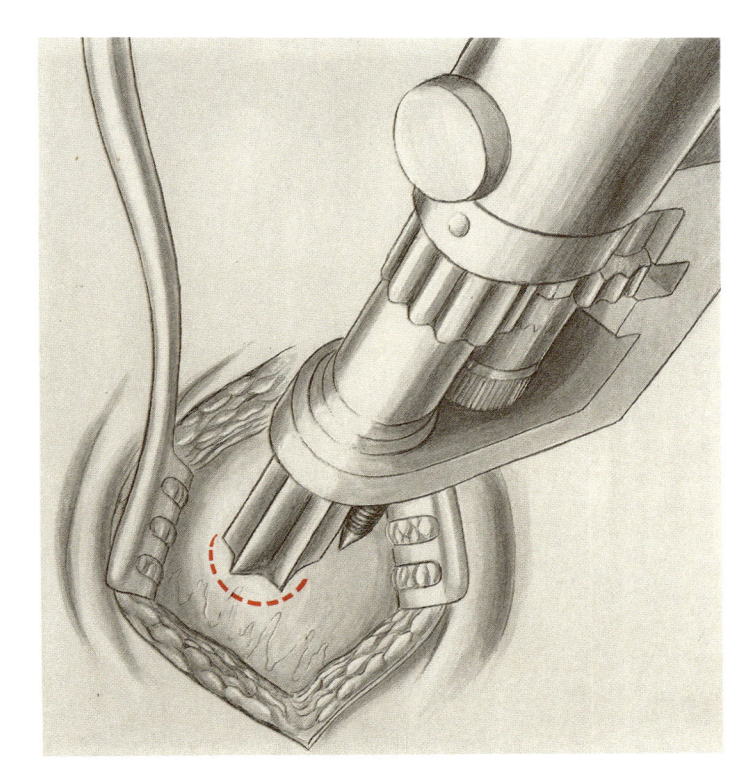

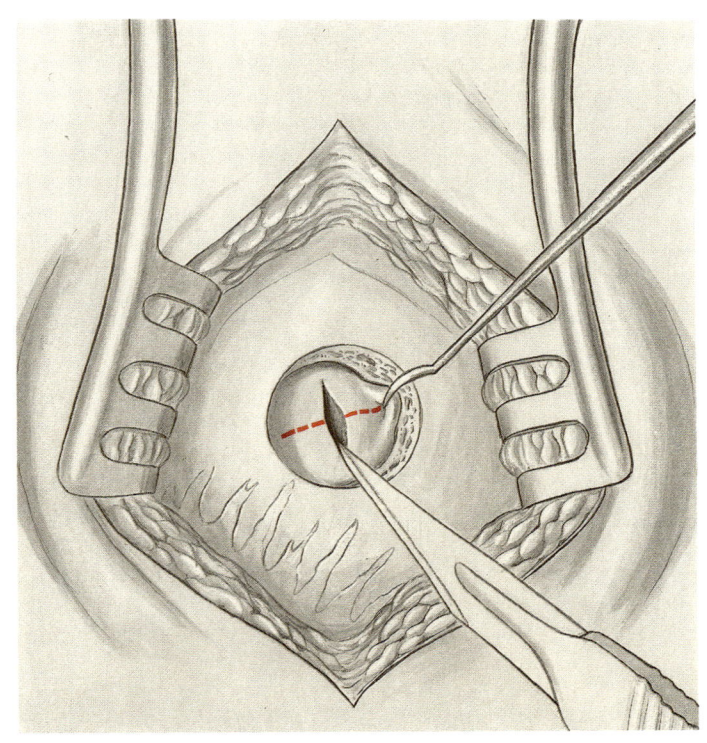

Grundzüge neurochirurgischer Eingriffe im Kopfbereich 353

Abb. 13.35

Abb. 13.36
1 frontal
2 temporal
3 parietal

Abb. 13.37

Abb. 13.38

Abb. 13.39

Abb. 13.**40**

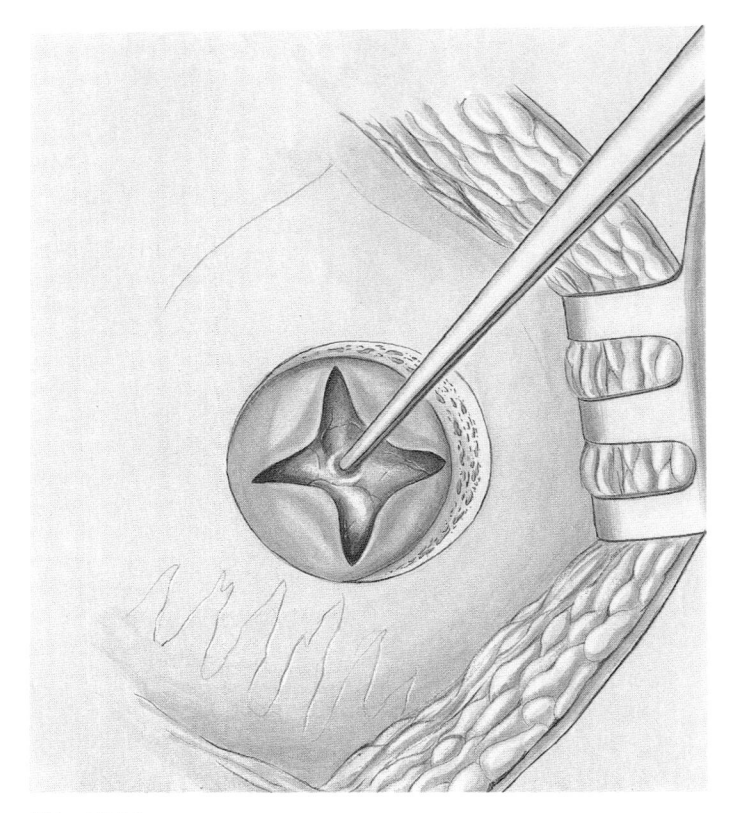

Abb. 13.**41**

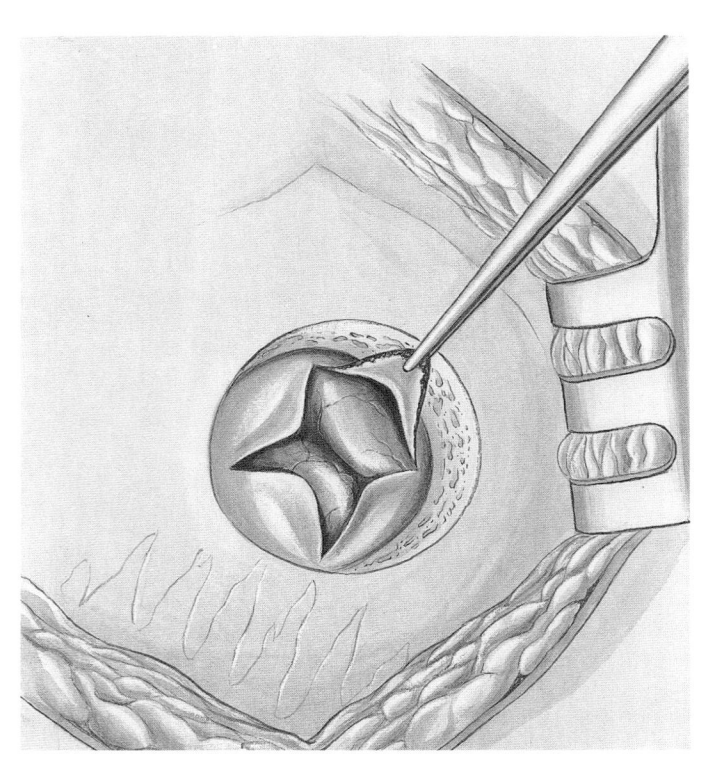

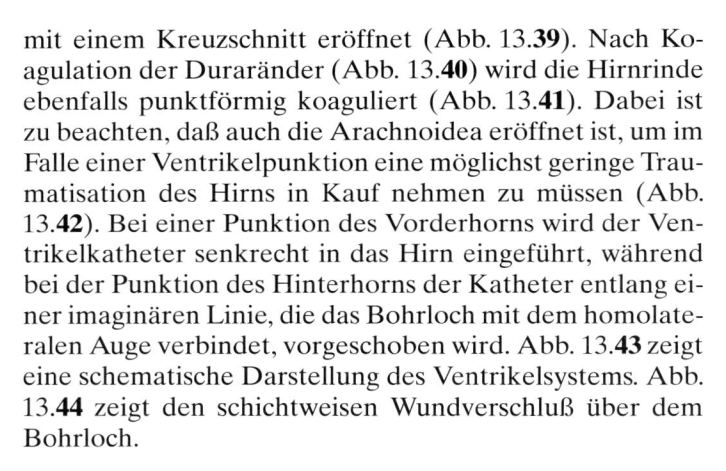

mit einem Kreuzschnitt eröffnet (Abb. 13.**39**). Nach Koagulation der Duraränder (Abb. 13.**40**) wird die Hirnrinde ebenfalls punktförmig koaguliert (Abb. 13.**41**). Dabei ist zu beachten, daß auch die Arachnoidea eröffnet ist, um im Falle einer Ventrikelpunktion eine möglichst geringe Traumatisation des Hirns in Kauf nehmen zu müssen (Abb. 13.**42**). Bei einer Punktion des Vorderhorns wird der Ventrikelkatheter senkrecht in das Hirn eingeführt, während bei der Punktion des Hinterhorns der Katheter entlang einer imaginären Linie, die das Bohrloch mit dem homolateralen Auge verbindet, vorgeschoben wird. Abb. 13.**43** zeigt eine schematische Darstellung des Ventrikelsystems. Abb. 13.**44** zeigt den schichtweisen Wundverschluß über dem Bohrloch.

Das chronische subdurale Hämatom wird in der Regel über ein parietales Bohrloch (Abb. 13.**45**) entfernt. Das mit dem Trepan gesetzte Bohrloch wird entsprechend Abb. 13.**46** osteoklastisch bis auf ca. Fünfmarkstückgröße erweitert. Es folgt eine kreuzförmige Inzision der Dura, die dann hochgenäht wird (Abb. 13.**47**). Abb. 13.**48** zeigt die Hochnaht des Durarandes und die Eröffnung der Hämatommembran. In Abb. 13.**49** wird das Hämatom abgesaugt. Hämatomreste werden mit Ringer-Lösung ausgespült, die über weiche Katheter in den subduralen Raum eingeführt wird.

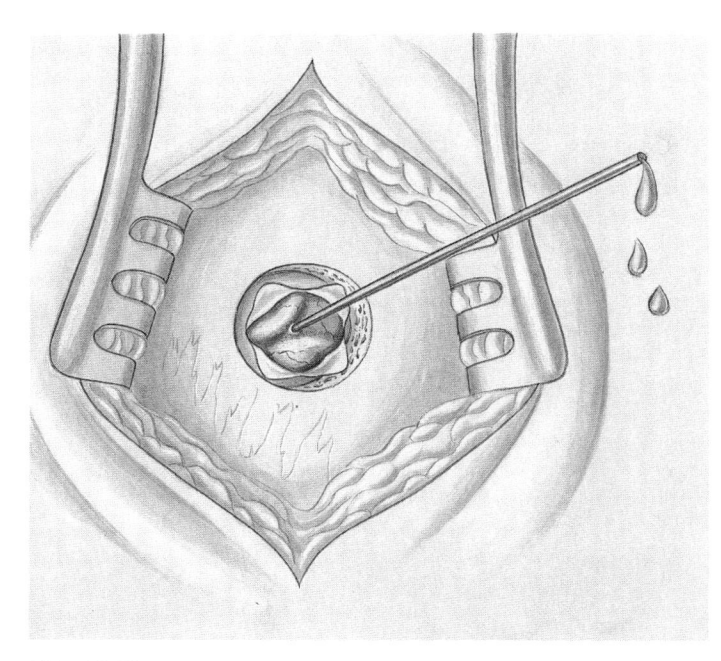

Abb. 13.**42**

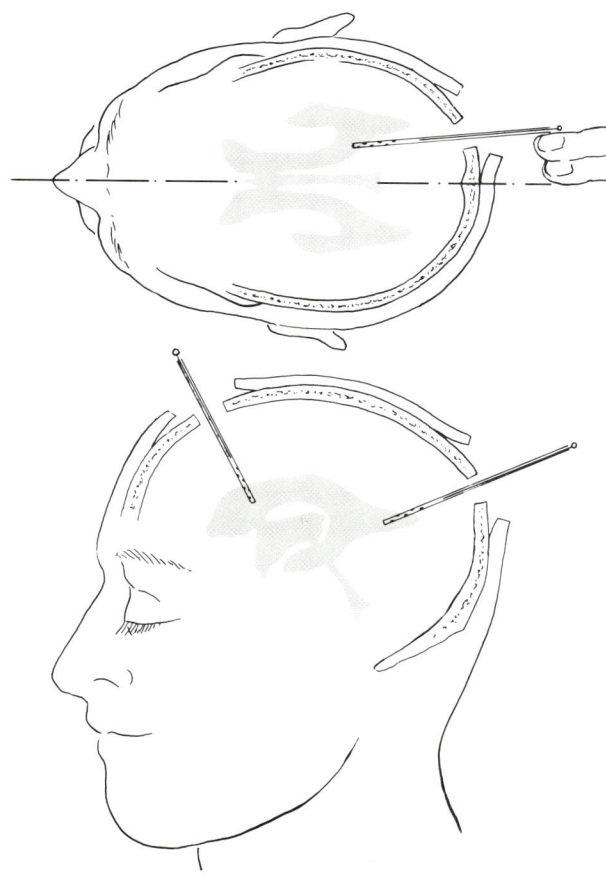

Grundzüge neurochirurgischer Eingriffe im Kopfbereich 355

Abb. 13.43

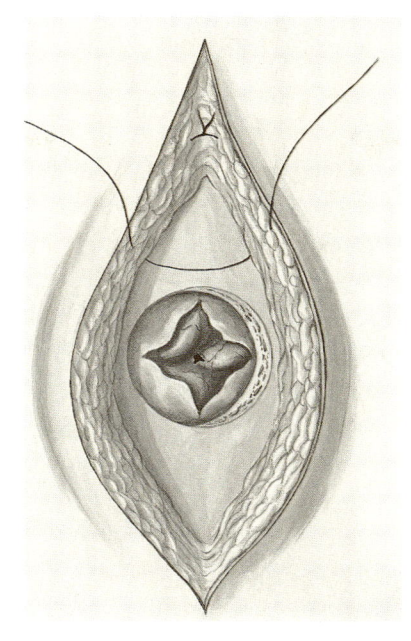

Abb. 13.44

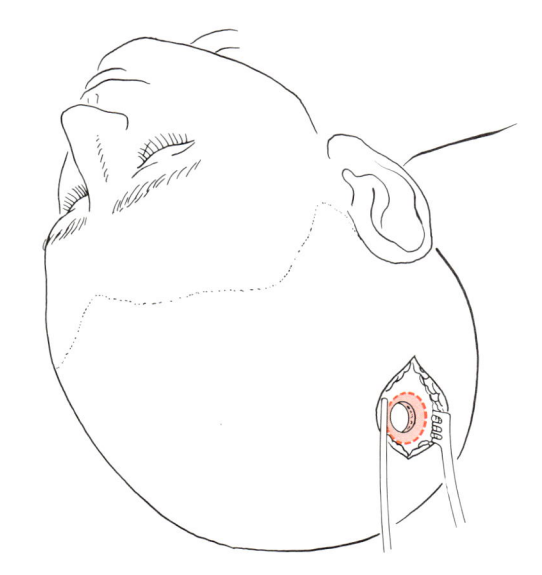

Abb. 13.45

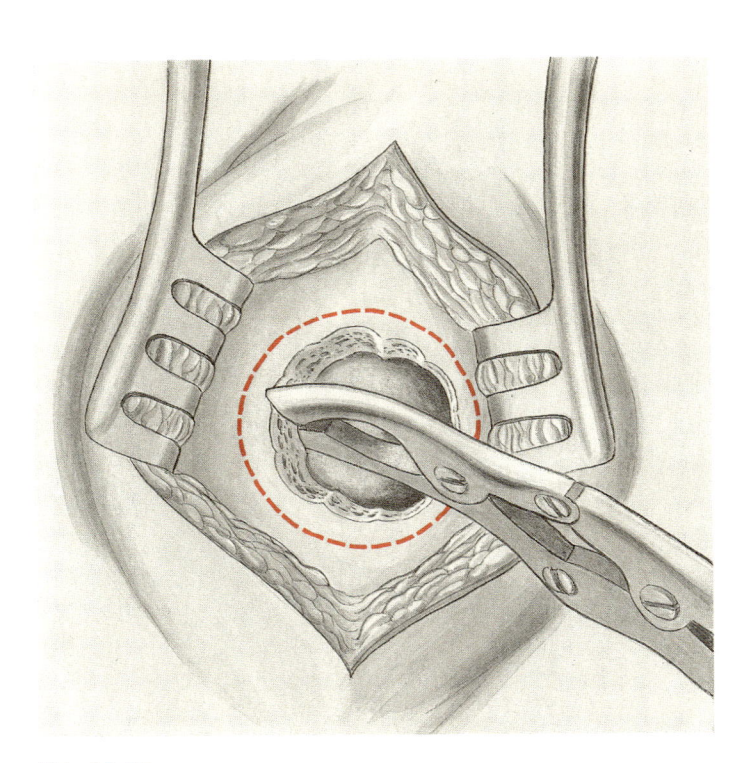

Abb. 13.46

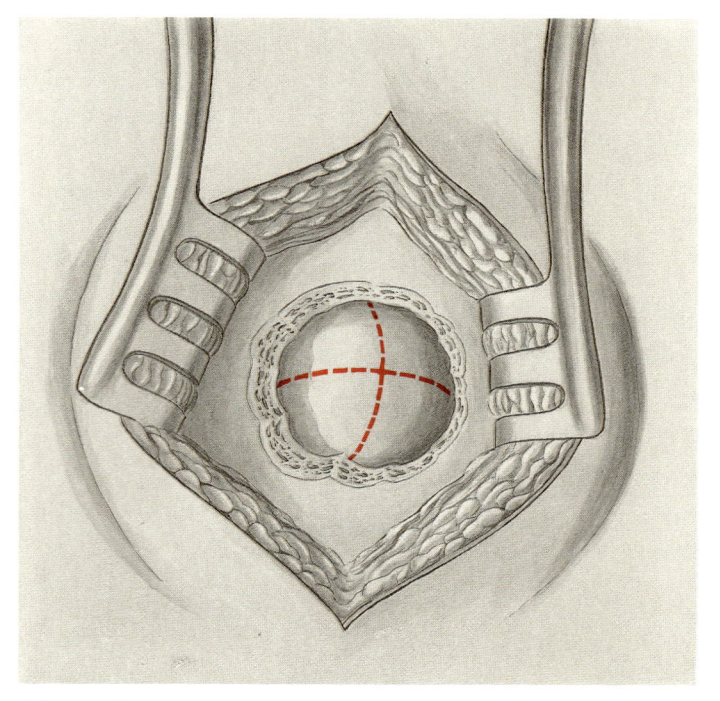

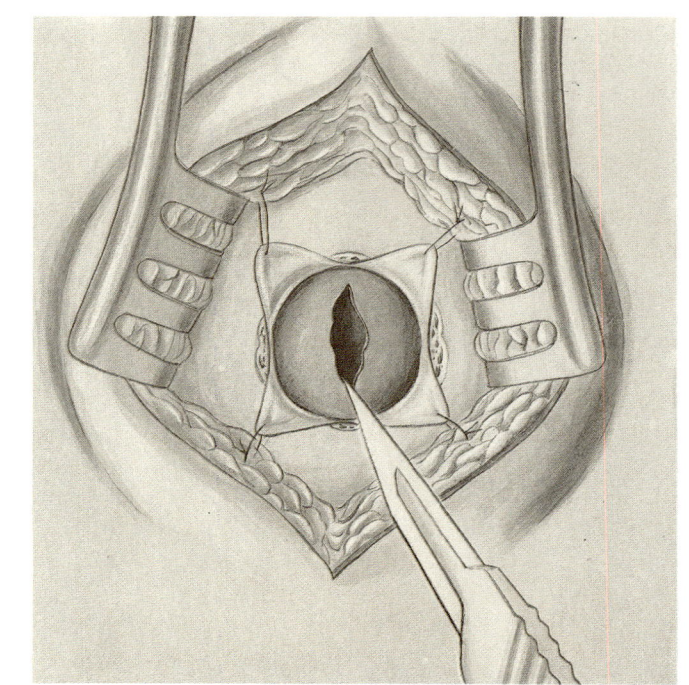

356 Grundzüge neurochirurgischer Eingriffe im Kopfbereich

Abb. 13.**47**

Abb. 13.**48**

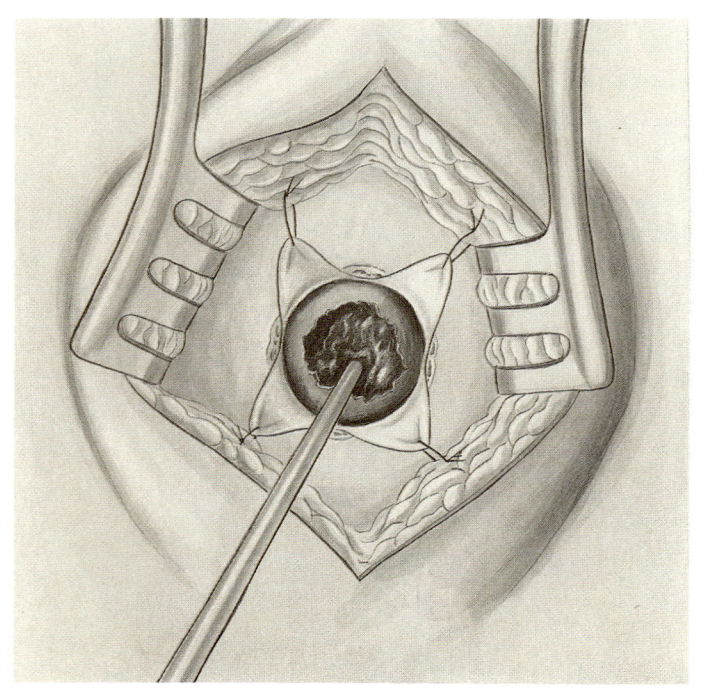

Abb. 13.**49**

Abb. 13.**50**

Nachbehandlung und Komplikationen

Nach jeder Hirnoperation ist die Beobachtung des Patienten auf der Intensivstation mit Kontrolle des Blutdrucks, der Herzfrequenz, der Atmung und der Temperatur notwendig. Wichtig ist die fortlaufende Überprüfung der Bewußtseinslage, der Pupillenweite sowie neurologischer Herdsymptome. Bei bewußtlosen Patienten gilt es, Änderungen der Reaktionslage zu erkennen. Reoperationen in der unmittelbaren postoperativen Periode können wegen einer erneuten intrakraniellen Drucksteigerung durch eine Nachblutung oder ein zunehmendes Hirnödem notwendig werden. Diese Komplikationen kündigen sich durch das Auftreten oder eine Zunahme neurologischer Herdsymptome an, führen vor allem zu Bewußtseinsstörungen und häufig auch zu einer Verbreiterung der Blutdruckamplitude. Es droht schließlich die tentorielle oder bulbäre Herniation mit Pupillenerweiterung und Streckkrämpfen bzw. Atemantriebsstörung und Kreislaufversagen. Als besonders hilfreich hat sich in diesen Fällen die Messung des intrakraniellen Drucks gezeigt. Durch die Objektivierung des Druckanstiegs können rechtzeitig diagnostische und ggf. therapeutische Maßnahmen getroffen werden. Dazu gehören die Steuerung einer antiödematösen Therapie sowie die Druckentlastung durch Liquordrainage. Neben der intraventrikulären Druckmessung stehen heute auch andere epidurale oder interstitielle Meßsysteme zur Verfügung. Aufgrund der potentiellen Infektionsgefahr ist der Einsatz der Meßsonden strengen Indikationskriterien unterworfen und zeitlich auf kurze Dauer (3–5 Tage) beschränkt. Eine Liquorfistel im Bereich der Wunde deutet auf einen inkompletten Duraverschluß hin. Im Hinblick auf die dadurch gegebene Infektionsgefahr ist eine Sekundärnaht zu legen und der Liquordruck durch Lumbalpunktion oder durch das Anlegen von lumbalen Liquordrainagen zu senken. Persistierende Fisteln werden jedoch besser durch eine direkte operative Revision mit wasserdichter Schließung der Dura versorgt.

Das Prinzip der heute zur Verfügung stehenden Ventilsysteme besteht darin, daß der Liquorfluß zum Herzen erst bei bestimmten Liquordrücken, die über dem Öffnungsdruck der Ventileinheit liegen, freigegeben wird. Als Zugang zum Vorderhorn des rechten Seitenventrikels wird ein frontales Bohrloch angelegt. Nach Punktion des Seitenventrikels wird der intraventrikuläre Druck gemessen und je nach Druckverhältnissen eine Ventileinheit für hohe, mittlere oder niedere Drücke gewählt. Dann wird der Ventrikelkatheter in den Seitenventrikel eingeführt und mit der Ventileinheit verbunden. Diese wird subkutan zur rechten Halsseite geführt und hier mit dem Herzkatheter verbunden, der über die V. facialis via V. jugularis interna in den rechten Vorhof vorgeschoben wurde (Abb. 13.**50**). Der Liquor kann auch in das Peritoneum abgeleitet werden. Die Hauptindikation zur Ventilimplantation stellt der kindliche Hydrozephalus dar.

Spezielle Operationen

Schädel-Hirn-Verletzungen

Die primären Schädigungen bei Schädel-Hirn-Verletzungen treten sofort nach dem Trauma infolge direkter oder beschleunigungsbedingter Deformierungen und Scherungen des Hirns auf. Hirnkontusionen und diffuse Axonschäden sowie Weichteilverletzungen und Schädelfrakturen zählen zu den Hauptfolgen. Zu den sekundären Folgen gehören Hämatome, Schwellungsreaktionen oder Infektionen, die mit einer Steigerung des Schädelinnendrucks und Massenverschiebung einhergehen können. Nach der sofortigen Versorgung offener Verletzungen ist eine rechtzeitige Erkennung sekundärer Komplikationen wichtig, um zusätzliche irreversible Schäden zu vermeiden.

Nach Stabilisierung des Kreislaufs sowie Sicherstellung einer freien Atmung erfolgt die klinische Untersuchung. Grundsätzlich werden Röntgenaufnahmen des Schädels sowie der HWS angefertigt. Bei Vorliegen einer Bewußtseinstrübung und herdneurologischer Ausfälle wird ein kraniales Computertomogramm angefertigt, wobei die Gabe von Kontrastmittel nicht erforderlich ist. Bewußtlose Patienten werden bereits vor Durchführung der computertomographischen Untersuchung intubiert, um das Auftreten zerebraler hypoxischer Schäden zu vermeiden. Bei tiefer Bewußtlosigkeit und Symptomen der Mittelhirneinklemmung wird zusätzlich hyperventiliert sowie Decadron (24 mg) und Manitol (1–2 g/kg) verabreicht. Antikonvulsiva zur Anfallsprophylaxe, z. B. Diphenylhydantoin 18 mg/kg, werden von manchen Autoren empfohlen. Beim kreislaufstabilen Patienten hat das Schädel-CT auch dann Priorität, wenn es sich um einen polytraumatisierten Patienten handelt.

Um das Auftreten einer Infektion zu vermeiden, werden alle offenen Schädel-Hirn-Verletzungen primär operativ versorgt. Dabei wird darauf geachtet, daß die Dura wasserdicht verschlossen wird. Isolierte Verletzungen der Kopfschwarte werden ebenfalls sofort versorgt. Antibiotika als prophylaktische Maßnahme werden grundsätzlich nicht verabreicht. Impressionsfrakturen werden nur dann gehoben, wenn diese um mehr als Kalottenbreite imprimiert sind. Ob dadurch einem späteren Auftreten von Krampfanfällen vorgebeugt werden kann, ist umstritten. Aus kosmetischen Gründen können größere Knochendefekte später plastisch rekonstruiert werden.

Das epidurale Hämatom

Die Indikation zur sofortigen Ausräumung der epidural gelegenen Hämatome ist grundsätzlich gegeben. Lediglich die sehr dünnen, im Computertomogramm sich „filmartig" darstellenden Hämatome müssen nicht sofort operiert werden. Eine eventuelle sekundäre Volumenzunahme der Blutung kann durch engmaschige CT-Kontrollen erfaßt werden. Die epiduralen Hämatome sind meist temporal- bzw. frontotemporal, d. h. in unmittelbarer Nachbarschaft der verletzten A. meningea media, lokalisiert. Als Standardfreilegung gilt die frontotemporale Trepanation, die eine großzügige Inspektion der Sylvii-Fissur und ihrer Umgebung ermöglicht. Der Patient wird auf den Rücken mit leicht angehobener Schulter gelagert. Die Hautinzision beginnt vor dem Tragus, wird bogenförmig 2–3 cm hinter der Stirn-Haar-Grenze frontal durchgeführt und endet ca. 2 cm vor der Mittellinie. Nach Aufklappen des am Temporalmuskel gestielten Knochendeckels wird nach Ausräumung der Koagel die verletzte A. meningea media aufgesucht und ausgeschaltet. Wenn die Gefäßverletzung am Foramen spinosum stattgefunden hat und sich der blutende Gefäßstumpf nicht koagulieren läßt, wird das Foramen mit Knochenwachs verschlossen. Sollte dadurch keine ausreichende Blutstillung erreicht werden, muß der Gefäßstumpf nach Abtragen der Keilbeinflügelanteile weiter nach proximal freigelegt werden. In kritischen Fällen aufgrund großer raumfordernder Hämatome kann zuerst ein erweitertes Bohrloch angelegt und das Hämatom verkleinert werden. Erst wenn Hirnpulsationen vorhanden sind, die auf eine Reduzierung des Schädelinnendrucks hindeuten, wird die Trepanation vervollständigt. Wenn nach der Hämatom-Entfernung keine Hirnpulsationen erkennbar sind und die Dura gespannt bleibt, wird diese zum Ausschluß einer subduralen Blutung auf einer kurzen Strecke eröffnet.

Der postoperative Verlauf nach Entfernung der epiduralen Hämatome ist in der Regel durch eine schnelle Besserung der Bewußtseinslage gekennzeichnet. Bei nicht zufriedenstellenden Verläufen wird rechtzeitig zum Ausschluß einer Nachblutung oder einer unvollständigen Hämatomausräumung eine CT-Verlaufskontrolle durchgeführt.

Das subdurale Hämatom

Bei den subduralen Hämatomen handelt es sich um extrazerebrale, flüssige oder koagulierte Blut- oder Serumansammlungen, meist ohne Beteiligung der Subarachnoidalräume.

Das akute subdurale Hämatom

Akute subdurale Hämatome entstehen unmittelbar nach dem Schädel-Hirn-Trauma und bestehen grundsätzlich aus koaguliertem Blut. Wenn das Hämatom sehr frisch ist, können bei der Operation zusätzlich auch noch flüssige Anteile festgestellt werden. Dementsprechend stellen sich die subduralen Hämatome im Computertomogramm unterschiedlich dar. Während der koagulierte Anteil als Zone erhöhter Dichte zur Darstellung kommt, zeigt sich das noch flüssige Hämatom hypo- bzw. isodens. Die Konfiguration des Hämatoms ist konvex-konkav und dehnt sich in der Regel über die gesamte Hemisphäre aus. Die Operationsindikation besteht, wenn das Hämatom eine Mittellinienverschiebung um mehr als 5 mm verursacht hat. Die Operation wird zur Hirndekompression und Blutstillung durchgeführt.

Typische Blutungsquellen sind fronto- und temporobasale Kontusionen sowie Verletzungen der zum Sinus sagittalis superior verlaufenden Hirnvenen und der V. Labbé. Die Operation wird über eine großzügige Freilegung durchgeführt. Wie bei der Versorgung epiduraler Hämatome kann hier eine sofortige Dekompression über das zuerst angelegte Bohrloch erfolgen, wenn bedrohliche klinische Hinweise vorliegen. Nach Vollendung der Trepanation wird die Dura eröffnet und unter Kochsalzspülung das Hämatom nach und nach ausgespült bzw. mit der Faßzange entfernt. Venöse oder arterielle Blutungen werden mit Hilfe der bipolaren Koagulation versorgt. Zur Stillung diffuser Blutungen im Bereich der Hirnrinde werden auch Gelitaschwämmchen, Tabotamp oder Kollagenpuder verwendet. Wenn das Hirn intraoperativ massiv hervortritt, muß eine lagerungsbedingte venöse Abflußstörung im Bereich der V. jugularis ausgeschlossen werden. Bei Ausschluß einer solchen Abflußstörung, d. h., bei Vorliegen einer schwellungsbedingten Volumenzunahme wird intraoperativ Mannit verabreicht und eine Hyperventilation eingeleitet.

Das chronische subdurale Hämatom

Chronische subdurale Hämatome haben in der Regel eine flüssige Konsistenz und sind Wochen bis Monate alt. Sie treten vorwiegend bei älteren Menschen auf. Bagatelltraumen sind häufig die Ursache, wobei Gerinnungsstörungen das Auftreten der Hämatome begünstigen. Aufgrund der isodensen Darstellung im Computertomogramm können die chronischen subduralen Hämatome nicht selten übersehen werden. Wenn eine Verschiebung der Mittelstrukturen im Computertomogramm nicht erkennbar ist, muß ein beidseitiges Hämatom angenommen werden. Zur Sicherung der Diagnose kann das Kontrastmittel-CT in solchen Fällen nützlich sein.

Die operative Versorgung wird grundsätzlich in Allgemeinnarkose durchgeführt, kann jedoch beim Risikopatienten durchaus auch in örtlicher Betäubung vorgenommen werden. Über ein oder mehrere Bohrlöcher wird das Hämatom vollständig herausgespült. Beim typischen, über die ganze Hemisphäre reichenden Hämatom wird der Patient seitlich gelagert. Beidseitige Hämatome werden in einer Sitzung versorgt, wobei zuerst das größere Hämatom ausgeräumt wird. Das Bohrloch wird meist hochparietal angelegt, d. h. in Höhe der größten Ausdehnung des Hämatoms. Wenn das Hämatom nicht völlig verflüssigt oder gekammert ist, kann eine große osteoplastische Trepanation notwendig werden. Bei der Durainzision muß auf Venen geachtet werden, da die Blutstillung solcher Gefäße Schwierigkeiten bereiten kann. Nach der Duraeröffnung kommt bei älteren Hämatomen eine grünbräunliche parietale Kapsel zur Darstellung, nach deren Eröffnung das Hämatom abgesaugt bzw. mit weichen Silikonkathetern herausgespült wird. Dabei ist besondere Sorgfalt geboten, da Brückenvenen oder die Hirnoberfläche verletzt werden können. Nach Ausräumung des Hämatoms wird der subdurale Raum mit Kochsalzlösung aufgefüllt; auf diese Weise werden eingedrungene größere Luftansammlungen verringert. Der subdurale Raum wird für eine Zeitspanne von 48–72 Stunden über einen weichen Katheter ohne Sog nach außen abgeleitet. Manche Autoren machen die postoperative Drainage von dem Hirn-Dura-Abstand nach der Hämatomentfernung abhängig.

Postoperative computertomographische Verlaufskontrollen zeigen einen allmählichen Rückgang der Abdrängung der Hirnoberfläche vom Knochen. Postoperative Komplikationen sind selten. Die subdurale Nachblutung stellt eine ernste Komplikation dar und muß umgehend über eine große Trepanation revidiert werden. Außerdem sollte eine Verletzung der Arachnoidea bei der Erstversorgung tunlichst vermieden werden, da dadurch raumfordernde Liquoransammlungen entstehen können.

Nasale Liquorfistel

Liquorabfluß aus der Nase beruht auf einer Fistel vom Subduralraum durch Dura und Schädel zu den Nasennebenhöhlen. Sie entsteht meist traumatisch; eine spontane nicht traumatische nasale Liquorrhoe wird bei kongenitalen Defekten (Enzephalozele, persistierender Ductus craniopharyngeus), bei Tumoren im Bereich der Schädelbasis und als Folge einer Druckatrophie bei langdauernder, allgemeiner intrakranieller Drucksteigerung beobachtet. Die traumatische Fistel findet sich in der Regel im Bereich der Lamina cribrosa oder an der Stirnhöhlenhinterwand.

Die traumatische Liquorrhoe tritt unmittelbar nach der Verletzung oder verzögert auf. Gelegentlich wird die Diagnose einer Liquorfistel erst Jahre nach einem Trauma bei Auftreten einer eitrigen Pneumokokkenmeningitis gestellt. Die Liquorrhoe kann durch Kopftieflagerung und Jugulariskompression provoziert werden. Die Computertomographie dient dem Nachweis von intrakraniellen Luftansammlungen (Pneumozephalus) sowie von Frakturen und Defekten im Bereich der Schädelbasis. In Knochenfenstereinstellung gelingt in der Regel der Nachweis der Fistelstelle.

Im Hinblick auf die Gefahr einer aufsteigenden Infektion sollte bei jeder persistierenden Rhinoliquorrhoe die oparative Deckung in Erwägung gezogen werden. Auf neurochirurgischem Weg ist eine breite intradurale Abdeckung der Fistel sowie die Versorgung der Hirnwunde

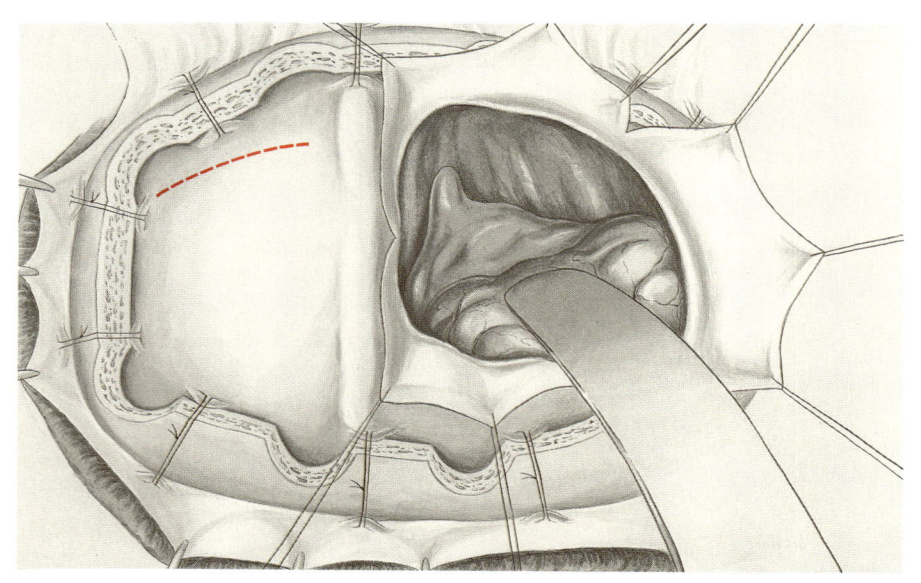

Abb. 13.**51**

möglich. Gleichzeitig muß die Revision der Nasennebenhöhlen und der angrenzenden Schädelbasis durch den Rhinochirurgen erfolgen (s. Bd. 1, Kap. 9 und 10). Der Eingriff erfolgt bei schweren frontobasalen Verletzungen frühestens Ende der zweiten Woche nach dem Trauma, wenn die Reaktionen auf das Hirntrauma abgeklungen sind. Die Erfahrung hat gelehrt, daß mit zwischenzeitlich auftretenden Infektionen nicht zu rechnen ist; eine antibiotische Prophylaxe wird nicht durchgeführt. Bei intakter Riechfunktion sollte die Revision der Schädelbasis auf rhinochirurgischem Weg erfolgen.

Transkranielles intradurales Vorgehen

Die Operation wird in Allgemeinnarkose mit endotrachealer Intubation durchgeführt. Die einseitige, u. U. beidseitige, frontale Freilegung bietet die beste Möglichkeit, die vordere Schädelbasis zu revidieren. Man geht intradural vor und eröffnet – soweit das infolge der verletzungsbedingten Verwachsungen möglich ist – die basalen Zisternen, um durch Liquorabfluß Platz für die Darstellung der frontalen Basis zu gewinnen. Nach Lösung der Verwachsungen zwischen Hirnkontusion und basaler Dura gelangt in der Regel ein Hirnzapfen zur Darstellung, der zur Perforationsstelle führt (Abb. 13.**51**). Auf Abb. 13.**52** ist die Fistelöffnung im Bereich der Lamina cribrosa freigelegt, das Frontalhirn zurückgenommen. Der Verschluß der Fistelstelle in diesem Bereich wird mit autologer Fascia lata oder durch eine Umkipp-Plastik vorgenommen. Abb. 13.**53** zeigt den Verschluß der Fistelöffnung durch ein freies Transplantat (Faszie), welches an der basalen Dura fixiert wird. Aus Abb. 13.**54** und Abb. 13.**55** geht das Prinzip einer Umkipp-Plastik hervor. Dabei wird die Falx cerebri türflügelartig inzidiert und der entstehende Falxlappen als gestielte Plastik abwärts über die Fistelöffnung verlagert und mit Einzelknopfnähten an der Dura befestigt. Zur Fixierung der Plastiklappen kann auch Gewebekleber zu Hilfe genommen werden.

Kranielle Infektionen

Schädeldachosteomyelitis

Schädeldachosteomyelitiden können auch als Folge von Wundheilungsstörungen nach zerebralen Eingriffen auftreten. Sie können aber auch auf hämatogenem Weg oder nach entzündlichen Prozessen der Nasennebenhöhlen oder des Mittelohrs entstehen. Klinisch sind Fieber sowie lokale Schwellung und Rötung der Haut vorhanden. Der Patient leidet unter starken Kopfschmerzen. Röntgenologisch werden die typischen Knochendestruktionen erst 2–3 Wochen nach Krankheitsbeginn nachweisbar. – Rhinochirurgische Gesichtspunkte siehe Bd. 1, Kap. 8 und 9.

Bei der operativen Versorgung werden durch Trepanation alle veränderten Knochenanteile großzügig bis ins Gesunde reseziert und für einige Tage eine Drainage angelegt. Begleitinfektionen, z. B. der Nasennebenhöhlen oder des Mittelohrs, müssen saniert werden. Nach der Operation erfolgt eine antibiotische Behandlung, die bis mindestens 3–4 Wochen nach Abklingen der floriden Infektion fortzusetzen ist. Bei größeren Knochendefekten kann aus kosmetischen Gründen oder zur Hirnprotektion 6 Monate später eine Schädeldachplastik erfolgen. – Siehe auch Bd. 1, Kap. 10.

Epiduraler Abszeß

Hauptursachen der epidural gelegenen Abszesse sind Infektionen benachbarter Gebiete, z. B. Nasennebenhöhlen-, Mittelohreiterungen und Schädeldach-Osteomyelitiden (s. Bd. 1, Kap. 9). Fieber, Kopfschmerzen, eine subgaleatische Eiteransammlung und bei zunehmender Raumforderung Benommenheit sind die vorherrschenden Symptome. Die Diagnose kann mit Hilfe der Computertomographie gestellt werden. Therapeutisch muß nach Sanie-

Spezielle Operationen 361

Abb. 13.**52**

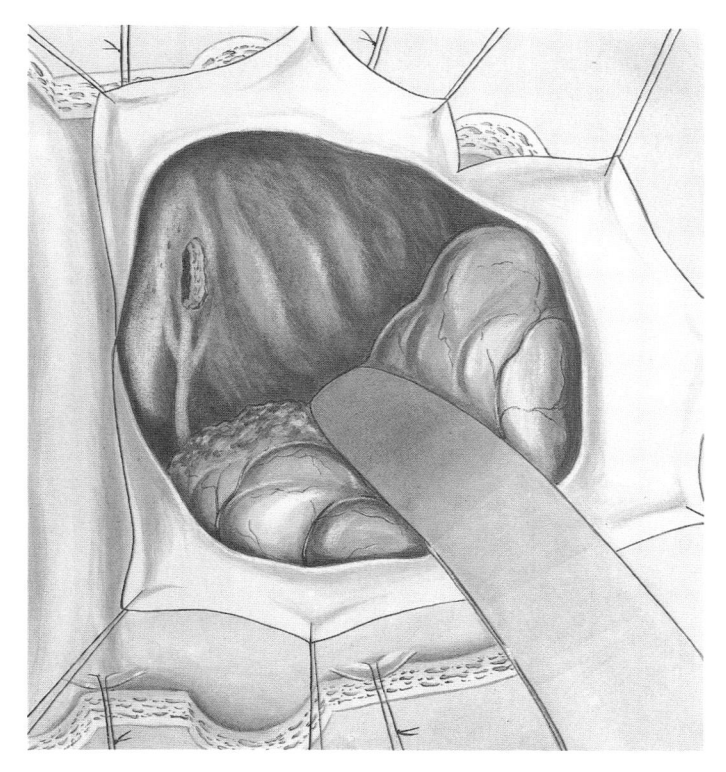

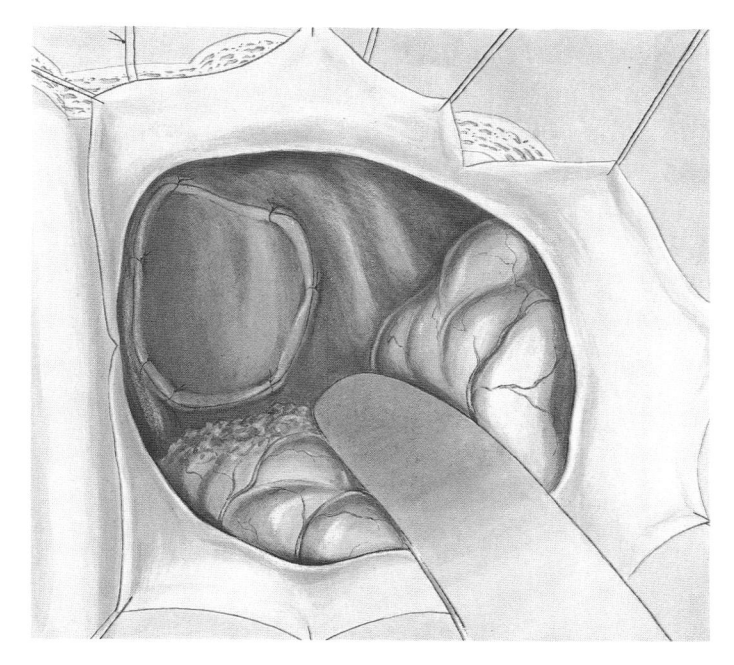

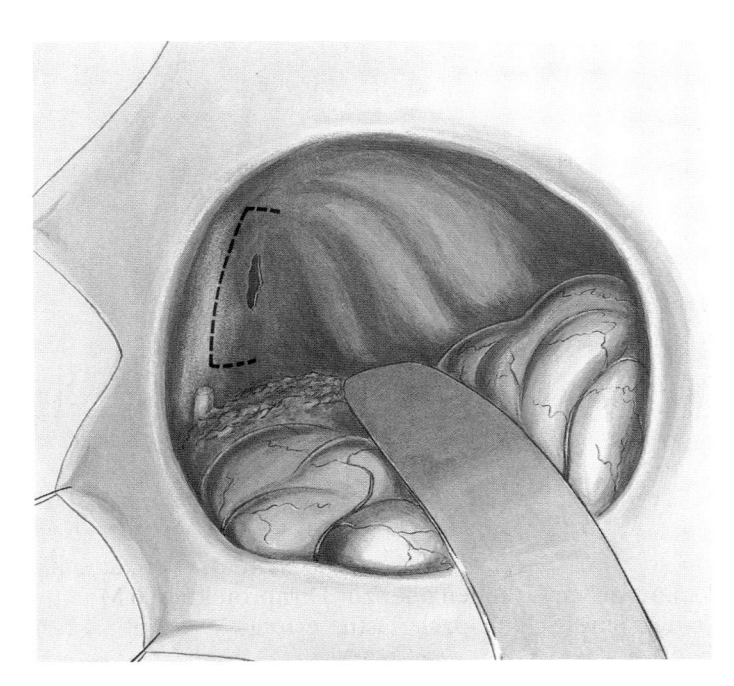

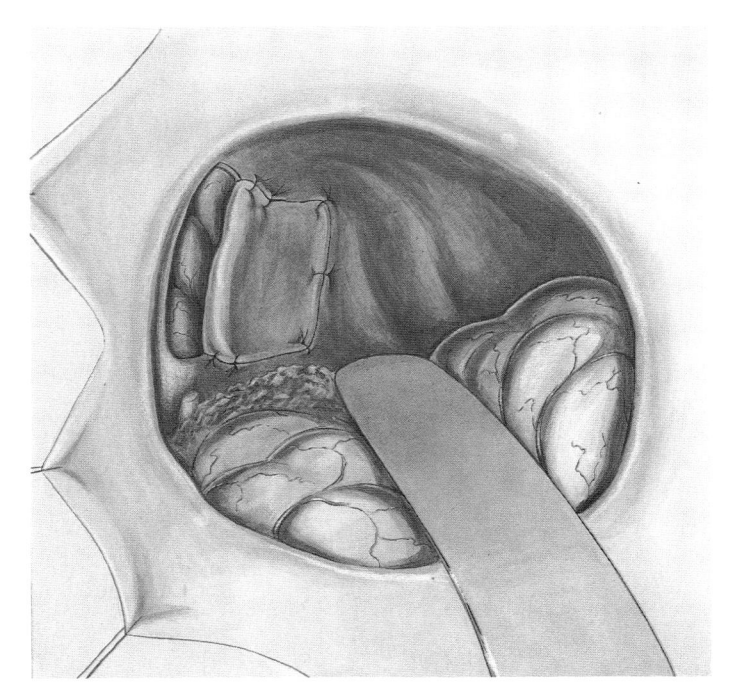

Abb. 13.**53**

Abb. 13.**54**

Abb. 13.**55**

rung der erkrankten Nasennebenhöhlen oder des Mittelohrs der Extraduralraum vom Operationsbereich aus breit freigelegt und nach außen drainiert werden. Siehe hierzu Kap. 9 sowie Bd. 1, Kap. 10.

Abb. 13.**56**

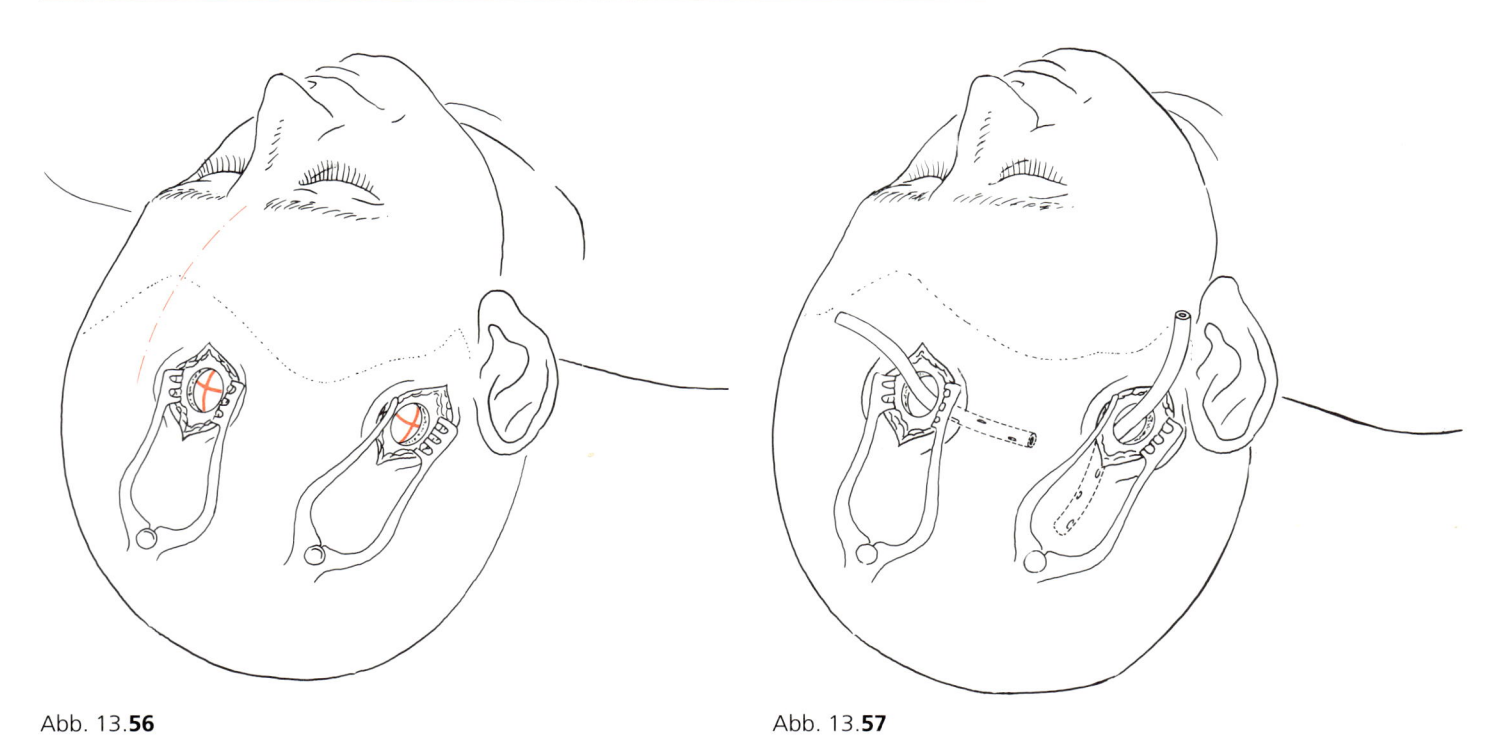

Abb. 13.**57**

Subduraler Abszeß

Subdurale Abszesse entstehen fortgeleitet bei der Sinusitis frontalis und bei entzündlichen Prozessen im Mittelohr und Mastoid. Gelegentlich stellen sie auch eine Komplikation nach Punktion subduraler Ergüsse im Kindesalter dar. Zu den Symptomen der subduralen Abszesse gehören Nackensteife und fokale Anfälle, die rasch von herdneurologischen Ausfällen und Verschlechterung der Bewußtseinslage gefolgt werden. Die Diagnose wird hauptsächlich computer- bzw. kernspintomographisch (= MRI) gesichert.

Bei der Operation kommt es darauf an, daß die Eiteransammlung restlos herausgespült wird. Schwierigkeiten kann dabei eine Septierung der Abszeßkammer bereiten. Zur Beurteilung des Operationsergebnisses werden postoperativ in kurzen Abständen computertomographische Kontrolluntersuchungen vorgenommen. Drainage des subduralen Raums und Antibiotikagabe ergänzen die operative Ausräumung.

Die Behandlung eines über die gesamte Hemisphäre entwickelten subduralen Empyems ist in der Abb. 13.**56** bis Abb. 13.**58** dargestellt. Das Anlegen von 2 Bohrlöchern (frontal und temporal) zeigt Abb. 13.**56**. In Abb. 13.**57** ist das subdurale Empyem abgelassen und der Empyemraum durch zwei Rohre (Gummi, Silikon) nach außen drainiert. Die Lage eines Drainrohres geht aus der schematischen Darstellung (Abb. 13.**58**) hervor.

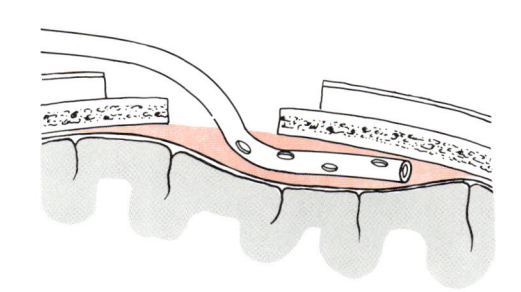

Abb. 13.**58**

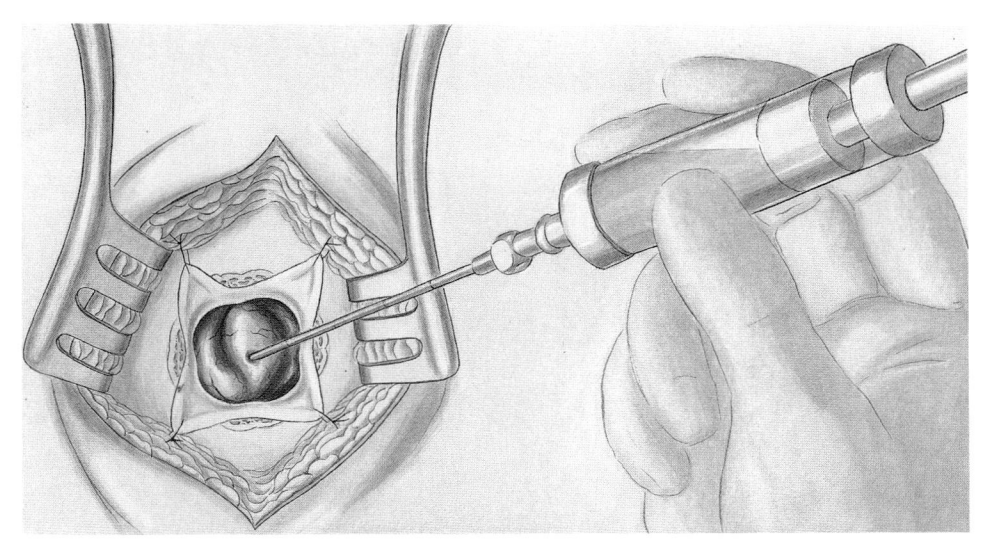

Abb. 13.59

Hirnabszeß

Der Hirnabszeß entsteht fortgeleitet durch direkte Infektionsausbreitung aus den Nasennebenhöhlen, dem Mittelohr bzw. dem Mastoid (s. Kap. 9 sowie Bd. 1, Kap. 10) oder metastatisch durch hämatogene Aussaat, häufig von einem Prozeß in der Lunge ausgehend. Ähnlich ist der Entstehungsmechanismus bei Kindern mit angeborenen Herzfehlern, bei denen infolge des Rechtslinks-Shunts venöses, nicht durch die Lunge gefiltertes Blut ins Hirn gelangt. Abszedierungen im Bereich der Hirnwunde können auch nach intrakraniellen Eingriffen oder offenen Schädel-Hirn-Verletzungen auftreten. Die fortgeleiteten Abszesse sind bei Affektionen des Ohres im Schläfenlappen oder im Kleinhirn, bei Prozessen der Nasennebenhöhlen im basalen Stirnhirn lokalisiert (Näheres hierzu in Kap. 9 und in Bd. 1, Kap. 10). Bei hämatogener Ursache können multiple Abszesse entstehen. Das Verteilungsmuster entspricht in der Regel dem der A. cerebri media und ihrer Äste. Bei der bakteriologischen Untersuchung findet man am häufigsten Streptokokken. Staphylococcus aureus und Kolibakterien können jedoch ebenfalls nachgewiesen werden.

Der Hirnabszeß äußert sich durch Symptome des intrakraniell raumfordernden Prozesses und kann zunächst neurologische Herdzeichen verursachen. Sehr schnell kommt es aber zur allgemeinen intrakraniellen Drucksteigerung mit Kopfschmerzen, Erbrechen und Stauungspapillen. Ein Meningismus fehlt in der Regel. Im Liquor findet sich meist eine mäßige Pleozytose bis zu mehreren 100/3 Zellen.

Die Hauptuntersuchungsmethoden stellen die Computer- und die Kernspintomographie dar. Je nach Entwicklungsstadium des Abszesses werden zuerst ein kontrastmittelaufnehmender Bezirk als Ausdruck einer Phlegmone, dann in der Phase der Einschmelzung eine Zone erniedrigter Dichte und schließlich die Abszeßkapsel nachgewiesen. Nach Einführung der neuen bildgebenden Verfahren haben Hirnszintigraphie und Angiographie weitgehend ihren diagnostischen Wert verloren.

Die folgende Darstellung der Hirnabszeßbehandlung erfolgt aus der Sicht des Neurochirurgen, für den die zunehmende, lebensgefährdende Steigerung des intrakraniellen Druckes im Mittelpunkt seines Handelns steht. Das bedeutet: exakte Lokalisation des intrazerebralen Prozesses und gezielte operative Entlastung, um die Schädelinnendrucksteigerung so rasch wie möglich zu beseitigen. Die Sanierung des extrakraniellen Herdes wird erst in zweiter Linie angestrebt, wenn der lebensbedrohliche Zustand behoben ist. Die Alternative zu diesem Vorgehen, die vor allem von Oto-Rhino-Chirurgen vertreten wird, besteht darin, den Herd im Ohr- oder Nasenbereich zu eliminieren und – dem Infektionsweg folgend – den Hirnabszeß anzugehen (Einzelheiten hierzu s. Kap. 9 sowie Bd. 1, Kap. 10).

Grundsätzlich ist die totale Entfernung des Abszesses angezeigt. Nur wenn ein größerer Eingriff nicht zumutbar erscheint oder bereits Symptome der Einklemmung im Mittelhirnbereich oder der Kleinhirntonsillen im Hinterhauptsloch vorliegen, empfiehlt sich als Sofortmaßnahme die Punktionsbehandlung über ein Bohrloch. In allen anderen Fällen bevorzugen wir die primäre Exstirpation.

Das Bohrloch wird direkt über dem Abszeß angelegt und auf etwa Fünfmarkstückgröße erweitert. Nach kreuzförmiger Eröffnung der Dura und Durahochnaht wird der Abszeß mit der stumpfen Cushing-Nadel punktiert (Abb. 13.59). Man spürt dabei einen Widerstand an der Abszeßkapsel. Nach Absaugen des Eiters wird die Höhle mit Ringer-Lösung gespült und ein Breitbandantibiotikum instilliert. Ist der Abszeßinhalt steril, kann die Exstirpation der Abszeßkapsel über eine osteoplastische Trepanation durchgeführt werden.

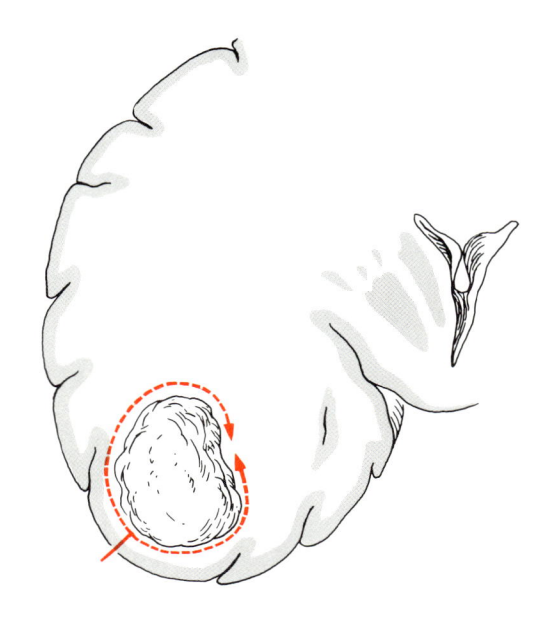

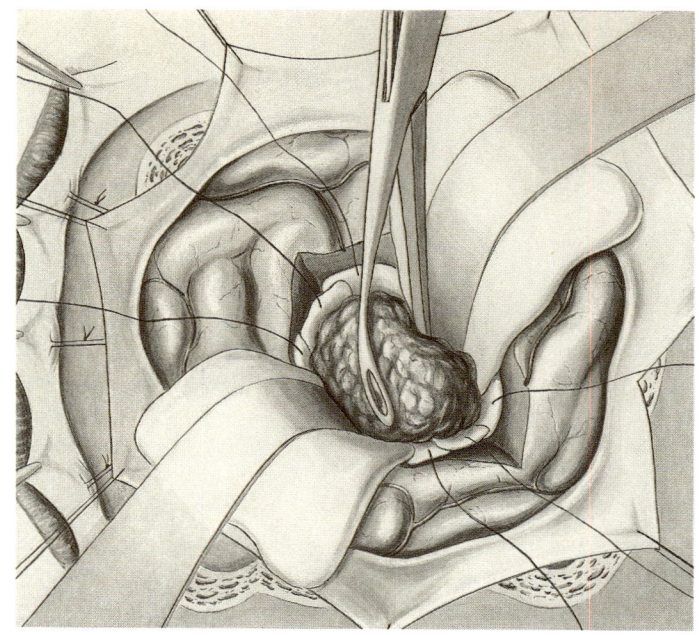

364 Grundzüge neurochirurgischer Eingriffe im Kopfbereich

Abb. 13.60

Abb. 13.61

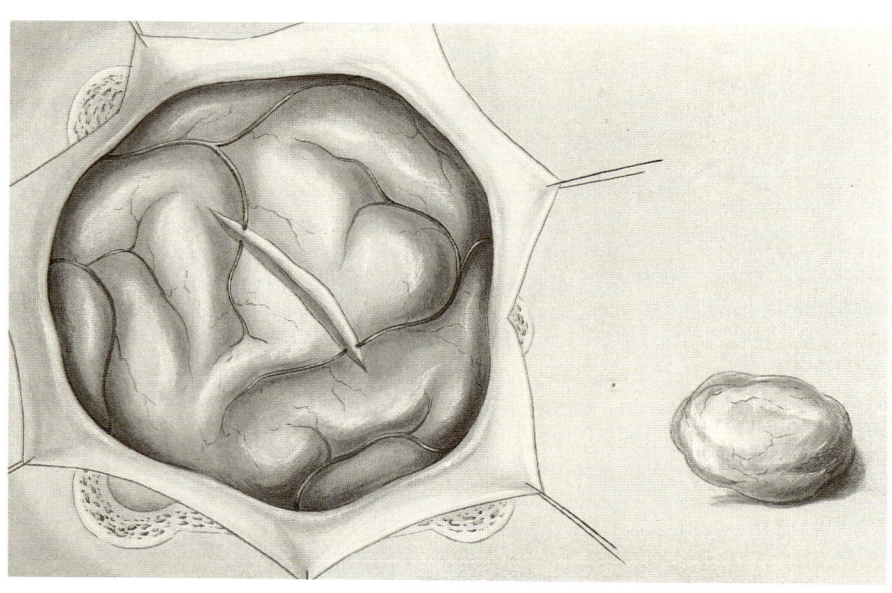

Abb. 13.62

Exstirpation eines Hirnabszesses

Nach der Kraniotomie und nach Eröffnung der Dura wird die Rindeninzision über dem Abszeß bzw. der Abszeßkapsel durchgeführt, die Kapsel in der Ödemzone mit Hirnspateln und Watte isoliert und in toto herausgenommen. Die Abb. 13.60 zeigt schematisch das Prinzip der Totalentfernung eines Hirnabszesses.

In Abb. 13.61 ist die Hirnrinde eröffnet, die Abszeßkapsel in der Ödemzone dargestellt und teilweise isoliert. In Abb. 13.62 ist die Situation nach Abszeßentfernung sowie der enukleierte Abszeß mit intakter Kapsel dargestellt.

Die Wunde kann bei diesem Vorgehen primär verschlossen werden. Eine testgerechte antibiotische Behandlung wird durch- bzw. weitergeführt und zugleich nach dem Ausgangsort der Infektion gesucht.

Nervus-facialis-Rekonstruktionen

Technik der Nervennaht

Voraussetzung für ein gutes klinisches Ergebnis nach der Rekonstruktion durchtrennter Nerven ist ein ungestörter Regenerations- und Wachstumsvorgang der Axone in Höhe der Nahtstelle. Auf die Wachstumsvorgänge der Axone wirken sich die im Bereich der Naht auftretenden Neurome und Narben negativ aus. Diese können durch unpräzise Adaptation der Nervenstümpfe, durch erhöhte Spannung in Höhe der Nervennaht und durch unvollständige Resektion der Stumpfneurome oder des schnellwachsenden Epineuriums verursacht werden.

Man unterscheidet *direkte oder epineurale* und *interfaszikuläre oder perineurale Nähte*. Die Nervenrekonstruktionen werden grundsätzlich in mikrochirurgischer Technik durchgeführt.

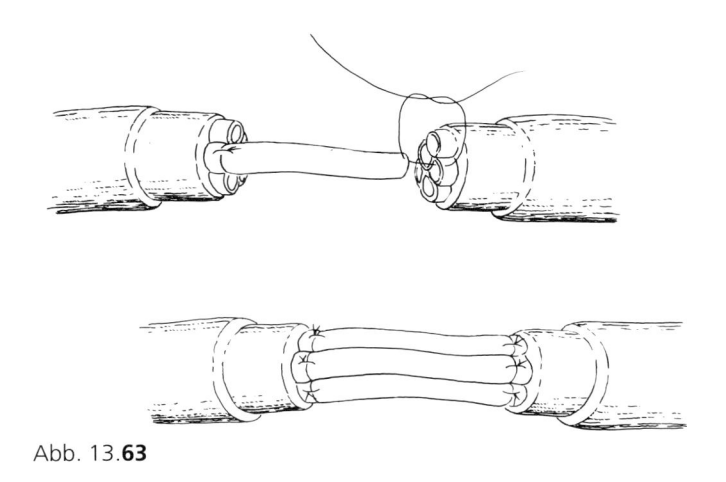

Abb. 13.**63**

Die interfaszikuläre (perineurale) Naht

Zur Rekonstruktion durchtrennter Nerven wird in der Regel die Nerventransplantation durchgeführt, da die meisten Verletzungen mit Nervendefekten einhergehen, die überbrückt werden müssen. Als Transplantationsmaterial stehen verschiedene Hautnerven, z. B. der N. suralis, der N. cutaneus femoris lateralis sowie die Interkostalnerven zur Verfügung.

Nach Entfernung des Epineuriums im Stumpfbereich auf einer Strecke von ca. 0,5 cm werden die einzelnen Faszikelbündel abpräpariert (Abb. 13.**63**). Danach werden die neuromatös veränderten Faszikelstümpfe mit einer Rasierklinge so weit reseziert, bis die einzelnen Faszikelbündel erkennbar sind. Anschließend wird der entstandene Defekt abgemessen. Je nach Kaliber der zu rekonstruierenden Nerven werden ein (z. B. N. facialis) oder mehrere Transplantate verwendet. Um das Auftreten von Spannungen in Höhe der Nahtstelle zu vermeiden, wird die Länge der Transplantate großzügig bemessen. Für die interfaszikulären Nähte (insgesamt 2 oder 3) werden monofilamentäre Fäden der Stärke 10–0 verwendet. Nach Beendigung der Naht wird diese zusätzlich mit Fibrinkleber verstärkt. Die Verbindung korrespondierender motorischer bzw. sensibler Faszikel beider Nervenstümpfe ist Voraussetzung für ein gutes postoperatives Ergebnis.

Zur Entnahme des N. suralis wird ein ca. 6–7 cm langer Hautschnitt zwischen der Achilles-Sehne und dem Malleolus lateralis angelegt. Der Nerv verläuft neben oder unter der V. saphena. Nach Durchtrennung des Nervs kann dieser mit Hilfe eines Nervenstrippers auf einer Strecke von über 20 cm entnommen werden. Bei der Nervenentnahme ohne Stripper werden im allgemeinen zwei zusätzliche Hautinzisionen entlang des Nervenverlaufs benötigt (siehe Kap. 7, S. 212 und Abb. 7.**5**).

Perineurale Nähte werden auch bei der Rekonstruktion des N. facialis im Bereich des Kleinhirnbrückenwinkels bei Transplantation angewendet.

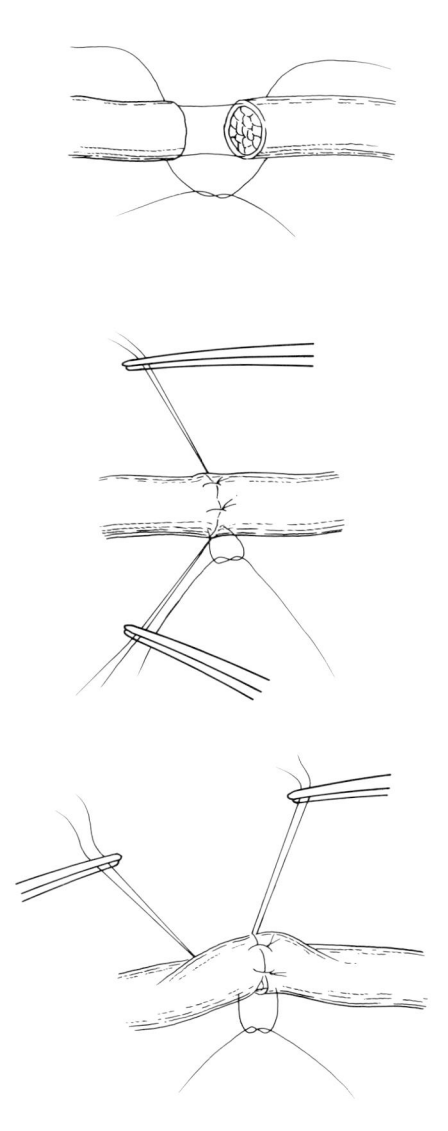

Abb. 13.64

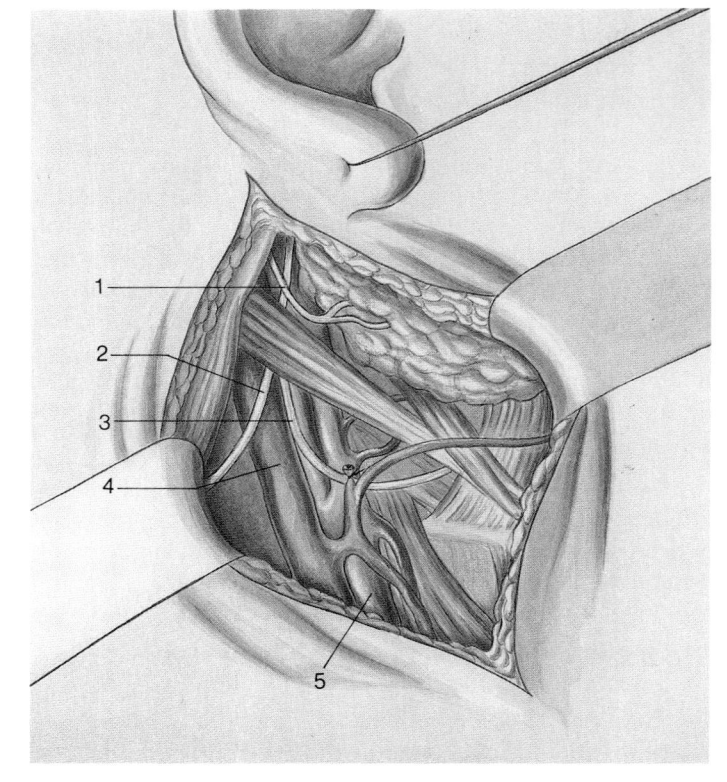

Abb. 13.65
1 N. facialis
2 N. accessorius
3 N. hypoglossus
4 V. jugularis interna
5 A. carotis communis

Die (epineurale) Direktnaht

Die Direktnaht (Abb. 13.64) kann nur dann ausgeführt werden, wenn nach einer Nervendurchtrennung kein nennenswerter Nervendefekt entstanden ist, z. B. nach einer Schnittverletzung mit einem scharfen Gegenstand, so daß eine spannungsfreie Adaptation der Nervenstümpfe möglich ist. Um der Naht mehr Widerstand zu verleihen, wird sie durch das Epineurium geführt. Je nach Kaliber der zu rekonstruierenden Nerven werden monofilamentäre Fäden der Stärke 6–0 bis 10–0 verwendet. Nach Anfertigung der Naht ist darauf zu achten, daß entlang ihrer Zirkumferenz eine perfekte Adaptation der Nervenstümpfe erzielt wurde und somit dem späteren Auftreten von Neuromen vorgebeugt wird.

Die epineurale Nervennaht wird auch im Rahmen der Nervenpfropfungen sowie zur Rekonstruktion des N. facialis im Gesichtsbereich durch Direktnaht oder durch Nerventransplantation angewandt, da aufgrund des sehr dünnen Kalibers eine Resektion des Epineuriums in Stumpfhöhe auf technische Schwierigkeiten stoßen kann.

Autologer Nervenbypass nach Dott

Das Autotransplantat aus dem N. suralis oder N. cutaneus femoris lateralis wird im Anschluß an die Operation im Kleinhirnbrückenwinkel an den zentralen Fazialisstumpf genäht, dann durch die Kraniotomieöffnung herausgeleitet und durch die Muskulatur bis zur Fossa retromandibularis geführt. In einer zweiten Sitzung, die Dott (1958) erst nach 90 Tagen vornahm, während andere Autoren bereits wenige Tage nach dem Eingriff im Kleinhirnbrückenwinkel mit zufriedenstellendem Ergebnis operieren, wird der N. facialis am Foramen stylomastoideum aufgesucht und die Anastomose mit dem durchtrennten distalen Schenkel des Nervs hergestellt.

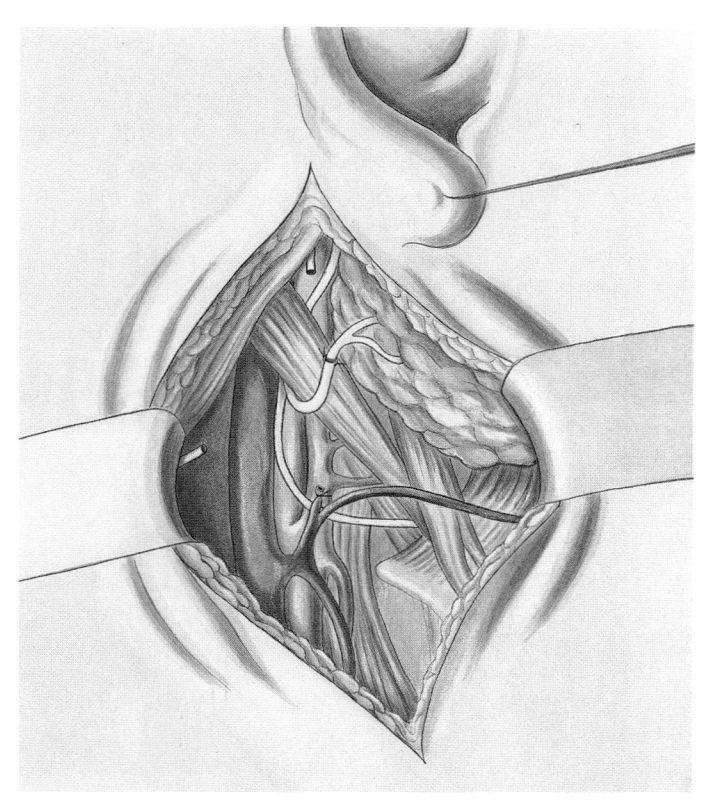

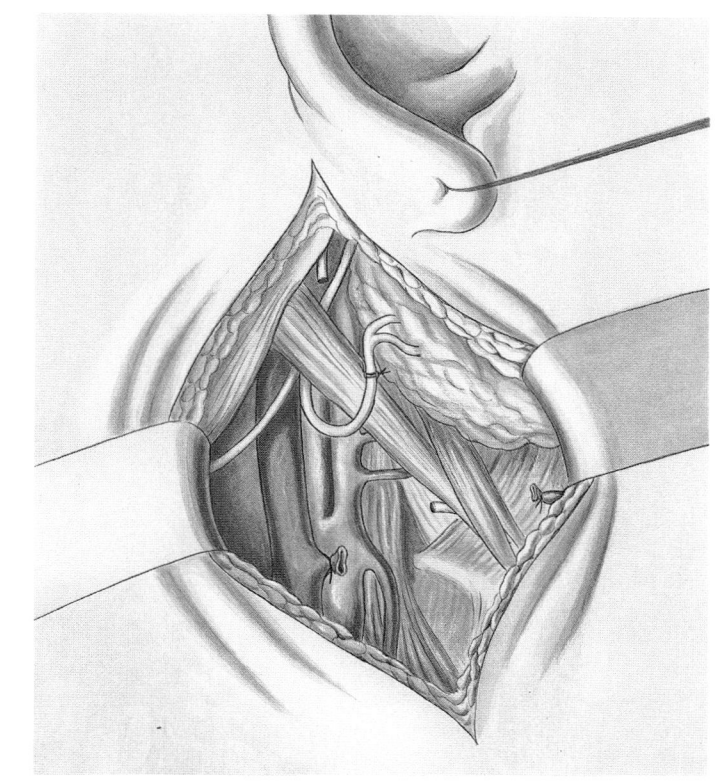

Abb. 13.**66**

Abb. 13.**67**

Hirnnervenpfropfungen

Am gebräuchlichsten sind Anastomosierungen zwischen dem N. accessorius und N. hypoglossus mit dem N. facialis. Abb. 13.**65** zeigt eine schematische Darstellung dieser Nerven in der Regio sternocleidomastoidea. Nach Schnittführung von der Spitze des Processus mastoideus bis zum Vorderrand des M. sternocleidomastoideus wird der N. facialis am Foramen stylomastoideum aufgesucht und angeschlungen. Den N. accessorius stellt man in der Fossa retromandibularis dar, wo er zwischen dem hinteren M. digastricus und dem M. sternocleidomastoideus zur Darstellung gelangt. Er wird vor seinem Eintritt in den M. sternocleidomastoideus durchschnitten und mit dem distalen Ende des ebenfalls durchtrennten N. facialis durch eine epineurale Naht vereinigt, wie dies aus Abb. 13.**66** hervorgeht.

Der N. hypoglossus wird im Trigonum caroticum unter dem hinteren Digastrikusbauch freigelegt, distal des Abgangs des absteigenden Astes des N. hypoglossus durchschnitten und mit dem peripheren N. facialis vernäht. Abb. 13.**67** zeigt das Prinzip dieser Anastomosenform.

Abb. 13.**68**

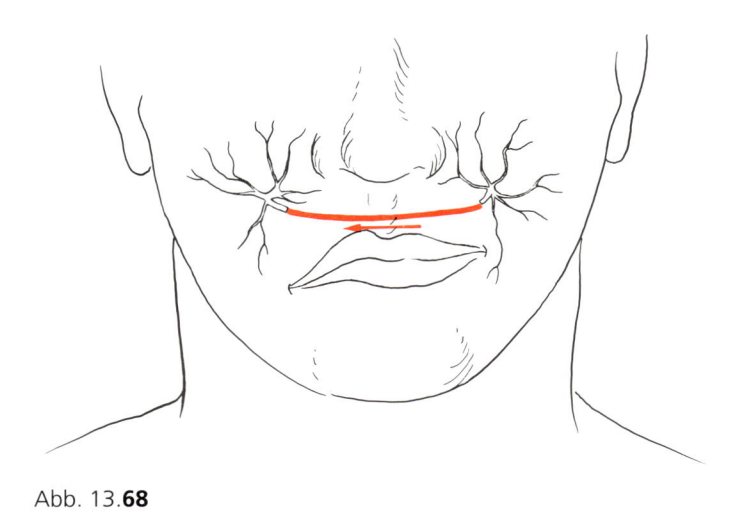

Fazio-faziale Anastomose

Mit einem faszikulären autologen Nervenimplantat aus dem Ober- bzw. Unterschenkel werden die N. facialis-Äste paretischer Gesichtsmuskeln mit ihren korrespondierenden, normal funktionierenden Ästen der Gegenseite anastomosiert. Besonders günstig wirkt sich die Verbindung der bukkal-zygomatischen Geflechte aus, da dadurch eine Belebung der Funktion im Bereich der Oberlippe und des Auges erzielt werden kann.

Man führt einen etwa 5 cm langen Hautschnitt an beiden Gesichtsseiten parallel zu den Nasolabialfalten. Hier wird das Nervengeflecht aufgesucht, evtl. durch Elektrostimulation identifiziert. Ein bis zwei Äste werden auf jeder Seite durchtrennt und durch Faszikelnaht mit einem autologen Implantat aus dem N. suralis oder aus dem N. cutaneus femoris lateralis, das subkutan durch die Oberlippe gezogen wird, verbunden. Aus Abb. 13.**68** ist das Prinzip zu ersehen.

Tumoren der Schädelbasis

Interdisziplinär sind diese Tumoren deshalb von besonderem Interesse, weil ein gemeinsames Vorgehen erforderlich sein kann. Es handelt sich dabei im wesentlichen um Nasenrachenfibrome, Chordome, Chondrome, Basaliome und Meningiome.

In der Diagnostik haben computer- und kernspintomographische Untersuchungen besondere Bedeutung erlangt, zumal in koronarer Schichtführung die intra- und extrakranielle Ausdehnung gut zur Darstellung gelangt.

Bei stark vaskularisierten Prozessen werden ergänzend selektiv beide Karotiden einschließlich des Externakreislaufs angiographisch untersucht. Diese Untersuchungen stellen auch die Grundlage einer etwaigen Devaskularisierung des Tumors durch Embolisation dar. Zur Therapieplanung gehört auch die Biopsie, um dadurch die Dignität des Tumors in Erfahrung zu bringen.

Für die radikale Tumorentfernung hat sich als Ergänzung zum vorderen HNO-Zugang der subfrontale, transkraniell-transbasale Zugang bewährt (siehe auch Bd. 1, Kap. 9). Über diesen Zugang können die gesamte vordere und sogar große Anteile der mittleren Schädelgrube erreicht werden. Durch die gute Übersicht des Foramen opticum, der Fissura orbitalis superior sowie der Foramina rotundum und ovale ist die Erhaltung der entsprechenden Hirnnerven und sogar des N. olfactorius möglich.

Der transkranielle Zugang erfolgt über eine frontale bzw. bifrontale Freilegung. Um die zur Darstellung der Schädelbasis notwendige Retraktion des Frontalhirns auf ein Minimum zu reduzieren, wird vor Beginn der Trepanation eine lumbale Liquordrainage angelegt. Da die Eingriffe im Bereich der vorderen Schädelgrube immer mit der Gefahr einer postoperativen Liquorfistel behaftet sind, wird zur späteren Abdeckung der Schädelbasis bereits bei der Freilegung das Periost sorgfältig freipräpariert und aufgeklappt. Die Trepanation wird so basal wie möglich, bis zum Orbitarand, durchgeführt. Der dabei eröffnete Sinus frontalis wird entsprechend versorgt. Ob der weitere Zugang extra- oder transdural durchgeführt wird, hängt von der Tumorausdehnung ab. Die Crista galli wird reseziert, die durch die Lamina cribrosa verlaufenden Riechnerven werden koaguliert und durchtrennt. Wenn der Prozeß die Dura bereits infiltriert hat, wird diese Schritt für Schritt am Tumorrand reseziert. Bei weicher Konsistenz kann der Tumor zuerst mit dem Ultraschallzertrümmerer verkleinert werden. Das weitere Vorgehen zur Schädelbasis erfordert den Einsatz des Mikrobohrers.

Als Hauptkomplikation des Eingriffs gilt die Entstehung einer basalen Liquorfistel zu den Nasennebenhöhlen mit der Gefahr einer Meningitis. Aus diesem Grund werden perioperativ Antibiotika verabreicht und postoperativ für 1–2 Tage über die Liquordrainage Liquor abgeleitet. Die Entscheidung, ob die Entfernung des Tumors in einer oder in zwei Sitzungen angestrebt wird, hängt von der Größe des während des frontalen Zugangs entstandenen Duradefektes ab. So wird der extrakranielle Anteil des Eingriffs nur dann in derselben Sitzung vorgenommen, wenn der Duradefekt vollständig rekonstruierbar war. Andernfalls wird der zweite Teil der Tumorresektion in einer erneuten Sitzung erst nach Ablauf von einigen Wochen fortgesetzt. Zur Deckung größerer Defekte werden das bei der Freilegung vorbereitete Periost oder Fascia lata benützt. In Ausnahmefällen kann auch lyophilisierte Dura oder Pferdeperikard verwendet werden.

Endovaskuläre Verfahren

Devaskularisierung gefäßreicher Tumoren

Die Devaskularisierung gefäßreicher Tumoren durch Embolisation der arteriellen Zuflüsse findet in erster Linie als präoperative Maßnahme vor einer geplanten Tumorentfernung oder zur Stillung unbeherrschbarer tumorbedingter Blutungen im Bereich der oberen Atemwege Anwendung. Eine weitere Anwendung ist die Tumordevaskularisierung, ggf. in Kombination mit der Bestrahlung, zur Eindämmung des Tumorwachstums als Palliativmaßnahme bei inoperablen Tumoren. Histopathologisch handelt es sich bei diesen Tumoren in der Regel um Nasenrachenfibrome, Glomustumoren sowie um Karzinome der Schädelbasis und der Nasennebenhöhlen.

Zur Klärung der Tumorgefäßversorgung werden selektiv die A.-carotis-interna- und -externa-Kreisläufe beidseitig angiographiert. Bei den Glomus-jugulare-Tumoren ist darüber hinaus die Vertebralisangiographie erforderlich.

Die Embolisationstechnik entspricht im wesentlichen der Originalbeschreibung von Djindjian (1973). Ziel der Embolisation ist, superselektiv die Tumorzuflüsse zu sondieren und diese auszuschalten. Die Devaskularisierung sollte möglichst tumornah durchgeführt werden, um dadurch den Bluteinstrom aus peripheren Kollateralen zu verhindern (siehe auch Kap. 15).

Die superselektive Katheterisierung der zu embolisierenden Gefäße erfolgt grundsätzlich auf perkutanem, transfemoralem Weg. Sie kann jedoch auch transkarotidial vorgenommen werden. Zur Gefäßsondierung stehen seit neuestem sehr feine Katheter zur Verfügung, die in Gefäße von bis zu 1 mm Durchmesser eingeführt werden können.

Als Embolisationsmaterial werden gut kalibrierbare Feinpartikel (Polyvinylalkohol – Ivalon) oder polymerisierende Flüssigkeiten (2-Methyl-Cyanoacrylat – Bucrylat) verwendet. Dies wird in sehr kleinen Mengen zusammen mit Kontrastmittelflüssigkeit in das superselektiv sondierte Gefäß eingegeben.

Der Ablauf der Embolisation wird durch ständige Monitorüberwachung sowie durch wiederholte Kontrollangiographien in DSA-Technik verfolgt. Die Embolisation wird bei den in der Mittellinie lokalisierten Tumoren, z. B. Nasenrachenfibromen, beidseitig durchgeführt.

Unmittelbar nach der Embolisation sind Schmerzen und Schwellungsreaktionen der Haut in den entsprechenden Territorien zu erwarten. Diese Erscheinungen klingen in der Regel nach 2–3 Tagen ab und lassen sich durch Analgetika und Decadron gut beherrschen. Als weitere Komplikationen der im Externakreislauf durchgeführten Embolisationen können ischämisch bedingte Nervus-facialis-Paresen und bei Eindringen des Embolisationsmaterials in die A. carotis interna bzw. A. vertebralis Hirninfarkte auftreten. Aus diesem Grunde können z. B. Embolisationen der A. occipitalis nicht durchgeführt werden, wenn größere Kollateralverbindungen zur A. vertebralis über ihre Muskeläste vorhanden sind.

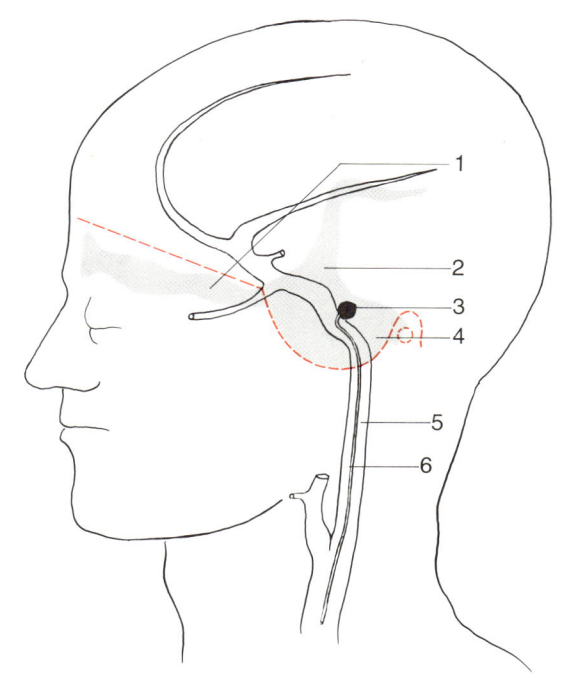

Abb. 13.**69**
1 V. ophthalmica
2 Fistel
3 Ballon
4 Sinus cavernosus
5 A. carotis interna
6 Ballonkatheter

Traumatische Carotis-Sinus-cavernosus Fisteln

Die traumatischen Carotis-Sinus-cavernosus-Fisteln entstehen, wenn die A. carotis innerhalb des Sinus cavernosus verletzt ist. Durch die shuntbedingte Erhöhung der Druckverhältnisse im venösen Stromgebiet kommt es unter anderem zum pulsierenden Exophthalmus, der das klinische Bild bestimmt.

Iatrogene Manipulationen im Bereich des Sinus cavernosus, z. B. bei der Thrombendarteriektomie der A. carotis interna im Siphonbereich, bei der retroganglionären Rhizotomie zur Behandlung der Trigeminusneuralgie oder nach Probeexision von Tumoren im Bereich der Schädelbasis und der Keilbeinhöhle, können ebenfalls Ursachen der Fistelbildung sein.

Zur Darstellung der Kreislaufverhältnisse im Bereich der Fistel werden selektiv die A. carotis interna und externa beiderseits sowie das vertebrobasiläre System angiographisch untersucht. Auf diese Weise kann z. B. festgestellt werden, ob die A. carotis interna allein oder zusammen mit der A. carotis externa an der Shuntbildung beteiligt ist.

Die intra- und extrakranielle Ausschaltung der A. carotis interna, zuerst intrakraniell unterhalb der A. communicans posterior und dann extrakraniell am Hals, auch Trapping-Operation genannt, stellte jahrzehntelang die Behandlungsmethode der Wahl dar. Durch Eröffnung des Sinus cavernosus sowie durch die Elektrothrombose gelang ab Mitte der siebziger Jahre die direkte Fistelokklusion bei gleichzeitiger Erhaltung der A. carotis interna.

Heutzutage wird die endovaskuläre Ausschaltung der Fistel mit einem ablösbaren Ballon bevorzugt (Abb. 13.**69**). In 80–90% der Fälle gelingt eine selektive Fistelausschaltung unter Erhaltung der A. carotis interna. Bei Versagen des arteriellen Zugangs kann auch der venöse Weg über die V. jugularis via Sinus petrosus gewählt werden. Gelingt die selektive Fistelausschaltung nicht, kann der Shunt nach Plazierung des Ballons in Fistelhöhe zusammen mit der A. carotis interna verschlossen werden. Voraussetzung ist jedoch, daß ein Karotis-Okklusionstest von ca. 40 Minuten Dauer vom Patienten toleriert wurde. Messungen der regionalen Hirndurchblutung sowie des arteriellen Drucks distal der Okklusionsstelle liefern dabei wertvolle Hinweise über die Qualität des natürlichen Kollateralkreislaufs. Ist dieser nicht ausreichend, wird vor der endgültigen Operation ein extra-intrakranieller Bypass angelegt und dann die Testung wiederholt. Das endovaskuläre Verfahren wird bis auf wenige Ausnahmen in örtlicher Betäubung durchgeführt. Dabei wird der Ballon durch die Fistel in den Sinus cavernosus eingeführt und nach Auffüllen mit polymerisierender Flüssigkeit vom tragenden Katheter abgelöst (Abb. 13.**69**).

Schwerwiegende ischämische Komplikationen können dadurch zustande kommen, daß sich der Ballon ablöst und in Hirngefäße eingeschwemmt wird. Die abgelösten Ballons können jedoch nach sofortiger Freilegung der entsprechenden Gefäße erfolgreich wieder entfernt werden.

Literatur

Baethmann, A., W. Lanksch, P. Schmiedek: Formation and treatment of cerebral edema. Neurochirurgia 17 (1974) 37
Ballantine, H. T., C. N. Shealy: The role of radical surgery in the treatment of abscess of the brain. Surg. Gynecol. Obstet 109 (1959) 370
Becker, D. P., J. D. Miller, H. F. Young et al.: Diagnosis and treatment of head injury in adults. In Youmans, J. R.: Neurological Surgery. Saunders, Philadelphia 1982
Bettag, W.: Der derzeitige Stand von Klinik und Behandlung der otogenen und rhinogenen Hirnkomplikationen. Neurochirurgische Betrachtungen. HNO-Wegw. 20 (1972) 47
Bucy, P. C.: Exposure of the posterior or cerebellar fossa. J. Neurosurg. 14 (1966) 820
Dandy, W. E.: Treatment of rhinorrhea and otorrhea. Arch. Surg. 49 (1944) 75
Debrun, G., P. Lacour, F. Vinuela et al.: Treatment of 54 traumatic carotid cavernous fistulas. J. Neurosurg. 55 (1981) 678
Derome, P. Y.: The transbasal approach to tumors invading the base of the skull. In: Operative Neurosurgical Techniques. Grune & Stratton, Orlando 1988
Dietz, H.: Die frontobasale Schädelhirnverletzung. Springer, Berlin 1970
Dott, N. M.: Facial paralysis-restitution by extrapetrous nerve graft. Proc. roy. Soc. Med. 51 (1958) 900
Drake, C. G.: Acoustic neurinoma. Repair of facial nerve with autogenous graft. J. Neurosurg. 17 (1960) 836
Drake, C. G.: Surgical treatment of acoustic neuroma with preservation or reconstruction of the facial nerve. J. Neurosurg. 26 (1967) 459
Epstein, M. H.: Surgical management of hydrocephalus. In: Operative Neurosurgical Techniques. Grune & Stratton, Orlando 1988
Gerlach, J.: Grundriß der Neurochirurgie. Steinkopf, Darmstadt 1967
Gianotta, S. L., M. H. Weiss, M. I. J. Apuzzo et al.: High dose glucocorticoids in the management of head injury. Neurosurgery 15 (1984) 497
Gratzl, O., F. Marguth: Dringliche Neurochirurgie. Monatskurse ärztl. Fortbild. 19 (1969) 301
Gurdjian, E. S., L. M. Thomas: Operative Neurosurgery, 3rd ed. Williams & Wilkins, Baltimore 1970
Hakim, S., J. D. Burton: Flow through CSF shunts. J. Neurosurg. 39 (1973) 127
Horwitz, N. H., H. V. Rizzolli: Postoperative Complications in Neurosurgical Practice. Recognition, Prevention and Management. William & Wilkins, Baltimore 1967
Horwitz, N. H., H. V. Rizzolli: Postoperative Complications of Intracranial Surgery. William & Wilkins, Baltimore 1982
Kempe, L. G.: Operative Neurosurgery. Springer, Berlin 1968/1970
Kessel, F. K., L. Guttmann, G. Maurer: Neuro-Traumatologie mit Einschluß der Grenzgebiete. Urban & Schwarzenberg, München 1969
Kurze, T.: Microtechniques in neurological surgery. Clin. Neurosurg. 11 (1964) 128
Light, R. U.: Hemostasis in neurosurgery. J. Neurosurg. 2 (1945) 414
Loew, F., R. Kivelitz: Surgical reconstruction of intracranial lesions of cranial nerves. In: Advances of Neurosurgery, Vol. I. Springer, Berlin 1973
Matson, D. D., M. Salam: Brain abscess in congenital heart disease. Pediatrics 27 (1961) 772
Merrem, G., W. E. Goldhahn: Neurochirurgische Operationen. Barth, München 1966
Miehlke, A.: Surgery of the Facial Nerve. Saunders, Philadelphia 1973
Miller, J. D., D. P. Becker: General principles and pathophysiology of head injury. In Youmans, J. R.: Neurological Surgery. Saunders, Philadelphia 1982
Mullan, S.: Treatment of carotid cavernous fistula by cavernous sinus occlusion. J. Neurosurg. 55 (1981) 678
Nulsen, F. E., E. B. Spitz: Treatment of hydrocephalus by direct shunt from ventricle to jugular vein. Surg. Forum 2, 2 (1951) 399
Parkinson, D., A. R. Downs, L. L. Whitehead et al.: Carotid cavernous fistula: Direct repair with preservation of carotid. Surgery 76 (1974) 882
Poppen, J. L.: An atlas of neurosurgical technic. Saunders, Philadelphia 1960
Pudenz, R. H.: The ventriculo-atrial shunt. J. Neurosurg. 25 (1966) 602
Ray, B. S., R. M. Bergland: Cerebrospinal fluid fistula: Clinical aspects, techniques of localization and methods of closure. J. Neurosurg. 30 (1969) 399
Seddon, H. J.: Three types of nerve injury. Brain 66 (1943) 238
Smith, J. W.: Advances in facial nerve repair. Surg. Clin. N. Amer. 52 (1972) 1287
Sundaresan, N., V. Sachdev, G. J. Krol: Craniofacial resection for anterior skull base tumors. In: Operative Neurosurgical Techniques. Grune & Stratton, Orlando 1988
Tönnis, W. K., A. Frowein, F. Loew, W. Grote, R. Hemmer, W. Klug, H. Finkemeyer: Organisation der Behandlung schwerer Schädel-Hirn-Verletzungen. Thieme, Stuttgart 1968
Yasargil, M. G.: Microsurgery Applied to Neurosurgery. Thieme, Stuttgart 1969

14 Cochlear Implant

Bruce J. Gantz

Die Entwicklung leistungsstarker und zuverlässiger Cochlear-Implant-(CI-)Systeme (Abb. 14.1) ermöglicht es ertaubten Patienten, nach gelungener Implantation wieder Schall und in vielen Fällen auch Sprache wahrzunehmen. Die besten Ergebnisse konnten bisher erzielt werden, wenn Patienten implantiert wurden, die *nach* dem Erwerb der Sprache ertaubten *(postlinguale Ertaubung)*. Bei prä- oder postnatal ertaubten Kindern *(prälinguale Ertaubung)*, die mit Mehrkanalsystemen versorgt wurden, sind inzwischen ermutigende Ergebnisse bei der Sprachentwicklung erzielt worden. Die bisher eingesetzten CI-Systeme können jedoch kein reguläres Hörvermögen wiederherstellen. Die Grundlagenforschung auf diesem Gebiet wird fortgesetzt, um Verarbeitungsstrategien zur Verbesserung des Sprachverständnisses zu entwickeln. Bei den CI-Systemen sind technische Weiterentwicklungen zu erwarten, die zu Modifikationen bei der Indikationsstellung führen werden. Das vorliegende Kapitel legt präoperative Diagnostik und Indikation zur Implantation dar und beschreibt bewährte Operationstechniken. Detaillierte Übersichtsartikel über die unterschiedlichen CI-Systeme und deren Verarbeitungsstrategien finden sich bei Pfingst (1986) und Gantz (1987).

Diagnostik und präoperative Auswahl

Ein Team von Spezialisten – bestehend aus HNO-Ärzten, Audiologen, Phoniatern und Pädaudiologen, Psychologen sowie Logopäden – ist für die fachgerechte präoperative Auswahl möglicher CI-Kandidaten wie auch zur postoperativen Rehabilitation notwendig. Bei geplanter Implantation bei Kindern kann es hilfreich sein, zusätzlich sonderpädagogisch geschulte Erzieher und Sprachtherapeuten hinzuzuziehen, ggf. sogar den oder die gewohnten Lehrer des betreffenden Kindes. Eine kontinuierliche und kooperative Zusammenarbeit zu allen Zeitpunkten nach der Implantation ist unumgänglich für eine effektive Rehabilitation.

Vor Beginn der eigentlichen Auswahl-Prozeduren sollte von den möglichen CI-Kandidaten ein aktueller Hörtest vorliegen, der eine beidseitige an Taubheit grenzende Schwerhörigkeit oder Taubheit dokumentiert. Den Kandidaten und deren Angehörigen sollte zu diesem Zeitpunkt auch Informationsmaterial über CI-Systeme ausgehändigt werden. Die präoperative Auswahl, die zweckmäßigerweise in einem Cochlear-Implant-Zentrum stattfindet, umfaßt ausführliche audiologische, elektrophysiologische und fachärztliche sowie u. U. internistische, neurologische oder pädiatrische Untersuchungen. Sobald anhand der Untersuchungsergebnisse feststeht, daß die Versorgung mit einem CI erfolgversprechend erscheint, sollte die bildgebende Diagnostik angeschlossen werden.

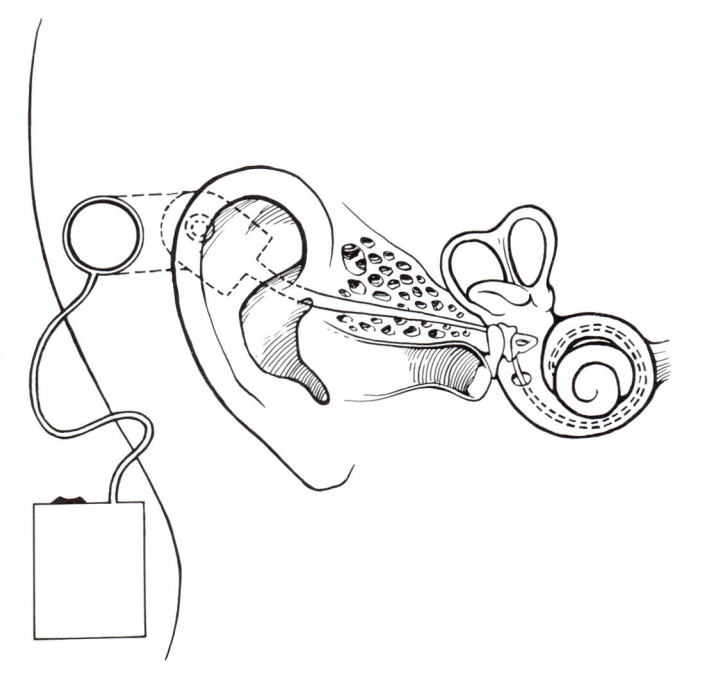

Abb. 14.**1** Prinzip eines Cochlea-Implant-Systems. Das akustische Signal wird von einem Mikrophon am Sprachprozessor aufgenommen und in diesem Gerät in ein elektrisches Signal umgewandelt. Eine äußere Spule überträgt die Information an die implantierte Spule. Der resultierende elektrische Strom erregt über intrakochleäre Elektroden den Hörnerv.

Indikationen

Audiologische Indikationen

(Anmerkung der Herausgeber: Die im folgenden genannten audiologischen Testverfahren werden in den USA angewandt und sind nicht immer identisch mit audiologischen Tests im deutschen Sprachraum. Die vom Autor ausgewählten Tests sind daher wörtlich wiedergegeben. In Klammern sind jeweils eine oder mehrere Testverfahren benannt, die diesen im deutschen Sprachraum weitgehend entsprechen.)

Die Versorgung mit einem Cochlear Implant beschränkt sich auf Patienten mit beidseitiger an Taubheit grenzender Schwerhörigkeit oder Ertaubung. Die mittlere Tongehörschwelle bei 0,5, 1 und 2 Hz sollte bei 90 dB HL (hearing level) oder schlechter angegeben werden. Weiterhin sollte kein Sprachverständnis mehr für Zahlen vorliegen, auch nicht nach längerer und ausreichend hoher Verstärkung mit Hochleistungs-Hörgeräten. Eine Hörgeräteüberprüfung und ggf. Hörgeräteneuanpassung ist also unverzichtbarer Bestandteil der präoperativen Austestung von CI-Kandidaten. Sollte ein Kandidat Sprache bei 65 dB SPL (sound pressure level) noch wahrnehmen, sind weitere Testverfahren mit Hörgeräten im Freifeld bei 65 dB SPL durchzuführen. Zu diesen Tests zählen: (1) ein Tonschwellenaudiogramm im Freifeld; (2) der „Recorded W-22 Monosyllabic Word Test" *(Testung des Diskriminationsverlustes mit einsilbigen Testwörtern im Freiburger Sprachverständnistest);* (3) die „NU-6 (Northwestern University No. 6) Word List" *(Testung des Diskriminationsverlustes mit einsilbigen Testwörtern im Freiburger Sprachverständnistest);* (4) ein „Recorded Sentence Test" *(Marburger Satzverständnistest).* In unserer Klinik wird der „Iowa Sentence Test without Context" von der CD im Freifeld verwendet (Tyler u. Mitarb. 1986) *(Marburger Satzverständnistest).*

Gegenwärtige *Ausschlußkriterien* zur CI-Versorgung, basierend auf einer klinischen Erfahrung von mehr als 200 CI-Versorgungen, sind (1) eine Einsilberdiskrimination besser als 4% oder (2) ein Satzverständnis von mehr als 10%, jeweils bei Testung im Freifeld mit optimal angepaßten Hörgeräten.

87% der Patienten, die in unserer Klinik mit einem mehrkanaligen CI-System versorgt wurden, erreichen postoperativ ein Satzverständnis von mehr als 10% im „Iowa Sentence Test without context" (31 ± 5,7%, Spanne 0–92%, n = 39). Alle diese Patienten hatten präoperativ trotz ausreichender Verstärkung mit Hörgeräten kein Sprachverständnis mehr. Aus diesen Daten geht hervor, daß Kandidaten, die präoperativ mit Hörgerät weniger als 10% im „Iowa Sentence Test without Context" im Freifeld erreichen, eine fast 90%ige Chance der Besserung der Hörergebnisse mit einem mehrkanaligen CI-System aufweisen. Möglichkeiten, die zur Indikationsstellung herangezogenen audiologischen Kriterien zu modifizieren, werden zur Zeit untersucht.

Die Kriterien zur Auswahl von Kindern als mögliche CI-Kandidaten sind noch nicht allgemein etabliert. Ein Kind sollte zum Zeitpunkt der Operation das zweite Lebensjahr vollendet haben. Pädaudiologen stimmen darin überein, daß die Beurteilung eines möglichen Hörgewinns durch ein Hörgerät bis zu diesem Alter schwierig ist. Mit 2½ Jahren kann die Mehrzahl der Kinder nach Unterweisung mit dem „House Ear Institute Discrimination after Training (DAT) test" (Thielemeir 1982) untersucht werden. In unserer Klinik wird eine mögliche Hör- und Sprachentwicklung mit korrekt angepaßten Hörgeräten oder vibrotaktilen Hilfsmitteln über zumindest sechs Monate verfolgt, bevor die Entscheidung hinsichtlich einer CI-Versorgung getroffen wird. Ein Kind, das mit diesen Hilfen Sprache im Freifeld bei Pegeln von 60 dB HL oder mehr nicht erkennt, ist potentieller CI-Kandidat. Bei Kindern, die Sprachsignale bei Pegeln von 60 dB HL oder besser erkennen, werden Sprachverständnistests durchgeführt, um einen möglichen Gewinn durch konventionelle Hörgeräteversorgung abschätzen zu können. Diese Tests umfassen (1) den „Monosyllable Trochee Spondee (MTS) Test", (2) den „Word Intelligibility by Picture Identification (WIPI) Test" (Ross u. Lerman 1971), (3) den „CID 12 Choice Spondee and Monosyllables Test" und (4) den „Matrix Test" *(Mainzer Kindersprachtest, Göttinger Kindersprachverständnistest; die ausführlichste publizierte deutschsprachige pädaudiologische Testbatterie stammt von Eisenwort und Burian [Folia Phoniatr 43: 254–260] und besteht aus 7 Subtests, die gemeinsam allen genannten amerikanischen Testverfahren weitgehend entsprechen).* Kinder mit schlechten sprachlichen oder kognitiven Fähigkeiten werden mit dem „DAT without training", der „CID Low Verbal Test Battery" und dem „Body Parts Test" *(freies Frage-Antwort-Spiel mit Benennen z. B. von Körperteilen)* untersucht. Scheiden sie bei zwei dieser Testverfahren schlechter ab als statistisch zufällig möglich, erfüllen sie die audiologischen Kriterien für eine CI-Versorgung.

Medizinische und otologische Indikationen

Die Anamnese soll einen Überblick über den Gesundheitszustand des CI-Kandidaten, speziell im Hinblick auf eine Narkose, geben. Darüber hinaus sollten spezielle biographische Angaben, wie z. B. beruflicher Werdegang, Beginn der Taubheit, chronische Ohrerkrankungen oder vorausgegangene Operationen erfragt werden. Die Ätiologie der Taubheit ist insbesondere bei Patienten mit einer Meningitis in der Vorgeschichte wichtig, wie später noch erörtert wird.

Der Beginn einer Taubheit hat Auswirkungen auf die funktionellen Ergebnisse nach einer CI-Versorgung. Bei Verwendung der aktuellen Generation der CI-Systeme profitieren in der Regel besonders postlingual ertaubte Kinder und Erwachsene. Diese Patienten können ein offenes Sprachverständnis, also ein Sprachverständnis ohne die Notwendigkeit des Lippenablesens, erreichen. Dagegen verbessern sich die kommunikativen Fähigkeiten von prälingual ertaubten Erwachsenen meist nur geringgradig, unabhängig von der Versorgung mit Einkanal- (Eisenberg 1982) oder Mehrkanalsystemen (Brimacombe 1988). Patienten, die zur Rehabilitation nach Ertaubung vorwiegend manuelle Techniken wie z. B. die Gebärdensprache erlernt haben, können in der Regel die akustischen Informationen nach CI-Versorgung nur unzureichend verarbeiten.

Einige prälingual ertaubte erwachsene Patienten waren nicht in der Lage, die elektrischen Reize vom CI als audiotorische Informationen zu deuten. Bei dieser Patientengruppe ist daher die Indikationsstellung zur CI-Versorgung besonders kritisch zu stellen, da eine Weigerung, das Implantat postoperativ zu nutzen, möglich ist.

Bei prälingual ertaubten Kindern sind dagegen die ersten Ergebnisse nach Implantation von Mehrkanalsystemen ermutigend. Einige dieser Kinder zeigten nach Implantation und zweijährigem Hör- und Sprachtraining ein, wenn auch unvollständiges, freies Wortverständnis. Es scheint eine kritische Lernphase zu geben, während der das ZNS neue auditorische Informationen optimal verarbeiten kann. Die zeitlichen Grenzen dieser Phase sind noch nicht ausreichend bekannt. Es ist jedoch anzunehmen, daß die besten funktionellen Ergebnisse zu erzielen sind, wenn prälingual ertaubte Kinder vor der Pubertät mit einem CI versorgt werden.

Anfangs war ein Zusammenhang zwischen funktionellen Ergebnissen nach CI-Versorgung und der Genese einer Taubheit vermutet worden. Ein solcher konnte jedoch weder nach Verwendung von Einkanal- noch von Mehrkanalsystemen nachgewiesen werden. Ertaubungen nach Meningitis oder Labyrinthitis sollten unabhängig davon gewertet werden, wenn mit bildgebenden Verfahren eine Ossifikation der Kochlea nachzuweisen ist. Folge einer Meningitis kann ein vollständiger oder nahezu vollständiger Verlust von Neuronen des Ganglion spirale cochleae sein. Auch bei Vorliegen einer Ossifikation der Kochlea nach Labyrinthitis kann die Anzahl der Ganglienzellen deutlich vermindert sein. Besonders bei solchen CI-Kandidaten sind daher präoperative Elektrostimulationstests notwendig, um eine Aussage über die Funktionsfähigkeit des N. cochlearis zu erhalten. Das gleiche Vorgehen sollte bei Taubheit nach otobasaler Fraktur eingehalten werden. Bei Taubheit infolge einer Otosklerose sollte der Operateur die Möglichkeit einer modifizierten Anatomie der Kochlea oder das Fehlen von intraoperativen Landmarken bedenken. Nach vorausgegangener Stapesoperation oder iatrogener Labyrinthverletzung sind vereinzelt Fibrosierungen der Kochlea beschrieben worden, wodurch die Elektroden nicht eingeführt werden konnten. Die bildgebende Diagnostik in solchen Fällen kann regelrechte Befunde ergeben.

Vor der Implantation sollten insbesondere bei Kindern rezidivierende akute oder chronische Mittelohrentzündungen ausgeheilt sein. Zwar sind schon Implantationen bei liegenden Paukendrainagen durchgeführt worden, doch sollte ein solches Vorgehen kritisch bewertet werden. Mehr als 15 Fälle mit akuter Otitis media nach Implantation, der früheste Fall drei Wochen nach der Operation, sind inzwischen bekanntgeworden (House u. Mitarb. 1985). Fortgeleitete labyrinthäre oder intrakranielle Infektionen scheinen aber bisher noch nicht vorgekommen zu sein.

Die Dauer einer Taubheit vor Implantation hat Auswirkungen auf die postoperativen funktionellen Ergebnisse. Nach House Ear Institute und Cochlear Corporation sind das Alter des Patienten und die Dauer der Taubheit vor Implantation mit 9–20% für die Variabilität der Ergebnisse verantwortlich. In einer eigenen Nachuntersuchung von 39 CI-Patienten, die mit Mehrkanalsystemen versorgt worden waren, war die präoperative Dauer der Taubheit signifikant mit dem freien Wortverständnis korreliert (r = −0,45, p = 0,002; Gantz u. Mitarb. 1988). Diese Ergebnisse sind jedoch mit Vorsicht zu werten, da einzelne Patienten, die mehr als 20 Jahre vor Implantation ertaubt waren, ein begrenztes freies Wortverständnis erreichen konnten, während andere mit erst kurzzeitig bestehender Taubheit enttäuschende Hör- und Sprachergebnisse erzielten.

Ein anamnestisch wichtiger Punkt bei postlingual ertaubten Patienten ist die Frage nach einer möglichen konnatalen Ertaubung eines Ohres. Die postoperativen funktionellen Ergebnisse eines solchen Ohres können denen bei prälingualer Ertaubung ähnlich sein. Diese Information sollte daher bei Indikationsstellung zur CI-Versorgung bekannt sein, um den Patienten entsprechend beraten zu können. Nur selten wird jedoch anhand anamnestischer Daten von der CI-Versorgung abzuraten sein.

Die körperliche Untersuchung gibt einen Überblick über den Gesundheitszustand des CI-Kandidaten, speziell im Hinblick auf die Narkose, und soll pathologische Veränderungen des zur Implantation vorgesehenen Ohres ausschließen, die Kontraindikationen für die Operation darstellen. Das betroffene Ohr sollte trocken und entzündungsfrei sein. Größere Trommelfellperforationen sind vor einer CI-Versorgung zu sanieren, kleine stecknadelkopfgroße Perforationen können zusammen bei der CI-Operation verschlossen werden. Bei nachgewiesener chronischer Tubenfunktionsstörung können Mittelohr und Tube vor Implantversorgung obliteriert werden. Große offene Mastoidhöhlen können bei der CI-Versorgung mit einem Musculus-temporalis-Lappen verkleinert werden.

Bildgebende Verfahren

Die hochauflösende Computertomographie der Felsenbeine in axialer Schichtführung ist zur Zeit die Methode der Wahl, eine Durchgängigkeit der Kochlea nachzuweisen. Eine Ossifikation der Kochlea ist in der Regel gut darzustellen, selten können aber trotz regelrechter CT-Befunde auch knöcherne Veränderungen vorliegen. Eine kochleäre Ossifikation muß keine Kontraindikation zur CI-Versorgung darstellen. Auch bei basaler Verknöcherung der Kochlea können lange intrakochleäre Elektroden implantiert werden (Balkany u. Mitarb. 1988). Für eine nahezu vollständig obliterierte Kochlea sind Techniken zur Plazierung von Mehrkanalelektroden entwickelt worden (Gantz u. Mitarb. 1988). Diese Techniken werden später

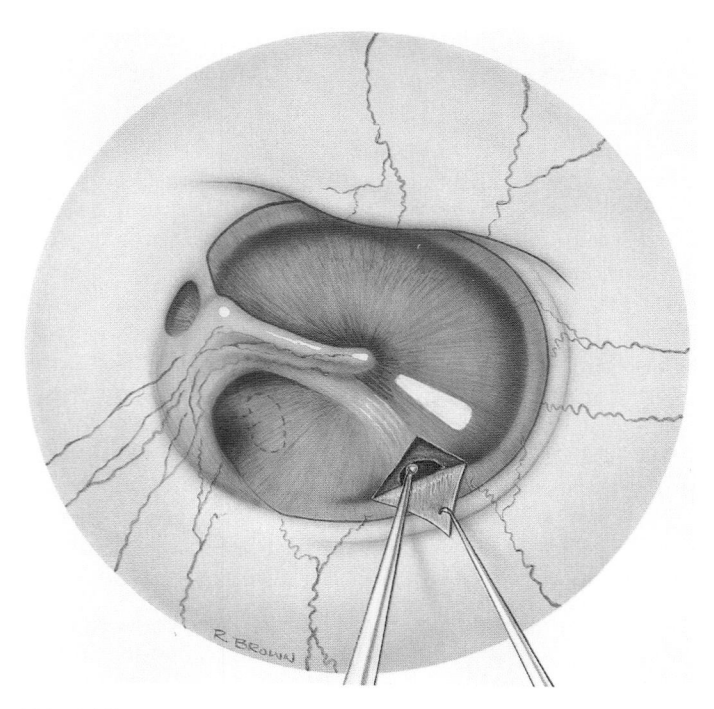

Abb. 14.2

beschrieben. Bohrarbeit an der Scala tympani scheint postoperativ zu keinen Funktionsbeeinträchtigungen zu führen. Patienten, bei denen vor der Elektrodenplazierung reichlich Knochen entfernt werden mußte, zeigten über mehr als 3 Jahre stabile, unveränderte Reizstromstärken und funktionelle Ergebnisse.

Andere mit Taubheit assoziierte und mit bildgebenden Verfahren darstellbare anatomische Besonderheiten sind die vollständige Aplasie des Labyrinths (Michel-Aplasie), die häufiger vorkommende knöcherne Dysplasie (Mondini-Dysplasie) oder die erst kürzlich beschriebene Dysplasie mit engem innerem Gehörgang (Shelton u. Mitarb. 1988). In den zuletzt genannten Fällen mißt der innere Gehörgang im Durchmesser nur 1–2 mm. In ihm zieht ausschließlich der N. facialis. Patienten mit Michel-Aplasie oder mit engem innerem Gehörgang sollten von der CI-Versorgung ausgeschlossen werden, während Patienten mit einer Mondini-Dysplasie erfolgreich implantiert werden können (Miyamoto u. Mitarb. 1986).

Elektrophysiologische Untersuchungen

Nicht immer ist eine exakte präoperative Beurteilung der Funktionsfähigkeit des N. cochlearis möglich. Verschiedene Elektrostimulationstests am Promontorium oder am runden Fenster sind bisher angewandt worden, die elektrophysiologischen Daten sind jedoch noch widersprüchlich und korrelieren nicht mit den postoperativen funktionellen Ergebnissen. Mehr als 80 unserer CI-Kandidaten konnten bei Elektrostimulation am runden Fenster (Abb. 14.2) Geräusche wahrnehmen, bei zweien waren keine Höreindrücke zu erzielen. Diese beiden Patienten waren infolge einer Meningitis ertaubt und zeigten in den CT-Aufnahmen ausgedehnte kochleäre Ossifikationen. Einer dieser Patienten wurde mit einem CI versorgt, dessen funktioneller Nutzen jedoch gering blieb, da die dynamische Breite der Hörwahrnehmung hochgradig eingeschränkt war. Allgemein scheint jedoch, daß bei einem Höreindruck nach Elektrostimulation am runden Fenster eine ausreichende Anzahl funktionsfähiger Hörnervenfasern vorliegen, die bei einer Implantation Aussicht auf Erfolg versprechen, obwohl, wie schon erwähnt, mit den Ergebnissen der präoperativen Elektrostimulation die postoperativen funktionellen Ergebnisse nicht sicher vorauszusagen sind. Trotzdem sollten bei allen CI-Kandidaten präoperative Elektrostimulationsversuche durchgeführt werden.

Die Kriterien zur Seitenfestlegung des zu implantierenden Ohres differieren zwischen den verschiedenen Zentren. Einige wählen das schlechter hörende Ohr. An unserer Klinik dagegen wird auf dem besser hörenden und erst kürzer ertaubten Ohr implantiert. Es wird also das Ohr gewählt, bei dem mit einer größeren Anzahl von Testfrequenzen Antworten zu erhalten sind, bei dem subjektiv die Hörgeräteversorgung einen größeren Gewinn erbracht hatte und das bei Elektrostimulation die größere dynamische Breite zeigte. Weitere Kriterien zur Seitenwahl sind das Vorhandensein möglicher Ossifikationen, der Zeitpunkt der Ertaubung oder eine möglicherweise iatrogen verursachte Ertaubung.

Operationsziele

Ziele der Operation sind (1) die Elektroden zur elektrischen Stimulation möglichst nahe am Hörnerv zu plazieren und (2) die einzelnen Komponenten des CI so zu implantieren, daß die Wahrscheinlichkeit einer Extrusion oder Infektion minimal ist. Ort der Wahl zur Plazierung der aktuellen Generation von Elektroden ist die Scala tympani. Nach Eröffnung des Chorda-Fazialis-Winkels ist ein sicherer Zugang zur Kochlea gegeben. Bei Plazierung der Elektroden via enauralen Zugang über den äußeren Gehörgang kommt es nach einer bestimmten Zeit immer zur Exposition der Elektroden und damit zur nachfolgend notwendigen Explantation.

Der retroaurikuläre Hautlappen, der für den Zugang zum Mittelohr und Mastoid gebildet wird, muß so angelegt sein, daß die zu implantierenden elektronischen Bauteile am Operationsende vollständig bedeckt sind. Der Chorda-Fazialis-Winkel wird nach einer partiellen Mastoidektomie eröffnet. Das runde Fenster wird dargestellt, anschließend die Kochlea eröffnet und die Elektroden in die Scala tympani vorgeschoben. Die elektronischen Bauteile werden fixiert und abschließend die Wunde verschlossen.

Anästhesie

Vorzugsweise sollte der Eingriff in Allgemeinanästhesie durchgeführt werden. Wie bei allen Eingriffen am Mittelohr oder Mastoid sollen beim Monitoring der Funktion des N. facialis relaxierende Medikamente nur sparsam eingesetzt werden.

Präoperative Vorbereitung

Der Patient wird in Rückenlage auf dem Operationstisch gelagert. Die Haare werden 8–10 cm oberhalb der Ohrmuschel und retroaurikulär rasiert und das Operationsgebiet zusammen mit der gleichseitigen Gesichtshälfte desinfiziert. Ist ein intraoperatives Monitoring (Abb. 14.**3a**) der Fazialis-Funktion geplant, so werden die Massenelektrode in den M. procerus und die Ableitelektroden in den M. orbicularis oculi und M. orbicularis oris eingestochen (Abb. 14.**3b**). Es ist dann zu empfehlen, daß intraoperativ auf der Seite des Eingriffs die gesamte Gesichtshälfte visuell überwacht werden kann. Dazu hat sich eine sterile Abdeckung mit einer transparenten Plastikfolie bewährt. Die weitere sterile Abdeckung erfolgt in üblicher Weise für einen Eingriff am Mastoid.

Instrumente

Das chirurgische Instrumentarium entspricht dem für Routineeingriffe an Mittelohr oder Mastoid. Einige zusätzliche Instrumente sollten verfügbar sein:

- kleine unterschiedlich abgewinkelte Häkchen;
- ein 0,2 mm Fußplattenhäkchen nach Fisch;
- ein Raspatorium nach Farrior;
- gerade und abgewinkelte Elektrodenapplikatoren als Zängchen (z. B. Cochlear Corporation);
- 0,6 mm, 0,8 mm und 1 mm Diamantbohrer mit langem und spitz zulaufendem Schacht. Die so geformten Mikrobohrer sind wegen der Übersicht beim Arbeiten durch den Chorda-Fazialis-Winkel hindurch notwendig.

Während der Bohrarbeiten wird eine Spül-Saug-Vorrichtung verwendet.

Operationstechnik

Hautschnitt

Die Schnittführung und Lage der Hautinzision sind abhängig vom gewählten Implantatsystem. Allgemein gilt, daß die Inzision zumindest 1 cm peripher von der endgültigen Lage der zu implantierenden elektronischen Bauteile oder des perkutanen Steckerfußes geführt werden soll. Die Inzision selbst darf keinen direkten Kontakt zu den Implantatteilen haben. Die Bedeutung der richtigen Wahl des retroaurikulären Hautlappens ist nicht zu unterschätzen. Die am häufigsten mitgeteilten Komplikationen nach CI-Versorgung sind Lappennekrosen (Cohen u. Mitarb. 1988).

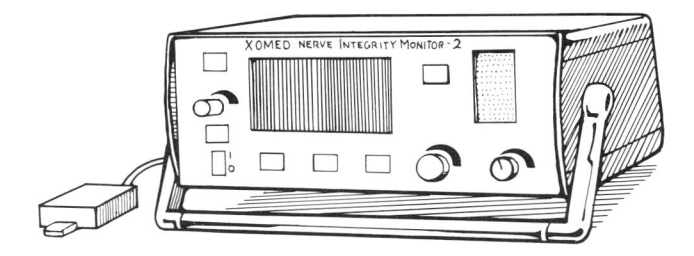

Abb. 14.**3a**

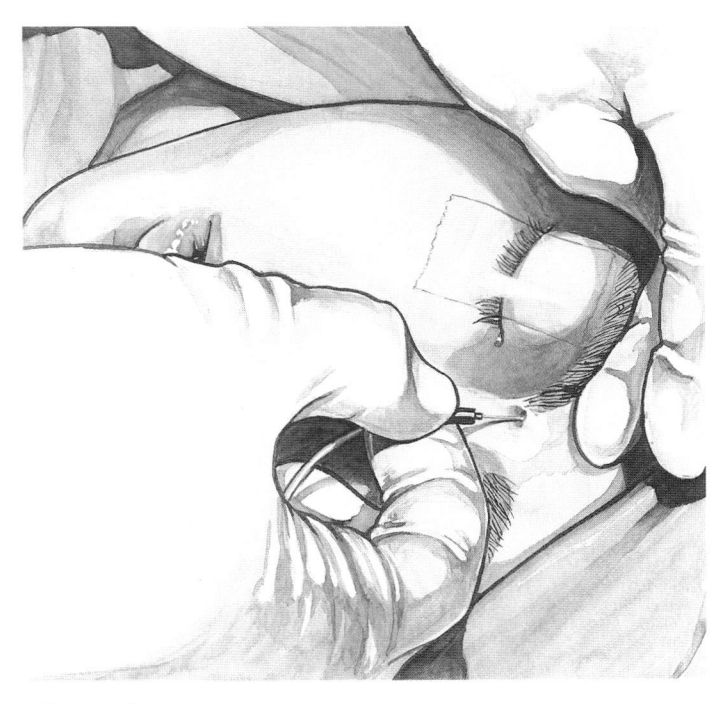

Abb. 14.**3b**

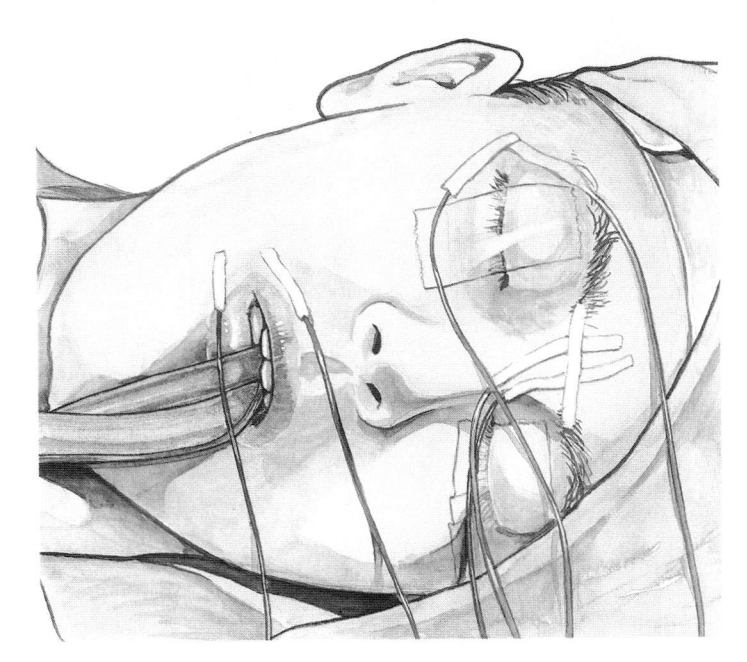

Abb. 14.**3c**

376 Cochlear Implant

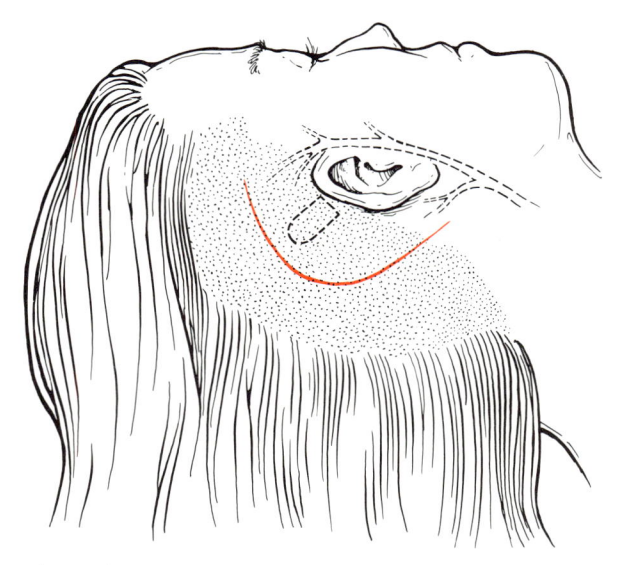

Abb. 14.**4**

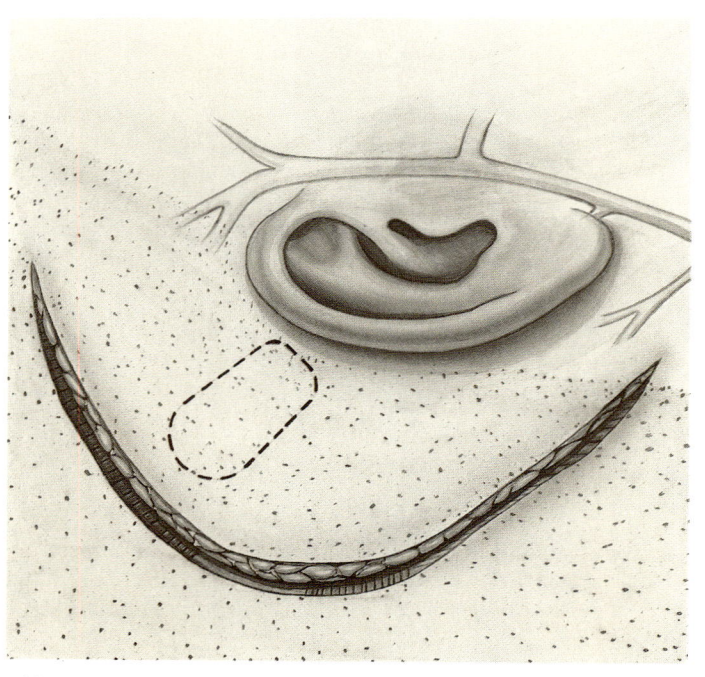

Abb. 14.**5**

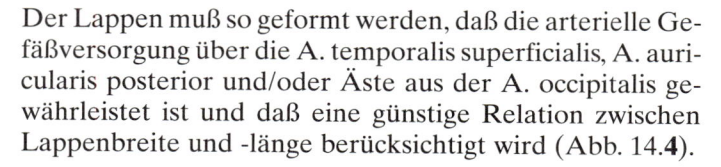

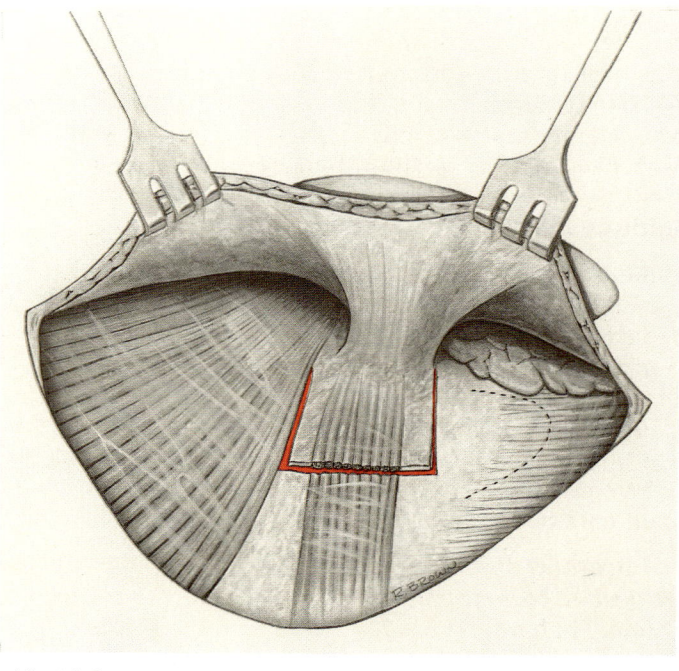

Abb. 14.**6**

Der Lappen muß so geformt werden, daß die arterielle Gefäßversorgung über die A. temporalis superficialis, A. auricularis posterior und/oder Äste aus der A. occipitalis gewährleistet ist und daß eine günstige Relation zwischen Lappenbreite und -länge berücksichtigt wird (Abb. 14.**4**).

In unserer Klinik wurde bei bisher über 200 Patienten und unter Verwendung von fünf verschiedenen Implantatsystemen jeweils ein großzügig angelegter retroaurikulärer C-förmig begrenzter Lappen gebildet. Bisher sind keine Lappenkomplikationen beobachtet worden.

Zur Orientierung wird retroaurikulär eine Schablone des gewählten Implantatsystems auf die Stelle des zukünftigen Implantatlagers aufgelegt. Es ist darauf zu achten, daß der Empfangsteil und die übrigen extern implantierten Bauelemente später keinen direkten Kontakt zur Ohrmuschel haben. Bei der Inzision ist die arterielle Versorgung des Lappens über die oben genannten Gefäße zu berücksichtigen. Die obere Begrenzung der Inzision soll 4–5 cm oberhalb des Oberrandes der Ohrmuschel liegen, nach hinten zumindest 1 cm über den Rand der zu implantierenden elektronischen Bauteile hinaus reichen und nach unten in die Mastoidspitze auslaufen (Abb. 14.**5**). Entlang

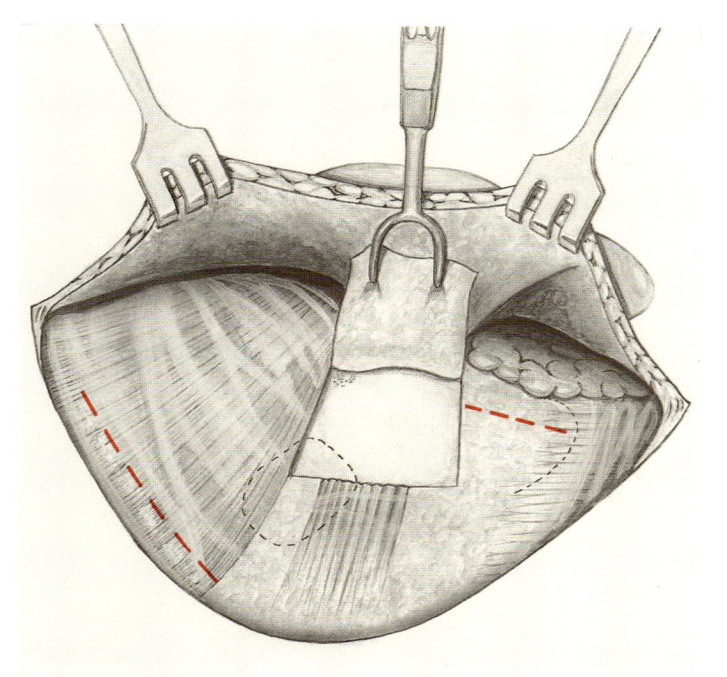

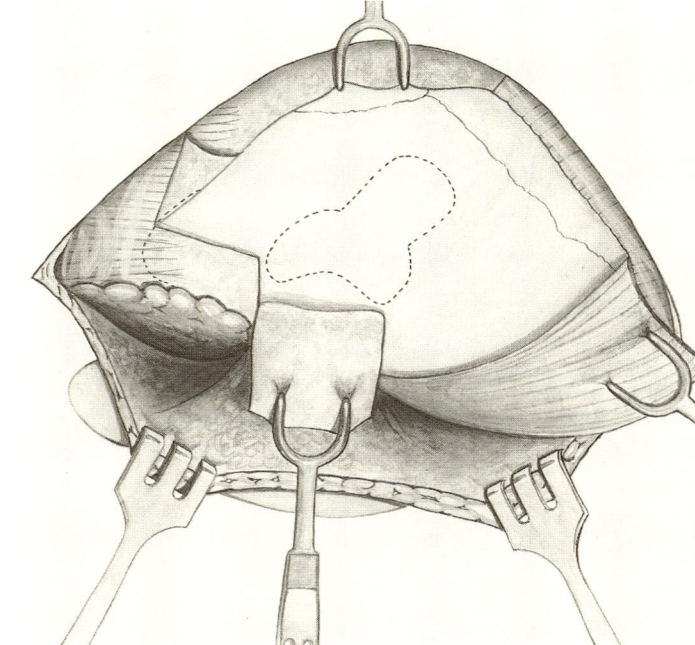

Abb. 14.**7**

Abb. 14.**8**

der Inzisionslinie wird mit einem Lokalanästhetikum ein Vasokonstringens (z. B. Adrenalin 1:100 000) injiziert. Der Hautschnitt beginnt oberhalb der Ohrmuschel und wird bis auf die Faszie des M. temporalis geführt.

Bildung der Lappen

Unterhalb der Linea temporalis wird der Hautlappen unter Belassen von etwas subkutanem Bindegewebe, Muskulatur und Periost gebildet. Der Lappen wird bis zur retroaurikulären Umschlagsfalte präpariert. Anschließend wird ein rechteckiger, anterior gestielter Muskel-Periost-Lappen gebildet, über den die Kortikalis des Mastoids freigelegt wird (Palva-Lappen; Abb. 14.**6**). Dieser Lappen ist ca. 2,5 cm breit und 3 cm lang, seine obere Inzisionslinie verläuft entlang der Linea temporalis.

Mit einem Raspatorium nach Lempert wird der Muskel-Periost-Lappen nach vorn bis zur Spina supra meatum (Henle) präpariert (Abb. 14.**7**). Die Haut der hinteren Gehörgangswand wird vom Knochen nicht abgelöst. Anschließend wird ein breiter, posterior gestielter Muskel-Periost-Lappen gebildet, durch den der Knochen des späteren Implantatlagers für die elektronischen Bauteile oder für den perkutanen Steckerfuß freigelegt wird. Ein weiterer Muskel-Periost-Lappen wird nach einer oberen vertikalen Inzision durch den M. temporalis und einer inferioren Inzision durch den M. occipitalis, ausgehend vom schon präparierten Palva-Lappen (Abb. 14.**8**) gebildet. Das Periost wird vom Knochen abgehoben, so daß eine Tasche zur späteren Aufnahme der Implantatbauteile entsteht. Bei Verwendung eines perkutanen Steckerfußes wird dieser Lappen zur Protektion des Fußes verwendet (s. u.). Abschließend werden selbsthaltende Wundsperrer eingesetzt.

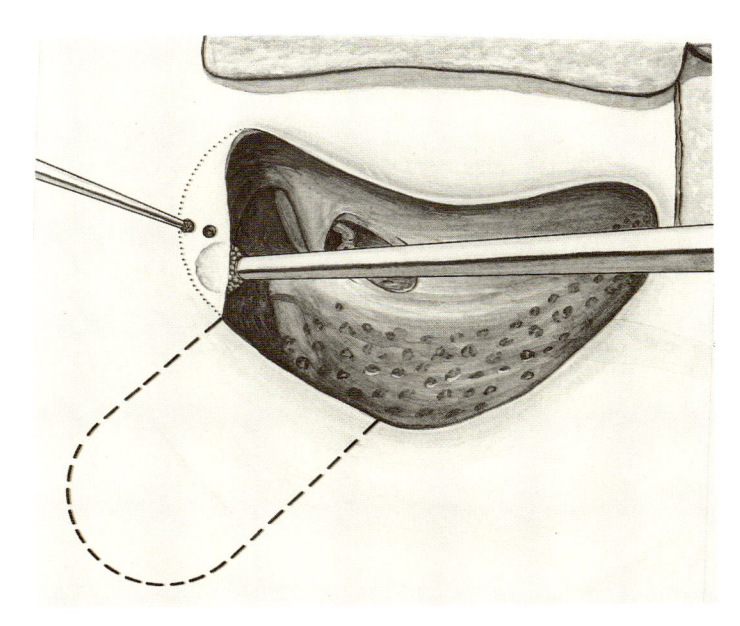

Abb. 14.**9**

Das Mastoid wird partiell ausgeräumt, bis das Antrum mastoideum, der laterale Bogengang und die Fossa incudis dargestellt sind. Die Kortikalis der oberen Begrenzung der Mastoidektomie wird als überstehende Lippe erhalten, so daß später daran das Elektrodenbündel fixiert und somit geschützt werden kann (Abb. 14.**9**). Durch die vordere Mastoidbegrenzung (entsprechend der hinteren Gehörgangswand) hindurch wird der Chorda-Fazialis-Winkel aufgebohrt, so daß das runde Fenster eingesehen werden kann. Mit dem gleichen dünnen Bohrer werden dann noch zwei Löcher in die belassene kortikale Lippe zur Fixierung

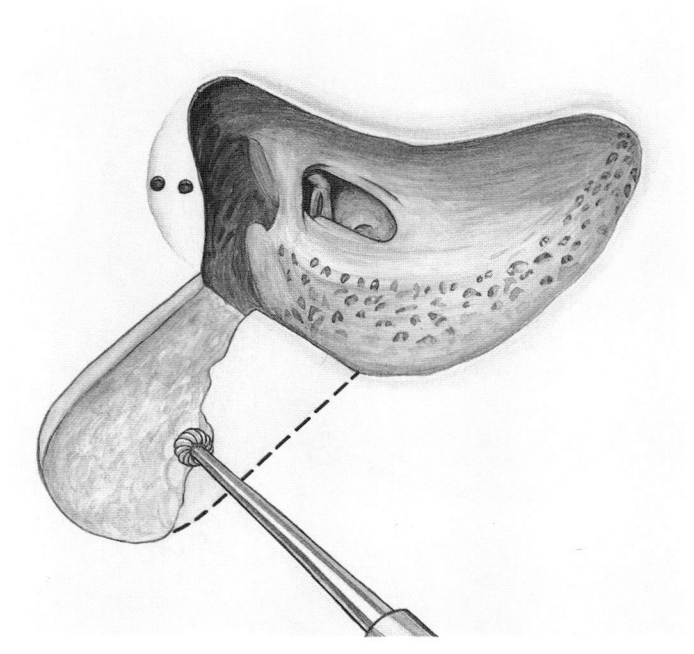

Abb. 14.**10**

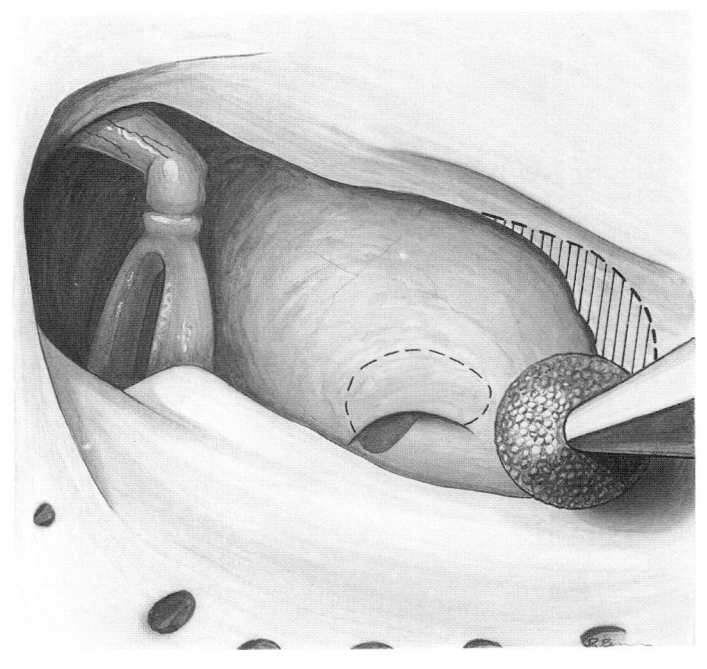

Abb. 14.**11**

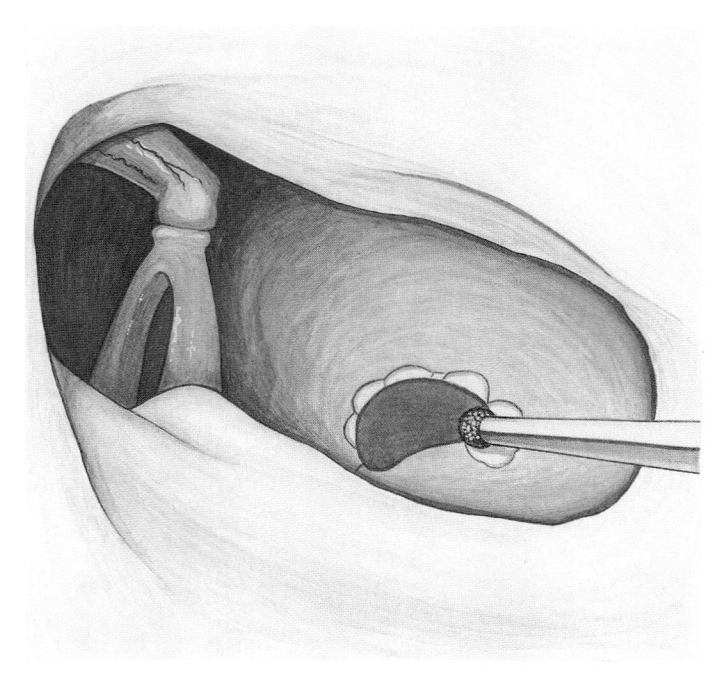

Abb. 14.**12**

der Elektroden eingebracht. Als nächstes wird das Implantatlager entsprechend der Schablone des gewählten Implant-Systems ausgearbeitet. Dabei werden in der Regel die Lamina externa und Diploe unter Belassen der Lamina interna entfernt. Bei einigen Implantatsystemen kann ein Teil der elektronischen Bauteile im Mastoid fixiert werden. Es ist darauf zu achten, daß später kein Kontakt zwischen Empfangsteil und sonstigen Bauteilen einerseits und der Ohrmuschel andererseits entstehen kann.

Die Eröffnung des Chorda-Fazialis-Winkels beginnt mit der Darstellung des oberen mastoidalen („vertikalen") Segments des N. facialis (Abb. 14.**10**). Um Nervenverletzungen insbesondere durch den rotierenden Bohrerschaft während der Kochleostomie zu vermeiden, sollte immer eine dünne Knochenschicht auf dem Nerv verbleiben. Die Chorda tympani kann in der Regel erhalten bleiben, nur gelegentlich muß sie zur besseren Einsicht in die runde Fensternische geopfert werden. Der Anulus des Trommelfells und die Haut an der hinteren Gehörgangswand sollten intakt bleiben. Nach der vollständigen Eröffnung des Chorda-Fazialis-Winkels kann der Stapes mit der Sehne des M. stapedius eingesehen werden (Abb. 14.**11**). Etwa 1–1,5 mm unterhalb des Niveaus dieser Sehne ist die runde Fensternische zu identifizieren.

Kochleostomie und Eröffnung der Scala tympani

Das runde Fenster hat eine bananenähnliche Form und ist in superior-anteriorer Orientierung ausgerichtet. Es ist in der Regel erst vollständig sichtbar, nachdem die von oben überhängende Knochenkante der runden Fensternische mit einem 1–1,5 mm Diamantbohrer abgetragen wurde (Abb. 14.**12**). Kurze Elektroden können direkt über das runde Fenster eingeführt werden. Längere intrakochleäre Elektroden hingegen sollten über eine separate Kochleostomie vor und unterhalb des Anulus der runden Fenstermembran eingebracht werden, da darüber ein direkter und geradliniger Zugang zur Scala tympani in der Basalwindung geschaffen wird (Abb. 14.**13**). Durch Anlage einer separaten Kochleostomie vermeidet man umständliche Manipulationen zur Elektrodenplazierung um eine von der Crista fenestrae gebildeten Kante. Zur Kochleostomie wird der Knochen mit einem 0,8–1 mm dicken Diamant-

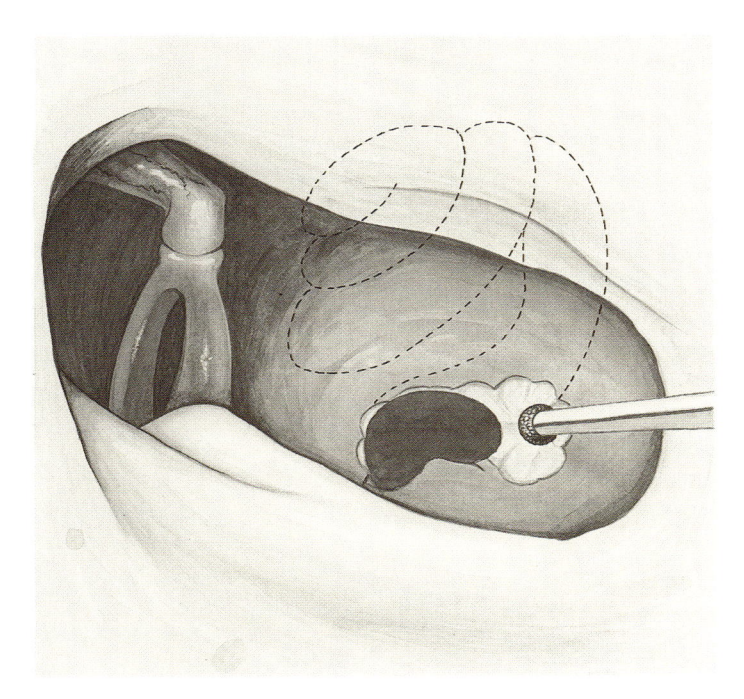

Abb. 14.**13**

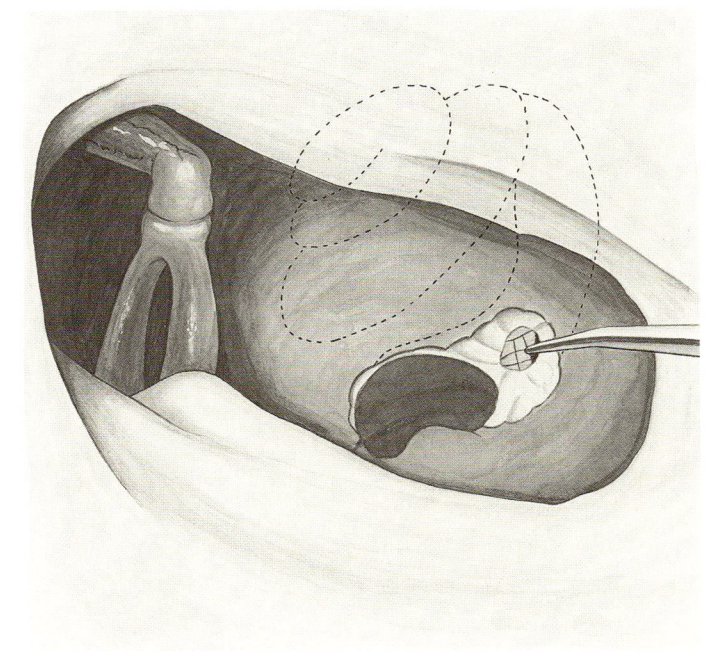

Abb. 14.**14**

bohrer so weit abgetragen, bis die „blue line" der Kochlea zu erkennen ist. Das dünne Endost wird dann mit einem 0,2 mm Fußplattenhäkchen nach Fisch oder einem kleinen Raspatorium nach Farrior abgetragen (Abb. 14.**14**). Wird zur intraoperativen Blutstillung ein *monopolares* Koagulationssystem verwendet, so muß dieses jetzt aus dem Operationsgebiet entfernt werden (Abb. 14.**15**), da nach der Plazierung der Elektroden diese oder die umgebenden intrakochleären Strukturen durch monopolare Ströme geschädigt werden können. *Bipolare* Hochfrequenzchirurgiegeräte dürfen auch nach Elektrodenplazierung noch benutzt werden.

Elektrodenplazierung

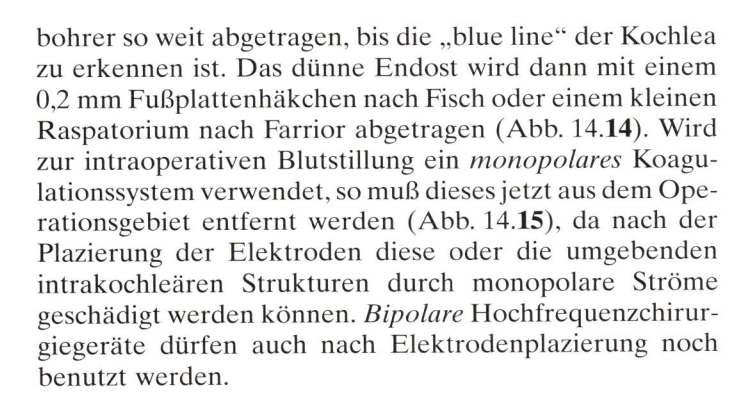

Die Elektroden werden durch den Chorda-Fazialis-Winkel hindurch in die Scala tympani eingeführt. Zur Führung der Elektroden kann ein Faßzängelchen verwendet werden, die Metallbranchen sollen jedoch nur die isolierten Anteile und nicht die freiliegenden aktiven Elektroden berühren. Einige Implantathersteller bieten dafür spezielle Mikroinstrumente an (z. B. Zängelchen der Fa. Cochlear Corporation; Einführhilfen der Fa. Mini-Med). Das Elektrodenbündel kann gewöhnlich ohne Widerstand entlang der ersten Windung für ca. 8–10 mm vorgeschoben werden (Abb. 14.**16**). Sobald ein Widerstand wahrgenommen wird, werden die Elektroden etwa 1 mm zurückgezogen und nach Drehung entsprechend der Windung der Kochlea (rechtes Ohr: entgegen dem Uhrzeigersinn; linkes Ohr: im Uhrzeigersinn) langsam weiter vorgeschoben. Zumeist können die Elektroden bei vorsichtiger Manipulation 23–25 mm tief in die Scala tympani eingeführt werden. Wird ein nicht mehr überwindbarer Widerstand wahrgenommen, sollten die Elektroden in dieser Position fixiert

Abb. 14.**15**

werden, um ein Abknicken oder Aufbiegen der Elektrodenabschnitte innerhalb der Basalwindung zu vermeiden.

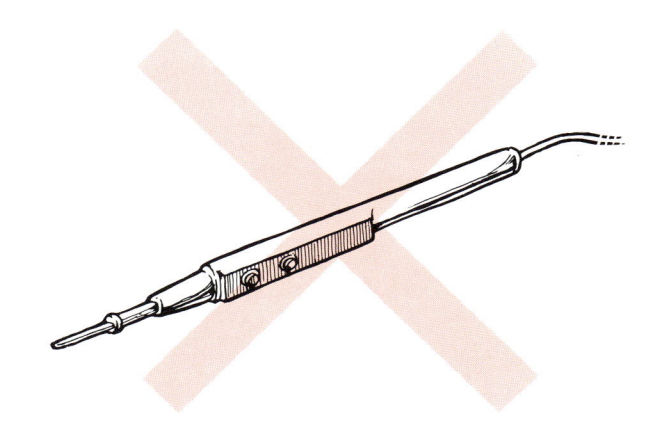

Die Elektroden werden in unserer Klinik an der überstehenden Kortikalislippe der oberen Mastoidektomiebegrenzung mit einem Nylon- oder Dacronfaden der Stärke 4-0 fixiert (Abb. 14.**16b**). Zum Verschluß der Scala tympani wird um Elektroden und Kochleostomie ein Fazienstück vom M. temporalis gelegt. Ein weiteres Stück Faszie wird im Chorda-Fazialis-Winkel zwischen Elektroden und N. facialis plaziert. Die zu implantierenden Bauteile werden in das Implantatbett eingebracht und mit dem posterior gestielten Muskel-Periost-Lappen bedeckt (Abb. 14.**16c**). Bei Verwendung eines perkutanen Steckerfußes wird dieser mit Schrauben wie in Abb. 14.**16b** gezeigt fixiert. Wird ein Magnetsystem mit Nähten befestigt, ist darauf zu achten, daß die Fäden nicht über die freie Magnet-

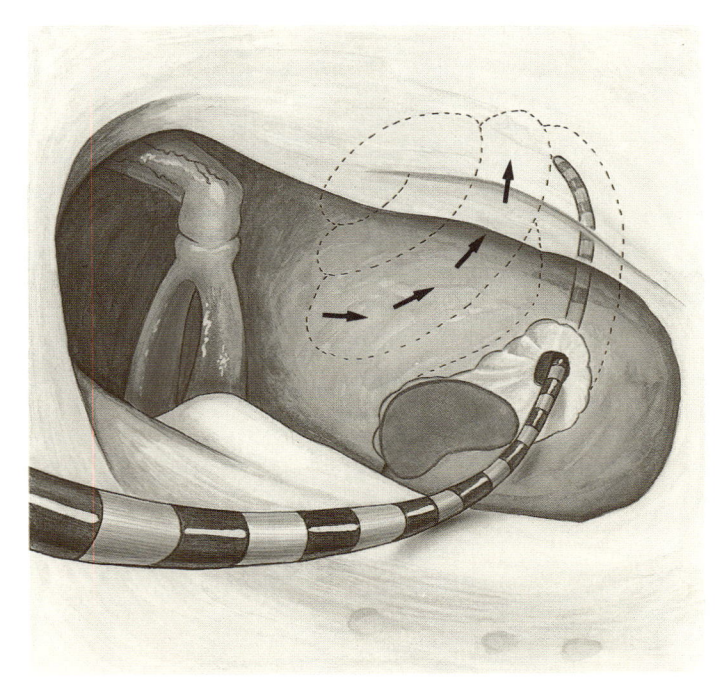

Abb. 14.**16a**

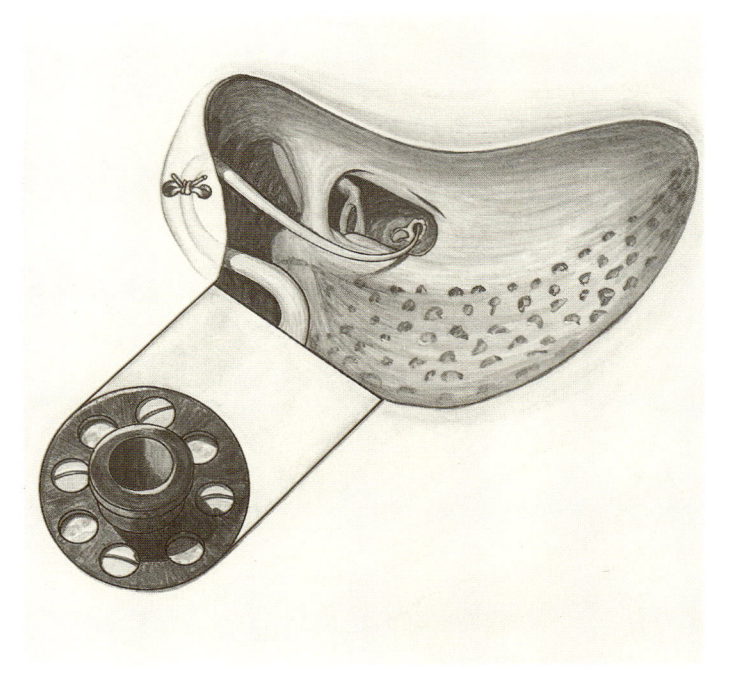

Abb. 14.**16b**

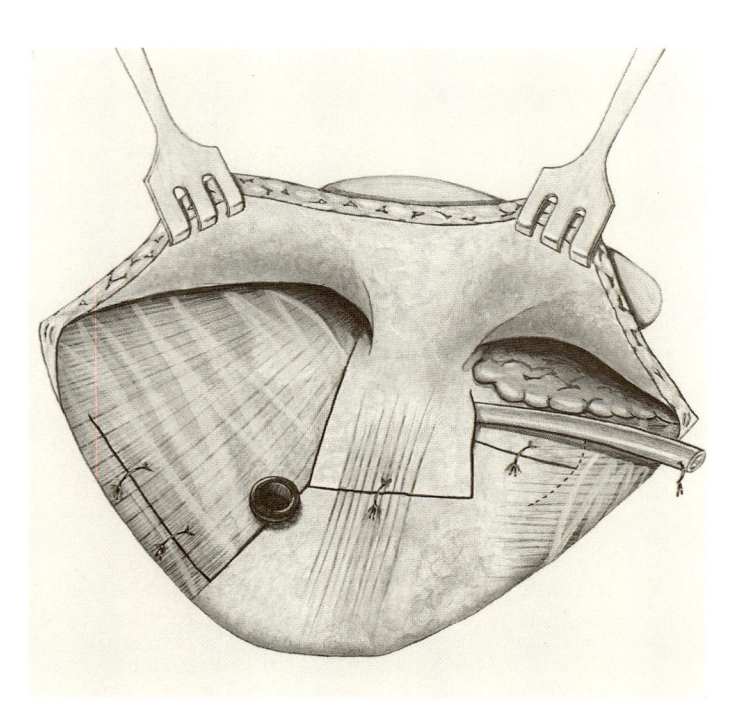

Abb. 14.**16c**

fläche geführt werden. Der eingangs gebildete Palva-Lappen wird entweder in die Mastoidhöhle geschwenkt oder zur Deckung der implantierten Bauteile verwendet. Zur Sekretableitung wird ein kleines Drainagerohr in den Mastoiddefekt eingelegt. Anschließend wird die restliche Wunde schichtweise verschlossen und über dem Mastoid ein Druckverband angelegt. Bei regulärem Heilungsverlauf können das Drainageröhrchen am ersten oder zweiten, die Hautfäden am siebten postoperativen Tag entfernt werden.

Modifikationen

Die zu einer Ertaubung führenden Erkrankungen (z. B. Meningitis oder Otosklerose) können von einer intrakochleären Fibrosierung bis zur kompletten Ossifikation der Kochlea gefolgt sein. Mit der hochauflösenden Computertomographie der Felsenbeine sind Ossifikationen meist darstellbar. Narbenbildungen dagegen sind in der Regel nicht zu erkennen.

Zumeist ist eine Ossifikation der Kochlea auf die Basalwindung begrenzt. Eine dadurch bedingte Obliteration kann durch eine nach anterior erweiterte Kochleostomie überwunden werden. Durch pathologische Ossifikation entstandener Knochen stellt sich bei der Präparation weißlich dar, im Gegensatz zum mehr gelblichen Knochen der regulären knöchernen Kochlea. Da der Knochen gewöhnlich relativ weich ist, kann er mit kleinen Häkchen abgetragen werden. Sobald Perilymphaustritt zu beobachten ist, wird die Kochleostomie so erweitert, daß die Elektroden anschließend ähnlich wie schon oben beschrieben, eingeführt werden können. Diese Technik ist bisher in zahlreichen Fällen erfolgreich eingesetzt worden (Balkany u. Mitarb. 1988).

Bei Patienten mit vollständig ossifizierter Kochlea kann eine Einbuchtung ins Promontorium entlang der Basalwindung gefräst werden, die bis zu zehn Elektroden-Köpfe aufnimmt. In unserer Klink wurde für solche Fälle eine

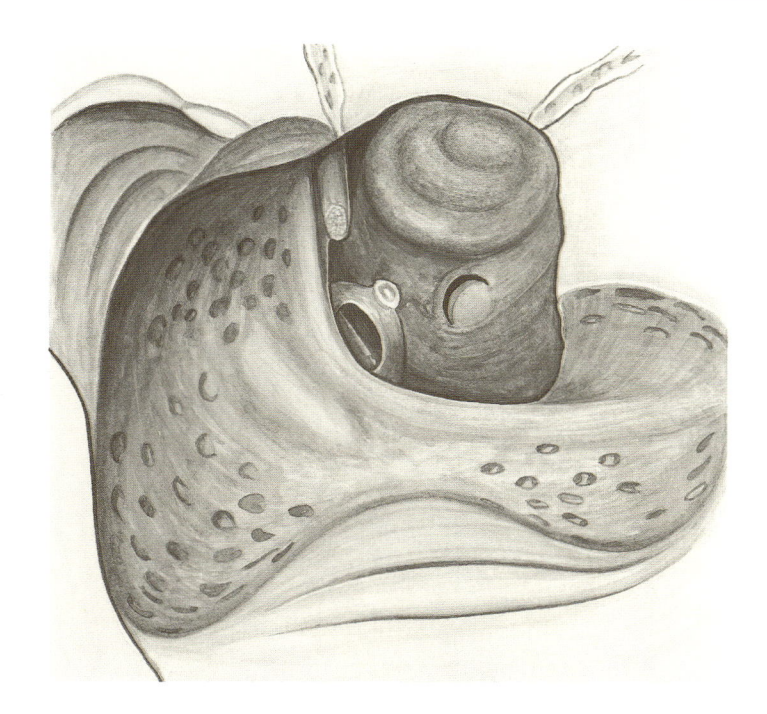

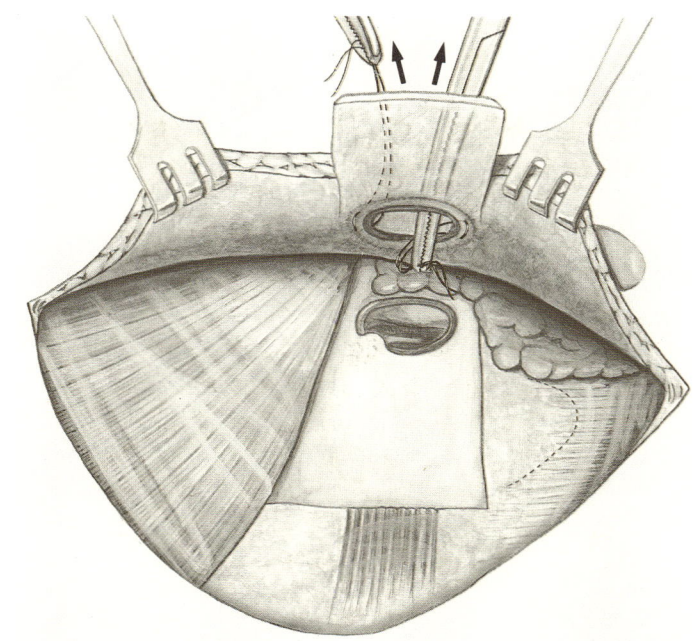

Abb. 14.**17**

Abb. 14.**18a**

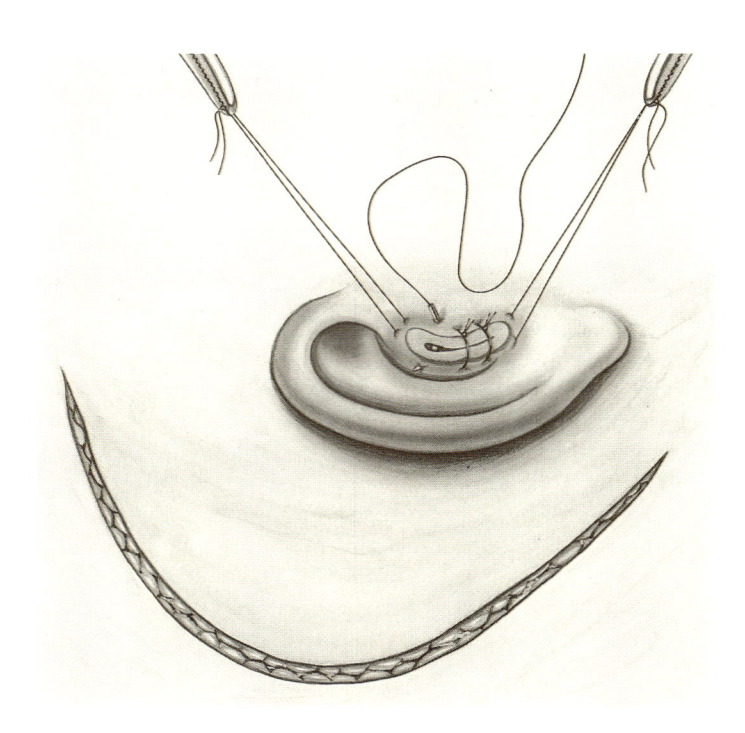

Abb. 14.**18b**

Operationstechnik entwickelt, die es erlaubt, auch lange Elektroden intrakochleär zu plazieren (Gantz u. Mitarb. 1988). Einige Patienten erlangten dadurch trotz intensiver Bohrarbeiten an der Kochlea ein bemerkenswert gutes freies Sprachverständnis. Diese Technik sollte jedoch nur angewandt werden, wenn bei der präoperativen Elektrostimulation am Promontorium oder am runden Fenster akustische Wahrnehmungen angegeben wurden.

Für solche umfangreichen Bohrarbeiten an der Kochlea ist ein breiter chirurgischer Zugangsweg nötig. Die aufsteigende Basalwindung kann über den eröffneten Chorda-Fazialis-Winkel nicht vollständig eingesehen werden, so daß ein anterolateraler Zugang über eine radikale Mastoidektomie zu schaffen ist (Abb. 14.**17**). Das Trommelfell mit Anulus sowie Hammer und Amboß werden entfernt. Die Tube wird obliteriert, knöcherne Vorsprünge an der vorderen Paukenwand werden geglättet und der äußere Gehörgang verschlossen (Abb. 14.**18a, b**). Mit einem Diamantbohrer wird die gesamte Schleimhaut des Mesotympanons und um den Eingang der Tube entfernt. Die Tube selbst wird durch Einbringen von Muskel und Faszie verödet. Auch der M. tensor tympani wird entfernt, da das Helikotrema medial von diesem liegen kann.

Nachdem diese operativen Schritte abgeschlossen sind, wird die Nische des runden Fensters mit einem 1-mm-Diamantbohrer eröffnet, bis die gesamte runde Fenstermembran eingesehen werden kann. Ist die Nische obliteriert, wird mit der Bohrarbeit am Promontorium ca. 1 mm unterhalb des Niveaus der Stapediussehne begonnen. Die ehemalige Scala tympani kann an dem Erscheinen eines weißlichen Knochens erkannt und verfolgt werden, dessen Farbe sich vom mehr gelblichen Knochen der regulären knöchernen Kochlea abhebt (Abb. 14.**19**). In die knöcherne Kochleaschale wird unter ständiger Spülung mit Diamantbohrern eine Rinne gefräst. Dabei werden nur die äußersten Knochenschichten abgetragen, der Modiolus mit den Nervenfasern muß erhalten bleiben. Entlang der Basalwindung der Kochlea wird mit dem Bohrer in anterior-superiorer Richtung gearbeitet. In diesem Verlauf

Abb. 14.**19**

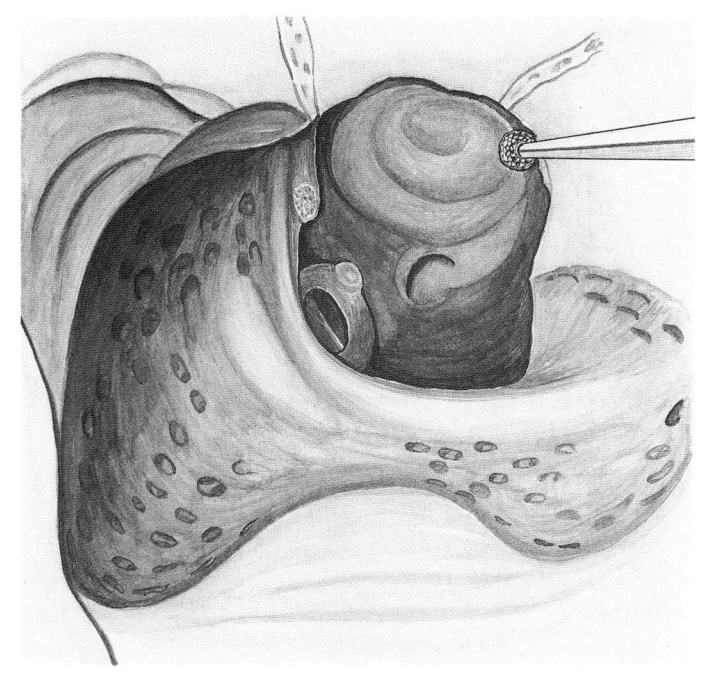

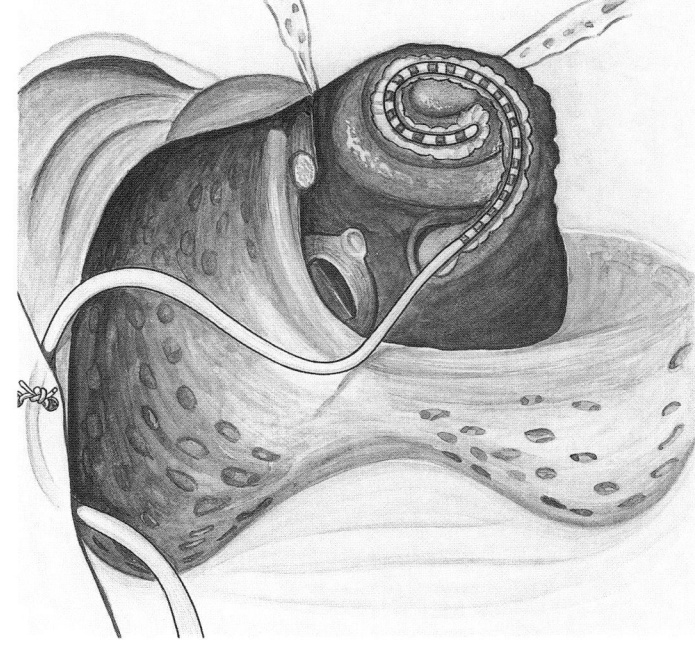

Abb. 14.**20a**

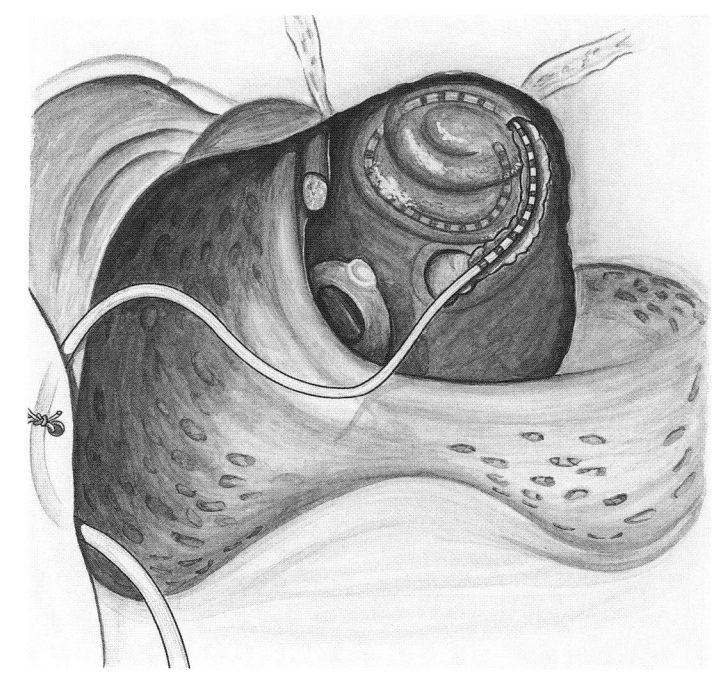

Abb. 14.**20b**

kann man auf die A. carotis interna treffen. Ihr Abstand zur Kochlea ist sehr variabel. Der aufsteigende Teil der Basalwindung kann medial der Arterie lokalisiert sein. Wenn die Kochlea als anatomische Variation stark nach anterior gekippt ist, ist die vollständige Entfernung der knöchernen Wand der Basalwindung gelegentlich schwierig. Der superiore Anteil der Basalwindung läßt sich auffräsen, nachdem zuvor der hintere absteigende Anteil identifiziert und dann in anterior-superiorer Richtung gearbeitet wird.

Das labyrinthäre Segment des N. facialis liegt unmittelbar oberhalb dieses Abschnitts der Kochlea, so daß das intraoperative Monitoring der Funktion des Nervs bei der Präparation hilfreich sein kann. Anschließend erfolgt die Abtragung der knöchernen Kochleaschale lateral der zweiten Windung. Zuletzt wird der Knochen um den Modiolus ausgedünnt, bis nur noch eine dünne bläuliche Knochenlage die eingefräste Rinne von N. cochlearis und Liquorraum trennt. Die Elektroden werden in diese Rinne um den Modiolus gelegt (Abb. 14.**20a**).

Bei manchen Patienten wird im Verlauf der Fräsarbeiten doch noch ein Perilymphaustritt aus der Scala tympani gefunden, so daß dann die Elektroden teilweise intracochleär plaziert werden können (Abb. 14.**20b**).

Die in die Rinne um den Modiolus gelegten Elektrodenanteile werden zur Fixation mit Temporalisfaszie abgedeckt (Abb. 14.**21**). Die weitere Befestigung der Elektroden und der elektronischen Bauteile erfolgt in der schon beschriebenen Art und Weise. In den Mastoiddefekt wird ein kleines Drainagerohr eingelegt. Die Wunde wird schichtweise verschlossen und über dem Mastoid ein Druckverband angelegt. Bei regulärem Heilungsverlauf können das Drainageröhrchen nach 48–72 Stunden, die Hautfäden am siebten postoperativen Tag entfernt werden.

Abb. 14.**21**

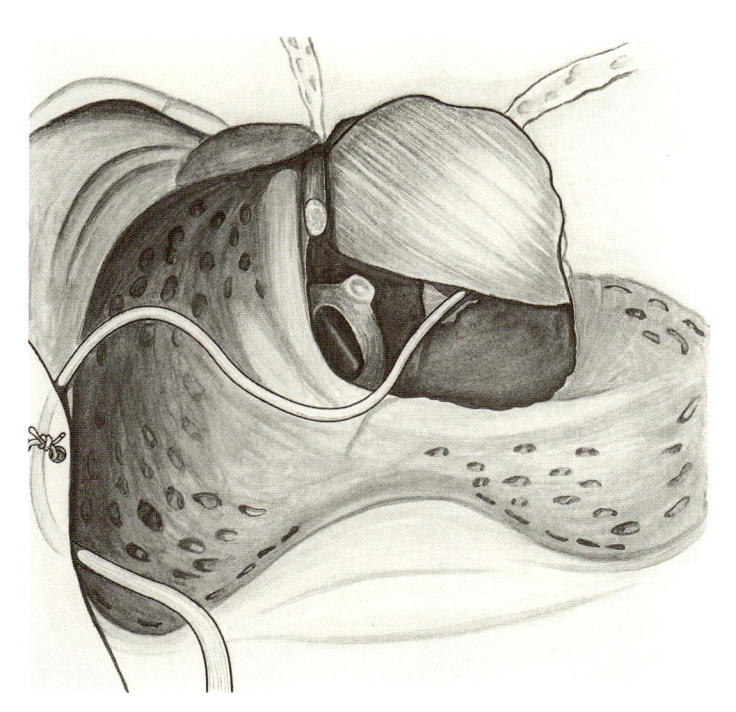

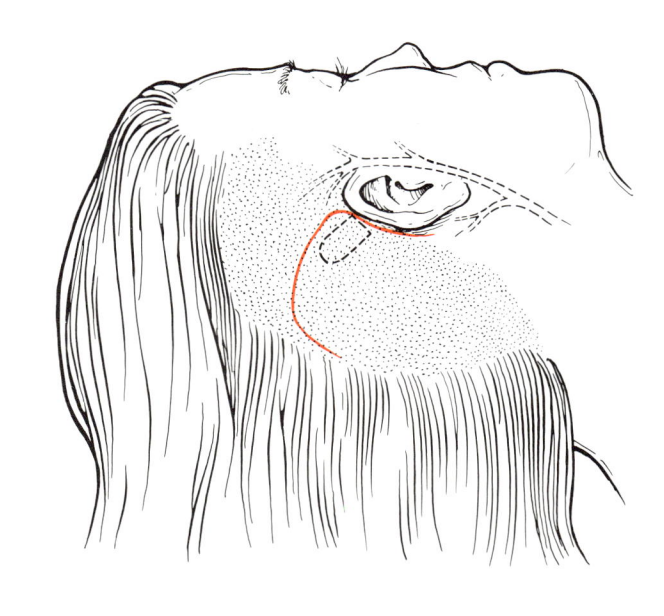

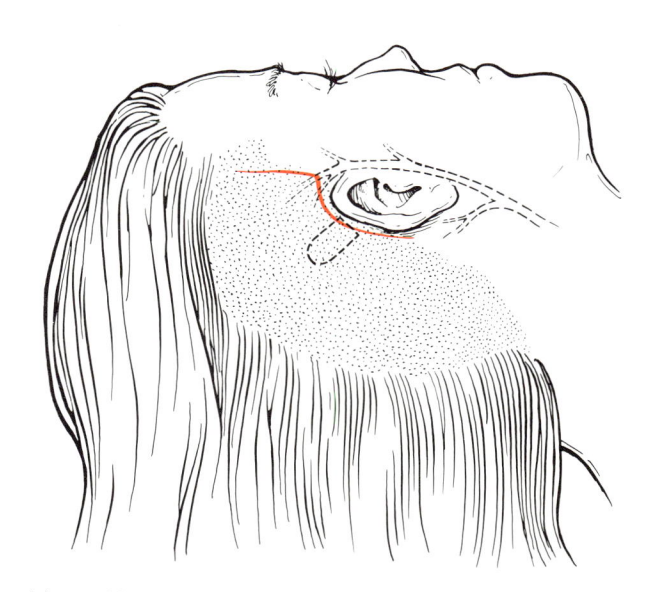

Abb. 14.**22**

Abb. 14.**23**

Die funktionellen Langzeitergebnisse nach umfangreicher Knochenentfernung an der obliterierten Kochlea sind ermutigend. Über mehr als sechs Jahre zeigten Patienten ein unverändertes freies Wortverständnis bei identischen, stabilen Reizstromstärken.

Modifikationen des Hautschnitts

Frühere retroaurikuläre Hautinzisionen können einen Zugang über den von uns bevorzugten großzügig angelegten, retroaurikulären C-förmig begrenzten Lappen beeinträchtigen. Im Handbuch der Cochlear Corporation wird eine Inzision in Form eines umgekehrten „U" vorgeschlagen (Abb. 14.**22**). Eine andere, von uns in diesen Fällen vorgezogene Inzision wird in Abb. 14.**23** gezeigt. Es wird dabei ein posterior gestielter Hautlappen und ein anterior gestielter Muskel-Periost-Lappen präpariert, der die elektronischen Bauteile abdeckt. Dabei ist es wichtig, daß die beiden Lappen nicht deckungsgleich sind, um die implantierten Teile am Ende der Operation zweilagig und überlappend abzudecken.

Cochlear-Implant-Reimplantation

Reimplantationen sind bei einem Ausfall eines CI sowie bei dem Wunsch, eine implantierte gegen eine verbesserte Version eines CI-Systems zu ersetzen, zu erwägen. Bisher sind schon für alle verwendeten CI-Systeme Defekte mitgeteilt worden, so daß Bestandteile ersetzt werden mußten. In den meisten Fällen hat die Entfernung von Elektroden und deren Ersatz mit einem gleichen oder ähnlichen System nicht zu einer Verschlechterung der Hör- und Sprachleistungen geführt. Beim Übergang von einem Einkanal- auf ein Mehrkanalsystem kann jedoch für ein besseres funktionelles Ergebnis keine Garantie gegeben werden.

Der operative Zugang geschieht über die ursprüngliche Hautinzision. Der Hautlappen wird nach vorn präpariert, und die implantierten CI-Elemente, die von einer dicken fibrosierten Narbenkapsel umgeben sein können, werden dargestellt. Die Elektroden werden, ohne sie aus der Kochlea zu dislozieren, aus den umgebenden Bindegewebsnarben scharf frei präpariert. Sie können im Mastoid zusätzlich von neugebildetem Knochen der Kortikalis umgeben

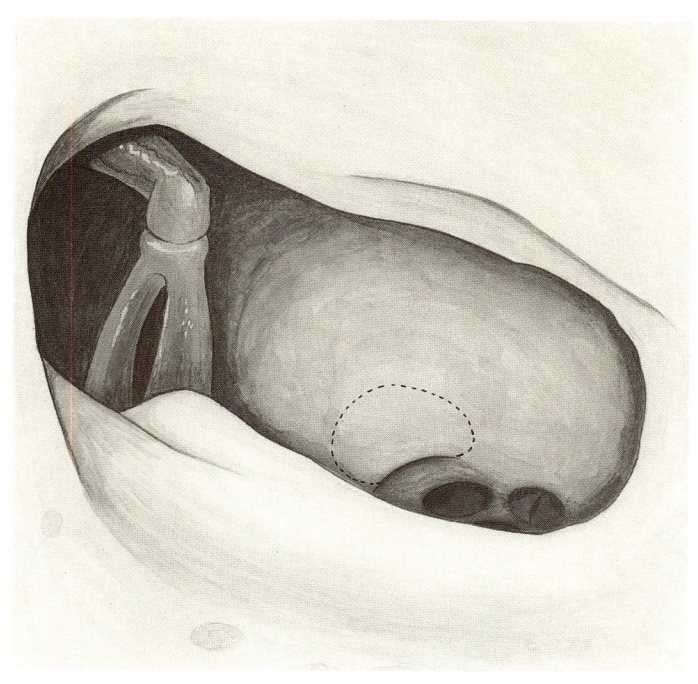

Abb. 14.**24**

sein. Die medialen Anteile des Mastoids und der Chorda-Fazialis-Winkel sind in der Regel offen. Bei der Präparation der Elektroden am N. facialis können bindegewebige Verwachsungen bestehen, die die Identifikation des Nervs erschweren. Deshalb sollte die Funktion des N. facialis auch bei diesen präparatorischen Schritten überwacht werden. Nachdem das runde Fenster und die ehemalige Kochleostomie dargestellt sind, lassen sich die Elektroden vorsichtig und sehr langsam aus der Scala tympani extrahieren. Werden Kugelelektroden (House 3M, Ineraid) explantiert, muß die Kochleostomie gelegentlich vor der Entfernung mit kleinen Diamantbohrern erweitert werden. Sollte sich eine Kugel bei den verschiedenen Manipulationen ablösen, sind Versuche, sie zu entfernen, nur zurückhaltend durchzuführen. Nach unserer Erfahrung wird die Reinsertion von Elektroden sowie das elektrische Feld bei späterer Stimulation durch eine belassene Kugel nicht beeinträchtigt.

Nach der Elektrodenexplantation sollte die Kochleostomie vor Einbringen der neuen Elektroden durch Entfernung von obliterierendem Bindegewebe erweitert werden. Nach unserer Erfahrung haben bisher knöcherne oder bindegewebige Obliterationen die Reimplantation von gleich langen oder sogar längeren Elektroden nicht beeinträchtigt (Gantz u. Mitarb. 1989).

Postoperative Nachsorge

Die postoperative Nachbetreuung nach CI-Versorgung ist vergleichbar derjenigen nach einer regulären Mastoidektomie. Der Druckverband über dem Mastoid wird am ersten postoperativen Tag gewechselt. Findet sich eine Sekretion aus dem Drainageröhrchen, wird dieses belassen und der Druckverband erneuert. Das Drainageröhrchen wird gewöhnlich 48 Stunden postoperativ gezogen, bei vorausgegangenen ausgedehnteren Bohrarbeiten sollte es jedoch etwas länger belassen werden. Bei regulärem Heilungsverlauf wird der Druckverband 72 Stunden postoperativ durch einen leichten Ohrverband ersetzt. Die Hautfäden werden in der Regel nach einer Woche entfernt. Die elektrischen Stimulationen zur Prozessoranpassung beginnen etwa einen Monat nach der Implantation.

Komplikationen

Komplikationen als Folge einer CI-Versorgung sind insgesamt selten. Am häufigsten kommen Nekrosen der gebildeten Haut- oder Muskel-Periost-Lappen mit nachfolgendem Freilegen des Implants vor (Cohen u. Mitarb. 1988). Verletzungen des N. facialis, länger anhaltende vestibuläre Reizerscheinungen oder postoperative Infektionen, die zu einer Entfernung des Implantats zwingen würden, sind selten. Weder bei Kindern noch bei Erwachsenen sind bei einem implantierten Ohr bisher Fälle mit Meningitis nach Otitis media aufgetreten.

Nekrosen der Hautlappen können durch deren korrekte Bildung vermieden werden. Bei der Lappenplanung muß die arterielle Gefäßversorgung über die A. temporalis superficialis, A. auricularis posterior und/oder die Äste der A. occipitalis berücksichtigt werden. Weiterhin sind die entsprechenden Relationen zwischen Lappenbreite und -länge einzuhalten. An einem einmal präparierten Lappen sollten nur noch unbedingt notwendige Manipulationen durchgeführt werden, um mögliche Traumatisierungen zu vermeiden. Während der Operation werden die präparierten Lappen mit feuchten Kompressen bedeckt.

Verletzungen des N. facialis können verhindert werden, wenn dessen anatomischer Verlauf während der Präparationen ständig verfolgt und dessen Funktion ggf. mit elektrophysiologischem Monitoring intraoperativ überwacht wird. Der Chorda-Fazialis-Winkel wird mit Diamantbohrern unter ausgiebiger Spülung eröffnet. Auf dem Nerv selbst sollte eine dünne schützende Knochenschicht verbleiben. Diese ist bei der Eröffnung der Kochlea durch den Chorda-Fazialis-Winkel hindurch möglichst nicht mit dem Bohrerschaft zu berühren, da dies zu Hitzeschäden am Nerv führen kann.

Falsche Elektrodenplazierungen sind in der Literatur mitgeteilt worden. Selten einmal liegt unterhalb der runden Fensternische eine große lufthaltige Zelle. Eine solche stellt sich bei der hochauflösenden Computertomographie der Felsenbeine dar. Das runde Fenster liegt 1–1,5 mm unterhalb des Niveaus des Processus pyramidalis. Bei der Bildung eines Stomas unterhalb dieser Ebene muß demzufolge eine retrokochleäre lufthaltige Zelle eröffnet worden sein (Abb. 14.**24**). Nach korrekt angelegter Kochleostomie

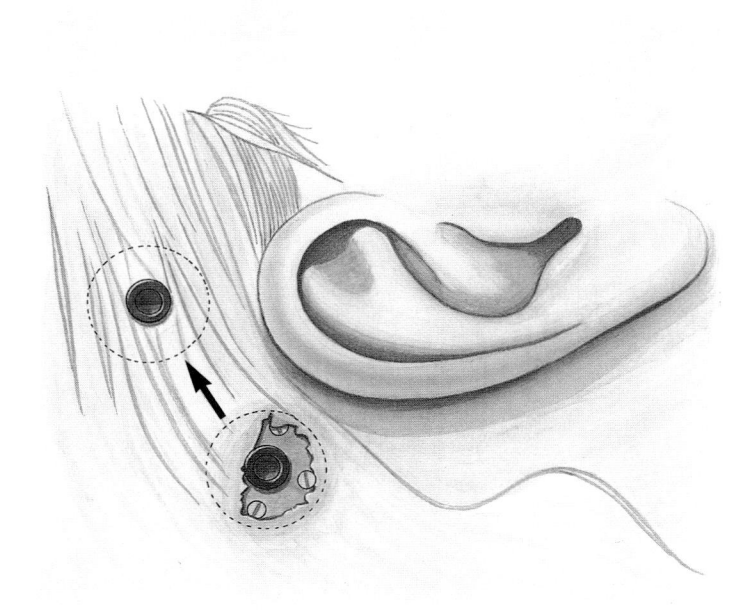

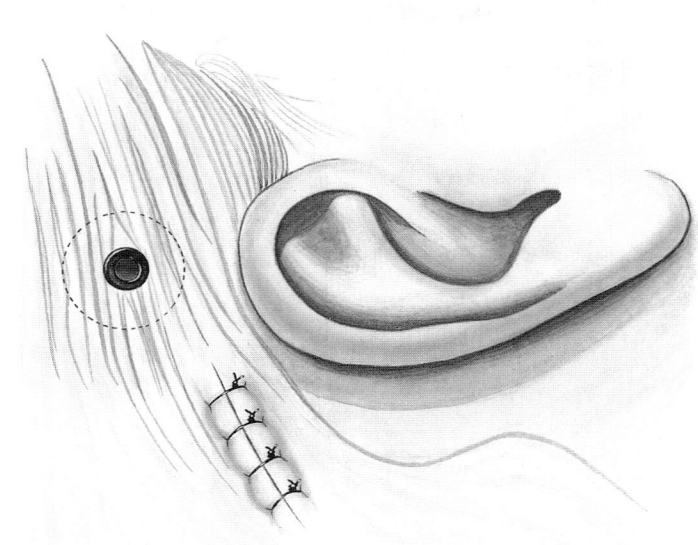

Abb. 14.**25a**

Abb. 14.**25b**

rinnt bei Wegnahme des Endostes Perilymphe aus der Scala tympani in die Pauke. Eine „trockene Scala tympani" sollte den Operateur auf eine mögliche lufthaltige Zelle hinweisen.

Ein Abknicken der Elektroden kann durch gefühlvolles und langsames Einführen vermieden werden. Sobald ein Widerstand wahrgenommen wird, werden die Elektroden für 1–2 mm zurückgezogen und nach Drehung entsprechend der Windung der Kochlea langsam weiter vorgeschoben. Sollte weiterhin ein nicht zu überwindender Widerstand vorliegen, kann dieses Vorgehen ein- oder zweimal wiederholt werden. Wenn dadurch kein tieferes Einführen möglich ist, werden die Elektroden in dieser Position fixiert. Weitere Manipulationen sind dann zu vermeiden, um ein Aufbiegen der Elektrodenabschnitte und dadurch ggf. bedingte Kurzschlüsse zu vermeiden.

Liegen die elektronischen Komponenten eines transkutanen oder perkutanen CI-Systems nach Untergang des Hautlappens frei, muß der Defekt plastisch gedeckt werden. Zur Defektdeckung wird ein Hautrotationslappen und unabhängig davon ein Muskel-Periost-Rotationslappen gebildet (Abb. 14.**25a, b**). Nur selten ist die Explantation eines CI notwendig.

Ergebnisse

Die dargestellten operativen Techniken wurden bei der CI-Versorgung von mehr als 200 Kindern und Erwachsenen mit fünf verschiedenen CI-Systemen angewandt. Als Zugang diente ausschließlich ein retroaurikulärer, anterior gestielter C-förmig begrenzter Hautlappen, wobei individuelle Modifikationen in Form und Größe jeweils berücksichtigt wurden. Bei den in unserer Klinik versorgten Patienten wurden bisher keine Lappennekrosen beobachtet. Eine CI-Explantation infolge einer postoperativen Infektion mußte bisher nicht durchgeführt werden. 26 Patienten waren bis zu zehn Jahre mit einem perkutanen Steckerfuß versorgt (Eddington 1983). Zwei Steckerfüße mußten nach deren Frakturierung erneuert werden, bei zwei Patienten lag die Steckerbasis frei, so daß eine plastische Defektdeckung durchgeführt wurde. Eine Reimplantation infolge eines Ausfalls des CI-Systems war bei acht Mehrkanal- und drei Einkanalsystemen notwendig.

Zwei Patienten verwenden ihr Implant nicht mehr, da sie aus den eingehenden sensorischen Informationen nach CI-Stimulation keinen Nutzen ziehen können. Bei einem Patienten trat eine vorübergehende Fazialisparese auf.

Die klinischen Ergebnisse nach CI-Versorgung sind zusammenfassend bereits mitgeteilt worden (Gantz u. Mitarb. 1988; Tye-Murray u. Mitarb. 1992). Die Verwendung von Mehrkanalsystemen ermöglicht eine bessere Informationskodierung und führt bei der Mehrzahl der postlingual ertaubten Erwachsenen zu einem freien Wortverständnis ohne Lippenablesen. Einige Patienten jedoch reagieren nur verbessert auf Schallereignisse und profitieren beim Lippenablesen, unabhängig vom verwendeten System. Der Vergleich verschiedener Mehrkanalsysteme mit unterschiedlicher Anzahl von Elektroden und verschiedenen

Sprachkodierungsverfahren ergibt insgesamt nur geringe postoperative Unterschiede bei den funktionellen Ergebnissen. Dagegen können große individuelle Unterschiede bei Patientengruppen mit ähnlichen Implant-Systemen bestehen. Ein deutlich verbessertes Sprachverständnis bei einigen postlingual ertaubten Erwachsenen konnte mit einer neuen, schneller alternierenden pulsatilen Sprachkodierungsstrategie erreicht werden (Wilson u. Mitarb. 1989). Diese Sprachkodierungsstrategie wird bei CI-Neuentwicklungen Berücksichtigung finden.

Literatur

Balkany, T., B. Gantz, J. Nadol: Multichannel cochlear implants in partially ossified cochleas. Ann. Otol. Rhinol. Laryngol. (Suppl.) 135 (1988) 3

Brimacombe, J. A.: Cochlear Implant Results in Pre/Perilinguistically Deafened Adults. Presented at 92nd Annual Meeting of American Academy Otolaryngology-Head and Neck Surgery, Washington, DC, September 28, 1988

Cohen, N. L., R. A. Hoffman, M. Strochein: Medical or surgical complications related to the nucleus multichannel cochlear implant. Ann. Otol. Rhinol. Laryngol. (Suppl.) (1988) 135

Eisenberg, L. S.: Use of the Cochlear implant by the prelingually deaf. In House, W. F., K. T. Berliner: Cochlear Implants: Progress and Perspectives. Ann. Otol. Rhinol. Laryngol. (Suppl.) 91 (1982) 62

Gantz, B. J.: Cochlear implants: An Overview. Advanc. Otolaryngol. Head Neck Surg. 1 (1987) 171

Gantz, B. J., M. W. Lowder, B. F. McCabe: Audiologic Results following reimplantation of cochlear implants. Ann. Otol. Rhinol. Laryngol. (Suppl.) 142 (1989) 12

Gantz, B. J., B. F. McCabe, R. S. Tyler: Use of multichannel cochlear implants in obstructed and obliterated cochleas. Otolaryngol. Head Neck Surg. 98 (1988) 72

Gantz, B. J., R. S. Tyler, J. F. Knutson, G. Woodworth et al: Evaluation of 5 different cochlear implant designs. Laryngoscope 98 (1988) 1100

House, W. F., W. M. Luxford, B. Courtney: Otitis media in children following cochlear implant. Ear & Hear (Suppl.) 3 (1986) 245

Pfingst, B.: Stimulation and encoding strategies for cochlear prostheses. Otolaryngol. Clin. N. Amer. 19 (1986) 219

Ross, M., J. Lerman: Word Intelligibility by Picture Identification. Stansix House, Pittsburgh 1971

Thielemeir, M. A.: Discrimination After Training Test. House Ear Institute, 1982

Tye-Murray, N., R. Tyler, G. Woodworth, B. Gantz: Performance Over time with a nucleus or ineraid cochlear implant. Speech Hearing 13 (1992) 200

Tyler, R. S., J. Preece, N. Tye-Murray: The Laser Video-disc Sentence Test, Laser Videodisc. The University of Iowa, Department of Otolaryngology-Head and Neck Surgery, Iowa City, IA, 1986

Wilson, B. S., C. C. Finley, D. T. Lawson: Speech Processors for Auditory Prosthesis. First Quarter Report, May 1-July 31, 1989. NIH Prosthesis Program, Grant NO1-DC-9-2401

15 Neuroradiologische Verfahren bei der Behandlung von Tumoren des Schläfenbeins

Anton Valavanis

Einführung

Zur präoperativen Devaskularisation von gefäßreichen Tumoren des Schläfenbeins und der angrenzenden Schädelbasisregionen bedient sich die interventionelle Neuroradiologie der Technik der Embolisation. Technische Fortschritte wie die Einführung steuerbarer hochflexibler Mikrokatheter und geeignete Embolisierungsmaterialien erlauben in Verbindung mit einem besseren Verständnis der funktionellen Gefäßanatomie eine präzise Darstellung der Gefäßversorgung und wirkungsvolle Devaskularisation komplexer, gefäßreicher Tumoren von Schläfenbein und Schädelbasis mit einer Morbidität von nahezu Null (Valvanis 1990).

In diesem Kapitel werden die Indikationen, Prinzipien, Techniken sowie Gefahren und Komplikationsmöglichkeiten der präoperativen Embolisation von Tumoren des Schläfenbeins und der angrenzenden Schädelbasis beschrieben.

Indikationen

Eine Indikation zur Embolisation von Raumforderungen des Schläfenbeins und der umgebenden Schädelbasis stellt sich in der Hauptsache bei gefäßreichen Läsionen sowie bei solchen Tumoren, die im CT oder MRI eine deutliche Hypervaskularisation zeigen.

Im folgenden sind die Tumoren aufgezeigt, die eine Embolisationsindikation darstellen:

- Glomustumoren des Schläfenbeins;
- Meningiome:
  - Schläfenbeinhinterfläche,
  - Kleinhirnbrückenwinkel,
  - Klivusregion,
  - Foramen jugulare,
  - im Schläfenbeininneren (sehr selten).
- Neurinome:
  - Kleinhirnbrückenwinkel,
  - Foramen jugulare,
  - Hypoglossuskanal,
  - Trigeminuswurzel.
- Hämangiome des Schläfenbeins.
- Neurofibrome im Zusammenhang mit einer Neurofibromatose.
- Hämangioperizytome.

Da Glomustumoren des Schläfenbeins mit Abstand die häufigste und wichtigste Indikation für eine präoperative Embolisation darstellen, wird sich dieses Kapitel speziell mit den Prinzipien, Techniken wie auch mit den Gefahren und Komplikationsmöglichkeiten der Embolisation dieser Tumoren befassen. Die angeführten Techniken gelten ebenso auch für die anderen, seltener vorkommenden Tumortypen des Schläfenbeins.

Prätherapeutische neuroradiologische Abklärung

Eine gründliche neuroradiologische Tumorabklärung muß der Embolisation und Operation vorausgehen. Sie ist unerläßlich für die Planung von Embolisationstechnik und operativem Zugang. Computertomographie (CT) und Magnetresonanztomographie (MRI) stellen ergänzende bildgebende Verfahren zur Darstellung von Glomustumoren wie auch anderer gefäßreicher Prozesse des Schläfenbeins dar. Die hochauflösende Computertomographie bietet wesentliche Informationen über die Beziehung des Tumors zu den umgebenden knöchernen Strukturen, speziell zu Foramen jugulare, Canalis caroticus, Fazialiskanal, Hypoglossuskanal und den infralabyrinthären und labyrinthären Anteilen des Schläfenbeins.

Die multiplanare dünnschichtige MRI in T_1-Wichtung und mit Gadoliniumenhancement wird eingesetzt, um eine

Aussage über die Gewebsmorphologie des Tumors zu erlangen, das Ausmaß der Vaskularisation, evtl. intrakranielle extra- oder intradurale Tumorausdehnung wie auch Adventitiabefall der A. carotis interna in ihrem Felsenbeinverlauf abzuklären (Valavanis 1990).

Ziel und Prinzipien der Embolisation

Ziel der Embolisation von Glomustumoren des Schläfenbeins sowie auch anderer Kopf-Hals-Tumoren ist die selektive Obliteration pathologischer intratumoraler Gefäßstrukturen unter Schonung der normalen Gefäßversorgung der Umgebung. Eine solche Tumordevaskularisation erleichtert die spätere operative Entfernung. Verbesserte intraoperative Bedingungen vermindern den Blutverlust und ermöglichen daher eine erleichterte Identifizierung chirurgisch wichtiger oder kritischer Strukturen, wie der Hirnnerven und der A. carotis interna (Lasjaunias u. Berenstein 1987b; Valavanis 1990). Eine erfolgreiche Tumordevaskularisation bewirkt eine signifikante Verkürzung der Operationszeit, eine größere Operationsradikalität und eine geringere Komplikationsrate (Valavanis 1990).

Die Grundprinzipien der Embolisation von Kopf-Hals-Tumoren basieren auf der superselektiven Gefäßdarstellung des Tumors, der Identifizierung der den Tumor versorgenden sowie der die normale Tumorumgebung versorgenden Arterien und der richtigen Wahl des Embolisationsmaterials.

Es ist hervorzuheben, daß die Tumorembolisation lediglich eine präoperative Maßnahme und nicht eine Alternative zur Operation darstellt. Ihr Sinn ist nicht die kurative Behandlung von Tumoren, vielmehr ist sie dem Operateur eine Hilfe bei der Behandlung von Patienten mit gefäßreichen Tumoren, die eine chirurgische Herausforderung darstellen. In Ausnahmesituationen jedoch, in denen eine Narkose- oder Operationsunfähigkeit vorliegt, kann die Embolisation als Palliativmaßnahme durchgeführt werden, um die Tumorgröße und somit seine raumfordernde Wirkung und die damit verbundenen Symptome vorübergehend zu reduzieren.

Allgemeine Embolisationstechniken

Angiographie und nachfolgende Embolisation sollten vorzugsweise in Vollnarkose erfolgen. Damit ergeben sich optimale Arbeitsbedingungen für den invasiv tätigen Neuroradiologen, und außerdem minimiert die Vollnarkose das Risiko eines Spasmus der diesbezüglich sehr empfindlichen Carotis externa. Am Vorabend des Eingriffs sollte der Patient vorbereitet und vorbehandelt werden.

Alle Eingriffe sollten durch die A. femoralis vorgenommen werden, da dieser Zugang eine Katheterisierung beider Aa. carotis interna und externa und beider Vertebralarterien von einer einzigen Punktionsstelle aus erlaubt und zudem optimalen Strahlenschutz für den Neuroradiologen gewährleistet. Die Angiographie sollte in der digitalen Subtraktionstechnik erfolgen, die sofortige Subtraktionsaufnahmen zur Verfügung stellt, eine höhere Kontrastauflösung als die konventionelle Angiographie bietet und mit einer geringeren Menge jodhaltigen Kontrastmittels auskommt.

Zur selektiven Tumorangiographie sollten Polyäthylenkatheter mittlerer Größe mit einem Durchmesser von 5,5 French verwendet werden. Diese Katheter besitzen genügend Flexibilität und Führungskontrolle, um die Katheterisierung einzelner, bestimmte Kopf-Hals-Bezirke versorgender Arterien zu erlauben. Darüber hinaus gestattet ihre relativ dünne Wandung die koaxiale Einführung von Mikrokathetern für die anschließende superselektive Angiographie und die Embolisation. Zu diesem Zweck werden üblicherweise Mikrokatheter von variabler Steifigkeit benutzt (Tracker Microcatheter, Target Therapeutics, Los Angeles). Diese Mikrokatheter können über Arterienwindungen und -abzweigungen vorgeschoben werden und erlauben die Katheterisierung distaler Anteile der tumorversorgenden Arterien. Von den zur Embolisation zur Verfügung stehenden Substanzen wie verschiedene Arten von Mikropartikeln, polymerisierende und nichtpolymerisierende Flüssigkeiten, ablösbare Ballons und unterschiedliche Mikroknäuel werden gewöhnlich Mikropartikel aus Polyvinylalkoholschaum (Ivalon, Contour) bei der präoperativen Tumorembolisation bevorzugt (Lasjaunias u. Berenstein 1987b). Mikropartikel aus Polyvinylalkoholschaum stehen in unterschiedlichen Größen von 45–500 µm zur Verfügung. Als allgemeine Regel gilt, daß die kleinste vorhandene Größe zwischen 45 und 150 µm für die Tumorembolisation benutzt werden sollte (Valavanis 1990).

Mikropartikel von dieser Größe erreichen leicht das intratumorale Gefäßbett und sind ideal für die präoperative Tumordevaskularisation. Da im Versorgungsgebiet der A. carotis externa kein diastolischer Flow besteht, sollte die Injektion der mit Kontrastmittel verdünnten Mikropartikel während der Systole erfolgen. Dies geschieht durch intermittierende Injektionen kleiner Mengen des Embolisierungsmaterials unter fluoroskopischer Kontrolle während des systolischen Peaks, der sich im EKG darstellt.

In Ausnahmefällen können Flüssigkeiten, speziell N-Butyl-2-Cyanoacrylat (NBCA) benutzt werden. Diese Substanz sollte nur bei Tumoren eingesetzt werden, die durch einen hohen arteriellen Flow und intratumorale AV-Shunts charakterisiert sind. Die Auspolymerisation kann verzögert werden, wenn man öliges jodhaltiges Kontrastmittel hinzufügt (Pantopaque). NBCA wird durch Zugabe einer kleinen Menge Tantalpulver röntgenologisch und fluoroskopisch sichtbar gemacht. Zur Tumorembolisation sollte die Mischung aus Pantopaque und NBCA so sein, daß die Polymerisation signifikant verzögert ist, damit das NBCA in die distalen intratumoralen Gefäße eindringen kann. NBCA ist ein gefährliches Embolisationsmaterial, weil es in der Gefäßperipherie Ischämien von gesundem Gewebe verursachen kann, weiterhin kann es zu schnell polymerisieren und dadurch die im Arterienlumen befindliche Katheterspitze verkleben. Daher erfordert sein Einsatz große Erfahrung auf dem Gebiet der interventionellen Neuroradiologie (Lasjaunias u. Berenstein 1987b).

Ballonokklusion der Arteria carotis interna

Schläfenbeintumoren, speziell Glomustumoren, stehen gelegentlich in enger Beziehung zur Adventitia der A. carotis interna. Ein Befall der Adventitia der A. carotis interna oder eine signifikante arterielle Versorgung aus Carotis-interna-Ästen in ihrem kavernösen oder Felsenbeinsegment stellen gravierende limitierende Faktoren für eine sichere und radikale Entfernung solcher Tumoren dar (Lasjaunias u. Mitarb. 1987).

Versucht man Tumoren, die die Adventitia der A. carotis umgeben, zu entfernen, kann dieses zu einer Verletzung der Gefäßwand führen mit unkontrollierbarer Blutung und somit signifikanter Morbidität und Mortalität. Die Einführung der präoperativen permanenten Ballonokklusion der A. carotis interna trug bei zur sicheren und vollständigen Entfernung ausgedehnter Schädelbasistumoren. Dies gilt insbesondere für ausgedehnte Glomustumoren des Schläfenbeins mit Adventitiabefall der Carotis interna. Durch diese Technik konnte die Rate radikaler Tumorentfernungen gesteigert und sowohl die Rezidivrate als auch die operative Komplikationsrate vermindert werden (Valavanis 1988).

Im Gegensatz zur transarteriellen Embolisation sollte die permanente Ballonokklusion der Carotis interna am wachen Patienten durchgeführt werden, um eine ständige neurologische Kontrolle zu gewährleisten. Vor der permanenten Ballonokklusion muß durch eine Angiographie ein ausreichender Kollateralkreislauf für die Hirnhemisphäre festgestellt werden, auf deren Seite die Carotis interna geopfert werden soll. Außerdem dürfen während dieser Testperiode keine neurologischen Ausfälle auftreten. Der Test wird durchgeführt durch zeitweises endoluminales Aufblasen eines Ballons in Höhe des kavernösen Segments der Carotis interna und Injektion von Kontrastmittel in die kontralaterale Carotis interna sowie in die A. vertebralis. Ausreichende Kollateralen in Höhe des Circulus Willisii sind vorhanden, wenn eine rasche und komplette Füllung der A. cerebri media und A. cerebri anterior auf der Seite der temporär verschlossenen Carotis interna vorliegt und auch die venöse Phase beiderseits gleichzeitig in Erscheinung tritt.

Für die permanente Ballonokklusion der Carotis interna wird ein 7-French-Katheter transfemoral im proximalen Segment der A. carotis interna plaziert. Ein Latex-Mikroballon, der an einem Mikrokathetersystem befestigt ist, wird koaxial durch den Führungskatheter in die Carotis interna eingeführt und bis zum kavernösen Segment der Arterie vorgeschoben. Der Ballon wird mit isotonischem jodhaltigem Kontrastmittel gefüllt, bis das Lumen der Carotis interna verschlossen ist. Der aufgeblähte Ballon sollte distal des Ursprungs des inferiro-lateralen Trunkus des kavernösen Segmentes der A. carotis, aber proximal zum Abgang der A. ophthalmica positioniert werden. So wird eine anterograde Embolie durch einen distal des Ballons entstandenen und durch Zufluß aus dem inferior-lateralen Trunkus losgelösten Thrombus verhindert. Der Ballon wird durch sanften Zug an dem Mikrokatheter, an dem er befestigt ist, abgelöst. In Fällen einer ausgedehnten Versorgung des Tumors aus Ästen der A. carotis interna können diese das Gefäß umgebenden Tumoranteile mit Mikropartikeln embolisiert werden. Diese werden durch den Führungskatheter in die Carotis interna injiziert und nach der Ballonablösung mit dem Flow in die tumorversorgenden Äste getragen. Um eine Verlagerung des ersten Ballons nach distal zu verhindern, im Falle eines vorzeitigen Kollapses, und um eine ausgedehnte Thrombusbildung im proximalen Karotisanteil mit dem Risiko einer Ophthalmikaembolie durch das Carotis-externa-System zu verhindern, sollte das Verfahren abgeschlossen werden, indem ein zweiter Ballon innerhalb des proximalen Segmentes der A. carotis interna abgelöst wird (Lasjaunias u. Berenstein 1987b; Valavanis 1990).

Embolisationstechnik bei Glomustumoren des Schläfenbeins

Glomustumoren des Os temporale stellen annähernd 48% aller Glomustumoren von Kopf und Hals dar. In fast 10% der Fälle findet man multilokuläre Glomustumoren. Familiäre Häufung kommt mit einer Inzidenz von fast 30% bei multilokulärem Tumorwachstum vor. 5% der Glomustumoren zeigen sekretorische Aktivität, indem sie hypertensive Krisen, Palpitationen und Kopfschmerzen verursachen (Zak u. Lawson 1982).

Glomustumoren des Schläfenbeins sind für gewöhnlich gutartig, jedoch durch lokale Invasivität und eine starke Durchblutung charakterisiert. Sie können vom Glomuskörperchen in der Paukenhöhle (Glomus-tympanicum-Tumoren) oder von der Fossa jugularis (Glomus-jugulare-Tumoren) ausgehen.

1982 führte Fisch eine detaillierte Klassifikation der Glomustumoren des Schläfenbeins ein, die später überarbeitet wurde in der Absicht, die Erfahrungen der bildgebenden neuroradiologischen Techniken, der interventionellen Neuroradiologie und otoneurochirurgischer Techniken mit einzubringen. Diese Klassifikation hat sich sowohl für die Planung der Embolisation als auch für die Auswahl eines geeigneten chirurgischen Zugangs als nützlich erwiesen. Entsprechend dieser Klassifikation werden Glomustumoren des Os temporale wie folgt unterteilt (Fisch u. Mattox 1988):

Klasse A: Glomus-tympanicum-Tumoren mit Begrenzung auf die Paukenhöhle;
Klasse B: Glomus-tympanicum-Tumoren mit Ausdehnung in das Mastoid, wobei die knöcherne Begrenzung des Bulbus venae jugularis intakt bleibt;
Klasse C: Glomus-jugulare-Tumoren mit unterschiedlicher Ausdehnung in die infralabyrinthäre Schläfenbeinregion und entlang des Karotiskanals im Felsenbein. Tumoren der Klasse C werden noch weiter unterteilt nach ihrer Beziehung zum Karotiskanal, d. h.:
Klasse C1: Glomustumoren mit geringfügiger Arrosion des vertikalen Anteils des Karotiskanals;
Klasse C2: Glomustumoren mit ausgedehnter Arrosion des vertikalen Anteils des Karotiskanals;
Klasse C3: Glomustumoren mit zusätzlicher Arrosion des horizontalen Karotiskanals;
Klasse C4: Glomustumoren mit Ausdehnung ins Foramen lacerum und in den Sinus cavernosus;
Klasse D: Glomus-jugulare-Tumoren mit intrakranieller Ausdehnung. In Abhängigkeit vom intra- oder extraduralen Tumorsitz werden diese unterteilt in:

De1–De3 extradurale Tumorausdehnung unterschiedlicher Größe;
Di1–Di3 intradurale Tumorausdehnung unterschiedlicher Größe.

Mit Hilfe der Computertomographie in High-resolution-Technik, ergänzt durch die Magnetresonanztomographie mit Gadoliniumenhancement, ist eine korrekte Tumorklassifikation möglich. Danach erfolgt die angiographische Tumordarstellung. Sie wird gemäß einem speziellen Protokoll durchgeführt, das für jeden einzelnen Tumor der vorliegenden Tumorklasse entsprechend modifiziert wird.

Angiographisch haben Glomustumoren des Schläfenbeins ein pathognomonisches Erscheinungsbild, bestehend aus erweiterten tumorversorgenden Arterien (A. pharyngea ascendens sowie andere Carotis-externa-Äste, petröse und kavernöse Äste der Carotis interna, Dura- und Piaäste des vertebrobasiliären Systems) und frühe, intensive, leicht inhomogene Tumoranfärbung sowie frühes Erscheinen der abführenden Venen (Abb. 15.1). Bei der Angiographie der Glomustumoren des Schläfenbeins sind alle versorgenden Arterien darzustellen (Abb. 15.1–15.7) (aus der Carotis externa, der Carotis interna und/oder der A. vertebralis), das evtl. Vorhandensein gefährlicher Anastomosen zwischen tumorversorgenden Arterien und der Carotis interna oder der A. vertebralis, die Versorgung von Hirnnerven, sofern sie durch tumorversorgende Arterien erfolgt (die kaudale Hirnnervengruppe wird vom neuromeningealen Ast der A. pharyngea ascendens versorgt) und schließlich die vaskuläre Zusammensetzung des Tumors. Von großer Bedeutung ist auch die Darstellung der Tumorbeziehung zur V. jugularis interna und den angrenzenden venösen Sinus. Dies geschieht am besten durch eine Analyse der venösen Phase der ipsilateralen Vertebralisangiographie in frontaler Projektion in Verbindung mit den Informationen aus Vor-CT und MRI. Mit dieser Technik kann eine Obstruktion der V. jugularis interna durch Kompression von außen oder Tumorausdehnung im Gefäß zuverlässig festgestellt werden. Angiographisch setzen sich zwei Drittel der Glomus-temporale-Tumoren aus mehreren Kompartimenten zusammen, während ein Drittel aus einem einzigen Kompartiment besteht. Bei letzteren Tumoren kann die Embolisation des Tumors durch eine Hauptversorgungsarterie erfolgen (Valvanis 1986).

Initial erhalten alle Glomus-temporale-Tumoren ihre Versorgung über Äste der A. pharyngea ascendens. Glomus-tympanicum-Tumoren werden durch den R. tympanicus inferior der A. pharyngea ascendens versorgt. Glomus-jugulare-Tumoren werden durch den R. neuromeningealis der A. pharyngea ascendens gespeist. Da sich Glomus-jugulare-Tumoren häufig in die Paukenhöhle ausdehnen, erhalten sie auch eine Versorgung über den R. tympanicus inferior der Pharyngea ascendens. Größere Tumoren mit posterolateraler Ausdehnung in die Mastoidregion werden zusätzlich über den R. stylomastoideus der A. occipitalis versorgt. Wenn sich diese Tumoren nach intrakraniell extradural ausdehnen, erhalten sie eine zusätzliche Versorgung über den R. mastoideus der A. occipitalis, welche die Dura des hinteren Anteils der Felsenbeinrückfläche und der Mastoidregion versorgt.

Abb. 15.1 Angiographie der A. carotis communis mit Darstellung eines mittelgroßen Glomus-jugulare-Tumors mit intensiver Tumoranfärbung. Einige erweiterte Äste der A. carotis externa versorgen den Tumor. Der venöse Abfluß erfolgt retrograd in den Sinus sigmoideus.

Abb. 15.2 Selektive Katheterisierung des R. tympanicus inferior der A. pharyngea ascendens mit Darstellung des tympanalen Tumoranteils.

Abb. 15.3 Selektive Katheterisierung des neuromeningealen Anteiles der A. pharyngea ascendens mit Darstellung des jugularen Tumoranteils.

Abb. 15.4 Angiographie der A. occipitalis mit Darstellung der Tumorversorgung durch den R. stylomastoideus.

Abb. 15.5 Superselektive Injektion in den R. stylomastoideus mit Darstellung der Tumorausdehnung in die hintere Pauke und das Mastoid. Der venöse Abfluß erfolgt in subokzipitale Venen.

Abb. 15.6 Selektive Injektion in die A. auricularis posterior.

Abb. 15.7 Selektive Injektion in die A. meningea media mit Darstellung der Versorgung des superioren Tumorkompartiments durch den R. petrosus.

Abb. 15.8 Angiographie der A. carotis communis nach Embolisation aller darstellbaren tumorversorgenden Arterien mit Ivalon-Makropartikeln der Größe 45–100 µm. Diese Kontrollangiographie zeigt eine komplette Tumordevaskularisation.

Einführung 391

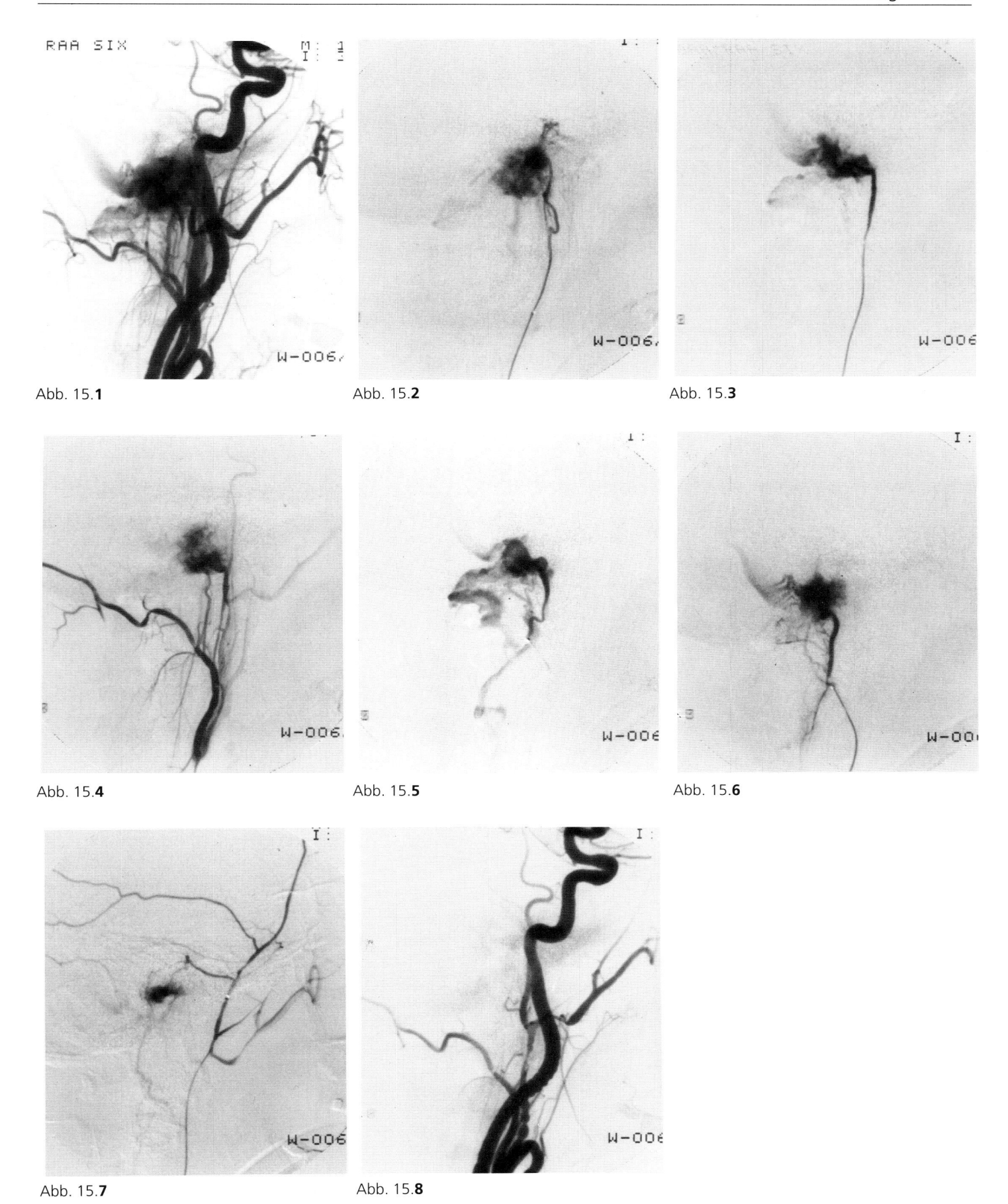

Abb. 15.**1**

Abb. 15.**2**

Abb. 15.**3**

Abb. 15.**4**

Abb. 15.**5**

Abb. 15.**6**

Abb. 15.**7**

Abb. 15.**8**

Anteriore intratemporale Tumoranteile entlang dem Karotiskanal erhalten ihre Versorgung durch den R. caroticotympanicus der Carotis interna, der typischerweise aus der Biegung vom vertikalen ins horizontale Segment der Arterie abgeht. Weiterhin werden anteriore Tumoranteile durch die A. tympanica anterior aus der proximalen A. temporalis superficialis oder aus der distalen Carotis externa gespeist. Superiore Tumoranteile mit Ausdehnung in die obere Paukenhöhle und den supralabyrinthären Teil des Schläfenbeins werden vom R. petrosus der A. meningea media versorgt. Intrakranielle extradurale Tumoranteile erhalten ihre Blutversorgung durch den lateralen Klivusast der Carotis interna, der aus ihrem proximalen kavernösen Segment hervorgeht. Weiter dorsal gelegene extradurale Tumoranteile werden von Duraästen versorgt. Intrakraniale Tumoren stehen in engem Kontakt zur Pia mater des Kleinhirns und der Pons und erhalten ihre Blutversorgung definitionsgemäß aus den distalen Piaästen der Aa. cerebellaris inferior anterior und inferior posterior (AICA, PICA) (Valavanis 1986).

Die Tumorembolisation erfolgt schrittweise durch Katheterisierung jeder einzelnen den Tumor versorgenden Arterie der Carotis externa (Abb. 15.1–15.8). Falls der Tumor zusätzlich aus der A. carotis interna versorgt wird, erlauben die heutzutage zur Verfügung stehenden Mikrokatheter in einem hohen Prozentsatz der Fälle eine superselektive Katheterisierung und Embolisierung dieser Äste. Falls dieses jedoch wegen des zu kleinen Kalibers dieser Carotis-interna-Äste nicht möglich ist, stellen die temporäre Ballonokklusion der Carotis interna distal des Abgangs dieser Äste und die Free-flow-Embolisation durch den Mikrokatheter an einer weiter proximal gelegenen Stelle des Gefäßes eine gleichermaßen wirksame alternative Technik dar (Valavanis 1990). Vor der Ballonentleerung sollte wiederholt Blut aus dem Mikrokatheter aspiriert werden, um jegliche Mikropartikel, die im Lumen der Carotis interna verblieben sind, herauszubekommen (Theron u. Mitarb. 1986). Die neueren Mikrokathetertypen erlauben auch eine distale Katheterisierung von Ästen der AICA und PICA und in ausgesuchten Fällen auch eine Embolisierung bei intraduraler Tumorausdehnung. Dies jedoch erfordert große Erfahrung in den Techniken der interventionellen Neuroradiologie. Wie erwähnt, sollte die Tumorembolisation mit den kleinstmöglichen Mikropartikeln aus Polyvinylalkoholschaum erfolgen, die üblicherweise 45–100 µm betragen.

Große Glomustumoren des Schläfenbeins, die eine intrakranielle Ausdehnung aufweisen, können eine präoperative permanente Ballonokklusion der A. carotis interna notwendig machen. Diese Technik sollte bei folgenden Tumoren erwogen werden (Valavanis 1990):

- Tumoren mit ausgedehnter Destruktion des horizontalen Segmentes des Karotiskanals, wie in der hochauflösenden Computertomographie dargestellt;
- bei allen Tumoren der Klasse C4 mit Ausdehnung in den Sinus cavernosus, wie im MRI mit Gadolinium-Enhancement dargestellt;
- Tumoren mit Arrosion des Karotiskanals im hochauflösenden CT und in der selektiven Angiographie nachgewiesener ausgedehnter Versorgung durch karotikotympanale und kavernöse Äste der Carotis interna.

Gefahren und Komplikationen

Die Hauptgefahren bei der Embolisation von Glomustumoren des Schläfenbeins sind Reflux von Embolisationsmaterial aus der A. carotis externa in die A. carotis interna, Übergang von Embolisationsmaterial durch arterioarterielle Anastomosen von der A. carotis externa in die A. carotis interna oder in die A. vertebralis, Okklusion von Hirnnerven versorgenden Ästen der A. carotis externa und schließlich Verschluß von Hautästen der A. carotis externa.

Wenn die Embolisation lege artis erfolgt, ist ein Reflux von Embolisationsmaterial aus der A. carotis externa in die A. carotis interna eine Seltenheit. Distale Katheterisierung der versorgenden Äste und die Injektion des Embolisationsmaterials synchron zum Herzschlag und damit während der Systole vermeiden einen Reflux (Lasjaunias u. Berenstein 1987b).

Es ist von größter Wichtigkeit, daß der interventionell tätige Neuroradiologe bei der Embolisation im Versorgungsgebiet der Carotis externa jegliche arterioarteriellen Anastomosen erkennt. Bei der Embolisation mit Glomustumoren des Schläfenbeins begegnet man am häufigsten folgenden arterioarteriellen Anastomosen (Lasjaunias u. Berenstein 1987a):

- Anastomosen zwischen der A. pharyngea ascendens und dem kavernösen Segment der A. carotis interna;
- Anastomosen zwischen der A. pharyngea ascendens und dem Felsenbeinsegment der A. carotis interna;
- Anastomosen zwischen der A. pharyngea ascendens und der A. vertebralis;
- Anastomosen zwischen der A. occipitalis und der A. vertebralis;
- Anastomosen zwischen der proximalen oder distalen A. maxillaris interna und der A. carotis interna.

Eine Anastomose stellt keine absolute Kontraindikation für eine Embolisation dar. Folgende Technik kann angewendet werden, um das Versorgungsgebiet der Carotis interna oder der Vertebralis bei Vorliegen einer Anastomose zu schützen (Valavanis 1990):

- Benutzung von Partikeln, die größer sind als der Durchmesser der anastomosierenden Arterie;
- Positionierung der Katheterspitze distal des Ursprungs der anastomosierenden Arterie;
- Protektion der Carotis interna oder Vertebralis mittels eines temporären Ballons in Höhe des Eintritts der anastomosierenden Arterie;
- temporäre Okklusion der anastomosierenden Arterie durch ein großes Stück resorbierbaren Embolisats wie z. B. Gelfoam.

Hirnnervenparesen können nach der Embolisation von Glomustumoren auftreten, wenn Hirnnerven versorgende Äste der Carotis externa mit dauerhaft verschließendem Material embolisiert werden. Die Kenntnis der normalen Versorgung der transkraniellen Hirnnervensegmente durch Carotis-externa-Äste und die Verwendung von Mikropartikeln anstelle polymerisierender Flüssigkeiten helfen, Paresen der kaudalen Hirnnerven während der Embolisation von Glomus-temporale-Tumoren zu verhindern.

Im Rahmen der operativen Entfernung des Glomustumors nach vorangegangener Embolisation kann der Verschluß von Hautästen der Carotis externa postoperative Wundheilungsstörungen und Infektionen verursachen. Aus diesem Grunde sollte ein Verschluß von Hautästen der Carotis externa vermieden werden. Die A. temporalis superficialis und ihre Äste, die A. auricularis posterior und die Hautäste der A. occipitalis sind in die Versorgung der Haut im Bereich der Kraniotomie einbezogen (Lasjaunias u. Berenstein 1987a).

Follow-up nach der Embolisation

Die Embolisation von Glomustumoren des Schläfenbeins hat sich als effektive Maßnahme zur Devaskularisation der meisten eine therapeutische Herausforderung darstellenden Neoplasien als äußerst effizient erwiesen. In der Hand des Geübten ist die präoperative Embolisation von Glomustumoren mit einer sehr niedrigen Komplikationsrate behaftet und ohne Mortalität. Die Effektivität der Embolisation kann am besten nachgewiesen werden anhand einer Kontroll-MRI, die ausgedehnte Tumornekrosen und eine Größenabnahme des Tumors zeigt. Da die Mehrzahl der Embolisationen mit Mikropartikeln vorgenommen wird, sollte die Operation innerhalb einer bis zwei Wochen danach durchgeführt werden, um eine Tumorrevaskularisation zu vermeiden.

Literatur

Fisch, U., D. Mattox: Microsurgery of the Skull Base. Thieme Medical, New York 1988

Lasjaunias, P., A. Berenstein: Surgical neuroangiography, Vol. I: Functional Anatomy of Craniofacial Arteries. Springer, Berlin 1987a

Lasjaunias, P., A. Berenstein: Surgical neuroangiography, Vol. II: Endovascular Treatment of Craniofacial Lesions. Springer, Berlin 1987b

Lasjaunias, P., K. TerBrugge, M. Chin, L. Lopez Ibor: Embolization and balloon-occlusion techniques in the management of cranial base tumors. In Sekhar, L., V. L. Schramm jr.: Tumors of the Cranial Base: Diagnosis and Treatment. Futura Mount Kisco, New York 1987

Théron, J., R. Cosgrove, D. Melanson, R. Ethier: Embolization with temporary balloon occlusion of the internal carotid or vertebral arteries. Neuroradiology 28 (1986) 246

Valavanis, A.: Preoperative embolization of the head and neck: indications, patient selection, goals and precautions. Amer. J. Neuroradiol. 7 (1986) 943

Valavanis, A.: Interventional neuroradiology of skull base tumors. In Fisch, U., D. Mattox: Microsurgery of the Skull Base. Thieme Medical, New York 1988

Valavanis, A.: Interventional neuroradiology for head and neck surgery. In Cummings, C. W., J. M. Fredrickson, L. A. Harker, C. J. Krause, D. E. Schuller: Otolaryngology — Head and Neck Surgery: Update II. Mosby Year Book, St. Louis 1990

Zak, F. G., W. Lawson: The paraganglionic chemoreceptor system: Physiology, pathology and clinical medicine. Springer, Berlin 1982

Sachverzeichnis

A

Abduzensparese 271
Abszeß, epiduraler, posttraumatischer 360
– episinöser 263, 272 f.
– extraduraler s. Extraduralabszeß
– intrakranieller 352
– im Sinus sigmoideus 155
– subduraler, Computertomographie 362
– – posttraumatischer 362
Abszeßkapsel 363
Adrenalin im Lokalanästhetikum 1
Akustikusneurinom 301 ff.
– Anamnese 301
– Computertomographie 301, 309
– Diagnostik, präoperative 301
– Entfernung, teilweise, translabyrinthäre 334
– Exstirpation 301 ff.
– – Anästhesie 302 f.
– – Beatmung 302
– – Bulbus-jugularis-Hochstand 307
– – Diagnostik, präoperative 313
– – Duraeröffnung 304
– – Eröffnung des inneren Gehörgangs 304
– – Fehler 309
– – frühe akustisch evozierte Potentiale 309
– – funktioneller Folgezustand 310 f.
– – Gefahrenpunkte 308 f.
– – Kapnometrie 303
– – Katheter, zentralvenöser 303
– – Luftembolievermeidung 302
– – über die mittlere Schädelgrube 313 ff.
– – Nachbehandlung 310
– – Nachblutung 310
– – Nervus-cochlearis-Erhaltung 301, 309
– – Nervus-facialis-Erhaltung 301
– – Nervus-facialis-Resektion 307 f.
– – Patientenlagerung 302, 314
– – – halbsitzende 302 f.
– – Präparation am Hirnstamm 305, 335
– – translabyrinthäre 311, 328 ff.
– – Überwachung, postoperative 310
– – Ultraschall-Monitoring, präkordiales 303
– – Venendruck, zentraler 302
– – Wundverschluß 310
– – Zugang über die mittlere Schädelgrube 311, 313 ff.
– – – retrosigmoidaler 327
– – – translabyrinthärer 311, 328 ff.
– – Hautschnitt 303
– – Kapselpräparation 305
– – Kernspintomographie 208, 301, 313
– – Komplikation, postoperative 310
– – Kraniotomie 303 f.

– Lokalbefund, intraoperativer 306
– Operationsindikation 301
– Operationsprinzip 301
– Operationstechnik 303 ff.
– Operationsvorbereitung 302
– Radiotherapie 311
– Symptome 301
– Tumorresektion 304 f.
– Ursprung 306
– Zugang 301
Akzessorius-Fazialis-Anastomose 153
Allergie gegen Lokalanästhetikum 1
Allgemeinnarkose 1
– Akustikusneurinomexstirpation, translabyrinthäre 328
– Fazialisrevision 216
– Fensterungsoperation 254
– Ganglion-geniculi-Dekompression 218
– Hängeohrkorrektur 14
– Labyrinthektomie 283
– Mastoideingriff, sanierender 81
– Neurektomie, translabyrinthäre 293
– – transtemporale 286
– Ohrmuschelrekonstruktion bei kongenitaler Mikrotie 22
– Operation bei kongenitaler großer Ohrmißbildung 54
– – bei kongenitaler kleiner Ohrmißbildung 40
– – bei otogener Meningitis 265
– Otoplastik 6
– Radikal-Mastoidhöhlen-Anlage 87
– Stapedektomie 232
Amboß 217, 294, 321
– allogener 122 f.
– arrodierter 119
– autogener 122 f.
– dislozierter, eingeklemmter 141
– fehlender 121 f.
– – bei fehlendem Hammer 122 f.
– – bei fehlender Stapessuprastruktur 124
– zurechtgeschliffener, Interposition 142
Amboßdislokation 141
– bei Felsenbeinfraktur 138
– traumatische 139
Amboßentnahme 127
– bei Fazialisdekompression 218
– bei Radikal-Mastoidhöhlen-Anlage 88 f.
– bei Tympanoskleroseoperation 103
Amboßfixation 46
Amboßfraktur 142
Amboßkörper 285
Amboßluxation bei Paukencholesteatomoperation 107
Amboßprothese 46 f.

– alloplastische 122 f.
– homologe, Interposition 142
Amboßrotation, traumatische 141
Amboßschenkel, langer 235
– – Distanz zum ovalen Fenster, Meßstab 231 f.
– – – zur Stapesfußplatte 251
– – – – Messung 236
– – Rigidität 247
Amboß-Steigbügel-Gelenk 59, 235
– Disartikulation bei Stapedektomie 236
– – traumatische 139, 141
– Exartikulation bei Fazialisexploration 150
– Inspektion 141
Amboßtransposition 115
Anastomose, arterioarterielle, Glomustumorembolisation 392
– fazio-faziale 368
Anfälle, fokale 362
Anfallsprophylaxe nach Schädel-Hirn-Verletzung 358
Angiographie, Carotis-Sinus-cavernosus-Fistel, traumatische 369
– Gefäßanomalie im Mittelohr 170 f.
– Glomustumor 170 f., 390
– Schädelbasistumor 368
– Schläfenbein-Glomustumor 390
– Sinusthrombose 271
– Tumorgefäßembolisation 388
Anotie 14
Anthelixfalte, Flexion 8
Antibiotika-Creme nach Cholesteatomentfernung 101
Antibiotikagabe nach Gehörgangsresektion bei Otitis externa maligna 74
– bei Infektion nach Paukenröhrcheneinlage 79
– Meningitis, otogene 264
– perioperative, Hängeohrkorrektur 16
– – Otoplastik 12 f.
– – Trommelfelldefekt-Verschluß 117
– bei Trommelfellperforation 138
Antibiotikum, ototoxisches, Labyrinthektomie, indizierte 283
Antrotomie 77, 80 ff.
Antrumdrainage 80 ff.
Aquaeductus cochleae, Darstellung 332 f.
Arachnoidalzyste nach Cholesteatomentfernung 101
– Eröffnung bei Akustikusneurinomexstirpation 334
Arteria auricularis posterior 393
– carotis 38
– – communis 366

Sachverzeichnis 395

– – interna 275, 321
– – – aneurysmatische Erweiterung im Mittelohr 168
– – – Ballonokklusion 389
– – – – Indikation 392
– – – Fehlverlauf 38 f.
– – – Glomustumorinfiltration 184, 196
– – – Tubeneröffnung 106
– – – Verletzung 132
– – – – im Sinus cavernosus 369
– – cerebelli inferior anterior 221, 223, 327
– – – – Gefäßschlinge 220, 304
– – – – Gefäßschlinge 290
– – – posterior, Gefäßschlinge 220
– – meningea media 287, 344
– – – Verletzung 358
– – occipitalis 393
– – stapedia, persistierende 38, 251, 254
– – subarcuata 332
– – temporalis, Blutung 292
– – – superficialis 344, 393
– – tympanica anterior 166
– – vertebralis, Verletzung 352
Articain 54
Atlasbogen, hinterer, Entfernung 350
Atosil 2
Atresieplatte, Entfernung 56 f.
Atropin 2
Attikoantrotomie 84
Audiogramm nach Operation einer kleinen Ohrmißbildung 49
Audiometrie bei großer Ohrmißbildung 51
– Ohrmißbildung, kleine 38
– vor Ohrmuschelrekonstruktion bei kongenitaler Mikrotie 22
Axonotmesis, Nervus facialis 210, 218
Axonschädigung, diffuse, traumatische 358

B

Ballonokklusion, Arteria carotis interna 389, 392
– Carotis-Sinus-cavernosus-Fistel, traumatische 370
Barotrauma, Trommelfellverletzung 136
Basaliom 368
Basalzisterne, Liquorabsaugung 347
Bauchfettgewebe, Operationshöhlenobliteration 155, 176, 193, 338 f.
Beatmung bei Akustikusneurinomexstirpation 302
Bell-Parese 207
– Fazialisdekompression 216
– Fazialisfreilegung, meato-labyrintho-tympanomastoidale 220
BERA bei großer Ohrmißbildung 51
Bewußtlosigkeit bei Schädel-Hirn-Verletzung 358
Bewußtseinsstörung nach Hirnoperation 357
Beyersche Sinusstanze 272
Bezold-Mastoiditis 85
Bill's Bar 289, 295, 321, 323, 333 f., 336
– – Identifizierung bei Akustikusneurinomexstirpation 334, 336, 338
Bill's island 331
Blasenkatheter 40, 53
Blitzschlag 136
Blutstillung, Akustikusneurinomexstirpation, translabyrinthäre 336, 338
– Festerungsoperation 258
– Otoplastik 12
– bei Sinus-sigmoideus-Verletzung 84
Blutung nach Akustikusneurinomexstirpation 310
– bei Felsenbeinfraktur 138, 152
– nach Hirnoperation 357

– intrakranielle, nach transtemporaler Neurektomie 292
Blutungsneigung, Stapedektomie 232
Body Parts Test 372
Bogengang, hinterer 285, 294
– horizontaler 285, 294, 321
– – blaue Linie 279
– – Fensterung 48, 229, 254
– – bei Tympanosklerose 104
– – knöcherner, Erweiterung im CT 46
– lateraler 217
– – knöcherner, Erweiterung 38
– oberer 285, 294, 321
– – blaue Linie 288
Bogengangsampulle 294 f.
Bogengangsfenster 259 f.
Bohrer, elektrischer 40
Bohrlochtrepanation 352 ff., 359
Brackmann-EMG-System 221
Breitbandantibiotikum bei Infektion nach Paukenröhrcheneinlage 79
Brent-Ohrläppchenrekonstruktion 31
Brückenvenen 346
Brüningsche Sinusstanze 272
Bulbus venae jugularis, ektatischer, Operationstechnik 168
– – – Einriß bei Akustikusneurinomexstirpation 338
– – – Eröffnung, iatrogene 38
– – – Hochstand 38 f.
– – – – Akustikusneurinomexstirpation 307
– – – Resektion 180 ff.
– – – Thrombose, primäre 271
– – – Zugang 274 f.
Bulbus-jugularis-Tumor 178
Bulbusspülung bei Sinusthrombosenbehandlung 274
Burow-Dreieck 63

C

Canalis facialis s. Fazialiskanal
– semicircularis posterior, Schonung bei Akustikusneurinomexstirpation 308
– singularis 294 f.
– tympanicus, Tumor 178
Carhart-Senke 230, 261
Carotis-Sinus-cavernosus-Fistel, traumatische 369 f.
Castellani-Lösung 117
Cholesteatom 110
– bakteriell infiziertes 263
– Behandlungskonzepte 85
– Behandlungstechnik, geschlossene 85, 100
– – offene 85, 100
– Diagnostik, präoperative 86
– Dura, freiliegende 100
– Einbruch in die Pyramidenspitze 98
– durch eingeklemmte Gehörgangshaut 134 f.
– genuines, Felsenbeinteilresektion 171 ff.
– bei großer Ohrmißbildung 52
– Hirnabszeßentstehung 267
– infiziertes, Sinusthrombose 271
– Komplikation, postoperative 101 f.
– kongenitales 38
– Nachbehandlung 101
– Nervus-facialis-Schädigung 210
– Nervus-facialis-Umhüllung 174
– Operation, Belassen der hinteren Gehörgangswand 97 f.
– – Bezugspunkte 100
– – Fehler 100 f.
– – Folgezustände, funktionelle 102
– – Radikal-Mastoidhöhle 85 ff.
– – Operationshöhlenauskleidung 101
– – Operationsprinzip 86 f.

– nach Paukenröhrcheneinlage 79
– posttraumatisches 131
– primäres, Stapesbogendefekt, isolierter 124
– Rezidiv 101
– Rezidivvermeidung 97
– Tympanosklerose 102
– Zugang 87
Cholesteatommatrix, Ablösung 88
– Ausdehnung 86, 90
– Entfernung 86, 90, 107
– – vom Labyrinthblock 98
– Hammergriffumhüllung 120
– Kontinuität 90
– zurückgelassene 101, 107, 172
Cholesteringranulom 80, 88 f., 101
– Paukenfibrose 105
Chondritis 20
– Ohrmuschelrekonstruktion bei kongenitaler Mikrotie 30
– nach Otoplastik 13
Chondrom 368
Chorda tympani 42, 97, 207
– – aberrierende 47
– – Durchtrennung bei Stapedektomie 253
– – lange 42 f.
– – Myringoplastik 114
– – Stapedektomie 234, 251, 253
– – Verlauf 114
Chorda-Fazialis-Winkel 97
– Auffräsung bei Fazialisdekompression 217
– Eröffnung 83
Chordom 368
Choristom 44
CID 12 Choice Spondee and Monosyllables Test 372
CID Low Verbal Test Battery 372
Cisterna cerebellomedullaris, Eröffnung bei Akustikusneurinomexstirpation 304
Cochlear Implant 371 ff.
– – Defekt 383
Cochlear-Implant-Reimplantation 383 f.
Cochlear-Implant-System, Prinzip 371
Cochlear-Implant-Versorgung 372 ff.
Composite-graft-Knorpeltransplantat bei Helixdefekt 18
Composite-graft-Transplantat, Tragusbildung 27 f.
Computertomographie, Abszeß, subduraler 362
– Akustikusneurinom 301
– Hämatom, subdurales 359
– Hirnabszeß 268, 363
– hochauflösende, Cochlear-Implant-Versorgung 373
– – Felsenbein 22, 38 f., 68, 208
– – Felsenbeinfraktur, schräge 145
– – Glomustumor 387
– – bei Mastoidverletzung 154
– – posttraumatische, Felsenbein 132
– – Schläfenbeintumor 387
– – bei traumatischer Gehörknöchelchenschädigung 139
– Liquorfistel, nasale 359
– Schädelbasistumor 368
– Sinus-sigmoideus-Thrombose 154
Converse-Otoplastik 12
Cosman-Hängeohrkorrektur 15
Crista verticalis 295
– vestibularis 289

D

DAT without Training 372
Defektheilungsindex 207
– Fazialisverletzung 146
Degeneration, axonale 208
Dermatom, elektrisches 53

Deutsche Horizontale 303
Diabetes mellitus 74 f.
Diskriminationsverlust, Testung 372
Dolantin 2
Doppellappentransplantat bei Myringoplastik 114
Dott-Nervenbypass 366
Down-Syndrom 40
Drahtprothese 48
Draht-Stapesprothese 231, 242
Drainage nach Gehörgangsresektion bei Otitis externa maligna 74
Drehschwindel bei Manipulation am Polypen 70
– posttraumatischer 140
Druck, intrakranieller, Messung nach Hirnoperation 357
Drucksteigerung, intrakranielle, Behandlung 357
– – Hirnabszeß 363
– – nach Hirnoperation 357
Ductus endolymphaticus 279, 295
Dünnschicht-Felsenbein-Computertomogramm 154
Dura, freiliegende, bei Cholesteatom 100
– lyophylisierte, Duradefektdeckung 349
– der mittleren Schädelgrube 84
Duraablösung, Akustikusneurinomexstirpation über die mittlere Schädelgrube 320 ff.
Duradefekt, Rekonstruktion 349
Duraeröffnung bei infratentorieller osteoklastischer Trepanation 352
– nach osteoplastischer supratentorieller Trepanation 346
– bei translabyrinthärer Akustikusneurinomexstirpation 334
Durafreilegung 266
Durainzision, fehlerhafte, bei Sakkotomie 280
Duraplastik 349
Duraplatte 266
Durateilexzision 349
Duraverdünnung, Abszeßnachweis 266
Duraverschluß, inkompletter 357
– wasserdichter 348
Dysfunktion, vestibulokochleäre, ménièreähnlicher 220
Dysmorphie, kraniofaziale 50

E

Effrodation 103
Einsilbendiskrimination 372
Eiteransammlung, subgaleatische 360
Eiteraustritt, temporaler, pulsierender 264
Elektrogustometrie, posttraumatische 147
Elektromyographie, evozierte s. Elektroneuronographie
– bei Fazialisparese 208
– bei Fazialisverletzung 148
Elektroneuronographie bei Fazialisverletzung 148
– Nervus facialis 208
Embolisation, Tumor, gefäßreicher 369
Embolisationsmaterial 369, 388
– Reflux 392
Embolisationstechnik 388
EMG s. Elektromyographie
Eminentia arcuata 288
Empyem, subdurales 263, 266
– – Behandlung 362
Enchondralisation, Fensterungsoperation 256 ff.
Endokraniumeröffnung, Überwachung, postoperative 292
Endolymphydrops 277
ENoG s. Elektroneuronographie

Entzündung nach Trommelfelldefekt-Verschluß 118
Epiduralhämatom s. Hämatom, epidurales
Epinephrin 18
Epitympanotomie, osteoplastische 96
Ertaubung, operationsbedingte, bei Sakkotomie 281, 285
– – bei transtemporaler Neurektomie 285
Ertaubung, nach Stapesmanipulation 48
Exostose 68
– Entfernung 70 f.
Extraduralabszeß 263 ff.

F

Falloppio-Kanal s. Fazialiskanal
Falxklappen, Liquorfistelverschluß 360
Fascia lata, Duradefektdeckung 349
– – Liquorfistelverschluß 360
Faszientransplantat, Operation einer großen Ohrmißbildung 55
– Trommelfellrekonstruktion 108, 110, 112 f., 116
Fazialisdekompression 211, 216
– Indikation 209, 216
– transmastoidale 216 ff.
– transmastoidal-extralabyrinthäre 149 f.
– transtemporale 151
– vaskuläre 220
Fazialisfreilegung, meato-labyrintho-tympanomastoidale 220
Fazialiskanal 150, 207, 212, 235, 294, 331
– labyrinthärer, Fazialisfreilegung 220
– mastoidaler 294
– tympanaler 219
Fazialiskernschädigung 207
Fazialismonitoring, intraoperatives 40, 48
Fazialisneurinom 225
– Ausbreitung 170
– Entfernung, Nervenregenerationszeit 171
– Kernspintomographie 208
– Nerveninterponat 170
– Operationsprinzip 168 f.
– Parotisbeteiligung 170
– Zugang, retroaurikulärer 169 f.
– – transtemporaler 170
Fazialisparese 207 ff.
– nach Akustikusneurinomexstirpation 311
– nach Cholesteatomentfernung 101
– nach Fensterungsoperation 261
– idiopathische 207, 217
– – Ganglion-geniculi-Dekompression 218
– – Operationsindikation 210
– Klassifikation 146
– komplette, postoperative 44
– – temporäre 44
– nach Labyrinthektomie 284
– nach Lokalanästhesie 2 f.
– bei Mittelohrentzündung 210
– nach Ohratresieoperation 64
– nach Operation einer kleinen Ohrmißbildung 48 f.
– Operationsindikation 209 f.
– Operationstechnik 212 ff.
– plastisch-rekonstruktive Maßnahme, sekundäre 211
– posttraumatische, beidseitige 145
– – Defektheilung 153
– – inkomplette Rückbildung 153
– – präoperative 37
– nach Stapedektomie 249
– nach translabyrinthärer Neurektomie 299
– nach Trommelfelldefektverschluß 118
Fazialispareseindex 146
Fazialisrekonstruktion 215, 365 ff.
– bei Akustikusneurinomexstirpation 307, 311

– Anastomose, fazio-faziale 368
– direkte 211, 215
– Direktnaht 366
– Diversifikation 211
– Hirnnervenpfropfung 367
– indirekte 211, 215
– im inneren Gehörgang 222 f.
– intrakranielle 215
– intratemporale 215
– intratemporal-extratemporale 226 f.
– im Kleinhirnbrückenwinkel 221
– Naht, interfaszikuläre 365
– Nahtmaterial 214
– Nervenbypass, autologer 366
– Nerventransplantat 365 f.
– Nervus-auricularis-Transplantat 152, 170, 223
– Nervus-suralis-Transplantat 212 f., 223, 227
– Operationstechnik 214 f.
– Plexus-cervicalis-Transplantat 212 f., 224 f.
– Prognose 209
– Transplantatgewinnung 212
– tympanomastoidale 225
– Zeitpunkt 211
– Zugang, extradural-transtemporaler 223
– – translabyrinthärer 224 f.
Fazialisrevision 215 f.
Fazialisschwäche nach Operation einer kleinen Ohrmißbildung 48 f.
– nach translabyrinthärer Akustikusneurinomexstirpation 339
Fazialissofortparese, komplette, posttraumatische 148
– posttraumatische, Operationsindikation 209
Fazialisspätparese, postoperative 210
– – Operationsindikation 210
Fazialisstumpf, zentraler 222 f.
Fazialisteillähmung, irreversible, Operationsindikation 210
Fazialiswulst, vorspringender 246
Fehlbildung, vaskuläre, Mittelohr 38
Felsenbein, Computertomographie, hochauflösende 22, 38 f., 68
– – – bei Fazialisparese 208
– – – posttraumatische 132
– – – Strahlengang, axialer 51
– – – – koronarer 51
– CT-Rekonstruktion, dreidimensionale 51
– Kernspintomographie bei Fazialisparese 208
– Tomographie 208
– Übersichtsaufnahme, konventionelle 208
Felsenbeinfraktur 138, 144 ff.
Felsenbeinlängsfraktur 131, 144
Felsenbeinquerfraktur 144
Felsenbeinresektion 178 ff.
Felsenbeinteilresektion 166 ff.
Felsenbeintrauma mit Gesichtsweichteilverletzung 209
Felsenbeinverletzung 131 ff.
– klinischer Befund 131
Fenestration s. Fensterungsoperation
Fenster, ovales, Anomalie 35
– – eröffnetes 252
– – – Verschluß 242, 252
– – Eröffnung 241 f., 252
– – fehlendes 35, 44 f.
– – Knochenbrücke von der Stapesfußplatte 59
– – Mißbildung 44
– – Neuanlage 47
– – neues 254
– – Größe 258
– – Verschluß 259
– – Verschluß, erneuter 250
– rundes, Elektrostimulation 374
– – Flüssigkeitsspiegelbeobachtung 115
– – Verdeckung durch den Nervus facialis 58 f.

Fensternische, runde, Eingang 115
Fensterotosklerose 230
Fensterungsoperation 48, 229, 254 ff.
– des horizontalen Bogengangs bei Tympanosklerose 104
– bei persistierender Arteria stapedia 251
– Spülung 256, 258, 260
Fettgewebe, abdominelles, Operationshöhlenobliteration 155, 176, 193
– – Wundverschluß nach Akustikusneurinomexstirpation 338 f.
– im Mittelohr 44
Fibrinkleber 116, 224
– Felsenbeinabdeckung nach translabyrinthärer Neurektomie 298
Fibrosierung, intrakochleäre 380
Fisch-Klassifikation, Schläfenbein-Glomustumor 389 f.
– Tumorgröße 178
Fistelöffnung, präaurikuläre 37, 50
Flüssigkeit, Tumorgefäßembolisation 388
Flüssigkeitszufuhr, intraoperative 40, 54
Foramen caroticum, Tumorinfiltration 204
– lacerum, Glomustumorausbreitung 184
– occipitale magnum, Entfernung 350
– ovale 199, 204
– spinosum 204, 285
– stylomastoideum, Fazialisneurinomausbreitung 170
Fossa incudis 59
– triangularis 10, 12, 25
Frage-Antwort-Spiel, freies 372
Fraktur, laterobasale 217 f.
– – Fazialisrekonstruktion 225
– otobasale, Taubheit 373
Freiburger Sprachverständnistest 372
Fremdkörper im Gehörgang 68
Fremdkörpergranulom nach Sakkotomie 281
Frenzel-Brille 117
Frühgranulom nach Stapedektomie 248 f.
Frühmeningitis bei Otitis media 263
Fußplattenmesser 240

G

Ganglion geniculi 217, 219, 295, 321
– – Dekompression 218 ff.
– – Fazialisneurinomausbreitung 170
– – Fazialisverletzungslokalisation 147 f.
– – Knochenabdeckung 291
– – Nervenscheidenschlitzung 219
– – Schädigung 207
– – Zugang 212, 217 f.
– spirale 296
– vestibulare (Scarpae) 290, 296
– – Entfernung bei Cholesteatomresektion 173 f.
– – Exzision 285 ff.
– – Resektion 293, 296
Gasausscheidung in das Mittelohr 54
Gase, nitrose 54
Gavallo-Ohrläppchenverkleinerung 32 f.
Gebärdensprache 373
Gefäßanomalie im Mittelohr, Angiographie 170 f.
– – Diagnostik, präoperative 166
Gehörgang, äußerer, Auskleidung nach Exostosenentfernung 72
– – Diagnostik, bildgebende 68
– – Eingriff 67 ff.
– – Inspektion 67
– – Lokalanästhetikuminfiltration 2
– – Mastoiddrainage 85
– – Rekonstruktion 59 f.
– – – Hauttransplantation 60

– – – Hauttransplantatlateralisation 61, 65
– – – Mastoidzellenverschluß 60
– – Resektion, partielle 73 ff.
– – Verletzung 131 ff.
– innerer, Aufweitung im CT 39, 46
– – Fazialisrekonstruktion 222 f.
– neugebildeter, Reinigung 64
Gehörgangsatresie 35, 50
– beidseitige 22, 52
– einseitige 50
– Korrektur 50 ff.
Gehörgangscholesteatom 134 f.
Gehörgangseingangs-Erweiterungsplastik bei Radikal-Mastoidhöhlen-Anlage 91
Gehörgangseingangsplastik 62 f.
Gehörgangseingangsrestenosierung 65
Gehörgangserkrankung, entzündliche, Sanierung 69
Gehörgangsexostose 68
– breitbasig aufsitzende 70
– Entfernung 70 f.
– Komplikation, postoperative 72 f.
Gehörgangsfehlbildung, Korrektur 50
Gehörgangsfragmente, knöcherne, Entfernung 132 f.
Gehörgangsfremdkörper 68 ff.
Gehörgangshaut, eingeklemmte, Cholesteatomentstehung 134 f.
Gehörgangskarzinom 162
Gehörgangsrekonstruktion zur Hörgeräteanpassung 65
– Im-Ohr-Gerät-Anpassung 66
Gehörgangsresektion, Folgezustände, funktionelle 74
Gehörgangsrestenosierung 135
Gehörgangsstenose 50
– exostosenbedingte 68
– knöcherne, Operationstechnik 132 f.
– posttraumatische 132
– nach Trommelfelldefekt-Verschluß 118
– weichteilbedingte, Operationstechnik 132, 134
Gehörgangstamponade 61
– Entfernung 64
– nach Exostosenentfernung 72
– nach Gehörgangsrekonstruktion 135
– nach Gehörknöchelchenketten-Rekonstruktion 128
– bei Myringoplastik 114
– bei postraumatischer arterieller Blutung 132
– nach Stapedektomie 244
– nach Trommelfelldefekt-Verschluß 117
Gehörgangsteilreplantation 96
Gehörgangstumor 159 ff.
Gehörgangswand, hintere, Antrumdrainage 84
– – Belassung bei Cholesteatomsanierung 97 f.
– – Entfernung 87
– – obere, Entfernung 48
– – Rekonstruktion 94 ff.
– – vordere, Verletzung 131
Gehörgangswandverschiebung, frakturbedingte 138
Gehörknöchelchen, allogenes 119, 128 f.
– – Vorbereitung 127
– autogenes 119, 128 f.
– – Vorbereitung 127
– Beteiligung bei Trommelfellperforation 138
– Beweglichkeitsprüfung 115
Gehörknöchelchenfraktur 139
Gehörknöchelchenkette, Fixierung, Lösung 57
– – an mehreren Stellen 247
– – Stapedektomie 247
– Inspektion 44, 141
– Kontrolle bei Stapedektomie 236
– Luxation bei Stapedektomie 249
– Mobilität, erhöhte 141

– Myringoplastik 114 f.
– rarefizierte 108
– Rekonstruktion 44, 119 ff.
Gehörknöchelchenkette, nach Stapedektomie 103
– – bei Tympanosklerose 125
Gehörknöchelchenmißbildung, Stapedektomie 248
Gehörknöchelchenprothese 110, 119
– alloplastische 129
– Bearbeitung 119
– gelockerte 49
– Komplikation, postoperative 128
– Material 128 f.
Gehörknöchelchenschädigung, traumatische 139 ff.
Gehörknöchelchenteilprothese (PORP) 119, 142 f.
Gehörknöchelchenvollprothese (TORP) 119, 142 f.
Gentamycin, Labyrinthschädigung, indizierte 282 f.
Gesichtsasymmetrie, Fazialisparese 207
Gesichtsweichteilverletzung bei Felsenbeintrauma 209
Glandula parotis, Schnittverletzung 209
Gleichgewichtsorgan, Funktionsprüfung nach Cholesteatomentfernung 101
Gleichgewichtsstörung, Labyrinthektomie 283 f.
– Neurektomie 283 f.
– – translabyrinthäre 293 ff.
– – transtemporale 285 ff.
– Sakkotomie 277 ff.
Glomus-faciale-Tumor 226
Glomus-jugulare-Tumor 38 f., 178, 389 f.
– Felsenbeinresektion, totale 178 ff.
– Gefäßversorgung 390
– Karotisangiographie 390 f.
Glomustumor 180, 226, 387 ff.
– Angiographie 170 f., 390
– Arteria-carotis-interna-Ballonokklusion 389
– Bestrahlungsbehandlung 180, 196
– Computertomographie, hochauflösende 387
– Embolisationstechnik 389 ff.
– Embolisierung, präoperative 196
– Entfernung nach Embolisation 393
– familiäre Häufung 389
– Kernspintomographie 387 f.
– Operationsindikation 180
– Operationsprinzip 180
– sekretorische Aktivität 389
Glomus-tympanicum-Tumor 38, 389 f.
– Angiographie 170 f.
– Entfernung 166 ff.
– Gefäßversorgung 390
Gold-Gehörknöchelchenprothese 129
Göttinger Kindersprachverständnistest 372
Grippeotitis 264
Grunert-Operation 274
Gusher-Phänomen 38 f., 46, 48

H

Halbseitenkopfschmerz, klopfender 264
Halleffekt nach Fensterungsoperation 261
– nach Stapedektomie 253
Hämangioperizytom 387
Hämatom, epidurales 358
– – nach Akustikusneurinomexstirpation über die mittlere Schädelgrube 327
– – filmartiges 358
– – Lage 358
– – sekundäre Volumenzunahme 358
– extrakranielles, nach transtemporaler Neurektomie 292

Hämatom nach Hängeohrkorrektur 16
– Ohrmuschelrekonstruktion bei kongenitaler Mikrotie 30
– nach Otoplastik 13
– periorbitales 145
– retroaurikuläres 85
– subdurales 358 f.
– – akutes 358 f.
– – chronisches 352, 359
– – – Entfernung 354 f.
Hämatotympanon 131, 140
Hammer 321
– fehlender, bei fehlendem Amboß 122 f.
Hammer-Amboß-Gelenk, Dislokation bei Paukencholesteatomoperation 107
– Durchtrennung 256
– Luxation bei Stapedektomie 252
Hammer-Amboß-Komplex, fusionierter 56, 58
– – Stabilität 59
Hammerband, vorderes 59
Hammergriff 282 f.
– an der vorderen Gehörgangswand liegender 36
– Anhebung 115
– von Cholesteatommatrix umhüllter 120
– Distanz zur Stapesfußplatte 251
– fehlender 58
– – Gehörknöchelchenkettenrekonstruktion 119 f.
– – Gehörknöchelchenkettenrekonstruktion 119
– Knochenbrücke 36, 38
– verkürzter 120
– Verziehung zum Promontorium 115
Hammergriffende, vorspringendes 36
Hammergrifffraktur 120
Hammergriffverbiegung 36, 38
Hammerhals, Knochenbrücke 46
– Ossikellösung 57
– Periostband zum Kiefergelenk 58
Hammerhalsfraktur 115
Hammerkopf 219, 285
– im Epitympanon fixierter 127
Hammerkopffixation 46, 127
Hammerkopfresektion 127
Hammer-Trommelfell-Kontakt, inkompletter 120
Hängeohr 14 ff.
– Diagnostik, präoperative 14
– Komplikation, postoperative 17
– Korrektur 14 ff.
– Operationsindikation 14
– Operationstechnik 15 f.
– Operationsziel 14
Haut, retroaurikuläre, Entfernung 8
Hautlappen, retroaurikulärer 28
Hautlappennekrose nach Cochlear-Implant-Versorgung 384
Hautnekrose, Ohrmuschelrekonstruktion bei kongenitaler Mikrotie 30
– nach Otoplastik 12 f.
Hauttransplantat, Gehörgangsrekonstruktion 60
– Ohrläppchenrekonstruktion 26, 31 f.
– Ohrmuschelrekonstruktion bei kongenitaler Mikrotie 28 f.
Heermann-Palisadentechnik, Trommelfelldefekt-Verschluß 116
Helixdefekt 18 f.
Helixfehlbildung 14
Helixrekonstruktion 18 ff.
Hemispasmus facialis 216
– – Kleinhirnbrückenwinkel-Exploration 220
Herniation, bulbäre 357
– tentorielle 357
Hirnabszeß 102, 263, 266, 363 f.
– Allgemeinsymptome 268
– Bohrlochtrepanation 363
– bei Cholesteatom 100

– Computertomographie 268, 363
– Exstirpation 364
– – primäre 363
– Herdsanierung 363
– Herdsymptome 268
– Kapselbildung 268
– Kernspintomographie 268, 363
– Liquorbefund 363
– Operationsprinzip 363
– otogener 267 ff.
– Punktionsbehandlung 269, 363
– Symptome 268, 363
– Ursache 363
Hirnabszesse, multiple 363
Hirndruck 268
– otogener 268
– – bei Sinusthrombose 271
Hirndrucksenkung, intraoperative 155
Hirnhaut, Erregerinvasion 263
Hirnhernie 102
Hirnkontusion 358
Hirnnerven, kaudale 221
– – Durchtrennung bei Glomustumorentfernung 192
Hirnnervenfunktionsstörung nach Akustikusneurinomexstirpation 311
Hirnnervenpfropfung 367
Hirnnervenverlagerung, akustikusneurinombedingte 304
Hirnödem 341
– nach Hirnoperation 357
Hirnoperation, Komplikation, postoperative 357
– Nachbehandlung 357
Hirnprolaps nach Cholesteatomentfernung 101 f.
– bei Hirnabszeßbehandlung 270
– bei Tegmen-tympani-Defekt 152
Hirnpulsation nach Hämatomentfernung 358
Hirnpunktionskanüle 269
Hirnschwellung 270
– posttraumatische 359
Hirnstamm, Akustikusneurinomkapsel-Präparation 305, 335
Hirnstammaudiometrie 22, 277
Hirntumor, Präparation 348
van-der-Hoeve-Syndrom 124
Hören, fluktuierendes, nach Operation einer kleinen Ohrmißbildung 49
Hörgerät, knochenverankertes, Anpassung 66
– bei Paukenatelektase 109
Hörgeräteanpassung 65 f.
– Gehörgangsrekonstruktion 65
– Hörgeräteüberprüfung vor Cochlear-Implant-Versorgung 372
Hörgeräteverordnung 49
Hörminderung nach Trommelfelldefekt-Verschluß 118
Hörverlust bei Akustikusneurinomexstirpation 309
Hörvermögen nach Akustikusneurinomexstirpation 311
– Entwicklung nach Stapedektomie 253
– nach Fensterungsoperation 261
– nach Myringoplastik 118
– nach Ohratresieoperation 65
– nach Paukenröhrcheneinlage 79
– Prüfung nach Cholesteatomentfernung 101
– – bei kongenitaler großer Ohrmißbildung 51
– – bei Ohrverletzung 132
– – posttraumatische 147
– – bei Trommelfellverletzung 136
– – nach Sakkotomie 281
House Ear Institute Discrimination after Training Test 372
House-System, Fazialisfunktionsbeurteilung 146

House-Urban-Dissektor 335
Hydrocephalus occlusus 350
Hyperventilation, intraoperative, bei Hirnschwellung 359
– nach Schädel-Hirn-Verletzung 358
– bei transtemporaler Neurektomie 286
Hypoglossus-Fazialis-Anastomose 153
– nach Akustikusneurinomexstirpation 311

I

Im-Ohr-Gerät-Anpassung, Gehörgangsrekonstruktion 66
Impressionsfraktur 358
Incisura intertragica, Lokalanästhetikuminfiltration 2
Infektion nach Cholesteatomentfernung 101
– nach Gehörgangsexostosenentfernung 73
– nach Gehörgangsrekonstruktion 135
– bei großer Ohrmißbildung 52
– kranielle, posttraumatische 360 ff.
– nach Ohratresieoperation 65
– nach Operation einer kleinen Ohrmißbildung 48 f.
– nach Paukenröhrcheneinlage 78 f.
– bei Trommelfellperforation 137
Inhalationsnarkose, Akustikusneurinomexstirpation, translabyrinthäre 328
Innenohr, Lärmtrauma, intraoperatives 152
Innenohrarchitektur, knöcherne, Entwicklungsstörung 52
Innenohrfehlbildung, Computertomographie 38
Innenohrschaden nach Ohratresieoperation 65
Innenohrschädigung bei Operation einer kleinen Ohrmißbildung 49
– Stapedektomie 230
Interkostalnerventransplantat, Fazialisrekonstruktion 365
Intubationsnarkose, Akustikusneurinomexstirpation über die mittlere Schädelgrube 318
– bei kleiner kongenitaler Ohrmißbildung 40
– Neurektomie, translabyrinthäre 293
– Operation bei otogener Meningitis 265
– Stapedektomie 232
Ionomerzement-Gehörknöchelchenprothese 129
Iowa Sentence Test without Context 372

J

Jacobson-Nerv 282 f.
Jansen-Tympanotomie 105
Jochbogenbasis, Resektion zur Glomustumorentfernung 194 f.
Jochbogenwurzel, Neurektomie, transtemporale 287
Jugularvenographie, retrograde 271

K

Kapnometrie bei Akustikusneurinomexstirpation 303
Kapselotosklerose 253
Katheter, zentralvenöser, bei Akustikusneurinomexstirpation 303
Keilbeinhöhle, Tumoreinbruch 205
Keramik-Gehörknöchelchenprothese 129
Keratitis, Prophylaxe bei Fazialisverletzung 153
Kernspintomographie, Akustikusneurinom 203, 301, 313
– Fazialisdiagnostik 208
– bei Fazialisparese 208
– Glomustumor 387 f.
– Hirnabszeß 268, 363
– bei postoperativer Fazialisspätparese 210

– Schädelbasistumor 368
– Schläfenbeintumor 387 f.
Kiefergelenk, Periostband zum Hammerhals 58
– Schonung bei posttraumatischer Gehörgangsrekonstruktion 134
Kiefergelenkdiskus, Entfernung 204
Kiefergelenkdysfunktion nach Gehörgangsrekonstruktion 135
Kiefergelenkpfanne, Entfernung 204
Kiefergelenkpfannenfraktur 131
Kiefergelenkschwellung nach Ohratresieoperation 65
Kieferklemme, posttraumatische 131
Kindler-Zeichen 271
Kleinhirn, Mittellinienverlagerung 352
Kleinhirnabszeß 271
– otogener 268
– Punktionsbehandlung 269
– Symptome 268
Kleinhirnbrückenwinkel, Druckerhöhung 339
– Fazialisdekompression, vaskuläre 220
– Fazialisfreilegung 215
– Fazialisrekonstruktion 221
– Gefäßverlagerung, tumorbedingte 304
– Hämatom, postoperatives 339
– Nervenverlagerung, tumorbedingte 304
– Raumforderung, Diagnostik 277
Kleinhirnbrückenwinkel-Operation, frühe akustisch evozierte Potentiale 309
Kleinhirnbrückenwinkeltumor 221
Kleinhirntonsilleneinklemmung, hirnabszeßbedingte 363
Kleinhirntonsillentiefstand 352
Klippel-Feil-Syndrom 40 f.
Knochenbrücke am Hammergriff 36, 38
– vom Hammerhals 46
– von der Stapesfußplatte zum ovalen Fenster 59
Knochendeckel, am Musculus temporalis gestielter 344
Knochendeckelfixierung 350
Knocheneiterung, chronische 110
Knochenfistel, Tabula externa 263
Knochenleitungshören, Prüfung 117
Knochenleitungshörgerät, implantierbares 66
Knochennekrose, aseptische, Gehörgangsresektion 73 f.
Knorpel-Haut-Transplantat, Tragusbildung 27 f.
Knorpelnekrose nach Otoplastik 13
Knorpel-Perichondrium-Transplantat, Paukenabdeckung 120
– Trommelfellrekonstruktion 114
Knorpeltransplantat, Ohrläppchenrekonstruktion 31
– Trommelfellrekonstruktion 103 f., 108 f., 114
Koagulation, bipolare 341
– – Nervennähe 292
Koagulationspinzette, bipolare 53
Kochlea 285, 321
Kochleadurchgängigkeit, Diagnostik, bildgebende 373
Kochleafunktionsprüfung bei kleiner kongenitaler Ohrmißbildung 38 f.
Kochleaossifikation 373, 380
Kochleawindung, basale 291
Kochleostomie 378
– nach anterior erweiterte 380
Kolumella 119, 124
Komplikation, endokranielle 263 ff.
Konchaknorpelexzision 9
Konchaknorpelinzisionen 12
Koncha-Mastoid-Naht 10
Konjunktivenaustrocknung, Prophylaxe bei Fazialisverletzung 153
Kontusionsblutung 352
Kopf-Hals-Tumor, Gefäßembolisation, selektive 388

Kopfhalter 341
Kopfschwartenverletzung 358
Kraniotomie 342 ff.
– Akustikusneurinomexstirpation 303 f.
– – über die mittlere Schädelgrube 318
Kryochirurgie, Labyrinthektomie 284
Kryptotie 14

L

Labyrinth, häutiges, Beziehung zum ovalen Fenster 251
Labyrinthblock, Cholesteatommatrixentfernung 98
Labyrinthektomie 283 f., 292
– bei Fazialisdekompression 218
– bei labyrinthogener Meningitis 265
– bei translabyrinthärer Akustikusneurinomexstirpation 330
Labyrinthfenster, Beurteilung bei großer Ohrmißbildung 59
– Inspektion 44
Labyrinthfensterruptur 136
Labyrinthfistel 70
– Verschluß 98 f.
Labyrinthfunktion, Kontrolle 117
Labyrinthhydrops 277
Labyrinthitis 85, 373
– eitrige, Hirnabszeßentstehung 267
– – Meningitisentstehung 263
Labyrinthkapsel, knöcherne 256
Labyrinthreizung nach Cholesteatomentfernung 101
– nach Stapedektomie 253
Labyrinthresektion 86, 171 ff., 184 ff.
Labyrinthschädigung, Gentamycin-bedingte, indizierte 282 f.
– bei Operation einer kleinen Ohrmißbildung 49
Lachgas 40, 54
Lamina cribrosa, Fistelöffnung 359 f.
Lappen, bifrontaler 342
– frontaler, einseitiger 342
– meataler 112
– tympanomeataler 103, 105
– – abgerissener 259
– – Bulbus-jugularis-Eröffnung, iatrogene 38
– – Entnahme, passagere 115 f.
– – Fensterungsoperation 254 ff.
– – Gehörgangsfragmententfernung 133
– – zur Paukenabdeckung 110 f., 115
– – Perforation 260
– – zur Stapedektomie 233, 252
– – V-förmiger 42
Lappenplastik, lokale, bei Helixdefekt 20 f.
Laserstrahl 341
Lempert-Fensterungsoperation 254 ff.
Leptomeningitis 263
Lidfeder 339
Liquoransammlung, epidurale, bei Akustikusneurinomexstirpation 310
Liquordrainage 357
– externe, Bohrlochtrepanation 352
– lumbale 347
– – bei Schädelbasistumorentfernung 368
Liquordrucklabyrinth 248
Liquorfistel nach Felsenbeinresektion 177
– nach Hirnoperation 357
– nasale 359 f.
– postoperative 368
– bei Tegmen-tympani-Defekt 152
– nach translabyrinthärer Neurektomie 299
– nach transtemporaler Neurektomie 292
– Verschluß mit Fettgewebe 155
Liquorfluß, posttraumatischer 131
Liquorgewinnung bei Hirnabszeß 268

Liquorpassagebehinderung, akute, Bohrlochtrepanation 352
Liquorpleozytose 264, 271
– Hirnabszeß 363
Liquorpunktion, Bohrlochtrepanation 352
Liquorrhoe 138
– nasale 359
– – spontane, nichttraumatische 359
Lobulusplastik, Komplikation, postoperative 30
Lobusplastik 26
Lokalanästhesie, allergische Reaktion 3
– Aufklärung 1
– Diagnostik, präoperative 1
– Fazialisrevision 216
– Fensterungsoperation 254
– Ganglion-geniculi-Dekompression 218
– Gehörgangstumor, bösartiger 159
– bei kongenitaler kleiner Ohrmißbildung 40
– bei kongenitaler großer Ohrmißbildung 54
– Labyrinthektomie 283
– Ohr 1 ff.
– präaurikuläre 6 f.
– Prämedikation 2
– retroaurikuläre 6 f.
– Sakkotomie 277
– bei sanierendem Mastoideingriff 81
– Stapedektomie 231 f.
Lokalanästhetikum 1 ff.
Lop ear s. Hängeohr
Luftembolie 85
– bei Freilegung der hinteren Schädelgrube 352
– Vermeidung bei Akustikusneurinomexstirpation 302
Luftinsufflation, transtympanale 77

M

Macula sacculi 242
Magnetresonanztomographie s. Kernspintomographie
Mainzer Kindersprachtest 372
Malleolus lateralis, Topographie 213
Malleoplatinopexie 48
Malleostapediopexie 120 f.
– Indikation 119
Malleovestibulopexie 48, 247
Malleus bar 36, 46
Mandibula, hypoplastische 40, 50
Marburger Satzverständnistest 372
Massenbewegungen nach Fazialisverletzung 153
Mastoid, Pneumatisationsgrad 110
Mastoiddach, Knochenlückenverschluß 100
Mastoideingriff, Lokalanästhesie 1
– sanierender 80 ff.
Mastoidektomie 80 ff., 210
– einfache komplette 330
– Fazialisdekompression 216 f.
– kortikale 330
– bei otogener Meningitis 265
– posttraumatische 155
– bei translabyrinthärer Akustikusneurinomexstirpation 330
Mastoidentzündung s. Mastoiditis
Mastoidfraktur 154 f.
Mastoidhöhle, Fensterungsoperation 260
– Nachteil 85
– Obliteration 85
Mastoiditis 210, 263
– Abszeß, subduraler 362
– Antibiotikabehandlung, langdauernde 85
– Hirnabszeßentstehung 267
– larvierte 264
– nach Mastoideingriff 85
– Meningitisentstehung 263
– Sinusthrombose 271
Mastoidverletzung 154 ff.

Mastoidzellenverschluß bei Gehörgangsrekonstruktion 60
Matratzennaht, intrakartilaginäre, bei Otoplastik 9
Matrix-Test 372
Maximal-Stimulation-Test bei Fazialisverletzung 147
– Nervus facialis 147, 208
Mayfield-Kopfhalter 341
Meatus acusticus internus 221 ff.
– – – Freilegung, Akustikusneurinomexstirpation 322 f.
– – – – translabyrinthäre 332 f.
Meier-Whiting-Tamponade 273
Menière-Krankheit 277
– Neurektomie, transtemporale 285
Meningiom 368, 387
Meningitis nach Akustikusneurinomexstirpation über die mittlere Schädelgrube 327
– Diagnostik, präoperative 264
– Eiterherdnachweis 266
– Kochleaossifikation 380
– labyrinthogene 263
– – Definition 264
– – Operationstechnik 265
– otogene 263 ff.
– rezidivierende 263
– Symptome 264
– nach translabyrinthärer Akustikusneurinomexstirpation 339
Methylenblaumarkierung bei Otoplastik 8 f.
Microsomia hemifacialis 40 f.
Mikes dott 294 f.
Mikrobohrer 341
Mikrokatheter 388
Mikropartikel, Tumorgefäßembolisation 388
Mikroskop 341
Mikrosomie, hemifaziale 40 f.
Mikrotie 14
– kongenitale 22, 30, 35, 50 ff.
– Schweregrade 22, 50
Minimal-threshold-Test s. Nerve-excitability-Test
Mittelhirneinklemmung 350, 358
– hirnabszeßbedingte 363
Mittellinienverschiebung, Hämatom, subdurales, akutes 359
Mittelohr, Arteria-carotis-interna-Aneurysma 168
– Belüftungsübungen 102
– nach Paukenfibrosensanierung 106
– Beurteilung 38 f.
– Direktzugang 56
– Fettgewebe 44
– Gasausscheidung 54
– Gefäßanomalie, Angiographie 170 f.
– – Diagnostik, präoperative 166
– Gefäßmißbildung 38
– Polypenentwicklung 68, 70
– Präparation bei großer Ohrmißbildung 58
Mittelohratelektase 108 f.
Mittelohratresie 22
Mittelohrbelüftung, tubenunabhängige 77
– Verbesserung 75 ff.
Mittelohrcholesteatom, Meningitisentstehung 263
Mittelohrdrainage, tubenunabhängige 77
Mittelohreingriff, Lokalanästhesie 1
Mittelohreiterung, Abszeß, epiduraler 360
Mittelohrentzündung s. Otitis media
Mittelohrinfektion nach Parazentese 76
Mittelohrkarzinom 162
Mittelohrmißbildung 35, 230
– Fensterungsoperation 254
– kongenitale, Inspektion des Patienten 37
Mittelohr-Schleimhauteiterung, chronische 110, 264

Mittelohrsekret, Absaugung 75 f.
Mittelohrtumor 166 ff.
– Ausbreitung, intrakranielle 178
– belassener Rest unter der basalen Schneckenwindung 171
– bösartiger 196 ff.
– Diagnostik, präoperative 166
– Felsenbeinresektion 178 ff.
– Felsenbeinteilresektion 166 ff.
– – supralabyrinthäre 171 ff.
– Fisch-Klassifikation 178
– Komplikation, postoperative 171
– Nachbehandlung 171
– Operationsindikation 166
– Operationsprinzip 166
– Operationstechnik 166 ff.
Mittelohrventilation 76
Mittelohrveränderung, pathologische, Dokumentation 110
Monosyllable Trochee Spondee Test 372
MST s. Maximal-Stimulation-Test
Mundatmung, habituelle 79
Musculus stapedius, Sehne s. Stapediussehne
– temporalis, Faszientransplantat 42, 55
– tensor tympani 219
– – – Sehne 282 f.
Muskelrelaxanzien 54
Mustardé-Naht 9
– bei Hängeohrkorrektur 16
Myringoplastik 110 ff., 116 ff.
Myringosklerose 102, 116
Myringotomie, Bulbus-jugularis-Eröffnung, iatrogene 38

N

Nackensteife 362
Naht, epineurale 215
– interfaszikuläre 215
– perineurale 215, 365 f.
– perineural-faszikuläre 213
Nahtabszeß 13
Nasennebenhöhleneiterung, Abszeß, epiduraler 360
Nasenrachenfibrom 368
Nasopharynx-Angiofibrom, juveniles 204
NBCA (N-Butyl-2-cyanoacrylat) 388
N-Butyl-2-cyanoacrylat 388
Nekrose nach Lobulusplastik 30
– nach Ohrläppchenrekonstruktion 32
Nerve-excitability-Test bei Fazialisverletzung 147
Nervenanastomosierung 213 ff.
Nervenbypass, autologer 366
Nervendegeneration 209
Nerveninterponat bei Fazialisdurchtrennung 148, 152
– nach Fazialisneurinomentfernung 170
Nervennaht, epineurale 215
– interfaszikuläre 215, 365
– perineurale 215, 365 f.
– perineural-faszikuläre 213
Nervenscheidenschlitzung 218
– Ganglion geniculi 219
Nervenstumpfadaptation, spannungsfreie 366
Nerventransplantation 223 f., 365
– Fazialisrekonstruktion 365
Nervus abducens 199, 205
– accessorius 366 f.
– acusticus, Durchtrennung 293
– auricularis magnus 2
– – – Interposition nach Fazialisneurinomentfernung 170
– – – bei Fazialisverletzung 152
– – – Transplantatgewinnung 212
– auriculotemporalis 2

– cochlearis 285, 290, 295 f., 321
– – Durchtrennung 296
– – Erhaltung bei Akustikusneurinomexstirpation 301, 309
– – Funktionsbeurteilung vor Cochlear-Implant-Versorgung 374
– facialis 275, 283, 285, 321, 366
– – aberrierender, Stapesbogendefekt, isolierter 124
– – Anastomose 151
– – – im inneren Gehörgang 222 f.
– – – intrakraniell-intratemporale 221 ff.
– – – im Kleinhirnbrückenwinkel 221 f.
– – – mit Nerventransplantat 213
– – – mit dem Nervus accessorius 367
– – – mit dem Nervus hypoglossus 367
– – Axonotmesis 210, 218
– – Bindegewebshülle 212
– – Bulbus-venae-jugularis-Operation 275
– – Cholesteatomoperation 100
– – – nach Jansen 97
– – Cholesteatomumhüllung 174
– – Darstellung bei translabyrinthärer Akustikusneurinomexstirpation 334, 336, 338 f.
– – – bei translabyrinthärer Neurektomie 294
– – Dekompression s. Fazialisdekompression
– – Direktnaht 366
– – Durchtrennung 148
– – kollaterale Innervation 211
– – – bei translabyrinthärer Akustikusneurinomexstirpation 328
– – Elektrodiagnostik 208
– – Elektroneuronographie 208
– – Empfindlichkeit gegen mechanische Irritation 212
– – End-zu-End-Anastomose 209
– – Erhaltung bei Akustikusneurinomexstirpation 301
– – extratemporaler 207, 212
– – Fehlverlauf bei kongenitaler Mikrotie 28
– – Felsenbeinresektion, supralabyrinthäre 176
– – Freilegung s. Fazialisfreilegung
– – freiliegender 35
– – Funktionsbeurteilung, House-System 146
– – Gefährdung bei transtemporaler Neurektomie 291
– – Gehörgangstumorentfernung 160, 164
– – Identifizierung 47
– – intrakranieller 207 ff.
– – – Rekonstruktion 215
– – intratemporaler 212
– – – Rekonstruktion 215
– – Kleinhirnbrückenwinkelsegment 207, 212
– – Kompression, gefäßbedingte 220
– – labyrinthärer 285
– – Lähmung s. Fazialisparese
– – Läsion, Diagnostik, radiologische 208
– – – iatrogene 209
– – – infranukleäre 207
– – – Operationstechnik 212 ff.
– – – Patientenaufklärung, präoperative 208 f.
– – – periphere 207
– – – Topodiagnostik 208
– – – zentrale, supranukleäre 207
– – Mastoideingriff 83 f.
– – Maximumstimulationstest 208
– – meataler Abschnitt 212
– – Myringoplastik 115
– – Nerveninterponat 148, 152
– – Nervenscheidenschlitzung 218
– – Nerventransplantation 209
– – – im Kleinhirnbrückenwinkel 221
– – Neurapraxie 218
– – Neurolyse 216
– – – epineurale 210

Sachverzeichnis

– – Neurotmesis 210
– – Radikal-Mastoidhöhlen-Anlage 89
– – Reanastomosierung 148
– – Reanimation 311
– – Regeneration 209
– – Regenrationszeit nach Neurinomentfernung 171
– – Rekonstruktion s. Fazialisrekonstruktion
– – Rerouting 151, 222 ff.
– – Resektion bei Akustikusneurinomexstirpation 307
– – – Nervenrekonstruktion 307 f.
– – Revision s. Fazialisrevision
– – Schutz bei Korrektur einer großen Ohrmißbildung 56
– – Segment, labyrinthäres, Freilegung 150
– – Stirnast 342
– – Transplantatbett 212
– – tympanaler Abschnitt 332
– – Verdeckung des runden Fensters 58 f.
– – verlagerter 35, 56
– – Verlagerung bei Glomustumorentfernung 180 ff.
– – – infraganglionäre 184 ff.
– – Verlauf, atypischer 40, 42 f.
– – Verlaufsabschnitte 207, 212
– – Verletzung 144 ff.
– – – bei Cochlear-Implant-Versorgung 384
– – – intraoperative 209
– – Zugang 212
– – – extradural-transtemporaler 223
– – – subokzipitaler, lateraler 212
– – – translabyrinthärer 212, 224
– – – transmastoidaler 148, 212
– – – transtemporal-extraduraler 212
– hypoglossus 366 f.
– lingualis 207
– mandibularis, Durchtrennung 204
– – Versorgungsbereich, Schmerzen nach Paukenfibrosensanierung 106
– petrosus major 217, 285, 321
– suralis, Entnahme 213 f.
– – Transplantatgewinnung 212
– trigeminus 221, 223, 337
– vagus 275
– – Ramus auricularis 2
– vestibularis, Duraschlitzung 289
– – Durchtrennung 296
– – inferior 290, 295 f., 321, 333 f.
– – superior 285, 289 f., 295 f., 321, 333 f.
– – – Rami communicantes 295
– vestibulocochlearis 221
– Vidianus 204
Nervus-auricularis-Transplantat 223
Nervus-cutaneus-femoris-lateralis-Transplantat 365 f.
Nervus-suralis-Transplantat 223, 227, 365 f.
– Entnahme 365
NET s. Nerve-excitability-Test
Neurapraxie 208
– Nervus facialis 218
Neurektomie bei Gleichgewichtsstörung 283 f.
– retrolabyrinthäre 292, 300
– retrosigmoidal-subokzipitale 292, 300
– transkochleäre 300
– translabyrinthäre 293 ff.
– transtemporale 285 ff.
Neurinom 387
Neurochirurgischer Eingriff 341 ff.
Neurofibrom 387
Neuroleptanalgesie, Neurektomie, transtemporale 286
Neurolyse, epineurale, Nervus facialis 210
– Nervus facialis 216
Neuromyographie bei Fazialisverletzung 148
Neuron, motorisches, peripheres, Degeneration, axonale 208

Neurotmesis, Nervus facialis 210
Nische, ovale 48
– – enge, Stapedektomie 246
– – obliterierte, Stapedektomie 244 f.
– – Stapesfixierung, tympanosklerotische 103
– – unzugängliche 126
– runde, Otosklerose 246
– – – Stapedektomie 246 f.
NMG s. Neuromyographie
NU-6 Word List 372
Nystagmus nach Operation einer kleinen Ohrmißbildung 49
– nach Stapedektomie 253
– nach Trommelfelldefekt-Verschluß 118

O

Ohr, abstehendes 5 ff.
– äußeres, Mißbildung 37
– Lokalanästhesie 1 ff.
Ohrenschmerzen nach Gehörgangsexostosenentfernung 73
Ohrerkrankung, zerebrale Symptomatik 268
Ohrfremdkörper 68
– Entfernung 69 f.
Ohrgeräusche 230
– pulssynchrone 168
– nach Stapedektomie 248
– Stapedektomieeinfluß 253
Ohrläppchen, fehlendes 30
– übergroßes 30
Ohrläppchenrekonstruktion 30 ff.
– Anästhesie 31
– Diagnostik, präoperative 30
– Operationstechnik 31 f.
Ohrläppchenverkleinerung 32 f.
Ohrläppchenverlagerung, Ohrmuschelrekonstruktion bei kongenitaler Mikrotie 26, 28
Ohrmißbildung 35 ff., 50 ff.
– Computertomographie 38
– familiäre Häufung 50
– große 35, 50 ff.
– kleine 35 ff.
Ohrmuschel, eingeknickte 12 f.
Ohrmuschelfehlbildung, Korrektur 50
– Tanzer-Einteilung 14
Ohrmuschelhypoplasie 14
Ohrmuschelknorpel, Rekonstruktion der hinteren Gehörgangswand 94
Ohrmuschelrekonstruktion 51
– bei kongenitaler Mikrotie 22 ff.
Ohrmuschel-Schädel-Winkel 5 f., 12
Ohrmuschelverletzung, Gehörgangsdurchtrennung 131
Ohroperation bei endokranieller Komplikation 265
– Patientenaufklärung 67
Ohrsekretion 110
Ohrspülung vor Trommelfelldefekt-Verschluß 117
Ohrverschluß nach Tumorresektion 164 f.
Operation, sanierende 67 ff.
Operationsmikroskop 68, 341
Os tympanicum, rudimentäres 55 f.
Ossikel s. Gehörknöchelchen
Ossikelersatz 44 f.
Ossikelkette s. Gehörknöchelchenkette
Osteogenesis imperfecta 230
Otitis externa maligna 73
– – – Antibiotikatherapie, postoperative 74
– – – Ausbreitung, postoperative 74
– – – Diagnostik, bildgebende 68
– – – Eingriff, mehrzeitiger 73
– – – Gehörgangsresektion 73 f.

– – nekrotisierende 216
– media, Abszeß, subduraler 362
– – akute 216
– – – Fazialisparese 210
– – – Frühmeningitis 263
– – – – Operationsindikation 264
– – – nach Paukenröhrcheneinlage 79
– – chronische 210, 216
– – – Hirnabszeßentstehung 267
– – – Cochlear-Implant-Versorgung 373
– – – rezidivierende 115
Otoliquorrhoe, posttraumatische 138
Otoplastik 5 ff.
Otorrhoe, tympanale 138
Otosklerose 45, 59, 230
– beidseitige, Seitenwahl zur Stapedektomie 230
– einseitige 230
– Gehörknöchelchenkettenfixierung an mehreren Stellen 247
– Kochleaossifikation 380
– obliterierende, jugendliche, maligne 254
– in der runden Nische, Stapedektomie 246 f.
– Stapesankylose 229

P

Pacchioni-Granulationen, Blutung 346
Pachymeningitis externa s. Extraduralabszeß
Palisadentechnik, Trommelfelldefekt-Verschluß 116
Palva-Lappen 92 f.
Papillenödem 268
Parasellarregion, Exposition 205
Parazentese 75 ff., 106, 210
Pareseindex 146, 207
Parotis, Fazialisneurinomausbreitung 170
Partial ossicular replacement prosthesis (PORP) 119, 142 f.
Patientenposition, sitzende 342
Pauke, epidermisierte, Operation 108
– leere 126
Paukenabdeckung 110 ff., 120, 127
Paukenatelektase ohne Nischenausbildung 108
Paukencholesteatom, Matrixentfernung 107
– Operation 106 f.
Paukeneingriff, sanierender 80 ff.
Paukenerguß, Behandlung 76 f.
Paukeneröffnung, Anästhesie 40
Paukenfibrose 105 f.
Paukenhöhlenauskleidung bei Paukenatelektase 109
Paukenhöhlenrevision 210
Paukenröhrchen 106
– goldbeschichtetes 77
– bei Ménière-Krankheit 282
– bei Paukenatelektase 108
Paukenröhrcheneinlage 77 ff.
Perichondrium, Trommelfelldefekt-Verschluß 116
– Trommelfellrekonstruktion 103 f., 108, 110, 114, 116
Perilymphfistel nach Operation einer kleinen Ohrmißbildung 49
– operatives Vorgehen 251
– nach Stapedektomie 250 f.
– nach Tympanoskleroseoperation 104
– Verschluß 140, 143
Perilymphsystem, Verbindung zum Subarachnoidalraum 39, 48
Periost, Duradefektdeckung 349
Periostband vom Hammerhals zum Kiefergelenk 58
Petrositis 263
– Hirnabszeßentstehung 267
– Meningitisentstehung 263

Pferdeperikard, lyophylisiertes, Duradefektdeckung 349
Pierre-Robin-Syndrom 40
Pinzette, bipolare 341
Piston 240
Pitanguy-Otoplastik 11
Planum mastoideum, Eröffnung 82 f.
– – Resektion 85 f.
– – meatale 288
Platinband-Teflon-Prothese, Gehörknöchelchenketten-Rekonstruktion 125
Platinband-Teflon-Stapesprothese 124, 129, 231
Plester-Promontorialfenstertechnik 47
Pleuraverletzung bei Rippenknorpelentnahme 28, 30
Plexus cervicalis, Transplantatentnahme 212 ff., 224 f.
– tympanicus, Tumor 178
Pneumokokkenmeningitis 264, 359
Pneumokokkenotitis 264
Pneumozephalus 359
Polyp 68
– Entfernung 70
– – bei Antrotomie 82
Polypenverkleinerung 70
PORP (partial ossicular replacement prosthesis) 119, 142 f.
Potentiale, akustisch evozierte 38
– – – frühe, Akustikusneurinomexstirpation 309
– – – bei großer Ohrmißbildung 51
Prämedikation, Ohreingriff in Lokalanästhesie 2
Processus cochleariformis 115
– lenticularis, Defekt 124
– pterygoideus, Lamina medialis 198, 204
– pyramidalis 235, 282 f.
Promontorialfenstertechnik 47
Promontorium, Fensterungsoperation 126, 229
Pseudomonas aeruginosa 73
Pyramidenspitze, Cholesteatomeinbruch 98
Pyramidenspitzencholesteatom, Entlastung 177
– Felsenbeinteilresektion, supralabyrinthäre 171 ff.

R

Raccoon-Zeichen 145
Radikal-Mastoidhöhle 85 ff.
Raumforderung, intrakranielle 341
– – extrazerebrale, Darstellung 347
– – intrazerebrale, Darstellung 347 f.
– – intrazerebelläre 352
Recorded Sentence Test 372
Reintonaudiogramm 117
Reizzustand, vestibulärer, nach Fensterungsoperation 261
Rerouting, Nervus facialis 151, 222 ff.
Residualcholesteatom 101, 107, 172
Rezidivcholesteatom 101
Rhinoliquorrhoe 359 f.
– paradoxe, postoperative, nach Akustikusneurinomexstirpation 310
Rinne-Stimmgabelprüfung 110
Rippenknorpeltransplantat bei Helixdefekt 18
– Ohrmuschelrekonstruktion 51
– – bei kongenitaler Mikrotie 22, 24 f.
Röntgenübersichtsaufnahme, konventionelle, Felsenbein 208
Rundstiellappenplastik, lokale, bei Helixdefekt 20 f.

S

Saccus endolymphaticus 279, 295
– – Druckentlastung s. Sakkotomie
– – intratemporaler Anteil 279

Sakkotomie 277 ff.
Sakkulotomie 282
Sakkulus 251
Satzverständis 372
Sauger, neurootologische 324 f.
Scala tympani, Eröffnung zur Cochlear-Implant-Versorgung 378 f.
Schädelbasisfraktur 145
Schädelbasistumor 368
– Embolisation, präoperative 387
Schädel-CT nach Schädel-Hirn-Verletzung 358
Schädeldachdefekt 350
Schädeldachosteomyelitis 360
Schädeldachplastik 360
Schädelfraktur 358
Schädelgrube, hintere, Fazialisneurinomausbreitung 170
– – Freilegung, Gefahren 352
– – – Luftembolieprophylaxe 352
– – – neurochirurgischer Eingriff 350
– – – Trepanation bei Glomustumorentfernung 186 ff.
– – – Zugang 350
– mittlere, Zugang zum Akustikusneurinom 313 ff.
– vordere, Schädelbasistumorentfernung 368
Schädel-Hirn-Verletzung 358 ff.
– Anfallsprophylaxe 358
– – Mastoidverletzung 154
– offene 358
– Schädel-CT 358
– stumpfe, Felsenbeinfraktur 144
– Untersuchung, klinische 358
Schalleitungsschwerhörigkeit 254
– Audiogramm 140
– beidseitige, Paukenfibrose 105
– Bulbus venae jugularis, ektatischer 168
– – – hochstehender 38
– – bei Felsenbeinfraktur 139
– nach Gehörgangstumorresektion 165
– Kettenmißbildung 35
– nach Paukencholesteatomoperation 107
– posttraumatische, persistierende 136, 139
– nach sanierendem Mastoideingriff 85
– nach Stapedektomie 248
– Stapesankylose 229
– nach Trommelfellverletzung 136
Schallempfindungsschwerhörigkeit nach Operation einer kleinen Ohrmißbildung 49
Schallübertragungsstörung, Ausmaß 110
Schirmer-Test 147
Schläfenbein, Eiteraustritt, pulsierender 264
Schläfenbein-Glomustumor 387
– Angiographie 390
– Ausdehnung, anteriore 392
– – intrakranielle 392
– – – extradurale 390
– Embolisation, Anastomosen, arterioarterielle 392
– – präoperative 387
– – – Effektivität 393
– Embolisationstechnik 389 ff.
– Gefäßkatheterisierung, selektive 392
– Gefäßversorgung 390
– Klassifikation 389 f.
– sekretorische Aktivität 389
Schläfenbeinhämangiom 387
Schläfenbeinoperation bei otogenem Hirnabszeß 268 ff.
Schläfenbeintumor 387 ff.
– Computertomographie, hochauflösende 387
– Embolisation, präoperative 387
– – Prinzip 388
Schläfenlappenabszeß 267 f., 271
Schleimpfropfausblasung aus der Tube 76
Schnief-Ohr 102
Schüller-Röntgenaufnahme 110

Schwefelhexafluorid 77
Schwerhörigkeit s. auch Schallempfindungsschwerhörigkeit; s. auch Schalleitungsschwerhörigkeit
– beidseitige, an Taubheit grenzende 372
– bei Felsenbeinfraktur 139
Schwindel nach Operation einer kleinen Ohrmißbildung 49
– rezidivierender, nach Labyrinthektomie 284
– nach Stapedektomie 248
– nach translabyrinthärer Neurektomie 300
– nach transtemporaler Neurektomie 292
– vestibulärer, posttraumatischer 136
Schwindelattacken 277
Sedierung vor Ohreingriff in Lokalanästhesie 1
Sensibilitätsdefizit nach Spendernervenentnahme 209
Sepsis, Nachbehandlung 275
– otogene 271
– bei Sinusthrombose 271
Seromukotympanon, Absaugung 78
– Rezidiv beim Kind 79
Serotympanon, Parazentese 75
Silikonfolie, Myringoplastikstabilisierung 114
– bei Sakkotomie 280 f.
Silikonfolienauskleidung des Gehörgangs 72 ff.
Silikonpfropf bei Gehörgangsrekonstruktion 61
Silikonstreifen, Operationshöhlenauskleidung nach Cholesteatomentfernung 101
Sinnesorganellen, labyrinthäre, Ausschaltung, ototoxische 283 f.
Sinus cavernosus, Blutung bei Glomustumorentfernung 184
– – Malignominfiltration 205
– – Thrombose 271
– petrosus inferior, Blutung, intraoperative 183, 196
– – superior, Blutung, intraoperative 184, 196
– – sagittalis superior, Unterbindung 347
– – – Verletzung 346 f.
– sigmoideus 84, 207, 294, 331
– – Blutung bei Felsenbeinfraktur 152
– – – bei Glomustumorentfernung 182, 196
– – – Darstellung bei Glomustumorentfernung 181 f.
– – – Einriß bei Akustikusneurinomexstirpation 338
– – Freilegung 155
– – Ligatur bei Glomustumorentfernung 181, 183
– – Punktion 272
– – Thrombose 271
– – Verletzung 84
– transverso-sigmoideus, Eröffnung 352
Sinusausräumung 273
Sinus-Dura-Winkel 330 f.
– Vena-petrosa-Clip 334
Sinusfreilegung 273
Sinusitis frontalis 362
Sinus-sigmoideus-Thrombose, Computertomographie 154
– infizierte 155
Sinusthrombose 85, 263
– Absaugung 273 f.
– Angiographie 271
– obturierende 271
– otogene 271 ff.
Spalthaut, Gehörgangsrekonstruktion, posttraumatische 134
– Operationshöhlenauskleidung nach Cholesteatomentfernung 101
Spalthauttransplantat, Gehörgangsrekonstruktion 60
Spannungsphänomen nach Stapedektomie 249
Speicheldrüsengewebe, ektopisches 44
Speichelflußmessung, posttraumatische 147
Spendernervenentnahme, sensibles Defizit 209

Spielaudiometrie 51
Spina supra meatum 2, 84, 294
Spontannystagmus 117
Spreizröhrchen 77 f.
– Plazierung 78
Stapedektomie 46, 124, 229 ff.
– Amboß-Steigbügel-Gelenk-Disartikulation 236
– Anamnese 230
– Anästhesies 231 f.
– Behandlung, stationäre, Dauer 253
– Blutleere 252
– Blutungsneigung 232
– Diagnostik, präoperative 230
– bei enger ovaler Nische 246
– Eröffnung des ovalen Fensters 241 f., 252
– bei extrem dicker Fußplatte 244 f.
– Fehler 252
– funktioneller Folgezustand 253
– Gefahrenpunkte 251
– Gehörentwicklung 253
– bei Gehörknöchelchenkettenfixierung an mehreren Stellen 247
– Gehörknöchelchenkettenkontrolle 236
– Gehörknöchelchenkettenrekonstruktion 103
– bei Gehörknöchelchenmißbildung 248
– bei großer Ohrmißbildung 59
– Indikation 230 f.
– Instrumente 231, 252
– Instrumentenführung 252
– Knochenabtragung 234 f.
– komplette 229
– Mißerfolgsursache 249
– bei obliterierter ovaler Nische 244 f.
– Operationsprinzip 231
– Operationstechnik 233 ff.
– optische Vergrößerung 252
– bei Otosklerose in der runden Nische 246 f.
– partielle 229
– Prämedikation 231
– Prothesenwahl 236
– Revisionsoperation 231, 248
– Röntgenuntersuchung, präoperative 230
– Seitenwahl bei beidseitiger Otosklerose 230
– bei Stapesfraktur 142 f.
– bei taubem Gegenohr 230
– Tubendurchgängigkeitsprüfung 230
– bei Tympanosklerose 104
– Untersuchung, audiologische, präoperative 230
– bei verknöcherter Stapediussehne 248
– Verlauf, postoperativer 253
– Vorbereitung 231
– Wechseldruckprüfung 252
Stapediusreflex 38
Stapediusreflexmessung, posttraumatische 147
Stapediussehne 217, 235, 282
– verknöcherte, Stapedektomie 248
Stapediussehnenkontrolle 236
Stapedotomie 46
– bei großer Ohrmißbildung 59
– Operationstechnik 240
Stapes 217, 285
– fehlender 35
– Untersuchung 44
Stapesankylose 229 ff.
– kongenitale 40
– Operation 229 ff.
– otosklerotische 229
Stapesbogendefekt, isolierter 124
Stapesdarstellung bei großer Ohrmißbildung 58
Stapes-Drahtprothese 231, 242
Stapesfixierung 38
– kongenitale 45
– tympanosklerotische 103
Stapesfraktur 142

Stapesfußplatte, bewegliche, bei fehlenden Gehörknöchelchen 124
– Distanz zum Hammergriff 251
– – zum langen Amboßschenkel 251
– extrem dicke, Stapedektomie 244 f.
– fixierte 35, 120
– – Lösung 59
– Fraktur 140, 143
– Freilegung 237
– Knochenbrücke zum ovalen Fenster 59
– Länge 251
– Lösung 45
– Refixation 45, 59
– Schleimhautabtragung 237 f.
– schwimmende 238, 248
– – Abrutschen ins Vestibulum 252
– Stabilität, reduzierte 127
– Subluxation 140, 143
– – klaffende 143
Stapesfußplattendrittel, hinteres, Entfernung 238 f.
Stapesmanipulation 48
Stapesmißbildung 35
Stapesmobilisierung bei Tympanosklerose 104
Stapesprothese 46 f., 124, 143, 231 f.
– alloplastische 129
– Einfügen nach kompletter Stapedektomie 240
– – nach partieller Stapedektomie 238
– Position, fehlerhafte 250
– zu lange 250
Stapesprothesenwahl 236
Stapesrefixation, tympanosklerotische 104
Stapesringband, fehlende Ausdifferenzierung 45
Stapesrudiment 44
Stapessuprastruktur, fehlende, bei fehlendem Amboß 124
– – bei fehlenden Gehörknöchelchen 124
– Trennung von der Fußplatte 236
Staphylococcus aureus 48
Stauungspapille 268, 271, 363
Steigbügel s. auch Stapes
Steigbügelentfernung s. Stapedektomie
Steigbügelüberhöhung 119
Stennert-Defektheilungsindex 207
Stennert-Pareseindex 207
Stennert-System, Fazialisfunktionsbeurteilung 146
Stenvers-Schüller-Röntgenaufnahme 68
Stimmgabel-Lateralisation nach Stapedektomie 253
Subarachnoidalraum, Verbindung zum Perilymphsystem 39, 48
Suprarenin im Lokalanästhetikum 2 f., 18

T

Tabula externa, Herauslösen von Knochenstückchen 266
– – Knochenfistel 263
Tamponadekugel bei Sinusausräumung 273, 275
Tantaldraht-Stapesprothese 231 f.
Tassenohr 14
Taubheit 372 f.
– einseitige, Stapedektomie am Gegenohr 230
– nach otobasaler Fraktur 373
Tegmen tympani, Aufbohrung bei Fazialisrekonstruktion 151
– – Darstellung 155
– – Defekt 152
– – Knochendefekt 85
Teilatresieplatte medial des Trommelfells 36
Telefon-Ohr 12 f.
Temporalisfaszie, Entnahme 110 f.
– Interposition nach Gehörgangsfragmententfernung 132 f.
Test, spielaudiometrischer 51

Testbatterie, pädaudiologische 372
Tinnitus 277
– objektiver 38
– posttraumatischer 136, 140
Titan-Gehörknöchelchenprothese 129
Tomographie, Felsenbein 208
Topostasinlösung 216
TORP (total ossicular replacement prosthesis) 119, 142 f.
Total ossicular replacement prosthesis (TORP) 119, 142 f.
Tragusbildung bei kongenitaler Mikrotie 27 f.
Tragusknorpel, Rekonstruktion der hinteren Gehörgangswand 94
Trapping-Operation 370
Trautmann-Dreieck 266, 268, 278
Treacher-Collins-Syndrom 40 f.
Trepanation, frontale 344
– – linksseitige 347
– frontotemporale, Hämatomfreilegung 358
– osteoklastische, infratentorielle 350 ff.
– osteoplastische, supratentorielle 342 ff.
– temporale 344
– Verschluß 350
Trommelfell, allogenese 118
– atrophiertes, Anlagerung an die Paukenwand 108
– eingezogenes 36
– entzündetes, Parazentese, Anästhesie 75
– Inspektion 36
– – Normalbefund 38
– Kalkeinlagerung 102
– kleines 36, 38
– Pars-tensa-Atrophie 77
– Pars-tensa-Perforation, randständige 87
– Pars-tensa-Retraktion 87
– Transplantat, Adhäsionsneigung 116
– – Dehiszenz 118
– – Stabilisierung 116 f.
Trommelfellareale, kalkhaltige 116
Trommelfellatrophie 77, 116
Trommelfellberührung bei Exostosenentfernung 72
Trommelfelldefekt, Antibiotikaprophylaxe, perioperative 117
– subtotaler 112, 116
– totaler 112, 116
– Verschluß, Heilungsstörung 118
– – Palisadentechnik 116
– weit vorn lokalisierter 111
Trommelfelleingriff, sanierender 75 ff.
Trommelfell-Gehörknöchelchen-Kette, allogene 126, 128 f.
Trommelfellnarbe 116
Trommelfellperforation bei fehlendem Amboß 121
– persistierende 136
– bei Stapedektomie 253
– traumatische 132, 136 ff.
– bei Tympanosklerose 102 f.
– zentrale 264
Trommelfellpunktion 77
Trommelfellrekonstruktion 112 ff.
– Material 103 f., 108 f., 114
– bei Paukenatelektase 108 f.
Trommelfellresektion 86
– bei malignem Gehörgangstumor 160, 162 ff.
– bei Paukencholesteatom 107
Trommelfellretraktion, flache 102
Trommelfellruptur 136
Trommelfellschienung 137
Trommelfelltransplantat 42
Trommelfellverätzung 136
Trommelfellverbrennung 136
– elektrische 136
Trommelfellverletzung 136 ff.
Tube, Schleimpfropfausblasung 76

Tubendrainage 79
Tubendurchgängigkeitsprüfung vor
    Fensterungsoperation 260
– vor Stapedektomie 230
Tubenkatheter, Liegedauer 106
– Plazierung 105 f.
Tubenlumen, neu geschaffenes, Katheter 105
Tubenostium, pharyngeales, Untersuchung,
    transnasale 105
– tympanales 105 f.
Tubenrekonstruktion 79
Tubensonde, Katheterplazierung 106
Tubenstenose, knöcherne, Öffnung 105
– weichteilbedingte 105 f.
Tubentest, tympanometrischer 105
Tubenverschluß, Paukenfibrose 105
Tullio-Phänomen 261
Tumor, gefäßreicher, Devaskularisation 368 f.
– – Embolisation 387 ff.
– medial der Arteria carotis interna 204
– Radikal-Mastoidhöhle 86
Tumor control, Akustikusneurinom 311
Tumorangiographie, selektive 388
Tumorgefäßembolisation, selektive 388
Tumorgefäßkatheterisierung, selektive 392
– superselektive 369
Tumorgefäßversorgung, Diagnostik 369
Tympanometrie 38
Tympanoplastik 110, 120
– nach Parazentese 76
– Typ IV 126
Tympanosklerose 230, 254
– Gehörknöchelchenketten-Rekonstruktion 125
– Operation 102 f.
– Operationsausmaß 104
– Stapesbogendefekt, isolierter 124
– Zugang 103
Tympanotomie, posteriore 105

U

Überwachung, postoperative, nach
    Akustikusneurinomexstirpation 310
– – – über die mittlere Schädelgrube 327
– – nach Hirnoperation 357
– – nach translabyrinthärer Neurektomie 299
Ultracain 1, 18
Ultraschall, Labyrinthektomie 284
Ultraschall-Monitoring, präkordiales, bei
    Akustikusneurinomexstirpation 303
Ultraschallzertrümmerer 341

Umkipp-Plastik, Liquorfistelverschluß 360
Umschlagfalte, retroaurikuläre, Lokalanästhetikuminfiltration 2
– – neu geschaffene 30
Utrikulus 251

V

Valsalva-Manöver nach Paukenfibrosensanierung 106
– bei Spannungsphänomen nach Stapedektomie 249
van-der-Hoeve-Syndrom 124
Vena jugularis 275
– – interna 366
– – – Ligatur 155
– – – Thrombose 274
– – – Unterbindung bei Sinusthrombosenbehandlung 274
– petrosa 221, 223, 334, 336 f.
– – Blutung bei Akustikusneurinomexstirpation 334
Venendruck, zentraler, Akustikusneurinomexstirpation 302
Venenthrombose, Absaugung 274
Ventilsystem, Liquordrainage 357
Ventrikeleröffnung bei Hirntumorpräparation 348
Ventrikelpunktion 350, 354
– Bohrlochtrepanation 352
Ventrikelruptur bei Schläfenlappenabszeß 269 f.
Ventrikelsystem 354 f.
Vestibularisprüfung vor Fensterungsoperation 254
Vestibularisschwannom 301
Vestibularisstörung, Diagnose 117
Vestibulotomie 40, 47
Vestibulum, vergrößertes, im CT 46
Vestibulumabdeckung, perilymphdichte 127
Virusmeningitis 264
Vorderhornpunktion 354

W

Weber-Stimmgabelprüfung 110, 117
– nach Cholesteatomentfernung 101
– nach Stapedektomie 253
Wechselgehör 249
Weerda-Hängeohrkorrektur 16 f.
Word Intelligibillity by Picture Identification
    Test 372
Wundinfektion nach Gehörgangsrekonstruktion 135

X

Xylocain 18

Y

Y-Zeichen 139

Z

Zoster oticus 220
Zugang, enauraler 47, 55, 64
– – bei Cholesteatom 87
– – Labyrinthektomie 283
– – bei traumatischer Gehörknöchelchenschädigung 140
– – bei Tympanosklerose 103
– – zur Fossa infratemporalis 197 ff.
– lateral-okzipitaler, Akustikusneurinomexstirpation 301
– retroaurikulärer 42 f., 55, 81 f.
– – bei bösartigem Gehörgangstumor 160
– – bei Cholesteatom 87
– – Cochlear-Implant-Versorgung 375
– – bei endokranieller Komplikation 265
– – bei Fazialisneurinom 169 f.
– – bei Glomus-tympanicum-Tumor 166
– – Labyrinthektomie 284
– – Neurektomie, translabyrinthäre 293
– – bei traumatischer Gehörknöchelchenschädigung 141
– – bei Tympanosklerose 103
– retrolabyrinthärer, Neurektomie 300
– retrosigmoidaler, Akustikusneurinomexstirpation 327
– subfrontaler, transkraniell-transbasaler, bei
    Schädelbasistumor 368
– subokzipitaler, lateraler 212
– transkochleärer, Neurektomie 300
– translabyrinthärer 212
– – Akustikusneurinomexstirpation 311, 328 ff.
– transmastoidaler 212
– transmastoidal-extralabyrinthär-subtemporaler 148 ff.
– transtemporaler 148 f.
– – bei Fazialisneurinom 170
– transtemporal-extraduraler 212
– venöser, Ohreingriff in Lokalanästhesie 1
Zygomatizitis 85